陈瑞春学术经验集

张光荣　主编

科 学 出 版 社

北　京

内 容 简 介

陈瑞春教授是享有盛名的伤寒学者，中医临床家。毕生致力于《伤寒论》的研究。将学习研究《伤寒论》的心得体会著成《陈瑞春论伤寒》，提出了不少独特新颖且颇具学术价值的观点。《伤寒实践论》是《陈瑞春论伤寒》的姊妹篇。汇集了陈老50年来临床运用经方的实践经验。本书将陈老的两部力著及后学对其学术思想、临床经验的研究与应用体会合编成《陈瑞春学术经验集》。通过阅读此书，可真切地领会到陈老"读伤寒、写伤寒、用伤寒而不拘于伤寒书本条文；学经方、写经方，用经方而不囿于经方之陈规旧制"的风采。

本书可供中医、中西医结合临床与教学工作者及中医爱好者参考使用。

图书在版编目(CIP)数据

陈瑞春学术经验集/张光荣主编．—北京：科学出版社，2015.3
ISBN 978-7-03-043758-7

Ⅰ.陈…　Ⅱ.张…　Ⅲ.《伤寒论》-研究　Ⅳ.R222.2

中国版本图书馆CIP数据核字（2015）第051610号

责任编辑：鲍　燕/ 责任校对：张怡君　刘亚琦
责任印制：赵　博 / 封面设计：范璧和

科学出版社出版
北京东黄城根北街16号
邮政编码：100717
http://www.sciencep.com
涿州市般润文化传播有限公司印刷
科学出版社发行　各地新华书店经销
*
2015年3月第　一　版　　开本：787×1092　1/16
2025年4月第九次印刷　　印张：28
字数：640 000
定价：128.00元
（如有印装质量问题，我社负责调换）

《陈瑞春学术经验集》编委会

主　编　张光荣

副主编　刘英锋

编　委（以姓氏笔画排序）

刘英锋　李明方　张光荣

陈樟平　聂　晶　黄利兴

代序一*

《陈瑞春论伤寒》是瑞春同志集半个世纪教学研究和临床实践所写的一部伤寒专著。该书从理法方药等方面较为系统地论述了《伤寒论》的学术思想，体现了他的学术造诣，有较高的学术价值。为《伤寒论》的研究提供了宝贵的经验。

瑞春同志是江西中医界继姚荷生、万友生等名老中医前辈之后又一位优秀中医专家，也是全国中医界知名人士。他自幼随父习医，勤耕伤寒40余载。读伤寒、写伤寒、用伤寒而不拘于伤寒书本条文；学经方、写经方、用经方而不囿于经方之陈规旧制。发伤寒之未发，用伤寒之未用。如“伤寒救阴法”，就是他对《伤寒论》的独到见解。他对小柴胡汤等的灵活运用，就体现了他师古不泥古的创新精神。瑞春同志是我的老友，他治学严谨，勤奋进取，酷爱祖国医学。为探索伤寒真要，为中医事业的发展做出了不懈的努力，是后学之楷模。在《陈瑞春论伤寒》出版之际，缘于故交，嘱为其作序，我欣然同意。以期共勉，更希望瑞春同志，为弘扬祖国医学不断进取，再塑新篇。

胡熙明

1995年于北京安惠里

---

* 原为《陈瑞春论伤寒》序

代序二*

瑞春同志的伤寒专著《陈瑞春论伤寒》即将出版，邀我作序。盛情难却，遂勉为其辞。瑞春同志是江西省享有盛名的当代中医专家，也是江西省中医界学术带头人之一，为江西中医事业的发展及其学术水平的提高作出了不小的贡献。我曾与之共事近 30 年，深感其对伤寒学说的锲而不舍和对中医事业的执着精神。这部专著正是他几十年来从事教学、科研、临床经验之大成，是他勤奋治学的结晶。它较系统地阐述并发展了《伤寒论》的学术思想，提出了不少独特新颖且颇具学术价值的观点，为仲景学说的推陈出新发扬光大提供了难得的宝贵经验。是中医后学之典范。它的问世将推动江西省中医学术水平及中医事业进一步提高和发展。愿瑞春同志百尺竿头，更进一步！

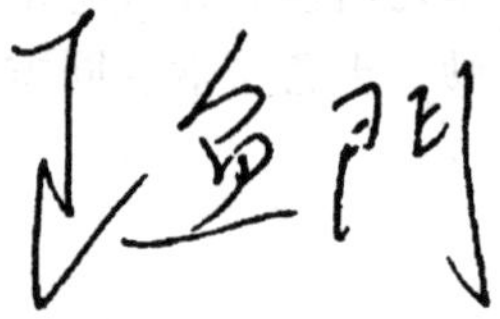

1995 年于江西省卫生厅

---

* 原为《陈瑞春论伤寒》序

代序三*

陈瑞春医名远扬，以诊治伤寒见长。《当代名老中医图集》称其“活用经方，师古不泥”，承仲师之真谛，发伤寒之未发。凡请他讲过学，或者细读过他的书的人，都会觉得这个评价是中肯的。

在中国医学史上，张仲景是个大才，《伤寒论》是部奇书。张仲景其人，历史上少有记载，但《伤寒论》前面有一篇《张仲景原序》，短短六七百字，张仲景把自己的身世、门第，学医的动机，医学的源流，对世道讥价，对永逸的鞭挞，对后继的企望，夹叙夹议，表述得清晰而又深刻，读完之后，常令人肃然起敬。而更重要的是，《伤寒论》在《素问·热病》篇的基础上，创立了六经证治学说。前人屡屡指出，仲师之法，是精辟的医理；仲师之方，不仅是诊治的范例，而且是诊治的通则。读仲景方，不应该只把它当作“方”来解读和应用，而应当把它当作“法”来理解和研究。陈瑞春深得其妙。他对《伤寒论》的运用，既做到恪守经旨，全面继承，又善于临证发挥，触类旁通，使理法方药相贯而一；古方今病，相济而能。他提出“中医学术要统一到经典上来”，确实是颇有见地的经验之谈。

纵观中医学之盛衰，临床疗效是试金石。可惜长期以来，尽管我们办了大批中医医院，但未能把最大的力量投入到临床第一线来。“大学课堂学得松，实验室里出英雄。中医疗效何处有？临床只留老黄忠。”这是比较普遍的现象。陈瑞春的优势，在于既搞教学，又不脱离临床。教学需要冷静，临床需要热情，陈瑞春兼而有之。“桂枝汤治夏日腹泻，有高于正气散之处。”此类经验，非精思医理，娴于临床，是很难得到的。至于用《伤寒论》之理法，探索肿瘤的证治，不落于“以毒攻毒”的俗套，寻根于“无毒治病”的明训，更需有力排众议、担当风险的勇气，非食古不化、人云亦云者可以比拟。所有这些，最终深化了《伤寒论》的理法立意，丰富了《伤寒论》的临证范围，成为陈瑞春朝朝暮暮、点点滴滴的心血积聚。这样的临床成果，是驳不倒的理，推不倒的山，可永远为同行效法和重复，也可以供后人借鉴和超越。做学问达到这种地步，无不峰回路转，柳暗花明，令人思过半矣！

诸国本

2002 年 6 月于北京

---

* 原为《伤寒实践论》序

代序四*

《伤寒实践论》乃陈瑞春教授的又一力作，是其致力于《伤寒论》探索研究近50年之结晶。

该书将理论探讨、教学实践、临床运用融为一体，提出了不少颇具卓识的学术观点和治疗方法。其在经方的临床运用上也日臻娴熟，论中的“方意新解”就是陈教授钻研经方的独到之处，为进一步探讨伤寒之奥妙开阔了视野，提供了宝贵的经验。

吾与陈教授相交30余载，常与其论及为学之道，深知其勤奋务实，不尚浮华，求伤寒之学不遗余力，用仲景之方精益求精。其严谨治学，孜孜以求的作风，堪为后学之榜样。

因故交之谊，陈教授邀余为其论著作序，吾欣然提笔，聊塞数语，以表钦佩，亦为其论著即将问世表示祝贺，愿陈教授为宏扬仲景学说，探索中医精华再接再厉，不断进取。

广州中医药大学　熊曼琪

2002年4月

* 原为《伤寒实践论》序

代序五*

道兄陈瑞春先生，余之良师益友也。初，余从刊物拜读其大作多篇，而神交已久，自七十年代后，因学术交往，有幸谒见先生，专业既同，故过从较密，屈指算来，三十年矣。刻下先生虽年逾花甲，癯然其身，而精神爽朗，谈吐非凡。对仲景之学，尤多建树。每逢会晤，则兴致高涨，促膝长谈，而不知黎明将至。以其饱学多验，常教余茅塞顿开，因叹曰：胜读十年书矣！

先生幼承庭训，聪颖好学，而其先君执教甚严，故对中医学术，早有根基，稍长则入江西中医学院，以广见闻，于诸学术之中，对《伤寒论》之学情有独钟，并身体力行，历时半世纪，乃成《伤寒实践论》，是许叔微《伤寒九十论》发端于前，而先生之作光祧于后也。

是书之学术特点，观韩愈所言"业精于勤"、"行成于思"毕矣。盖先生笔录甚多，对经方之运用，游刃有余，治验不计其数。从而千锤百炼，谨慎著述，而入选者，不过半百之数，是谓精也。感先君临证不录，置珠玉于乌有之憾，故数十年来，诊务、教学之余，笔耕不辍，迄近老年，目疾在身，亦未尝废弛。若无众多之原始积累，便无是书，必费陶冶之功，是谓勤也。博学广记，心领神会，而能建功于世，造福于民者，惟实践是务，故不分达官显贵，村妇顽童，诊疗之中，一视同仁，乃至义诊。故有戏言："先生社会效益堪嘉，而经济效益逊耳"（指疗效卓著，求诊者众，然处方资廉）。短期为之者易得，终身为之者难求，则"行"字跃然纸上矣。柳宗元曰："好读书，不求甚解，每有意会，便欣然忘食"，先生笃信其言。盖《伤寒论》，活人之书也，其研习者必操活人之术，方得真谛，是以于治学之中，摒弃浮华，不尚虚幻；撰文之际，决不咬文嚼字，佶屈聱牙；临床之时，抚今追昔，上下求索，主攻经方，兼采百家。有容乃大，故为名医，是"思"得其所也。精、勤、行、思兼备，乃余当效法者也，佩哉！

湖北中医学院　梅国强

2002年3月

---

* 原为《伤寒实践论》序

代序六*

五年前出版了《陈瑞春论伤寒》一书，它从理法方药等四个方面，以专题的形式讨论了伤寒学术的诸多问题，全书本着重实避虚，不尚空谈的主导思想，如实地反映治伤寒之学的心得体会。

本书是《陈瑞春论伤寒》的姊妹篇，内容以临床为主，将五十年来的临床体会记录整理而成。首篇“经方实录”记录临床所用经方，以及有一定心得的方药归纳成篇，其中“方意新解”，是对伤寒方的全面认识，并赋予其新意。“临证验案”是每一方的应用记录，其应用范围远远超过《伤寒论》，也是笔者读伤寒、用伤寒的些许发挥。所收集的经验方近50个，还有一半多的伤寒方，未能收集，这除了表明自己的经验有限外，也说明掌握《伤寒论》全部方药的应用，其难度之大，不言而喻。中篇“医案实录”是临床医案的记录，有50～70年代的，多数是80～90年代的。前期因求学奔波异地，原始医案，记录不详。进入80年代后，相对稳定。病案整理较详，案中采用的方药，以伤寒方为主，也有不少时方。病种甚多，疗效较为确切，没有空谈和不实，足兹临证参考。但必须说明，书中病名分类较乱，内科以五脏分立，既有中医病名，也有西医病名，还有其他一类，包罗诸病，在目前难以统一的情况下，权且如此。下篇“医话实说”是随笔，但不重文采，只是实话实说。旨在把自己的一些想法，一事一议地勾画出来，能否起到抛砖引玉的作用，有待读者评说。不过，对这部分的内容设想，可算是煞费苦心，想把医生的话，以随笔形式表达出来。然而，从医话的体例来看，还没有达到理想的程度。这大概是眼高手低的缘故。最后的附篇，对几个不同的问题，作了些探讨，附录于此，均已见诸报刊，或许于读者会有参考之用。

总之，本书立意很高，但因资料的年代跨度大，文章的风格不尽一致，而未能达到预期的境界。姑论它平淡无奇，权作我从医执教50个春秋的写照吧！

在成书之际，得到国家中医药管理局原副局长诸国本先生、广州中医药大学熊曼琪教授、湖北中医学院梅国强教授为本书作序勉励，在此表示谢忱，还要感谢为本书面众而给予许多帮助的朱炳林先生、次子樟平及众人的支持，尤其是人民卫生出版社编辑张同君先生的支持和鼓励，在此一并致谢！

陈瑞春

2002年6月于南昌

---

* 原为《伤寒实践论》自序

代序七*

《伤寒实践论》是父亲继《陈瑞春论伤寒》一书之后，又一部集理论探讨、教学研究、临床实践于一体的中医专著。

本书内容丰富，总揽内外妇儿、疑难杂病；论点鲜明，突出辨证论治，知常达变；文字清新，读来通俗易懂，新意叠出。论中许多篇目都对深邃的辨证论治之哲理进行了极为深刻的探索，并将其独到见解寓于普通而常见的临床病案之中。师古而不泥古是其学术思想的重要体现，不尚浮华、语言平实，则是其质朴文风。

父亲崇尚仲景学说，自十几岁随祖父学医至今50余年，始终孜孜以求地跋涉于“读伤寒、写伤寒、用伤寒”之路。他对伤寒情有独钟，对经方爱不释手。读伤寒，做到条文稔熟，内容融会贯通；用伤寒，窥其精华所在，用法常中有变；写伤寒，力求主题明确，行文言简意赅。对经方的运用，则常常是玩味再三，而思其长处与不足。以期扬仲景之精华，发伤寒之未发。

父亲治学，重视经验积累，尤其是对经方的运用，他是每案必记，每一诊必记，而且每方必记，欲从一般案例中探求总结经方运用之普遍规律；重视经验总结，父亲常说，祖父也曾是个好医生，但他不能将自己毕生的从医体会（尤其是那些好的治疗方法）见诸笔端，这是一大憾事。故而，父亲从上世纪50年代起至今，笔耕不辍。几十年来，他撰写论文百十余篇，独著（或合著）专著十几部，其中有个案报道，有临床心得，有理论探讨。凡有一孔之见，点滴收获者，他都将其凝于笔头，公诸报刊，用以总结经验教训，为以后的临床实践提供了重要参考；重视临床实践，从医50余年，不论是当学徒，做学生，还是当老师，任领导，不论是探亲休假，还是外出讲学，他从未放弃过临证机会。他认为，作为医生，若长期脱离临床，那他肯定成不了一个好医生；重视个案收藏，几十年来，不管是典型病例，还是普通医案，他都要作详尽记录并收藏起来，以备临证借鉴或写作之用。本书所举案例，只是他手头案例中的一部分。

悬壶济世，是旧社会郎中奉行的准则和医德所在。父亲从医则不仅为“悬壶济世”，其最大心愿是将祖国医学之精华发扬光大，要让这份积淀了几千年历史的文化瑰宝永传千秋万代。他在这条继承和发扬的崎岖不平的路上跋涉、攀登了几十年，为中医的振兴奋斗了几十年，呐喊了几十年，洒下了一路艰辛的汗水，倾注了一腔赤子的热血。本书的问世，虽非传世杏林之巨著，也非力挽狂澜之壮举，却是他几十年如一日不懈追求之结晶，也可看作他为振兴祖国医学所作的一分努力吧！

江西省中医药研究院　陈樟平

2002年6月于南昌

---

* 原为《伤寒实践论》跋

代序七

目　录

读伤寒　写伤寒　用伤寒

——谈我的治学伤寒之路

笔者自幼涉足医坛，至今已是40多个春秋。在家父的熏陶，师长的教诲，友人的帮助下，我对《伤寒论》（下文简称《伤寒》）由初识到深读，到灵活运用，经历了40多年的艰辛耕耘，今天不敢称伤寒家，充其量能算一个伤寒园里的老学生。若问我是如何治伤寒之学，那就是“读伤寒、写伤寒、用伤寒”。在这条路上有曲径幽谷，亦有豁然坦途，但更多的是找不到答案的疑团，值得进一步深化和提高的问题和课题。姑论它是可资借鉴的，抑或是教训，写出来供后之学者参考，或许会有益处。

读　伤　寒

我初读《伤寒论》的年头，还是在家父身边的书童。白天随诊，接待病人，抄写处方，有时还为来诊来访者递烟泡茶。读书主要是早晨和晚上。早晨黎明即起，洗漱之后就端起书本，琅琅诵读，晚上则是挑灯夜读，到眼皮打架方睡。启蒙的第一本书是陈修园的《医学三字经》，在“医学源流篇”有这样一段话：“医之始，本岐黄，灵枢作，素问详，越汉季，有南阳，六经辨，圣道彰，伤寒著，金匮藏，垂方法，立津梁……”简单的几句，阐明了《素问》、《灵枢》、《伤寒》、《金匮》的相互关系。读了之后颇感医学之源远流长，尤其是“六经辨，圣道彰”，“垂方法，立津梁”四句对我很有启发，深感《伤寒论》是一部医圣之作，医家必读之书。当时向家父提出要读《伤寒论》，没想到不但没得到允许，反而挨了一通训斥。家父批评我好高骛远，连汤头都背不了几个，《脉诀》还没有读完，就想读《伤寒论》……时过一年，我读完了《药性赋》、《濒湖脉诀》、《医学三字经》等启蒙读物，才获准读《伤寒论》。

初读《伤寒论》。出于崇尚和好奇的心理，读得认真、虔诚，可没读几天工夫就烦了，连规定每天读5条都背不出，花了大半年时间，起早摸黑，还是不能全部背诵出来。因为它以太阳病冠首，接着是发热、恶寒等症状，很容易这条搭到那条，不像汤头歌、三字经之类读物，有律有韵，读起来朗朗上口。所以，读了大半年，反而产生了模糊思想，畏难情绪，甚至怀疑这种经典，究竟有多大作用，能指导临床实践么？

再读《伤寒论》。这是1954年在江西省中医进修学校期间，又有一种新鲜感。那时是姚荷生教授讲课。一则是经典，自己读不懂；二则是省城威望卓著的名医授课。基于这两个原因，我上课非常认真听讲、记笔记。姚老讲课，深入浅出，一条一条剖析。由《伤寒》讲到《内经》，由《伤寒》讲到《金匮》，由《伤寒》讲到《温病条辨》，把几个学科的理论有机地联系起来，举一反三，纵横贯通，听了茅塞顿开，无形中自我反省过去死背硬记的弊端。姚老的教授似乎使我略略品味到一点《伤寒论》的真谛。姚老讲课的特点，善于结合临床，而且还生动活泼地介绍他敬仰的谢桑扶先生的经验。如有一病者，高热持续，便秘不畅（按：本案可能是急性胆囊炎），几经周折，后经谢老诊断，用大承气汤，一服热退便通，其病豁然。从进修学校回县工作，在临床上用伤寒方药，有了一点点长进。

三读《伤寒论》。这是1959年，我考入江西中医专科学校（即江西中医学院的前身）。当时主讲《伤寒论》是万友生教授。万老的课堂教学对我影响很深，获益良多。首先他的教态、板书吸引了我。课堂演讲循序渐进，层层深入，犹如剥茧抽丝，生动活泼。其二，万老的伤寒学术思想特点之一，是主张“发皇古义，融会新知”。他对六经病机赋有新说，把体质与病候有机地结合起来，阐述伤寒的病机清晰明了，对后学颇有启迪。第三，万老在临床运用中亦颇具特色，他的温降高血压，用吴茱萸汤治原发性高血压的案例，显示了他的临床根底和卓识。

四读《伤寒论》。1960年的秋季，学院送我去成都中医学院参加全国第二期伤寒师资班学习。在这半年时间，专修《伤寒论》，由邓绍先教授主讲。邓老是西南名医，有“邓伤寒”的雅号。他的学术观点，强调气化学说。开课时就“伤寒中的几个问题”，突出“医不离气化”的主旨，认为凡是医学的理论、临床的经验都不能离开气化学说，否则不知其变。医学离开“气化”变化法则规律，就变成了无本之木，无源之水。他就什么叫气化，怎样解释，怎样掌握气化规律，作了详细的阐述。所涉及的“五运”、“六气”、“十天干”、“十二地支”、“标本中气”、“司天在泉”……这一套理论，真把我带到虚无缥缈的境界。后来，多听些时间，加之涉猎些“运气学说”的资料，才悟出点道道。应当承认，这些气化理论，求本溯源，还真是中医理论的基础，也是解释《伤寒论》的说理工具之一。

40个春秋，摸索了一条读《伤寒论》的路子。概括地说，“熟读，理解，运用”三者的综合，就是治伤寒之学的正确道路。熟读是在原著上下功夫。对《伤寒论》的纲领性条文、病机辨证的条文、诊断鉴别的条文、有方药的条文，都要读得滚瓜烂熟。除此，还应读些代表性的专著，如成无己《注解伤寒论》等，以期加深对原著的消化吸收。

理解是指对原文的深入探讨。我认为理解原文，重要的是尊重原文的本意。比如“太阳之为病，脉浮，头项强痛而恶寒。”这条原文是提示表证、表脉的本意。这样解释即可，无须附会作解。理解要前后连贯，对比演绎分析。如上述表证提纲，必须结合后面的表实证条文，综合起来分析，这样表证的全貌就概括无遗了。当然，在理解原文的基础上，借鉴一些注家的见解，选择几家名著，读几本伤寒注本是必要的，一则帮助理解原文，二则扩大视野，启迪思维。至于运用的问题，这里先略而不谈，本文第三部分，再专题论述。

写 伤 寒

说起写伤寒，自感惭愧。从20世纪50年代初涉医坛，即开始撰写伤寒方面的文章。由于写作基础较差，加之资质鲁钝，虽然写了不少，可是“百发不中”，一篇文章也没发表。自入中医学院后，一边学习，一边写作，到50年代末，始陆续在杂志上登一些“豆腐块”样的短文，主要是个案报道。直到1963年才发表四五千字的理论探讨性文章。此后，一年之中有1~2篇与读者见面。

20世纪60年代末，北京的《中医杂志》，广州的《新中医》，浙江、上海、云南等地的中医杂志相继发表我的文章。这10～20年中，确实写了不少，加起来有90余篇，多的2万～3万字的综述，字少的个案也写。这个时期的写作，对我来说是极好的锻炼，自己规定任务，1个季度发表1篇，以见报刊为准。所以，每年都有4～6篇伤寒方面的文章，有的杂志1年用我2篇，真称得上是“高产作家”（当然，这很不谦虚）。

回首看看，从20世纪60年代末至80年代中期，可以说是“产量”与年俱增，全国各大中医杂志、国际学术会议，都发表了我的伤寒习作，甚至还有东渡日本的文章。今天，我粗粗地将过去的伤寒文章归类一下，大体上有这么几方面的题材：

一是个案报道。这可以说是当年的开台锣鼓。看了一个病，治得很顺手，疗效很好，就想到把它公诸于众，让大家去评说。比如，我写的当归四逆汤治痛经、治冻疮、治无脉证，甘麦大枣汤治室女经闭，苓甘五味姜辛半夏汤治痰饮，芍药甘草汤合四妙散加味治湿热痹症等等，介绍一方一药的运用。我认为这类文章写出来，对临床医者有参考价值。尽管它在统计学上无价值可言，但对全面验证伤寒方药是有益处的，确有抛砖引玉之功。比如我在写伤寒方药运用综述时，查遍了1949年前后的中医杂志和有关医案，均未能找到麻黄升麻汤的案例，直到80年代末，《新中医》报道过2则，实属稀罕的病例，能说个案没有价值？所以我主张个案报道，应给予足够的重视，继续写下去会有好处。

二是理论探讨。伤寒学术理论探讨文章，实在是纷繁杂沓。但理论归纳整理者又更多，诸如六经的实质问题，六经与气化关系，病因病机问题，脉学问题的探讨，舌象的研究，八法运用的探讨，等等。这类文章无疑是对伤寒的本旨作了各种发挥，是有其意义的。我写了不少这方面归纳整理性质的文章，对于帮助理解伤寒原意是于人于己都是有好处的，应当继续分门别类地写下去，能够羽翼伤寒、发伤寒之未发。但我想在整理的同时，要注重发挥，哪怕只有点滴新意，比之于单纯的归纳整理更会有益。比如，我曾写过《略论伤寒救阴法》一文，虽然是以病案为基础，把《伤寒论》中能够救阴的方药运用串起来，从理论上加以阐述，并以病案充实，使之得到印证。这样的文章我自认为是有新意的，发挥了伤寒的本旨。因为前人都是认定：伤寒法在救阳，方药以温为主。所以，我提出伤寒有救阴法的事实，从理论上和临床实践都是能够成立的。这一理论的提出，虽不能说是揭示了伤寒有救阴法，但毕竟比之过去所提的伤寒“存津液”之类的观点更进了一步，更全面地发展了伤寒的治疗大法。而不能认为伤寒只救阳不救阴，只用阳药不用阴药。应当看到伤寒的治法中亦有救阴的存在，并且为后世医家，奠定了救阴法的理论基础。当然，准确地说，伤寒是长于救阳，而略于救阴。

三是综述报道。这种综合整理的文章，也有它的益处。因为它能够容纳大量的资料，对读者受益很大，有条件有时间应当多写。我曾经写过一篇长达4万字的综述，命题为《国内运用伤寒方药的概况》，这篇文章的时间跨度将近50多年，最早的报道是20世纪30～40年代的《光华中医杂志》，最晚是1980年底的各种杂志近40余种，收集300多篇文章的伤寒方药运用，广泛地展示了伤寒方药在临床运用的价值，深受读者的好评。另外，我还写过一个方的临床运用，如《白虎汤的临床运用》综述，收集了大量的资料，从一个方可看到伤寒方药运用的广泛性，一个白虎汤涉及25个病种，其实用价值十分可观。

四是教辅文章。于如何讲好一堂课，我在三尺讲台上度过了一段漫长的岁月，对于如何讲好一堂课，特别是讲好《伤寒论》，有点肤浅的体会。我曾撰写过《〈伤寒论〉的课堂教学必须落到临床实处》一文，这篇文章虽然讲的是《伤寒论》的课堂教学，但也提出了一个问题，即《伤寒论》的课堂教学要落到临床实处。这个问题于教师来说，要求是严格的，要有深厚的临床功底，才能讲活《伤寒论》。如果停留在条文的对比、说文解字、随文演绎，尽管教师能口若悬河，讲得娓娓动听，像鲁迅说的甲乙丙丁、条理层次分明、笔记清楚（这方面固然重要）。但更重要的还是把课堂与临床结合起来，用实际病理病因来衬托《伤寒论》原文，又用原文来指导治病，这样有板有眼的教学，似乎比之单纯念书本理，无论是记忆还是理解都会更深刻。日本学者有个比喻说：要把《伤寒论》当病人，病人就是《伤寒论》。此话深刻地描述了理论与实践的关系，由此可见一斑。

我认为，《伤寒论》的课堂教学，亦应因材施教。对于临床进修医生，更多的是要用临床病例去印证《伤寒论》，这样才会加深对《伤寒论》的理解。我写过一篇《运用伤寒方药的思路与方法》，在一定的程度也是教学辅导性文章。首先提出要正确理解原文，因为不少学者都是随文演绎的多，甚至有的说文解字占了一定的分量。所以，我提出：一是尊重原文本意，二是注意原文前后连贯，三是注重无方条文（即病机、辨证、诊断、鉴别的条文）。这样理解原文对临床是有益的。不要去搞那些虚无缥缈的东西，或者去钻牛角尖，把那些久已存疑待考的问题搬出来无休止地高谈阔论。说句俏皮话，《伤寒论》中有些问题，即便是把张仲景请回来，他也未必能圆满作解。所以，应当科学地、客观地、历史地认识伤寒原文，不然是无法掌握和应用《伤寒论》的，更无法体现经典的价值。其次是告人掌握病机辨证，这一部分举了很多病案和方药的运用来证实，如五苓散能治少尿、多尿、遗尿，其病机都是气化不利。如果不用病例说明，就会弄巧成拙，变成强词夺理。其三要灵活运用方药，这一部分告人要掌握主方，剖析类方，熟悉加减，以及结合后世方活用经方。我认为这一类文章，于教学临床都是有益的。对于教者、学者都有不同的要求，但目的是一致的，要通过理论和实践的结合，达到掌握和运用《伤寒论》的目的。

概而言之，写伤寒，就是要通过各种形式的文字表述，阐述《伤寒论》的深刻内涵。如上所述四个方面，因其体例不同，内容各异，但共同的目的都是阐发《伤寒论》。通过多年的实践，我认为写伤寒必须从“理、法、方、药”四个方面去深入写作。但无论写哪一方面的题材，都有一个共性，就是“写实”。力求写实实在在的东西，不尚空谈。《伤寒论》和其他的医学经典一样，目的都是指导临床实践，所以不能虚到离开临床，奢谈空头理论，与临床不着边际，这样的文章浪费纸笔，不如不写的好。

用 伤 寒

谈到用伤寒，我可以说喜欢用经方，尤其书中的小柴胡汤、桂枝汤、半夏泻心汤、苓桂术甘汤、真武汤之类的方剂，可以说几乎天天在临床上用。如小柴胡汤的运用范围，远远超出了书本的证和病，充分地体现了“异病同治”的辨证法则。具体地说，怎样用为好？回答是：勇于实践，大胆探索，不断总结，逐步提高。

回首当年，我初出茅庐，给第一个病人开的第一张方子是麻杏苡甘汤，这里还有一段故事。

1951 年的春天，一农民白天插秧，晚上发热，双脚不能着地，痛苦呻吟。其家人遂来县城请家父出诊，适逢家父不在，来者一定要我去看。当时我很尴尬，因为我还只是个书童，不敢造次。病家要求再三，实在是不好推辞，于是，我背着父亲的药箱就去了。一看病人发热38.5℃，两脚不能着地，踝关节红肿热痛，手不可近，脉象浮数，舌苔黄白而润。当即我用针刺治疗，取穴解溪、“阿是”，针后加灸，1小时后，病人竟奇迹般地走出房门，异常高兴。可是我心里很为难，针灸虽侥幸收效，方子怎么开？于是我翻开家父的处方存根找到了一张麻杏苡甘汤加苍术的处方，对照病情完全相符，我就抄了一张原方，嘱服3剂。真是无独有偶，3剂药服完，病告痊愈，恢复劳动。从此、那个小山庄几十户人家，便成了我的领地，大人、小孩谁病都找我。我也是从这里起步，操起了医生的职业。

随着岁月的推移，我已经步人老者的行列。走中医这条路几十年，业务较为娴熟，用药的思路日益向经方靠拢，临床用药三分之二是伤寒方，教训不少，经验有之。用伤寒方必须反复实践，应当树立“无为方有为”的坚韧意识，在下面几个问题上下功夫。

首先，应吃透伤寒方的本意。仲景组方其结构是相当严密的，虽不是天衣无缝，也可算完美无缺。对伤寒方特别是常用方，它的本意必须弄明白。比如桂枝汤，除掌握其调和营卫，解肌发汗的本意之外，还必须从药物结构认真剖析。因为桂枝汤中的桂芍均为血分药，姜、枣、草是脾胃药。所以，用桂枝汤发汗，一定还要从脾胃为生化之源、血汗同源这层意义来解释。桂枝汤所以能治表虚而发汗，尤在泾说得好，用桂枝汤是取正汗（即中焦水谷胃气充沛滋生的汗）以祛邪汗。我认为，服桂枝汤以前的汗为邪汗（病理性的），服桂枝汤以后所发的汗为正汗（生理性的），正汗出而邪汗自止。这就是服桂枝汤治表虚证发汗的原理。基于上述桂枝汤是脾胃药，故治消化系统的疾病诸如胃溃疡、胃炎和急、慢性肠炎，以及身体痛、肌肉痛等，其作用机制离不开脾胃。另外，应当看到桂枝汤能治表证（解肌发汗），关键是桂枝汤中的姜枣之功效，如果取其发汗解表，姜枣不可少，如没有姜枣调和营卫以透表，其他三味均为里药，不但不出汗，反而会造成郁汗于肌表，汗不出而身痒。曾治一老教授，男，平素容易感冒，总觉背部怕冷，脉缓弱，舌苔正常，予桂枝汤原方，服前5剂自觉背部温煦，一如常人。继进原方时，因未觅到生姜，只煎其他4味药服。非常有意思，少了生姜的桂枝汤服后全身发痒，欲出汗而不得汗。遂自行停药，次日寻得生姜入药，照服之后，全身轻爽，温煦自如。这种微妙之处，一般的理解方意是不够的，一定要结合临床，回过头来看伤寒的方意，细玩伤寒组方的本旨，才能真正认识到伤寒方不愧为群方之冠的深意。

其次，应剖析伤寒方的药物组合。伤寒方的组方，其深层的意义，寓有严密的药对配伍，排列组合的奥妙。要用好伤寒方，必须对每一方的组方结构进行细致的剖析，真正掌握它的组方原理、作用机制。比如，半夏泻心汤由半夏、黄连、黄芩、党参、干姜、甘草、大枣所组成。全方寒热并用，主治痞满气滞、湿热并存之脾胃湿热证。方中一半苦寒药，一半辛温药，能调和寒热。但湿热并存的痞满证，必然有气机壅滞的因果关系，因为湿热并存，势必导致气机阻滞，所以产生痞满。可是方中的辛开苦降只有清理湿热药，而没有行气药，故在用本方时应加入行气药，如木香、枳壳之类，使全方构成具有调和脾胃、清理湿热、行气消痞的功能，这样组方更切合病机。又如真武汤，本为温阳利水，主治头眩、心下悸、小便短、水肿等症，是一张常用方。临床上治肺心病者出现咳嗽气粗、浮肿、溺少、胸闷气短等症。因为病属肺肾气虚，肺气虚，肾阳不足，用真武汤温阳利水，固然合拍，但肺气虚方中无得力之药。所以，临床上往往在原方中加黄芪、人参（或党参或红参）益气，于病情更为贴切。原方中温阳利水的功效是完整的，加参、芪益气，使原方变成益气温阳利水，较之单纯的真武，其组合更臻完善。如病者刘某，男，72岁，确诊为肺心病。经年胸闷气短，心慌心悸，下肢浮肿，怕冷畏寒，小便短少，脉象微细略弦，舌苔白润，始用真武汤加味，制附片、白术各10g，茯苓15g，白芍10g，生姜3片，葶苈子、苏梗各10g，海桐皮20g，陈皮10g。服上方水肿、心悸可以缓解，但胸闷气短总是不能改善。仔细揣摩，方中缺少补气药，不增强益气不能平其胸闷气短，遂改方为：黄芪30g，党参15g，制附片20g，茯苓、白术、白芍各15g，生姜3片，葶苈子、苏梗、陈皮各10g，海桐皮20g。服用之后，胸闷气短明显改善，精力倍增，浮肿渐消。本病例已经5年之久，基本方是参芪真武汤为常用方，病者生活起居均如常人，取得满意疗效。此间，在真武汤中加益气药，疗效显著，可见参、芪益气，与温阳利水合用，起了相得益彰的效果。如上所述，足知对每一方的药物组合，应当深入剖析，既看到本方的特长，又要看到其不足，在原方中增加相辅相成的药物，这对提高临床疗效是十分有益的。

再次，伤寒方有机地合并时方运用，能提高疗效，并非悖逆伤寒。仲景方组织是严密的，但不等于死守原方不变。在医林中有人主张用经方不能乱动原方，甚至连剂量也不可改变。这就未免食古不化了。我主张伤寒方应根据临床，因势利导、加减化裁，结合后世方药运用，目的是提高疗效，这又有什么不可越过的雷池？笔者的实践表明，经方既可与经方合用，亦可与时方并用，而且可以将原方变通使用，这才是辨证法的体现。比如，四逆散在临床运用，治胃和十二指肠溃疡，病者表现为肝郁气滞、湿热并存，胃脘痞满不舒，恶心，呕吐酸苦水，舌苔白黄相兼而腻，用四逆散合小陷胸汤，既可疏肝理气，又可清理湿热，真有一剂知二剂已的疗效。笔者曾治一男青年，因嗜酒过度，胃脘刺痛，呕恶，吐酸苦水，大便不畅，口干燥，舌苔黄腻。处方：柴胡、白芍、积壳各10g，全瓜蒌20g，法半夏10g，黄连5g，郁金10g。服1剂痛止，5剂后一切正常，多年未发。此外，四逆散合良附丸，治肝郁气滞的胃脘痛、腹痛，较之原方疗效更好。这就是根据病情将伤寒方与时方合并应用的例证。再如芍药甘草汤合四妙散治湿热痹证，已成为我用药的常规，凡是湿热痹证的两膝疼痛为主，治之多能取效。病者胡某，女，36岁，职员。患者在春暖花开之日，大洗衣被，赤脚涉水，次日即不能下床，两膝关节、踝关节疼痛难忍，膝腘窝似牵拉紧束，抽掣作痛，诸身疼重难以转侧，拟用：赤芍、白芍、炙甘草、黄柏、苍术各10g，生薏苡仁15g，牛膝、独活、防风各10g。服1剂疼痛明显减轻，继服2剂其病痊愈。此后，应用多例均获良效。我认为此方一则用芍药甘草汤酸苦涌泄、缓急止痛，一则用四妙散清热燥湿，是治疗湿热痹证的良方。凡膝以下疼痛，包括风湿性关节炎、坐骨神经痛等，均首选本方治疗，多数病例有效。可以说老少皆宜，妇孺可用，病例甚众。有的病者之间转抄此方，亦获得疗效。可见，伤寒方与时方有机结合的运用，是有临床意义的。

又次，要认真掌握类方的代表方，有利于临床活用。如苓桂剂中有茯苓桂枝白术甘草汤、茯苓甘草汤、茯苓桂枝甘草大枣汤、五苓散等方，如果把苓桂剂这一类方的基本原理全面研究一番，不难看出，其主药是茯苓与桂枝，功用是温阳利水。在运用时，择苓桂术甘汤为其代表方，具体运用时就可进退加减，或加温阳药，或加利水药，或加益气药，或加逐饮药，只要不违背温阳利水的宗旨，其灵活运用可层出不穷。他如桂枝汤类方、小柴胡汤类方、理中汤类方、半夏泻心汤类方，这是《伤寒论》中的几大类常用方，在内科杂病中，极为广泛地运用，所治的病种与人体各个系统都有密切关系。比如，我的第一个研究生，就是以“益气通阳法治疗冠心病心绞痛”在临床上进行观察，获得较好的疗效。他所用的基本方就是桂枝甘草汤加味，实际就是桂枝汤类方的灵活运用。本人用桂枝甘草汤加生黄芪、党参（实际又是“参桂保元汤”的变方）为基本方，加瓜蒌壳、薤白、川芎、丹参、郁金等，治疗冠心病心绞痛，也取得明显的疗效。如能守方长期服用，控制症状，近期疗效是满意的。由此可见，对伤寒类方，进行归类筛选，以及在类方中选出有代表性的某一方，用它的特长针对某一病，进行临床观察，是研究经方的重要思路，若能有计划地展开专方的临床运用，或许可以在运用伤寒方中取得新的突破。

总之，用好伤寒方的目的是提高临床疗效。要用好首先必须读好，心中要了了，指下才能明。前面所提到的四个方面，是用好伤寒方最基本的要素。除此之外，还应掌握病机，洞悉方义，使每一个方都能充分发挥其治疗效果，这样《伤寒论》中的常用方，临床上都可以取到应有的疗效，才可算是用好了伤寒。

（1995 年于洪都）

伤寒理论

一、怎样学习《伤寒论》

怎样学习《伤寒论》，简要地说，要学好《伤寒论》，必须熟读、理解、运用。因为熟读是基础，理解是深化，运用是提高。所以，初学者应把三者有机地结合起来，才能收到预期的效果。

本篇着重从上述三个方面，谈点肤浅的看法。

（一）熟读

熟读原文，是学好《伤寒论》的基本功。但由于《伤寒论》的文字，受到汉以前的文学影响，承袭了汉以前的“省文”、“倒装”、“插叙”和“举宾略主”等文法。因而在阅读时，必须掌握这些文法，才能读通弄懂。

所谓“省文法”。《伤寒论》中不少原文是采用省略的笔法写成的。例如只提一证一脉，以概其余，这就应当前后文联系地读，领悟原文精神。如“脉浮而数者，可发汗，宜麻黄汤。”为什么脉浮数者，还可以发汗？而且宜用麻黄汤呢？这条原文必须与第一条太阳病提纲，第三条“…… 名为伤寒”的提纲，以及第35条麻黄汤证的主文相互对照，才能搞清楚“脉浮数宜麻黄汤”的道理。此类条文《伤寒论》中甚多，读时应一隅三反，不然则读不通。

所谓“倒装法”，亦称“倒装句”。《伤寒论》中的原文多数是按主证、主脉、主方，或提示病机、转归、治疗、禁忌等依次排列，这是顺叙，可以一读便通。但有的条文则不然，不一定是按上述主次顺叙排列的，如“伤寒，心下有水气，咳而微喘，发热不渴，服汤已，渴者，此寒去欲解也，小青龙汤主之”本条小青龙汤主之句，应移在“发热不渴”的句下，与全文才能衔接，《伤寒论》中此类条文，在理解时应将倒叙文句，按语法原理，换回顺叙的意思。

所谓“插叙法”，是在叙述中插入其他脉证，或插叙病机，或带有鉴别诊断的作用等。如“太阳病身黄，脉沉结，少腹硬，小便不利者，为无血也，小便自利，其人如狂者，血证谛也，抵当汤主之”。本条是叙述蓄血发黄的证治，与上下文三条并列，都提出小便利与不利，以兹鉴别蓄血证。这类条文六经皆有，应当明辨。

所谓“举宾略主”，亦属“省文”之类。《论》中六经辨证，在提纲中叙述之主证、主脉，以后的条文中则多有省略，比如，“太阳之为病，脉浮，头项强痛而恶寒”。尔后凡提“太阳病”三字，则包含本条的脉症。再如“自利不渴者，属太阴，以其脏有寒故也，当温之。宜服四逆辈。”原文中心意思是讨论太阴病的治法。因而“属太阴”三字，则寓有“腹满而吐，食不下，自利益甚，时腹自痛”的主证，其“自利不渴者”，即省略了主证。这种条文必须参合太阴病提纲认识。

以上是《伤寒论》中几种常见的语法，应当熟练掌握。然而，更重要的读法，还在于熟读六经总纲，各经的提纲，有方有证的条文，重要的辨证条文等，必须读到烂熟。例如桂枝汤证的条文，应把前后桂枝汤的主证、兼证、变证的条文都列举出来；读到辨证的条文，如麻黄八证、结胸三证、柴胡四证等的辨证特点，都要读到滚瓜烂熟对答如流的程度。同时，对方剂的组成、主治、功用、禁忌，以及重要方剂的剂量比例，特定的煎服法，都应熟记，这样才算基本读熟了。

应当明确，熟读的目的，就是为了学习和继承《伤寒论》的辨证论治的精神，掌握辨证论治的思想方法，从而有效地指导临床。所以，在熟读原文的基础上，必须对《伤寒论》中的类病、类证、类方，变证、变法、变方等加以注意，其间所贯穿辨证论治的原则性和灵活性，只有在熟读中才能理解。例如，在辨证方面，原文说："自利不渴者，属太阴。""自利而渴者，属少阴"，"小便不利者，为无血也，小便自利，其人如狂者，血证谛也"，"发汗后，恶寒者，虚故也"，等等，都是"一锤定音"的意义。再如治疗方面的"呕而发热者，小柴胡汤主之"，这里虽只举一证，但是其主证，因而"但见一证便是，不必悉具"，即可以用小柴胡汤治疗。又如在用药方面，大青龙汤中的麻黄用六两，麻黄汤中只用三两；麻杏石甘汤中的石膏用半斤，大青龙汤中的石膏如鸡子大。真武汤中用生姜，理中汤中用干姜，同样都是姜，只是干鲜之别。如果互换互用，那就失去了制方的原意，凡此种种，只有熟读之后，临证才能运用自如，取得读书的效益。

（二）理解

《伤寒论》是有深奥理论的。徐灵胎说："医者之学问，全在明伤寒之理，则万病皆通。"日本人喜多村直宽在《伤寒论疏义》中亦指出："医之有《伤寒论》，犹如儒家之'语孟'……没有《伤寒论》的医学是不能成为其医学的。"可见，对原文的理解，是一个深化的重要过程。那么，怎样才能对《伤寒论》加深理解？

第一，要了解《伤寒论》的理论渊源及其与《内经》的内在联系。因为《伤寒论》是继承了《内经》和《难经》的理论，同时收集了汉以前的方药，并联系临床实际而写成的医学论著。所以，《内经》中阴阳学说、脏腑学说、经络学说等的具体运用大都落实在《伤寒论》之中，如其中"病发于阳"、"病发于阴"的总纲，实则是阴阳为万物之纲纪的具体化。在六经病变中明显地看出阴阳互根、消长、转化的道理。六经辨证，三阴三阳分证，三阳之气盛，三阴之气衰，三阳为阳热实证，三阴为阴寒虚证，其病机皆是本源于《内经》。同样，六经所属的脏腑生理病理，实源于脏腑学说；六经的经络循行，乃至病理变化，皆属于经络学说的具体运用。因而学习《伤寒论》，追溯《内经》之源，对加深理解《伤寒论》是有帮助的。

第二，要加深对六经辨证的基本规律的理解。六经辨证的基本规律归纳有二：其一是六经的主证，其二是六经的兼变证。

六经病主证包括太阳病的表寒证，阳明病的里热证，少阳病的半表半里证；太阴病的脾阳虚寒证，少阴病肾阳虚寒证，厥阴病寒热虚实错杂证。此六经病证，必须从病因、病机、证候、治法、方药等各方面详细弄清楚。主证既明，理解兼变证就有了基础。

六经兼变证，是有规律可循的。例如太阳病的传变，实证多传阳明，虚证易陷少阴。

表寒实证多向阳明发展，即表寒郁阳→表寒郁热→表寒化热→纯热证，与此相反，太阳表寒虚证则易陷少阴。因为寒能伤阳，阳气损伤，又可招致水邪内停。所以，表寒虚证之演变，一则为卫阳不足，在表之阳虚，如桂枝加附子汤证；一则为阳虚停水，如苓桂术甘汤证；以及真武汤证等。由此可知，太阳经的兼变证之所以繁杂，正是仲景据六经生理病理，以及误治失治，反复议论，洞悉常中之变，示人以规矩。

还必须指出，要加深理解伤寒的本旨，应选择适当的注本，浏览各家注解，以便进一步帮助深化理解。首先应读成无己《注解伤寒论》，这是第一家通注《伤寒论》的著作，并以《内经》为主要依据。读后可了解仲景如何运用《内经》理论于临床，以启迪学者加深辨证的思想方法。

其次是读张志聪的《伤寒论集注》。它采用摘其总纲，明其大旨，汇节分章，理明义了的方法研究《伤寒论》，便于初学者掌握《伤寒论》的概貌。

再次读柯韵伯的《伤寒来苏集》，他主张不必孜孜于仲景旧论编次，重要的是学习仲景辨证心法，读后可加深伤寒方证的理解，于临证大有益处。

最后还可读尤在泾的《伤寒贯珠集》，通过临床实践，从《伤寒论》条文中研究仲景立法和治疗。可领悟伤寒确立治法的所以然，甚为实用。总之，成氏溯其源，张氏综其全，柯氏察其微，尤氏析其法。若能师其诸法，对《伤寒论》的理解必然会达到新的境界。

此外，在学习《伤寒论》时，必须结合温病学说。《伤寒论》详寒略温，对六经的寒化证论之甚详，这是伤寒学说的特长。但对温热病的论述殊感不足，必须结合温病学说，使寒温两说融为一体。后世温病学家，善治伤寒之学，叶天士的《温热论》、薛生白的《湿热论》、吴鞠通的《温病条辨》等，是《伤寒论》的最好注本。历代注伤寒者，多为随文衍义，囿于伤寒论伤寒，而温病学家跳出伤寒的圈子，看到了伤寒之不足，阐发伤寒之未备，这种治学方法着眼于学术的发展，难能可贵。

（三）运用

从实践的观点出发，落实在一个“用”字上，这是学习《伤寒论》的最终目的。日本学者浅井贞庵在指导门人时说：“学习《伤寒论》时，要把它看成是病人，病人就是《伤寒论》，把《伤寒论》同病人看成一体来学。”丰浦元偵强调，要在病人基础上读《伤寒论》。日本人对《伤寒论》的学习，务求落在临床实处。这实际是一个提高的过程。陈修园主张白天看病，夜晚读书，也是强调学以致用，学用结合。

临床上运用伤寒方，要一个一个方去摸索，掌握每一个方的病机和适应证，才能得心应手，运用自如。比如：“手足厥寒，脉细欲绝者，当归四逆汤主之。”据此，“手足厥寒，脉细欲绝”的脉证，其病机是“血虚肝寒”，常用于冻疮。但从“血虚肝寒”的病机推论，笔者用本方治痛经、无脉证，以及脱疽等都取得较好的疗效。特别是遇一例“乌嘴病”，患者每于寒冬季节，嘴唇四周、鼻梁、耳郭、两手指掌关节均紫黑，一直到次年春来，乌黑的皮肤才渐渐恢复正常。病情年复一年，经用补气活血法治疗无效。据其临床证候，冬寒发作，血虚寒滞，故用当归四逆汤原方。服 25 剂后一切正常，当年即未复发。本方之所以用于各种不同病例均能获效，病证虽殊，而“血虚肝寒”的病机则是一致的，故能异病同治。

在实践运用中，对《伤寒论》中之方还要一类一类比较，找出一类方中的代表方。如苓桂剂类方中有茯苓甘草汤、茯苓桂枝甘草大枣汤、五苓散，苓桂术甘汤等，此类方都能温阳利水，补脾渗湿。而在具体运用时，应将每一方的药物组成，主治功用，结合临床反复验证，取得理论与实践相印证的资料，进而在类方中挑选出代表方。这一类方中，苓桂术甘汤可以推为苓桂剂的首方，用其治脑积水，可配固肾药，或加泻水药；治肺心病可合二陈汤，或配真武汤；治胃液潴留，可配六君子汤；治疗肠炎，可加健脾固涩药等。若从其组方原则来看，阳虚者加附子，气虚者加参、芪，脾虚者重用白术，湿甚者加利水药，随其证加减，这样以一方为中心，权宜应变，反复验证，方剂就用得活，用得精。

再则，在运用时必须摸索其临床特征，以便掌握每个方的指征。例如：半夏泻心汤的病机，是脾胃同病，湿热并存，气机阻滞，用其治痞满证，舌苔必然黄白相兼略腻，这是重要体征之一，因为全方辛开苦降，辛有半夏、干姜，若舌苔黄则姜夏之辛当禁；若舌苔少质偏红，寓有阴虚伏热，绝不可妄施。所以，临床上用半夏泻心汤，多宜于消化系统疾病，病性寒热夹杂。如胃溃疡、十二指肠溃疡、肝炎、胆囊炎、慢性肠炎等。凡呈现湿热并存，舌苔黄白相兼是用本方的特征。

还必须指出，临床运用伤寒方，剂量的比例应参照原方用量，如桂枝汤的桂枝与白芍的用量，大青龙汤的麻黄与石膏的比例，都有其特定的意义。煎服法也是很重要的，如附子泻心汤应泡“三黄”，煎附子，一者取其薄味，一者取其浓汁。若不按其煎法，势必失去制方的意义而影响疗效。

总而言之，学习《伤寒论》，运用伤寒方，应持之以恒，反复体验，总结正反两方面的经验。俗话说：“熟读王叔和，不如临证多”，因而学习《伤寒论》，密切与临床结合，边学边用，学用一致，是能取得良好效果的。

二、《伤寒论》的教学必须落到临床实处

如何提高《伤寒论》的课堂教学质量？从教与学双方来说，是多方面的活动。但无论是教师还是学生，无论是教学的哪一个环节，都应当落到临床实处，才能收到预期教学效果。兹不揣浅陋，就伤寒课堂教学必须落到临床实处的问题，谈点拙见，不当之处，还望批评指正！

（一）讲原文要质朴以印证临床

目前，《伤寒论》的课堂教学，仍以原文为核心，或逐条演绎，或综合串解，讲授方法都应尊重仲景原意，质朴无华地解释原文，以便印证临床。比如，解释“太阳病”三字，直截了当地指出，太阳病即是表证。从太阳的经脉，主荣卫，为人身之最外一层的意义来阐述，讲清病邪入侵，太阳首当其冲，故太阳病即表证。这样质朴地讲述，既不失原意，又能印证临床，无需去取注家的东西。如果像有些注家所说，什么“太”者，最也；“太阳者”，天之与日也。或者把“之”、“为”又是什么……讲了一大堆不着边际的解释，看起来课堂上讲得热热闹闹，清楚明白，实际与太阳病的病机病理，根本就不相容，只能是“欲详反晦”，别无他用。因此，讲原文以正面说理为好，能直接讲清的条文，切不要咬文嚼字，扣紧证候的病机，使学者听了有确切的概念。例如，原文“发汗过多，其人叉

手自冒心，心下悸，欲得按，桂枝甘草汤主之”。这里的“发汗过多”就是病因。“其人叉手自冒心”，是形容病人的姿态，非常生动而具体。“心下悸，欲得按”是主症，即因发汗过多而损伤心阳的自觉症，故而心气空虚而心悸欲按。所以，要用辛甘温养阳气的“桂枝甘草汤”治疗。诸如此类条文，原文中的病因、证候、治法、方药明白畅晓，读了一目了然，就无须旁征博引，讲得玄而又玄。然而，像上条要下功夫讲透的是，桂枝甘草汤的运用，其所治的“心动悸”之佐证，脉象、舌苔等临床特征，以及方药的加减运用，详细而具体地讲深讲透，这样就很实在的了。但必须指出，由于《伤寒论》的注家甚多，难解之处不少，观点难以统一。作为教师掌握些不同的见解，以扩大思维，那当然是必要的。而课堂讲授，对初学者，切忌把更多的注家之见，张说李说摆一大堆，反而弄得学生莫衷一是，无所适从。所以，即便是要借助注家之言，以开拓思路，也应以“能否指导临床”为标准。力求选择说理工整，与临床有益的注家意见为宜。

（二）论病机要贴切以指导临床

病机是辨证的关键，在某种意义病机又是鉴别诊断（同时亦可作为病名），是讲《伤寒论》所必须深入理解的。但由于伤寒病机在许多条文中尚有争议，故务须贴切，不能浮泛，那是不利于理解原文精神的。比如，太阳蓄水证，其病机是“寒凝膀胱气化不行”，因而水蓄于膀胱，出现少腹满，小便不利之症，有的注家则因五苓散之有猪苓、泽泻，可以利水泄热，把病机认定是“水热瘀蓄”，这样解释是不无含混的（这样解释含混不清），与临床难以尽相吻合。

要做到病机贴切，使之能指导临床，还应很好地运用对比的手法。例如，刘渡舟老在论述蓄水证时指出：“第 71、72、73、74 条，论太阳病表里不解的蓄水证，它以口渴能饮而小便不利为主。此条作者用假宾定主的笔法，先论胃中干燥，烦躁不得眠，欲得饮水的缺津证，然后引出若脉浮、小便不利、微热消渴的蓄水证。一为缺津，一为津凝不化，两者病理不同，然证候易混，故对比分析，从中以见辨证之法。”（《伤寒十四讲》18 页）因此，把有关的前后条文联系起来，既对比分析证候，作了鉴别诊断，又是从证求理，使病机更加明确贴切。这无疑是可以指导临床的。笔者认为，审定病机，还可以临床证候来反测。比如，“太阳病，发汗，遂漏不止，其人恶风，小便难，四肢微急，难以屈伸者，桂枝加附子汤主之”。这条原文的病机是，汗后阳虚而表不解，临床确有其事。曾治一农民，春插期间，因感风寒湿，恶寒发热，诸身疼痛，前医以羌活胜湿汤 2 剂，诸症悉减。病者欲求速效，自行又买上药 2 剂，当服第 3 剂后，汗出如流，身寒蜷缩，从头至脚重裘而裹，不敢露出被子，把脉时出一手，病人寒栗而振。当即煎桂枝加附子汤原方，服一次约半小时许，病人感觉通体暖和，揭被而坐。又服一次，病者稍事休息后回家，再服一剂恢复如常。如上所述，用一个简短的实例，来说明阳虚于表的病机，既生动又实在，证候明确，病机昭然，比起干巴巴地讲汗后阳虚，是发汗过多造成阳虚云云的解释要实在得多。学生听了既能理解条文精神，正确掌握病机，又敢于在临床上用桂枝加附子汤，而且能使学生看得见摸得着，改变学生对中医理论空洞的看法。这样用病案实例来反测病机，的确能收到一举三得之功。

（三）剖析证候要鉴别以联系临床

剖析证候，进行必要的症状鉴别，势必要紧密联系临床。宋·成无己所著《伤寒明理论》，就是一本剖析证候、鉴别症状的佳作。书中凡50个证候，从病因病机入手，一个一个证候地鉴别，于临床实践颇有启迪。如潮热一证，成氏首先指出：“一日一发，指时而发者，谓之潮热，若日三五发者，即是发热”，“非潮热”的鉴别。进而以潮热辨胃腑实与不实，以潮热之征，辨可下不可下。其次，在论证“潮热属于胃”之后，又提出鉴别。“一或脉浮而紧，与其潮热而利，或小便难，大便溏者，皆热未全入府，犹带表邪，当和解其外……或谓潮热有属太阳、少阳者乎，少阳王于寅卯，太阳王于巳午，若热于此时发者，为邪未入胃，岂得谓之潮热”，这些看法，明确提出潮热的种种鉴别，在临床上是能得到印证的。

笔者认为，借鉴于《伤寒明理论》，帮助加深对伤寒的证候鉴别，于临床颇有益处。因为《伤寒明理论》中对50个常见证候，做到了“若因而异者明之，似是而非者辨之”的深入研究。所以，在教学中要求学生精读《伤寒明理论》，把它当做伤寒证候鉴别诊断学，那是很恰当的。

再就临床证候鉴别来说，引导学生从临床实例去思考，结合理论上的消化吸收，做到心中了了。这不仅能帮助学好书本知识，还能加强对临床的信心。例如，把太阳表证的“喘”证，归纳起来，予以分析鉴别。其中麻黄汤证、麻杏石甘汤证、小青龙汤证、桂枝加朴杏汤证中皆有喘。这四者的喘，其病机如何，各自的临床特点，佐证有哪些，舌苔如何，脉象何异？乃至四者治喘的治法，药理作用等的种种鉴别，综合起来，又结合临床阐述四者的证候特点，方药运用的要领，都一一地罗列清楚。再用一两个病案实例加以印证，这不仅使课堂教学的逻辑思维方法更严密，而且能加深学生的记忆，启发学生理论联系实际。教学效果是很好的。

（四）理解方药要透彻以运用临床

伤寒课堂教学的方药讲解，首先要摆脱讲方剂学的框架，少讲方剂的结构，多议临床的运用。如讲桂枝汤，若停留在“辛甘发散为阳，酸苦涌泄为阴”，因而能“调和营卫”等几句套话。这些在讲中药、方剂课中都已反复多遍，如果在伤寒课中还只是字面上的解释，就显得重复单调，枯燥无味。所以讲完桂枝汤治表虚自汗的运用之后，不妨撒开来，广泛地阐述桂枝汤的各种灵活运用，如用桂枝汤时，因证而异，寒者加附子，热者加黄芩，虚者加人参，实者加大黄，这是常法。接着，再引申《伤寒论》本身对桂枝汤的化裁，如桂枝汤变为小建中汤，加附的桂枝加附子汤，加桂的桂枝加桂汤，加厚朴、杏仁的桂枝加朴杏汤。以及桂枝汤分解的桂枝甘草汤、芍药甘草汤等，都是原书中活用的范例。又再推而广之，诸如桂枝汤治肩周炎加秦艽、姜黄，或川、草乌；治颈椎病加葛根、秦艽；治上肢麻木加桑枝、黄芪、川芎、当归等；治自汗、盗汗加龙牡、浮小麦，或合玉屏风散；治呕吐腹泻加神曲、木香、藿香等；治四肢肌肉痛，重用芍药，加桑枝、牛膝及藤类药……这样联系临床运用，讲桂枝汤的加减变法，不仅不会重复，反而能帮助了解一方多用，异病同治的道理，引起学生喜爱临床的兴趣。如果在桂枝汤的讲述中，把上述有关的方剂引申一下，使学生领悟伤寒方的原则性和灵活性，消除“经方不能加减”的错误观念。诚然，也要向学生讲清，伤寒方的加减是有规律可循的，不能不按病机变化的需要，加减之后面目全非，那就适得其反，失去了伤寒方的意义。如前所述，要把伤寒课堂教学，落到临床实处，对教师的要求是很高的，除了备课充分，吃透原文精神，还要求老师在临床上下一番实在的功夫。教伤寒的老师，要坚持在临床运用伤寒，取得第一手经验，这样教师先一步做到心中了了，手下能明，才能教给学生在临床运用的诀窍。退一步来说，无论中年还是青年教师，个人的直接经验总是有限的。所以，尽可能借鉴别人的经验，经过取舍，恰当地衬托在讲解条文之中，也是能丰富课堂教学的，这对指导临床同样有意义。总之，伤寒课堂教学，要落到临床实处，这是毋庸置疑的。通过课堂教学，真正使《伤寒论》显示其在中医学术领域的重要地位和实用价值。

三、论治伤寒之学

学习《伤寒论》，应着眼于“用”字，使之落到临床实处，这样才能推动中医学术的发展。日本学者龟井南溟说得好：“像没有下过围棋的人写有关围棋的书一样，没有看过病的医生所注解的《伤寒论》，是没有价值甚至是有害的。”浅井贞庵在指导门人时说：“学习《伤寒论》时，要把它看成是病人，病人就是《伤寒论》，把《伤寒论》同病人看成一体来读。”日本人对《伤寒论》的学习，务求落实在临床。这是非常正确的。由此可知，对《伤寒论》的治学态度，应本着有益于临床者，则取之；无益于临床者，则舍之。下面就如何研究《伤寒论》，谈点不成熟的意见。

（一）要明理

《伤寒论》有深奥的理论。徐灵胎说：“医者之学问，全在明伤寒之理，则万病皆通。”日本人喜多村直宽在《伤寒论疏义》中亦指出：“医之有《伤寒论》，犹如儒家之‘语孟’……没有《伤寒论》的医学是不能成其为医学的。”由此可知，其义理之深，就不言而喻了。然而，明伤寒之理应如何着手，概括起来，约之有三。

第一，要了解《伤寒论》的理论渊源及其与《内经》的内在联系。因为《伤寒论》是继承《内》、《难》的理论，收集汉以前方药理论联系实际的医学著作。所以《内经》中的阴阳学说、脏腑学说、经络学说等是有论无方，而仲景则将具体运用大都落实在《伤寒论》之中。如伤寒之有“病发于阳”、“病发于阴”的总纲，实即阴阳为万物纲纪的具体化。在六经病变中明显地看出，阴阳互根、消长、转化的道理。六经辨证，三阳之气胜，三阴之气衰；三阳为阳热实证，三阴是阴寒虚证，其病机都应是源于《内经》。同样，六经所属脏腑的生理病理，实源于脏腑学说；六经的经络循行，乃至其病理变化，皆属于经络学说的具体运用。因而，学习《伤寒论》，追溯《内经》的理论，了解其源与流是必要的。

第二，要了解伤寒六经实质，与六经辨证的基本规律。六经实质是什么？简要地说脏腑、经络、气化三者的有机结合，就是六经的实质。因为，脏腑是物质基础，经络是络属关系，气化是功能活动和病理现象。气化就是反映脏腑经络的生理和病理，离开了脏腑，经络就失去了物质基础。脏腑经络离开了气化，就反映不出其功能活动。所以，六经的实质即是脏腑、经络、气化三者有机结合的整体。不过，对六经实质还有许多争议，如六经即疾病阶段说，六经为疾病的区域说，六经为标本中气，开合枢说等，这些不同论述，是从不同角度来解释六经实质，虽能说明某一病理现象，但均有其片面性，如果离开脏腑、经络、气化去探索六经实质，是浮泛不切的。

六经辨证的基本规律，归纳有二：其一是六经的主证，其二是六经的兼变证。

六经主证，太阳病的表寒证，阳明病的里热证，少阳病的半表半里证。太阴病脾阳虚寒证，少阴病肾阳虚寒证，厥阴病寒热虚实错杂证。凡此六经主证，必须从病因、证候、治法、方药等方面详细地弄清楚。比如，太阳病的表寒证，其病因为风寒之邪，病机是寒邪外束于表，正气抗邪有力，故见恶寒、发热、脉浮、舌苔薄白等症，治以辛温解表，麻黄汤是代表方。其他各经主证，均此类推。主证既明，探索兼变证就有了基础。

六经兼变证，是有规律可循的。例如，太阳病的传变，实证多传阳明，虚证易陷少阴。一般而言，太阳病随体质之盛衰，治疗的得当与否，表寒证实则多向阳明发展。其传变规律大体是：表寒郁阳→表寒郁热→表寒化热→纯热证。与此相反，太阳表虚证，则易陷少阴。因为寒能伤阳，阳气损伤，又可招致水邪内停。所以，表虚证之演变，一则为卫阳不足，在表之阳虚，如桂枝加附子汤等；一则为阳虚停水，如苓桂术甘汤类证，以及真武汤证等即是。由此可知，太阳经的兼变证，之所以纷繁复杂，正是仲景所据六经生理病理，以及兼证和变证，包括误治失治，反复议论，洞悉常中之变，示人以规矩，体现了其原则性和灵活性。

第三，要看到伤寒详寒略温之不足，必须结合温病学说合论。《伤寒论》详寒略温，以寒立论，对六经的寒化证论之甚详，这是伤寒学说的特长。但对温热的论述殊感不足，必须结合温病学说，取长补短，使寒温融为一体。后世温病学家，善治伤寒之学，叶桂的《温热论》、薛已的《湿热论》、吴瑭的《温病条辨》等，是《伤寒论》的最好注本。因为历代注伤寒者，多为随文衍义，囿于《伤寒论》伤寒；而温病学家跳出了《伤寒论》圈子，看到《伤寒论》之不足。阐发《伤寒论》之未备，这种治学方法是着眼于学术的发展，难能可贵。伤寒与温病脉络清晰可察，体现了学术之间的连续性。所以说，《伤寒论》是温病的基础，温病是《伤寒论》的发展。应当特别指出，从学术发展来看，研究伤寒的理论，还必须结合现代科学（包括现代医学、新兴科学、边缘科学）作为武器，对《伤寒论》中的理论问题，诸如六经旺时、自愈、欲解时，与生物钟学说的关系，六经辨证与控制论的关系，药物运用加减与优选法的关系等，若能借助于最新科学来揭示其奥蕴，也许不久的将来，不但可以诞生新的《伤寒论》，而且可以影响整个中医理论，发生重大的变革。

（二）掌握法

《伤寒论》中的治法是极其严密的，它虽无八法之名，而有八法之实，全部《伤寒论》可以说是“示人以法，设法御变”。

故前人说《伤寒论》397 法（即原文 397 条），条条是法，而且法中寓法，法外有法。这虽然有些夸张，但也说明《伤寒论》中的治法，是为人所推崇的。要掌握《伤寒论》的治法应当注意：首先是了解治法的机制。伤寒治法乃是出自《内经》，“寒者热之，热者寒之，虚者补之，实者泻之”等方法。以汗法为例。汗法是针对表证而设，因为病在肌表皮毛，所以其在皮者，当汗而发之。表证应从汗解，是理所当然的。即便是“体若燔炭”，也可汗出而散。如大青龙汤证，寒邪外束，里热已成，属于表寒郁热，其热可高达40℃，用大青龙汤发散表寒兼清里热，虽然热度甚高，体若燔炭，仍可汗出而散。这种作用机制，务必联系临床实际加深理解，以便更好地发挥中医临床的优势。

其次，要了解六经的正治法。太阳病的汗法，阳明病的清下法、少阳病的和法，以及三阴病的温法，这是六经的正治法。其中太阳病兼变证当有和法、消法，三阴的温法寓有补法。从《伤寒论》的六经主证来看，汗、清、下、和、温五法，是临床常用的治法。吐法用之甚少，消、补法多为兼并，这是因为六经正治法，是以六经主证而定，六经病机是其前提的缘故。如阳明病篇中虽反复论证，其治法不外清、下两端。阳明热盛于内，症见痞满燥实，以攻下腑实。阳明病舍清、下两法，则无正治法可论。余此类推，不予赘述。

再次，要了解六经的权变法。有常则有变，知常才能达变。《论》中设误治、失治诸法，实为治法的权变。六经的权变法，比正治法更具有广泛性，临床上更为活用。如以和法而言，小柴胡汤即是其代表。而和兼汗的柴胡桂枝汤、和兼下的大柴胡汤、和兼蠲饮的柴胡桂枝干姜汤等，均属于和法的权变法。

进而言之，正治法与权变法，构成了伤寒六经的治法。而在六经治法中，正治法是为六经主证而设，固然是治法的支柱，但更具有实践意义的还是权变法，因为它是《论》中的精华所在。再以汗法为例，其正治法是麻黄汤之峻汗，桂枝汤之缓汗，这是为表证虚实两途所备。然而，汗法更多的是权宜应变的加减运用，如麻黄配石膏的大青龙汤、越婢汤、麻杏石甘汤等，是汗法与清法的配合。又如麻黄与附子配合的麻黄附子细辛汤、麻黄附子甘草汤是汗法与温法的相互运用。再如麻黄与干姜、细辛、五味配合的发表化饮；麻黄与赤小豆、桑白皮配合的以发汗利水……由此可知，权变法是颇具灵活性的，与正治法的原则性相比，其特点是十分鲜明的。此外，在研究治法时，深入地对八法与六经辨证的关系，从正治法与权变法这两方面加深理解，是会对六经治法的特点更加清晰，同时对其详寒略温等不足处，亦可了然于胸中，这样就可以达到扬其长，补其不足的目的。

（三）熟悉方

《伤寒论》组方是极其严密的，但又是非常灵活的。可谓是严而不死，活而不乱，因而是有其规律可循的。正如吴鞠通说："大匠诲人，必以规矩，学者亦必从规矩……神明变化，出乎规矩之外，而仍不离规矩之中，所谓从心所欲不逾矩。"的确，仲景制方，悉心精究，有明确的组方规律。

所谓"方规"，即是组方的规律。它的前提是以病机为基础的，具有其特定规律，即：药物的性能；药物的主治功用。这两者是必然一致的。尔后，在病机的统一下，构成主方的基本规律。例如麻黄附子细辛汤，方中三味药性皆辛温，合成一方，有辛以达表，有辛而温里，共奏外解表寒，内温里虚之功。故为少阴阳虚兼表证的主方。其药味之简练，组方规律之严明，自是一目了然。

抓住主方，旨在举纲明目。《论》中之方，主次分明，六经皆有自己的主方，如太阳病的麻桂二方，阳明病的白虎、承气，少阳病的小柴胡、黄芩汤等。以及太阴病的理中汤、少阴病的四逆汤、厥阴病的乌梅丸等皆属主方。主方是以主证为基础确定的，即有是证则有是方。比如，太阴病其病机中心是脾阳虚，寒湿内盛，主症是腹满而痛、食不下、自利益甚等。故制理中汤温脾阳、祛寒湿。少阴病阳虚里寒，故以四逆汤温肾祛寒，使阴霾四散。厥阴病寒热夹杂，虚实并存，故以乌梅丸之温清并用，攻补兼施。《论》中主方与主症有机配合，药证相符，丝丝入扣，不愧是众方之祖。

主方既明，深入剖析类方，又是熟悉方的关键。前人徐灵胎、左季云等对《伤寒论》

方做过分类整理的工作，颇有启发之处。《伤寒论》中的类方，如麻黄汤类方、桂枝汤类方、葛根汤类方、柴胡汤类方、承气汤类方、四逆汤类方等，归类的方法是以主方或主药来排队，使全论 113 方各归其类，眉目清楚。方剂归类的好处，一是能进一步研究方药的结构原理，二是以方测证，可以帮助推论病机。还必须注意，各类方之间的相互关系，也有必要了解，如柴胡类方是和法的具体运用，然其与泻心汤类方又有密切关系，从广义来看，都是和法范畴，但在病机、证候和主治功用等方面，既有联系又有区别，应当明辨，必须深究。

此外，把伤寒方与后世方有机结合起来，既可以更深刻认识伤寒方为群方之冠的重要意义；又可以对后世方的发展运用，加深理解。例如，桂枝汤功能调和营卫，治表虚自汗，而在临床上若用桂枝汤合玉屏风散，或合补中益气汤，治虚人外感，表虚自汗之证，较比单用桂枝汤，或玉屏风散的功效为优。再如桃仁承气汤与血府逐瘀汤、四逆散与柴胡疏肝散、理中汤与平胃散之间的联系等，都应作一番深入研究，了解其组方的发展，明确其内在联系，运用时会更精确，对临床实践很有益处。

还应特别强调的是，伤寒方与温病方，合论之相得益彰。第一，温病家于“无方处索方”。如太阳病只有辛温解表剂，而卫分表证则有桑菊饮、银翘散的辛凉解表剂；阳明病腑实证只有三承气釜底抽薪，攻逐实热，而气分温病则有承气，灵活运用清热化痰，清热养阴，清热益气养血等，发展了伤寒承气大法。营血分温病的清营、凉血，救阴等诸方，更是发展伤寒之所在。第二，要借鉴温病家化裁伤寒方的范例。如以炙甘草汤去参、桂、姜、枣，加三甲为加减复脉汤。变阴阳并补为潜镇息风，独擅救阴之所长。凡此都是温病家制方源于伤寒，而又发展伤寒的典范。因此，有理由认为，伤寒方既是群方的鼻祖，又为后世方提供了理论依据。同样的道理，后世方既源于伤寒方，但又有许多创新，诸如金元四大家的特点，均必须将其冶为一炉，才能更好地运用伤寒方，为临床运用开拓思路。进而消除“经方难用”的偏见和“经方可学而不可用”的错误思想。

（四）了解药

伤寒用药极其精练，全论 113 方中共计 92 味药。对全部药物的了解，是很重要的基本功。从其用药的情况来推论：

首先，是了解六经主药。如太阳病的麻黄、桂枝；阳明病的石膏、知母、大黄、芒硝；少阳病的柴胡、黄芩；太阴病的党参、白术，少阴病的附子、干姜，厥阴病的吴茱萸、当归等，这些都应是六经主药。然而，六经主药是以什么为依据的？从《论》中用药的规律来看，主药即是根据主证而定的，它的主治功用，是与六经主证相吻合的，而且是在主方中起主导作用的，故了解各经的主药是非常重要的。

其次，是了解单味药的性能、功用。《论》中所择之药，都是突出每味药的所长，如石膏之清热除烦，硝、黄之泻下清热，附子、干姜之温补等，无一不是突出其主要功用。同时，在《论》中用药是以主药的独特功用的相互配伍，发挥其特有的功用。如以麻黄为主所组之方，实即取麻黄的发汗、平喘、利水三大特长，具体地说，麻黄配桂枝发汗，故麻黄汤中不得无桂枝。麻黄配干姜、细辛、五味之平喘化饮，故小青龙汤能外解表寒，内逐水饮。麻黄配生梓白皮、赤小豆之发表利水。这种突出方中的主药，发挥主药特有作用，在《伤寒论》中是运用得恰到好处，值得效法。

再次，研究《论》中的“药对”。统观《论》中之方，大多是取药对的协调作用，以达到治疗效果。如半夏与黄连之有升有降；附子与干姜之有攻有守；石膏与知母之能清能润等。这种药对的搭配，寓变化于药对之中，体现了《伤寒论》用药既严密少而精，又突出主治功用的特点。因其有明确的主治功用，对进一步研究“成方”的规范化、定量化、改革剂型，是十分有益的。

此外，对药用量的研究，《论》中所有方的药量大小，都是有其特定意义的。如麻黄汤的麻黄用三两，大青龙汤的麻黄用六两；麻黄杏仁甘草石膏汤中的石膏用半斤，大青龙汤中的石膏如鸡子大等；以及有的方中药味完全相同，所不同者就是药量的增损。这种药量的变化，绝不是任意所为，而是适应病机的变化而定，是组方的需要，有其特定意义。但应明确，由于汉制度量衡的不同，虽不能按其量照搬于临床，而又必须据其用量的比例来指导实践用药，才能提高疗效。应当指出，《论》中的药物炮制，煎药方法，服药后的禁忌，都是直接影响疗效的重要因素，必须引起足够的重视，许多传统的方法，不能轻易废弃。基于上述，学习《伤寒论》的指导思想，应当首先是继承，而后是发扬。诚然，从伤寒学说的研究历史来看，回顾过去，展望未来，立足于创新，在继承的基础上发扬，尤为重要，并借以推动中医学术发展，这才是最终目的。

四、试论《伤寒论》中的辩证法思想

张仲景根据《内经》的哲学思想，总结前人与疾病做斗争的经验，创立了六经辨证学说，为祖国医学的辨证论治法则奠定了良好的基础。本篇就对立统一、先后缓急、寒热转化、虚实错杂等问题，探讨《伤寒论》一书的辩证法思想。

（一）对立统一

中医学用阴阳对立统一的关系，概括地说明人体一切生理、病理现象。《伤寒论》中的阴阳学说，渊源于《内经》，仲景根据《内经》阴阳学说的基本原理，认为疾病都有对立的（即阴和阳）两个方面。从阴阳再可分表里、寒热、虚实，将机体抗病力的强弱，生理病理机制的情况，病势的进退缓急等多方面分析综合，找出其一定的规律，概括成6个证候类型，便于临床执简驭繁。如《伤寒论》第7条说：“病有发热恶寒者，发于阳也；无热恶寒者，发于阴也……”六经病中的三阳（太阳、阳明、少阳）三阴（太阴、少阴、厥阴）即以此为依据。三阴三阳从邪正盛衰而定。邪盛正盛的整个病理处于一个兴奋的、亢进的局面，属三阳病。三阳病多属阳证、表证、热证、实证。三阴病则与之相反，整个病理趋势邪盛正衰，机体处于功能低下的局面。故三阴病属阴证、里证、寒证、虚证。

《伤寒论》中对每一个病证的分析，同样包含了阴阳对立统一的法则。如“发热”一证，可见于六经（太阴只有手足自温，没有提发热），三阳病发热的病机，是正气向外抗邪有力的表现，阳气旺盛，正气处于优势。少阴病有“反发热”，所指的热是假象，恰恰是阴寒之极，正气处于劣势。因而，三阴的发热是阴盛阳衰的反映，与三阳病的发热是抗邪力盛的表现有本质上的不同。一个“反”字就含这一深义。

疾病既是阴阳对立，则立法处方的目的就旨在调其阴阳，使阴平阳秘，其病可已。《伤寒论》中的立法组方，就充分体现了协调阴阳的作用，白虎、承气为治阳明热盛津伤之剂，泻热即能存阴；四逆、理中为治阴盛阳衰之方，扶阳即能消阴，或泻热以救阴，或扶阳以抑阴，都为达到同一目的——协调阴阳。阴阳协调，疾病自可趋向痊愈。同时，《伤寒论》的方剂，在每一方中又寓有阴阳二义，如桂枝汤中两味主药，桂枝辛温以助阳；芍药酸甘以养阴，两药都是相互资助而产生作用。所以说，桂枝汤的本身就是阳中有阴，阴中有阳。《伤寒论》方的组方原则，所包含的辩证法思想，也于此可见一斑。

《伤寒论》中的阴阳对立统一转化关系，除了上述病机、证候、方药配伍而外，同时还体现在临床治疗过程中对病情变化的掌握。如《伤寒论》第20条："太阳病，发汗，遂漏不止，其人恶风，小便难，四肢微急，难以屈伸者，桂枝加附子汤主之。"此证乃因发汗过多，致漏汗不止，病情由原来的太阳病转变为太阳少阴合病，有了质的转变。证既属太阳少阴合病，故方中用治太阳病的桂枝汤加上治少阴病的主药附子。又如三阴病中的太阴病"脾家实，腐秽当去"，厥阴病"厥去热回"等等，是由阴转阳的例证。说明疾病在一定的情况下，可以由阳转阴，由阴转阳。在实践中此种互相转化的例子是很多的。

阴与阳的关系，在一定的条件下，一方面是相互存在而对立；一方面又相互转化而统一。在疾病的发生发展过程中，其具体表现就是邪正互相消长，阳盛则阴病，阴盛则阳病；阳胜则热，阴胜则寒，阴平阳秘，精神乃治；阴阳离决，精气乃绝。治疗法则是或扶阳抑阴，或存阴制阳等等。这就需要明确阴阳互根的重要意义，这是《伤寒论》中阴阳对立统一的辩证法思想的例子之一。

（二）先后缓急

表里是表示病邪侵袭人体的部位和病势深浅的两个纲领。一般地说，病邪侵犯肌表而病位浅者属表；病在脏腑而病位深者属里。表和里是一对矛盾。疾病的发生和发展过程，会有表里深浅之不同，在治疗上当有先后缓急之殊。《伤寒论》中对表里同病各证候有一定的治疗程序，约之有三：①先解表，后攻里。如第42条："太阳病，外证未解，脉浮弱者，当以汗解……"第44条："……外证未解，不可下也，下之为逆……"第164条："……心下痞、恶寒者，表未解也。不可攻痞，当先解表，表解乃可攻痞……"②表病里虚者，表里同治。如第163条："太阳病……利下不止，心下痞硬，表里不解者，桂枝人参汤主之。"第301条："少阴病始得之，反发热，脉沉者，麻黄细辛附子汤主之。"③表病里虚，里虚急者，当先救里，后治其表，如第91条："……续得下利清谷不止，身疼痛者，急当救里，宜四逆汤……"第372条："下利腹胀满，身体疼痛，先温其里，乃攻其表……"

上述表里施治的先后程序，在《伤寒论》中占极为重要的地位，其辨证之细，立法之详，不厌其烦，反复举例，对于临床上正确地解决表与里复杂的矛盾，使之有规可循，有法可效，体现了辩证思想的重要性和实践意义。直到今天在临床上仍起着有效的指导作用。

（三）寒热转化

寒热是两种性质相对的病机，是阴阳偏胜偏衰的体现。两者也可以转化。《内经》说："阳胜则热，阴胜则寒"就是这个意思。在某一种情况下，热亦可由于阴虚，寒亦可由于阳郁。

《伤寒论》中关于寒证、热证及其寒热转化的论述甚多，例如：阳盛则热的白虎汤证，阴盛则寒的四逆汤证；阴虚而发热的黄连阿胶汤证，阳郁不达的假寒证——白虎汤证。

《伤寒论》中关于寒热转化的论述，主要从病机的转变，以及方药的进退等方面来体现。如太阳表寒实证不解可转成阳明里热实证。从方药加减来看，麻黄汤→大青龙汤→麻杏石甘汤→白虎汤。这些方剂的组成和演变是以麻黄汤为基本方，以麻黄与石膏的配伍、取舍以及用量增减，体现了由麻黄汤演变为白虎汤的变化过程。综观表寒实证的转化，麻黄汤的变局，即是由寒转热，从量变到质变的过程。从病机、证候、治法、方药等各方面分析疾病的转化，是一个重要的逻辑思维方法，是学习《伤寒论》从理论联系实际的必由途径。

寒证与热证，临床上可以单独出现，亦可以合并出现，而且在一个病证中，既有寒证，又有热证，寒证热证同时并存而寒热错杂。如《伤寒论》第173条："伤寒，胸中有热，胃中有邪气（按：柯韵柏说：邪气者，即寒气），腹中痛，欲呕吐者，黄连汤主之。"此乃上热下寒并见之证。其他如半夏泻心汤证、生姜泻心汤证、甘草泻心汤证、附子泻心汤证等皆属寒热错杂之证。

《伤寒论》对辨假象识本质有精辟的论述。在辨寒热真假时，如白虎汤证的"脉滑而厥"，脉滑提示真热，在脉滑的启示下，厥是假寒的表面现象。又如在少阴病阳将亡的阶段可出现真寒假热的通脉四逆汤证。原文第317条说："少阴病，下利清谷，里寒外热，手足厥逆，脉微欲绝，身反不恶寒，其人面色赤；或腹痛，或干呕，或咽痛，或利止脉不出者，通脉四逆汤主之。"此证中，"身反不恶寒，其人面色赤"，属阴盛格阳的假热证，其余各症都是真寒证，是本质的反映。临床上，病人垂危之际，病者阳气衰微，在一派阴寒内盛的症候群中，不相称地出现面色赤，不恶寒，这是一线残阳向外飞越，这种假象俗称"回光返照"，就是假热。

寒热真假的现象，不论是真寒假热，还是真热假寒，多是病情急剧逆转的险象，临床辨证时，要细心分析，排除假象，认准真象，力求选方择药，毫厘不失，才能化险为夷。

（四）虚实错杂

虚实是辨别人体正气强弱和病邪盛衰的两个纲领。一般地说，虚证指正气虚弱的证候，而实证指邪气亢盛的证候。《伤寒论》的三阳病多属实证；三阴病多为虚证。但这是就其常而言。三阳病中也可以有虚证，三阴病中也可以有实证，纯虚证和纯实证因常见之，而虚实错杂之证则更为多见。《伤寒论》对此有详尽的描述。

在《伤寒论》中有表虚、里虚、表里俱虚等。表虚证为桂枝汤证。三阴病则多属里虚证。如太阴病属脾阳虚，少阴病属心肾阳虚，厥阴病之属于肝寒者（这是就三阴病的里虚寒证而言，三阴病的热化证则不在此限）。表里俱虚证如第163条："太阳病，外证未解，而数下之，遂协热而利，心下痞硬，表里不解者，桂枝人参汤主之。"第62条："发汗后，身疼痛，脉沉迟者，桂枝加芍药生姜各一两人参三两新加汤主之。"都是表虚里亦虚的证候。

《伤寒论》中的实证：有表寒实证的麻黄汤证；有里热实证的白虎汤证；里实证的承气汤证；有表寒里郁热的大青龙汤证等。虚证实证的转变趋势，可以用柯韵伯的两句话来概括之，即："实证多传阳明，虚证易陷少阴"。确是经验之谈。

虚与实的病证并不是不变的，而是可变的，彼此是有联系的。虚证与实证又可以同时并存，并可以在一定条件下相互转化。虚证中可以有实象，实证中可以有虚象，或者虚实并见。例如，小柴胡汤及其类方所主治之证，是寒热错杂、虚实兼见的证候，如原文第97条说："血弱气尽，腠理开，邪气因入，与正气相搏，结于胁下。正邪分争，往来寒热，休作有时，嘿嘿不欲饮食，脏腑相连，其痛必下，邪高痛下，故使呕也，小柴胡汤主之……"这个方的药物组合就是寒热并用，攻补兼施，具有使"上焦得通，津液得下，胃气因和，身濈然汗出"之功。方用柴胡、黄芩和解清热，生姜、半夏逐寒和胃，人参、大枣、甘草调理脾胃，寓扶正达邪之深意。虚证与实证可以在一定条件下转化的例子，如小柴胡汤证可碰到下列两种转归：一种是向柴胡桂枝干姜汤证转化；另一种是向大柴胡汤证或柴胡加芒硝汤证转化，甚或向承气汤证转化。《伤寒论》所论述的虚实错杂证及其寒热并用方，其所包含的深意也就是辩证法思想的具体运用。虚和实的转化关系是错综复杂的。其变异过程，一般的是由于：一是疾病自身的转化（正邪之间的转化），二是治疗得当与否。

总之，辩证法认为世界上一切事物都是互相联系的，一切事物都在不断地运动、发展、变化着。《伤寒论》的辩证法思想，体现在"阴阳对立统一"的前提下，具体落实在脏腑、经络、气血的病理变化上。用"八纲"来概括复杂的病证，以"八法"来解决病理变化所形成的种种矛盾，这是全书的指导思想之一。可以说，《伤寒论》之所以好，是因为它讲究实事求是，处处涉足于辨证，把客观证候上升到理性来认识。《伤寒论》的这种辩证法精神，今天仍贯穿于中医临床实践中，所以说，《伤寒论》最重要的特点是包含着丰富的辩证法思想。它为整个中医辨证论治奠定了良好的基础。但是，由于历史条件所局限，《伤寒论》对于上述种种辨证关系，虽有比较深刻的认识，但还不能说已经是完美无缺了，有些问题尚待进一步整理提高，充实发展。

五、《伤寒论》中常用的逻辑方法

《伤寒论》之所以被推崇为第一部辨证论治的专书，其主要原因之一，就在于它具有辩证法思想，善于运用逻辑方法。这里就《论》中常用的逻辑方法，从比较、分类、分析、综合、推理等方面加以归纳整理。

（一）比较

"比较"是分析和确定对象之间的共同点和差异点的逻辑方法。《论》中的比较方法十分细致，诸如病因、证候、病机的比较，以及本质和现象的比较，都是十分细致的。如原文说："病有发热恶寒者，发于阳也；无热恶寒者，发于阴也……""发汗后，恶寒者，虚故也；不恶寒，但热者，实也。"从证候的恶寒与发热进行比较，进而确定疾病的属性。

《论》中运用从现象到本质的比较方法，对疾病的寒热真假作出鉴别。如原文"病人身大热，反欲得近衣者，热在皮肤，寒在骨髓也；身大寒，反不欲近衣者，寒在皮肤，热在骨髓也。"此则通过病人喜恶之情和体表寒热的比较，以辨真假寒热，并从寒热真假疑似的辨析以决死生。《伤寒论》用比较的方法认识疾病，不但有具体的论证作为辨证的主要逻辑方法，而且对后世医家的影响颇深。张景岳在《景岳全书·寒热真假篇》中，则强调从二便、舌苔、脉象的对比观察，以辨认疾病的本质。并提出比较区别的方法："以冷水少试之，假热者必不喜水，即有喜水者，或服后见呕，便当以温热药解之；假寒者必喜水，或服后又快而所近者，便当以寒泻药解之。”喻嘉言在《寓意草》中记载，治徐国祯真寒假热案，亦是以病者外显假热作为诊断依据，而投四逆汤回阳救逆以起沉病，张氏的测试法，喻氏的实际病例，皆可谓是师仲景之意，运用比较法于临床的范例。

从《论》中的可发汗与不可汗，可下与不可下，可攻与不可攻等篇章的记载来看，皆是从比较入手，以求其可与不可。这种广泛地从临床实际病证进行比较的方法，乃是辨证的一种重要的逻辑方法。

（二）分类

“分类”是以比较为基础的。根据比较法确定的客观事物的共同点和不同点，把它们区分为不同类别的逻辑方法。《伤寒论》中以六经为纲的分类法，把千差万别的疾病统括在六经之中，尔后，并把每一经又分为经证、腑证，目次井然，清晰可察。如太阳病的分类法：首先，提出经证与腑证两大类；其次，在经证中分表寒实证和表寒虚证，腑证中分蓄水证与蓄血证；再次，是表里证的误治、失治、传经、变证。这样提纲挈领地分类，使纷繁复杂的太阳病，能够纲目昭然。辨证既有纲目可循，施治也就有的放矢了。

《论》中从客观证候的分类，来区别它们之间的共同点与不同点，是极其普遍的逻辑方法。比如太阳病变证的痞满证，乃因下后脾胃气虚，气机阻滞，湿热并存。其症状以痞塞不开，满闷不舒为共同特征。但从临床证候的不同来分，则有心下痞，按之濡，其脉关上浮的大黄黄连泻心汤证；有心下痞，而复恶寒汗出的附子泻心汤证；有心下痞，而呕利、食滞的半夏生姜甘草泻心汤证。这种以客观证候为依据，来区别它们之间的同中之异的分类，在临床实践中是有指导意义的。

此外，《论》中的方药分类，亦属重要的逻辑方法。全论 113 方，92 味药，按主药、主方分类，使方剂之间，各自的独立性有机联系，一目了然。比如麻黄汤与桂枝汤。如果统观麻黄汤类方，即以麻黄为主药配伍加减，有大青龙汤、麻杏石甘汤、麻桂各半汤等，均是以麻黄汤为中心权变运用的。同样，桂枝汤类方，在桂枝汤的基础上变化，如小建中汤、桂枝加附子汤、桂枝去芍药加附子汤、桂枝新加汤等，即以桂枝为主药配伍而成。此种分类方法，既可使方药的变化了然于胸中，更主要的是以方测证，用方药来反证病机证候，在临床运用中会使方药用得更贴切。用这种横向联系，进一步认识组方的原则性和灵活性，做到有是证用是药，因证择药。这是熟悉和掌握伤寒方药的逻辑方法之一。

（三）分析

所谓分析，就是在思维过程中，把研究、考察的对象分解为各个部分、方面、环节、层次等。这就是说，对某一个疾病要取得正确的诊断，必须抓住证候这个现象，对它的各个方面，一一加以考察分析，才能得到真正的本质。就《伤寒论》全局观之，大体上可以归纳为两种分析方法：一是阶段分析法，一是层次分析法。

所谓“阶段分析”，就其本来的意义说，是对被考察的对象发展总过程所呈现的不同阶段进行剖析，以使每一发展阶段所处的地位、特征、规律及其出现的条件等清晰地呈现在我们面前。《论》中的六经辨证，从阶段分析的角度而论，六经就是 6 个阶段，即太阳、阳明、少阳、太阴、少阴、厥阴。对于六经的各个阶段来说，还必须找出各自的特征和规律，即病因病机、证候、治法、方药等诸方面的不同。这可以说是从竖的方面来看。例如阳明病，它是外感热病发热最高的阶段，它的病因是热邪，其病机是胃家实，证候特点是热邪充斥体表的“五大症”（大热、大汗、大烦、大渴、脉洪大），和热邪内聚胃肠的潮热、谵语、手足汗、腹胀满痛、不大便等症，治法有清热和攻下之异。这种阶段分析方法，六经皆然，以此类推。

但必须指出，六经中的阶段分析法，是有其内在联系的，如脏腑之间、经络之间的相互联系，以及六经之间的气化关系。这就是说，六经中对疾病的辨析，可以用阶段分析的方法，使各个阶段突出其主要病机证候，以便诊断和治疗。然而，阶段分析方法，绝非是无视它的生理和病理的相互转变，否则就会把六经病证分割开来，那就无法体现《伤寒论》所寓有的“整体观”和辨证的思想方法，若以六经硬套“阶段”，那就势必会“削足适履”，适得其反。

所谓“层次分析”，就是对考察对象的本质与其外部表现联系的层次进行剖析。层次分析的作用，就在于把人们的思维一步一步地引向对象的深入。《伤寒论》中的阶段分析，是从竖的方面认识疾病；层次分析，则是从横的方面论证疾病，是由表及里，由此及彼的思维过程。以太阳表实证向阳明里热证发展过程为例，即风寒之邪侵袭人体，郁遏卫阳（麻黄汤证），寒邪郁遏阳气→郁阳化热，形成表寒郁热（大青龙汤证）→表寒郁久，里热已成，形成表寒轻里热重（麻杏石甘汤证）→表寒化热，里热已成，形成纯里热证（白虎汤证）。这就是太阳表寒，实则多传阳明的病理变化。其发展过程，实即由表而里的深入演变而成，若能从病机发展的趋势，把握住临床特征，分析其病机的症结所在，就可做到“未雨绸缪，防微杜渐”，把好表证关，是防止外感热病向里发展的重要一环。

（四）综合

“综合”是在已经认识了整体各个方面，各种组成因素的基础上，把它联系起来考察，以把握其本质、规律性的方法。《伤寒论》六经辨证归类就是综合的方法。具体地说，有两个方面：第一，《论》中运用综合的方法，有利于掌握疾病的本质。比如，太阳病以脉浮，头项强痛而恶寒为纲。但这只是说明表证的共性，而实际还应区分表虚与表实的不同个性。因而，必须把“太阳之为病，脉浮，头项强痛，而恶寒”，“太阳病，发热汗出，恶风，脉缓者，名为中风”和“太阳病，或已发热，或未发热，必恶寒，体痛，呕逆，脉阴阳俱紧者，名为伤寒”三者综合起来，就可看出表虚与表实的全貌，从而区分各自的特性。如用图表的形式来综合，则是：

头项强痛，发热，恶寒，脉浮，{无汗，脉浮紧—表实；有汗，脉浮缓—表虚}

（太阳表证共性）　　（太阳表证个性）

如上所述，把各个临床证候综合起来，加以比较，使零碎的症状有机地联系起来，并在综合的基础上明辨病理，就可为治疗提供依据。他如白虎汤证综合为“五大症”，小柴胡汤证概括为“往来寒热，胸胁苦满，嘿嘿不欲饮食，心烦喜呕”四症等，这样综合，对进一步推理判断，明确其病机的本质，是十分有益的。

特别是阳明腑实三承气汤，条文甚多，反复论证，旨在明辨胃腑是否燥实。但如把有“潮热，谵语，手足汗，腹胀满痛，不大便”证候的条文综合起来，判断腑实可下的特征明显可察，其病变的本质也是不难掌握的。

第二，《论》中运用综合的方法，还在于临床鉴别诊断和揭示疾病的规律性。《伤寒论》的条文，虽有详于此略于彼的彼此详略，但都可以通过临床证候的罗列，如阳明病篇，首揭阳明病的病因病机，提出太阳阳明，正阳阳明，少阳阳明二者的病机转化而后突出“胃家实”为其病变的关键，继之提出阳明的外证和主脉。这种排列层次，对认识阳明病的病机以热为本的规律，有着循序渐进的逻辑思维过程，使人读之步步深入，层层相因，耐人寻味。

《论》中还特别注重罗列主要脉证，进行临床鉴别。诸如“发汗后，恶寒者，虚故也；不恶寒，但热者，实也”，“自利不渴，属太阴；自利而渴，属少阴”，“脉弦者生，脉涩者死”等，皆以脉证的综合，做出病性、病机、病位的鉴别诊断。且以不同的脉证预测生死。不能因其只出一证一脉，而忽视其重要内涵，如以发汗与否为标准，判明虚实；以口渴与否，判明病所；以脉之弦涩，判断吉凶。绝非是孤立地臆测，而是以临床证候为依据，有其重要的病理变化基础。这种鉴别要点的提出，并不是证候的堆砌，而是对每一个症状，经过分析、推理而后综合起来的，是临床经验高度的概括，故能指导实践运用。

（五）推理

《伤寒论》的六经辨证，实际就是对个别证候的研究，“从个别到一般”地进行推理，以求认识疾病的共性和个性。六经辨证的推理，目的是从每一个证候的罗列、综合，概括为各种病和证，从而找出辨证的基本规律。

六经辨证推理，具体地说，就是结合八纲辨证来揭示疾病为内在联系。如以阴阳辨疾病的属性，以表里定疾病的部位。从寒热辨疾病的性质，以虚实明邪正的盛衰等，把六经与八纲有机地结合起来，经过细致的分析推理，判断疾病的先后缓急、深浅轻重，从而决定治疗方案。因此，六经辨证推理，必须落实在八纲之上。这样一个精细的思维过程，就是一个逻辑推理过程。以太阴病为例，原文说：“太阴之为病，腹满而吐，食不下，自利益甚，时腹自痛……”太阴病主要是脾阳虚，寒湿内盛。脾主运化的功能失职，其主症是腹满而吐、食不下等。太阴虚寒，邪犯中焦，脾胃不和，故腹满而吐。寒湿下注，必自利甚，腹部自痛，故用理中汤温补脾阳，以祛寒湿。如上所述，以临床症状为依据的归纳，又对每一症加以分析，然后综合起来，判断其为脾阳虚寒湿甚。这个推理的全过程，是丝丝入扣而非常严密的。他如《论》中各病各证的逻辑方法，都是在临床症状归纳的基础上，结合脏腑经络的生理、病理，进行分析综合、推理判断。这就是《伤寒论》辨证论治，寓有辩证法思想的所在。

由上可见，《伤寒论》中常用的逻辑方法，是全论的重要思维方法。深入研究《伤寒论》的逻辑方法，有助于提高临床辨证的思维能力，发扬“辨证论治”特色，促进中医学术的提高和发展。

六、论伤寒论的十大关系

《伤寒论》作为辨证论治第一书，其中包含着各种辨证关系，正是这种错综复杂的关系，构成了全书严密的辨证体系，充分体现了朴素的辩证法思想。本文在综观全论的基础上，概括出十大辨证关系，旨在进一步揭示疾病的内在联系，以有助于理解《伤寒论》的精神实质。

（一）阴与阳

《素问·阴阳应象大论》指出："阴阳者，天地之道也……"阴阳的对立统一是自然界的普遍现象。对人体而言，阴阳对立统一的破坏是疾病的本质所在。因此，治病必"谨察阴阳之所在而调之，以平为期"。仲景继承《内经》的阴阳学说，在《伤寒论》中首先将外感病执简驭繁地分为阴证和阳证两大类。所谓"病有发热恶寒者，发于阳也，无热恶寒者，发于阴也"。即为《论》中阴阳的总纲。发于阳者，乃阳气亢奋，正邪斗争较为剧烈，恶寒同时伴有发热；发于阴者，乃人体阳气相对低下，邪正斗争不明显，故多无热而恶寒。由于六经以脏腑为基础，而脏腑有阴阳之分，所以六经亦有阴阳之别。阳经之病发于腑，腑属阳，气血较盛，抗邪有力，故以翕翕发热、壮热、潮热、往来寒热等各种热象为特点。阴经之病发于脏，脏属阴，气血虚寒，抗邪无力，故以各种寒象为特点。

正是因为阳证、阴证取决于阳气的亢奋与低下，所以仲景依据阳气亢奋程度以及阴阳之气衰弱程度所致阴阳偏盛偏衰的数量，又分别将它们一分为三，合六病。所谓太阳病，乃病之初起，阳气最盛，但处于开始亢奋状态，阳明病乃病之急剧阶段，阳气亢奋极盛，相对阴气不足；病至少阳，则阳气相对虚少。三阴病乃阳气相对虚衰，阴气较盛。太阴为阳衰之初，阴气尚未受损。少阴则阳衰较甚，阴气亦不足，阴阳易于偏衰，故有寒化热化之分。厥阴则阴阳之气均为最少，所以吴鞠通称："厥者，尽也，阴阳极造其偏皆可致厥。"这是很有道理的。

《论》中脉亦分阴阳。即寸为阳，尺为阴；浮为阳，沉为阴，阳主表，阴主里。仲景以脉之阴阳的相对概念来说明病机，如"太阳中风，阳浮而阴弱，阳浮者，热自发，阴弱者，汗自出……"阳浮乃阳浮盛，抗邪于外之故，而阴弱则为卫外不固，营不内守而然。又如"伤寒，阳脉涩，阴脉弦，法当腹中急痛"。乃以脉之阴阳以示中阳虚弱而土虚木乘之病机。

伤寒中人之后，其证型表现和传变是以阴阳胜复为病理基础的。《素问·阴阳应象大论》说："阴胜则阳病，阳胜则阴病。阳胜则热，阴盛则寒。"阳病、阴病指阴阳之偏胜或亏损，从而造成对立面的相对偏胜，从寒热的变化就可以观察到阴阳胜复的病理变化。邪在太阳、寒（阴）邪胜，阳气被郁，故恶寒重发热轻。寒郁阳渐次化热，阳渐胜而阴渐却，故表现出表寒重里热轻（如大青龙汤证）和表寒轻里热重（如麻杏石甘汤证），待寒邪完全化热，阳胜其阴则为阳明病。这就是一个典型从寒热的表象转化来观察阴阳的胜复过程。太阳病可以内传阳明，也可内陷太阴或少阴，还可以留连在太阳，起关键作用的不是病邪的轻重，而是身体素质的阴阳偏盛偏衰以及正邪斗争过程中的阴阳盛衰，伤寒之所以能直中三阴是因为三阴阳虚，复中于寒。阴阳胜复在少阳与厥阴表现尤为突出。少阳为枢，乃阴阳之枢纽，若阳气盛，少阳病则转阳明，阴气盛则转三阴。理解这一点就不必为少阳究竟在太阳之后还是阳明之后而争论不休。厥阴的厥热胜复实为阴阳消长的外在表现。一般说来，阴气胜则厥逆，阳气复则发热。因此，根据厥热之先后，阴阳之胜复可以判断病之愈与不愈，利用厥热之多少推测病之进退。

阴阳的对立统一关系，除表现为阴阳胜复的消长关系外，还表现为阴阳的相互转化。

阳证可以转化为阴证，阴证又可转化为阳证。太阳病可因误汗误下而致种种阳虚之证，如阳虚漏汗的桂枝加附子汤证，心阳虚损、悸动不安的桂枝甘草汤证，脾阳亏虚、水气内停的苓桂术甘汤证，肾阳虚而烦躁的干姜附子汤证等。相反，太阴湿邪化燥可以转属阳明，少阴热化也可转为阳明而成少阴三急下证等，都是阴阳转化的例证。

《伤寒论》认为阴阳在一定范围内是可以自行调节的，如《论》中“凡病，若发汗，若吐，若下，若亡血，亡津液，阴阳自和者，必自愈”。这就是说，尽管阴阳平衡遭到破坏，只要不超过一定的限度，机体可以通过阴阳的消长转化而达到新的平衡。若超过了这个限度，就必须借助于药物来促进这种调节作用。因而《伤寒论》的治法概括起来就是调节阴阳的偏盛偏衰，病在太阳用麻黄、桂枝发散其阳郁，病传阳明用白虎、承气泻热存阴，病人太阴用理中温散寒湿，病归少阴用四逆扶阳消阴，总之都是损有余而补不足，从而使阴阳重归平衡。必须指出，《伤寒论》常阴阳之药合用成方而调阴阳，《素问》说：“气味，辛甘发散为阳，酸苦涌泄为阴。”如《论》中之桂枝汤，即为辛甘化阳之桂枝甘草汤与酸甘化阴之芍药甘草汤合并而成。因而外可调营卫，内可调阴阳，既可治外感邪气，又可治内伤诸证，是很好的调节阴阳的名方。又如小柴胡汤及泻心类方，小柴胡以柴芩之辛苦，一透一消而和解半表半里；泻心汤类方则以半夏、干姜之辛开，合黄芩、黄连之苦降而调和肠胃。仲景的对立统一观，由此可见一斑。

（二）寒与热

寒热既是病因，又属病性，《伤寒论》虽详寒略温，但伤于寒后，因体质差异或治疗过程中伤阴伤阳的不同，又有寒化和热化的两种不同的转化途径。以简图示意：

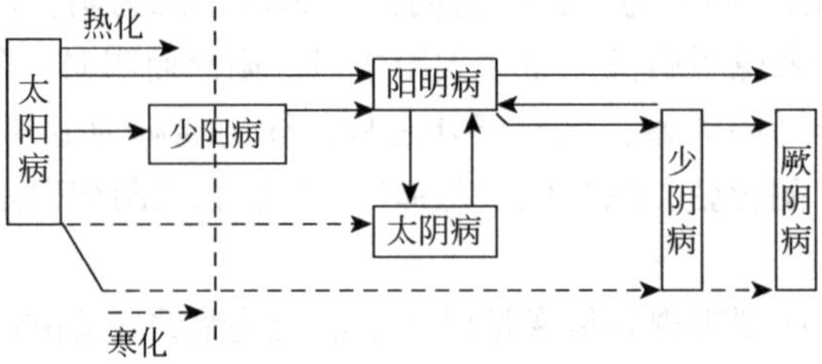

从图中可以看出，六经皆可有寒化、热化证。邪在太阳，多为表寒实之麻黄汤证或表寒虚的桂枝汤证，亦可出现发热恶寒、热多寒少的桂枝二越婢一汤证。太阳病郁阳化热可传阳明，也可因寒伤阳气而寒化传入太阴、少阴。阳明病有白虎汤证或承气汤证等里热证，亦有食谷欲呕，属阳明，用吴茱萸汤的里寒证。少阳病小柴胡汤证，既有寒证又有热证。太阴病理中丸证是寒证，而“发黄”、“手足自温”可以是热证。少阴病的四逆辈为寒化证，而黄连阿胶汤证、猪苓汤证则是热化证。厥阴病的吴茱萸汤证、当归四逆汤证为寒证，而“厥深者热亦深，厥微者热亦微”的热厥则为热证。应当指出，邪入厥阴，当以手厥阴心包的神昏谵语和足厥阴肝的瘈疭发痉见症为是，其中主要为热闭心包与热甚动风。如“……多眠睡，鼻息必鼾，语言难出……直视失溲……剧则如惊痫时瘛疭”和“独语如见鬼状……发则不识人，循衣摸床……微喘直视”等即是，后世温病家在这一方面作了进一步的完善。另一方血为寒厥，《论》中“伤寒，脉微而厥，至七八日肤冷，其人躁无暂安时者，此为脏寒”即是。

如前所述，同为一种病因，且病位相同，却有寒热证之异，说明寒热在病变过程中是既对立又统一的，病证是寒化还是热化在于病变过程各种因素共同作用下的阴阳偏胜。

还必须指出，寒热是可以相互转化的。不仅太阳表寒可以郁阳化热，太阴、少阴阳复太过亦可热化。如“太阴者……若小便自利者不能发黄，至七八日大便硬者为阳明病也”，以及少阴虚寒因化热伤络而致的便血。皆可视为是寒热转化的例证。

《伤寒论》中，寒热错杂证甚多，其产生原因是多方面的。有因表寒郁阳化热而为表寒里热证；有因表证误下损伤里阳而致的里寒挟表热之下利证；有因“胸中有热，胃中有邪气”的上热下寒证；亦有隔热肝寒之蛔厥证。还有治法运用，仲景常寒温并施，如表寒里热多用麻黄配石膏，寒热错杂于中焦者则以干姜伍黄连。还有反佐运用如阴盛戴阳证，服热药格拒者用白通加猪胆汁汤等，这些是为寒热错杂证而设的。

（三）表与里

表里是指病变部位，相对而言。《论》中以三阳为表而三阴为里，以太阳为表则阳明、三阴为里。从太阳经本身来说，经证为表，腑证则为里。《论》中“中风发热，六七日不解而烦，有表里证，渴欲饮水，水入则吐者，名曰水逆，五苓散主之”。此处之表证指太阳经证，里证为蓄水证。“太阳随经，瘀热在里”的抵当汤证亦为里证。不仅太阳有经腑表里证，六经之病亦各有表里。一般地说，以经络病变为主则为表证，以脏腑病变为主者则是里证。六经的表证即《内经》所谓的经络病变：“伤寒一日，巨阳受之，故头顶痛腰脊强。二日阳明受之，阳明主肉，其脉夹鼻络于目，故身热目赤而鼻干，不得卧也。三日少阳受之，少阳主胆，其脉循胁络于耳，故胸胁痛而耳聋。……四日太阴受之，太阴脉布胃中络于嗌，故腹满而嗌干。五日少阴受之，少阴脉贯肾络于肺，系舌本，故口燥舌干而渴。六日厥阴受之，厥阴脉循阴器而络于肝，故烦满而囊缩。”（此即“伤寒例”篇所载六经之经络证候）若太阴病，见脉浮，可以发汗；少阴病始得之反发热，亦为经之受寒。厥阴病当归四逆汤证是经络为病，皆可视为表证。仲景表里之分，侧重在有无太阳经证。因此，病邪在肌表者，症见恶寒发热脉浮者属表，而在里的脏腑病变均作以证。历代有争议的是少阳“此为半在里半在外”的认识。因为按六经顺序当在阳明之后，但论病则在阳明之前。《论》中“伤寒五六日，头汗出，微恶寒，手足冷，心下满，口不欲食，大便硬，脉细者，此为阳微结，必有表，复有里也”。可见仲景亦是以“微恶寒”发热的肌表症状作为表证标志，而“心下满，口不欲食，大便硬”的热结脏腑症状作为里的标志。

表里证可以独立存在，但更多的是同时存在。太阳病脉证并治虽占全论的大半，但其中的兼表证又占绝大多数，而兼变证的绝大多数又是表里同病。表里同病的原因，可以是合病或并病的结果，更主要是因为患者内有宿疾而因外感触发。

表里同病的治疗原则，一般是先表后里，如《论》中“太阳病，外证未解不可下之”，和“阳明病脉浮无汗而喘，发汗则愈”，这里因为表证不解，治里则可能引邪入里，而加重里证。但是里证急于表证时则又当先里后表，如“下后腹胀满，身体疼痛者，当先温其里，乃攻其表”和“三阳合病，腹满身重难于转侧，口不仁面垢谵语遗尿……若自汗出者，白虎汤主之”。表病里虚或表病里实，皆因里证较急，故以治里为先。因此，表里同病，总以救急为是。若表里俱急或俱不急则可表里同治，但应根据表里偏重权衡用药。如大青龙汤、麻杏石甘汤，同治表寒里热，但前者偏重于表，后者则偏重于里。

表里证尚可相互转化。一般地说，表证轻里证重，表证入里病势加重。与温病不同的是伤寒里证一般不出表，而是转属阳明。太阴湿邪化燥转属阳明，少阴热化转为阳明的三急下证，这是因为“阳明属中主土”，若平素胃阳偏亢，皆可燥化的缘故。

（四）邪与正

伤寒病的发生和发展，归根结底是邪正斗争的结果。《素问》“邪之所凑，其气必虚”，仲景在《金匮》中说：“若五脏元真通畅，人即安和”和“不遗形体有衰，病则无由入其腠理”。重申正气不足是发生疾病的根本原因。而正邪斗争的消长盛衰则决定了疾病的发展变化。这在《伤寒论》中则尤为明确。所谓正气，除了抗病能力之外，仲景还着重指出了体质因素的作用。

六经的传变有循经传、越经传、表里传、首尾传和直中的不同，其表现形式不一。伤寒病的病势进退是决定于什么？单纯决定于邪气盛衰，取决于治疗方法得当与否，还是因正气强弱而定？《伤寒论》常以误下、误汗表示病情进展，似乎伤寒传变决定于外因。然而深究伤寒的发生和发展，就可以看出仲景是立足于内因，认为传变的关键取决于体质。伤寒病或发于阳或发于阴是由于素体阳盛和阳虚的不同，同是风寒外感，或为表实证，或为表虚证，是素体卫阳强弱的不同，而不在于风伤卫、寒伤营。太阳传经，若阳明伏热即传阳明，太阴虚寒则传太阴。同为误汗，有汗后传入少阴和阳明的不同，同为误下，有里热挟表邪下利和阳虚烦躁之异。这自然不能用“误汗伤阳，误下伤阴”一概而论。《论》中尚有因误治的不同而传变相同者，如有误汗、误下却都出现肺热壅盛的咳喘证，这只能用素体肺胃伏热来解释。《论》中类似情况比比皆是，足见传经的关键在于体质。伤寒病的发生、变化和发展尤其与胃气有关，因为“胃为三阴之屏障”，所以《论》中多以能否饮食和有无呕利作为传经与否和病在阳经阴经的鉴别所在。如果说《内经》“正气存内，邪不可干”奠定了体质为主的发病学说，那么《伤寒论》已经从体质对疾病的传变关系大大地发展了《内经》体质论，用体质因素解释伤寒千变万化的病机，可以帮助更好地理解传经的精神实质。

强调正气和体质，并不排除邪气的作用，《伤寒论》在病因方面不但突出了寒邪的作用，而且指出痰、水、瘀血等病理产物在发病中的作用。如《论》中邪与水结可为蓄水证，邪热与血相结可形成蓄血证，邪热与痰饮相结而成的小结胸证。

邪正斗争的消长产生了虚与实的病理变化，正邪力量的对比则决定了疾病的特征。《内经》指出“人之伤于寒也，则为病热，热虽甚不死，其两感于寒者，必不免于死”。伤寒在三阳阶段，由于正气充实，抗病力强，邪正斗争激烈，故症见发热明显，热虽甚但预后良好，可以汗吐下攻邪祛病。在三阴阶段，由于阳气内损，复感于寒，阳衰不能抗寒，证多不见发热而但恶寒，尤以少阴心肾阳虚者，预后多不良。故“少阴病，脉沉者，急温之，宜四逆汤”回阳救逆，否则阴阳离决出现“吐利烦躁者死”的结局。以上即是《论》中正邪关系的具体体现。

（五）虚与实

虚实是辨别邪正盛衰的纲领。虚实在《论》中有多种相对含义：一指正气盛衰，如《伤寒论·平脉法》“初持脉，来疾去迟，此出疾入迟，名曰内虚外实；初持脉，来迟去疾，此出迟入疾，名曰内实外虚也”指的是脉气出入，以分内外阴阳气之多少。二指病变的微甚，如“伤寒六七日，结胸热实”及“此非结热，但以胃中虚，客气上逆，故使硬也”。三是根据邪盛正衰分虚实，即《内经》所谓“邪气盛则实，精气夺则虚。”因此，虚证实证取决于双方力量的对比。虚实是动态的，就一般而言，三阳病多属实证，三阴病多为虚证，但《论》中六经各有虚实，太阳有表实表虚之分，表实证为寒郁卫阳，营阴不畅而症见无汗脉紧，表虚证为卫阳不固，营阴失守而症见汗出脉缓。阳明有邪热壅盛之白虎汤证，也有津气受伤无津作汗之久虚证；有阳明腑实之承气汤证，也有脾虚不能为胃行其津液的脾约证。太阴病，除了脾胃虚寒的理中汤、四逆汤证，也有由于太阳误下，邪陷太阴而为脾实之桂枝加大黄汤证。少阴除有阳衰阴盛的四逆汤证，也有少阴热化腑气壅塞当急下之证。厥阴有血虚寒厥之当归四逆汤证，也有气郁致厥的四逆散证等。

除了单纯的表实、表虚、里实、里虚证外，更有表里俱实与表里俱虚之证，前者如葛根芩连汤证，后者如桂枝人参汤证等等。表里俱实证或源于表邪盛，邪传入里，或因于误治邪气内陷。亦有素有痰饮，内外合邪而成的小青龙汤证。表里俱虚证则多因表虚证误治伤里而成的桂枝去芍药汤证和桂枝去芍药加附子汤证，即是因误治损伤里阳而致病涉少阴。当然，还有表实里虚的麻黄附子细辛汤证，表虚里实的桂枝加大黄汤证等各种虚实错杂之证。这些证候的产生，有的因正虚受邪，如阳虚感受寒邪而成的里虚有实证，有的是邪未去而正已伤，如热盛伤津的白虎加人参汤证。还有内脏素虚而致气机失调者，如脾虚气滞之厚朴生姜半夏甘草人参汤证。对于这种错杂证候，仲景是平治于权衡，或寓攻于补，或寓补于攻，总之要使扶正不留邪，祛邪不伤正，以平为期。

从实证与虚证的发展趋势看，实证多传阳明，虚证易陷少阴。因为阳明为传化之腑，当更虚更实，阳明为阖，凡里证不和者，又以阖病为主。又因少阴为元阳之所，伤寒伤阳，穷必及少阴。太阳病伤阳可以传少阴，太阴阳虚发展也入少阴，而厥阴也多为少阴并病。所以历来有“实则阳明、虚则少阴”之说，不是没有道理的。

由于虚实是邪正斗争的动态过程，故虚实可以相互转化，由实转虚，可以是误治后导致正气不足，如“下之后，复发汗……脉微沉，身无大热者，干姜附子汤主之。”当然，《论》中由实转虚多以误汗误下申述其缘由，这其中必有正虚不能胜邪的内因所在。反之，若正气渐胜而邪气渐衰，也可由虚转实，如由太阴转阳明即是。凡此由虚转实，由实转虚等，在《论》中颇为详尽，应当深入研究。

（六）补与泻

《伤寒论》中八法俱备，而归结其治法则可以“补”、“泻”二字统而论之。《素问》谓“虚则补之，实则泻之”。三阳病多实证，治法宜泻；三阴病多虚证，治法宜补。太阳病，邪在表，“其在皮者汗而发之”，以麻黄汤、桂枝汤发表；阳明病腑实，“中满者泻之于内”，以承气汤类方泻热通便，以及白虎汤、柴胡汤清泄阳明、少阳热邪等等，皆《素问》所谓“其实者散而泻之”之法。病在太阴、少阴，为阳虚阴寒，故以理中、四逆辈“温之以气”，此即“损者益之”之法。而《伤寒论》用方的一个显著特点是攻中寓补，充分体现了扶正祛邪重视正气的观点。在桂枝汤内用桂枝、白芍调和营卫，解肌祛邪，同时用大枣、甘草益气和中，安内攘外。病在阳明，于石膏、知母清气泄热之中伍以甘草、粳米益气调中，使大寒之剂不致伤胃。治阳明腑实，用调胃承气汤，以大黄芒硝泻热通腑，同时伍甘草调胃生津。邪在少阳，用柴胡、黄芩清泄半表半里之邪，同时用人参、甘草、大枣益气和中扶正达邪。太阴病、少阴病用方，于散寒破阴的同时必以甘温扶阳之法则更是如此。

前已述及，《论》中虚实错杂证很多，治多攻补兼施。然亦是法随证变，表有邪而里已虚，则宜“先温其里，乃攻其表”。虚重邪轻，寓攻于补。因虚致实，扶正为治，如少阴病，腹痛小便不利，四肢沉重疼痛，此为有水，真武汤主之。相反，邪实正虚，寓补于攻，如“心下痞，而复恶寒汗出者，附子泻心汤主之”。因实致虚，专以攻邪，如“伤寒六七日，目中不了了，睛不和，无表里证，大便难，身微热者，此为实也，急下之，宜大承气汤”等，可以看出，仲景用攻补之法，似有准绳，实无定论，是权衡病之虚实而灵活运用。

（七）升与降

升降出入是人体气化功能的基本形式。《素问》说：“升降出入无器不有”，“出入废则神机化灭，升降息则气立孤。”伤寒病的病机乃气机升降的失常。因此，仲景用药非常重视升降作用。

肺主宣发肃降，外感风寒则肺卫闭遏，宣降失常，故太阳表实证有无汗而喘，用麻黄辛温宣肺，杏仁苦泄降气，使肺得宣降。脾胃居于中州，为人体气机升降之轴心，脾之升清，胃之降浊，阳明腑实，胃肠失于通降，症见便结或不大便。诸承气汤以大黄枳实等以通下为治。太阴阳虚，寒湿内阻，升降失常，故见下利或呕吐，予理中丸温中健脾，健脾能升清运湿。若脾胃不和，寒热互结致痞，那么“清气在下，则生飧泄，浊气在上，则生䐜胀”，故症见脘痞，干噫食臭，肠鸣下利，治用泻心汤类方，以干姜、半夏之辛以升，合芩、连苦以降，一升一降，以调和脾胃。心肾相交，水火既济，为气机升降之根本。在生理状态下，心火下蛰于肾，肾水上奉于心。若肾阴亏虚，肾水不能上承则心火独亢而见心烦不得眠，口燥咽痛、为少阴热化证，治以黄连阿胶汤，方中用阿胶、芍药、鸡子黄滋肾水，用黄连、黄芩清心火。使水火相济，心肾相交。若心阳虚衰，心火不能下暖肾水，则阴盛于下出现少阴寒化证，其甚者可见阴盛格阳而致浮阳外越，方用通脉四逆加猪胆汁汤，即在温阳药中反佐咸寒苦降使浮阳潜降。膀胱藏津液，气化后升腾，使水津四布，五经并行。若水与邪结而不行，停蓄下焦，津液不能上承，在下则小便不利，在上则口渴。故治蓄水证，方用五苓散，既有茯苓、猪苓之淡渗利水，又有桂枝通阳以助气化。

在治疗上，仲景尤其注重调节机体自身的升降功能。如太阳病误下之后，其气上冲则示正气较旺，邪未内陷，仍可与桂枝汤，若不上冲，则邪已内陷，不得与之。同时，仲景还很注意病位高低和病势的升降而使用不同方法。如痰湿阻于胸膈，因其高者，引而越之，用瓜蒂散以催吐，热实结胸，心下痛硬，因其下者，引而竭之，用大陷胸汤泄热逐水。伤寒呕多，因其势为升，虽有阳明证不可攻下。治热利每用葛根清热升清，镇浮阳每以龙牡潜降。病在中焦治以辛开苦降。如此升降之妙用，为后人开了先河，喻嘉言的“逆流挽舟”法，未尝不是有本于此。

（八）标与本

在复杂多变的病证中，常有标本主次的不同。所谓标，即现象；所谓本，即本质。《素问》说：“病有标本……知标本者，万举万当，不知标本，是为妄行。”标本是相对概念。从病因和症状来说，病因是本，症状是标。仲景很少自注病因病机，多示人的症状。然而，同一症状，往往采用不同治疗方法，这就是因为病因病机不同。同为下利，有太阳表邪内迫肠道者，治用葛根汤；有少阳邪热内迫阳明者，治用黄芩汤；有里热夹表邪之下利，治用葛根芩连汤；还有太阴虚寒下利，厥阴热利及少阴虚寒下利，治用四逆汤。所有这些，其标均为下利，但其本——病因则不一，故治法各异，此即所谓“治病求本”。同为厥证，有当回阳救逆者，有需清泄阳明者，有宜通阳利水者，有需涌吐痰涎者，还有应养血温经，和中解郁，甚至安蛔止痛者，这正是由于病因不一之故，实际也就是标本的关系所在。

同样，《论》中也有病机一致症状却不相同者，即本同而标异。如心阳虚这一病机，可以表现为心悸，也可表现为烦躁，还可表现为悸狂、奔豚。因此，又有异病同治之法，即温心阳，桂枝甘草汤加味的诸方即是其例。

标本的另一含义是以症状新旧而论。旧病为本，新病为标，如旧病为素喘，新病为伤寒。或以原发症状为本，继发症状为标，如伤寒为原发症状，下利为继发症状。若以病变部位而论，原发病变部位是本，继发病变部位是标。如原发病在少阴，继发病在太阳等等。由于标本是整体的，统一的，所以标和本可以互相转移，互相影响。因此，仲景治病很注重标本的主次和缓急关系，即“急则治标，缓则治本”。如“伤寒，医下之，续得不利清谷不止，身疼痛者，急当救里，后身疼痛，清便自调者，急当救表”。当然，尚可标本同治，如“少阴病，始得之，反发热，脉沉者，麻黄附子细辛汤主之”及“喘家作，桂枝加厚朴杏子佳”等即是。说明标与本的关系，又寓有其原则性和灵活性。

（九）真与假

在疾病发展过程中，尤其是危重阶段，往往容易出现真热假寒或真寒假热的证候。仲景多处强调，示人应仔细辨证，不可疏忽，指出：“病人身大热，反欲得近衣者，热在皮肤寒在骨髓也；身大寒，反不欲近衣者，寒在皮肤热在骨髓也。”这就是从病者之欲与不欲来辨真假寒热。程郊倩说：“寒热在皮肤者，属表属假，寒热之在骨髓者，属本属真。本真不可得见，而标假易惑，故以欲与不欲处断之。”当然，临床辨证尤当脉证合参，如“伤寒脉滑而厥者，里有热，白虎汤主之”。此乃阳盛格阴，阳极似阴之热厥证。虽四肢厥冷，但滑为阳脉点出其热深厥深之意，不可以为寒证而用温药，此乃热邪深伏阳气不能布达之故。后世吴又可等更从胸腹灼热与否，大小便的变化和舌苔等多方补充了寒热厥证的辨别方法。而“少阴病，下利清谷，里寒外热，手足厥逆，脉微欲绝，身反不恶寒，其人面色赤，或腹疼，或干呕，或咽疼，或利止脉不出者，通脉四逆汤主之”，则从另一角度讨论了阴证似阳的真寒假热证。其外反热，其面反赤，其身反不恶寒，乃少阴肾中阳虚已极，微阳不能内守，而向上向外浮越而成，从其脉微欲绝可知，此即王冰所谓“身热脉数按不鼓击者，此名阴盛格阳，非热也”。这是很有临床意义的。

《论》中除辨寒热真假外，还应注意辨虚实真假，如“伤寒六七日，目中不了了，睛不和，无表里证，大便难，身微热，此为实也，急下之，宜大承气汤”，乃热结肠胃，经络阻滞，气血不能畅达，因而精神恍惚，目光模糊。此即所谓“大实有羸状”。冉雪峰说：“病既复杂，治易犹疑，因疑生误则可，因疑致误则不可。”临床出现真假疑似者，多证情复杂，故医者当从复杂证候中找出本质的东西，这就是去伪存真的辨证过程，值得效法。

（十）常与变

《伤寒论》无论是论证、论脉、论治皆从常与变两方面予人以规范，意在知常达变。

从证来说，伤寒有发病传变的规律可循，这是带普遍性的，是常，是共性。但是，由于各种因素的影响，每个阶段的病变并不是固定不变，这就是所谓特殊性，是变，是个性。如伤寒数日后一般有传入三阴的可能，如“伤寒三日，三阳为尽，三阴当受邪”，但“其人反能食而不吐，此为三阴不受邪”。而是告诫后人伤寒传变当据证而辨。太阳病发表，汗后当病减，但有“发汗病不解，反恶寒者，虚故也”。则为汗后转虚。阳明病法多汗，反无汗是久虚津亏无以化汗之故。水热互结于胸腹多为结胸，但亦有发黄者。可见，证的常变是以临床为依据的。

以脉来说，脉证是相应的。一般地说，每个证都有它特定的脉象，但也有例外，因此，须脉证合参。脉浮紧一般见于风寒表实证，但其人“发热汗出不恶寒反恶热身重”，则属阳明病，乃阳明经热盛则浮，邪气实则紧之故。在外感初起，其脉当浮，但亦有“少阴病，始得之，反发热，脉沉者”此为太少两感证。“数为热，当消谷引食，而反吐者……以胃中虚冷故吐也”，可见数脉也见于虚寒之证。《论》中谈“变”常以“反”字示人，如“病发热头痛，脉反沉”，表证里脉是脉证不符，故曰“反”。

从治法来说，“热者寒之”、“寒者热之”是正治法，亦即常法。特殊情况下，亦有反治法，如少阴病戴阳证，症见身热烦躁而用大辛大热之四逆汤，以热治热。阳明热厥证见四肢厥冷，用白虎汤以寒治寒。“少阴病，自利清水，色纯青，心下必痛，口干燥者，急下之，宜大承气汤”，通因通用。实际上也是针对疾病本质的，此即所谓“必伏其所主，而先其所因”的道理。

此外，《论》中有许多兼变证条文。所谓兼证，一种指在某一组证候外，兼见一种其他主要证候，如太阳表虚证可见项背强几几，兼喘，兼漏汗等，都是以桂枝汤证为基础的综合征，故以桂枝汤或加葛根，或加朴杏、或加附子以治其兼证。另一种是指在某一组证候外，或见某些证候，如“伤寒表不解，心下有水气，干呕，发热而咳，或渴，或利；或噎，或小便不利、少腹满，或喘者，小青龙汤主之”。此为表实兼水饮，故除发热恶寒等症外，尚有饮犯肺胃之咳、呕。但因水饮可随气机升降，故所到之处皆可发病，从而有一系列或然证。因此，治以小青龙汤为主，酌情加减变化。上述两种情况皆可在某种程度上视为共性外的个性。所谓“变证”，指疾病在原有基础上已经发生了变化。如太阳表寒郁阳化热变为表寒里热之麻杏石甘汤证，太阳病发汗过多变为心阳虚而心下悸之桂枝甘草汤证等，都是太阳病的变证，由于病机显著变化，治疗则与原发病显然不同。对于变证，仲景指出：“观其脉证，知犯何逆，随证治之。”这一辩证法思想，对于千变万化的临床治疗具有广泛的指导意义。

七、六经实质小议

《伤寒论》六经即太阳、阳明、少阳、太阴、少阴、厥阴。它渊源于《内经》。《内经》所论六经与《伤寒论》的六经之间，既有联系，又有区别。从学术源流看，仲景《伤寒杂病论》序言中说：“……撰用《素问》、《九卷》、《八十一难》、《阴阳大论》、《胎胪药录》，并平脉辨证，为伤寒杂病合一十六卷。”据此，再结合《素问》“阴阳应象大论”、“阴阳离合论”、“玉机真藏论”、“生气通天论”、“热论”、“评热论”等篇章，所论皆与伤寒六经病的发展有一定的联系，其中尤以“热论”和“评热论”的关系最为密切，说明伤寒六经来源于《内经》，是无可置疑的。然而，从学术发展看，《伤寒论》六经病的名称，虽源于《内经》，但其实际含义，所包括的六经病证治，则与《内经》并不一致。概括地说，《内经·热论》是以经脉论证为中心，从经脉循行路线和表里相关来归纳，其范围较窄，有实热证而无虚寒证；《伤寒论》是以辨证论治为中心，从病情属性、邪正消长的情况来归纳，其范围较广，有实热证，亦有虚寒证。前者不能包含后者的证候，而后者可以概括前者的证候。《内经》所论热病有论无方，而《伤寒论》有论有方，并赋予六经以新的内容，源于《内经》而又高于《内经》。

对于六经的性质，历代医家持有不同的争议，归纳起来，有如下几种论点：

（一）脏腑说

所谓六经实质即是脏腑，以六经病分属五脏六腑而立论。如太阳分手太阳小肠，足太阳膀胱；阳明病分手阳明大肠，足阳明胃等等。持此论者，把六经病机械地配脏腑。用此种论点论六经病与脏腑的配合尚可，若用以指导六经分证辨证立法则缺陷甚多。例如古有“三阳病多属腑，三阴病多属脏”之说。如按上说而论，则太阳病发热恶寒身体疼痛的表证岂能说是小肠的病变？阳明病白虎汤证岂能说是大肠的病变？六经病仅 6 个提纲，如何与手足十二经搭配？在无法搭配之下，于是对每一经病提出都有经证腑证来硬配，既违仲景原旨，亦属牵强附会。故单纯地认为《伤寒论》六经病可机械地与十二脏腑相搭配，并不能阐明六经病的形质和病理。

（二）经络说

所谓经络说者，即认为六经病变均与十二经脉有关。如尤在泾说：“人身十二经脉，本相连贯，而各有畔界，是以邪气之中，必各有所见之证与可据之脉。仲景首定太阳脉证曰，脉浮头项强痛而恶寒，盖太阳居三阳之表，而其脉上额交巅，入络脑，还出别下项，故其初病，无论中风、伤寒，其脉证皆如是也。”尤氏以为六经病病变皆循经络而为病，这种说法，从六经的部分病证看是有意义的，而且《论》中还有“太阳病，头痛至七日以上自愈者，以行其经尽故也”的明文，所以把六经从经络作解，也不能说是错误。但从全论来看，大多数病证与经络关系不大，如太阳病的大、小青龙汤证，阳明病的承气汤证，少阳病的柴胡汤证，三阴病的脾肾肝的虚寒证（还有三阴病的热化证，以及寒热错杂证）等，可以说与经络毫不相涉。因此，持经络说者，认定六经即经络，也就很难尽言。

（三）气化说

所谓气化说者，即以阴阳消长的规律来认识《伤寒论》六经病，并且大谈“标本中气”。如陈修园说：“六气之标本中气不明，不可以读《伤寒论》。”他还把“开合枢”也扯进六经病证之中，谓为审证施治的大关键。其实，气化作为脏腑生理、病理的阴阳消长转化的规律而存在，这是可以成立的。如果把气化附会于《伤寒论》六经病，三阴三阳的病理变化，统统用气化和“开合枢”来说理，确实是有点臆想。因为“开合枢”是经络循行的路径，阴阳互根的变化规律，而不是研究生理、病理的重要依据。《内经》的“阴阳离合论”讨论阴阳变化，从天地阴阳开始，乃至四时生长收藏等，说明三阴三阳升降出入的道理，并不是为《伤寒论》六经专设；《灵枢》所谓某折即某疾起，取之某经，不已，又取之某经等，与《伤寒论》六经病毫无共同之处。从这个学术渊源来推论，仲景撰用《素问》、《九卷》，岂有不知三阴三阳“开合枢”之说，而《伤寒论》中只字不提，可见仲景是不强调“开合枢”的。后世医家以“开合枢”的气化关系来解释《伤寒论》的原文精神，显然是不贴切的。

（四）阶段说

所谓阶段说者，即认为六经病是几个不同的疾病阶段，如胡友梅说：“伤寒的六经，系病程划分的标志”，又说：“按病证发生，其过程普通分为潜伏、前驱、增进、极进、稽留、减退、恢复各期。”胡氏视《伤寒论》六经病顺序只不过是疾病的不同阶段，抛开脏腑、经络、气化而不问，无疑是失去了六经病辨证的本来意义；且阶段说者是以现代医学的病理阶段来套六经病，不能不说是相去更远。

（五）区域说

所谓区域说，乃是以六经病的经脉循行，把躯体分成6个区域，划分各自的疆界。这样无形中把六经病分割开来，成了6个不同的区域，不但是失去了整体性，而且忽视了六经病理的内在联系。这种看法也嫌其太简单而肤浅了。

此外，陈邦贤等认为“伤寒六经，实际上是6个不同的综合征。”把六经病视为六群不同的证候，以至有的学者把六经病证视为“六病”等，凡此种种对六经的不同见解，应当说是各执一端，存在着某些片面性。

总之，《伤寒论》六经病是仲景继承《内经》六经，发展成为一个辨证论治纲领，对六经病要有比较全面的认识，才能更深入地领悟《伤寒论》六经病辨证施治的精神实质。笔者体会，脏腑是物质基础，经络是络属联系，气化是功能活动。气化就是反应脏腑经络的生理功能活动和病理现象。气化离开了脏腑、经络，就失去了物质基础。脏腑经络离开了气化，就反映不出其功能活动。所以六经病实质即是脏腑、经络、气化三者的有机结合。六经病辨证是从宏观着眼论证疾病的概括，用八纲来统括脏腑、经络、气化所反映出来的病证，有其严密的统一观。

八、试谈“开合枢”与《伤寒论》的关系

“开合枢”始见于《素问·阴阳离合论篇》和《灵枢·根结篇》。《素问·阴阳离合论篇》说：“三阳之离合也，太阳为开，阳明为合，少阳为枢；……三阴之离合也，太阴为开，厥阴为合，少阴为枢……”《灵枢·根结篇》说：“阴阳相移，何泻何补，奇邪离经，不可胜数。不知根结，五脏六腑，折关败枢，开合而走，阴阳大失，不可复取……”这两节经文是谈开合枢的唯一依据。关于它的含义，注家曾作了不少的解释，如王冰说：“夫开者所以司动静之基，合者所以执禁锢之权，枢者所以主动转之机微，由斯殊气之用，故此之变也。”徐灵胎亦说：“敷布阴气谓之开，受持阳气谓之合，转输阳气谓之枢（三阳）；敷布元阴谓之开，受纳阴气谓之合，转输阴气谓之枢（三阴）。”上述两家之说，是有其共同之处的，前者之见，则可以概之为“开放”、“禁锢”、“转运”三种意义；而后者亦可归纳为“敷布”、“受持”、“转输”三个方面，他们所阐发的意义，文字虽然有所不同，但是都把“开、合、枢”看成经络、经气循行的路径，并且以“开、合、枢”来

说明阴阳变化的机转。从《阴阳离合论篇》和《根结篇》的本意看，所谓某经根起于某某，结于某某，显然是指经络的循行而言，然而后世医家如陈修园等注《伤寒论》，却把“开合枢”扯入六经病证之中，谓为审证施治的大关键，实与《内经》之旨不无出入，不可不进行讨论。

“开合枢”是经络循行的路径，阴阳互根的变化规律，而不是研究生理、病理的主要依据。例如《阴阳离合论篇》的内容，都是讨论阴阳的变化，从天地阴阳开始，乃至四时生长收藏，着重地指出了“失常则天地四塞”。这就清楚地看出，《阴阳离合论》是以自然现象、地土方位等等来讨论三阴三阳的起止，和其由衰而盛，由盛而衰的转变过程，最后总结为“阴阳䷂䷂（䷂，chong，音“冲”，作气之来往解），积传为一周，气里形表，而为相成”。其中所言阴阳都是《阴阳应象大论》中有关意义的补充，着重地是解释阴阳的离合问题。又从《灵枢·根结篇》：“天地相感，寒暖相移，阴阳之道……”以至视其有余和不足之别，以取之何经；不通则另取何经等，这实在还是说明阴阳消长之机，故随之以下的文字，贯以阴阳循常道则天覆地载，万物方生，失常则天地四塞等重申其意。在人常则化气成形，反之则阴阳不调，疾病丛生，甚则阴阳离决，精神乃绝。这些都不过是三阴三阳升降出入的道理，并不是专为伤寒说法。《灵枢》所谓某折即某疾起，取之某经，不已，又取之某经等，与仲景《伤寒论》六经论治，毫无共同之处。仲景著《伤寒论》，撰用《素问》、《九卷》，岂有不知三阴三阳“开、合、枢”之说。然而《论》中只字未提，可见张仲景是不采取此说，更不是以“开、合、枢”之意来说理的。后世陈修园等医家，勉强将“开、合、枢”之说，生搬硬套地塞进《伤寒论》，借以来解释论中的义理，虽属用心良苦，但难免既失仲景原意，亦非《内经》本旨，徒令学者堕入五里雾中，故不可不加以辨证。

还必须指出的是，有人认为，“开、合、枢”与《伤寒论》中三阴三阳传经是有关联的，这也是似是而非的见解。如《太阳病篇》“伤寒一日，太阳受之，脉若静者，为不传也。颇欲吐，若躁烦，脉数急者为传也”。《阳明病篇》“本太阳病，初得病时，发其汗，汗先出不彻，因转属阳明……”《少阳病篇》“伤寒六七日，无大热，其人躁烦者，此为阳去入阴故也”。又“伤寒二日，二阳为尽，二阴当受邪，其人反不能食而呕吐者，此为三阴不受邪也”。这些条文都是说的传经，然而从未提到开合枢在传经中的作用如何，特别是在少阴病篇中，关于少阴的病机、传变则更难找出它所以为“枢”的意义。临床实践证明，病迁延至少阴，正虚已极，阳气虚馁，已不待言，故谓少阴多死证，甚至称少阴为生死关，并不可能枢转出太阴，即便是治疗得当，病情由阴转阳，厥逆回温，亦不可言枢转之力，其中还有三急下法，便是与枢转的意义不相关涉，所以从少阴来看，仲景不取开合枢之说，更属显然。此外，还有人认为，厥阴为阴尽阳生之经，与少阳相表里，少阳既是阳枢，则阴枢应改厥阴更合情理，这也是“想当然耳”的臆说，更为不经。如果从厥阴为枢，则其与太阴、少阴的关系是不是可以用枢转的意义来解释呢？再从陈修园的《伤寒论浅注》中来看，他所强调的“开合枢”，只能于少阳证中运用，如说：“本太阳病不解，转入少阳者，少阳不得枢转则胁下硬满，枢机逆而胃气不和则干呕不能食，不能由枢而开合故往来寒热，尚未吐下脉沉紧者，枢逆于内不能外达也，与小柴胡汤，达太阳之气使之从枢以外出……”这就是陈修园对“开合枢”的具体运用。其实这条经文，仲景是指少阳病的来路，并就其所现脉证给予治疗。可是，陈修园未能就经脉循行的部位和脏腑的功能作用上解释胁下硬满干呕不能食，以及往来寒热等具体症状，只从枢转两字翻来覆去，浮泛不切，使学者更难领会仲景原意。至于三阴篇的注文，从不言其开合如何，其枢又是如何？可见陈修园对“开合枢”的见解，只不过是强扯《内经》关于“开合枢”的理论，来装点其门面而已，对于深入领会《伤寒论》的精神实质，并无助益。因而对于“开合枢”与《伤寒论》的关系，只能视为“一家之言”，不能说是有普遍的指导意义。所以，也就没有深入追究的价值。

九、《伤寒论》脉学初探

《伤寒论》关于脉诊的原文共有146条，约占全文的1/3强。古本《伤寒论》中尚有“辨脉法”（34条）和“平脉法”（42条）两篇脉法的专论，可见仲景对脉诊十分重视。再检阅《伤寒论》每篇的命题来看，又均以“辨某某病脉证并治”为篇名，说明其诊疾论病乃是以脉、证、治三者相结合的。由此可知，《伤寒论》诊察疾病的方法，是以“四诊合参”进行凭脉辨证，因证择方。这个有机联系的全过程，自然地形成了一套完整的“辨证论治”理论体系。

综观全论的脉诊原文，约可概括为辨别证候、阐发病机、指导治疗、判断预后四个方面的临床意义。兹分述于后：

（一）辨别证候

《论》中以脉诊来辨别证候的，有辨六经主证，有辨病名，有辨病性，有辨病位，虽然其所辨不同，但都是以脉诊来规定其特定意义则是完全一致的。

1. 辨主证

《伤寒论》说：“太阳之为病，脉浮，头项强痛而恶寒。”（1）“伤寒三日，阳明脉大。”（191）“伤寒脉弦而细，头痛发热，属少阳。”（266）“伤寒脉浮而缓，手足自温者，系在太阴……”（278）“少阴之为病，脉微细，但欲寐也。”（281）“伤寒脉微而厥，至七八日肤冷，其人躁无暂安时者，此为脏厥……”（338）

凡上述六经主证的脉法，是辨别主证的关键所在。比如，太阳病具有头项强痛而恶寒的表证，则必须有“脉浮”的表脉。相反，如具上述表证而没有脉浮的表脉，那就不能成为太阳表证。再如，少阴病的“脉微细”，一般地说，微为气虚，细乃血少，微细之脉并见，反映少阴病是气血虚弱的全身性功能低下的病症，故病者精神不支而欲寐。可见，六经的主证和主脉有其内在的联系，两者必然是（当然也有脉证不符的情况）以一定的病机所决定的。有是证必有是脉，六经脉法皆然，余者以此类推。

2. 辨病名

《伤寒论》说：“太阳病，发热，汗出，恶风，脉缓者，名为中风。”“太阳病，或已发热，或未发热，必恶寒，体痛，呕逆，脉阴阳俱紧者，名曰伤寒。”“……风温为病，脉阴阳俱浮。”

如上所述的“缓”、“紧”、“浮”三种脉象，是如何在辨别病名上起决定性作用的？因为如果太阳中风表虚证，具有发热汗出恶风的主症，若其脉不缓而数，那疾病的本质就变成了风热表实证。又如伤寒脉浮，因为风寒束表，卫阳郁遏，正气抗邪有力，脉象应当是浮紧有力。假如具有伤寒表实之证，其脉不紧而缓或弱，无疑就是表兼里虚证，这显然又不能诊断为伤寒表实证。所以，脉象在“脉证合参”的前提下，它对病名是有定性的作用的。至于风温脉阴阳俱浮，而在临床上应当是脉浮数，即吴鞠通所说的“不缓不紧而动数”的意思。再结合原文116条“形作伤寒，其脉不弦紧而弱，弱者必渴……弱者发热脉浮，解之当汗出愈”的精神，前后印证，风温脉阴阳俱浮的浮数脉就一目了然了。

3. 辨病性

《伤寒论》说：“脉浮者，病在表……”（51）“伤寒四五日，脉沉而喘者，沉为在里。”（223）“伤寒脉迟……脉迟为寒。”（333）“病人脉数，数为热……”（126）“尺中脉微，此里虚……”（49）“阳明病，谵语，发潮热，脉滑而疾者，小承气汤主之……”（219）

如上所述，浮脉主表，沉脉主里；迟脉主寒，数脉主热；微细属虚，滑疾属实。这是《论》中以脉诊辨病性的基本规律。若再从全《论》的脉法和临床实际来推论，虽然以浮沉分表里，迟数辨寒热，但又当视其脉象相兼而定。例如浮紧为表寒，浮数为表热；沉数属里热，沉紧属里寒等，这样把两种脉象结合起来，才更切合临床实际。

4. 辨病位

《伤寒论·辨脉法》说：“寸口脉，浮为在表，沉为在里，数为在腑，迟为在脏……”此即以浮沉迟数来测定病变的部位。程知说：“躯壳之外，荣卫为表，躯壳之内，脏腑为里，故以浮沉别之。”《难经·九难》说：“何以别知脏腑之病？然数者腑也，迟者脏也，数则为热，迟则为寒，诸阳为热，诸阴为寒，故以别知脏腑之病也。”以上所论，就一般而言，以脉之浮沉迟数，配合表里脏腑，是言其常，而不是言其变。不过，浮沉定表里似无可非议，而迟数定脏腑则多有疑义，如程知说：“伤寒中之传变，亦有数而入脏，迟而入腑。”程氏之见，似乎是常中之变，表面看来是相矛盾，而实质上是一致的。因此不论脏腑表里，都可出现浮沉迟数的现象，这应当是属于变法的范畴，那就不能从文字表面拘执。所以，读仲景书既要知常也要达变，只有知常达变，方可了然于胸中，运用于临床。

（二）阐述病机

《论》中以脉法来提示病机，这一精神贯穿于《伤寒论》的全部脉法之中，它启示医者通过脉象来揣测病机，而不是孤立地就脉论脉，那就会失却仲景脉法的原旨。

《伤寒论》说：“太阳中风，阳浮而阴弱，阳浮者，热自发，阴弱者，汗自出……”（12）“趺阳脉浮而涩，浮则胃气强，涩则小便数，浮涩相搏，大便则硬，其脾为约，麻子仁丸主之。”（249）

上述两条，一者以脉表明太阳表虚之理，一者以脉解释脾约之机。前者以阳浮阴弱之脉说明卫强营弱而自发热，自汗出的病机；后者以浮涩之脉说明胃热津伤脾不能转输而约束的大便难证，又如证象阳旦的“寸口脉浮而大，浮为风，大为虚，风则生微热，虚则两胫挛……”（30）等，都是只提脉象以概病机。《论》中此类条文，示人从脉象去领悟病机，而不能言脉不言病，不然则失去了实际意义。

（三）指导治疗

《论》中以脉法来指导治疗者，诸如可汗不可汗、可下不可下、可清不可清，以及可温、可补、可吐、可灸不可灸等多方面。

1. 可汗不可汗

《伤寒论》说："太阳病，脉浮紧，无汗，发热，身疼痛，八九日不解，表证仍在者，此当发其汗……麻黄汤主之。"(46)"脉浮而数者，可发汗，宜麻黄汤。"(52)"太阳病，外证未解，脉浮弱者，当以汗解，宜桂枝汤。"(42)"桂枝本为解肌，若其人脉浮紧，发热，汗不出者，不可与之也。"(17)"脉浮紧者，法当身疼痛，宜以汗解之，假令尺中迟者不可发汗，何以知然，以荣气不足，血少故也。"(50)"太阳病，发热恶寒，热多寒少，脉微弱者，此无阳也，不可发汗……"(27)"伤寒，脉弦细，头痛，发热者，属少阳。少阳不可发汗……"(266)

"少阴病，脉细沉数，病为在里，不可发汗。"(285)"少阴病，脉微，不可发汗，亡阳故也……"(286)

概括言之，《论》中表实证可发汗者有浮紧浮数之脉，亦有表虚不可发汗的浮弱脉，前者风寒束表，正气有力抗邪，故脉浮紧（或浮数）有力，以麻黄汤峻汗攻邪；后者风寒在表，卫外不固，营阴外泄，故脉应浮缓而弱，以桂枝汤调和营卫。此两者表证与表脉俱备，治疗当可发汗。至于不可发汗，有表实不可用桂枝汤，表虚不可用麻黄汤之禁，以及阳气虚脉微弱，阴血虚尺中迟，乃至少阳、少阴之禁汗例，均可以从脉象中获得诊断的依据。

2. 可下不可下

《伤寒论》说："病人烦热，汗出则解，又如疟状，日晡所发热者，属阳明也。脉实者，宜下之。"(242)"结胸症，其脉浮大者，不可下。"(136)"太阴为病，脉弱者，其人续自便利，设当行大黄芍药者，宜减之……"(280)"少阴病……尺脉弱涩者，复不可下之。"(286)

伤寒可下之症，因其热聚胃腑，脉必数实有力，故以攻下逐实法治，若虽热实，如结胸脉浮大，胃肠并无可攻之实，故不可下。少阴尺脉弱涩，为病在里，属气血亏虚之证，无疑是在禁下之列。

3. 可清不可清

《伤寒论》说："伤寒，脉滑而厥者，里有热，白虎汤主之。"(350)"服桂枝汤，大汗出后，大烦渴不解，脉洪大者，白虎加人参汤主之。"(26)"伤寒，脉浮，发热无汗，其表不解者，不可与白虎汤……"(175)

《论》中可清之证，脉皆洪大滑疾，这是热邪鼓舞，正气盛邪亦猖獗。凡阳明热盛于外，脉洪大必与大热大汗大烦渴之症并存，但亦有热伏于里，所谓"里有热"的热厥证，此时脉可见沉伏或沉而滑疾，其治皆用白虎汤达热出表。若发热无汗表不解，脉虽浮亦不可以白虎之慓悍，此为《论》中先表后里的定法。

4. 可温与可补

《伤寒论》说："少阴病，脉沉者，急温之，宜四逆汤。"(313)"少阴病，始得之，反发热，脉沉者，麻黄附子细辛汤主之。"(301)"病发热头痛，脉反沉，若不差，身体疼痛，当救其里，宜四逆汤。"(94)"伤寒，脉结代，心动悸，炙甘草汤主之。"(171)"伤寒，阳脉涩，阴脉弦，法当腹中急痛，先与小建中汤……"(102)

伤寒以寒立论，《论》中有表寒有里寒，有经寒有脏寒。表证病在阳经而脉沉，应发表温经以散寒，里证病在脏而脉沉，应温脏（多指脾肾）的虚寒，但不论其属表属里，脉沉者是为阳虚可温之证。脉结代是脉搏间歇，属阴阳气血不足，故心悸不安，用炙甘草汤阴阳并补，气血两调。阳脉涩，阴脉弦，为土虚木旺，故以小建中汤，扶土抑木，建中补虚。

在《伤寒论》中，还有可灸不可灸。如“少阴病，吐利……脉不至者，灸少阴七壮”。(292) “伤寒脉促，手足厥逆，可灸之。” (349) “微数之脉，慎不可灸……” (119) 凡此可灸者为阴寒之证，多属阳虚，脉不至是气血无力鼓动血脉，常见微细模糊之脉；脉促应为虚细而数，亦是阳虚之虞，故灸少阴经穴，温经以复脉。不可灸而脉微数，是为阴血不足，亦或为热郁伏而脉数，均应禁止温灸。由此推论，微数之脉，亦不可辛温助阳，免于火灼筋伤而成火逆。

此外，尚有可吐之证，如“病如桂枝证，头不痛，项不强，寸脉微浮，胸中痞硬，气上冲咽喉不得息者，此为胸有寒也，当吐之，宜瓜蒂散”。(171) 又“少阴病，饮食入口则吐……脉弦迟者，此胸中实……当吐之”。(324) 以及“病人手足厥冷，脉乍紧者，邪结在胸中……当须吐之，宜瓜蒂散”。(354)

凡此可吐之证，其脉寸微浮，只是指病在胸腹的部位而言，而脉弦迟，及脉乍紧，均为胸膈间有痰水、宿食之故，因为有形之痰食，气机阻滞壅涩，使之脉流不畅。

（四）判断预后

《论》中推论判断预后的脉法，包括辨传变、辨病愈、辨生死等，这类反映各种不同转归的脉法，验之临床，颇有实用价值。

1. 辨传与变

《伤寒论》说：“伤寒一日，太阳受之，脉若静者，为不传也；颇欲吐，若躁烦，脉数急者，为传也。”(4) 外感热病，脉数急为病进欲传里；脉静是平和之意，为病不化燥入里之征，故不传。从脉候来推断疾病传变与否，是临床的重要标志之一。

2. 辨病欲愈

《伤寒论》说：“伤寒三日，少阳脉小者，欲已也。” (271) “太阴中风，四肢烦疼，脉阳微阴涩而长者，为欲愈。” (274) “少阴病，脉紧，至七八日，自下利，脉暴微，手足反温，脉紧反去者，为欲解也……” (287) “少阴中风，脉阳微阴浮者，为欲愈。” (290) 伤寒三阳病不传而欲愈，脉象多由浮紧急数而转脉小，是病不内传欲已之征。三阴病欲愈，由阴转阳，脉紧去而暴微或脉长，是正气来复，脉象因之和缓充盈。

3. 辨生与死

《伤寒论》说：“发汗多，若重发汗者，亡其阳……脉短者死，脉自和者不死。” (216) “伤寒，若吐若下后，不解，不大便五六日，上至十余日，日晡所发潮热，不恶寒，独语如见鬼状。若剧者，发则不识人，循衣摸床，惕而不安，微喘直视，脉弦者生，涩者死……” (217)

“少阴病，下利，脉微者，与白通汤；利不止，厥逆无脉，干呕烦者，白通加猪胆汁汤主之。服汤，脉暴出者死，微续者生。”(315)

《论》中以脉决生死者，一为治不如法，以致津伤脉短者多难治或死，脉自和为津液未伤可生；一为阳热之极，脉弦为正可胜邪者生，涩为热灼津竭者多难治或死；一为阴寒之极，脉暴出是正气骤脱，脉微续是正气尚存。总之，脉证相符可生，脉证不符多难治或死，久病正气不足脉应显虚，脉反实者多是病进。总的原则是脉证相符，有是证即有是脉，预后多良好；脉证不符，证与脉相反，预后多不良。

前已述及，仲景脉诊的含义是多方面的，内容极为广泛而深刻，要领悟其精神实质，应重在“脉证合参”，切不可胶柱鼓瑟。尤其是初学者，更应结合临床细心体会，使之更好地指导实践。

本文旨在为初学者引路，亦就正于贤者，有教于我。不当之处，请批评指正。

（文中所引条文号码以宋本为准。）

十、试探《伤寒论》中的烦躁

《伤寒论》中的烦躁，遍及六经（全书计有50余处论及烦躁），有的是主症，有的是病机，有的是鉴别诊断，有的是判断预后。为了更好地弄清《伤寒论》中烦躁的实质，兹就其有关问题加以归纳和讨论。

（一）烦躁的含义

烦躁是证的名称，首见于《内经·至真要大论》等篇章，其大意是：胸中热郁不安为烦，手足躁动不宁为躁。烦躁是一个自觉症，但亦可是他觉症。成无己说：“伤寒烦躁……烦为扰扰而烦，躁为愤躁之躁，合而言之，烦躁为热也，析而分之，烦也，躁也，有阴阳之别焉，烦阳也，躁阴也，烦为热之轻者，躁为热之甚。”成氏之见，可以说是烦躁的一般概念。但是，在《伤寒论》中对于烦躁的提法甚多，有自烦、反烦、复烦，又有心烦、虚烦、微烦、暴烦等的不同。概括起来，不外是从出现烦躁的时间先后，和烦躁程度的微甚来区分。总之，《论》中所指烦躁是许多疾病的外候，并非是一个孤立的病证，其含义是多方面的，而不是单一的。

（二）烦躁的临床意义

1. 诊治依据

如表寒郁热的大青龙汤证所见的烦躁，《伤寒论》说：“太阳中风，脉浮紧，发热恶寒，身疼痛，不汗出而烦躁者，大青龙汤主之……”此属寒邪束表，热郁于里的实证。与麻黄汤比较，表寒见症相同，增烦躁一证，是内热的依据，故用有石膏的大青龙汤。此外，尚有虚证的烦躁，如“少阳病，得之二三日以上，心中烦，不得卧”的黄连阿胶汤证；“昼日烦躁不得眠，夜而安静”的干姜附子汤证；“发汗，若下之，病仍不解，烦躁”的茯苓四逆汤证等，均是以烦躁为主要依据进行辨证施治的。

2. 探测病机

《伤寒论》中有许多条文所提出的烦躁，只是表明病机转归，而不是以烦躁作为论治的依据。如“太阳病，初服桂枝汤，反烦不解者……”，“伤寒发汗，已解，半日许复烦……”以及“伤寒五六日，无大热，其人烦躁者，此为阳去入阴故也。”显然这里所指的烦躁，只能是病机的转化，而不可视为主症。

3. 鉴别证候

《论》中烦躁的出现，有阳热实证，有阴寒虚证。前者如“心中懊侬而烦，胃中有燥屎者，可攻”；“烦不解，腹满痛者，此有燥屎”。后者如“昼日烦躁不得眠，夜而安静”，“发汗，若下之，病不解，烦躁”。一者属阳证实证，宜攻下热实；一者属阴证虚证，宜救逆回阳。举一烦躁，证候不同，治法各异。

4. 判断预后

如“恶寒而蜷，时自烦，欲去衣被者，可治”；“烦躁，数日……欲得食，其病为愈”。这是正进邪退，说明病属可治。再如“颇欲吐，若躁烦，脉数急者，为传也”；“服药已微除，其人发烦，目瞑，剧者必衄”。这是提示疾病的变化。又如“吐利，烦躁四逆者，死”；“脉不至，不烦而躁者，死”等等，乃是判断病者的生死。

（三）烦躁的分类

1. 表寒郁热

《伤寒论》说：“太阳中风，脉浮紧，发热恶寒，身疼痛，不汗出而烦躁者，大青龙汤主之。”这里的“不汗出而烦躁”，属于表有寒邪，里有郁热的烦躁。它既有别于不汗出的表寒实证，亦有别于大汗出的里热实证。再由此类推，大青龙汤证、麻杏石甘汤证（按：原文虽未提烦躁，而临床上亦可有烦躁之症）、白虎汤证，三者的烦躁，皆因里热之轻重不同，故三方的石膏用量也随之而异。

2. 热扰胸膈

《论》中有“发汗吐下后，虚烦不得眠，若剧者，必反复颠倒，心中懊侬，栀子豉汤主之”。此外还有“胸中窒”、“心中结痛”等表现，均为热扰胸膈所致，用栀子豉汤以清热除烦。此与黄连阿胶汤之阴虚火旺所致的烦躁，应当注意区别，此则舌红苔黄，脉数有力；彼则舌红少津，脉象细数。这是二者同中之异。

3. 热羁胃肠

阳明病是热势最盛的阶段。热盛于胃，致心神不宁则烦躁，这种烦躁就是白虎汤“五大”主症之一。其有关条文如“大汗出后，大烦渴不解”，“舌上干燥而烦”，“口燥渴，心烦”等，证虽不一，其病机皆因热盛而烦，故用白虎汤清热生津，止渴除烦，以治大热、大汗、大烦、大渴、脉洪大的胃热壅盛的阳明经证。若热邪由胃及肠，无形热邪与有形糟粕相结，所谓烦躁，发作有时者，此有燥屎，故使不大便也，酿成胃肠结实，气机壅塞的阳明腑实证，此时当用承气汤釜底抽薪，以撤热除烦，否则，随着胃中热实的增剧，可演变为神昏谵语。此外，尚有少阳兼阳明的大柴胡汤证，“心下急，郁郁微烦”的烦躁亦是主症。因为肝胆郁蒸，胃肠燥实，所以用大柴胡汤疏泄肝胆，通下腑实。

4. 虚阳外越

这种烦躁属于少阴虚寒证。其关键在于阳虚，是心肾之根本动摇。《论》中称之为“戴阳”、“格阳”，如“少阴病……利不止，厥逆无脉，干呕烦者”的白通加猪胆汁汤证，“少阴病，下利清谷，里寒外热，手足厥逆，脉微欲绝，身反不恶寒，其人面色赤……”的通脉四逆汤证等，皆因阳虚外越之故。

5. 阴虚火旺

阴虚是指肾水不足，火旺是指心火亢盛，水火不能互济，阴阳不能协调，所以产生“心中烦，不得卧”之证，这就是心肾不交，烦躁不寐的病机，主以黄连阿胶汤，滋补阴血而清心泻火，方中清热泻火药用量多于滋养阴血药，因而可见其所主治的烦躁，是以心火旺为著。所以，吴鞠通有“邪少虚多者，不得用黄连阿胶汤”之戒。再则，少阴病篇的猪苓汤证亦载有“心烦不得眠”之证，此则虽有阴虚，但并非心肾不交，而是由于水热互结所致的阴虚阳亢，用猪苓汤清热利水，滋阴润燥以除烦，亦不同于黄连阿胶汤证。

6. 蛔虫动扰

蛔虫动扰而导致的烦躁，多因胃肠虚寒，得食而作，“蛔上入其膈，故烦，须臾复止，得食而呕又烦者，蛔闻食臭出。其人常吐蛔”，主以乌梅丸。临床上胆道蛔虫证，多出现烦躁时作时止，即属于此。

此外，应当指出，《伤寒论》少阴病篇死证最多，而死证的条文多有烦躁之证，如“烦躁四逆者，死”，“脉不至，不烦而躁者，死”，“烦躁不得卧寐者，死。”都是突出烦躁为死候，可见正气衰惫，又出现烦躁者，预后较差。

十一、《伤寒论》中四逆汤的研讨

《伤寒论》是一部以辨证论治为核心的经典著作，它的特点是以六经为纲，详析八纲八法。其中虽无八纲八法之名，而确有八纲八法之实。四逆汤就是温法之一，兹就其理法方药等略述于后。

（一）主证

四逆汤是少阴病寒化证的主方，其主证有四肢厥逆、无热恶寒、神疲困倦、下利清谷，脉沉微细（舌色淡红或紫而青滞）或无苔而中心淡黑，或舌质娇嫩而胖大等，这都是少阴阳气虚馁、寒邪直中或由表入里所致。阳气不能温煦四末，则阴阳之气不相顺接而四肢厥逆。少阴病虽有反发热，乃是伤寒的两感证。而本证阳气不支，阴寒内盛，所以只恶寒而不发热。如果发热的话就不能与四逆证同语。由于阳气不能充养头脑，神志困倦而欲寐，此其人似睡非睡，呼唤即醒，醒而旋即又睡，并非实热充斥不识人的昏睡。少阴主水火两藏，其病非火病即水病；水从寒化则为寒证，火从热化则为热证，但其间必因寒入少阴，火败水盛才能导致为本证，当其火败水盛，水邪趋于肠胃则下利，阳气不运则完谷不化，阳气无力鼓动血脉，则脉沉而微细；沉为在里，微主气虚，细主血虚，虚人感邪，阳不足与之争，反为邪困，凡此诸证，皆属少阴阳虚阴盛所致。这种阳虚阴盛的四逆证，采用峻温回阳的四逆汤以救其逆，自是理所当然。四逆汤是姜、附、草三者组成：附子大辛大热，气味雄厚，通行十二经脉无处不到；干姜性味辛温，固守中州；伍炙草之甘，以缓姜、附之急而补益中土，药味虽简，配伍谨严，两用辛温，一走一守，又甘又缓，兵将俱备，何有不败之寇，追溯其源，实即《内经》“寒者热之”、“治寒以热”的具体运用，故为救逆的首方。

（二）病机

《伤寒论》用四逆汤者，遍及太阳、阳明、太阴、少阴、厥阴诸篇。有因寒邪直中，有因表邪入里，有因伤阳气致阴寒甚者。虽然寒邪的来路不一，邪之所伤的深浅有别，而寒者热之的治法则是一致的。太阳“伤寒，医下之，续得下利清谷不止，身疼痛者，急当救里；后身疼痛，清便自调者，急当救表，救里宜四逆汤，救表宜桂枝汤”。徐灵胎说：

“此误下之证，邪在外而引之入阴，故便清谷，阳气不脱而危，虽然表证未除，而救里为急……”说明表里同病，里证急于表证者应先救里，俟里和而后表解。因为，如果先治可缓的表证，忽视泄利下脱的危候，宾主倒置则治必有失。须知先表后里的定法中别有治法，所以在后一条又说“病发热头痛，脉反沉，若不差，身体疼痛，当救其里，四逆汤方”。同样是表里同病本条发热头痛表证可知，然独一里脉，治法则应权宜，虽然只此“脉反沉”，但可知寒邪入里伤阳之甚；所谓正虚之处便是藏邪之地，邪之所凑其气必虚，此虽表里同病，亦不可拘泥先表后里的定法，应细觅其治法，方不致误。至于阳明篇“脉浮而迟，表热里寒，下利清谷者，四逆汤主之”，柯韵伯说：“脉浮为在表，迟为在脏，浮中见迟是浮为表虚，迟为脏寒，未经妄下而利清谷，是表为热，里真寒矣。”本篇独此一条弃寒就温的治法，个人认为，其意重在辨证求因，和临证的鉴别，虽未明原因如何，但从条文的前后连贯得知（前条为汗多而渴的猪苓汤禁例，后条为里虚的胃中虚冷），本条是先病伏寒，或是苦寒过甚，诛伐无过的缘故，也是表里同病里寒偏重的变局，如果表热里寒的话，则当温清并用，始得寒热俱除。所以以上三条只能是四逆汤例证的旁支，而其主题还应从太阴、少阴、厥阴着眼，如自利不渴者，属太阴当温之，宜服四逆。又如少阴病脉沉者，急温之，宜四逆汤。以及少阴病胸中有寒实，不当吐而当温之宜四逆汤。厥阴篇的“大汗出，若大下利，热不去内拘急……又下利厥逆而恶寒，四逆汤主之”；霍乱篇“吐利汗出，发热恶寒，四肢拘急，手足厥冷者，四逆汤主之”；“既吐且利，小便复利，而大汗出，下利清谷，内寒外热，脉微欲绝者，四逆汤主之”等等，都说明了三阴病中一旦出现四逆证的时候，多是少阴阳气衰败之证。尤在泾说“下利厥逆而恶寒，则不特无与内守，亦并不为外护矣”可见少阴病神疲困倦的欲寐，和气血俱虚的微细之脉并见，而又复加亡阳脱液的下利等症，用四逆汤回阳救逆，驱散阴霾，才能救其垂危之急，不然，稍纵即逝，大势告溃，故有人说少阴最多死证，称少阴病为生死关，其理就在于此。

（三）变方

四逆汤是回阳救逆的群方之冠，论其变法又是层出不穷，有通脉四逆，通脉四逆加猪胆汁，白通汤和白通加猪胆汁汤，以及四逆加人参和茯苓四逆汤等诸方。凡诸四逆汤，都有共同的回阳救逆，而不同者，四逆汤本方属纯阴寒之证，其变法则有阳气浮越、阴盛格阳，乃至阳虚挟水等，先就其用药增损归纳如表11-1，以备析别。

表11-1　四逆汤及其变方用药鉴别表

药物	四逆汤	通脉四逆汤	通脉四逆加猪胆汁汤	白通汤	白通汤加猪胆汁汤	四逆加人参汤	茯苓四逆汤
干姜	1.5	3.0	3.0	1.0	1.0	1.5	1.5
附子	1枚	1枚	1枚	1枚	1枚	1枚	1枚
炙甘草	2.0	2.0	2.0			2.0	2.0
人参					1.0	1.0	
茯苓						4.0	
猪胆汁			半合		1合		
人尿					5合		
葱				4茎	4茎		

注：本表所列剂量均以宋本《伤寒论》为据，以两为计算单位。

从表中的方药用量来看，在四逆汤的基础上，药有八种，方就有六变，今试从有关条文中再略加分析，以窥全豹。少阴病，下利清谷，里寒外热，手足厥逆，脉微欲绝，身反不恶寒，其人面色赤，或腹痛，或咽痛，或利止脉不出者，通脉四逆汤（方后加人参）主之。又下利清谷，里寒外热，手足汗出而厥者，通脉四逆汤主之。这两条都属真寒假热、阴盛格阳，除有里寒下利清谷、肢厥脉微等阳虚证外，同时寓有反不恶寒，呕吐面赤的假热，及其或然证（或然证是或有或无的），与四逆汤证对比，即阴寒更甚，逼迫阳气向外飞越的严重病情，喻嘉言说："下利里寒，种种危殆，其外反热，其面反赤，其身反不恶寒，而手足厥逆，脉微欲绝，阴格阳于外，不能内返也。"陈修园说："此里不通于外，而阴寒内拒，外不通于里，而孤阳外越。"此等危急证候，如不救其一线残阳，势必阴阳离决而死。所以在四逆中倍姜于附，固守中土，增益温壮之力，使之阳有退舍，阴阳之气相通，故易名通脉四逆汤，而厥阴吐下止，而汗出肢厥，仍用四逆加猪胆汁汤治疗，尤在泾说"吐下已止，阳气当复，阴邪当解……"此与四逆汤比较，病势尤有进展，虽未下利清谷，而汗出肢厥特甚，故阳气当复而不复，阴邪当解而不解，仍陷亡阳之辙，似此阴寒内格之证，在通脉四逆汤中，伍入苦寒的猪胆汁，降浊阴以反佐，取寒性包裹热药，不为阴霾所格，即《内经》"甚者从之"之理。至于白通汤和白通加猪胆汁汤，则与此略同，如少阴病下利，白通汤主之。少阴病，下利，脉微者，与白通汤……干呕烦者，白通加猪胆汁汤主之。此均属少阴阴盛阳衰，寒者热之，自然之理。而干呕烦者，即为阳越之兆，加猪胆汁之苦寒，佐热药使行复阳之权，避免寒甚于中，热药至格拒不纳之弊。但茯苓四逆汤出于太阳篇，四逆加人参汤，出自霍乱篇，论其药只茯苓一味之差，前者是发汗或下之后阳虚停水，为扶阳制水。后者则是利止亡血而厥逆，用四逆救逆回阳，加人参益气生津，其助阳回厥两者则无二致。

（四）结语

《伤寒论》之所以论寒病最详，是有深意的。首先，就寒的含义而言，其性寒凝而属阴邪，最喜伤人之阳。《伤寒论》说："冬时严寒，万类深藏，君子固密则不伤于寒，触冒之者，乃名伤寒耳。"又说"中而即病者，名曰伤寒……"及王履认为寒之初客于皮肤，闭塞毛窍，郁遏阳气而为病云云，这就是随着寒邪伤阳之浅深，人禀阳气之多寡的不同而论治。所以有阳为人身之主宰，有阳则生，无阳则死之说。四逆证即是人体生命的动力——阳气受伤，不能充沛于人体，四肢百骸无阳温煦；设四逆汤以救其逆是十分合拍的。前人说"伤寒法在救阳"实有见地。第二，四逆汤是回阳救逆方的鼻祖，临床上多不越此规范，而诸四逆汤中只有八味药，尚且三味为反佐药，实际上就是姜、附为主药。那可说四逆汤即是姜、附的具体运用，显然，不穷求经旨，而畏姜、附如虎者是错误的。但必须正确掌握本方的剂量、配伍的权变，对于提高疗效是有很大的意义。第三，四逆汤中反佐药的运用，是一个良好的典范，由此而旁及泻心、陷胸诸法，都是寒温并用，攻补兼施，无不丝丝入扣，用之于临证，确有立竿见影之效。个人认为读仲景书，既要通其常，还要达其变，要看到其底面，更应注意其四旁，这样心领神会，才能恰到好处。

十二、伤寒八大厥证

《伤寒论》中的八大厥证，包括寒厥、热厥、水厥、痰厥、气厥、血厥、蛔厥、脏厥等。厥证是外候，其病机是阴阳之气不相顺接。本篇就《论》中的厥证，归纳整理如下。

（一）寒厥

寒厥关乎少阴，是少阴阴寒内盛，阳气虚衰不能布达四肢，故手足厥逆。本证多见于急、慢性疾病的危重阶段。但随着阴寒之轻重，阳虚之微盛不同，临床上寒厥又有手足寒冷、手足厥冷、手足厥逆等程度上的差异。故《论》中有“四逆恶寒而身倦，脉不至”，“吐利，手足厥冷”等多种论述，一般而言，寒厥的临床特点是：手足厥冷，爪甲青紫，手足心冷，无热恶寒，或恶寒身倦，吐利，汗出，口不渴，舌淡苔白而润，脉沉微细等，治当以急温之，宜四逆汤主治。本方是回阳救逆的首选方，《医宗金鉴》说：“甘草之甘温，温养阳气，姜附之辛温，助阳胜寒，甘草、姜、附，鼓肾阳，温中寒，有水中暖土之功；姜、附、甘草，通关节，走四肢，有逐阴回阳之功；肾阳鼓，寒阴消，则阳气外达，而脉自升，手足自温。”同时，寒厥还可用灸法，助阳消阴，常用穴以关元、气海着肤灸，与姜、附之温相得益彰。但必须指出，由于寒厥为阴寒内盛，阳虚于里，肢厥于外，多为疾病临床之危候，《论》中提出手足逆冷，四逆头眩，时时自冒，烦躁者不治或死，此乃是告诫医者，阳有外越之势，审证应精确，当积极救治，不然则有稍纵即逝之虞。

（二）热厥

热厥是阳气独亢，热邪深入，而致阳气郁结，不能通达于四肢所致。《伤寒论》说：“伤寒脉滑而厥者，里有热，白虎汤主之。”此即热邪内伏，热深厥亦深的意思。《医宗金鉴》认为：“脉滑而厥，滑为阳脉，里热可知，是热厥也。”尤在泾提出，脉微而厥为阴邪伤中，寒在里；脉滑而厥，阳邪所伤，热在里。从临床实际来看，热厥四肢虽冷，而胸腹扣之灼手，或见扬手掷脚，恶热口渴，烦躁不宁，甚或神昏谵语，小便赤涩，目合而赤脉灌睛，脉沉滑实有力，舌黄苔燥，或舌焦黑甚起刺等症，故用白虎汤达热出表，使之热去厥回。但应注意，临床上出现热厥，多属病深日久，因热邪内伏，亦可见腹满拒按，不大便等里热结实证，则当用承气攻下腑实，釜底抽薪，泄热以治厥。故不能拘泥于用白虎汤的成规。总之，热厥的热是本，厥是标，热是病机的着眼点，厥是外候假象，即可谓真热假寒，应当细辨。此外，还必须指出，临床上小儿高热，虽病不久，亦可出现“脉滑而厥”的热厥证，如小儿肺炎，热邪聚肺，气粗喘息，但手足厥寒，指纹青紫而滞，亦属于厥证，治当清热宣肺，达热外出，其厥自复。他如急性菌痢、流行性乙型脑炎、流行性脑脊髓膜炎等急性传染性疾病，均可出现热厥，当明确辨证，因证施治。

（三）水厥

因水致厥，是水邪内停，阳气被遏，所以四肢厥冷。《论》中有“厥而心悸，宜先治水，当服茯苓甘草汤，却治其厥……”由于水气内停心下，水气凌心，以致心悸。与《金匮要略》“水停心下，甚者则悸”，和伤寒太阳病篇“饮水多者，心下必悸”等合看，水厥是属水液不布，必停蓄心下，阻遏胸阳，故而心悸。因而可以认为，水厥是厥由水致。心悸原于水厥，二者互为因果。仲景用茯苓甘草汤，以桂枝、甘草温通心阳，茯苓甘淡利水，生姜辛以散水，水去厥回，治水即所以治厥。但从全论的水气病来看，本证虽因水而厥，其病因病机，又与水饮、痰厥密切相关，应互文见义。临床上水饮停聚，痰阻胸阳，亦可见心悸、头眩、背恶寒、肢厥等症，用苓桂术甘汤合二陈汤调治，亦不失其治水之意。

（四）痰厥

痰厥是有形之痰，壅聚于胸膈，郁遏阳气，不得外达以致作厥。《伤寒论》说："病人手足厥冷，脉乍紧者，邪结在胸中，心下满而烦，饥不能食者，病在胸中，当须吐之，宜瓜蒂散"。此即论痰厥的证治。《医宗金鉴》对本证提出了脉证的鉴别，认为手足厥冷，脉微细者是虚寒，当温补治之，今脉紧劲，为寒实，是宜温吐。这种以脉论证的鉴别方法，可供临床参考。不过，还应将水厥与痰饮的特征，详细审证以资区别，不能随意吐之。如李士材治秦景明素有痰饮案，先用补益，后用涌吐，竟七补七涌，痰之窠囊始尽，继之以六君、八味竣功。这样补其虚，涌其实，使攻补各建其功。临床上用吐法者甚少，虽然说痰饮壅阻胸膈，因其高者可以越之，是因势利导的权宜大法，然此法毕竟攻伐伤正，尤以损伤胃气为甚，故具体运用必须十分慎重。

（五）气厥

气厥是阳气郁结于里，不能通达四肢，所以逆冷。《伤寒论》说："少阴病四逆，其人或咳，或悸，或小便不利，或腹中痛，或泄利下重者，四逆散主之。"本条虽冠以少阴病，但实际病机是阳郁不伸，气机不宣。且条文中未有恶寒、脉微细、神疲嗜睡等阳虚里寒证。而是因其有四逆，并举诸或然证以示鉴别，故不能误认为少阴虚寒证。李士材认为："此证虽云四逆，必不甚冷，或指头微温，或脉不沉微，乃阴中涵阳之证，惟气不宣通，是以逆冷。"《医宗金鉴》亦提出："四逆而无诸寒热证，是既无可温之寒，又无可下之热，惟宜疏畅其阳，故用四逆散主之。"李氏之见，《金鉴》所云，足以看出本证的特点。证之临床，其脉多弦而兼数。四逆散方是肝脾同治方，不仅阳郁肢厥可治，用于气机阻滞，肝脾不和的腹痛，诸如胃窦炎、肠炎、阑尾炎、胆囊炎、肝炎等，以四逆散加味，每能获效。

（六）血厥

血厥是寒凝血滞而厥。伤寒有手足厥寒，脉细欲绝，用当归四逆汤例。本证只是手足厥冷、脉形细小两症，它既不同于阳微阴盛的四逆汤证的寒厥，亦不同于热深厥深的白虎汤证之热厥，而是属于血虚寒滞作厥。其辨证要点是，脉细欲绝，细为血少，由于血虚寒滞，不能荣于脉中，四肢失于血的温养，故手足厥寒。临床常见的冻疮、脱疽、痛经，属于本证范围。实践证明，凡此类病者，又多平素血虚，复感外寒之邪，气血被寒邪所遏，血行不畅而罹患本病。故用当归四逆汤散寒行滞，温通血脉。血为肝所藏，血虚则肝寒，肝寒则血滞。故王晋三说："本方寓有治肝四法，如桂枝之辛以温肝阳，细辛之辛以通肝阴，当归之辛以补肝，甘枣之甘以缓肝，白芍之酸以泻肝，复以通草，利阴阳之气，开厥阴之络。"此说对当归四逆汤之剖析，可谓尽善。但必须指出的是，柯韵伯认为，本证应以四逆汤加当归，并谓既名四逆，岂能无姜、附。此说是不无疑义的。因为本证的手足厥冷，主要责之于血虚寒郁，与阴寒内盛阳气虚衰的厥逆，其病机病因决然不同，不能相提并论。进而言之，本证在原文中明确指出，内有久寒者，用当归四逆加吴茱萸生姜汤，尚且不用姜、附，恐其燥劫阴气，变生津涸液亡之证，只取吴茱萸从上达下，生姜从内达外，再以清酒和之，以期阴阳自和，四逆得温。所以，柯氏对本证的注释，笔者深感疑惑，实不可从。

（七）蛔厥

蛔厥是因蛔虫动扰而致厥。一般情况下，蛔虫寄生体内，人体温度恒定，虫不动扰。若因内在环境不适，蛔上入膈而烦，或闻食臭而出，其人当吐蛔，所以吐蛔是蛔厥的临床标志之一。其病机要点是：上热下寒，寒热夹杂。故有消渴，气上撞心，心中疼热，饥而不欲食，食则吐蛔。主方乌梅丸，是一个苦酸辛寒热并用的复方。尤在泾说："蛔得甘则动，得苦则安"，"蛔闻酸则静，得辛热则止，故以乌梅之酸，连柏之苦，姜辛归附椒桂之辛，以安蛔温脏而止其厥逆。"本方功效在于调和寒热，借其苦酸辛的寒热复合性能，起到安蛔定痛的作用。蛔既伏，厥自回。实践证明，乌梅丸驱蛔的效果并不明显，故程郊倩说："名曰安蛔，实是安胃，故又主久利。"这可说是经验之谈。临床用于治蛔厥，俟其蛔静厥回，还须继以驱蛔。用于胃肠道疾患，出现寒热夹杂的病机，其效多验。

（八）脏厥

脏厥是指内脏真阳极虚而引起的四肢厥冷。所谓"脏厥"，具体是指何脏？对此历来的注释家说法不一。喻嘉言认为，脏厥者，正指肾而言。柯韵伯认为急灸厥阴以救之，言外之意是指肝寒。他还指出，肤冷不烦而躁，是纯阴无阳，因脏寒而厥，不治之症。如果以柯氏的论述前后互参，明显是先有肝寒，而后才是肾寒。再结合本论"手足逆冷，烦躁欲死者，吴茱萸汤主之"的胃虚肝寒而逆冷之证，互相印证，那么，脏厥可以从两者来推论，一是肝寒及胃，手足厥冷，烦躁欲死，这是肝寒而致的脏厥，可用吴茱萸汤温肝散寒而止厥。一是肾虚阳衰，躁无暂安，是真阳浮越，阴盛格阳，当用通脉四逆加猪胆汁，回阳救逆而扶危于顷刻。从临床实践来看，前者肝寒犯胃，手足逆冷，多有干呕、吐涎沫等胃气上逆之证，虽手足冷，但不至于冷过肘膝而呈厥逆，其烦躁多因干呕、吐涎沫的苦楚而感不安，故只需温肝散寒即可；后者肾阳虚衰，手足厥冷，多有吐利、汗出（特别是鼻尖上出现汗珠）等心肾阳衰之证，其手足厥冷多过肘膝，烦躁则伴有无意识的动扰，故应大剂参附破阴救逆以回阳。应当细辨，不可有失。此外，脏厥与寒厥两者又有内在联系，其病因病机、治疗大法，又有不可分割之处，应当彼此参酌，在同中求异。总之，伤寒厥证，涉及病种多，病机复杂，变化速疾，应结合其他兼证，仔细审辨，务求立法遣方恰到好处，不然则后患无穷，难得化险为夷，以竟全功。

十三、脉浮数为什么宜麻黄汤

《伤寒论·太阳篇》第 52 条说："脉浮而数者，可发汗，宜麻黄汤。"这条经文乍看是不无疑问的。因为一般来说，脉数为热，浮数者为表热，似应采用辛凉的法治，若用麻黄汤之辛温法，似乎是不适宜的。

从《伤寒论》注家的意见来看，方有执认为"浮与上同（即与第 51 条脉浮者相同），而此多数，数者，伤寒之欲传也"。柯韵伯认为"数者，急也，即紧也"。黄坤载亦云：

“脉数即浮紧之变文，紧则必不迟缓，亦可言数，是伤寒之脉，当以麻黄汤发汗也。”《医宗金鉴》注云：“今脉浮与浮数，似不在发汗之列；然视其病，皆伤寒无汗之表实，则不妨略脉而从证，亦可以用麻黄汤汗之……”注家之见颇多，此不赘举。就从上述而论，可以概括为两种意见：一是见脉浮数者，不是发汗之列，故不必议麻黄汤之可与不可与。一是见浮数者，还当问其证情若何，如系表证俱在，仍宜麻黄汤以发之。我们认为，方氏之见与经旨更相近，他所提出的“浮与上同”，这足见没有孤立地看问题，联系到了浮脉主表，表证俱在，浮数者当然也可以用麻黄汤。尤其方氏点出此为“伤寒之欲传也”，更表明他是从伤寒的全貌来认识《伤寒论》的条文（按古本《康平伤寒论》版本，系将此条列在“二阳并病”条之下）和医理、文理都更合拍。此外，参照太阳篇第4条“伤寒一日，太阳受之，脉若静者，为不传，颇欲吐，若躁烦，脉数急者，为传也”的意思，本条脉浮数而用麻黄汤的问题，也就自有着落。亦可见本条是不能忽略前文而孤立对待，乃是仲景的详脉略证之省笔法，他在同一个病之下，举出若干不同的脉象，使之一隅二反，不会晦涩，所以说只要是无汗恶寒的脉浮数者，何尝不可用麻黄汤呢？诚然，如何才能使麻黄汤运用得更加恰到好处，这就应视其“传与不传”的界限，正如《医宗金鉴》所提出的“视其病，皆伤寒无汗之表实，则不妨略脉而从证，亦可以用麻黄汤汗之……”曹颖甫也同意见无汗身疼痛之证，无论脉浮及浮数者，皆可用麻黄汤以发之，与下后身重心悸脉浮，而尺中微者，自有区别，这两家的意见，是同意“有表实无汗之证，即使是脉浮数者，也可以用麻黄汤治疗”。

从临床实践来看，昔日陈作仁医案（《全国名医验案汇编》何廉臣集著）载“病者，周保善，四十一岁，江西新建人，住南昌城内，患伤寒病，因初春积雪未消，晨起窗外闲步，偶感风寒，即伤太阳之经。证为发热头痛，遍体酸痛，项强恶寒，蒙被数层，战栗无汗，病势甚暴，诊其脉左寸浮紧而数，右关尺两脉紧数，脉证合参，知系风寒两伤太阳之经证也，仿仲景麻桂各半汤主之……”另一案云“伤寒失表，口渴引饮，小便短赤，大便旬日不通，异常烦躁，依长沙圣法两解之”。按上列两案，前者为感寒即发，病情甚急，脉象浮紧且数；后者因病迁延数日，寒邪化燥，传经之势已显，但表证仍在，故不失其治，双解表里，甚为精当。

总之，读仲景之书，类诸此者不胜枚举，应当前后互参，左右揣摩，以求其奥旨落实于临床，不然则贻误匪浅。

十四、略谈麻杏石甘汤证

《伤寒论》第63条和第162条提出，发汗或下后，不可更行桂枝汤，汗出而喘，无大热者，可与麻黄杏仁甘草石膏汤。经文原意是汗下之后，表寒未尽消除，里热虽已形成，病势仍在太阳，因此用清内攘外的麻黄杏仁甘草石膏汤主治。但柯韵伯将两条原文中“汗出而喘”改为“无汗而喘”，“无大热”改为“大热”，是否恰当，尚值得研究和讨论。

以柯氏删改本条的用意看来，他主要是以“有汗不得用麻黄”和“无大热不得用石膏”为依据。他说：“仲景每于汗下后表不解者，用桂枝更汗而不用麻黄。”因而对原文进行了删改，他认为麻杏石甘汤是为汗后内外皆热阳气重而设，故不用桂枝加厚朴杏子汤，恐“桂枝下咽，阳盛则毙”。如果说因阳气重不用桂枝是指桂枝汤而言，则有汗不得用麻黄，也是指麻黄汤，因麻黄汤中有辛温助阳的桂枝，然而麻杏石甘汤证，正是因其外寒未净而里热已炽，故在麻黄汤中去桂枝之辛，加石膏之寒，把辛温变为辛凉，而且石膏用量特重，虽然是着重清解里热，与柯氏所谓阳气重，并不矛盾。至于“内外皆热”之说，也不完全符合麻黄杏仁甘草石膏汤证的病情，我认为内热则是，而外热则非，如仲景说：“身无大热”就是证明。因为如果是外热（即柯氏谓之大热）的话，决不可用辛温合甘寒的麻杏石甘汤，应当是用辛凉重剂白虎汤，如果仍用麻黄辛温，岂不是抱薪救火吗？再与《金匮》越婢汤证互参，均系身热汗出，却不忌用麻黄，可见麻杏石甘汤中的麻黄与大量的石膏同用，与本证并无抵触。若改为无汗而喘，反与太阳表实证的麻黄汤证相混，这是与经文实质不相符的。又以《伤寒论》中白虎汤证大热大汗与本方证对照，彼则寒邪全部化热，里热亢盛，此则寒邪大部分化热，里热虽盛而表寒未尽，因此前者用白虎专清里热，而后者则专清里热中兼解表之余邪。再从《论》中用麻黄取汗的服法来看，方后都有“温复取汗”的明文，而麻杏石甘汤方后则无此记载，也可知仲景主要用意不在发汗。总之，本证仍在太阳，既不是初感寒邪的无汗，也不是表寒完全化热入里的大热大汗，而是处于寒郁化热之间，汗出不透，身热不大，其兼症多有烦渴、舌苔薄黄、脉象浮数等。综上述柯氏更改本证原文的理由是站不住脚的。但柯氏有几句话说得很对，他说：“麻杏石甘汤是大青龙汤之变局，白虎汤之先着。”这就是说，大青龙汤证为表寒重里热轻，本证为里热重表寒轻，如果进一步发展，表寒尽化为热，变为纯里热证，那就要用白虎汤了。本证的主症为“身无大热，汗出而喘”，由于表邪尚未尽除，其汗出是不多不透的，但因里热已经形成，还可能兼有烦渴，舌苔黄多白少而脉浮数。它不仅和大青龙汤证脉浮紧发热恶寒身疼痛，汗不出而烦躁者不同（因其表寒重），也和白虎汤证大热大汗大烦大渴脉洪大（因其表里俱热）者有异。以上仅是一孔之见，还望贤者指正批评。

十五、国内研究伤寒学说的概况

成都仲景学术讨论会（1985 年）有论文 150 余篇。全部资料可分为临床观察、方药研究、文献整理、方法论探索、计算机技术运用等方面。现分三个方面综述如下。

（一）临床观察

张国均用《伤寒论》有龙牡的方，治心悸惊怯、烦躁不安的病，表现为心阳虚损、痰浊内阻、眩晕，以及麻黄汤发汗过甚，夏月汗出不止而形寒者均获卓效。刘俊士用乌头赤石脂丸治心绞痛、慢性荨麻疹、坐骨神经痛、风湿性关节炎等，认为本方不仅治“心痛彻背、背痛彻心”的冠心病心阳不足，而且可用于阴寒痼结的其他阳虚疾病；并认为乌头附子的镇痛作用优于吗啡。覃义昌用真武汤治眩晕（前庭神经炎），重用方中术、附各 30g，服 15 剂痊愈。杨宁报道五苓散治出血热少尿与多尿双重作用，认为不独与肾脏受损有关，与膀胱气化不利密切相关。经治 20 余例疗效满意。刘景祺与赵美珍报道用苓桂术甘汤治眩晕（包括链霉素中毒性眩晕）、冠心病、传导阻滞、心动过缓、四肢麻木、小叶增生、风心病心衰、房颤等疗效显著，并认为主症是胸脘满闷、头晕；主脉左关滑、寸尺沉细，右寸关尺滑是共同症，可不受中西医病种所限，异病同治。江尔逊用桂枝汤治荨麻疹，用芍药甘草汤治汗后恶风寒等。熊曼琪用附子泻心汤治中风、十二指肠壶腹部溃疡合并出血、浅表性胃炎等，药后大便次数略增，是火热下泄，邪有出路的佳兆。李文光用甘草泻心汤治慢性胃炎、消化道溃疡、久泻久痢、贲门炎症性痉挛、食管炎、久泻脱肛、便血、大便失禁，胃神经官能症、小儿口腔溃烂等获良效。许金星用桂枝汤治产后漏汗、高热、腹痛、风疹均效。陈淑长用大黄牡丹皮汤治单纯性阑尾炎、急性化脓性阑尾炎成脓早期、肠痈挟眩晕（即高血压者并发阑尾炎）有肯定疗效。王国礼认为出血热病的发热、低血压、少尿、多尿、恢复5个过程，对探讨伤寒六经病证及其传变很有意义。发热期柴胡桂枝汤为第一方，随岁气燥湿之异，采用过黄芩汤与黄连汤；少尿期用五苓散（有一例投药后24小时尿由500ml增至1000ml），出血即属“蓄血证”，用桃核承气汤；发热与低血压期重叠用大陷胸汤；发热与少尿期重叠用大承气汤、调胃承气汤；出血发热、低血压双期重叠用四逆散加茯苓、附子；出血热休克、高血容量、肾衰、心肌炎等各种危重证，抢救脱险后，惟四肢厥逆不回，用当归四逆加吴茱萸生姜汤迅速回温。他认为出血热病少阳病很少单独出现，小柴胡汤常为善后调理剂；太阴病多属寒凉攻下所致，用理中汤调治；出现痞满用半夏泻心汤最多见，后期应用较多；多尿期一律用金匮肾气丸改汤服疗效好。王文璞介绍黄连汤在流行性出血热中的应用，13例中有重型及危重型12例，以本方治4例，中型1例疗效满意。并认为本方对控制渗出、抗低血压倾向、缩短少尿期、减轻心肝肾损害，治疗腔道出血等具积极作用。解生田用苓桂术甘汤、泽泻汤、小半夏汤加味治梅尼埃综合征。认为本病的眩晕，实为水饮内阻，以温阳蠲饮，健脾利水屡验。赵冠英动用小柴胡汤的加减是：外感高热身痛去参加生石膏、知母、羌独活、防风、荆芥、板蓝根、玄参、菊花、白芷、葛根；高热咳嗽去参、姜，加麻黄、杏仁、生石膏、知母、鱼腥草、野荞麦根；胃下垂食欲不振，脘腹胀满去生姜、黄芩、半夏，加黄芪、白术、升麻、枳壳、生三仙、鸡内金；胃脘隐痛、恶心嗳气去生姜、黄芩，加白术、黄芪、枳壳、延胡、白芍、陈皮。食少腹痛，大便溏泻去生姜、黄芩、半夏，加黄芪、白术、枳壳、云苓、肉豆蔻、生三仙；急性胰腺炎去半夏、生姜，加黄连、木香、延胡、生大黄、芒硝、白芍。胆囊炎去半夏、生姜，加茵陈、蒲公英、金钱草、黄连、郁金；痛甚者再加延胡、姜黄、白芍、乌药；慢性肝炎去生姜、半夏，加茵陈、蒲公英、白花蛇舌草、虎杖、丹参；食纳欠佳，厌油腹满，去生姜、半夏，加延胡、川楝、郁金、赤白芍；胆道蛔虫去生姜、半夏、甘草，加黄连、川椒、乌梅、大黄、苦楝皮、槟榔；泌尿道感染去生姜、半夏，加黄柏、车前草、竹叶、萆薢、连翘。朱进忠用小柴胡汤治发热（感冒、尿路感染）、郁证（心肌梗死抢救后的胸满气短）、心悸怔忡（冠心病心律失常、风心病二尖瓣狭窄）、神经性咳嗽、呕吐以及右胁痛、左脐腹痛、产后便秘、月经不调等获效。丁林魁治疗一批顽固性过敏性紫癜病（关节型、腹型）经中西药治疗无效，予柴胡桂枝汤、桃核承气汤显效。王烈臣认为“休作有时”就是病发有时，他治一例定时发热（大叶性肺炎痊愈后复发病）、荨麻疹、经前期紧张症等均属枢机失调，可视为“病作有时”，用小柴胡汤取效。盛淦新还用葛根汤于伤科的颈部扭伤、颈椎病、创伤性骨膜炎等均获效。

（二）理论探讨

万友生教授认为，伤寒和温病两说不仅在病名、病因和证治上都属于外感病范畴，应当冶为一炉，融为一体，而且从临床实际看，也只有寒温统一，才不致失之于偏，从而提高疗效。万老就寒温统一的基本概念，在病名、病因、证治等从源到流地作了论述，并结合流行性感冒、流行性乙型脑炎、流行性出血热病的临床资料，印证寒温统一的必要性和可能性。杨麦青提出：伤寒传经和六经的假说。从生理病理的角度来阐述传经是综合征的变动。并提出六经病证的本态，如太阳病可能是机体在发病初期由内而外发生的最初病理生理防御性反应。阳明病多为太阳病的延续，其实质是机体对外界刺激因子所引起的强烈反应，是机体自身血管神经反应性亢奋改变为主的疾病过程等。还从临床实验对“假说”验证作了观察。他们对流行性出血热病做了DIC、BUN和补体C_3的检查。最有意义的是按《伤寒论》理法辨证，凡判定为DIC者均是“蓄血证”，投桃核承气汤后则DIC消失，BUN迅速下降，C_3恢复，症状迅速好转。反之则成为“其人如狂”，出现神经系统症状。高德指出六经辨证包括了八纲和脏腑证治的内容，是中医辨证的基本治则。秦书礼认为伤寒与金匮的辨证论治特点是：辨证体系原出一辙，伤寒杂病皆重视传变，分类不同，机制一致，都是审证求因，整体辨证，因时，因人，因地随证治之。陈治恒与孙佳霞对伤寒五泻心汤所治痞满证的几个问题作了归纳，一是痞满证的概念及其病变基础；二是五泻心汤所治痞证的不同特点；三是五泻心汤的组成规律及煎服注意事项等。董秀芝就仲景顾护胃阴，从胃阴说的起源，胃阴与五脏之阴的关系（包括胃阴与脾阴、肝阴、肾阴、心阴、肺阴的关系），胃阴虚之成因，胃阴虚之治法（甘寒养阴、急下存阴）等作了归纳，并认为明清温病学说，就是在《伤寒论》的基础上发展起来的。秦芪林从《伤寒》与《金匮》两书中归纳了仲景的活血化瘀的若干问题。首先肯定仲景是活血化瘀辨证论治的先驱。并以六经之病均可成瘀、六经及杂病成瘀之病机、瘀证的证候及脉象、瘀证的治法等做了整理。陈明光报道了以泄热逐瘀的桃核承气汤治闭经如狂，以温经逐瘀的温经汤治痛经；以泄热逐水的大陷胸汤治结胸；以软坚逐瘀的水蛭、昆布、当归、赤芍、土鳖、白芥子等治急性栓塞性脉管炎；以桃核承气汤治阴道血肿；以活血化瘀合补益的黄芪五物汤加马鞭草治低热等均获效。刘采倩归纳瘀血为6个证型：即血因热结的蓄血证，血因气结的癥瘕、疟母、血痹证，血因水结的水与血俱结在血室证，血因湿热而结的女痨疸兼有瘀血证，血因营卫不和而结的疮疡肠痈、干血证，血因离经而结的半产、崩中、恶露不尽、胞衣不下证等，治以攻下为总则。治愈标准是“下血乃愈”。并提出仲景首揭“痕血”病名，首创虫类药的应用。杨麦青对并病提出了讨论，认为慢性病复感外邪，不应与《论》中并病相提并论。白光中认为合与并是有显著差异的，合：同也，并：兼也。前者有协同共同的意思，后者有先后而合之义。病机有差别。李永安认为坏病者，言为医药所坏，其病形脉证不复如初。误治之后阴阳无复纲纪，证候紊乱，难以正名也。变证坏病多集中在太阳病篇，是疾病早期阶段犹如花草初露难以辨认，故“观其脉证，知犯何逆，随证治之”。陈勤认为并病有别于六经分证，是在六经分证治疗失误时出现的各种复杂变证。贾书卫提出“寒热错杂证”的治疗要领：一识药性，二察本质，三辨主次，四达常复，五明虚实。张英臣提出六经皆有腹满证，以太阴虚寒与阳明实热导致的腹满为多见。必须因人制宜补不足，损有余，协调阴阳，补偏救弊。张兴恩提出方证七个要素和两大特性：七要素是主治证、适应证、禁忌证、兼挟证、变化证、坏病证和类似证。两大特点是理论性和实践性。前者七要素阐明伤寒六经病证的传变规律，从而构成了六经病辨证论治的理论框架；后者在方证理论的指导下，有效地指导实践。苏子卿对伤寒疑似证的辨析：辨潮热并非尽是阳明里实热结；辨不大便不尽是阳明腑实；辨脉迟多汗有表虚里热之分；辨脉浮紧有表实与里实之异；辨吐利手足逆冷非尽是少阴虚寒；辨四逆并非仅见少阴阳虚阴盛。罗仁等对水气病的概念、范围、证候、治法、方药作了归纳。认为牡蛎泽泻方的“海藻洗去咸”入药，是水肿忌盐的先导。吕乐远提出辨“过渡证”，认为过渡证是介于彼此联系的两个证候的中间病理状态，或是证候即转化时的“临界状态”。辨过渡证的意义有：①把握病势；②阻断病传。郭子光对《伤寒》与《金匮》中的康复医学进行了整理，《论》中“瘥后劳复”一章中的四个证治，为后世十四证奠定了基础（十四证是沈金鳌《伤寒论纲目》所载）。郭忠民提出《伤寒论》中升降学说有六：①脾升胃降斡旋中州；②肺之橐籥主气出入；③肝胆疏泄畅达气机；④坎上离下水火交融；⑤扶正祛邪补虚泻实；⑥转归预后权宜升降。廖金标提出伤寒治胃脘痛八法，即温中治胃、滋阴治胃、疏肝治胃、和中治胃、化饮治胃、降逆治胃、泄热治胃、温肝治胃。汤久恒对《论》中113方用芍药29方的配伍和各经的运用作了归纳。陈炯对《伤寒》与《金匮》30余方用大黄归纳为：①用于攻下；②用于泻火；③用于逐瘀；④用于逐水；⑤用于退黄；⑥其他用途，并对其禁忌、煎服法作了概述。吴元坤与王久春对《论》中用附子的规律归纳为：①汗后阳虚变证；②下后阳虚变证；③汗下后阳虚变证；④风湿痹痛；⑤少阴寒化证；⑥少阴下利里寒证，并指出附子中毒一是超量，二是配伍不当，三是煎煮时间短，四是患者体弱。若有中毒者可以生姜、甘草煎汤服。或用大量阿托品可以减少死亡。黄代宣、陈耀璋对《论》中姜、枣、草的配伍规律归纳为：甘草，一阴阳气血两补，二补中益血，三调和胃气，四调和诸药；生姜，一温中和胃，二宣散水邪；干姜，一温中散寒，二温化水饮，三回阳救逆；大枣，一补中益气血，二健脾，三缓解主药的药性。姜枣并用，一调和营卫，二调和气血，三调和表里，四调和胃气。总之，甘草、姜枣虽不是主药，但协助主药加强治疗作用。钟义祥对《论》中用桂枝归纳为：①桂姜合用温阳解肌；②桂芍为伍调和营卫；③桂草组合心阳得复；④桂麻相配发汗解表；⑤桂与苓术化气利水。齐仕元从《论》中用药法，谈及影响疗效的因素，强调用药方法的可贵经验。徐荣庆、王明杰对成无己的《注解伤寒论》和《伤寒明理论》进行整理归纳。徐如恩对《经方实验录》进行整理归纳。唐明华、黄惠安对张仲景谥“医圣”及其生平与长沙太守作了考证。

（三）方法论探索

周衡以“仲景学说与兵家思想”为题，指出仲景著作虽未直接引用兵法语言，但确可窥其兵家思想。林鹤和认为《伤寒杂病论》的哲学思想《伤寒》有六个方面，《金匮》有三个方面。王辉武认为仲景的临床思维方法，主要表现重视病史采集，详于四诊：善于处理主证与兼证，整体与局部的辩证关系等。陈瑞春认为《伤寒论》中常用的逻辑方法有比较、分类、分析、综合、推理等几个方面。郭伟琪以“伤寒方证病机的逻辑研究”为题，对“病机”作了深入研究。刘建奇以“试论六经辨证体系的质量时空统一观”为题，探讨了伤寒六经辨证体系所蕴含的独特的质量时空统一观。认为确定质量时空特性既是辨证程序的终点，又是论治的依据，作为辨证与论治的逻辑联结线，质量时空统一观贯穿于六经辨证论治思维活动全过程。郑家贵论述了《伤寒论》的观察疾病方法的特点，认为要使《伤寒论》的研究有新的发展，必须在方法上有所突破。银廷怀以“心理定势”与《伤寒论》为题，探讨了《伤寒论》中的心理定势。许世瑞就“六经病证与时间医学”进行了临床病例统计分析，如肺炎、糖尿病、功能失调性子宫内膜出血症、支气管哮喘、梅尼埃（美尼尔）综合征、冠心病等，其症状加重或减轻，都和时间规律非常吻合。魏炜佳就

“《伤寒论》的微机汉字辨证查询系统初步开发”做了大量工作。陈淑华以微机辅助《伤寒论》辨治轻型小儿病毒性肺炎。凭世祥就《伤寒杂病论》的模式和发展方向作了探讨。高宏成等假设“六经辨证立体图”。夏洪生等从仲景学说的创立探讨中医内科学研究的思想和方法。

总之，会议资料普遍认为，研究仲景学说的基本理论，辨证论治的精神不能丢，同时也要与时代同步，用现代科学知识与方法加以研究，才能得到发展。在研究过程中，必须注意：尊重原著，以原著为研究对象，以免引起混乱；要立足于临床，才有生命力；用多学科知识、多层次、多思路、多途径的开发性研究，才能促使其迅猛发展。

十六、略论伤寒救阴法

《伤寒论》中寒化证居于首位，治疗大法，侧重于辛温。故有“伤寒法在救阳”的说法。其实，深究全论大法，“救阳”固然占主导，而“救阴”的理论亦散见于全书，同样是《论》中治法的重要组成部分。不仅如此，其救阴大法，对于后世温病学的发展，有着极为重要的影响。因而，应当在了解救阳法的同时，对救阴的大法，也必须深入研究，才能窥视《论》中治法的全貌。本篇就《论》中的救阴法，结合临床运用。归纳整理如下。

（一）清热救阴

凡外感热病，邪热入里化燥，势必伤阴。如原书说：“服桂枝汤，大汗出后，大烦渴不解，脉洪大者，白虎加人参汤主之。”又说：“伤寒，脉滑而厥者，里有热，白虎汤主之。”（按：上述两条应参合其他白虎汤证原文精神）前者因表邪入里，化热伤津，热邪充斥，病势亢盛，故而出现“五大症”；后者热邪内伏，热深厥深，即所谓“热厥证”。二者姑论其热邪有内外之别，而其热盛化燥，劫灼津液则是一致的。所以，均可以用白虎汤重剂，撤热除蒸，保存津液。张锡纯说：“方中重用石膏为主药，取其辛凉之性，质重气轻，不但长于清热，且善排挤内蕴之热息息毛孔达出也。用知母者，取其凉润滋阴之性，即可佐石膏以退热更可防阳明热久者之耗真阴……。”（医学衷中参西录·下册．保定：河北人民出版社，1974. 423）张氏善治伤寒之学，对石膏研究至深，尤以用白虎独具卓识，值得效法。进而言之，《论》中用白虎及其加人参的目的，均在于保存津液以救阴。因为大汗大渴脉洪大之证，为热邪充斥，势必伤及阴津，恐白虎之达热可以，救阴不足，故加人参以益气救阴。同时，后世从热盛伤血的病机着眼，以白虎为基础，加入凉血清热的犀角、玄参，改名化斑汤，突出其清热凉血化斑的功用，是有临床意义的。此外，伤寒瘥后劳复中，有因伤寒虚羸少气，欲呕吐者，用竹叶石膏汤。本法亦属救护胃阴，益气降逆。笔者认为，方中半夏一味，因其性味辛燥，若热病后期胃阴不足，恐有燥热劫阴之嫌，代之以竹茹或枇杷叶，更为切合临床。

【案一】刘某，男，25岁，农民。病者初则感冒，咳嗽，发热，自以葛根、荆芥、山栀子等家常药，煎汤频饮，汗出热退。次日，继之高热，体温39.6℃，汗出，咳嗽气憋，胸痛，痰色黄稠，口渴饮水，大便未解，小便黄短，脉象浮弦数，舌苔黄略干，拟用银翘白虎汤加减：

银花15g，连翘、知母各10g，生石膏20g，桑皮、全瓜蒌各15g，黄芩10g，芦根

30g，杏仁、前胡各10g，甘草6g，水煎，日服2剂。

二诊：服上药后，热退渴减，咳嗽胸痛等症依然，守原方再进1剂。

三诊：热已退净，惟咳嗽，胸痛未除，痰色黄稠，大便已通，溺少，脉仍数，舌薄微黄，继以清肺止咳，平其余波，药用：

前胡、沙参、百部、杏仁各10g，桑皮、瓜蒌壳各15g，冬瓜仁30g，甘草6g，桔梗10g。进3剂而愈。

（二）泄热存阴

伤寒邪热入里，病传阳明，其人多汗，津液外出，胃中燥热，大便必硬，此乃阳明化热成实，病机中心在胃肠，病变的因果关系是，热邪内聚胃肠，阻滞气机不利，致成里热实证。所以，原书说："……腹满而喘，有潮热者，此外欲解，可攻里也。手足濈然汗出者，此大便硬也，大承气汤主之。"《论》中承气汤的临床特征，约之为：潮热，谵语，手足汗出，腹胀满痛，不大便等症，即前人所谓"痞满燥实坚"的意思，故应攻下逐实，以存胃阴。用承气者，以硝黄泄热，以朴实行气，泄热行气并用，使之达到清热顺气，泄热以存阴的目的。但必须明了，阳明有急下三证，其症虽只提"目中不了了，睛不和"，以及"发热汗出多"等，其所述之证。似乎可下的腹征不足，然而，这些需急下的表象，正是热盛于内，热极阴伤之甚的特征，非急下釜底抽薪，不能制其燎原之势。因此，尤在泾认为："……治之者，如救斗然，迟则正被伤。"（伤寒贯珠集·卷三. 上海：上海卫生出版社，1956. 13）所谓正伤即指阴液耗竭的意思。如不急于攻逐胃肠之实，势必损伤胃阴，故阳明三急下，旨在救护胃阴。还必须指出，《论》中攻下逐热大法，无疑是对胃肠实热结聚之腑实证，可以取得急下存阴之功。但严格地分析，此法只撤胃中之热，尚不足滋胃中之阴，故温病家合攻下与滋阴法同用。如增液承气等既清热又滋阴，两者配合，相得益彰，实在是发伤寒之未备，值得借鉴。

【案二】魏某，男，32岁，工人。病者因烧伤面积达80%以上而入院，病者神志模糊，时而烦躁不宁，手足扰动，口渴饮引，唇裂齿干，大便秘结，小便短赤，舌苔焦黑而干，中心黄黑，脉弦实数，体温39.8℃。本病因于烧伤，火热消灼，热毒化火，故以承气合黄连解毒汤加减：

生大黄、元明粉（冲）、枳实、黄连、黄芩各10g，麦冬15g，石膏、生地、玄参各30g，炒山栀10g，沙参30g，连翘10g，银花、蒲公英各15g。即服频饮，日进2剂。

服上药头煎后，神志稍定，躁扰略减，病人入睡，约2小时许有便意，即下柏油样大便，溏粪异臭。继进第二煎，病人又入睡，其状如甜睡，呼吸均匀。醒后又进第二剂，大便连续泻下5~6次，量不甚多，色黑稀溏。第二天，病者精神清醒，体温降至37.8℃。脉数弦实减，舌薄苔黄，遂减药量，再进1剂。第三天，体温正常，饥而思食，进稀粥将养调理。结合西药外治，逐渐恢复。

（三）润燥养阴

阳明有胃强脾弱的脾约证因为弱者受强者之约束，气馁不运，脾失转输，不能布津，但输膀胱，所以小便数，大便硬。程郊清说："脾约者脾阴外渗，无液以滋，脾家先自干槁，何能以余阴荫及肠胃，所以胃火盛而肠枯，大肠坚而粪粒小也，麻仁丸宽肠润燥，以软其坚，欲使脾阴从内转耳。”（南京中医学院伤寒教研组编．伤寒论译释·下册．上海：上海科学技术出版社，1962. 844）程氏指出本证是脾阴不足、胃火燥盛，因其津伤有热，所以采用麻子仁丸润肠滋阴通便。此外，《论》中尚有少阴咽痛证，亦属阴虚津耗、虚热内扰，故以猪肤汤清虚热、止咽痛，使之润燥以滋阴。

【案三】王某，男，56岁，干部。病者素体瘦弱。大便经常不畅，有时3~4日一行，少腹微胀，粪如羊屎，舌苔少质偏红，脉细弦。拟用润燥滋阴法，仿麻子仁丸增损：

大黄6g，枳壳10g，厚朴6g，生地、制首乌各15g，白芍、杏仁各10g，火麻仁、玄参各15g，白蜜一匙冲服。上药嘱其隔两日服1剂，共服6剂。后访视，半年之内均无便闭。

（四）降火滋阴

少阴有阴虚阳亢，心烦不得卧的黄连阿胶汤证。本证是少阴热化证，推究其病机，关系到手足少阴的心与肾。肾属水，心属火，水不升，火不降，心肾不交，所以不能安寐，故心中烦，不得卧。不过，心烦与不寐，又是相互影响，互为因果的。因为心烦而影响睡眠不能安卧，不能安寐而使心烦益甚，故欲求其安寐，必先除烦。而除烦又务在滋肾阴制心火。黄连阿胶汤方是清热滋阴并行，确为交通心肾之良方。但应指出，本方与栀子豉汤主治相同，其鉴别要点是：前者为阴虚阳亢，其舌质必红绛，且或干燥乏津，并无热扰胸膈的见症；后者为热扰胸膈，其舌质多见黄苔，并有心中懊侬、心中窒、心下结痛等症。所以，一者宣清郁热，一者降火滋阴，不能不辨。

【案四】章某，女，53岁，干部。病者有肺结核病史，长期间歇低热，寝汗，五心灼热，夜不成寐，大便干燥，小便黄，舌苔薄黄质红，中心少苔，脉细弦数。拟用滋阴降火的黄连阿胶汤加味：

黄连、黄芩各6g，白芍10g，阿胶15g（烊服），生地15g，知母6g，桑皮10g，百合15g，浮小麦30g，鸡子黄1枚（冲）。

服上药5剂，诸症悉减，夜能安睡，继以清肺养阴调理。

（五）利水育阴

阳明病篇有“若脉浮发热，渴欲饮水，小便不利者，猪苓汤主之”的阴虚有热，水气不利之证。这里的发热，渴欲饮水，与白虎加人参汤证的机制雷同，其鉴别之处，在于小便利与不利。小便通利而烦渴大汗，属热灼津伤，应以白虎加人参汤清热生津；小便不利而无大汗出，是阴虚有热而水气不利，故以猪苓汤清热利水滋阴。同时，《论》中指出：“汗出多而渴者。不可与猪苓汤”的禁例，这是情理之常。但从这一禁例中可以得到启示，猪苓汤的主要作用是利小便，旨在清泄下焦湿热，育阴润燥。所以，临床上凡下焦湿热，要使之利水而不伤阴，猪苓汤法是最为恰当的。

【案五】高某，女，干部。患慢性肾盂肾炎，因体质较弱，抗病能力减退，长期反复发作，经久治不愈。发作时有高热，头痛，腰酸，腰痛，食欲不振，尿意窘迫，排尿少，有不快与疼痛感。尿检查：混有脓细胞，上皮细胞，红、白细胞等。尿培养有大肠杆菌。中医辨证：此属淋病范畴，是湿热侵及下焦。即书原方予服：

猪苓、茯苓、滑石各12g，泽泻18g，阿胶9g（烊服）。水煎服6剂后，诸症消失，并服肾气丸类药物，以扶正而巩固疗效。

（本案摘选自岳美中．新中医．1977 年增刊 2）

（六）柔肝复阴

《论》中以酸甘配伍而达到柔肝复阴的目的，其代表方是芍药甘草汤。芍药酸苦，甘草甘平，酸甘既能化阴，又能养血，是柔肝复阴之首方。吴遵程说："芍药甘草汤，甘酸合用，专治荣中之虚热，其阴虚相乘，至夜发热，血虚筋挛，头面亦热，过汗伤阴，发热不止，或误用辛热，扰其荣血，不受补益者，并宜用之，其血虚挟热者之神方。"（伤寒论译释·上册．378 页）本方在《论》中记载甚详，临床运用亦广。原书中治伤寒脉浮，自汗出，小便数，心烦微恶寒，脚挛急，并治腹中不和而痛等症，皆取其酸甘合化，柔肝缓急。由于本方长于滋养阴血，和营止痛，作用专一，所以用其主治脚挛急，是因为肝主之筋，营阴不足，不能濡养筋脉所致，故以酸甘配合，柔肝以复阴。

【案六】王某，女，50，农妇。病者患脚挛急抽筋一年多，天气寒冷发作更甚。每隔一二日发作，甚或每晚均发，发作时腓肠肌抽搐起包块，务必用手揉擦，使劲伸直脚踏着床沿，或起床行走，才能缓解。有时一晚发 2 次，痛楚难忍。面色淡黄，舌淡少苔，脉细略弦。拟用柔肝养阴，益气活血法，以芍药甘草汤合当归补血汤加味：

白芍 12g，炙甘草 10g，生黄芪 15g，当归、木瓜各 10g，牛膝 12g，伸筋草 15g。并针刺承山穴（双），隔姜灸 5 壮。

服上药及针灸后，当晚即未发。继进原方 6 剂，脚抽筋未复发，近期显效。

（七）通阳补阴

《论》中通阳补阴即是复脉法，见于伤寒脉结代，心动悸之证，用炙甘草汤主治。临床上结代脉并见，则多属于阴血大虚，真气不续的现象。而结代脉又与心动悸同时并见，是为气血虚弱，阴阳不足之证，故应通阳补阴，以炙甘草汤滋补阴血，通阳补气而复脉。吕搽村说：方中"以炙甘草坐镇中州，而生地、麦冬、麻仁、大枣、人参、阿胶之属，一派甘寒之药，滋阴复液。但阴无阳则不能化气，故复以桂枝、生姜宣阳化阴，更以清酒通经隧，则脉复而悸自安矣"。（引自《伤寒论译释》上册 716 页）本方养阴复脉，贵在滋阴补血之中，寓有宣通阳气。但认真深究，从炙甘草汤的功用主治来推论，实际是《论》中惟一的补阴大法，后世温病家以本方化裁的加减复脉汤、大定风珠方等，使之发挥其救阴之所长，既取法于伤寒而又高于伤寒。

【案七】陈某，女，21 岁，学生。患者自述心悸，胸闷气憋，尤其以阴雨天气压低，胸闷更甚。脉象结代，舌淡红润。心电图为窦性心律、室性期前收缩。处方炙甘草汤加减：

炙甘草、党参各 15g，桂枝 6g，生黄 15g，麦冬 10g，生地 15g，火麻仁、阿胶各 12g（烊服），大枣 4 枚，丹参 15g，以米酒煎服。服 5 剂后，心悸好转，结代脉减少，气憋感亦减轻，守原方又进 15 剂，结代脉恢复，取得近效。

综诸上述，《论》中救阴大法，是全书治法的主要组成部分。概括起来，三阳病多外感热盛，病多在腑，以劫灼胃液为主；三阴病多内伤杂病，病多及脏，以耗损肾阴为主。

所以，《论》中救阴的特点是：三阳病救阴以护胃液，三阴病救阴以救肾水，这又是同中之异。此外，应当指出，《论》中“潜阳敛阴”法，确实是遗而未备。再则，原书的茯苓四逆汤之回阳益阴，四逆加人参汤等扶阳救阴，也包含有救阴的一面，但因其毕竟重在救阳，这里就略而不论。

十七、《伤寒论》治肝法的运用

伤寒六经辨证，其病理变化主要是落实在脏腑之上，而脏腑病变又以六经概括，因而六经辨证与脏腑的关系是不可分割的。《论》中有关治肝大法，有方可循，有法可效。本篇试将《伤寒论》（以下简称“原书”）治肝法的运用加以归纳整理，并列举病案说明之。

（一）温肝散寒

肝属厥阴，寒邪侵袭于肝，则为厥阴肝寒之证。原书说：“干呕，吐涎沫，头痛者，吴茱萸汤主之。”此即厥阴肝寒，浊阴上逆之候，故用吴茱萸汤温肝散寒。《论》中用吴茱萸汤温肝散寒法有三：一为阳明“食欲呕吐”；一为少阴吐利（按：应以吐为主）；一为厥阴干呕，吐涎沫，头痛。笔者认为，仲景虽在阳明、少阴、厥阴病皆列有吴茱萸汤证，但三者的共同点都是由于寒伤厥阴，下焦浊阴之气上逆于胃而产生干呕、吐涎沫等症。深究其所吐之物为清水涎沫，乃厥阴寒邪犯胃，胃阳不布，故产生涎沫，与脾虚湿胜所生之痰相比，病理产物不同，病所亦殊有别。临床上吴茱萸汤证的干呕，多有气机冲逆，嘈杂并见，头痛则在巅顶（按：厥阴经脉上会巅顶）为甚，且有空虚之感。同时，与胆胃实热之证比较，彼则为实热，此则属虚寒，不难鉴别。

【案一】余某，女，49岁，保管员。患者头晕，干呕一月余，经治不已。现症头顶空虚状，面色苍白，胃脘部胀疼，嘈杂冲逆，吐清水，晨起头晕干呕更甚，进食后好转，食欲不馨，大便软，舌淡苔白，脉象细软。钡餐透视，除外胃和十二指肠溃疡，诊断为胃窦炎。用吴茱萸汤加味：

吴茱萸10g，党参15g，炙甘草6g，淡生姜4片，大枣3枚，法半夏、陈皮各10g。水煎服，每日1剂。

服6剂后，诸症悉减。惟头有空虚状，食欲不佳，舌润，脉缓弱，继以六君子汤加味，服10剂食量倍增，一切正常。

（二）柔肝缓急

肝属刚脏，肝性强急。《论》中治伤寒脉浮，自汗出，小便数，心烦，微恶寒，脚挛急，并治腹中不和而痛等症，皆取柔肝缓急之剂，如芍药甘草汤即是。本方长于滋养阴血，和营止痛，作用专一，是缓肝之剂的首选方。因为土虚木旺，肝木乘脾则腹痛，用白芍酸收苦泄，能行营气而泻肝木，甘草甘缓，能和逆气而补脾土，甘缓相合，故可主治腹痛。同时，由于芍药和营益阴，力专止烦，故《论》中反烦，更烦，心悸而烦者，皆主以芍药。再则，《论》中用芍药甘草汤主治的脚挛急，是肝主筋，营阴不足，不能濡养筋脉所致，用酸甘缓急而收捷效。临床上用本方加味治溃疡病、痢疾、痛经、肾绞痛等，其所治不同，但假芍药酸以柔肝，合甘草之甘以缓急，作用机制乃是同出一辙。

【案二】黄某，女，24 岁，学生。患者两膝关节疼肿大，行走不便，屈伸不利，腓肠肌挛急，头晕口渴，大便干燥，脉缓而弦，舌薄黄润，用芍药甘草汤合三妙散加味：

白芍 15g，炙甘草、苍术、黄柏各 10g，牛膝 12g，每日 1 剂，随症加减。服 10 剂后诸症消失，未作其他治疗。

（三）抑肝培土

肝木横逆乃克脾土，土虚又可招致木克，两者互为因果。其为病多腹中挛急作痛，治则抑肝培土，缓急止痛。《论》中说："伤寒阳脉涩，阴脉弦，法当腹中急痛，先与小建中汤……"又说："伤寒二三日，心中悸而烦者，小建中汤主之。"本方以桂枝汤为基础，变辛温调和营卫为甘温建中补虚。方中以甘药为主，甘味守中，有缓中补虚之功。《论》中前后两条叙症虽不同，一为阳脉涩，阴脉弦，病在肝脾不和；一为心悸而烦，病在心脾两虚。两者均以小建中汤获益，此乃甘药能滋养脾胃，生长营血，肝得之木气疏畅，心得之火用复明，腹中急痛，心中悸烦可收效，一方两用，异曲同工。

【案三】杨某，男，42 岁，工人。病者胃脘部疼痛多年，经诊断为胃溃疡而转中医治疗。主症胃脘部刺痛，痛甚则呕恶，吐酸水，食入则胀，大便溏而不爽，时有黑粪，脉象细涩，舌淡苔润滑，边有痕点，用四逆散合良附丸加味：

柴胡 6g，白芍 12g，党参 15g，陈皮 6g，良姜、制香附、川木香、枳壳各 10g，丹参 12g。每日 1 剂。

服 5 剂痛减呕止，大便清爽无黑粪。又服 5 剂疼痛消失，精神好转，食量大增，二便正常，脉缓略弦，舌边痕点消失，舌苔薄润，改投小建中汤加味：

桂枝 6g，白芍 12g，当归 10g，生黄芪、丹参各 15g，川木香 6g，大枣 2 枚，生姜 3 片，饴糖 30g（冲服），炙甘草 10g。每日 1 剂。服 15 剂后已正常上班，近期显效。

（四）养肝通络

肝主藏血，肝血虚寒不能温煦经脉，则手足厥寒而脉细欲绝，《论》中说："手足厥寒，脉细欲绝者，当归四逆汤主之。"本证素有血虚，复感外寒，气血被寒邪所遏，流行不畅所致。王晋三认为本方"寓有治肝四法，以桂枝之辛以温肝阳，细辛之辛以通肝阴，当归之辛以补肝，甘草之甘以缓肝，白芍之酸以泻肝，复以通草利阴阳之气，开厥阴之络"。当归四逆汤的主要功用，概而言之，即是温运血行，散寒通络，临床用于痹证、冻疮、痛经等病证，取其养肝通络，颇具卓效。

【案四】卢某，女，21 岁，学生。患者月经一直不正常，每于临经腹痛，血量少颜色淡，经服四物养血，逍遥疏肝罔效。且每年冬天必发冻疮，两手背肿大，皮肤发紫，甚至溃烂，脉象细涩，舌质淡红。拟当归四逆汤加味：

当归、白芍各 10g，桂枝、通草、甘草各 6g，细辛 3g，吴茱萸 5g，制香附 10g，益母草 20g，大枣 3 枚。

嘱每月经临服 5 剂，自腹痛开始服用，至经净停服。坚持服用 4 个月，痛经缓解，当年冻疮发作大减。

（五）疏肝理脾

肝性疏泄喜条达，肝郁则气滞影响及脾，导致肝脾不和，产生腹痛泄利下重等症，正是木邪侮土，肝气不舒的表现。《论》中说：“少阴四逆，其人或咳，或惊悸，或小便不利，或腹中痛，或泄利下重者，四逆散主之。”此即阳郁不伸，气机不宣的证治，李仕材说：“此证虽四逆，必不甚冷，或指头微温，脉不沉微，乃阴中涵阳之证，惟气不宣通，是以逆冷。”诚然，本条原文虽出自少阴病篇，究其病机，以方测证，着眼点是肝郁不伸，气机滞涩，影响及脾。四逆散方以疏肝理脾擅长，临床用于肝郁气滞者多验。

【案五】胡某，男，14岁，学生。患孩右侧少腹疼痛，腹胀难忍，大便不爽，不能食，食之则胀甚，不发热，查血白细胞计数不高，无急腹症征，曾作慢性阑尾炎治罔效。又考虑蛔虫，用蛔虫药亦不验。经治月余，诊断仍是腹痛待查。脉象缓略弦，舌薄白润。拟从疏肝理气图治，四逆散加味：

柴胡6g，白芍、枳实、川楝、香附、佛手、神曲各10g，甘草6g。每日1剂。服2剂后，诸症如失，食欲增进，胃纳良好，为巩固疗效。又服2剂，告愈。

（六）清肝止利

肝经湿热下注，内迫肠道而下利，其症可见少腹急结，肛门坠胀，下利便脓血，必须清肝以止利。原书说：“热利下重者，白头翁汤主之。”《内经》谓：“暴注下迫，皆属于热。”故用白头翁汤加味主治。白头翁为肝经专药，配合黄连苦以清湿热，厚肠胃，黄柏泻下焦之火，秦皮苦寒收涩，李时珍认为其治下利崩漏是其收涩之功。

【案六】邹某，女，37岁，农民。自述腹痛下利4天，现症腹中急痛，大便下黏液血便，秽浊异臭，日10余次，肛门坠胀，小便甚少，饮食不纳，口渴，脉弦数有力，舌质红，苔白黄而润滑。用白头翁汤加味：

白头翁、槐花、银花、连翘各12g，黄连、秦皮、青木香各10g，赤芍、黄柏各6g。当日煎服2剂，夜即痛止，坠胀减轻，口渴等症好转。次日又服2剂，粪转稀溏，第3日又进2剂，诸症消失。

前已述及，《伤寒论》中的治肝大法，有温肝散寒、柔肝缓急、抑肝培土、养肝通络、疏肝理脾、清肝止利等法，凡肝之所生病者，皆可以法为治，因证择方。由此可见，《伤寒论》虽以六经分证，但病机变化主要是落实在脏腑之上，可以设想，从竖的方面以六经概括，从横的方面以脏腑分治，这样有纵有横，使之融会贯通，有利于临床运用。

十八、《伤寒论》治利法则初探

《伤寒论》中的下利，系一种证名，有的则指泄泻而言。前者为下利脓血之肠澼，后者即完谷不化的下利。其内容较为广泛，在病机、证候和治疗方面，辨析明确，法度谨严，具有指导临床的重要意义。

《论》中有关下利的原文，约有40余条，综观其发病因素，一是表邪未解，兼挟里热的表里同病；二是热邪内迫肠道的暴注下迫；三是寒热并存，脾胃同病；四是脾肾阳虚，寒湿内盛；五是下焦虚寒，滑脱不禁；六是决渎失职，清浊不分等。凡此种种下利，皆有证可凭。究其治法，一般可概括下列几点：

（一）解表法

《伤寒论》说：“太阳与阳明合病者，必自下利，葛根汤主之。”此寒邪郁于肌表，不从汗解，下走大肠，水谷不别而形成下利，属表里同病，用葛根汤治下利初起伴有表证者，以解表和里为主。至于里虚外证未除之下利，则属桂枝人参汤证，亦即理中汤加桂枝以温里达表，因其侧重点为里虚，与单纯解表止利含义迥别。

（二）清热法

热利六经归属不一，病机表里各殊，热除则利自止，但治法必有分寸。

1. 胃肠热利

《伤寒论》谓："太阳病，桂枝证，医反下之，利遂不止，脉促者，表未解也，喘而汗出者，葛根黄芩黄连汤主之。"此条虽是说明太阳病误下后的两种机转，但立足点仍在于辨析邪热内陷的协热下利，其所下之物必然秽臭或纯利清水，肛门灼痛，腹痛里急，发热，口渴，脉数，舌绛等。取葛根升清透邪外出，芩、连荡涤里热，或加木香，大黄顺气导滞以因势利导。必须指出，葛根芩连汤与葛根汤均非专治下利之方，一清里热，一解表寒，不能混淆应用。

2. 胆胃热利

《伤寒论》说："太阳与少阳合病，自下利者，与黄芩汤。"太少合病，当有发热恶寒头痛，胸胁苦满等症，其关键在于下利，里甚于表，少阳胆火肆逆，移热于胃肠，因而出现泄泻下利。黄芩汤作为治利之祖方，以治腹痛里急，下利赤白以及口苦，苔黄等胆火偏炽之证，自较合拍。朱丹溪用本方治热利腹痛，更名为黄芩芍药汤；张洁古在原方中加木香、槟榔、大黄、黄连、当归、肉桂，名芍药汤，治赤白利效尤显。

3. 肝热下利

《伤寒论》说："热利下重者，白头翁汤主之。""下利欲饮水者，以有热故也，白头翁汤主之。"本证系由厥阴肝经湿热下迫，灼伤血分，故下利脓血，里急后重，所谓"下利欲饮水"，是突出了热利的主症，而与厥阴虚寒下利相鉴别。白头翁汤为治热利的专方，能清肝经湿热，行疲止痛，其中黄连、黄柏、秦皮苦以坚阴，寒以泻火，可使中下二焦邪去身安。

（三）通下法

根据"六腑以通为用"的原则，通下腑实，亦可达止利之目的，即"通因通用"之意。《论》中曾有这类内容的阐述，如"下利谵语，有燥屎也，宜小承气汤"。此下利内有燥屎，而形成"热结旁流"，所下粪便，必为清水，气味则臭秽难闻，症见谵语，揭示已有胃实之征，并伴有腹胀痛，潮热，舌苔黄燥，小便短赤，脉沉实滑数等里实热症状，故取小承气汤通利之剂，使燥屎去，谵语止，下利自痊。还有下法与和法合用者，如"伤寒发热，汗出不解，心下痞硬，呕吐而下利者，大柴胡汤主之"。验之临床，实即少阳兼阳明里实的下利，大柴胡汤能疏泄半表半里之邪热，又可消痞散结以止利。

（四）和里法

脾胃升降失职，或肝脾不和，以及寒热错杂，均宜轻剂和里，如半夏、生姜、甘草三泻心汤，对脾胃同病，痞利并见，常可出入化裁，以半夏泻心汤为基本方，用治湿热下利，均获卓效。

此外，四逆散条文中亦列有“泄利下重”之证，此应以肝郁乘脾的病机来理解，肝失条达，影响及脾，四逆散可宣畅气机，疏肝理脾。亦有乌梅主治久利者，如无脏气虚则不适用。

（五）分利法

水谷不别、清浊不分的下利，宜用分消止利法。《伤寒论》说：“霍乱，头痛发热，身疼痛，热多欲饮水者，五苓散主之。”霍乱必见呕吐下利，病势暴急，浊邪因于表里，实即属急性胃肠炎范畴，用五苓散温化通阳，分利清浊，小便利，大便自实，为治疗泄泻常法之一。

（六）温阳法

本法即温中散寒，系针对脾胃阳虚之下利而设，亦有不治脾而治肾者，须具体掌握运用。

1. 脾虚下利

《伤寒论》说：“太阴之为病，腹满而吐，食不下，自利益甚，时腹自痛。”太阴属脾，脾虚则寒湿内停，脾寒则运化失司，故腹满而吐，食不下。若寒湿偏盛，下注为利，须用理中汤温阳健脾而下利自止。

2. 肾虚下利

肾阳素有虚寒者，一见下利必为清谷，澄彻清冷，肢厥，脉微，或兼见反发热，烦躁，干呕等虚阳浮越之证。《伤寒论》说：“脉浮而迟，表热里寒，下利清谷者，四逆汤主之。”“少阴病，下利，白通汤主之。”以及“……下利厥逆无脉，干呕烦者，白通加猪胆汁汤主之。”三者方药虽有差异，但同属少阴虚寒下利，故治法均以温补脾肾，固敛浮阳为急务。笔者体会，此证多因盛夏酷暑，恣食生冷，而暴利滑脱，出现少阴阳虚欲脱之象，应先投黑锡丹救急，继以四逆汤加人参温肾暖脾，则阳回利止。

（七）收涩法

本法是运用固涩药，使之收敛固脱而止利。《伤寒论》说：“伤寒服汤药，下利不止，心下痞硬，服泻心汤已，复以他药下之，利不止，医以理中与之，利益甚，理中者理中焦，此利在下焦，赤石脂禹余粮汤主之。”这里既然用理中汤不已，又无阳虚滑脱之症，可知病乃属脾阳虚水溃于下，故云“利在下焦”。所下之脓血，色多暗淡，无腥臭，泻时多滑脱不禁，无里急后重及肛门灼热等实热证，方可用涩以固脱。若脾虚及肾之滑泄，见肢厥、脉微、肾阳虚衰者，宜于涩法中可加附子，或上法再合理中丸同用以温补脾肾，稗照顾全面。

十九、《伤寒论》脾胃治法的临床运用

《伤寒论》六经辨证，有关脾胃的治法，遍及全书。尤其是通过临床验证，更可以洞悉《论》中的调理脾胃大法，是其重要组成部分。本篇试以法名目，就临床运用脾胃治法，整理于后。

（一）健胃和营

营卫之气出中焦，之所以能熏肤充身泽毛，必赖脾胃之气以滋生，故脾胃实为营卫之根本。《论》中有伤寒医下之，续得下利清谷不止，身疼痛者；下利腹胀满，身疼痛者；吐利止而身痛不休者，当消息和解其外，宜桂枝汤小和之。以上所述，既有下利脾胃失和的内因，又有身体疼痛不休的营卫不和之外候。所以，用桂枝汤内以调和脾胃，振奋中焦，外以调和营卫，使身体疼痛自止。证之临床，外有表邪不解，挟表下利（相当于胃肠型感冒，以及长夏季节的胃肠炎），用桂枝汤加味常取显效。

如病者李某，男性，32岁。于当年盛夏，恣食生冷，临晨顿觉腹痛形寒怕冷，继之肠鸣泄泻，大便稀溏，全身困倦疼胀，四肢清冷，肌肤凉润，脉缓而软，舌淡苔白而润。处方：

桂枝、白芍各10g，炙甘草6g，川木香、神曲各10g，生姜3片，大枣3枚。

水煎温服，并嘱药后啜热粥一小碗。一剂后身暖如日浴，泻止大半，再剂其病如失，次日照常上班。由上可见，桂枝汤虽为调和营卫而设，实际是健运脾胃的良方。其中桂枝、生姜、甘草相伍，辛甘温以健胃；芍药、甘草、大枣相合，酸甘滋养以和脾。全方刚柔相济，使之阴阳表里，并行而不悖。应当指出，一般胃肠炎腹痛泄泻，属阴寒里湿兼表，习惯于用藿香正气散。若与桂枝汤比，前者长于祛脾胃之湿浊，如肌肤凉润，四肢清冷微汗者，尚嫌其辛而疏散太过。后者优于健胃和脾，是攻中有补之方，且调和营卫见长，故兼表下利的身痛肤凉，腹痛泄泻，服之均可取效。

（二）建中补虚

一般地说，脾胃中州之虚，容易招致肝木横克。《论》中有“伤寒阳脉涩，阴脉弦，法当腹中急痛，先予小建中汤”的先例。这里的“腹中急痛”是主症，为阴寒在里土虚木旺之征。临床上腹中急痛的部位，包含了胃脘和大腹疼痛，而尤以胃脘痛为多见，临证中所见的胃和十二指肠溃疡病的疼痛，常见阵发性的刺痛，或胃脘及腹中有挛急痛感，这就是“肝木之急，脾土之虚”的病机，故用小建中汤，建中以补虚。本方以桂枝汤倍芍药加饴糖，君药饴糖，以甘味为主，配桂枝、甘草，变桂枝汤的辛温而散而为甘温守中，佐芍药的苦酸，泻肝以缓急。全方以甘味为甚，寓有“脾欲缓，急食甘以缓之”的意思。所以，功在“治中焦，生营卫，行津液”，故名建中。

一工人，男，43岁。因胆囊炎3次手术，身体极其虚弱，人形消瘦，胃脘疼痛挛急，精神疲乏，面色苍白，呈慢性病容，食纳少，脉弦细而虚，钡餐证实：十二指肠壶腹部溃疡。处方小建中汤加味：

桂枝10g，白芍20g，生黄芩15g，当归、法半夏各10g，广木香、炙甘草各6g，生姜3片，大枣3枚，胶饴30g（冲服）。

疼痛发作时，吞服金铃子散（川楝、延胡各10g，研细末分2次冲服），经上述治疗，共服30余剂，体重增加4kg，面色红润，精神好转，食量倍增，临床痊愈。

（三）调和脾胃

脾胃同处中州，脾主湿，胃主燥，燥湿共济是其常，病则湿热并存。《论》中对脾胃同病的痞满，言之甚详。联系实践看，痞是痞塞不开，满是满闷不舒，是为自觉之症。其病性多属湿热并存，气机阻滞。病位在中焦，包括脾胃肝胆肠等脏器，病涉整个消化系统。凡胃、十二指肠溃疡、胃炎、肝炎、胆囊炎、慢性肠炎等疾患，皆可用调和脾胃法，从痞满证论治。其临床特征是：胃脘或大腹痞满，腹胀气滞，肠鸣泄泻，舌苔黄白而腻，脉弦软。因为本证是脾胃同病，湿热并存，所以舌苔黄白而腻，是一重要临床指征。

例如某教师，男，47岁。患慢性肠炎多年，饮食稍有不慎，则腹痛肠鸣，大便稀溏，口苦黏腻，舌苔黄白而腻，脉缓弦而软。用半夏泻心汤加味：

法半夏、川黄连、干姜各10g，炙甘草6g，西党参15g，枯黄芩、神曲、广木香各10g。

服3剂后，大便成形，每日1次，继服20余剂，基本痊愈。后用参苓白术散全方，研细末每日早空腹冲服10g。追访3年，未复发。

又如唐某，女，50岁。经确诊为慢性胆囊炎。自觉症：胆囊区及右肩、胁间放射性疼痛，腹胀气滞，大便稀软，嗜油荤则大便溏泻，口苦舌黄腻，脉弦缓。拟用黄连汤加味：

川黄连、干姜、法半夏各10g，西党参15g，炙甘草、桂枝各6g，郁金10g，瓜蒌壳20g。服5剂后，大便成形，疼痛已失，惟口苦舌腻仍如前，继进上方7剂，诸症痊愈。

此外，调和肝胆脾胃寒热的乌梅丸，治疗慢性肠炎，表现为虚寒偏甚，久利久泄，本方优于泻心汤和黄连汤。临床上所见的多发性口腔溃疡，症属脾虚胃热，用清胃泻火药罔效，甚至用生地、玄参之品，反增腹胀、胸痞等，用甘草泻心汤颇具卓效。例如肖某，女性，47岁。经年口腔溃烂，食纳差，大便溏，舌淡红苔滑润，脉缓软。用甘草泻心汤3剂，病愈大半，继守原方5剂，竟获痊愈，随访2年，前症未复发。

（四）和胃降逆

脾胃之虚，多停湿生痰。《论》中有“伤寒发汗，若吐若下，解后，心下痞硬，噫气不除”的旋覆代赭汤证，指的是大邪已解，胃气虚弱，浊气不降，而出现心下痞硬，噫气不除，故以旋覆代赭汤补虚降逆。临床不经汗吐下，而素体胃气空虚，痰浊中阻，既有呃逆、吐酸（或痰涎）、嘈杂，又有脘痞腹胀，纳呆便溏，用本方补胃培土，降逆涤饮，亦可获效。

患者张某，男，54岁。素体脾胃虚弱，因恣食生冷不洁之物，突然呕吐清水，继之吐涎沫夹水，呃逆有声，胸胃痞塞，大便软，脉缓弦软，舌根浊腻，舌质淡而润。处方：

西党参20g，法半夏、广木香各10g，生姜5片，代赭石20g，炙甘草6g，大枣5枚。

水煎温服，一剂呕吐、呃逆皆止，继服2剂，诸症悉愈。继以归芪六君子汤调理善后。

《论》中有脾虚气滞，用厚朴生姜半夏甘草人参汤的例证。凡脾虚气滞者，勿论是否发汗，用之可以取效，亦可合并旋覆代赭汤同用。曾治一手术后腹胀满，呃逆嗳气频作，食之胀甚，纳少大便不畅，以上2方合用，共服40余剂告愈。现已10多年旧病未发，胃纳良好，形体健实。

（五）健脾温阳

在正常生理状态，脾之所以不湿，是赖脾阳之运化。若脾阳不健运，势必停水，水液停留则贻祸无穷。水邪泛滥，上逆可致头目眩晕；停中可心下逆满，气上冲胸；趋下则水走肠间；溢于肌肤则肿；蓄于膀胱，则少腹满，小便不利。总之，水邪变幻不居，为害甚众。《论》中水气病范围极广，病变繁杂，治水气的苓桂剂类方，以健脾温阳利水为主旨，加减化裁十分灵活。如原文所谓“若吐下后，心下逆满，气上冲胸，起则头眩，脉沉紧”的茯苓桂枝白术甘草汤证，即是例证。就苓桂术甘汤而言，虽说是中焦停饮的代表方，其实中焦得以运转，三焦皆可通治，是临床上治水的要方。

如患者黄某，女，年45岁。确诊为风湿性心脏病。症见咳嗽气喘痰多，发则心悸，头眩，四肢清冷，食少便溏，小便短少，脉细沉弦，舌苔淡滑润，以苓桂术甘汤为基础，或加芪、附，或加姜、细、味，或合二陈汤合生脉散，如此调治，历时12年，迭进苓桂术甘汤140余剂，至今健在，尚能操持家务。

李某，男，50岁。经确诊为慢性肠炎，腹泻反复发作近两年，用汤药丸散虽可缓解，终未能效。症见腹痛隐隐，泄泻日三四次，甚则七八次，便下稀水，或软溏便，有时夹食物残渣，食纳少。询及其泄泻之前，肠鸣特甚，终日腹中雷鸣，如水走肠间，头眩心悸，脉沉弦，舌苔白滑。综观病史和现症，实属痰饮为患，泄泻是标，痰饮是本，故遵“温药和之”的治则，投以茯苓20g，白术15g，桂枝、炙甘草、广木香、神曲各10g。服5剂病有转机，肠鸣腹泻均减，继之陆续服30余剂，始痊愈。并辅以参苓白术散研末，每日早空服15g。一料计500g，服完为止。迄今三载，病未复发。

（六）温脾理中

《伤寒论》的太阴病，腹满而吐，食不下，自利益甚，时腹自痛等症，其病机即《内经》“诸湿肿满，皆属于脾”的意思。治宜温中培土以胜湿，理中汤为主方。但应提出，理中汤与平胃散，同属中焦寒湿内盛之剂，二者同中有异。前者属虚，后者属实。其辨证要点是：前者舌苔多白嫩而润；后者舌苔多白而厚腻。所以理中汤长于补虚，平胃散长于燥湿，应当明辨。曾治一女性，20岁，因腹痛泄泻，诊为急性肠炎。症见腹痛绵绵，泄泻稀水，日四五次，食少纳呆，舌苔淡白，脉细而缓，用西党参15g，干姜10g，白术12g，炙甘草6g，广木香10g，2剂即痊愈。后半月又复发，腹痛泄泻，用前方4剂而已，近1年多未再发病。

（七）和胃温肝

脾胃之虚，导致肝寒，肝寒犯胃，互为因果。《论》中有“食谷欲呕者，属阳明”和“干呕，吐涎沫”之说。曹颖甫说：“所以呕吐涎沫者，起于脾胃虚寒，脾虚则生湿，胃虚则为泛也。”临床上肝胃虚寒多同时并见，故《论》中有和胃温肝之法，并出吴茱萸汤一方，为肝胃虚寒之良方。例如余某，女，46岁。胃脘疼痛多年，每发作吐清涎，胃中空虚，不欲食，且伴头眩晕，脉沉弦，舌白滑润。用吴茱萸10g，西党参15g，炙甘草5g，红枣5枚，生姜5片。服1剂痛止，又2剂其病如失，继以六君子汤巩固疗效。

这里应当指出，临床上用吴茱萸必须慎重，因其辛温特甚，用量不宜过大，且不宜久服。同样，用六君子汤之类温胃药，应视病情需要，如过量亦可造成胃酸缺乏之弊。

（八）润脾泻胃

《伤寒论》中的“脾约证”，即是脾之津液不足，胃中蕴有燥热。其病机是胃强脾弱，故用麻子仁丸润脾泻胃。本方用麻杏芍蜜以滋润脾津，以小承气汤泻胃中实热，是阳明的缓下法。若老年或久病津亏血燥，气虚不降，内无邪热的便秘，并非本方所宜。用后世增液汤，稍佐行气药即可达到通便的目的。

此外，《论》中尚有通腑泻胃的承气三方，清胃补虚的白虎加人参汤、竹叶石膏汤等，亦属于治理脾胃之法。但多用于急性热病。其治疗的重点侧重于胃，这里就略而不谈。

总之，《伤寒论》中的脾胃治法，概括为健胃和营，健中补虚，调和脾胃，和胃降逆，健脾温阳，温脾理中，和胃温肝，润脾泻胃八法，都为临床所常用。由此可知，《伤寒论》对于治理脾胃，既全面广泛，又具体细致，为后世脾胃学说奠定了良好的基础。

二十、略谈伤寒八法的运用

八法，即汗、吐、下、和、温、清、消、补。它渊源于张仲景，昌明于程钟龄。《伤寒论》虽无八法之名，而有八法之实。伤寒八法是在六经辨证的前提下，据证立法，依法制方，是论中理法方药的重要组成部分。因而从八法的纵横来探索《伤寒论》的治法，是有临床意义的。

（一）汗法

汗法是针对外感热病第一关而设，通过开泄腠理，调和营卫，发汗祛邪的方法，达到放散体温，顿挫病势的目的，即《内经》所谓“其在皮者，汗而发之”，“体若燔炭，汗出而散”的意思。因为汗法主要功用在于驱邪，使病邪不至深入而从表解。所以，有“善治者，治皮毛”的说法。论中汗法概括起来，有正治与权变两个方面。

1. 汗法的正治法

所谓正治法，是直接发汗的方法。论中有峻汗法和缓汗法的不同。前者，为寒邪束表，卫阳郁遏的表实证。如《伤寒论》说：“太阳病，头痛发热，身疼腰痛，骨节疼痛，恶风无汗而喘者，麻黄汤主之”等表寒实证，故用麻黄汤峻汗攻邪。后者，为风寒在表，卫气不固的表虚证，如《伤寒论》说：“太阳中风，阳浮而阴弱，阳浮者热自发，阴弱者，汗自出，啬啬恶寒，淅淅恶风，翕翕发热，鼻鸣干呕者，桂枝汤主之”等表寒虚证，故用桂枝汤缓汗祛邪。麻桂二方是汗法的代表方，都可直接取汗。但麻黄汤辛温宣散，发汗力强，可称峻剂；桂枝汤则为发中有收，滋阴和阳之方，旨在培养汗源，取正汗以祛邪汗，故称缓汗法。

此外，论中尚有微汗法。它适于邪微正未复，须发汗解表之证。但因无汗不得用桂枝汤，有汗不得用麻黄汤，故用轻量麻桂合剂。太阳病逾八九日，理应热退身凉，而反郁热在表，面有热色，身痒不得汗。故取麻桂之半小发其汗。柯韵伯说：“原法两汤各煎而合服，犹水陆之师，各有节制，两军相为表里，异道夹攻之义也。”柯氏认为麻桂合法，各有制约，深得仲景的奥意，颇有见地。

2. 汗法的权变法

论中以汗法为中心，加减权宜，随证变法，内容极为丰富，其权变法约之有：

（1）发汗清里法

本法适于表寒里热的表里俱实证。《伤寒论》说：“太阳中风，脉浮紧，发热恶寒，身疼痛，不汗出而烦躁者，大青龙汤主之”，又说：“太阳病，发热恶寒，热多寒少……宜桂枝二越婢一汤。”这两者均属表有寒邪，里有郁热。前者为表寒无汗，里热盛而躁，故主以大青龙汤发散表寒，清解里热；后者为表有寒邪，里热较轻，只是“热多寒少”，未至烦躁，故用小量轻剂的表里双解法。麻杏石甘汤亦属发散表寒，清解郁热之剂，病机与大青龙汤证雷同，所不同者，表寒有微甚，里热有轻重。另外，麻杏石甘汤亦为解表清里法，而其功用重在宣肺清热，略有区别，这里不复赘述。

（2）发汗温经法

本法适于表有寒邪、里有阳虚的表寒里虚证。《伤寒论》说：“少阴病，始得之，反发热，脉沉者，麻黄附子细辛汤主之。”又说：“少阴病，得之二三日，麻黄附子甘草汤微发汗，以二三日无里证，故微发汗也。”这两者与太阳病篇的“病发热头痛，脉反沉”互文见义。凡是阳气衰弱之体，虽然感受外邪发热，脉不浮而沉，是为在里之阳虚，所以当温经以发汗。

（3）解表化饮法

本法适于外有表寒，内有水饮之证。《伤寒论》说：“伤寒表不解，心下有水气，干呕、发热而咳，或渴，或利，或噎，或小便不利、少腹满，或喘者，小青龙汤主之。”此即外有表寒不解，内有饮邪犯肺的表寒里饮证，故用小青龙汤发散表寒，温化里饮。方中麻桂芍草合用既发散表寒，又调和营卫。姜、辛、味是温化里饮的要药，干姜温以行水，细辛辛以散寒，五味酸以敛肺，配半夏降逆蠲饮，凡寒水宿肺的喘咳，用之多验。

（4）发汗升津法

本法适于外感之邪，客于太阳经输证。《伤寒论》说：“太阳病，项背强几几，反汗出恶风者，桂枝加葛根汤主之。”又说：“太阳病，项背强几几，无汗，恶风者，葛根汤主之。”两者同属邪客太阳经输而项背强之证，前者有汗为表虚，主以桂枝汤调和营卫，加葛根舒经升津；后者无汗为表实，故以葛根汤发散表寒，舒经升津。二者有虚实之分，应当明辨。

（5）解表利水法

本法适于表邪不解，内蕴湿热之证。《伤寒论》说：“伤寒瘀热在里，身必黄，麻黄连翘赤小豆汤主之。”此为表邪外束，内蕴湿热，热不得越，或发黄或浮肿，是外有表邪里有湿热之证，故用麻黄连翘赤小豆汤外解表邪，内清湿热。近人用此方加味，宣肺利水治疗风水，用之多效。此外，五苓散亦属解表利水法，但若水寒凝结，膀胱气化不行，则用五苓散以化气利水，彼此寒热见异，病机殊不相同。

综诸上述，汗法的正治与权变，均以取汗为宗旨。实践运用中尚有间接的汗法，如通里攻下，而后始得汗解；或清凉泄热，而后始得汗解；或滋阴养血，而后始得汗解等等。故不能囿于直接的取汗，而应掌握病机，按照表里缓急，灵活运用。至于汗法的禁忌，《伤寒论》中提出：淋家、汗家、衄家以及胃中冷、尺中迟等。归纳起来，凡阴阳气血亏虚者当忌发汗。阳明、少阳病用汗法亦当审慎，不可粗疏。

必须指出，论中的汗法详于辛温，而略于辛凉，对温邪为病的治法和方药殊感不足。温病学家创立的辛凉解表法，对温邪为病的外感热病，有它的特殊疗效和临床意义，如辛凉解表的银翘散、桑菊饮治风热犯肺的表热证，辛凉宣肺的竹叶柳蒡汤治表郁疹伏，以及后世益气解表的人参败毒散，滋阴发表的加减葳蕤汤，解表胜湿的羌活胜湿汤，解表宣暑的香薷饮等等，都可说是在《伤寒论》汗法的基础上引申出来的。临床上根据汗法的原理，结合其他清、补、和、下等法，对于流行性感冒、百日咳、哮喘、麻疹、急性肾炎，以及眼科、皮肤科的某些疾病，在一定阶段中运用汗法，扩大了运用范围，取得了新的进展。

（二）吐法

吐法是运用具有催吐作用的药物，促使病人呕吐，从而使疾病得以解除的一种方法。《内经》说："其在上者，因而越之"，即异物在胸膈以上者，且病有上趋之势，可借药物的作用引而越之。《伤寒论》说："病如桂枝证，头不痛，项不强，寸脉微浮，胸中痞硬，气上冲咽喉不得息者，此为胸中有寒也，当吐之，宜瓜蒂散。"此即病在上焦，症见"胸中痞硬，气上冲咽喉不得息"，是邪有上越之势，故可使其得吐而解。此外，论中少阴篇、厥阴篇各有一条使用吐法，均系胸中邪实（按：多数为痰涎或食滞阻于胸膈）之证，病机相同，故均采用瓜蒂散因势利导以吐之。

吐法多用于病情急剧，必须迅速吐出的实证，如咽喉痰涎壅阻，或顽痰停滞胸膈，或宿食停留胃脘，或误食毒物尚在胃中等，皆可用吐法以排除有害的异物。然而，因吐法耗气伤津，临床用之甚少。但体虚之人是否就绝对禁忌，这也并不尽然。在此，借助李士材《古今医案按》病例一则，以兹明证。医案说："秦景明素有痰饮，每岁必四五发，发即呕吐不能食，此病久结成窠囊，非大涌之，弗愈也。须先进补中益气，十日后，以瓜蒂散频投，涌如赤豆沙者数升，已而复得水晶色者升许。如是者七补之，七涌之，百日而窠囊始尽，专服六君子，八味丸，经年不辍。"本案论证虽简，而治疗方法却寓有深义。素病痰饮，其体必虚，虚家非吐所宜，而痰实又非吐不去，如攻其邪，则犯虚虚之戒，若寓补于吐，则牵制攻邪之势。所以先补其虚，后吐其痰，不至吐而伤正，使补正与祛邪各得其宜，是以频补频吐，而病得痊愈（《伤寒论译释》）。上述病案，足以说明吐法也不可荒废，在临床上确有可用之处，值得借鉴。

（三）下法

下法是攻逐胃肠积滞，泻下燥屎的治疗方法。凡肠胃中有邪热与燥屎相结，以及有痰水、宿食、瘀血等停聚的实证，皆可采用下法，以期达到攻逐实邪，推陈致新。前人有"毒火宜急下，风火宜疏下，燥火宜润下，食积宜消下，瘀血宜通下，水火互结宜导下"的经验，说明下法应据证不同，当下则下。论中下法集中在"阳明病篇"，可概括为正治与权变两方面。

1. 下法的正治法

论中下法的正治，有峻下、缓下、和下之不同。峻下法适于胃肠燥实，气机壅盛之证。如"……腹满而喘，有潮热者，此外欲解，可攻里也，手足濈然汗出者，此大便已硬也，大承气汤主之"。此即燥结与气滞并重，故以硝黄泄热，枳朴行气，使之逐实热，通积滞，故称峻下。缓下法长于润燥，为燥结偏盛，气滞较微的胃肠燥热实证。如"胃气不和，谵语者，少与调胃承气汤"。即是以硝黄配甘草调和，不用枳朴之攻破，取其"微和胃气"以缓下。和下法是治气滞较盛，燥结较微之证。如"腹大满不通"，"大便复硬而少"，以小承气汤和之，勿令致大泻下。本方芒硝枳朴用量小于大承气汤，药力较轻，故称和下。

三承气法，从药物组成来看，只有大黄、芒硝、枳实、厚朴、甘草五味药；从病机来分析，是属阳明胃家实，肠间有燥屎；从症状来看，有腹胀满，不大便，这是共性。但三者轻重权衡的依据，还应抓住“燥结”与“气滞”的病机来辨证选方。论中提示的腹胀满、潮热、谵语、不大便等症，是反映内在胃腑实热的微甚，也是判断燥结与气滞孰轻孰重的依据。至于少阴三急下，历来都有争论，这里就不予论述。

2. 下法的权变法

论中下法的权宜，是以承气为中心，加减变通，约有逐瘀、消痞、逐水、温通、滋燥等不同的运用。

（1）攻下逐瘀法

本法适于热邪与瘀血相结，病在膀胱或肠间之证。《伤寒论》说：“太阳病不解，热结膀胱，其人如狂，血自下，下者愈，其外不解者，尚未可攻，当先解其外。外解已，但少腹急结者，乃可攻之，桃仁承气汤主之。”又说：“太阳病六七日，表证仍在，脉微而沉，反不结胸，小便自利者，下血乃愈。所以然者，以太阳随经，瘀热在里故也，抵当汤主之。”蓄血证有新瘀、久积之分，桃仁承气汤即调胃承气汤的变局，在原方中加桂枝宣通阳气，桃仁通瘀破结，共奏清热祛瘀功效。抵当汤是逐瘀行血的峻剂，破血的力量优于前者，方中除大黄、桃仁之外尚有水蛭、虻虫直入血络，破瘀散结。故癥瘕久积，顽固郁结的蓄血证用其攻而破之。

（2）攻下消痞法

本法适于心火胃热，病在胸胃之证。《伤寒论》说：“心下痞，按之濡，其脉关上浮者，大黄黄连泻心汤主之。”胃脘痞满，按之濡软，是与胃家实脘腹胀满鉴别处。说明本证是无形邪热聚于心下，故用本方以麻沸水渍，取其药味轻薄，泻心下之邪热，非取其久煎浓汁泻胃中之实，其妙就在于煎药的方法。这种煎药的方法是一大特色，值得研究和提高。

（3）攻下逐水法

本法适于水热互结，或饮邪停聚之证。《伤寒论》说：“……结胸热实，脉沉而紧，心下痛，按之石硬者，大陷胸汤主之。”又说：“……头痛心下痞硬满，引胁下痛，干呕短气，汗出不恶寒者，此表解里未和也，十枣汤主之。”前者大陷胸汤以甘遂逐水，以芒硝软坚，以大黄清热，病势较急，用方亦峻，取其攻逐水邪，热痰积结；后者十枣汤以甘遂、大戟、芫花去胸胁结聚的饮邪，以大枣健脾和中，使邪去而不伤正。临床用此二方要严格掌握药物的服用方法。并应及时观察病情，方后所谓“得快利，止后服”，就是示人审慎的意思。

（4）温通攻下法

本法适于寒热互结，痞满兼阳虚证。《伤寒论》说：“心下痞，而复恶寒汗出者，附子泻心汤主之。”方中三黄以麻沸水渍，附子另煮汁，一者味薄，一者取浓汁，全方合用调和寒热，泻痞扶阳。此外，后世有温脾汤一方，亦属温通法，但彼则重在脾，此则重在胃，方义相同，病机有别。

（5）滋燥润下法

本法适于胃肠燥结，津液不足之证。《伤寒论》说：“趺阳脉浮而涩，浮则胃气强，涩则小便数，浮涩相搏，大便则硬，其脾为约，麻子仁丸主之。”所谓“趺阳”是胃脉的部位，浮则胃气强，涩则小便数，脾不能输津，故大便难，用小承气汤加麻杏芍蜜以滋燥润下。此法应与温病学中的增液承气汤互参，如系热病后期的津伤便秘，后者优于前者。

如前所述，下法在临床上运用极广，有下胃肠燥屎、下痰热痞结、下痰饮蓄水、下瘀血积聚等几个方面。但应注意，下之不当，流弊甚多。因此，凡是表邪未解，腑气不实，病在半表半里，以及体质衰弱，气血亏虚，或孕妇婴幼均应慎重，不可犯虚虚实实之诫。

由于《伤寒论》下法的启示，吴鞠通创立的诸承气，河间的表里双解通圣散，以及王清任的活血化瘀诸方，追溯其本源，应当是受到仲景下法的启发。近年来中西医结合，利用下法于急腹症，使胃穿孔、肠梗阻、胆囊炎等部分病者免于手术。特别是天津市第一中心医院报道，抢救弥散性血管内凝血的危重病人，运用清下、补虚、化瘀结合起来，灵活使用，从而终止或减轻了弥散性血管内凝血的发生和发展，这使中医的治疗方法又提高了一步，是一个重要的发展。

（四）和法

和法与汗吐下法专事攻邪不同，而是通过和解与调和的方法，使表里寒热虚实的复杂证候，脏腑气血的偏盛得到调整，从而达到祛除病邪的目的。程钟龄说：“伤寒在表者可汗，在里者可下，其在半表半里者，惟有和解一法焉，仲景用小柴胡汤加减是已。”这就是指“和解”而言。戴北山说：“寒热并用谓之和，补泻合剂谓之和，表里双解谓之和，平其亢疠谓之和”，这就是指调和而言。论中对于某些经过汗吐下后，或吐泻之后而余邪未解的病症，不适宜再汗下者，而用药力较缓和的药物，亦可称之为和。

1. 和法的正治法

从论中和法来看，正治法一为和解少阳法，一为调和寒热法，二者虽均属和法，但又同中有异。它们不同之处是：

和解少阳法，适于病在半表半里，寒热夹杂的少阳证。如论中“往来寒热，胸胁苦满、嘿嘿不欲饮食，心烦喜呕”的小柴胡汤证即是。因其邪正相争，病不在太阳，亦不在阳明，故以柴胡一法和解。小柴胡汤方寒热并用，攻补兼施，有和解少阳，疏利三焦，条达升降，宣通内外，运行气血的功效，是和解的首选方。凡阳气郁伏，热入血室，少阳兼有里虚，少阳兼涉阳明，以及厥阴还出少阳之证，皆可随证加减运用。

调和寒热法，适于寒热并存，脾胃（包括肝胆）同病。如论中“胸中有热，胃中有邪气（按：邪气即是寒气），腹中痛，欲呕吐”的黄连汤证，是因寒热并存，脾胃升降失常，故以黄连汤调和寒热。此外，干姜芩连人参汤、乌梅丸等亦可调和脾胃肝胆的寒热不和，是调和寒热法的良方。

2. 和法的权变法

和法的权变运用，是指和法与汗、下、温、清等不同的治法配合，既不失其和解之意，又能发挥其他治法的所长。比如：

（1）和解兼汗法

本法适于太阳兼少阳证。《伤寒论》说：“伤寒六七日，发热，微恶寒，支节烦疼，微呕，心下支结，外证未解者，柴胡桂枝汤主之。”本方即小柴胡汤与桂枝汤各取一半配合成方，用桂枝汤解外邪，治发热，微恶寒，支节烦痛的太阳表证，用小柴胡汤治少阳呕而心下支结的半表半里证，两方合用，故能取和解发散各建其功的效果。

（2）和解兼下法

本法适于少阳兼里实证。《伤寒论》说："太阳病，过经十余日，反二三下之，后四五日柴胡证仍在者，先与小柴胡汤；呕不止，心下急郁郁微烦者，为未解也，与大柴胡汤下之则愈。"本证虽过经十余日，但少阳证仍在，故用柴胡剂和解，而"心下急郁郁微烦"是里热之征，所以用小柴胡汤去参、草，加枳实，大黄、芍药以清里热。临床上以本方加疏肝利胆药是治急性胆囊炎的有效方。

（3）和解兼温法

本法适于外有少阳见症，内有水饮微结之证。《伤寒论》说："伤寒五六日，已发汗而复下之，胸胁满微结，小便不利，渴而不呕，但头汗出，往来寒热，心烦者，此为未解也，柴胡桂枝干姜汤主之。"本方是小柴胡汤的变局，方中用柴胡、黄芩和解少阳，用瓜蒌、牡蛎逐饮开结，桂枝、干姜同用，能温化水饮，故方后注："初服微烦，后服，汗出便愈"，这就是说，服药之后，表里阳气得通，汗出饮化而愈。

（4）和解兼清法

本法适于少阳兼见里热，而里热尚未成实之证。《伤寒论》说："太阳与少阳合病，自下利者，与黄芩汤；若呕者，黄芩加半夏生姜汤主之"。汪苓友说："太少合病而至下利，则在表之寒邪袭人而为里热矣，里热不实，故与黄芩汤以清里热，使里热清而在表之邪自和矣。"所以本方用黄芩散热，芍药敛阴，甘枣和中，如呕者加半夏、生姜以和胃降逆止呕。此方后世改名为芍药汤，为治痢的祖方。

（5）和解宣郁法

本法适于阳郁四逆证。《伤寒论》说："少阴病，四逆，其人或咳，或悸，或小便不利，或腹中痛，或泄利下重者，四逆散主之。"本条出自少阴篇，是在于鉴别四肢厥逆，彼则为阳虚肢厥，此则为阳郁肢冷。用四逆散，意在和解表里，疏畅阳气，使邪不内郁，阳气透达，厥逆自愈。至于肝脾失调，气滞不舒，而脘腹疼痛者，或泻利下重者，均可以本方加减主治。后世的逍遥散、柴胡疏肝散即此法加减而成。临床用于肝脾不和、肝胃不和者，收效良好。

（6）调和脾胃法

本法适于湿热中阻，脾胃不和，气机壅滞之证。《伤寒论》说："……但满而不痛者，此为痞，柴胡不中与之，宜半夏泻心汤"。痞满证是寒热互结，气机壅滞而成，病位在中焦脾胃，故用芩、连的苦寒，半夏、干姜的辛温，寒热并用，以消其满，配人参、甘草、大枣即补泻兼施。所以，能取调和脾胃、开结消痞的功效。临床上常用于肝胆脾胃肠道疾患而出现腹满、气滞、肠鸣、腹泻等症者，可在半夏泻心汤类方中择优选用。

和法的适应证很广，凡表里同病，脾胃同病，寒热并存，虚实夹杂等均可取和法为治。但程钟龄认为："不当和而和，如病邪在表，未入少阳，误用柴胡，谓之引贼入门。"可见病在表的，或不当和者，和法也是在所当禁。

《伤寒论》中的和法，主要是调和少阳，适于外感热病，其主方是柴胡类方，以及黄芩汤、泻心汤类方等。前者病偏半表，后者病偏半里。后世医家，对于和法的应用又有新的发展，如吴又可的达原饮，吴鞠通的蒿芩清胆汤等和解剂，可以说是和法的演变和发展，所以把和法推而广之，凡是表里虚实的复杂证候，脏腑阴阳气血的偏盛偏衰，使其归于平衡，皆不能舍和法而取效。因而和法的广泛含义则包括了寒热并用、补泻合方、苦辛合化、表里双解、上下分消、调和气血、调和肝脾等，都可以说是和法。它与温法、消法、补法等常合并使用，但必须当和则和，用之过泛，亦可贻误病机。

（五）温法

温法是治疗寒证的基本方法，具有温运、祛寒和回阳的作用。《内经》说："寒者热之"，"治寒以热"，就是指温法而言，但寒证有外感和内伤的不同。病位有表里、脏腑之异，所以温法有温肾回阳、温脾祛寒、温肝散寒，以及温经发表、温化水饮、温胃降逆、温脏安蛔等。温法与汗法、下法、补法又常配合使用，尤以补法与温法合用最多，这又是温法与他法不同的特点。

1. 温法的正治法

温法是为脏寒而设，其正治法有温脾、温肾、温肝的不同，具体运用是：

温脾法是治中焦脾阳虚寒证，论中太阴虚寒腹满吐下的脏寒证，宜四逆辈者即是其例。所谓"脏有寒"，是指脾虚寒盛，故应以理中汤温补脾阳。宜四逆辈，即包含了理中意，轻者理中补脾，重者温脾补肾，以扭转脾肾功能衰减为目的。

温肾法是治少阴阳虚的大法。少阴病为阳气衰惫，神倦嗜卧，气血不足，脉象微细，故应急温，宜四逆汤峻温回阳。温肾回阳救逆，是《伤寒论》温法的特长，除上述者外，尚有温阳固本，补阳消阴的附子汤；温阳利水，燠土制水的真武汤；温阳通脉，以救阳越的通脉四逆汤；温阳止利，收涩固脱的桃花汤等均属温法的灵活运用。但应当重视的是，温法中的反佐法，如白通加猪胆汁、人尿，在大队温热药中加入苦寒反佐药，使阳药直入阴中，即《内经》"甚者从之"的意思，如此寒温伍佐的奥妙，临床运用疗效显著。相反，临床运用中在一派寒药中稍加温药（如鲜竹沥一盏加入姜汁几滴，用于止呕）亦常取奇效。

温肝法是治肝经虚寒的巅顶头痛，手足厥寒证。如干呕，吐涎沫，头痛的吴茱萸汤证；手足厥寒，脉细欲绝的当归四逆汤证即是。前者肝经虚寒，后者肝血虚寒。一以吴茱萸汤温肝以散寒，一以当归四逆养血通阳兼散寒邪。

2. 温法的权变法

温法的权宜应变，论中记载既详细又具体，如发汗遂漏不止，用桂枝加附子汤调和营卫，温经固表以扶阳。发汗后阳虚水停用苓桂术甘汤，苓桂甘枣汤以及芍药甘草附子汤、甘草干姜汤皆属汗后损伤阳气，故采用补心、温肾、降逆、平冲等治疗；误用下法，致脾胃受伤，而致下利清谷不止的，急当救里，宜四逆汤。凡此汗下失误的救治温阳法，在《伤寒论》中运用甚广，除上述而外，尚有少阳兼里虚的柴胡桂枝干姜汤，以及阳虚停水的干姜附子汤，汗后阴阳俱虚变证的茯苓四逆汤等，皆属温法的权变。但温法对温热病患者，以及阴虚体质，内蕴湿热的病人，应当慎用。

温法在《伤寒论》中占的比例很大，从表证到里证，从六经本证到兼变证，都有不同的温法。尤其是三阴里寒虚证，温脾、温肾、温肝三者的论治，为临床挽救危急，扶阳固脱提示了范例。所以后世医家认为"伤寒法在救阳"，实际上就是指伤寒长于运用温法而言。温法常与补法合并使用，凡调治内伤杂病，气血亏损者，均需采用温补兼施。

（六）清法

清法是治热邪为病的一种方法。《内经》说："治热以寒"、"温者清之"。即是指热病用寒药，温热病用清凉法的意思。清法的作用，是清热除烦，保存津液。在《伤寒论》中的清热方药，对于清营分血分的热邪，以及因热盛动风等证，尚感不足，必须参合温病学的治法和方药。此外，清法与汗法、下法、补法常配合运用，必须了解其内在联系。

1. 清法的正治法

清法是清泄热邪的治法，论中的清法正治法是随热邪所犯部位不同而定的，如清胃热、清膈热、清膀胱热、清肠热等，皆是从病机和病位不同而立法组方。其具体运用是：

（1）清胃热法

适于胃热熏蒸的阳明经证。如"服桂枝汤，大汗出后，大烦渴不解，脉洪大者，白虎加人参汤主之"，"伤寒，若吐，若下后，七八日不解，热结在里，表里俱热，时时恶风，大渴，舌上干燥而烦，欲饮水数升者，白虎加人参汤主之"，"伤寒，脉浮滑……白虎汤主之"。胃热壅盛的来路虽不一，但总因伤津化燥，酿成热结在里，表里俱热证，因其未至热与燥屎相结的胃家实证。所以用白虎汤辛凉宣透，达热出表，加人参益气生津。白虎汤与白虎加人参汤主治相同，但有人认为前者汗出较多，后者渴饮较甚。其实应当脉证合参，更为全面。

（2）清膈热法

是治热邪壅盛于胸膈之证。如《伤寒论》说："发汗吐下后，虚烦不得眠，若剧者，必反复颠倒，心中懊憹，栀子豉汤主之，""发汗，若下之，而烦热，胸中窒者，栀子豉汤主之"，"大下之后，身热不去，心中结痛者，未欲解也，栀子豉汤主之。"因为汗吐下之后，烦热壅于胸膈之上，使之心中懊憹，胸中窒，心中结痛，皆属病人胸膈间为热扰的自觉症，故用栀子苦寒清热解郁，加豆豉甘辛，以宣透胸膈的郁热。如此小方，运用简便，临床上烦而不寐者，余药不效，取栀子豆豉煎汤频饮，往往取效，值得提倡。

（3）清膀胱热法

适于下焦膀胱水热互结证。《伤寒论》说："若脉浮发热，渴欲饮水，小便不利者，猪苓汤主之。"本方用猪苓、茯苓、泽泻、滑石利水泄热，伍入阿胶滋阴润燥，使之清热利水而不伤阴，达到清膀胱之热的目的。

（4）清肠热法

适于肠间积热下利证。论中有治热利下重的白头翁汤证。所谓"热利下重"与今之痢疾近似，多下利便脓血，且里急后重特甚，故用白头翁汤主治。方中的白头翁清热平肝，且能活血，连、柏清热止利，秦皮清热凉肝，所以能治热利下重的肠间积热。

2. 清法的权变法

清法多与下法、和法等配伍运用，如三承气汤泄热清下，大柴胡汤、柴胡加芒硝汤和兼清下，以及少阴咽痛的猪肤汤，心烦不得卧的黄连阿胶汤，身热溺血的猪苓汤等，皆属于清法范畴。至于太阳病郁热在里的大青龙汤、麻杏石甘汤、桂枝二越婢一汤的解表兼清郁热，亦与清法有关。但应注意，清法是以祛邪为主，如体质素虚或热邪未实不可泛用清法。

《伤寒论》中的清法，是以白虎汤为主体的，治疗阳明经证的热实证。后世医家以清法为基础，配合其他治法，如清下、清润、清补等，用于清心、清肺、清胃、清胆等各脏腑的不同疾病。如外感热病中的流行性乙型脑炎、大叶性肺炎、流行性感冒、肠伤寒、痢疾、钩端螺旋体病等急性热病，以白虎汤为主的清法，在临床实践中加减运用，取得良好的效果。在内伤杂病中，白虎汤的运用也是很广泛的，如风湿热、糖尿病、高血压、妊娠尿崩、产后发热、小儿夏季热以及风火赤眼肿痛、牙根肿痛等疾病，都可在“异病同治”的原则指导下，活用清法，取得显著的疗效。

（七）消法

消法包括消导和散结的作用。它是针对瘀血、宿食、痰水、虫积等而设。但与下法又有所区别，下法是用于有形之邪，在病势急迫，必须急于排除，而且正气未伤，允许攻伐的情况下使用峻猛攻下；消法则是针对逐渐积聚而成的有形之邪，病势较缓，且虚实夹杂，无须急于排除的病，而用渐消渐散，这是两者不同之处。

在《伤寒论》中消食滞腹满的有栀子厚朴汤、枳实栀子汤；消痰热互结的有小陷胸汤；消寒热并存痞满的有半夏泻心汤等等。从论中所备消法的范围来看，一般都是“辛开苦降”的方剂，其主药不外枳、朴、半夏、栀子、生姜、芩、连等，这是用于结胸、痞满，或饮食停滞、痰饮等，所以非辛开苦降而不消散。

此外，论中下瘀血的桃仁承气汤，逐水的十枣汤等亦与消法有关。因而，消法的独立意义并不大，这里不予赘述。

《伤寒论》中的消法，是本着“结者散之”、“坚者消之”的原则运用，后世根据外感热病在临床上每多兼挟的特点，如消食的大顺散、备急丸、香砂导滞丸，消痞积的消痞理脾汤等，多数是与下法、清法、补法等合并使用，使消法更能适应临床的需要。但消法毕竟以攻伐为主，要使消而不伤正，故必须辨明病所，注意体质强弱，或先消后补，或先补后消，或消补兼施，有的放矢，才能消而勿伐，恰到好处。

（八）补法

补法是针对人体气血阴阳，或某一脏腑之虚损，给予补养的方法。《内经》“虚则补之”，“损则益之”，即是指补法而言。补法的作用在于补益气血不足，协调阴阳偏胜，使之归于平衡。同时，在正气不能抗邪的情况下，可以用补法扶助正气，达到祛邪的目的，这是补法的间接作用。在《伤寒论》中补法除个别采用滋阴复液外，大部分与温阳法相互配合，这是因为“寒能伤阳”的缘故，所以论中的补法，多是补而寓温。

1. 补法的正治法

前已述及，论中补法以温补见长，如补虚建中、补中温阳等均为补中有温。而阴阳两补、补血复脉的炙甘草汤，虽有滋养阴血的一面，但仍有桂枝甘草汤的温通心阳，说明论中的补益法在补阴补血等方面，是有所不足的。

（1）补虚建中法

适于脾胃虚寒之证。《伤寒论》说：“伤寒，阳脉涩，阴脉弦，法当腹中急痛，先与小建中汤”，“心中悸而烦者，小建中汤主之。”本方即由调和营卫的桂枝汤、倍芍药加饴糖，变为甘温补中的小建中汤，治疗脾胃阳气不畅的腹中急痛，用小建中汤旨在建中补脾。

（2）补中温阳法

适于脾阳虚寒之证。如论中自利不渴的太阴脏寒，病后喜唾的胸中有寒等中焦脾虚寒盛，故用理中汤或丸，以温中补虚，此即“寒者温之”、“虚则补之”的意思。论中补中温阳法，为后世理中补虚提示了范例，在理中汤的基础上，根据病者的不同，加入苦寒伍佐或行气安蛔等药物，将理中汤化裁为连理汤、椒梅理中汤等，既丰富了临床运用，也发展了伤寒学说。

（3）补血复脉法

适于阴血不足、心阳不振之证。论中“伤寒脉结代，心动悸，炙甘草汤主之”，脉象结代，心动悸是属阴血不足，心阳不振的证候，故用炙甘草汤通阳复脉，滋阴补血。温病学家以本方去参、桂、姜、枣加芍药，改名加减复脉汤，用于温热病后期，胸中憺憺大动的阴血不足证，以滋阴退热，养液润燥。吴鞠通说：“在仲景当日治伤于寒者之脉结代，自有取参桂姜枣以复脉中之阳，今伤于温者之阳亢阴竭，不得再补其阳也，用古法而不拘用古方。”吴氏在本方的基础上创一二三加减复脉汤，以治阴虚风动，是善用伤寒法的一大发展。

2. 补法的权变法

论中补法的权宜者，如补益营卫的桂枝新加汤，温补中焦兼和营卫的桂枝人参汤，以及滋敛或养阴、缓急解痉的芍药甘草汤等，这些补法应是支流，故不予详述。

《伤寒论》中补法多与温法并用，这是因为《伤寒论》以论寒病为主的缘故。同时，《伤寒论》是以急性病为主，且寒能伤阳，救急又以姜附为主。所以，《伤寒论》是详于寒而略于温，其治法长于救阳，而略于救阴，这就可见一斑了。后世对于补法的运用，无论是法和方都有很大的发展，如法的演变，有清补、调补、平补、峻补、食补等；从方的变化，如补中益气的补中益气汤，补养阴血的四物汤，补阴的左归饮，补阳的右归饮，气血双补的十全大补汤，以及根据五脏生理、病理特点创制的补益剂，使之补法日臻完善。

总之，《伤寒论》中的八法运用，为后世的治疗方法奠定了基础，对于指导中医的临床实践，仍然是有着重要的意义。然而，我们今天来学习和研究伤寒八法，应当是古为今用，取其所长，遵古而不泥古，要源于伤寒而又高于伤寒，要有所发展有所提高。

二十一、经方临床应用的体会

经方的临床疗效，为历代医家所赞誉。它的科学内涵、实践运用有许多问题是值得思考的。兹不揣浅陋，谈点个人拙见。

（一）精辨病机，拓宽运用范围

《伤寒论》以六经辨证为纲，以八纲辨证为目，开拓中医认识疾病的辩证思维方法；以八法论治，统辖诸病，形成完备的治疗手段。然而，要使经方的运用得心应手，关键是精于辨析病机。所谓“病机”，就是疾病发生、发展的机制。通过辨证求因，以期明晰病机，因而才有临床辨证论治的原则性和灵活性。比如桂枝汤之有汗能收，无汗能发，缘其病机都是“营卫不和”，临床上主症自汗或无汗，其病机是营卫不和者，均可以用桂枝汤治疗，这就是病机与证候的统一性。

临床实践证明，精当的辨析病机，是拓宽经方运用的关键。笔者喜欢用小柴胡汤，可以说每日临证必用。在《伤寒论》的条文中，诸如往来寒热、胸胁苦满、不欲饮食、心烦喜呕以及口苦咽干目眩者，主以小柴胡汤。学者只是从“但见一证”之训，谓只要有上述一症，则予小柴胡汤。如果仅是但见一症，即用小柴胡汤，那只是对症发药，对号入座，不能更深层次地品味仲景制方用药的真谛。所以，要真正拓宽经方运用的思路，做到以一方统百病，至关重要的是洞悉病机，在病机二字上深入细致地辨析，才是灵活运用经方的绝招。比如说，小柴胡汤证的病机，一般地说是“少阳半表半里，寒热夹杂”，故以小柴胡汤和解之。这只能说是从表象上理解，从表里分证，外感三阳病则可。而从拓宽经方运用的思路，更广泛地运用于内伤杂病则不可。临床以小柴胡汤为中心，外感可治，内伤可调，虚证可用，实证亦宜。广泛运用于内伤杂病，诸如心血管病、肺系病、神经系统疾病，尤其是消化系统疾病，用小柴胡汤的机会甚多。扩大小柴胡汤的运用，旨在精细辨识病机。小柴胡汤证的病机，在论中能够找到的是“上焦得通，津液得下，胃气因和”，这是服汤以后药物效应的记载。若能深思这条原文，综观小柴胡汤证的运用，细审其病机是：表里失和，营卫不谐；脾胃失调，肝胆不利；肺气失宣，胸阳不畅；阴阳失衡，气血不调等方面，概括起来就是三焦不畅，枢机不运。如此横看表里，竖看三焦，外连肌表，内合脏腑，全面整体地认识小柴胡汤证的病机，使经方的运用在临床上左右逢源，恰到好处。这里略举几个常用范例。

一是治感冒。时下市售感冒药多半为辛凉之品，加之又大量用抗生素，使一个寻常感冒缠绵不已。形寒身冷，食纳呆滞，以小柴胡汤外透肌表，内和脾胃，往往 2～3 剂，病告痊愈。

二是治咳嗽。市售治咳嗽药全是辛凉润肺药，再加上消炎抗菌药，使之寒邪郁遏，肺失宣透，久咳不已。用小柴胡汤加味，透达外邪，宣发肺气，调理脾胃，可取良效。

三是治慢性乙肝病毒。众多医者以清热解毒为主，苦寒伤胃，乙肝未治好，脾胃反受损，再加输液无度，酿成沉疴痼疾者，屡见不鲜。用小柴胡汤加味，调和营卫，振奋脾胃，兼佐解毒，获效甚众。

四是治妇女更年期综合征。视其情志郁闷，动辄镇静，泻火安神，加上西药镇静，使病者晕晕然不得安定。用小柴胡汤合甘麦大枣汤，或合酸枣仁汤，或合温胆汤使之木郁则达，肝胆舒畅，肝脾得和，病情快速得以缓解。

如上所述，要拓宽其运用途径，并取得较好的疗效，辨病机是首要的。如能从病机入手，结合经方的组织方意，先议病后议药，那么许多方剂均能如小柴胡汤一样，一方能治多病。

（二）合论病证，规范运用法度

中医长于辨证，西医强调辨病，随着中西医学互相渗透，合论病和证，对于规范经方的运用，提高临床疗效，是十分有益的。举肺心病为例。从肺心病的形成和发展来看，它是从气管炎→老年性慢性支气管炎→肺气肿→肺心病，这样一个病理过程，时间跨度可长达几十年。西医在处理这类病变，统一治疗的模式是消炎抗菌、控制感染。如果从西医的病理变化来看，消炎抗菌是无可厚非的。可在临床上，随着病情的发展、体质的动态变化，用千篇一律的抗菌消炎，实难胜病。究其实质就是缺乏整体辨证，无视疾病与体质的关系。中医认识疾病，病邪与体质并重，在治疗用药尤其重视体质，无论是内伤外感的治疗，都概莫例外。

如气管炎阶段，身体壮实，着重祛邪为主，寒甚者以麻黄汤化裁，热甚者以麻杏石甘汤加味，多能中病。

如支气管炎发展至老年性慢性支气管炎，身体素质要差些，用药则应表里兼顾，如以小柴胡汤，或小青龙汤加味，或桂枝汤合二陈汤等，随症加减，可以取效。

如老年性慢性支气管炎发展至肺气肿，此时身体素质再度下降，治疗上则应以补为攻，七分扶正三分祛邪，如以桂枝加厚朴杏子汤合二陈汤，或苓甘五味姜辛半夏汤，或苓桂术甘汤合葶苈大枣泻肺汤，甚则以真武汤合苓桂术甘汤，旨在温补肺气为主，以温补而胜病。

若病变属心肺功能损害，发展至肺心病，治疗大法应以补益为主，振奋心阳、补益肺气是主要法则。常用方以真武汤加参芪、金匮肾气丸为基本方，治本为主，兼顾其标。若阴虚者，以生脉散为基础加味。随着脏腑功能损害，阴虚者治疗更为棘手，临床疗效也很不理想。

从临床实践中主要脉证、各种体征以及各种化验指标，都能深入总结，既辨病又辨证，合论病证，对每一阶段都规范用药，这样对提高临床疗效颇有裨益。

（三）深究方规，增强运用活力

所谓“方规”，就是组方的规律。传统的组方规律，讲究君臣佐使，但并不能把方规的内涵揭示出来。笔者以为，方规的依据是以病机为基础的，具有它的特定规律：一是药物的性能，一是药物主治功用，这两者必然是一致的。例如四逆散的组合，柴胡、芍药是肝药，枳壳、甘草是脾药，共奏疏肝理脾之功，是治肝脾不和的常用方。其方规严明，药味精练，一目了然。

然而，真正要掌握好方规（基本规律），指导临床运用，还必须在实践中摸索和验证每一个方的方规。比如，半夏泻心汤，从其药物性味组成看，具备辛开苦降，尚需加入行气药，疗效更为确切。由于半夏泻心汤所主治的痞满证，病位在脾胃，病性寒热夹杂。因为其寒热之邪侵袭脾胃，势必阻滞气机。故用半夏泻心汤加入行气的枳壳、木香，疗效更胜一筹。这样，半夏泻心汤的方规就应是“辛开苦降，调和寒热，行气消痞”。如此认识方规，必然会提高对病机、证候特点的深层次理解。笔者本着这一认识，临床广泛运用半夏泻心汤治胃炎、胃和十二指肠溃疡、慢性胆囊炎、慢性肝炎、慢性肠炎等消化系统疾病，无不取得满意疗效。

如唐某，男性，42岁。经年腹泻便溏，每日少则2次，若饮食稍有不慎，大便日3～4次，便前腹胀气滞，肠鸣坠胀，大便有食物残渣，或少许黏液，肛门坠胀，便溏不爽，服土霉素、黄连素、氟呱酸能暂时止泻，但大便不能成形。如此反复2～3年之久，未能痊愈。察其舌黄白苔相兼而厚腻，论其脉缓而软。疏方：

川黄连5g，法半夏、干姜各10g，党参15g，黄芩10g，炙甘草5g，白头翁15g，枳壳、木香各10g，大枣3枚，神曲10g，水煎，分2次服。

药后次日大便成形，肛门坠胀、腹胀气滞减轻，舌苔明显消退，继进4剂，临床症状消失。嘱其再进5剂，诸症痊愈，并以健脾丸药巩固。随访2年，健康良好。

深究方规，目的是发展经方的运用。因而在实践中去认识和发现经方的奥秘，从而去完善经方的方规，是提高临床疗效，充实医者经验的有效途径。比如，真武汤以附子与苓术为主，温阳行水，主治脾肾阳虚，水邪泛滥。笔者以本方治一例风湿性心脏病，初则心悸、头眩、浮肿，用本方均能稳定和消退，但病者的呼吸气短、精神疲乏始终不能改善。遂仔细推敲真武汤的方意，温阳利水的功效是准确的，但方中缺乏补气药，故在原方中加入参、芪益气，病者服后，不仅心悸、浮肿消退，而且呼吸畅利，精神倍增，短气不足明显好转。尔后，本病例用参芪真武汤加味，先后 7 年之久，病情稳定。这里就揭示真武汤温阳利水可以，然其补气是不足的。故真武汤加参芪，其方规应是变原来的温阳利水，为益气温阳利水，此则依理依法与病机、病证更加尽善尽美。

（四）化裁古方 提高运用效益

经方能不能化裁加减，历来都有争议。有学者认为，经方不能变易，即便是用药分量，也要原方不变，视经方为“金科玉律”，倘若对经方加减，变动药味，就斥之为“离经叛道”。另一部分医家，则与之相反，认为经方应当随症加减化裁，症有变方亦变，并认为仲景制方就是随症而设，随机而变，如桂枝汤一方化裁出 20 多首方，其灵活性可见一斑。笔者以为，前者视经方的严谨，药味精练的规范性，执定经方不能加减调整，似乎有食古不化之嫌。后者从实际出发，因病因人而异延伸经方的运用，辨证用药，是活用经方的典范。吴鞠通有几句名言：“人之所病，病病多；医之所病，病方少。”说明医者的不足，正在于方药变化太少，难以适应千变万化的疾病。所以，主张经方加减化裁者，应当是符合临床实际的。这里介绍几则经方与时方合用的经验：

一是桂枝汤合玉屏风散。桂枝汤调和营卫，为表虚者首选方；合玉屏风散，补益肺气，共用则益气固表，和营解肌，是治虚人外感的良方。

曾治一妇人，年 34 岁，背恶寒，通体怕冷，在家里只能坐在卧室，若依门而立，则洒淅恶寒，能睡能吃，月经正常。就诊时是“五一”劳动节前，还身穿重裘，穿戴棉鞋帽。察其脉缓无力，舌苔薄白而润。检查病史，前医以八珍补血，归脾养血，附桂八味温阳，并用巴戟、仙茅、枸杞等补肾壮阳均属无效。遂疏方：

生黄芪 15g，白术、桂枝、白芍、防风、葛根各 10g，炙甘草 5g，生姜 3 片，大枣 3 枚。

病者服 5 剂后，身感温暖如日浴，脱去棉袄鞋帽，无风自恶之感明显减轻。继之前方服 20 多剂，不更方而痊愈。本病追溯其原委，实因前者误表，后者误补，初期表证阶段中西药，寒凉剂杂投，近半年的治疗，其营卫不和、表虚不固的病机未被确认，故而缠绵不已，接诊后用桂枝汤合玉屏风散，符合病机，取得显效。笔者体会，桂枝汤的调和营卫之功，已为众所熟知，但从病机表虚气不足之体，似是药不胜病，故在原方中合用玉屏风散，补气疏风为益气固表之良方。两者合用，无论从病机药理都是合拍的。临床用于表虚肺卫不足之体，免疫功能低下的病者，用之屡验。

二是芍药甘草汤合四妙散。两方合用，是临床治风湿热痹证的有效方。芍药是柔筋缓急止痛的要药，甘草与之配合，即酸甘合化滋阴养血。合入清热利湿的四妙散，共奏柔筋缓急止痛，清热利湿，治湿热痹痛的功效。南方的春、夏两季，多湿热熏蒸，空气湿度大，无论男女老幼，脑力劳动与野外作业者，皆可罹患风湿热痹之证，表现为腰腿痛、关节红肿热痛、坐骨神经痛等，用本方疗效颇著。

笔者第一次用本方于一女性职员，因天晴洗涤衣物，涉水劳作，当晚两膝以下疼痛，步履艰难，踝关节浮肿而痛，不发热，脉缓弦软，舌淡薄黄腻苔。拟方：

赤芍、白芍各15g，炙甘草、苍术、黄柏各10g，牛膝、生薏苡仁各15g，独活、防己各10g，伸筋藤15g。

服1剂后，次日即能行走，3剂痊愈。此后运用本方治疗风湿热痹患者数以百计，疗效确切。

三是芍药甘草汤合四金汤（郁金，炒鸡内金，金钱草，海金沙）治肾结石有一定的疗效。方中取芍药甘草汤缓急止痛，四金汤能散结行水，合两方的功效为活血行水、消石散结，治尿路系统结石，颇具卓效。

曾治一黄姓少女，年21岁。自述右侧腰痛，尿频尿急，伴有血尿、小便热痛。B超示右肾输尿管中段有结石如绿豆大小。脉舌均正常。诊断为尿路结石。处方：

赤芍、白芍各15g，炙甘草、郁金、炒鸡内金各10g，金钱草、海金沙各15g，台乌药10g，滑石15g，白茅根20g。

上方服3剂后，血尿消失。经用上药近3个月，B超复查，结石消失。惟有时腰感酸胀，嘱其以六味地黄丸巩固调理。此后，用本法治疗多例，疗效满意。

四是四逆散合良附丸，治肝胃不和、寒郁气滞的胃脘痛，有可靠的疗效。因为肝郁犯胃，影响肝之疏泄，胃之纳化，如脾胃不足者，每易形成寒郁气滞而胃脘疼痛。临床常见于胃窦炎、浅表性胃炎、胃和十二指肠溃疡。用四逆散合良附丸加味，能获得近期疗效。

一男性，54岁。经常胃脘胀痛，痛以空腹为甚，腹胀气滞，大便偏稀，脉缓而弦，舌淡红。经用西药未能控制症状，反复发作。拟用四逆散合良附丸加味：

柴胡10g，白芍15g，枳壳10g，炙甘草5g，良姜、香附、郁金、广木香各10g。5剂后疼痛如失，再进5剂，临床痊愈。后以香砂六君子丸调理善后。

二十二、应用经方的思路与方法

经方的生命力，贵在临床疗效，其运用的思路和方法，在乎医者在实践中去摸索、去深化和总结。现就个人的体会，抛砖引玉，陈述于后：

（一）正确理解原文

翻开古今伤寒注本，对原文见仁见智，有的羽翼了伤寒，能帮助理解原文的精神，于人有启迪；有的却是望文生义，越解越玄乎，使人坠入五里雾中，毫无裨益。对伤寒原文的理解，应本着是否能指导临床，服务临床为原则。反之，无论其说得如何头头是道，亦不可从。比如，有的注家解释“太阳病”，谓太者，巨也，最也。太阳者，天之与日也，云云。类似这种解释，不少注本随处可见，实际是使学者作难，别无他益。因为《伤寒论》的原文，朴实无华，实实在在，没有半点虚设的文字游戏。所以如果从其本来的原文排序，如太阳表证的麻黄汤证的有关条文，前后连贯起来看，俨似一份病历的雏形。首先是表证的提纲，次之是主症、鉴别诊断、方药加减运用，以及药后的种种变局，只要前后贯通，表证的理法方药就跃然纸上，眉目清晰可察。如仅在个别文字做文章，即使穷极其意也不着要领。那么，对原文究竟该如何理解？概括地说是：一是尊重原文本意，如“太阳之为病，脉浮，头项强痛，而恶寒”，概括了表证的主要脉证，故有太阳病提纲之称，如此解释足矣，无须作别的演绎。二是注重原文前后连贯，如“脉浮者，病在表，可发汗，宜麻黄汤”和“脉浮而数者，可发汗，宜麻黄汤”，不能认为有脉浮的、脉浮而数的就用麻黄汤，而应当把“脉阴阳俱紧”，结合主症全面认定麻黄汤表实证的脉是浮紧而数，这才符合临床实际，有指导意义。三是注意无方条文，如“上焦得通，津液得下，胃气因和，身濈然汗出而解”，这是指服用小柴胡汤的疗效而言，但如果把原文反其意，读成上焦不通，津液不下，胃气不和，都是小柴胡汤的适应证，这样领悟原文之意，小柴胡汤的临床适应，也就随之扩大。再如“病常自汗出者”与“病人藏无他病，时发热自汗出……”这两条实际是指桂枝汤证的病机，临床上凡常自汗出而藏无他病者，皆可用桂枝汤。曾治一小男孩，13 岁，经常自汗出，入睡更甚，饮食、二便均正常，其他无不适，脉缓，舌苔薄润。胸透：肺门处有一钙化点，肺纹理增粗，但不咳嗽，无肺系证候。白细胞 $20\times10^9/L$。处方：桂枝、白芍各 9g，炙甘草 3g，生姜 2 片，大枣 2 枚，生龙牡各 15g。服 2 剂，汗止，白细胞 $6\times10^9/L$。嘱服 2 剂巩固。半年后随访，病未复发。四是抓住原文的对比分析，论中许多条文是从对比入手来理解，以便把条文的精神落到临床实处，如“桂枝本为解肌，若其人脉浮紧，发热汗不出者，不可与之也。常须识此，勿令误也”。这条原文，实际是指出桂枝汤的作用为解肌发汗，同时又提出与麻黄汤证鉴别，告人从表虚、表实两者对比，不要酿成失误。推而广之，实际本条是提示读者，要从表证的病机、证候、治法、方药等方面去对比分析。此外，论中条文设有许多病机对比、证候对比、方药对比等，借以揭示病和证的症结所在，这些都很有临床实际意义，应当娴熟自如，以便服务于临床。

（二）掌握病机辨证

清代名医喻嘉言教门人“先议病，后议药”。所谓议病，实际上就包含病机与辨证。在《伤寒论》中病机与辨证是统一的，即有什么样的病机，临床上则有相应的主症。如桂枝汤之有汗能收、无汗能发，缘其病机都是“营卫不和”。又如五苓散能治多尿和少尿，病机皆为气化不利。笔者用五苓散治小儿遗尿多例，均获良效。如某女孩 14 岁，每晚遗尿，父母想尽各种办法令其起床小便，未能奏效。察其形体肥胖，少言寡语，除有夜间尿床（每夜少则 2 ~ 3 次，量少）之外，其他一切正常，脉缓有力，舌苔薄白润，拟以五苓散加味：茯苓 15g，白术、泽泻、猪苓、桂枝、远志各 10，菖蒲 6g。服 1 剂，当晚即自行起床排尿，服完 5 剂，基本痊愈。半年后复发 1 次，守原方再进 5 剂，又获痊愈。另一老年女性 65 岁，身体瘦小，有冠心病史，下肢轻度浮肿，小便每晚 4 ~ 5 次，并有自遗现象。脉缓弱，舌胖润。用五苓散加味，茯苓 15g，芡实 20g，白术 15g，猪苓、泽泻、肉桂、益智仁各 10g。水煎日 1 剂分 2 次温服，服 2 剂后夜尿减至 1 ~ 2 次，服 10 剂后，夜尿每晚 1 次，不再自遗。继之以金匮肾气丸巩固。上述两案可以悟出，五苓散既可治少腹满，小便不利，又可治少腹满，小便自利，然其病机都是气化不利，别无二致。

临床实践证明，明辨病机又是选方的关键。阳虚水停，即是病机。然而，这一病机所反映的主症，则有脏腑、病位的差异。例如，病在肺，咳喘痰饮宿肺（如慢性支气管炎或肺心病），或病在肾，水泛四肢浮肿（如肾炎水肿），两者均可用真武汤。笔者用真武汤加味治 1 例原发性高血压病人，疗效颇佳。病者女性，年龄 49 岁。素有高血压病史，血压持续 166 ~ 180/90 ~ 106mmHg，屡用各种降压药，始终未能降至与年龄相符的幅度。自觉头目眩晕，精神委靡，形寒肢冷，经常下肢浮肿，小便短少，食欲减退，脉象沉细弱，舌体胖大，舌苔白润。用真武汤加味：制附片 10g，红参 6g，茯苓、白术、白芍各 10g，生黄芪 15g，牛膝 10g，灵磁石 15g，生姜 3 片，日 1 剂。前后服完 7 剂，血压为 106/75mmHg。半年后随访，病情稳定。

如上所述，前者用真武汤治慢性支气管炎、肺心病、肾炎是临床常法，虽然病名各异而病机则是一致的，异病同治，突出了病机特点。后者，用真武汤降高血压，临床极为少见，只要抓住肾阳虚水气上凌这一病机，认真进行鉴别诊断，使之病机与方药吻合，方可出奇制胜。

掌握病机辨证，还应从六经辨证来理顺各种病机的关系。例如六经病的病机关系，实际是五脏、六腑、十二经脉的病机关系，应当是病机辨证的统一整体。如太阳表证，实际就是肺合皮毛而主表的病机，太阳病在一定的意义上是指肺系病变，如果只是狭义地理解太阳病是小肠、膀胱的病变，那是片面的，而应当从太阳所属脏腑、经络、气化功能三者来统论太阳病证的病机，这样不失偏倚，才能全面分析病机。进而言之，太阳病所出的变证，如痞满证，必然有脾胃气滞，湿热并存的病机，所以用半夏泻心汤辛开苦降，调和脾胃。如果能够把六经病，层层深入地剖析病机，使之落实到治法和方药，对提高临床疗效是十分有益的。

（三）灵活运用方药

经方组织非常严密，但又非常灵活，可谓是严而不死，活而不乱，它的前提是以病机为基础的，具有其特定规律，一是药物的性能，一是药物的主治功用，这两者是必然一致的。例如四逆散的组合，柴胡、芍药是肝药，枳壳、甘草是脾药，共奏疏肝理脾之功，是治肝脾不和的常用方。其药味精练，方规严明，一目了然。所以，欲使经方在临床上运用自如，必须掌握主方，剖析类方，熟悉加减，并结合后世方变通，方可达到灵活运用的目的。

具体地说：首先要掌握主方，用好主方。六经病皆有自己的主方，如太阳病的麻桂两方；阳明病的白虎、承气；少阳病的小柴胡汤与黄芩汤；太阴病的理中汤；少阴病的四逆汤；厥阴病的乌梅丸等。这些主方都是以本经的脏腑功能、病机、主证为基础而设立，其中任何一方都可演变出许多变方。所以，应对主方作全面的分析，以便灵活运用。如麻黄汤方中四药为伍，麻黄辛温解表，但必须配桂枝才能发汗，否则，麻黄汤去桂枝，即为三拗汤，只是宣肺止咳而不发汗，故有“麻黄汤中不能无桂枝”的说法。如果再深入言之，麻黄为气分药，桂枝为血分药，两药合用有发汗之功，因为发汗的机制离不开“汗血同源”这个生理机制的缘故。所以，临床掌握表实的麻黄汤发汗的病机、主证，以及麻黄汤之所以能发汗等有关机制，便可运用自如。

其次，剖析类方，前人徐灵胎对伤寒方做过分类整理工作，很有启迪。伤寒的类方如麻黄汤类、桂枝汤类、柴胡汤类、白虎汤类、承气汤类、泻心汤类、陷胸汤类、四逆汤类等。以经方归类研究，有两个好处：一是能进一步研究经方的结构原理；二是以方测证，并可以了解病机的演变。同时还能洞察类方之间的密切关系，如柴胡类方与半夏泻心汤类方之间，有其必然的内在联系，即是例证。

临床运用中，还应找出类方中的代表方。如苓桂剂类方中有茯苓甘草汤、茯苓桂枝甘草大枣汤、五苓散、茯苓桂枝白术甘草汤等，这类方共同都能温阳利水，补脾渗湿。而在具体运用的同时，应将每一方的药物组成、主治功用，结合临床验证，取得理论与实践相印证的资料，进而找出类方中的代表方。如苓桂剂中的苓桂术甘汤，可为这类方的首选方。用其治脑积水，可配补肾药，或加泻水药；治肺心病，可合二陈汤，或配真武汤；治胃液潴留、十二指肠溃疡，可配六君子汤；治肠炎可合健脾行气或固涩药。若从组方原则看，阳虚者加附子；气虚者加黄芪；脾虚者，重用白术；湿甚者，苍白术同用，随其证加减，权宜应变，反复验证，经方就用得活，用得精。

最近，遇一女性，50 岁。诊断为颈椎增生综合征、更年期综合征。病者头眩晕不能视物，已半年之久，经治不愈。自谓眩晕如入云里雾中，甚则呕吐，少气懒言，气虚乏力，脉细缓，舌胖润。处方：桂枝汤加葛根、姜黄、秦艽。服 5 剂后，颈项略感舒适，但眩晕不减。既然略有寸功，在原方中加天麻，再进 5 剂。第三诊：自诉眩晕毫无改善，颈椎亦无大益，症如前述，脉细而缓，舌体胖苔薄白。故舍颈椎增生和更年期综合征而不顾，专在“痰饮”两字上寻思。前人有“无痰不作眩，无虚不作眩”。仔细推敲，患者是“痰饮证”，当以温药和之。故改用苓桂术甘汤合二陈汤加味：茯苓 20g，白术 15g，桂枝、炙甘草、法半夏、广皮、天麻各 10g。嘱服 3 剂。药后告谓，上药果然灵验，眩晕如失，头脑清明，不眩不晕，精神大振，身体轻爽，饮食倍增，语言有力，已能上班工作，嘱其继服 7 剂，以资巩固，近期疗效十分显著。

再次，用经方要熟悉加减。有人认为经方不能变动加减，连药量也不能轻易改动。此说不可从。因为经方除了六经主方外，其他各方都可说是主方加减而成，如以麻黄汤加减的麻杏石甘汤、大青龙汤、麻黄加术汤、麻杏苡甘汤等，皆为麻黄汤的变局。论中用得最活的要数桂枝汤，仲景将其化裁为 25 首方，真可谓是灵活之至。所以，临床上用桂枝汤加减，主治病种甚多，如治荨麻疹、皮肤瘙痒、颈椎病、肩周炎、风湿病、胃脘痛、自汗盗汗、腹痛腹泻等，用之得当真有一剂知二剂已的确切疗效。笔者用桂枝汤加桑枝、芦根、滑石，治一男性，50 岁，在盛夏季节遍身荨麻疹，瘙痒异常，经用扑尔敏、非那根、息斯敏等均不可缓解，且药后精神不爽。用上药 3 剂，近期显效。又治上肢关节疼痛，加桑枝、当归、川芎、秦艽、威灵仙等，近期疗效均很理想。由此可知，经方的加减对提高临床疗效是无可非议的。

又次，经方亦可与后世方结合运用，有助于提高疗效。笔者在实践中，有几个常用方法简要介绍如下：其一，用桂枝汤合玉屏风散，治表虚自汗，或抵抗力差，经常感冒者是常法。桂枝汤治表虚自汗已是定法，但由于其补气固表的功效不足，故可与玉屏风散合用，以增强补虚固表的功效。其二，用芍药甘草汤合四妙散，治湿热痹证，临床屡见奇功。其三，用四逆散合小陷胸汤，或良附丸，治胃脘痛。本方四逆疏肝和胃，小陷胸治痰热互结胸中，良附丸温运行气消胀。合用共奏辛开苦降，清热化痰，行气消胀之功。临床用于十二指肠溃疡、浅表性胃炎、胆汁反流等均有明显疗效。其四，用柴胡加龙牡合甘麦大枣汤，或合百合知母地黄汤，治更年期综合征、精神抑郁证。本方疏泄肝胆，养益心肝，是一张平淡之中见奇功的良方，不少更年期妇女，折腾得不可名状，用上方屡见功效。其五，用当归芍药散合金铃子散，治妇人诸腹痛。笔者多年来凡遇女性下腹痛，诸如附件炎、盆腔炎、宫颈炎，只要有白带增多者（少数白带不多）用上方取效甚速，腹痛甚者加台乌、艾叶，伴腰痛者加杜仲、续断、鹿角霜，白带清稀量多加芡实、萆薢；宫颈糜烂特甚加十大功劳、野菊花，或用五味消毒饮加十大功劳、土茯苓煎水坐浴熏洗。

总之，灵活运用在于增强经方的疗效。但必须在谨守病机，知常达变的基础上灵活变通，否则把经方加得面目全非，甚至加的药比原方还多，这就失去了经方的意义。因此，经方的灵活运用，必须是在辨证的基础上，本着增强经方疗效的前提，做到合情合理地加减，使之相得益彰。

二十三、从临床实践看《伤寒论》用药的基本规律

《伤寒论》用药法度谨严，变化灵活，严而不死，活而不乱，是有规律可循的。兹就其若干问题，结合临床实践，谈点粗浅的体会。

（一）根据主证，制定主方，是伤寒用药的原则性

从临床实践来看，《伤寒论》用药是根据主证（包括病机），而后制定主方，这一原则贯通于全论大法。主证在六经病中各有纲目，标示其主要脉证。如太阳病的脉浮头项强痛而恶寒；阳明病的身热自汗出，不恶寒反恶热……六经均以此类推，主证昭然若揭。正如柯韵伯所说，太阳篇中，先将诸病线索，逐条提清，则一隅之举，可以寻其一贯之理。的确如是，伤寒辨证用药，是在确定主证的前提下，层层伸展，有顺有逆，随证变方，示人以规矩。

抓住主证是为了制定主方。因为证是方的基础，方是证的归宿，有一证必有一方，故论中的主证，都相应地落实主方，如表寒实证的麻黄汤，表寒虚证的桂枝汤；里热实证的白虎汤、承气汤等，其理法方药的统一性，是极其严密的。例如，有一病者，李姓，男，50岁，腹泻经年，反复进丸药汤剂，终未能效。西医确诊为慢性肠炎。症见腹痛泄泻，日5~6行或7~8行，便下稀水或软便，有时夹杂少许食物残渣，偶有里急坠胀感，食量减少。前医投附桂理中汤、理中汤加吴茱萸、四神丸等，温补则稀便稍硬，数次不减；用赤石脂禹余粮丸、真人养脏汤等，收涩则腹胀更甚，数次略减。上述医治，温无益，涩不止，实难为力。笔者接诊，视其有里急，便意频，初用痛泻要方，略有转机，再剂无效。改用半夏泻心汤，胀痞缓解，便次依然，再服亦无效。又改用理中汤加青陈皮，服后竟无反应。前后互参，收涩不止，温中无益，培土抑木，调和寒热，一概无功。再详审病情，询及其泄泻之前，肠鸣特甚，如水走肠间，沥沥有声，泻之则快，旋即又鸣，脉沉弦紧，苔白而滑润。对照《伤寒论》说："伤寒……心下逆满，气上冲胸，起则头眩，脉沉紧，茯苓桂枝白术甘草汤主之。"《金匮》有"水走肠间，沥沥有声，谓之痰饮"。本病实为痰饮，有形之水下趋肠间，则腹痛肠鸣而泻，泄泻是标，痰饮为本，遵《金匮》"病痰饮者，当以温药和之"遂处以苓桂术甘汤加味：茯苓20g，白术15g，桂枝、炙甘草、广木香、枳壳各10g。服5剂后大有转机，肠鸣腹泻均减。继服30余剂后（并辅以参苓白术散冲服，每日早起空腹服药15g），大便日行一次，临床痊愈。由此可见，主证与主方必须一致，不然则恐难中病。

必须指出，在临床运用中，对《伤寒论》的主证主方，应将原文精神和实际病例相印

证，方能取得良效。比如，以小青龙汤的运用而论，按照原文“伤寒表不解，心下有水气，干呕，发热而咳，或渴，或利，或噎，或小便不利，少腹满，或喘者，小青龙汤主之。”从理论上说，小青龙汤证应是外有表寒，内有水饮，故用小青龙汤发散表寒，温化里饮。可是，证之临床，如素有痰饮者，症见痰涎溢甚，虽无表证，用小青龙汤亦获良效。此亦属其常。若表证突出，其中酸敛之五味、芍药，且往往用量宜轻。因为小青龙汤中虽有麻桂的表散，然其与姜细味相配合，其功用也就向内温化寒痰。故不能视小青龙汤的主证必有表寒外束，须知“痰饮”为著的里证亦属主证。曾治一患者，无恶寒发热等表证，惟痰饮特甚，每晚盈碗，喘促气粗，不能平卧，服小青龙汤 1 剂显效，继服多剂，竟未更方而愈。可见，主证与主方的一致性，是伤寒用药的一条基本规律。

（二）根据主方，变通加减，是伤寒用药的灵活性

柯韵伯说：“仲景立方精而不杂，其中以六方为主，诸方从而加减焉。”伤寒全论计有 113 方，其真正属于主方者，则是为数不多的，如太阳病的麻桂二方，是表寒虚实证的主方；阳明病的白虎、承气，是里热实证的主方；少阳病的柴胡、黄芩汤，为少阳病偏表和纯里的主方；太阴病的理中汤，少阴病的四逆汤，厥阴病的乌梅丸等，可算各经的主方。然而，从全论大法深入研究，主方是定法，变通是活法，活法的运用更充分体现了伤寒用药的灵活性。从伤寒本旨来看，如桂枝汤为主治表寒虚证的主方，而以其变通的兼阳虚的桂枝加附子汤，兼项背强几几的桂枝加葛根汤，兼喘的桂枝加朴杏汤，兼营气不足的桂枝新加汤，以及由桂枝汤化裁的桂枝甘草汤、芍药甘草汤、当归四逆汤、炙甘草汤等，它们的主治功用虽各不相同，但都可视为用桂枝汤的定法变通加减，其灵活性就不言而喻了。

实践证明，在临床上单纯地用主方，一成不变者固属有之，而因其病机变通主方，则是更多见的。笔者根据小柴胡汤后方的启示，结合“往来寒热，胸胁苦满，不欲饮食，心烦喜呕”，半表半里的病机，以小柴胡汤为基础，加减运用于临床，病在上，口苦咽干，头额胀痛，可以本方加桑叶、菊花、钩藤；病在胸脘，胀痞不舒，喜叹息，以本方加瓜蒌壳、枳壳；病在两胁，痛胀不已，或如针刺，可加香附、川楝，或合失笑散；病在右胁，痛引肩背，甚或发黄，以本方加瓜蒌壳、郁金、茵陈等，这已超出了《伤寒论》小柴胡汤方后的加减用法。总之，本方的运用外感可治，内伤能医。在表者可加表散药，在里者可加攻里药；兼寒者配温燥，兼热者配清凉；夹瘀者伍活血化瘀，夹食滞伍消积导滞；气虚者加益气药，血亏者加补血药等，足见其灵活性寓于加减之中。例如，用小柴胡汤加味治低热（按：临床常见低热原于失表，凡病在表而妄用寒凉，高热虽罢，低热复起），每获良效。有一女性病者，年 40 岁，低热 3 个月余，精神疲惫，食纳呆滞，每于午后手足心发热，自觉烦热不安，低热在 37.5℃左右，便溏不爽，口苦舌腻，胸胁胀痞，脉象弦软，处以小柴胡汤加青蒿草，服 5 剂低热渐减，又 5 剂诸症悉平。按误表内陷，病仍在三阳，之所以用小柴胡汤甚验，实因服汤“上焦得通，津液得下，胃气因和”的缘故。临床上此种低热，状若阴虚，如误人滋阴，则病深难解，惟用小柴胡汤之和解透散，治验甚多，不予繁举。

基于上述，可以看出，凡伤寒用药，并非头痛医头，惟方惟药，而是在主方的基础上，随病机的演变，贯穿了“因证择方”的法则，其灵活性就在于变通加减，无疑是伤寒用药的重要规律。

（三）掌握方规，精究主药，是伤寒用药的关键性

前贤吴鞠通说："大匠悔人，必以规矩，学者亦必以规矩……神明变化，出乎规矩之外，而仍不离规矩之中，所谓从心所欲不逾矩。"仲景制方，悉心探究，一是有明确的方规，一是注重主药的应用和配伍。

所谓"方规"，即是组方的规律。它的前提是以病机为基础，具有两个特定的规律：一是药物的性能，一是药物的主治功用。这两者必然是一致的，尔后在病机的统一下，构成主方的基本规律。比如，半夏泻心汤的组合，其方规是：一为辛开苦降，一为调和寒热。因而它可治寒热并存的脾胃同病。验之临床，凡是消化系统的常见病，如胃和十二指肠溃疡、慢性肠炎、慢性肝炎等疾病，出现寒热并存、脾胃同病的病机，用之能取良效。李某，男，32岁，腹泻腹痛已一年多，痛在左侧少腹，每日大便1～2次，初硬有黏液，继之为不成形的软便，如嗜冷遇寒便次增多，面色苍白，舌苔薄黄而润，舌质偏红而胖大，脉缓而弱。直肠镜检查，为慢性肠炎。用半夏泻心汤原方加广木香、枳壳，5剂后黏液消失，继服20余剂，临床痊愈。

再如理中汤与真武汤的方规，前者是脾阳虚寒湿内胜，故以参、术、姜、草成方，取其甘温守中，温脾祛寒，主治脾阳虚寒，腹痛泄泻。后者是肾（包括脾）阳虚水湿内停，故以附、术、苓、芍、姜成方，取其辛温而散，温肾利水，主治肾阳虚，水气泛滥，咳喘，肿胀。从二方的组方配伍和病机主治来看，理法方药条理井然，其中二方所用的姜，虽只是干鲜之别，也不可轻易更换，假如理中用生姜，真武用干姜，就不符合主方的规律。他如桂枝汤取酸甘与辛甘合用，栀子豉汤的一清一宣，吴茱萸汤之温肝，白头翁汤之清肝等等，其组方规律，无一不是极其严密的。

所谓主药，一是指药物在方中起主导作用，一是针对病机起主治作用。论中共计98味药，其中可称主药者，按六经病证的主方来分，如太阳病的麻黄、桂枝，阳明病的石膏、知母、大黄、芒硝，少阳病的柴胡、黄芩，太阴病的人参、白术，少阴病的附子、干姜，厥阴病的吴茱萸、当归（按：厥阴病的主药是从肝寒的病机而论）等，即是各经的主药，主药统领诸药，直达病所。论中的成方主药不拘多寡，有一味，有两味不等，如麻黄在麻黄汤、大青龙汤、麻杏石甘汤、麻黄连翘赤小豆汤中就是居主药的地位。这就是根据麻黄的发汗、平喘、利水三大功用而斡旋配伍。论中主药两味以上者如桂枝汤、小柴胡汤、小建中汤、黄连阿胶汤等，虽方中有两味以上的主药，取其协同而发挥主药的作用，但两者缺一不可，都应视为主药。如桂枝汤去桂则为芍药甘草汤，去芍则为桂枝甘草汤。由此可见，放眼于全部方药，深入研究主药及其与主方的配伍关系，使之触类旁通，是有益于临床的。

必须指出，论中用药的关键除方规和主药而外，尚须注意分量的权宜，亦是一大关键。论中之方，药物用量的比例是十分严格的，如桂枝附子汤与桂枝去芍药加附子汤，药味完全一致，但因桂枝、附子用量不同，而主治功用亦有所异。前者，为风寒湿邪留着肌肉，痛不可屈伸，故须加重桂枝通阳化气而祛风，重用附子两枚，温经逐寒而止痛；后者为表虚证兼胸满，脉微，恶寒，故用桂枝汤去芍药，治表虚而兼胸满，加熟附子一枚以温经复阳而治脉微，恶寒。由此可知，论中用量的大小，是随着病机变化而调整其比例。结合临床来看，药物用量确实是关键。梁某，男性，32岁，因1个月前感冒高热，经用吗琳

胍、板蓝根、青霉素等治疗，高热虽罢，低热复起，每日体温37.5～37.8℃，持续1个多月。检查："抗O"、血沉、肥达反应正常，疟原虫阴性，骨髓象亦正常。病因不明，遂转中医治疗。症见低热37.5℃，无汗，肢倦乏力，食纳差，舌苔薄白，脉缓略浮弦，拟从和解少阳入手，于小柴胡汤原方加葛根，其中柴胡10g，葛根15g，服两剂后低热退，第三剂服后夜间出汗，每晚汗出甚多，必至更衣方可。二诊改为小柴胡汤加龙骨、牡蛎、浮小麦，柴胡减为5g，去葛根，服1剂汗止大半，2剂寝汗止，遂改补中益气汤竣功。这就是药过病所而汗出的例证。本案柴胡、葛根虽不算大量，但亦可导致耗气泄卫而汗出，故改易方药后取得速效，可见药物用量是临床实践中的关键之一。

再从实践中看，伤寒方必须与后世方有机地结合起来，如用麻黄汤峻汗攻邪，其着眼点在于风寒之邪侵犯太阳之表而表实。如果只是风寒袭肺，其证以咳嗽为主，不发热恶寒，那么，麻黄汤显然就不如三拗汤适宜。有一病者，咳嗽声嘶，语声重浊已1月余，用止咳糖浆、胖大海，以及青霉素注射，终未能效。就诊时，相对而坐，语不出声，咳声不爽，喉痒特甚，胸闷逼塞，舌白而润，脉浮有力，用麻黄6g，杏仁、前胡、桔梗各10g，甘草6g，服2剂咳减声扬，又2剂病除。由此可以看出，固守经方，排斥时方是不对的。只有把伤寒方与后世方结合运用，才能更好地提高临床疗效。例如，桂枝汤治表虚自汗，如果加益气固表的玉屏风散，较之单用桂枝汤为优。用于素体卫外不固，经常感冒的病者，确有良效。再如小建中汤治疗虚寒胃痛，取其建中补虚，加入黄芪、当归（即当归补血汤）增强益气养血之功。若再用金铃子散冲服，使之补虚定痛各建其功。如此将伤寒方与后世方结合运用，实在是相得益彰。特别应当提出，伤寒方和温病方更应该密切结合。伤寒方为温病方奠定了理论基础，温病方发展和弥补了伤寒方之不足，二者融为一体，对提高临床疗效大有裨益。

此外，伤寒用药对于煎服法也极为重视。比如，桂枝汤方后载：以水七升，微火煮取三升，去渣，适寒温，服一升。服已须臾，啜热稀粥一升余，以助药力，温覆令一时许，遍身絷絷微似有汗者益佳，不可令如水流漓，病必不除。若一服汗出病瘥，停后服，不必尽剂。若不汗，更服依前法，又不汗，后服小促其间，半日许令三服尽。若病重者，一日一夜服，周时观之。服一剂尽，病证犹在者，更作服。若不汗出，乃服至二三剂。禁生冷、黏滑、肉面、五辛、酒酪、臭恶等物。于此可见，仲景对于用药的煎药法、服药法、护理法、饮食调理法，都是非常考究的。如果能效仿其煎服法，再加上必要的剂型改革，付诸临床实践，必然会取得预期的效果。

综上所述，伤寒用药的基本规律，在实践中根据主证病机，确定主方；以主方为基础，灵活加减变通；掌握方规，深究主药；揣测用量，注重煎服法和护理。这实际是一个完整的辨证施治的全过程。同时，这种过程也包含了逻辑思维的推理过程，充满了辩证法思想。诚然，仲景书中用药的规律是客观存在的，并早已为历代医家所揭示，有效地指导临床实践。笔者是在临床实践中加深理解，力求通过临床来验证仲景用药的重要规律，但限于个人的阅历浅薄，经验贫乏，很难使临床的点滴体会，上升到理论，达到升华的地步。

二十四、谈伤寒方临床体会

《伤寒论》的生命力在于临床疗效，从远古至今，崇尚仲景者，无不重视其临床价值。

论中诸方既治常见病，亦治疑难病，故有“群方之冠”的美誉。

笔者于伤寒园地耕耘数十年，主张治伤寒之学，要在“用”字上下功夫。兹不揣浅陋，谈点临床体会，以就正贤达。

（一）熟悉组方原则，剖析方剂内涵

仲景所创诸方，有严密的组方原则。所谓原则是根据病机、主证，确立组方用药的大法，通过遣药来体现其原则性。这种严密的组方原则，是一般方书所不能比拟的，只有对每一方进行深入剖析，充分领略其方剂的内涵，才能窥视它的原则所在。比如，桂枝汤的组方原则，首先是根据表虚、营卫不和的病机，恶风自汗的主症而确立调和营卫的原则。依此原则，而遣桂枝、白芍、炙甘草、生姜、大枣五药组合成方。严格地说，桂枝与白芍均为血分药，故必须配合生姜与大枣以达卫分之表，其辛甘温养阳气，酸甘滋养阴血的内涵，全在五味药的有机组合。这就是尤在泾所说的“滋养中焦水谷之汗源”以发汗的意思。实践证明，姜枣是调和营卫的表药，是有汗能止，无汗能发的关键，不能小视其作用。曾治一教授，年逾六旬，时值盛夏，终日感觉背寒不舒，无汗或少汗，恶风畏寒，脉缓而虚，舌质淡苔薄白。处以桂枝汤合玉屏风散，服药后遍身絷絷汗出，背感暖和，营卫舒畅，不恶寒，精神清爽，自述药效矣。其间因没有生姜，自谓少姜无碍，照煎一剂，服药后全身疹痒，无汗抑郁身重难受，并未食过敏的食物。于是，第二天寻觅新鲜生姜入药，又服1剂，乃汗出微微，身轻暖和，病告痊愈。由此可以悟出，桂枝汤中的姜、枣是透表泄汗的要药，姜之有无疗效有别。同时，反证了桂、芍均为血分药，要知调和营卫必借姜、枣合力而奏效。笔者常以桂枝汤去姜、枣，加当归、秦艽、独活、桑枝等治肩周炎、上肢关节痛，变桂枝汤调和营卫，为通经络而治风湿关节疼痛。可见，对仲景每一方的组方原则，和对每方的内涵，必须了如指掌，才能因证择方，运用自如。

此外，还必须指出，伤寒方中的药量亦不可忽视，一般地说，主药量大，辅药次之，全方诸药协调以发挥效益。所以临床用药的多寡应根据病情的轻重，药物的主次来决定。曾用真武汤加参、芪，取温阳益气，治1例风湿性心脏病心房颤动的患者，用上方经治4年多，疗效均很稳定。但经3年使用之后，病者感到药力不够，难以控制心休不安之状，加服“心宝”方能安静，初则每周1～2次，渐次增加每天服1次。细思之，“心宝”乃温通心阳，故能增强真武之功。然真武主药为附子，遂将附子由10g增为15g，竟然预想之外取得显效，自加重附子用量之后，不再用“心宝”，且感心脏安静无恙。由此可知，药量大小，功效殊别，临床务必慎之又慎。

（二）掌握辨证准则，不受病名之限

《伤寒论》的精华在于辨证，辨证就是诊断、立法、用药的依据，而不应受病名的限制。柯韵伯说，要在辨证（原意是“六经”）中求根本，不在病名上求枝叶，真可谓深得仲景的奥义。这种以辨证为准则，不受病名的束缚，正是“同病异治、异病同治”的原则性和灵活性的体现。笔者体会，以辨证为准则，用一方治多病，是一个普遍规律。比如，真武汤其基本立法是温阳利水，凡符合于此皆可通治。如风心心衰水肿、慢性肾炎水肿、梅尼埃（美尼尔）综合征、原发性高血压等如出现阳虚水泛之证，即可用真武汤治之。曾治一女性，年51岁，患原发性高血压多年，一般血压在150～165/90～105mmHg，自觉头眩晕，全身冷，手足寒，畏寒蜷缩，小便清长。下肢浮肿，脉细而弱，舌淡苔白润。所有见症，与论中“头眩，身响动，振振欲擗地”的真武汤证，颇合病机，遂处以原方加红参、生黄芪。服3剂后，身暖手温，头脑清爽，小便多，浮肿消。继服10余剂，血压正常，精神振作，临床痊愈。可见辨证是关键，用温药治高血压，亦可谓常中之变，不可不知。

再则，举五苓散为例，进一步说明辨证是用药的准则，不能囿于病名。一般而言，五苓散治“少腹病，小便不利”的气化不利而导致小便短少。然而，临床用五苓散加远志治小儿遗尿，经多次验证均取效。一女孩，14岁，身体矮胖，少语寡言，发育正常，每晚遗尿数次，非父母叫醒，不然则尿床。脉舌正常。处方五苓散（用桂枝）加远志。服1剂后，当晚自觉起床小便，且尿量减少。半年后又复发，守上方加菖蒲，又取得满意效果。另1例，女性，年逾花甲，每晚尿五六次，白天尿量亦比常人多，身体偏胖，食纳正常，脉舌正常。除外糖尿病，遂拟五苓散（用肉桂）加桑螵蛸、益智仁，服7剂，尿量明显减少，夜间1～2次，继服六味地黄汤加五味子、肉桂以巩固疗效。

如上两例尿量偏多和自遗，皆用五苓散取效，且与《伤寒论》五苓散所主治的“少腹满，小便不利”的气化不利而少尿，遥相对峙。笔者认为，气化则水化，这是水液代谢的基本原理，五苓散的功用即为化气利水，在症状表现有遗尿和多尿、少尿，然其病机都是气化不利，因而用五苓散治之，化气即所以利水，多尿与少尿皆用五苓散，这就是抓住病机辨证，运用其所谓“双向调节”的缘故。但必须说明，前者小儿遗尿，用五苓散加远志，以桂枝配白术既温阳化水，又温通心阳，尤以桂枝配远志，更是温通心阳之妙举，所以小儿服药后能自觉从睡梦中醒来小便，应当是心阳振奋，不至于朦胧的道理。后者老年夜尿多，在五苓散中用肉桂，属温肾化气而利水，加桑螵蛸、益智仁温以固涩，使肾虚膀胱失约而多尿，亦收显效。这种运用，超越了五苓散的主治范围，实际就是灵活辨证、深入洞悉方义的结果。

（三）抓住病机主症，前后衔接用药

伤寒用药大法，全在抓住病机与主症。主症与病机反映了疾病的本质，必须是一致的。比如，半夏泻心汤，如果以方测证，它的病机是脾胃同病，寒热夹杂，气机阻滞。所以，痞满证一定有腹胀满的主症，因而才用辛开苦降的半夏泻心汤。再如，小青龙汤，它的病机是寒饮宿肺，主症必然有咳嗽气粗、痰涎壅盛，故用小青龙汤温化寒饮。这种基本法则，统观伤寒用药，莫不如此。又如，桂枝汤的作用是调和营卫、有汗能止、无汗能发，病机是营卫不和，主症是恶风自汗（或盗汗）。临床上无论男女童叟，只要是“脏无他病”的自汗出者，用本方皆可治愈。曾治一男孩，6岁，每晚出汗，越出越多，不发热，不咳嗽，胸透肺无病变。脉舌正常，饮食如故。用桂枝汤原方加生龙牡、浮小麦，投药3剂，寐汗自止。停药1个月又复发寐汗，仍以前方服数剂而愈。上述例证，不难看出，用伤寒方抓主症，审病机是至关重要的。

临床上用伤寒方，还必须根据病情前后衔接，既要符合病机，又要切合方意，使之相互补益。

笔者曾治1例风心病者，女性，58岁，因其病深日久，症见胸闷气喘，心悸心慌，下肢浮肿，小便短少，脉沉细间歇而乱，用真武汤加参、芪、防己等，药后心慌悸动缓解，

小便清长，浮肿消退。但由于病者身体每况愈下，抵抗力差，经常感冒，身体疼痛，低热，头痛，四肢清冷，咳嗽痰多，此时用真武汤治本，显然是不适宜的，用疏风透达过于表散，与体质病情相悖，故用柴胡桂枝各半汤原方，每服 3 ~4 剂，感冒症状基本控制，但感冒之后，往往余波未平，表现咳嗽痰多，胸闷不适，头眩心悸，胃脘痞胀，食纳差，则常以苓桂术甘汤合二陈汤加枳壳、神曲之类，服 3 ~5 剂症状消失。

该案经治 4 年，其治疗基本方：真武汤—柴胡桂枝各半汤—苓桂术甘汤合二陈汤。基本病机是，阳虚水泛以真武汤治本；体虚招致外感用柴桂各半汤治标；感冒之后余波未平用苓桂术甘汤合二陈汤。如此三步治法，前后衔接，药合病机，方随证变，故可达到长期病情稳定，促进健康的目的。

（四）以经方为主导，结合时方化裁

有人认为，用伤寒方不能加减，甚至连用量也不可移易。这种观点，不能苟同。因为《伤寒论》113 方，其六经主方也不过就七八首，经过化裁，充分扩大了经方的运用，如桂枝汤方，在《伤寒论》本身就演变成 20 多个方，这是极好的例证，所以说，经方不能加减论者，显然与伤寒本旨不符。

笔者认为，从《伤寒论》方到后世诸方，前者是源，后者是流，其间的脉络是很清楚的。比如四逆散与柴胡疏肝散，小柴胡汤与逍遥散，炙甘草汤与加减复脉及伤寒三承气汤与温病诸承气汤等等，都是在经方的基础上不断发挥扩大运用的。综观论中之方与后世方结合化裁的方法，归纳有三：

1. 原方加减

即以《伤寒论》方加减一两味药而成方，既保持原方的疗效，又增强其功用，如四逆散加香附、川芎即为柴胡疏肝散，加强四逆散的疏肝理脾、行气活血之功。笔者常以此方治疗肋间神经痛、小叶增生、淋巴结核，以及腹痛、腹胀、攀丸肿胀（鞘膜积液）等均能取得满意疗效。如曾治一男孩，5 岁，睾丸肿胀半月余，经诊断为睾丸鞘膜积水，用抗炎药罔效。拟四逆散加橘核 10g，川楝子 6g，生牡蛎 10g，服 5 剂，其病如失。另 1 例淋巴结核，男性，32 岁，颈项多个淋巴肿大，未发现肺部疾患，局部肿胀，无低热盗汗等症。用四逆散加郁金 10g，猫爪草、夏枯草各 15g，服 40 余剂，淋巴结肿大消失如常，随访 3 年病未复发。

再如以炙甘草汤为基础的加减复脉汤，由原来的温养阳气、滋养阴血加减而成，去原方中的参、桂、姜、枣，加入胶、地、麦、麻，变为滋养阴血、平肝息风的首选方，这种化裁方法，温病家作了很大努力，可谓是发展运用伤寒方的典范。笔者以加减复脉汤加软坚散结药治甲状腺肿多例，疗效满意，或术后复发的病例，服之亦效。并以此治疗 2 例小儿癫痫，用加减复脉汤合黄连阿胶汤化裁，服药 80 余剂，疗效稳定，智力恢复正常。

2. 两方合用

在临床上以伤寒原方与时方同用，发挥两方的互补，提高疗效。如以芍药甘草汤合四妙散，治疗湿热痹证屡收显效。究其原理，一则以芍药甘草汤柔肝缓急止痛，一则用四妙散清热燥湿。两方合用优于单用一方的功效。曾治一女性，35 岁，因洗衣服后两下肢疼痛，踝、膝关节发热胀痛，不能步履，卧床不起，口苦，舌红苔黄，脉弦数。处方：赤芍、白芍、炙甘草各 15g，苍术、黄柏各 10g，生薏苡仁、牛膝各 15g，木瓜、独活各 10g。

每日1剂。服七药3剂后，能起床行走，疼痛缓解，局部肿胀大减。守上方加豨签草、汉防己各10g，继服5剂，临床痊愈。

此外，经方本身的合并运用，如柴胡桂枝各半汤、小柴胡汤合甘麦大枣汤、百合地黄汤合甘麦大枣汤、四逆散合小陷胸汤、防己黄芪茯苓汤合五苓散等，都是取两者之长，合二而一加强临床疗效。例如，柴胡桂枝各半汤可以长期服用，有益无损，是老年保健良方。曾治李姓，男，64岁，患者曾有气管炎，经常咳嗽痰多，胸闷，诸身骨节疼痛，腹部、背部常有局部发紫、流水，两下肢臁疮。接诊后服柴胡桂枝各半汤加忍冬藤、蒲公英内服煎剂，外用三黄散局敷，经治六七年，服上方近百剂，每月服1次5~7剂，上述诸症痊愈。几年来健康如常，未服任何药。在此应当提出，为什么柴桂各半汤，既能治病，又能强身？细推之，不难看出，本方具有调理气血、疏理肝胆、健运脾胃、调和表里等功效。如果说，服药后能达到气血畅，肝胆顺，脾胃健，表里和，又何尝不是保健良药？所以，笔者广泛用于临床，凡虚人感冒发热、老年身痛不休、经期感冒、产后发热等用之多获效。

3. 两方兼并

以伤寒方为骨干，后世方为辅助，取两者之长，使之药物组合、功用、主治都优于原方，达到优化组合的目的。比如《伤寒论》中的桂枝甘草汤主治发汗过多，心动悸；《博爱心鉴》的保元汤由参、芪、肉桂、甘草组成，主治虚损劳伤，元气不足。以两方重新组合，定名为通阳益气汤；生黄芪、西党参、炙甘草、嫩桂枝四药成方。主治冠心病、风心病的心动悸、胸闷气短。实践证明，重新组合的通阳益气汤优于上述两方。曾治一男性，70岁，确诊为冠心病，并有心房颤动。自觉胸闷气短，心悸不安，心前区及胃脘部痞，脉间歇不齐。以上方加全瓜蒌、郁金、丹参、川芎、生龙牡等。重用生黄芪30~60g，前后经4年，一直保持正常生活起居，疗效巩固。

如上述几种化裁经方，结合时方的运用，都是着意治伤寒方与后世方为一炉，弘扬伤寒学术，发展经方运用，从实践运用的疗效来看，达到了源于伤寒而又高于伤寒的目的。

总之，伤寒方的临床运用，贵在求实辨证，权衡病机，斟酌用药。在扩大经方的应用，与后世方有机结合，特别应注意“师古不泥”。若能通过临床再进行实验研究，使之在辨证规范，用药量化标准，不断积累资料，一定能使伤寒学术有一个飞跃，更好地为临床服务。

二十五、桂枝汤类方探讨

《伤寒论》中的桂枝汤类方，仅只有19味药，而演变为20余方，可见仲景组方的原则性和灵活性。通过桂枝汤类方的讨论，可以进一步体现“辨证施治”的特点。现就桂枝汤类方的若干问题，作一粗略的归纳和探讨。

（一）方意

桂枝汤方由桂枝、芍药、甘草、生姜、大枣五味药组成。论其性味，桂枝性温味辛甘，芍药性微寒味苦酸，甘草炙用性微温味甘，生姜性温味辛，大枣性温味甘，诸药合用具有辛甘苦酸四味，是调和营卫、滋阴和阳的良方。论其组成，桂枝汤是由两对药所组成，桂枝配甘草入生姜，辛甘温养阳气，亦即辛甘化阳之意；芍药伍甘草入大枣，酸甘滋养阴血，亦即酸甘化阴之义。柯韵伯说："此为仲景群方之冠，乃滋阴和阳、调和营卫，解肌发汗之总方也。"还有的医家说，桂枝汤是"无汗能发，有汗能收"之剂，这样估价桂枝汤的作用是很确切的。因为桂枝汤方的组成，"阳中有阴，刚中有柔，攻中有补，发中有收"，所以说，桂枝汤方的组成包含了"对立统一"的辩证法则，方中既有阴阳的对立，又有动静的结合，既相反而又相成，药味之间互相是对立的，但又是以对方的存在而发挥自己的作用，以达到相对的统一。这就是桂枝汤称为"群方之冠"的理由所在。

有人认为，桂枝汤的作用，是培养汗源，取正汗以袪邪汗。如果说从桂枝汤的主治功用来看，笔者是赞同这一说法的。因为桂枝汤确有培补中焦，兴奋胃气之功。谷气旺盛，汗源则充沛。所以说服桂枝汤后所取之汗是正汗，正汗出而营卫不和的邪汗自止，这是符合病机的，同时，结合方后"……服已须臾，啜热稀粥一升余，以助药力"的服法来看，培养汗源，取正汗的用意就不言而喻了。

此外，前人有"桂枝下咽，阳盛则毙"之戒，这是指桂枝汤全方而言，非指桂枝单味药。如果说桂枝单味药，也能下咽而毙，那就又当别论。还必须指出，仲景提出"酒客"不可用桂枝汤，这是因为桂枝汤方具有辛温助阳，攻中有补的作用，所以凡是湿热蕴中，阳热内盛者，无疑是不能用桂枝汤的，这是有临床意义的。

（二）本证

桂枝汤证的本证，即是太阳表虚证。《伤寒论》说："太阳中风……啬啬恶寒，淅淅恶风，翕翕发热，鼻鸣干呕者，桂枝汤主之。"又说："太阳病，头痛发热，汗出恶风者，桂枝汤主之。"再结合"太阳病，发热汗出，恶风，脉缓者，名为中风"等原文综合来看，桂枝汤证必须具备头痛、发热、恶风寒、自汗出、脉浮缓、舌苔薄白等主症。因为太阳主一身之表，风寒之邪客于肌表，在表之卫气不固，内外合因，邪正交争于体表，营卫不和，脏无他病。所以，发热自汗出，恶风，脉浮缓是桂枝汤证的辨证要点，也是区别于表实证的鉴别之处。

（三）兼证

桂枝汤证的兼证，内容繁多，牵涉面广，在《伤寒论》中占有极为重要的位置，兹分述于后。

1. 兼项强证

太阳的经输部位为寒邪所束，经气不舒，表现为"项背强几几，反汗出恶风"，用桂枝汤解肌，加葛根以散经隧之邪。此即论中"太阳病，项背强几几，反汗出恶风者，桂枝加葛根汤主之"的意思。这与表实无汗之"项背强几几"比较，一者有汗，一者无汗，有表虚与表实之别。临床用本方治"落枕"，疗效甚捷，亦有经年颈项不适者用之亦验。近年用本方加生黄芪、姜黄、秦艽之类，治疗颈椎增生症，亦能改善症状，获得疗效。

2. 兼喘证

凡宿喘之人，多有肺气不足，新感风寒，可以用桂枝加朴杏汤主治，《伤寒论》说："喘家作，桂枝汤加厚朴、杏子佳。"但应明确，本方用于喘家，应有表虚证悉具，如系表实兼喘似无效益。若与小青龙汤比较，彼则重在寒水射肺，有饮邪可征；此则以喘为著，且有表虚诸症。至于论中“太阳病，下之微喘者，表未解故也”，仍主以桂枝加朴杏汤，这就应当活看因为它只是下后表未解的治法，既不能认定“微喘”一证，亦不可执定桂枝加朴杏一法。

3. 兼风湿证

《伤寒论》说：“伤寒八九日，风湿相搏，身体疼烦，不能自转侧，不呕不渴，脉浮虚而涩者，桂枝附子汤主之。”这是太阳病的类似证，属杂病范畴。《内经》称为痹证。日本丹波元简说：“风非中风，盖总括风寒之词。”体现了《素问·痹论》“风寒湿三气杂至合而为痹”的意思。三气杂合的痹证，与风寒致病虽有类似之处，但性质上又略有区别，临床证候亦不尽相同。本方实即桂枝汤去芍药加附子，且附子用量（三枚）特大，旨在驱散寒湿以镇痛，有别于回阳救逆的附子之用法。若“骨节疼痛，掣痛不得屈伸，近之则痛剧”的风湿留着关节证，则用甘草附子汤，温经散寒以定痛。

4. 兼郁热证

《伤寒论》说：“太阳病，发热恶寒，热多寒少……宜桂枝二越婢一汤。”此即太阳表邪未解，因循失汗，里热已成。究其病机亦属表实内传阳明，故必有口渴、心烦、舌苔薄黄、脉浮数等症，若与大青龙汤比较，病机大致相同，且两者的禁忌一样。所不同者仅病势有轻重之别，应当细辨。论中还有太阳病发热恶寒，热多寒少，面有热色，不能得小汗出而身痒，用桂枝麻黄各半汤；或如疟状一日再发的用桂枝二麻黄一汤，前者发汗力较强，后者发汗力稍逊，两者皆属于桂枝汤的权变法。

5. 兼阳虚证

本证是表虚证的常见证，柯韵伯说：“太阳病……虚则易陷少阴”，证之临床确实如是。如表病汗不如法，损伤心阳，以至心下悸欲得按，用桂枝甘草汤主治，二味扶阳补中，是阳虚之轻症，笔者常以此方合枳实瓜蒌薤白半夏汤，治胸痹短气，属痰浊闭阻心阳者，常获疗效。又如“发汗，遂漏不止，其人恶风，小便难，四肢微急，难以屈伸”的表邪未解，卫阳已虚之证，用桂枝加附子汤主治，其效甚捷，往往以小量一二服即取效。再如，烧针令汗发奔豚的桂枝加桂汤，是属心阳损伤，寒气乘之上犯。其实，未经发汗，素禀阳气不足而见“气上冲”者，用之亦验。他如桂枝去芍药加附子汤，桂枝去芍药加蜀漆牡蛎龙骨救逆汤，以及桂枝甘草龙骨牡蛎汤等，均属汗后伤阳，随其病机不同，变证各异，而以桂枝汤为基础加减运用，其辨证立法，组方用药都是十分严谨的。

6. 兼营虚证

《伤寒论》说：“发汗后，身疼痛，脉沉迟”的汗多伤营血证，用新加汤主治。因为桂枝汤原方旨在调和营卫，但由于汗出过多而使营血耗损过甚，故加芍药以滋养营血，复加人参以补汗后之虚，所以能治营血失养的身痛证。本方与后世补中益气汤加桂枝，治气虚感冒身痛，一则偏重气虚，一则偏重营弱，两相比较，病机殊别，各有侧重。

7. 兼里实证

本太阳病下后大实痛，是因腐秽积滞于肠胃，其病属实，用桂枝加大黄汤除邪止痛。许宏说：“表邪未罢，若便下之，则虚其中，邪气反入里……若脉沉实，大实而痛，以手按之不止者，乃脾实也，急宜再下，以桂枝汤以和表，加大黄以攻其里。”许氏补出了脉沉实，按之痛不止的腹痛证，这样更为贴切。但此证属太阴，是否当行大黄之攻下，尤当审慎，不可粗疏。至于桂枝加芍药汤所主治的腹满，是阳邪下陷，脾气不和，这里就不赘述。

（四）变证

桂枝汤的变证，与上述兼证稍有不同，其所同者是表虚的变证，虽以桂枝汤之法，而易桂枝汤之方，这就有必要分开来论述。

1. 阳虚停水证

《伤寒论》说："……心下逆满，气上冲胸，起则头眩，脉沉紧……茯苓桂枝白术甘草汤主之。"本条应与《金匮》"膈间支饮，其人喘满，心下痞坚，其脉沉紧"和"心下有痰饮，胸胁支满，目眩"等论述合参。因为脾胃中阳不足，水气内停，蒙闭清阳，有形之饮停聚中焦，故头眩心下痞满，用苓桂术甘汤健脾利水以化饮。这就是"病痰饮者，当以温药和之"的意思。此外，苓桂甘枣汤证，是因汗后欲作奔豚，其人脐下悸，属心阳不足，下焦水气偏胜，故变桂枝汤为苓桂甘枣汤以利水气，平冲逆。至于桂枝去桂加苓术汤，病机与上述有相同之处，但因其去桂去芍争议甚多，这里就略而不谈。

2. 中阳不足证

《伤寒论》说："伤寒二三日，心中悸而烦者，小建中汤主之。"所谓二三日是指未经汗吐下而"心中悸而烦"。《医宗金鉴》说："心悸而烦，必其人中气素虚。"故用小建中汤补虚建中。论中尚有土虚木旺，木抑土中的"腹中急痛"，亦可用上方主治，其所以悸烦腹痛均可以小建中汤治疗，因为甘药之用，足以滋养脾胃，生长营血，所谓"肝得之而木气疏和，心得之而火用修明"，故腹中急痛，心悸而烦两者都能获效。

（五）病案举例

1. 桂枝加附子汤案

吴某，男，32岁，农民。1970年3月就诊。患者因劳动时淋雨，当晚头身重痛，恶寒发热无汗，次日就诊时，体温38.8℃，脉象浮数，舌苔薄白，二便如常，不呕不渴。已用羌活、独活、荆芥、防风、蔓荆子、川芎、白芷等祛风胜湿药，服1剂，汗出甚多，身痛反剧，不发热，身寒怕冷，围帐覆被而睡且身不热，体温36.5℃，舌苔白润，脉象微细。处方：

制附片、桂枝各6g，西党参15g，白芍6g，炙甘草5g，生姜3片，大枣3枚。

服1剂后，肢体暖和，恶寒减轻，汗少身不痛。继服1剂后，恶寒自罢，知饥索食，诸症痊愈。休息2天后恢复劳动。

按 风寒感冒虽未用麻桂发汗，而祛风胜湿药亦可过汗。本例即发汗伤阳，故汗后身寒更甚，用桂枝加附子汤温阳益卫，加党参益气补虚而获效。

2. 桂枝加葛根汤案

雷某，女，41岁，教师。1978年2月初就诊。自述颈项部不灵活，转动不自如已2～3个月，且伴有上肢麻木感，手臂举动不便，其他如常。脉缓，舌苔薄润。当即以桂枝加葛根汤方数剂，并嘱其摄片检查。

二诊：经X线摄片检查，确诊为颈椎增生症，并诉服前方后，颈部略感转动灵活，脉舌均正常。处方：

桂枝6g，赤芍、白芍各6g，生黄芪15g，秦艽、姜黄各10g，葛根15g，生姜3片，大枣3枚，炙甘草5g。

服20余剂，自觉颈部俯仰灵活，手麻木减轻。一年多，病未复发。

按 此虽颈椎增生症，表现仍为“项背强几几”，病位属太阳经，故以桂枝汤滋阴养阳，加益气活络升津药取得近效。是否能巩固，还有待长期观察。

3. 桂枝甘草汤案

王某，女，41岁，教师，1978年4月初就诊。主诉：胸闷闭憋，时而感气促，气不足息，喜欢叹气，遇阴雨天，胸闷更甚，心悸心慌，疲乏无力，舌白润滑，脉缓而弱，偶见间歇。心电图正常。诊为心阳不足，胸阳闭阻。拟用桂枝甘草汤合枳实瓜蒌薤白汤加味。处方：

桂枝10g，生黄芪15g，瓜蒌壳20g，薤白12g，枳壳、炙甘草、橘络各10g，服5剂。

二诊：服前方后，胸闷减轻，心胸舒畅而欢快，不叹气，心悸减，脉息平和无间歇。守前方加党参15g，继进5剂。

三诊：服前方10余剂，诸症已罢，一切正常。嘱其服归脾丸以善后调理。随访至今，心悸气短之症未复发。

按 桂枝甘草汤温养心阳，加参、芪益气，合枳实瓜蒌薤白汤宣通心阳，故能主治心悸气短的胸痹症。如确诊为冠心病者，加活血化瘀药合用，亦可缓解症状，能获近期疗效。

4. 桂枝麻黄各半汤案

王某，女，28岁，工人，1979年2月就诊。病者患荨麻疹多年，经常反复发作，遍身疹痒，尤以身体暴露部位，疹块特多，痒得难以坚持工作。检查所见，头面四肢一经风吹即起红色疹块，高出于皮肤，瘙痒特甚，烦躁不宁，饮食无异常，二便正常，月经先期。脉息如常，不缓不紧，舌苔薄润。曾服清热祛风凉血药，以及西药镇静剂，抗过敏药均罔效。姑拟麻桂各半汤合四物汤试治。处方：

麻黄、桂枝各5g，赤芍、白芍各6g，杏仁10g，生地15g，当归10g，川芎、甘草各5g，路路通15g，生姜3片，大枣3枚。服5剂。

2个月后，曾为她诊治的医师转告，病者服上药5剂后，疹块消失，病未复发，一切良好。

按 麻桂各半汤本为治风寒外束于皮肤之表证，合变通四物汤，养血凉血以疏风，内外合治，故能主治本证。

5. 苓桂术甘汤案

黄某，女，42岁，技术员，1973年4月就诊。患者被确诊为“风湿性心脏病”，已多次住院治疗，病史3年。胸闷心悸心慌，面部及两脚浮肿，呼吸气短，喘咳吐稀痰，甚至口唇发绀，恶寒身形振颤，睡寐不宁，食少腹胀，大便稀溏，小便短少，脉细弱，舌苔白润质淡。用苓桂术甘汤加味试治。处方：

茯苓15g，白术12g，桂枝、炙甘草、广皮、法半夏各10g，生黄芪15g，防已10g，车前子12g。服5剂。

二诊：服前方后，心悸、浮肿减轻，呼吸较畅利，咳减痰少，小便增多，食纳稍增，脉仍细弱，舌苔薄白润，守前方加制附片10g，继服5剂。

三诊：前方继进5剂后，心悸浮肿再度减轻，呼吸均匀，唇不发紫，不恶寒，咳仍吐稀痰，睡寐安宁，脉缓而弱，舌质淡红苔白。处方：

制附片10g，生黄芪15g，桂枝6g，白术12g，茯苓15g，炙甘草、法半夏各10g，五味子5g，党参15g。服5剂。

四诊：上药服10余剂，诸症悉减，浮肿消退，心不悸，咳减痰少，饮食倍增，脉缓有力，舌苔薄润。嘱前方再进10剂以巩固疗效。

两年后随访，病者坚持上班。如遇心悸发作，或感冒引起身痛，胸闷心悸，即用第三诊方，服数剂后诸症悉减，至1978年底，患者陆续服上药近100余剂，体略发胖，病未复发。

按 本案虽为“风心病”，但究其病机，乃中阳不足，痰饮停聚，故用苓桂术甘汤加味主治。由于病者素体脾肾不足，证药相符，虽长期服用，未见不良反应，且成了常备之药。

总之，桂枝汤及其类方，在《伤寒论》中占有极为重要的位置。这一类方是围绕着桂枝汤加减化裁，既可治外感疾病，也可治内伤杂病，临床运用甚广。对于其病理药理如何用现代科学的手段进一步研究，使它的适应证、临床指征更加明确，便于掌握运用，还有许多工作要做，有待于整理提高。

二十六、麻黄汤及其类方

《伤寒论》中的麻黄汤类方，是以麻黄汤为基础化裁的。通过对麻黄汤类方的了解，不仅可以看出仲景组方的规律，而且可以对表寒实证及其兼变证的病机加深理解。现就其方义、病机等问题讨论如下：

（一）方意解析

麻黄汤方是由麻黄、桂枝、杏仁、甘草四味药所组成。在麻黄汤的基础上演变的一类方有大青龙汤、麻杏石甘汤、小青龙汤、麻黄附子细辛汤、麻黄附子甘草汤，以及麻黄加术汤、麻杏薏苡甘草汤（后两方为《金匮要略》方）等8个方。

麻黄汤用麻黄辛温发散，宣肺解表，配桂枝以增强其发汗之功，伍杏仁利肺气止喘，佐甘草以缓诸药，主治表寒证的恶寒，发热，无汗，脉浮紧等症。大青龙汤即是麻黄汤加石膏、生姜、大枣；麻杏石甘汤即在麻黄汤中去桂枝加石膏，两方主药只一味之差，主治功用则相去很远。前者为寒邪郁热所以石膏用量（如鸡子大）较小，后者是寒邪化热，故在麻黄汤中去桂枝且加重石膏的用量（250g），两者不同之处在于寒热的轻重，用石膏之多少。以上三方的演变过程是：麻黄汤→大青龙汤→麻杏石甘汤→白虎汤（这里提出白虎汤，是便于理解表寒实证郁阳化热，变成里热实证，即是太阳病实则多传阳明的意思）。

在这里，还应当提出后世在麻黄汤基础上化裁的三拗汤。本方即麻黄汤去桂枝而成，旨在宣肺止咳，无须发汗，故用麻黄宣肺散寒，杏仁降气平喘，伍甘草以协调诸药，主治寒邪闭郁，肺气不宣的感寒暴喘或日久咳嗽，所以桂枝当去。此方配伍精当，主治功用明确，比较容易掌握，是临床治疗寒邪客肺而致咳嗽的常用方。其原委实即麻黄汤的变局。

小青龙汤方的组成，取麻、桂二方之意，加入温肺化饮药而成。方用麻黄配桂枝发散解表宣肺以平喘。桂枝、白芍相伍，意在调和营卫。姜、细、味、半夏是治寒饮的要药，其中干姜、细辛既温且散，半夏降逆除痰，又合五味子、芍药的收敛，以防麻、桂、姜、辛宣发太过之弊。全方虽只8味药，可分为三组，一是麻桂的宣散，一是姜辛的温散，一是芍药的酸敛，共同组成发中有收，攻中有守的方剂。为治外有表寒，里有水饮的寒饮宿肺证的首选方。本方与大青龙汤相比较，彼为表寒里热的表寒郁热证，此为外有表邪，里有水饮的表寒里水证，二方发表药相同，攻里药则异。如果小青龙汤证兼有里热证时，亦可加入石膏，使之温清并用，以达到水热俱去的目的。

至于麻黄附子甘草汤与麻黄附子细辛汤，两者均为表兼里虚证，麻黄配附子发中有补，发表而不伤阳，即所谓“温经发表”，如配细辛则表散之力更甚，若配甘草则发散之力更微。又麻黄加术汤与麻杏薏甘汤，前者即在麻黄汤中加白术，主治风寒湿；后者即在麻黄汤中去桂枝加生苡米，主治风湿热证。总之，麻黄汤类方，药味简练，功用专一，如一服即汗出，二服则可减量或停服，不可过量。《伤寒论》中提出衄家、疮家等诸禁用麻黄汤例，应当慎重，不可粗疏。

（二）病机证候

麻黄汤类方所主治的病机，随着体质的差异，病变的不同，因而各方所主治的病机、证候也就不尽相同。兹分述于后：

1. 表寒实证

本证由于寒邪郁遏在表，正气向外抗邪，邪正斗争于体表，从病因和证候，以及邪正斗争的趋势而论，故称之为表寒实证。《伤寒论》说：“太阳病，或已发热，或未发热，必恶寒，体痛，呕逆，脉阴阳俱紧者，名曰伤寒。”又说：“太阳病，头痛发热，身疼腰痛，骨节疼痛，恶风，无汗而喘者，麻黄汤主之。”太阳是指人体之表，表寒实证是外感病的第一关。因为寒邪侵犯体表，不论其发热与否，恶寒是为必有之症。且临床上常常是恶寒愈甚，发热也愈高，这是正气有力抗邪的表现。所以，恶寒一症可视为表寒实证的特点。头身腰骨节疼痛是风寒病邪闭于肌表，汗不向外越的表现。总起来说，表寒实证的病机是，风寒病邪郁遏人体之表，正气抗邪有力。所以用麻黄汤开表发汗，峻汗以祛邪。关于本证的脉象，《伤寒论》中提到浮紧与浮数两种脉象，浮脉主表，紧脉主寒，浮紧是表寒之脉，脉与证相符，是无可置疑的。惟脉浮数一说，似有争议。因为数脉主热，所以认为用麻黄汤不甚恰当。笔者认为，对《伤寒论》中“脉浮而数者，可发汗，宜麻黄汤”这条原文，不能孤立地看问题，而应从前后条文和临床证候全面考虑，如果是表证俱在，浮数脉当然也可以用麻黄汤。反之，如果脉浮数，与烦躁、口渴、舌黄干燥等里热证共同存在，麻黄汤则在所当禁。

表寒实证的发展趋势，前人说：太阳表证，实则多传阳明，这是有临床意义的。因为寒邪郁遏而化热，其结果一般地说是变成里热证，所以《伤寒论》提出“发热恶寒，身疼痛，不汗出而烦躁者，大青龙汤主之”。这里的“烦躁”一症就是寒郁化热的着眼点。然而，烦躁为何是寒郁化热的特征？这是因为寒邪在表，郁遏卫阳，恶寒身痛是其特征，而邪实在表，郁遏过甚，蕴酿成里热证，故其主症除发热恶寒身体疼痛而外，关键又在于“不汗出而烦躁”，所以应当用大青龙汤发之。这就是《内经》中“火郁则发之”的意思。在《伤寒论》中还提到“若脉微弱，汗出恶风”，不可服大青龙汤的禁例，其不可服的理由是因为汗出恶风，是表虚的缘故。病人里无郁热，外无烦躁，且脉是微弱的，当然不能轻易地发散，假如误用了大青龙汤，则可导致亡阳厥逆，筋惕肉瞤的变症，这就是误汗伤阳耗液的结果。

麻杏石甘汤证的主症是喘而汗出，病机是表寒郁热，内迫肺气。故用麻黄杏仁甘草石膏汤解表宣肺而清里热。因为本证仍在于表，既不是初感寒邪的无汗，也不是表寒完全化热入里的大热大汗，而是处于寒郁化热的过渡阶段，汗出必不透，身热亦不显，且其兼症多有烦渴、舌苔薄黄、脉象浮数等症，所以柯韵伯有两句名言，他说："麻杏石甘汤是大青龙汤之变局，白虎汤之先着。"这就把表寒郁热的病机转归以及麻杏石甘汤、大青龙汤之间的变化说得挺透彻的了。

2. 表兼湿热证

《金匮要略》说："湿家身烦疼，可与麻黄加术汤，发其汗为宜……"又说："病者一身尽疼，发热，日晡所剧者，名风湿……可与麻黄杏仁薏苡甘草汤。"前者为风寒湿痹，后者为风湿热痹，两者均属麻黄汤证的变局，但两方所主又同中有异，麻黄加术汤证是湿邪在表，所以突出"身烦疼"的主症，同时应当看到湿为重浊阴邪，侵犯人体之表，其身疼痛势必还有明显的沉重感觉，以及头重鼻塞，舌苔白而腻，脉象浮紧等症。故用麻黄汤以祛散风寒，加白术以燥湿（有人认为无汗用苍术，有汗用白术，可以参考）。麻杏苡仁甘草汤证是身痛较前轻，且发热日晡为甚，说明湿有化燥化热的倾向。除此，还应当有舌苔白黄相兼而腻，脉象浮数等佐症，故在麻黄汤的基础上去桂枝加薏苡。且原方药量较轻，甘草又倍于麻黄，目的在于小发汗以祛散风湿，使麻黄发散风寒转变为祛散风湿热的方剂，这就体现了《金匮要略》"治风湿者……微微欲出汗者，风湿俱去"的治湿宜小发汗的治疗原则。

3. 表兼里水证

本证是外有表寒、里有水饮。《伤寒论》说："伤寒表不解，心下有水气，干呕发热而咳……小青龙汤主之。"又说："心下有水气，发热不渴……小青龙汤主之。"所谓"水气"是泛指痰饮而言。本证病机是内有宿饮外感寒邪伤及皮毛而闭肺气。所以，其发热不渴应有恶寒的表证，以及咳喘痰多而清稀，舌为润滑脉浮紧等佐证，才能用小青龙汤解散表寒、温化里水，以达到解表化饮的目的。如果发热口渴咳痰黄稠而不爽，那是表热壅肺，则应清凉宣肺、止咳化痰，小青龙就不适应了。主症之差，寒热有别，不能不辨。此外，痰饮里水不兼表证，治疗则应以温肺涤饮入手。可用苓甘五味姜辛半夏汤之类，以温肺化痰蠲饮。这里就不作详细的讨论。

4. 表兼里虚证

本证多见于正气虚弱之人，虽然是外感发热，其脉必不浮而沉，《伤寒论》说："病发热头痛，脉反沉"，这就是寒束于外，阳虚于里，正气虚弱抗病力差的表现。所以用麻黄附子细辛汤或麻黄附子甘草汤，以温经发表，方中用麻黄附子一散一温，内外兼顾，如寒盛者配合细辛以增强其温散之功，可称急汗法；如寒邪较轻者用甘草配麻、附，其发汗力较弱，称为缓汗法。临床常见于先有梦遗、滑精，或性交之后感寒；或虽无上述前因，但素体虚弱而感外寒，症见身疼痛恶寒发热不高，面色苍黄而淡，脉浮而无力，用上方小制其剂，往往一剂收效，两剂痊愈。临床实践证明，凡阳虚之体，感受外寒而发病用之多验。

（三）病案举例

【案一】李某，男性，47岁，工人。患哮喘病已10多年。最近因感寒而哮喘发作特甚，夜不能平卧，喉中如水鸡声，痰多清稀，涎沫甚多每夜一茶缸，无明显畏寒，食纳减少。舌质晦暗，苔白腻，满舌痰沫，脉浮而细数，听诊两肺满布湿性啰音，拟用小青龙汤加味：

炙麻黄、桂枝各5g，五味子6g，党参、法半夏、白芍、苏子、冬花各10g，生姜3片，炙甘草6g，服6剂。

药后哮喘咳嗽减轻，气息平和近如常人，痰少由稀转浓，大便稀不成形每日1次，小便清长，口不渴，食纳稍差，舌质淡红，脉浮弦，拟改用苓甘五味姜辛半夏汤加味：

制半夏10g，茯苓15g，炙甘草6g，陈皮10g，生姜12g，细辛15g，五味子6g，冬花、苏子各10g，服6剂。药后诸症悉减，惟夜间有小阵咳嗽，少量白痰，大便仍稀软，脉弦缓，舌润滑，拟用六君子汤加味：

西党参15g，白术12g，茯苓15g，细辛2g，五味子6g，陈皮10g，炙甘草6，生姜3片，法半夏、苏子、冬花各10g。

服6剂咳喘消失，照常上班。

按 寒饮宿肺用小青龙汤温肺化饮，此为常法，但在外感解除后，应温补脾肺，使之肺气充脾健运，才能巩固疗效。

【案二】戴某，男性，成年，农民。病者在春播期间，突然半夜间两脚疼痛，醒来后两脚不能步履，次日即来邀出诊。询其病史，发病2天以前，两下肢即有疼痛，踝关节处红肿。因下田劳动后疼痛更甚，以至不能行走，并伴有诸身疼痛，发热恶寒无汗，小便短黄，口不甚渴，舌红苔黄滑润，脉象浮数而软，拟用麻黄杏仁薏苡甘草汤合三妙散加味：

麻黄6g，杏仁10g，生薏苡仁15g，苍术、黄柏、牛膝各10g，海桐皮15g，甘草10g。

服2剂即能行走，继服3剂，肿痛痊愈，恢复劳动。

按 痹证是由于风寒湿三气为病，故投麻杏苡甘汤宣肺利湿，合三妙散燥湿清热，病因与脉证相符，方药与病机吻合，临床收效较为满意。

【案三】韩某，男性，28岁，职工。病者因暴雨衣裤尽湿，又酒食暴进，当夜寒热交作，烦渴引饮。次日请西医诊治，第三日改就中医，服银翘散一剂不效。就诊时上午，体温39.5℃。虽值炎暑，被单裹身仍恶寒，肌肤干燥少汗，烦躁不眠，扬手掷足，大声叫喊：“周身痛”，“胸口难过”，头项强痛，不敢转侧，渴喜热饮，面色赤，痰色白而质稠粘，咳不畅，口淡，舌苔尖白根薄黄，脉浮数有力，大便三天未行。处方：

生麻黄10g，桂枝6g，杏仁10g，甘草6g，生石膏30g（先煎），生姜3片，红枣12枚。1剂水煎服。

当日上午10时煎服1次，下午2时服第2煎，1小时后，汗出由少到多，头上出气如蒸，衬裤尽湿，换衬裤后，去盖身之被单，汗出渐减，夜能安睡。次晨醒来，各症如失。休息一日，恢复工作。

按 临床上表寒郁热证甚多见，但往往被发热偏高而忽视表寒，遂用清凉退热药，每多导致病延日久。如本案用大青龙汤发之，一汗而解，其病如失，耐人寻味，值得学习。

二十七、谈小柴胡汤的临床应用

《伤寒论》中的小柴胡汤，是一首常用方，在全论113方中使用率最高，运用范围最广，疗效确实很好。为了更好地扩大小柴胡汤的临床运用，本文专就其若干问题，谈点个人拙见，以期抛砖引玉。

（一）正确理解小柴胡汤证

《伤寒论》的辨证思维方法，是以病统证。如伤寒首论太阳病，下辖太阳表实麻黄汤证、表虚桂枝汤证。少阳病下辖小柴胡汤诸证等。这就是说，《伤寒论》以六经病为纲，以诸汤证名目，举纲为目，层层深入，剖析六经病千变万化的病因、病机，使其在临床上证药合机，审因论治，取得相应的疗效。

小柴胡汤证，在伤寒六经辨证属少阳。其病机为半表半里，寒热虚实夹杂。在三阳表证的病机变化中，它可以外达出表，亦可内陷入里。所以，它的两组主证，一为往来寒热，代表病在半表的病机反应；一为口苦、咽干、目眩（实即包括胸胁苦满、不欲饮食、心烦喜呕等肝胆火郁证），代表病在半里的病机反应。前者可视为少阳半表证，后者可视为少阳半里证。这些主证的出现，可以由太阳失治、误治，亦可由阳明病转入。但无论其来路如何，总以邪在半表半里的病机、主证为临床特征，便可投以小柴胡汤治疗，使病邪透达于外，不致内陷入里。因此，小柴胡汤在外感病中所起的外达透邪，阻断病邪内陷的作用，是举足轻重的，其枢转之机也就不言而喻了。

如前所述，从小柴胡汤主治半表半里、寒热虚实夹杂的功用看，引申其治疗杂病，则更是天地宽广，通治诸病。诸如心血管系、肺系、消化系，以及部分神经系病症，只要出现半表半里、寒热虚实夹杂的病机皆可以小柴胡汤化裁运用。从宏观的病机看，诸如以肝胆为中心，波及脾胃，影响肺气，累及心神，扰乱肝魂，困扰胃肠……举凡兼表之虚证，兼里之实证，挟痰挟饮，气滞兼瘀等涉及的病种甚多，所以说，用小柴胡汤权宜应变，治疗杂病，体现了同病异治、异病同治的原则性和灵活性。

此外，关于“但见一证，不必悉具”用小柴胡汤的问题。历代医家各持己见，有的注家认为，只要见到“口苦，咽干，目眩”或“往来寒热，胸胁苦满，不欲饮食，心烦喜呕”的症状中任何一病，即可投以小柴胡汤治疗，这种见解有失其偏。因为只见一症，即用小柴胡汤，有其机械性和片面性，割裂了小柴胡汤证的整体意义。所以，仅见口苦或咽干，或目眩就用小柴胡汤，那未能抓住病机实质，多有失误。例如，口苦、咽干、目眩三者为胆火肆虐症，如果仅见其中之一，即用小柴胡汤治疗，而方中所用党参、半夏、姜、枣、甘草之辛甘调和补益的功能，怎能用于一派实火之证呢？这就犯了虚虚实实之诫，无疑是机械地对号入座。笔者认为，小柴胡汤的病机，能够客观地印证的是“上焦得通，津液得下，胃气因和”，这才是“但见一症”的最好注脚，前后相参，正是彼此详略的关系，自然也就不至于捉襟见肘地理解“但见一症”，其互文见义的脉络，自然是一目了然。

（二）深入剖析小柴胡汤方

小柴胡汤方药只七味，是由三组药配合而成。其一，柴胡、黄芩为肝胆药，柴胡疏肝达外，黄芩清胆内泄；亦可视柴胡为少阳表药，黄芩为少阳里药，共奏疏肝泄胆之功。其二，人参（一般为党参）、半夏和甘草为脾胃之药，其中人参补益肺脾之气，半夏既能和胃又可顺气，甘草有调和诸药、甘守津回之意，共同起到调和脾胃的作用。其三，生姜、大枣，从其性味辛甘透达、温养阳气的功用看，实在是调和营卫而达表的要药，用小柴胡汤治外感表证，姜枣是不可少的。由此，亦可反证少阳表证内传的机制，证明太阳与少阳的比邻关系，和表里相传的反应。

如上所述，小柴胡汤是取透达外邪、调理脾胃、调和营卫，治邪在半表半里而偏于表的首选方。

因此，本方治外感表证，既可攻邪，又可扶正，体现了仲景组方的合理性。然而，从小柴胡汤的组成有收有散、有功有补的作用看，用其治疗杂病是不可多得的良方。举凡表里失和，营卫不谐，脾胃不和，肝胆不利，肺气失宣，胸阳不畅，阴阳失衡，气血不调等病机，所出现各脏腑的疾病，皆可用小柴胡汤宣畅三焦，运转气机。所以说，如能横看表里，竖看三焦，外连肌表，内合脏腑，全面整体地认识小柴胡汤方的原理，将其运用于临床治疗杂病，确可达到左右逢源的效果。这就是小柴胡汤之所以能推广应用于临床的真谛所在。

关于柴胡的用量问题。论中有大、中、小三种用法，如小柴胡汤、大柴胡汤、柴胡桂枝干姜汤用柴胡半斤；柴胡桂枝各半汤、柴胡加龙骨牡蛎汤用柴胡四两；柴胡加芒硝汤用柴胡二两十六株。综合《伤寒论》本意，柴胡用大量是用于小柴胡汤本证，即少阳证。其次是太阳病已传少阳，但太阳证未罢，而又较轻微，但兼有太阳或阳明里证。用小量是少阳病已解，尚有少阳余波未平。从目前临床来看，多数是用常规量6～10g。这个用量符合伤寒本意，因汉代度量衡大，原方用一两，折算今日量为一钱，约10g。

此外，关于柴胡劫肝阴的问题。从柴胡有升散达外的功能来看，如肾阴亏损、肝阳亢旺者，当慎用或忌用。但临床上三阳外感用大量亦无碍，对肝胆疾患为必用之药，量大些亦无妨。若用量大，服用时间久，确有伤阴之弊，应当注意。

（三）小柴胡汤应用举例

1. 小柴胡汤

运用本方治外感热病，是非常贴切的。从少阳的病机看，外可兼太阳，一般风寒感冒太阳、少阳合病者甚多，用小柴胡汤酌加防风、葛根之类透达即可。

从临床实际看，时下市售的感冒药，大多数是辛凉药，有的还夹有西药发汗，如强力银翘片、复方感冒灵等。如外感初期即用上药治疗，一是发汗过甚，一是辛凉郁遏，如此治疗，若体质素虚者，必然导致在表之卫气损伤，在里之脾胃受累，其结果就是表里含混，寒热并存，虚实兼有。所以，再用中药解表、西药发汗就不相宜了。取小柴胡汤的调和寒热、透达外邪则是很合拍的。

【案一】 鄢某，男，36岁。因外感服用强力银翘片两天，又服用消炎药汗出热不退，体温38.9℃，血象正常，中性白细胞不高，恶寒欲衣被，身痛酸软，头疼紧束，口不渴，舌苔薄而白腻，脉浮弦数。方用小柴胡汤加味：

柴胡10g，党参15g，黄芩、法半夏、防风各10g，葛根15g，炙甘草5g，生姜3片，大枣3枚。水煎每日1剂，分2次温服。

服第一剂后，体温下降至38.3℃，恶寒罢，身体舒适，热退脉静，食纳增，服3剂痊愈。

目前，临床上中西药杂用，对病情不利者屡见不鲜。如上所述，其弊端就在于打乱了表里传变的正常秩序，使之表里不清，寒热夹杂，虚实并存。此时，如能正确运用小柴胡汤的调和作用，切中病机，可以转败为胜。不然，则酿成仲景所谓的“坏病”，病机变化多端，治疗的难度就非常大。

2. 柴胡桂枝各半汤

本方治虚人外感，可与补中益气汤媲美，前者偏表里不和，而后者偏气虚兼表。

【案二】一妇人，年40左右，因感冒发热恶寒，既用解表药，又用清热药，并用西药消炎抗感染，病延六七日。其主症恶寒发热，身痛不休，无汗或微汗热不退，体温37.5～38.9℃，不欲饮食，口淡乏味，二便尚可，脉虚浮数，舌薄白润。投与本方：

柴胡、桂枝各10g，党参15g，法半夏、黄芩、白芍各10g，炙甘草5g，生姜3片，大枣3枚。

服1剂微汗出，热退，精神好，食纳增，头不疼。再剂一切恢复正常，后予补中益气汤3剂而痊愈。

柴胡桂枝各半汤，既具备小柴胡汤的调和表里等功能，又具备桂枝汤调和营卫的功能，合二方为一方，可以通治老年经常感冒，身痛不已，若再以本方合玉屏风散，有病可治，无病可防，实属保健良方。

此外，还可用治风湿身痛、关节酸痛、肌肉掣动。在南方春雨连绵之日，身体素质较差而兼有风湿者，用柴胡桂枝汤调和营卫气血，透达风寒湿邪，加防风、秦艽、威灵仙祛风胜湿，功效尤著。若与九味羌活汤、羌活胜湿汤相比，彼则一味攻邪，耗伤正气，此则攻补兼施，发中有收，功效殊不相同。

3. 柴胡二陈汤

此方即小柴胡汤原方合二陈汤。用于慢性气管炎患者，颇为有效。因老年性慢性支气管炎患者多有肺气不足，经常罹患外感，一味解表发汗有伤肺气，只能以调和寒热的小柴胡汤发中有收，攻中有补以祛外邪。而内有痰饮，用二陈汤理气化痰，或加葶苈子、苏子、五味子降气而敛肺气。柴胡二陈合用，可谓是安内攘外，各建其功，体现了整体辨证的优势。

【案三】汪某，年逾六旬，老年性慢性支气管炎、肺心病多年，遇寒即发，咳嗽气粗，痰涎壅甚，恶寒低热，食纳差，脉虚数，舌黄白而腻。处方：

党参15g，柴胡、黄芩、法半夏各10g，茯苓20g，陈皮、葶苈子、苏子各10g，炙甘草5g，生姜3片，大枣3枚。每日1剂，分2次温服。一般上药服3～5剂，病即缓解。

从临床实践看，用柴胡二陈汤治慢性支气管炎、肺气肿的功效优于用抗生素。本方长于补益肺脾，温化寒痰，对老年患者无疑是从整体出发，全面调理，从本论治。而抗生素的作用，姑且不能视为寒凉剂，但其负面反应却可损伤脾胃，波及肺气。久病体弱者，两者的疗效是决然不同的。

4. 柴胡加龙牡合甘麦大枣汤

此方即小柴胡汤去生姜，加龙牡、浮小麦、麦冬。治妇人更年期综合征，或治精神抑郁症，均能取效。

【案四】黄某，自46岁后，陆续出现烦躁易怒，今48岁更趋严重，夜梦纷纭，胸胁刺痛，大便不畅，经前一星期加重，脉弦实有力。处方：

柴胡、黄芩、法半夏各10g，太子参15g，郁金、青皮、香附、麦冬各10g，生龙牡各15g，浮小麦30g，大枣3枚，花粉、橘核各15g。每日1剂，分2次温服。

经前烦躁开始服药。如此反复治疗多年，至50岁后慢慢稳定安宁，本病临床多见，其病机为阴血不足、肝郁化火所致，故尚可加六味地黄丸、二至丸等滋阴养血、平肝润燥药。

本方柴胡加龙牡汤有别于《伤寒论》中的柴胡加龙牡汤，原方有桂枝、大黄、铅丹、茯苓，为治伤寒下后烦惊谵语的病症，是小柴胡汤的变法，主治功用各异。笔者认为，以小柴胡汤原方加龙牡等，旨在调和肝胆、脾胃、气机郁滞之症，合甘麦大枣汤补益心脾，故治疗妇人更年期综合征以及精神抑郁症。原方桂枝之辛，大黄之寒，铅丹有小毒，故均弃之。

5. 柴胡酸枣仁汤

酸枣仁汤是《金匮要略》方，有养血安神、清热除烦的功用。本方合小柴胡汤，治肝郁化火、阴血不足、阴虚阳亢所致的失眠，颇多效验，临床上用于阴虚瘦弱之体或更年期综合征的烦躁、失眠、惊悸等皆有良效。

【案五】吴某，女，52岁，中学教师。自述心慌不宁，胸闷气憋，精神不振，夜烦梦多，食纳差，脉间歇，每分钟2～3次不等，曾服用天王补心丹、柏子养心丸，以及地西泮等西药，疗效不稳定。察其舌质偏红，苔黄白而腻。处方：

柴胡10g，太子参15g，法半夏、黄芩、知母各10g，酸枣仁15g，炙甘草10g，茯苓20g，川芎6g，丹参15g，浮小麦30g。每日1剂，分2次温服。

5剂后睡眠安稳，烦躁减，期前收缩基本控制，精神好转，食纳增加。继以上方隔日1剂，前后共服30剂，一切恢复正常。

本案属阴虚肝血不足，肝郁化火。妇人绝经期前后多有此症，有的症状较轻，有的病情严重而影响正常的生活和工作。在男性群体中亦有部分患者素体阴虚火旺，体质瘦弱，可以出现烦惊、心悸、失眠等症。究其病机，男女均为阴血不足、血不足以养肝，故而肝郁化燥，用小柴胡汤疏泄肝胆，合酸枣仁汤养阴血，加白芍、丹参等增强其滋阴养血的功效，能起到较好的除烦定惊之效。

6. 柴胡温胆汤

此方即小柴胡汤去姜枣，合温胆汤（或黄连温胆汤）组合而成。治疗胆胃湿热、肝郁化火的烦躁失眠、耳鸣惊悸、精神抑郁等症。

【案六】李某，女，16岁，中学生、学生成绩一贯优良。因家况不佳，逐渐精神萎靡，少言寡语，烦躁失眠，幻听恐惧。月经前症状加剧，休学治疗，先西药镇静，住精神病院一个多月，病情未见好转，遂转中医治疗。症见：精神呆滞，两目直视，眼神不宁，少言寡语，夜寐不安，时而烦躁，甚则夜间出走，食纳少，大便不快，脉弦实稍数，舌苔黄白厚腻。处方：

柴胡10g，太子参15g，黄芩10g，川黄连3g，法半夏、郁金各10g，茯苓15g，枳壳10g，竹茹15g，陈皮10g，菖蒲、远志各6g，虎杖15g，胆南星6g。每日1剂，分2次稍凉服。

前方进10剂后，精神状态有明显好转，食纳增加，夜能安睡，临经前情绪波动减轻，遂守原方加绿萼梅、合欢皮、夜交藤，或合甘麦大枣汤等，治疗近半年后复学，成绩逐渐上升，观察半年，病未复发。

柴胡温胆汤，用以治失眠、情绪紧张，或忧郁，不失为一剂良方。凡是胆胃湿热，痰热内扰的心悸、期前收缩、耳鸣以及神经系统病症，皆能取得较好的疗效。

临床上冠心病、间质性肺炎，神经官能症、肝炎、更年期综合征、癫痫等众多疾病，只要符合肝郁化火、胆胃湿热的病机，在一定的阶段用之均能异病同治，取得明显的疗效。

7. 柴胡陷胸汤

小柴胡汤合小陷胸汤，是治疗肝胆不和，痰热阻遏于胸胃的病证。如支气管肺炎，胸膜粘连胸腔积液，嗽痰不爽，胸胁痞满，或胃脘痞胀，嗳气，大便不畅，舌苔黄腻，脉弦滑数等症。

【案七】王某，男，52岁。平素有气管炎病史。近因感冒发热、咳嗽、胸痛而住院治疗。诊断为支气管肺炎、结核性胸膜炎，经消炎、抗感染治疗1周，病情缓解出院。现症：咳嗽痰黄稠，胸闷胁痛，右侧胸背部均有湿啰音，呼吸不畅，低热37.5℃，大便不畅，夜烦少眠多梦，食纳差，口粘舌苔黄腻，脉弦滑偏数。拟方：

柴胡、太子参、黄芩、法半夏、花粉各10g，川黄连5g，全瓜蒌20g，郁金10g，桑皮15g，生甘草5g，百部10g，白芨15g。每日1剂，水煎分2次服。

前方服5剂后，低热除，咳嗽减，胸痛好转，呼吸均匀，食纳、睡眠明显改善，舌薄润，脉弦数，守方进10剂，临床痊愈。

本案属于慢性支气管炎肺部感染，故用上方取效。此外，本方用于肺胃两者病变，如肺之痰热壅甚的，胸膜炎、肺部感染、肺结核等，如胃之湿热中阻、肝胆气滞的，胃窦炎、胆汁反流、反胃、呕吐、呃逆等。随症加减，皆可取得较理想的疗效。

8. 柴胡泻心汤

小柴胡汤合泻心汤，共奏疏泄肝胆、调和脾胃湿热之功效。症见烦躁不寐，胃脘痞胀，胁间胀痛，大便稀软或腹泻等症。

【案八】谭某，女，35岁。自述精神郁闷，烦躁失眠多梦，腹胀气滞，胃脘至脐腹胀痞，大便稀溏，日三四次，肛门不爽，脉缓稍弦，舌苔黄腻。处方：

柴胡10g，党参15g，法半夏、黄芩各10g，黄连5g，干姜、枳壳、广木香各10g，炙甘草5g，神曲10g。每日1剂，水煎分2次服。

上药进3剂，诸症悉减，大便成形，每日1～2次。继服2剂，诸症消失，饮食正常。

柴胡泻心汤的运用，病机重点是肝胆火郁，脾胃气滞，湿热并存，气机阻滞。临床多用于消化道疾病，如胃炎、胆囊炎、肠炎、腹泻等，视其病位所在而加减，如病在肝胆加疏肝的郁金、川楝、青皮；如病在胃肠加理气的枳壳、木香、神曲等。

举凡伤寒学者尽人皆知：柴胡汤证下之，满而不痛为痞，柴胡不中与之，宜半夏泻心汤。这里是指柴胡证误下，损伤脾胃，湿热中阻，气滞不畅，以半夏泻心汤调和寒热、行气消痞治之。此间，正说明柴胡与泻心之间的内在联系。其一同属肝胆脾胃同病；其二，同属湿热并存，气机阻滞；其三，病机重点在中焦，虽下并未损伤脾胃波及下焦，故而说柴胡不中，与半夏泻心汤。笔者以为，凡是肝胆脾胃同病气机阻滞，姑论其下与不下，视其病症所在，用小柴胡合泻心汤，临床广泛运用，都有良好的效益。

9. 柴胡四逆散

小柴胡汤合四逆散加减，临床用于慢性肝炎、乙肝“三阳”以及肝硬化等病症，疗效稳定，且有平淡出奇之功。小柴胡汤合四逆散，共奏疏肝理气、健脾和胃之功效，对肝病患者脾胃健运、中焦振奋、恢复健康有直接的作用。

(1) 治急慢性肝炎：以小柴胡汤去姜枣，合四逆散加郁金、青陈皮、川楝子、茵陈、虎杖等，对急、慢性肝炎退黄快，俟转氨酶下降后，酌加滋养肝阴、健运脾胃药，但养阴不能腻，健脾不能燥，更不能过早进补。

(2) 治乙肝“三阳”：以两对半1、3、5阳性为特征，应是包括在慢性肝炎在内。但临床上“三阳”的带菌者甚多，其治疗与转氨酶升高者有所不同。

一般以小柴胡汤去姜枣，合四逆散加白花蛇舌草、白马骨、忍冬藤、蒲公英等清热解毒药，加怀山药、扁豆、白术健脾药，加谷芽、麦芽、炒内金化食药，加川楝、郁金等疏肝；酌加丹参、旱莲草、女贞子等滋阴活血。其中清热解毒药，可视病情选1～2味，不能过于苦寒；滋养肝阴药不可服之过早，可从舌象辨认其伤与否。服药以1～3个月为1疗程，每日1剂。阴转率较好。小孩比成年人更好。但有服2个月即转阴，或转为1、5阳性，也有转阴后半年又复出1、3、5阳性。总之，上述治疗有效，但仍缺乏具体分类用药和确切的统计学观察。但未发现任何副作用，可以长期用药。

(3) 治肝硬化：以小柴胡汤和四逆散，加郁金、内金、腹皮、生牡蛎、青皮、川楝、香附、三棱、莪术、炒谷麦芽等。总的治则是疏肝理气，健脾和胃，活血化瘀，软坚散结。但用药均以柔克刚，不用过多攻伐药，这种治法对血吸虫病肝硬化、酒精中毒肝硬化、肝炎后肝硬化均有一定的疗效，必须坚持长期服药，一般需1～2年服药治疗。如有腹水者，适当加茯苓皮、海桐皮、赤小豆等，或短暂用西药利尿，腹水消退后即停用。笔者体会：①用小柴胡汤合四逆散治肝硬化，能较好地疏泄肝胆，健运脾胃，促进消化功能，有利于机体恢复；②用活血化瘀药以丹参、益母草、赤芍、香附之类为宜，不用桃仁、红花、土鳖虫之类破血动血药；③用软坚药，以三棱、莪术为宜，且在脾胃功能健运的情况下用小量为好；④密切注意伤阴，肝硬化无论用何种疏肝药均有伤阴之虞，必须注意防患。一是用疏肝药如柴胡等，不宜过量，以小量适中；二是注意舌苔、脉象，如舌红少苔，脉象弦硬，应立即调整滋养肝阴药，减少对肝阴的耗损，或采用食疗辅助滋阴健脾。总之，肝硬化是慢性病，治疗是长期的，应以无毒治病为上，不能孟浪，不能求速效。不然，弄巧成拙，反生祸端，必须慎之又慎。此外，肝炎后肝硬化的临床疗效较差，可能是与肝细胞长期损伤有关。治疗时应严密观察，及时调整用药，仍可能取得一定的效果。

10. 柴胡平胃散

此即小柴胡汤合平胃散，又可称柴平汤。以小柴胡汤加苍术、厚朴、陈皮而成方。临床上感冒夹湿，或急性黄疸性肝炎。其症状为恶寒、发热、身疼痛、腹胀、大便稀溏，舌淡苔腻、脉弦数等。肝病湿邪偏甚者用之。

江南长夏，身染风寒，头痛身热，表证俱在，又见脘痞腹胀，大便稀溏，食纳呆滞，用小柴胡汤外透表邪，用平胃散温化里湿，再加入藿香、滑石，对暑病挟湿，或慢性肝病，或外感挟湿均能取得疗效。笔者是在治慢性肝炎病，进入长夏湿浊明显，用本方常可与温病中的甘露消毒丹、藿香正气散等方择优选用，融经方与时方于一体，发挥两者之长，疗效十分理想。

11. 柴胡白虎汤

柴胡白虎汤即小柴胡汤加石膏、知母而成方。从药物组成看，应是少阳阳明同病。临床上四时感冒，汗出热不减，即有少阳往来寒热，又有阳明热盛，口渴饮水，用本方内外兼治，颇合病机。杂病如结核性发热、肿瘤发热、胆道感染发热等均可选用本方。时下，滥用感冒药，发汗过甚，风寒之邪未罢，热甚耗气伤津，酿成三阳合病，前人有柴葛解肌汤，符合病机，与柴胡白虎汤相比，可谓是异曲同工。

12. 柴胡五苓散

此即小柴胡汤合五苓散而成方。用小柴胡透达少阳于外，用五苓散化气利水于内。本方常用于急性黄疸型肝炎，偏重于寒湿者（或湿重者），加疏肝药郁金、川楝子，加利湿药茵陈、厚朴。如系肝病偏脾胃不足，湿邪困脾，病者身黄溺黄，身体困重，食纳腹胀，大便稀溏，精神萎靡，脉象弦缓濡数，舌白腻，用本方透达外邪，利水渗湿。全方可达到疏泄肝胆、健运脾胃、化气利水之功效。前贤有以小柴胡胃苓汤治寒湿发黄，即小柴胡汤、平胃散、五苓散三方合用，看似杂乱，实则井然有序；吴又可的达原饮为湿邪弥漫三焦，其用意亦与柴胡胃苓汤相近，治法同出一辙。

此外，有嗜茶过甚（有的地方喝茶习惯特殊，将茶叶煮出茶汁，最后连茶叶也一同咀嚼吞食），日积月累，则出现“茶黄”，多为寒湿困脾之征，用上方有独特疗效。顺便提一句：如系茶黄，可以用茶树籽煎水服用，亦可退黄。

13. 柴胡四物汤

《伤寒论》有三条原文，叙述妇人中风经水适来，经水适断，均用小柴胡汤调理。笔者以为，实际上是妇人经期感冒，出现往来寒热所以小柴胡汤治之。然而，从临床实际看，由于其月经适来或适断，这与常人感冒有所不同。所以，用小柴胡汤透达外邪是其同，而因其动血则是殊异，故用四物汤合于小柴胡汤之中，内和气血，又切中其异，是治经期感冒的良策。一般说，经期感冒，除有外感之症，尚有血热烦躁之征，故从凉血入手，用生地、赤芍、丹参，改四物之养血为凉血，配合小柴胡汤透达，对于经期感冒的治疗确有其奥妙之处。当然，经期感冒未必都有热入血分，未见是症，那就不必画蛇添足了。

总之，柴胡剂以小柴胡汤为中心，随证加减，因病择药，在临床上潜心钻研，细心体察，博闻广识，即可领悟小柴胡汤之所以能广泛运用于临床之奥妙。本文虽冗长琐细，但未必能概其全，因个人有限的知识，不当者，祈请批评！

二十八、泻心汤类方的探讨

泻心汤类方出自《伤寒论》，包括五个泻心汤及黄连汤、旋覆代赭石汤等，是治疗“痞满”证的一组方剂。组织严密，药味简练，配伍灵活，临床运用广泛，疗效较好。兹就方义、病机以及临床运用的体会，分述于后：

（一）方义分析

泻心汤类方，包括半夏泻心汤、生姜泻心汤、甘草泻心汤、大黄黄连泻心汤、附子泻心汤，以及黄连汤、旋覆代赭汤、厚朴生姜半夏甘草人参汤等，共计8个方，14味药，其加减配伍是以半夏泻心汤为中心的。兹列简表归纳于后。

泻心汤类方从其立法来看，是温清并用、甘苦兼施的方剂，泻心汤诸方成为临床上治疗寒热并存病症的首选方。再从药物配伍来看，泻心汤类方是由三部分药物所组成，一是芩、连苦降泄热，一是姜、夏辛开散痞，一是参、草、枣、甘补益脾胃，三部分组合使泻心汤类方具备寒热互用，苦辛并进，攻补同施，共奏调和寒热、辛开苦降、补益脾胃的功能。它既有理中温脾补虚之意，又能奏苦寒泄胃消痞之功，是一组调理脾胃，湿热同治的良方。但具体的分析，它们之间又有所不同（表28-1）。

表28-1　泻心汤类方简表*

方名＼用药	半夏	黄芩	黄连	人参	甘草	干姜	附子	大枣	大黄	桂枝	厚朴	旋复花	代赭石	生姜	主要证候
半夏泻心汤	半升	3两	1两	3两	3两	3两		12枚							脘腹痞满心烦，呕吐，肠鸣，下利，口苦，舌苔黄白而腻
生姜泻心汤	半升	3两	1两	3两	3两	1两		12枚						4两	胃中不和，心下痞满，干噫食臭，胁下有水气，腹中雷鸣下利
甘草泻心汤	半升	3两	1两	3两	4两	3两		12枚							胃虚气逆腹中雷鸣，心下痞满，干呕，心烦
大黄黄连泻心汤			2两						2两						胃脘痞满或脘腹胀痛，心烦，口苦，舌苔黄
附子泻心汤		1两	1两				1两		2两						脘腹痞满，恶心，汗出
黄连汤	半升		3两	2两	3两	3两		12枚		3					胃脘痞满，或胀而痛，呕吐，口苦，舌苔黄白腻
旋复代赭汤	半升			2两	3两			12枚				3两	1两	5两	胃脘痞满呃逆气滞，噫气不除
厚朴生姜半夏甘草人参汤	半升			1两	2两						半斤	3两	1两	半斤	腹胀满，嗳气频作

* ①原方药量以两计算，临床运用可以按原剂量的10∶1使用；②大黄黄连泻心汤有的医家认为应有黄芩。

半夏泻心汤，方中以黄连、黄芩苦降泄热，以清泄胃热，干姜、半夏辛开散痞，以温燥脾湿，配参、草、大枣以补脾胃之虚，全方功能调和寒热，虚实兼顾，脾胃同治。是治疗脾胃虚弱，湿热并存所致的脘腹痞满、心烦、呕吐、肠鸣、下利的代表方。至于生姜泻心汤，则在半夏泻心汤中减去干姜二两，加入生姜四两，变成重在辛散和胃，治痞利并见的方剂，主治胃中不和，心下痞满，干噫食臭，腹中雷鸣下利等症。又甘草泻心汤即半夏泻心汤去人参之温燥，重用炙甘草之甘温，着眼于胃气虚弱，主治纳谷不化，腹中雷鸣下利，心下痞满。

大黄黄连泻心汤，用黄连、大黄的苦寒泻心火，兼清胃热，并以麻沸汤渍药须臾，取其轻扬以泻心消痞而不伤胃。李时珍有两句话，对“泻心”两字的解释很深刻，他说：“用泻心汤，亦即泻脾胃之湿热，非泻心也”，对后世在实践中运用本方有很大的发展。凡是邪火内炽，迫血妄行的吐衄便血，湿热内蕴的黄疸，以及三焦积热，眼目赤肿，口舌生疮，外科疡毒等，只要具有心胸烦热，大便秘结者皆可选用。

附子泻心汤用附子合三黄，三黄用开水泡取药味，轻扬清热，附子煎浓汁厚味扶阳，寒热合用，补泻各建其功。《医宗金鉴》说：“以大黄、黄连、黄芩泻痞之热，附子温表之阳，合内热外寒而治之。其妙尤在以麻沸汤渍三黄须臾绞去滓，内附子别煮汁，意在泻痞之意轻，扶阳之意重也。”的确如此，仲景制方，除了药味配伍寓有深意，尚且重视药物煎煮的方法。因为药物的炮制、煎煮、服法等都是直接关系到疗效的，应当一丝不苟，并要努力改革剂型，使之提高疗效，这是一个很值得重视的问题。此外，属于泻心汤类方变局的黄连汤、旋覆代赭汤、厚朴生姜半夏甘草人参汤等，均可治疗痞满症，这里就不作具体的讨论。

（二）病机分析

泻心汤类方的病机，概括起来说，是由于脾胃气虚，气机壅滞，导致寒热并存，虚实夹杂。《伤寒论》说：“……病发于阴，而反下之，因作痞也。”这就是说，凡胃阳不足之人，内无痰饮，误下而伤胃气，客邪结于心下因而成痞满。兹分述于后：

1. 热实痞满证

《伤寒论》说：“按之自濡，但气痞耳。”又说：“其脉关上浮”。所谓“关上浮”，关以候胃，关脉独盛是指热聚于胃，因胃中非有形实邪，故属气痞，乃胃气壅滞的缘故。在这里又可看出两层意思，一是说明痞满是无形的热邪聚胃，其脘腹部位按之是濡软的；一是痞满证是病人有满闷之情，而无硬痛之实，有别于阳明“胃家实”的病机。但应指出，临床上痞满证的按之濡，并非是绝对的，因为如果是气机壅滞特甚，亦可以是按之硬，病者不仅有满闷之感，而且可见痞满硬痛之证。所以，究竟是痞满或是硬满，则要取决于热实气滞的程度而定。

热实痞满证的治疗，主方是大黄黄连泻心汤，其治疗作用已如上述。但《伤寒论》中有“心下硬满者，不可攻之，攻之利遂不止者死”的禁例。这个问题的提出，必须从病机、方药中来求答案。第一，所谓“心下硬满”，应视为胃气不实；所谓“不可攻之”是针对痞满只有热邪气滞，而无热实积滞相比较而言。既然心下硬而不结实，当然是不能攻伐损伤胃气，胃气虚则利不止，这是误治的结果。其次，既然热实痞满证是属无形热邪聚于胃，亦当禁下，为何又取大黄黄连泻心汤为主方？这就应从方药的组成和方后的注脚中去深入探讨。大黄黄连泻心汤方，两药同属苦寒但功用有别，吴又可认为：“黄连苦而性滞，寒而气燥，与大黄均为寒药，大黄走而不守，黄连守而不走，一燥一润，一通一塞，相去甚远。”吴氏这段话是有临床意义的。黄连治热痞，只有清热之功，而无破结之力，必不能达到清热消痞的目的，只有与大黄配伍才能达到清热、破结的效果。由此可知，用大黄旨在增强清泄消痞的作用，而非取其攻下有形的实邪。且《伤寒论》方后指出以麻沸汤渍服，发挥药物轻清泄痞之功，并非取其厚味去肠中之实。这种煎服法的巧妙，值得深入研究。

2. 虚寒痞满证

本证在《伤寒论》中的论述，一为“发汗后，腹胀满者，厚朴生姜半夏甘草人参汤主之。”一为“伤寒发汗，若吐若下，解后，心下痞硬，噫气不除者，旋覆代赭汤主之。”综观其病机特点，为胃阳不足，气机壅滞。因为治疗不当，中焦阳气受伤，或客寒伤中，胃虚寒滞，导致心下痞硬而成痞满，所以旋覆代赭汤、厚朴生姜半夏甘草人参汤证的病机与热实痞满证殊不相同。前者纯属里证、胃气上逆、噫气不除，故重在补虚镇逆；后者是汗后脾胃气伤运化失职，气滞不通壅而作满，故以温运行气，健脾胃而除胀满。

3. 寒热痞满证

寒热痞满的病机是脾胃寒热夹杂，虚实并存。《伤寒论》中半夏泻心汤证、生姜泻心汤证、甘草泻心汤证、附子泻心汤证等，它们和实热痞、虚寒痞都有所不同。其中半夏泻心汤证的病机，是寒热互结于胃，而又脾胃中阳不足，深究其原因，或误用寒下，或湿热留滞，以致由胃及脾而损伤中气，故用参、草、枣以补益中气，虽然有甘味壅满之说，但因痞满而属于虚实夹杂，用甘补之品也是在所必须，绝无助湿作满之弊。如见干噫食臭等食滞较甚的现象，则略减干姜而加重生姜以辟秽浊，散水气，化裁为生姜泻心汤；如见心烦痞满较甚，属胃虚之证则加炙甘草益胃，即更名为甘草泻心汤。至于附子泻心汤证，《伤寒论》说：“心下痞，而复恶寒，汗出者，附子泻心汤主之。”这是卫外之阳虚而兼痞。《医宗金鉴》认为：“心下痞而复恶寒汗出者，非表不解，乃表阳虚也。”尤在泾释为“此证邪热有余，而正阳不足。”结合其用药的方法，取三黄薄味气扬以清热，附子久煮取厚味以重扶阳，针对虚中夹实，予以攻补兼施。基于上述，便可知本证的病机重点之所在。

泻心汤类方诸症，在《伤寒论》的原文中，没有提到舌苔如何，个人认为，病在脾胃，舌苔变化是一个重要的诊断依据，不能不辨。在此，想引用叶天士《外感温热病篇》的一段话来弥补这个不足。他说：“人之体，脘在腹上，其地位处于中，按之痛，或自痛，或痞胀，……必验之于舌，或黄或浊，可与小陷胸汤或泻心汤，随症治之，或白不燥，或黄白相兼，或灰白不渴，慎不可乱投苦泄，其中有外邪未解里先结者，或邪郁未伸，或素属中冷者，虽有脘中痞闷，宜从开泄，宣通气滞。”叶氏提出了辨痞满的舌象鉴别，又指出了应用开泄和苦泄的不同，确实是经验之谈。一般来说，凡运用泻心汤方时，必须分清湿热偏重而辨证用药，热偏重而舌苔黄浊的，宜用苦泄法，湿偏重而舌苔白或黄白相兼或灰白不燥的，宜用开泄法。叶天士对舌象观察的经验，作为辨别痞满证的诊断依据之一，是值得临床借鉴的。

【案一】 古某，男，50 岁，1974 年 4 月就诊。病者脘腹痞满，伴有肠鸣，腹泻已一年余。自述胃脘至脐以上痞满而胀痛，稍嗜寒凉食物则肠鸣下利，或稀溏软便，胸膈烦满，食纳减少，尿色淡黄，口苦，舌质偏红，苔薄黄而根部厚腻，脉象缓而带弦。证属脾胃气虚，湿热壅滞，虚中夹实，应当燥湿同治，虚实兼顾，方拟半夏泻心汤加味：

制半夏 10g，黄连 5g，黄芩、干姜、炙甘草各 6g，党参 15g，枳壳 10g，广木香 6g。嘱服 3 剂以观动静。

二诊：痞满胀感消失，肠鸣减利止，胃口好转，食量略增，腻苔退为薄润，嘱原方再进 5 剂。继则以健脾益胃法，善后调理而痊愈，一年后追访，病未复发。

按 患者脾胃气虚，湿邪内停，郁遏化热，而现脘痞烦满，腹泻肠鸣等症，故针对其脾胃不足，湿热并存的主要矛盾，而选用了辛开苦降，寒温并用的半夏泻心汤加味获愈。

【案二】叶某，男，39岁，1973年8月10日就诊。患者行胃次全切除术后，恢复良好，惟出院后逐渐感觉胃腹痞满，嗳气频作，大便不畅，虽少食多餐以流质饮食为主，亦感痞满不饥，且病情日见明显。症见脉象细弱，舌白润，病者虽手术之后腹胀满，但与《伤寒论》“发汗后，腹胀满”对照，其病因虽不同，而病症却相同，故用厚朴生姜半夏甘草人参汤加味论治：

党参15g，法半夏10g，枳壳6g，厚朴10g，炙甘草6g，佛手片10g，广木香6g，生姜3片。

5剂药后，自觉气往下行，腹胀嗳气大减。继服至20余剂，每隔1~2日服1剂，经2个多月，一切正常。一年后腹胀未发作，消化良好，体略发胖。

按　《伤寒论》“发汗后，腹胀满”，着眼于脾胃气虚，中焦壅滞，而患者手术后腹胀满，亦属脾胃气虚，中焦不畅，为虚寒痞满证，故用朴姜夏草参汤加味取效。

【案三】罗某，男，48岁，1971年3月就诊。病者胃脘疼痛牵引右胁下痞满不舒，食后腹胀，有时大便溏软，厌油，腹泻稀溏，失于寒温则呕吐，痞满更甚，经钡餐透视除外溃疡病，又做胆囊造影，证实为慢性胆囊炎。脉象弦缓，舌质淡红，苔白黄腻。拟用黄连汤方加味：

黄连5g，干姜6g，法半夏10g，党参12g，炙甘草5g，桂枝5g，大枣3枚，瓜蒌壳15g，郁金10g。

服3剂药后痞满大减，舌转为薄白微黄而润，再进5剂，饮食增加，厌油好转，继服原方至20余剂，病告痊愈2年后偶逢询及未再发病。

按　本病属脾胃气虚，肝郁气虚，故选择黄连汤调和寒热，加郁金、瓜蒌壳理气解郁。笔者在临床上运用此方治疗慢性胆囊炎而且寒热夹杂、虚实并存的病例，均有一定的疗效。

【案四】王某，女，40岁，1972年5月就诊。患者既往有十二指肠溃疡病史，经常胃脘部痞满，嗳气冲逆频作，尤以进食后痞满更甚，必待嗳气而后安，大便稀软，食纳稍差，舌质胖嫩苔白，脉象弦滑，拟方旋覆代赭汤加味：

旋覆花、党参、法半夏各10g，代赭石15g，炙甘草6g，大枣12枚，枳壳10g，广木香6g，厚朴15g。

服5剂后痞满嗳气减，进食后无甚胀感，食量增加，继服5剂，症状消失，后以调理脾胃，巩固临床疗效。

按　本病虽属十二指肠溃疡，但当其出现脾胃气虚、胀痞隐气之症，仍可按痞满辨证用药故用补益脾胃，理气降逆法而获近期疗效。

本文对泻心汤类方进行了初步讨论。笔者体会，泻心汤类方是温清并用的范例，药物组织严密，处方配伍灵活，临床广泛运用于胃肠道疾患，只要抓住虚实夹杂，湿热并存的主要病机，有脘腹痞满、呕吐、泄利、呃逆等症，均可选择运用，值得进一步总结提高。

二十九、麻杏石甘汤的临床应用

《伤寒论》中的麻黄杏仁甘草石膏汤（以下简称麻杏石甘汤），药味简练，组方严密，是临床上常用的方剂。凡外感热病表有寒邪，里有郁热所致的热邪迫肺之证，以及某些内伤杂病表现为热邪壅肺者，均可酌情运用，现就有关文献综述如下：

（一）方义分析

本方是由麻黄、杏仁、甘草、石膏四味药组成。方中主药麻黄辛温，宣肺平喘；石膏辛寒，清泄肺热；辅药杏仁苦温，佐麻黄以平喘止咳；甘草性甘平，协调诸药。全方以辛温与寒凉药配伍，具有辛凉宣泄郁热，清肺平喘的功效。《伤寒论》中是用本方治“汗出而喘”之表热迫肺证。张锡纯认为：“方中之义，用麻黄协杏仁以定喘，伍以石膏退热，热退其汗自止也。复加甘草者，取其甘缓之性，能调和麻黄、石膏，使其凉热之力溶和无间以相助成功。”张氏并指出：“若其证非汗出且热稍重，用此方时，原宜因证为之变通，是以愚用此方时，石膏之分量恒为麻黄之十倍……”张氏的见解确系经验之谈，尤其是提出麻黄与石膏用量的比例，是具有临床意义的。柯韵伯根据太阳表寒郁热的病机演变和本方药物配伍的基本原理，指出麻杏石甘汤是“大青龙汤之变局，白虎汤之先着”，概括地提出了三者的鉴别，言简意赅，值得借鉴。

近人郭协壎还用本方做过抑菌试验，以本剂稍混浊呈棕色的溶液，pH6.6，做成1%、5%、10%之血平板培养草，以各种病菌接种，其结果：溶血性链球菌、肺炎球菌、金黄色葡萄球菌、白色葡萄球菌、卡他性球菌等均无抗菌作用。因此，郭氏认为，本方是辛凉疏肺解毒之剂，但无抗菌作用。

董乃泽还对本方的制剂进行过研究，他提出：“麻黄的煎出率仅及理论量的1/3左右……如适当粉碎，在煎取前以60%的醇湿润72小时，可以提高煎出率2倍多，麻黄碱煎出率达理论量的90%以上，可以节约原材料约2/3。”他认为：“杏仁去皮，实验证明没有必要。是炮制实验中发现张仲景古方杏仁做汤不熬（不炮制），在制备麻杏汤时先煎麻黄，后入群药（包括杏仁），保证了杏仁苷的煎出，进一步体会张仲景从医疗实践中所总结的经验可贵。”上述实践研究，对于进一步研究本方的作用机制。特别是复方制剂的研究，都是十分有益的。

（二）临床运用

1. 治大叶性肺炎

汪慎之用本方加味治疗大叶性肺炎17例，症状改善快慢不等，但均见好转以至痊愈。其组方是以麻杏石甘汤合桑菊饮随症加减，如热甚加黄芩、山栀、知母、竹叶等，每日1剂或2剂。在17例中体温下降最快者为3～4日，计6例；中等度者5～8日，计9例；最慢者9～11日，计2例。未有一例造成不良后果或转诊。张若惟根据风温病多属热，其邪在肺的病理机制，用治风温2例，均是两剂而顿挫病势，疗效满意。唐海涛认为，凡见发热汗出，气粗而喘，咳嗽痰热等肺热壅实证，如上呼吸道感染、肺炎、哮喘等，用本方治疗，均可收到良好的效果。

2. 治百日咳

刘英琦认为麻杏合剂治疗百日咳，从临床效果上看其治愈率比抗生素高，并认为，麻杏合剂无任何副作用。其治疗77例中痊愈56例，占72%强，显效13例，有效者8例。韩凤久也曾用麻杏百日咳合剂，治疗观察190例，痊愈145例，治愈率为76.3%。其配方是：麻黄、杏仁、石膏、甘草、茅根、南星、川贝、橘红、天冬、百部、川楝子、桑皮、法半夏、蒌仁、葶苈、黄芩等，每剂煎两次共成200mL，每岁一次10mL，按年龄递增。亦可浓缩药液，以减轻服药的困难。

3. 治麻疹合并肺炎

麻疹合并肺炎是邪热壅肺，肺气被遏，因而疹点隐没，喘促鼻煽，病势危急。陈玉铭治疗1例体温41℃的患者，用本方加生地、玄参、苇茎，1剂后喘平，疹点渐现，转危为安。上海市曙光医院中医儿科提出：麻疹出疹期或回收期，壮热，烦躁，口渴，咳嗽，气急……肺部有啰音，或X线证明有肺炎者。治以清热、宣肺、化痰，用本方加胆星、天竺黄、竹沥、半夏之类。热势较轻者，可去石膏而以连翘、山栀、黄芩、黄连之类代之。钱起瑞认为，麻疹过程中出现支气管炎，分风温内闭、内闭外脱、邪陷心肝三型。其中风温内闭型，以发热、咳喘、鼻扇、痰鸣为特征，是属肺气不宣，痰浊壅塞，治应宣肺开闭，止咳平喘，用本方加桑皮、贝母、葶苈、蒌壳。

4. 治鼻渊

鼻渊有人认为是肺热移于脑，成为脑漏鼻渊，所以，治疗仍应清泄肺热。陈玉铭治疗1例，以本方加地龙，连服7剂，头昏脑胀消失，鼻孔通畅，嗅觉恢复而愈。福建省人民医院五官科报道，用本方加地龙，治疗鼻渊11例，治愈3例，显著进步4例，进步4例。服药少者4剂，最多达160剂。

5. 治荨麻疹

本病与肺关系密切，肺合皮毛，治疗应宣肺疏风。王怡康用本方加蚕砂、地肤子、全蝎、浮萍、防风等而取效。陈玉铭报道1例，病历8年之久，经用西药无效，以本方加蝉衣，1剂症状减轻一半，再剂全身疹块完全消失，继进8剂痊愈，后经多次访问未复发。

6. 治烂喉痧

陈玉铭报道1例，咽喉红肿，自项至肩背及腹部皆显红色疹子，惟不透下肢，咳嗽喘气。颈部淋巴结肿胀。作者仿丁甘仁治疗疫疹不透之法，用麻杏石甘汤加桔梗、马勃，药后汗出，疹透脚底，气喘消失，咽喉红肿消退，病亦减轻，再以银翘散2剂以善后。

7. 治小儿肺炎

福建省人民医院小儿科报道，治疗小儿肺炎痰喘178例，其中治愈149例，占总人数的83.7%；有效20例，占总人数的11.2%；无效9例，占总人数的5.1%。他们是以麻杏石甘汤为基础，加清热化痰、行气消食等药物进行治疗的。郑念时等报道1例小儿支气管炎合并心力衰竭，用本方加车前草、苇茎、鱼腥草，另用毛花苷丙（西地兰）内关穴位注射1次后心力衰竭控制，两天后退热，住院6天出院。

8. 治宿病肺结核，新感温热病邪

徐天池报道1例男性患者，宿有肺结核病，新感温热病邪，而见气上逆、多汗、咳嗽、口渴等症，用本方加太子参、银花、牛蒡子、冬花、百部、瓜蒌等并主张以麻黄易麻黄根，灵活运用，师古而不泥古。前人张锡纯亦曾有过用此法治肺痨的经验记载。

9. 治遗尿症

彭宪章以宣肺清热为主，或佐以养阴祛痰之法，用本方加味，肺阴虚加沙参、麦冬，脾胃虚弱加山药、谷芽，挟痰加桔梗，肺气上逆加苏子，其所治6例均为男性，年龄7岁、8岁、14岁各1例，7岁、9岁2例，成人1例。病程：遗尿1个月以上1例，2年以上1例，3年以上1例，4年以上2例，12年以上1例。6例均兼有咳或咳喘症状，参合脉证，属于肺热郁结型者5例，属于痰热郁肺伤阴型者1例，均获治愈。

10. 治眼病

姚芳蔚认为，本方在眼科的适应范围很广，诸如瞳神干缺（急性虹膜睫状体炎）、鹘眼凝睛（眼球突出）、土疳（麦粒肿）等症，在某种情况下都可应用本方治疗。姚氏的经验，应用本方必须眼部症状剧烈，身体健壮，且绝大多数伴有头痛、发热恶寒，或但热不寒、口渴、小便短赤、烦躁不安等全身症状，如不具备上述病症者，则不宜应用。

总之，麻杏石甘汤为辛凉清解的方剂，具有宣肺清热的功用，临床上呼吸系统的疾病，如大叶性肺炎、支气管炎、上呼吸道感染、麻疹合并肺炎等，若呈现表有寒邪，里有郁热的热邪迫肺证者，运用本方其临床疗效是满意的。对于鼻渊、荨麻疹、烂喉痧等，特别是眼科疾病，之所以能用本方而获效，这是因为它出现热邪迫肺的病症，所以异病才能同治，体现了中医学的“辨证论治”和“整体观”的重要特点。

本文对麻杏石甘汤在临床上的运用做了初步的归纳，可以表明中药是能够治疗急性病的，虽然这里收集的病例还不够广泛，但也可见一斑。

三十、白虎汤的临床应用

《伤寒论》中的白虎汤，药味简练，组方严密，是临床常用方剂。凡外感热病及某些内伤杂病，当其出现阳明气分热盛之症，皆可酌情运用。现就有关资料综述如下。

（一）方义分析

本方由石膏、知母、甘草、粳米四药组成。方中石膏清热除烦，知母清热润燥，甘草与粳米和胃协调诸药，共奏清气泄热、生津养阴之功。张锡纯说：“方中重用石膏为主药，取其辛凉之性，质重气轻，不但长于清热，且善排挤内蕴之热息息自毛孔达出也。用知母者，取其凉润滋阴之性，既可佐石膏以退热，更可防阳明热久者之耗真阴也。用甘草者，取其甘缓之性，能逗留石膏之寒凉不至下趋也。用粳米者，取其汁浆浓郁能调和石膏金石之药使之与胃相宜也，药只四味，而若此相助为理，稗猛悍之剂归于和平……真无尚之良方也”。郭可明以花粉易知母，因为知母甘寒性降，与石膏并用影响辛凉透邪。花粉能清热、润燥、生津、止渴、解毒，味甘而不伤胃。以山药易粳米，粳米固中气、护脾胃，防止石膏性沉下降，作用不及淮山药，山药性平味甘，色白入肺，味甘归脾，汁液稠粘补肾填精，滋润血脉，为健补脾、肺、肾三经之要药，滋阴养液之品。

郭可明认为，外感热病初期恶寒发热，表热无汗，舌苔薄白，脉象浮数，可酌加薄荷、蝉蜕、连翘、银花、牛蒡子等药；咽痛红肿加牛蒡子、玄参；头痛剧烈加菊花、桑叶、丹皮，且须重用石膏；舌质深红，舌苔白黄微干，有入营之势，可加生地、玄参、丹皮；热势甚高，渐欲神昏者，可加黄连、犀角、石菖蒲、郁金；暑热内陷，热极生风，发现抽搐，可加入羚羊角、犀角、钩藤、蜈蚣、全蝎、石决明等以镇肝息风；热入心包，昏蒙谵语，可加入莲子心、鲜生地、黄连、犀角、石菖蒲、郁金等，并选服安宫牛黄丸、紫雪丹等清心开窍；痰盛者，加天竺黄、竹沥汁、胆南星等。如热病后期津液耗伤，可加用鲜生地、鲜石斛、玄参、沙参、麦冬、玉竹等以滋阴养液。

（二）临床运用

1. 流行性感冒

流行性感冒属于温热型者，其临床证候多见壮热，渴喜凉饮，烦躁汗出，咳吐黄痰，喘促气粗，口气臭秽等阳明气分热盛之症。蒋其学治疗1例，体温40.2℃，脉浮洪，舌苔黄腻，投白虎汤加减：生石膏、知母、连翘、葛根、桑白皮、瓜蒌仁、甘草，翌日热减为38.5℃，喘咳大减，烦躁已无，去葛根，加麦冬，再服1剂，诸症消失而愈。

2. 麻疹合并肺炎

麻疹合并肺炎多因热邪闭肺，失于宣透。陈国良经验，用白虎汤在透疹期加蝉蜕、芫荽、牛蒡子；发疹期，加黄连、银花，若系暑令挟湿尚可加香薷、青蒿、荷叶以宣暑透疹。蒋其学认为，在见点初期，如高热、喘咳、烦躁者，用白虎汤去知母、粳米，加葛根、升麻、紫草、桔梗。石膏用量30～60g。或去粳米，加贝母、竹茹。气弱者，更加西洋参，如此施治，极少后遗症。

3. 流行性乙型脑炎

白虎汤是治“乙脑”的有效方。郭可明用本方加减治疗轻型、重型、极重型，都取得良好的疗效。蒋其学用白虎汤治“乙脑”，高热抽搐加犀角、钩藤、蝉蜕、紫雪丹，其中石膏剂量用150g，疗效满意。

4. 流行性出血热

本病在临床上往往卫分症不甚明显，且常为卫气同病，或气营合病，或卫气营血四者同病，发病急骤，极类“伏气温病”。刘陕西的经验，发热期气分阳明经证，具有三红（面、颈、胸部发红）、三痛（眼眶、头、腰部疼痛）明显，高热不恶寒，口渴喜冷饮，汗多，尿赤，舌红、苔黄干燥，脉洪数。治以清热解毒，养阴生津，用增液白虎汤加减：生石膏、知母、生地、玄参、麦冬、连翘、板蓝根。由于本病变化快，病情复杂，如病者出现少尿或低血压，则不能用白虎汤。

5. 肠伤寒

蒋其学经验用本方治疗肠伤寒，可资借鉴，但必须指出，肠伤寒多属湿热，如热化可用本方；若湿偏重，不可妄投。

6. 疟疾

如属阳明热盛，可用白虎汤，多配合截疟药同用。汤万春报道1例，久患间日疟，经抗疟药治疗3个月不愈。疟发均在申酉时，短时间轻微恶寒，随即高热40℃以上，神识昏蒙，大汗淋漓，烦渴饮水。诊为阳明温疟，稽留不解，处方以白虎人参汤合何人饮化裁：石膏、知母、台党、薏苡仁、何首乌、常山、当归、甘草、陈皮，疟发前6小时服药，速进2剂取效，观察半年未复发。郭可明报道1例妊娠疟疾用本方取效。

7. 大叶性肺炎

大叶性肺炎多表现为胃热熏灼肺气。潘泰阶认为可用本方加黄芩、黄连、连翘、银花；咳嗽胸痛，加贝母、杏仁、郁金、橘红；肺热痰中带血，加白茅根；心中烦热，加山栀、芦根；体质壮实，加生大黄以涤热；热伤津液，加生地、玄参、天花粉、鲜石斛以育阴生津；夜寐不安用茯神、益元散。9例治愈出院。沙星垣、董岳林都认为大叶性肺炎出现高热烦躁，谵语，惊厥等邪困心包，大热内陷营分者，除用辛寒清热药外，尚需加解毒开窍剂，或配合凉血解毒的犀角地黄汤和泻火解毒的黄连解毒汤。

8. 高血压

本病临床上多为肝肾阴虚，而用平肝息风药治疗属于阳明热盛只是常中之变。沙星垣报道1例原发性高血压2级，头昏，自感热往上冲，面赤，自汗淋漓，虽严冬不减，口渴，舌苔淡黄，脉滑数，阳明气火有余，用石膏、沙参、知母、花粉、黄芩、龙胆草、生地、玄参、白芍、牡蛎、天麻、菊花等，连服40余剂，血压正常，诸症渐除。

9. 糖尿病

本病属消渴范畴，其表现为肺胃热甚，可用白虎汤加减。沙星垣报道1例，血糖24mmol/L（429mg%），尿糖（++++），酮体强阳性，以石膏、知母、天花粉、生地、玄参、麦冬、萸肉、山药、黄连、大黄等出入为治，并在不严格控制饮食的情况下进行治疗观察，共服30余剂，烦渴大减，小便次数亦减，症状渐见好转，血糖降至9.7mmol/L（174mg%）。房林认为糖尿病若见口渴多饮，小便频数量多，情绪急躁，自觉内热，即可用本方。余希贤报道1例，用竹叶黄芪汤，其中石膏60g，知母24g，服3剂而愈，观察8个月未复发。但杜怀棠指出，白虎汤是阳明经热主方，如消渴证渴而不热或低热者不能适于上消之治。

10. 风湿热

晏绍复治疗风湿热1例，初以独活寄生汤加减无效，且体温升高，改投白虎汤，3剂热减，惟关节疼痛未愈，以原方加桂枝、竹叶等，4剂后，热退症消，年余未复发。徐天池、徐篙年报道过，用苍术白虎汤、桂枝白虎汤加豨签草、海风藤、秦艽、寄生等味以清湿热祛风通痹，收效满意。

11. 中暑

中暑是热闭阳明气分，病势急骤，耗气伤津，应益气生津、清暑泄热。苏伯鳌治1例中暑厥证，身热肢厥汗多，气粗如喘，牙关微紧，脉洪大而芤，投白虎加人参汤，服2剂而愈。张燮均介绍1例小儿中暑，用人参白虎汤加味，1剂痊愈。此外，陈朗清用本方合清宫汤、合承气汤治温病厥逆证有效。

12. 小儿夏季热

林国龙报道1例，发病10多天，经治无效，精神困顿，唇红，舌质干燥，满布白苔，头胸上肢汗出涔涔，呼吸气粗，小便日10余次，量多，大便正常，体温38.5℃，脉浮而数，用白虎汤加玄参、荷梗、蚕茧，1剂病减，再服3剂症状大减，但体温仍38℃，以前方加银花、连翘、花粉，进3剂热已退，继以人参白虎汤加扁豆、生姜，服3剂而愈。孙仲樵认为，消渴型者，以人参白虎汤加麦冬、生地、石斛、花粉、怀山药等可奏效。

13. 妊娠尿崩症

邓滋荣认为，本病近于上消，他们治疗1例，在产前13日内始终以白虎汤加人参，疗效甚为满意。产后则以益肾固涩药收效。

14. 产后发热

前人有“产后宜温”的说法。董岳林认为产后感染高热，只要符合白虎汤证，用之无害。蒋其学经验，产褥热证属阳明温病，可用白虎汤，他治疗1例产后6日，发热消渴，便结，尿黄，神昏谵语，面赤，无汗，体温40.5℃，以本方加减治愈。郭可明介绍1例，产后5天身高热，渴饮，头痛难忍，随即昏迷，认为是产后温病，用白虎汤加党参1剂而愈。以上报告均有显著疗效，但必须指出，本方性大寒，用在产后，务必审慎。

此外，眼科疾患亦有用之。姚芳蔚认为，本方适应于外伤性白内障，凡眼暴赤肿痛，可以本方为主加减施治，其中比较广泛应用的有火胀大头、天行赤眼、陷翳、银星玉粒、涌波翳等。对鼻衄、牙龈炎、鼻窦炎等五官科疾病，也有应用本方的报道。

总之，白虎为辛凉清热的方剂，具有达热出表的功用，凡外感热病属纯热证，如肺炎、流感等而现阳明气热证者，可用本方加减。湿热症如肠伤寒、钩端螺旋体等病，运用本方须加入燥湿药，使之温热并治。在内伤杂病中如高血压、糖尿病等，应确认有阳明气分热症，才能应用，不然，寒凉过甚，变证莫测。尤其是妊娠、产后用之更应慎重。

本文就白虎汤在临床上的运用做了初步归纳，虽搜集的病例不一，但病机是一致的，所以才能异病同治。同时，可以看出中药治疗急性病疗效是满意的，值得总结和提高。

三十一、乌梅丸的临床应用

（一）方义分析

《伤寒论》中的乌梅丸方，是由乌梅、细辛、干姜、当归、附子、蜀椒、桂枝、黄柏、黄连、人参等组成。方中附、桂、椒、姜、辛，其味辛温，连、柏性味苦寒，人参味甘而温，乌梅味酸，全方辛、甘、酸、苦四味具备，是一个调和寒热的良方。《名医方论》说：“君乌梅之大酸，是伏其所主也。配黄连泻心而除烦，佐黄柏滋肾以除渴，先其所因也。肾者肝之母，椒、附以温肾，肾则所归，肝得所寄，是固其本。肝欲散，细辛、干姜以散之。肝藏血，桂枝、当归引血归经也。寒热杂用，则气味不和，佐人参调其中气。以苦酒渍乌梅，同气相求，蒸之米下，资其谷气，加蜜为丸……缓则治其本也。”这是就乌梅丸的药物配伍而言。具体地说“乌梅丸的功用，主治蛔厥，烦闷呕吐，时发时止，得食即呕，常自吐蛔，手足厥冷，腹疼时作，并治久痢”等症。笔者体会，由于乌梅丸是一个寒热并用方，因而其运用的特征应着眼于“寒热夹杂”的病机和证候，才能恰到好处。临床上根据乌梅丸长于调和寒热的特点，广泛地运用于内、妇、儿科杂病，现综述如下：

（二）临床运用

1. 治胆道蛔虫

辽阳市第一医院，用乌梅丸为主治疗胆道蛔虫 117 例，有 86 例痊愈，有效率达 81.2%，复发率 7.6%，疗效尚满意。株洲县人民医院外科治疗 51 例均服药 1～3 剂获愈，其中单纯型的以单味乌梅 30～45g 煎水内服。若有便秘、腹胀者，则用安蛔止痛、理气通便法，药用乌梅丸去人参、附片、当归，加青木香、槟榔、大黄、使君子、苦楝皮，每日 1 剂。合并感染以清里通便，驱蛔为主，在上方基础上再去桂枝、花椒，加银花、黄芩、栀子。服法同前。张乃恩用乌梅丸煎治疗胆道蛔虫症 20 例，服药 2 剂治愈者 4 例，3 剂治愈者 5 例，4 剂治愈者 8 例。治愈率为 60%，无效者 8 例。福建福安地区医院乌梅丸研究小组收治 47 例，治愈占 91%，好转占 4%，1 例复发占 2.5%，1 例无效占 2.5%。

郑亦贤以瓜蒌 15g，薤白、半夏各 10g，醋 1 杯冲服乌梅丸 9g，每日 1 剂。最少 1 剂，最多 6 剂。9 例临床症状均完全消失，最快 1 天，最长者只 4 天。郑氏认为单用瓜蒌薤白半夏汤加苦楝根、雷丸等，亦可达到治愈效果。郑氏还认为，乌梅丸与萎蕤苦酒汤均有安蛔镇痛作用，但驱虫效果不满意，经治疗后虽然临床症状完全消失，但并未排虫。陈沛嘉用乌梅丸合针刺治疗12例，痊愈10例，好转1例，无效1例。其中治疗1次疼痛即止者3例，发现2例有蛔虫排出；治疗2～3次疼痛完全解除者6例，发现3例有蛔虫排出。据此可以认为，乌梅丸配合使用针刺，能增强排虫的作用。但其机制还有待探讨。

陈良盛用乌梅汤治疗妊娠并发胆道蛔虫病8例，均系4～8个月妊娠者，用本方治疗，迅速奏效，并无堕胎早产之弊。并认为妊娠并发胆道蛔虫病是与妊娠期胃液分泌减少有关，而以乌梅丸治疗则与“蛔得酸则静”之意吻合。陈文征还用乌梅丸治小儿蛔虫性肠梗阻，在24小时内消失者占50%，2天半消失者占37.5%，1天半消失者占12.5%，治愈率达100%，止痛止吐迅速，但梗阻消失后，必须加以驱虫。

2. 治结肠炎

朱慎修报道1例15年来未见粪便正常的患者，经作为阿米巴痢疾医治月余，注射过土根素及服痢特灵、金霉素等亦无效。又做包囊体检查，亦未发觉。诊断为结肠炎。服用乌梅丸3天后，症状好转，改为每日大便1次，精神好转，再用乌梅丸提炼药片7天，药后食欲增加，精神旺盛，腹部舒适，一连服40天左右停药。4个月后访问，一切正常。

3. 治慢性痢疾

陈大毅报道5例，病期自半年至1年零2个月，初次发病时，均有急性细菌性痢疾之典型症状，大便培养结果，4例有佛氏痢疾杆菌生长，另1例阴性，采用乌梅止痢汤（用原方以黄芩代黄连，人参改党参，故更名为乌梅止痢汤）5～7天，临床症状均消失，大便趋正常，日仅1～2次，软，但成形，镜检、培养阴性，停药观察1～2周，疗效巩固。李月治1例小儿2岁，中毒性消化不良住院1周，日泻20余次，面色皖白，目眶下陷，肌肉消瘦，皮肤干燥，腹胀，食乳欲呕，肢厥，溺赤短，曾服西药金霉素等反致呕吐，烦热不安，神倦，啼哭无声，指纹淡白，推之呆滞，舌薄无华少津，以乌梅丸原方加赤石脂、禹余粮、粟壳、诃子，1剂泻量减少，2剂腹泻已痊，后以参苓白术散加减而愈。姚梅龄治1例3岁小儿，7个月前急性菌痢经治后症状基本消失，1个月后又复发，病情加重，予乌梅丸获效，后以健脾竣功。由此可见，乌梅丸调和寒热，主治久痢是有临床意义的。

4. 治头摇刺痛

梁芬治疗1例头摇刺痛，1日夜发作10余次。头摇频不可数，挟持之不能止，头痛用布包裹之亦不能耐，且右目小眦红赤如血块。梁氏用乌梅丸寒热互用，平熄肝风为主，更以归须易当归，引入肝络，兼以羚羊角、菊花以清少阳之火。风清火平，头摇自止，头痛亦愈。更以通窍活血数剂而愈。梁氏还报道1例风温误用辛热，病日加重，头项手足腰背僵硬如柴，劲直不屈，口噤不开，两手脉均弦数有力，用乌梅丸加羚羊角、丝瓜络、桑椹、黑豆衣、玉竹、石斛、花粉、竹沥，息风通络，养血舒筋，数服而愈。

5. 治呕吐

呕吐属寒热夹杂者甚多，李月治一女性患者，因服山道年片驱虫，最近月余，每日早餐后即呕吐饮食，嘈杂心烦，一直延至下午1～2时方止，致使每日不能早餐，曾服止呕药罔效。并出现手足发厥，上热下寒，口渴不欲饮，食少肌瘦，便稀溏，午后身热面赤，苔薄白，脉弦细，以乌梅丸原方加法半夏、川楝子等，服10日取效。

6. 治热入血室

热入血室有“经水适来适断，昼日明了，暮则谵语，如见鬼状”之症。李翼农报道1

例五旬余的女性，经用小柴胡汤加减病不除，继作湿温治亦不效。诊其脉沉弦而数，重按弦虚，舌苔白滑，质红，有气上逆，口微渴，日间精神恍惚，入夜则身体大热，乱言乱语。虽已停经，惟近日有点滴流出。此证虽与热入血室相同，但其舌苔白滑，舌底红为相火之表现，用小柴胡之专治少阳不能吻合，故以乌梅丸加柴胡、黄芩主治。一服而谵妄遂平，夜间颇能安睡，寒热不减，复以前法，芩、连、柏量减半与之。后以十全大补合六味地黄加减竣功。

7. 治崩漏

崩漏的治法，有止血清热，补虚摄血之不同。张文辉认为，有些患者并不表现为单纯虚热或虚寒之证，而呈现寒热错杂之证，病症为经水淋漓不断、色暗红或有块，头晕耳鸣，咽干，恶心泛酸，饥而不欲食，阵发性心悸烦乱，手足厥冷，便干尿黄，胃脘胀痛，脐部压痛，此非单纯清热、凉血、温摄能取效，而以乌梅丸加贯众炭、棕炭等能收到满意的效果。

8. 治钩虫病

湖北中医学院附属医院用乌梅丸治疗钩虫病 60 例，经治后粪检转阴者 32 例，转阴率达 53. 3%，其疗效虽较榧子合剂为差（榧子合剂为：榧子、芫荽、甘草，转阴率为 70%），但比一号驱虫散之疗效为佳（黑白丑、槟榔、鹤风、雷丸、使君子，转阴率为 40%）。屠揆先等则单用乌梅 15～30g（1 日量）加水 500mL，煎成 120mL，早晨空腹时 1 次服下。再用原药煎（同前法），于午餐前 1 次服。有效率为 70%。

9. 治不孕症

姚梅龄治 1 例 7 年不孕者，经前小腹冷痛，得温稍减，伴四肢厥冷，但心下灼热，心烦易怒，口干苦，消渴，喜温饮，嘈杂易饥，食后呃逆，气上冲胸，旋即呕吐等症，予乌梅丸加桃仁，7 剂后诸症大减。后两次服用乌梅丸方加味，共进 10 剂。后顺产一男孩。

10. 治脏寒腹痛

李月治 1 例因服驱蛔药，腹痛加剧，持续半个月，先后服小陷胸、大柴胡及行津止痛药未效。呻吟不已，呃逆黄涎，面色晦暗，呼吸迫促，胃部疼痛剧烈不能转侧，不能伸直，喜按，虽大热天气仍身被棉袄而畏寒，心烦不安，数日汤饮不进，舌苔黄腻，脉沉细，投以乌梅丸加白芍、使君子、川楝、吴茱萸，2 剂痛止。此属温脏安蛔，平肝定痛，故可获效。

值得提出的是，蒲辅周以椒梅汤加减治疗热邪内陷，厥阴蛔动之证。一患孩 7 岁，诊断为乙型脑炎。高热烦躁，腹满下利，呕恶，苔黄少津，舌质淡红，唇干，予水则拒，爪甲青，面青，日夜不安睡，不食，狂叫不宁，脉沉数弦急，曾服寒凉大剂及至宝、牛黄、犀羚而病热不减，乃热邪内陷阴中、太阴寒化、厥阴蛔动之象。予椒梅汤去黄芩、半夏（乌梅 6g，黄连 4. 5g，川椒 20 粒，炮干姜 3g，台参 6g，炒枳实 2g，白芍 6g）浓煎温服（笔者按：椒梅汤出自《温病条辨》，是吴鞠通变乌梅丸而成方）。1 剂热退睡安躁减，再剂利止胀消烦除，并下蛔虫 1 条，续以温脾和胃调理而愈。

此外，福安专区医院乌梅丸研究小组，对乌梅丸治疗胆道蛔虫的作用机制进行了实验研究，认为：①乌梅丸有麻醉蛔虫的性能，达到了抑制蛔虫活动的作用；②乌梅丸由胆汁排泄，改变胆汁的酸碱度；③乌梅丸能作用于肝脏，促使肝脏分泌胆汁量增加；④服乌梅丸后能使奥狄括约肌弛缓扩张。这一实验观察，有利于进一步肯定乌梅丸的作用和机制，值得继续探讨。

综观上述，乌梅丸方的临床运用，对于胆道蛔虫病的疗效是肯定的。除此，还广泛地运用于妇科、儿科，特别是内科的多种疾病，说明乌梅丸的作用是多方面的。然而，凡是适应用乌梅丸的疾病，其病机都必须具备“寒热并存”、“虚实夹杂”的共同特点，才能“异病同治”，收到预期的效果。

三十二、应用当归芍药散的体会

当归芍药散方，出自《金匮要略方论》，笔者在临床实践中，运用本方治疗妇科疾病，有些粗浅的体会。

（一）方义分析

当归芍药散是由当归、芍药、茯苓、白术、泽泻、川芎等六味药所组成。原方芍药用量特重，寓有抑肝之意，与归芎合用调肝养血，白术补脾燥湿，泽泻、茯苓渗湿泄浊，共奏抑肝养血、扶脾利水的功效。尤在泾说：“芎、归、芍药益血之虚，苓、术、泽泻除水之气……因脾土为木邪所客，谷气不举，湿气下流，搏于阴血而痛，故用芍药多他药数倍，以泻肝木。”说明其功用主要是调和肝脾而利水湿，是妇科疾病的常用方。

（二）加减

本方主要是治妇女附件炎、宫颈炎、盆腔炎等所引起之腹痛，常用的加减法是：白带多而稠者以本方加芡实、怀山药、萆薢；白带多而清稀者加车前子、薏苡仁；白带中夹黄色而秽臭者，加十大功劳、黄柏；白带中夹有血性分泌物，重加益母草。若系宫颈糜烂者加紫花地丁、蒲公英、金银花；如Ⅲ度糜烂，在前加法中再加土茯苓。若为输卵管积水者，可在上方中加木通、车前子。若兼见子宫下垂，可加升麻、黄芪。若少腹两侧痛，有索状物者，加延胡索、制香附。若少腹痛带下清冷，加小茴香、艾叶、吴茱萸。若腹痛引腰加川断、台乌、鹿角霜等。

（三）病案举例

【案一】王某，女性，42岁。患者素体虚弱。近半年来，经常腹痛引腰，白带特多而清稀，且小腹冷痛，阴户有下坠感。妇科检查：宫颈轻度糜烂，附件（-）。脉象细弦，舌润苔薄白。拟法补脾升气、疏肝养血，疏方当归芍药散方加味：

当归9g，白芍12g，茯苓15g，白术12g，泽泻9g，川芎6g，生黄芪15g，芡实24g，怀山药18g，小茴香6g。

嘱服10剂。药后诸症悉减，白带显著减少，下坠感已失，嘱继进前方10剂后，改用归脾丸巩固疗效。半年后随访，健康如常，前症未复发发。

【案二】陈某，女性，45岁。患者左侧腹腔内有一个炎性包块，经治疗后消失。现症左侧盆腔处疼痛，每大便时痛甚，腰痛，白带多并夹有血性分泌物，脉弦实，舌偏红少苔，饮食如常。子宫刮片，除外癌变。拟用和血理脾法治之，疏方当归芍药散加味：

当归、白芍各9g，茯苓12g，白术、泽泻各9g，川芎4g，益母草30g，续断12g，香附9g，生薏苡仁18g，萆薢6g，黄柏6g，嘱服5～7剂。

服前方后，白带显著减少，血性分泌物消失，惟腰痛特甚，且有紧束感，遇阴寒天气疼痛加剧。因为腰痛影响左侧子宫附件疼痛。其他无异常，舌脉仍前，饮食正常。拟守前方加味再进。

当归9g，赤芍、白芍各6g，茯苓12g，白术、泽泻各9g，川芎4.5g，延胡索6g，香附、秦艽、独活各9g，牛膝12g，寄生18g，续断12g，刀豆壳30g。嘱服5～10剂。

药后白带少，腰痛等诸症如失，病告痊愈。3个月后随访，前症未复发。

总之，当归芍药散治疗妇人腹痛，确系常用的良方。上两例均患有盆腔炎、输卵管炎、宫颈炎等疾患。其所引起之腹痛，表现大多是既有腹痛，又见白带增多，并伴有腰痛等症。论证多关系肝脾两经，与水湿下流、气滞血瘀有密切关系。所以曹颖甫认为："妇人腹中疾病，大要由于水湿太甚，血菀不通……"之咎，运用本方时，随症加减上述各药，疗效更为显著。

三十三、仲景方应用举例

仲景方对外感、内伤病皆可通治。只要辨证得当，疗效一般是好的。兹采集临床实例数则，举例如下。

（一）治长期恶寒

宋某，男，43岁，干部。病者于1984年感冒后，继之而起的是背部恶寒，且越来越严重。自觉终日背部似冷水浇样，稍有微风吹拂，骤然毛骨惊然。就诊时正值国庆节前夕，病者穿两件厚毛衣，外套呢子服，头戴夹帽，面色青苍，神态疲惫。饮食尚可，两便正常。手足清冷，脉象缓弱，舌苔薄白而润，舌质淡。查阅病历，前医屡进附桂八味等，从温肾滋补，反复治之罔效。细思之，其背恶寒，手足虽清冷，参合脉象缓中有弱，非沉而无力，尚未及肾之真阳虚羸，且背为太阳经脉循行之处所。病者除此一症，别无其他体征。病仍属营卫不和，在表之阳虚，拟桂枝汤加附子：

桂枝、白芍、制附片各10g，炙甘草5g，生姜3片，大枣3枚，嘱服2剂。

药后，病者面色红润，背恶寒显著减轻，宽衣摘帽，精神好转，病者告谓，遍身微微汗出，但不怕风，背部如日浴暖呼呼的。脉缓有力，舌质红润，白苔退。守原方再进2剂。

服完4剂后，病者恢复如常，面色红润，精神爽快，身着衬衫，语言洪亮，脉象和缓，遂拟桂枝汤合玉屏风散：

桂枝6g，白芍10g，生黄芪15g，白术、防风各10g，炙甘草5g，生姜3片，大枣10g。

嘱服10剂，以资巩固。后追访一切正常，未复发病。

本案值得提出的是，背恶寒非肾阳虚，迭进附桂八味等罔效，可以证实。然桂枝加附子汤，为治汗后阳虚之剂，正是因其脏无他病，病虽日久，仍属营卫不和。所以，服药取效甚捷。

（二）治盗汗如流

曹某，男，16岁，学生。时值盛夏，患孩每晚入睡后汗出如水，精神不振。询其家族，无肺结核传染史。胸透为肺纹理增粗，肺部感染，左下肺有一阴影。血象：白细胞14 $\times10^9$/L，中性0.88。据此检查所及，确属肺部感染无疑。细诊脉象缓而浮软，舌质淡润，舌苔白腻。处方桂枝加龙牡汤：

桂枝、白芍各9g，生龙牡各15g，炙甘草5g，浮小麦20g，生姜3片，大枣3枚。水煎分两次服。

服药后盗汗明显减少，复查胸透，肺纹理增粗，白细胞8$\times10^9$/L，中性0.44。脉象缓软，舌苔白腻稍退。原方加藿香10g，嘱再进两剂，药后盗汗止，饮食增，一切正常，遂停服药。后访问未复发病。

本案肺部感染，表现为盗汗特甚。汗出为营卫不和，故仍从调和营卫而中病。实践证明，白细胞高并非皆热证，用桂枝汤后其病奏效，说明白细胞高，不能尽施甘寒清热药，所谓热证者炎症也，更非定论。

（三）治心慌悸动

胡某，男，32岁，干部。患者于1985年5月、6月间，因感冒并发心肌炎，住院治疗一个多月，症状缓解出院。惟期前收缩（即早搏，每分钟少则3～5次，多则12次以上）一直未能控制。自述心悸动，烦躁特甚，夜间噩梦纷纭，精神疲乏，动则胸闷气短，饮食欠佳，口燥心烦，脉缓而浮弦，舌苔薄白而润。拟以小柴胡汤加味：

柴胡10g，北沙参、生黄芪各15g，法半夏6g，黄芩10g，炙甘草5g，生龙牡各15g，花粉10g，代赭石15g，郁金10g，浮小麦30g，大枣5枚，水煎服。

服上药7剂后，期前收缩基本消失，精神好转，食纳增加，脉缓有力。嘱再进上方7剂，药后诸症悉平，取得近期疗效。

本案期前收缩为心肌炎所致。然而从烦躁特甚这一特征来看，虽其因果关系不同，但烦躁、悸动之征，不能不与少阳火热炎上，致使心气被扰，神则不安有关。所以，师其法而不泥其方，用小柴胡汤加龙牡，仍是于和解之中寓有通阳、泻热、重镇之义，与病机是颇为切合的。还必须指出，烦躁一症，除少阴之反烦而外，大多都由郁热所致，故取柴胡、黄芩之宣达清泄；用沙参、黄芪、花粉又有益气清热之意，因而抓住烦躁而悸动，从和解镇定着手，然其与治反烦着眼于虚者，又迥然有别。

（四）治掌心发黄

史某，女，23岁，演员。病者于1986年来南昌演出，就诊时诉，手心发黄已一年多，并多次做肝功能检查，未发现肝病，诊视其两手掌心，按黑白分肉为界，属掌心内部分全部发黄，深如蜡黄，两脚底心亦如此发黄，不痛不痒，脉象和缓，舌苔薄白，饮食、两便均无不适。月经正常。诊毕沉思，因其手足心均发黄，可以否定化妆品刺激过敏。四肢属脾，脾色为黄，姑从脾湿入侵之意试治，拟五苓散加味：

茵陈15g，白术、泽泻各10g，茯苓15g，猪苓10g。嘱服5剂，医院代煎。

服上药后来诊，诉其黄色从手心开始变淡，脚底心亦变白，要求再服药。又宗原方进

7剂。离昌前来诊，察其手足心发黄的肤色均变淡白，接近于正常肤色，没有任何痕迹，遂将原方再抄一张，嘱其再服10剂，以资巩固。3个月后来信告之。因沿途演出不便，未再服药，现病情完全好转，黄色退尽。

本例属何病，病名谓何，难以确定。因为黄疸的定义是身黄目黄，故不能成立。《巢氏病源》亦无此病名，所以暂且以“掌心发黄”而称之。

（五）治历节风痛

余某，女，38岁，幼教老师。患者1982年起，四肢关节疼痛。就诊时，左手小指、无名指关节及腕掌关节肿大，右手小指、右脚踝关节肿痛。遇阴雨天疼痛更甚，两下肢疼痛、浮肿。脉缓略弦，舌苔薄润。类风湿因子阳性。用桂枝芍药知母汤加味：

桂枝、知母、白芍、麻黄、制附片、白术各10g，炙甘草5g，防风10g，生姜3片，秦艽、姜黄各10g，桑枝15g，忍冬藤20g。每日1剂，陆续服20余剂，症状缓解，疼痛减轻。

因患者欲求速效，去外地用药棒敲打治疗。近一个月停服中药，疼痛又甚。关节明显肿胀，入冷水痛不可忍。脉缓而细，舌苔白润。遂守原方加味：

桂枝6g，白芍、知母各10g，麻黄6g，制川、草乌各6g，白术、制附片各10g，炙甘草6g，防风、牛膝、干地龙、秦艽、当归各10g，生姜3片。水煎每日1剂。

从1982年冬天起，至今为止，断断续续服用本方近200余剂。现能坚持全天工作，肿胀的关节明显消失。

经5年多的治疗，控制了关节疼痛变形，且肿胀的关节基本消退，类风湿因子转阴。桂枝芍药知母汤有桂枝汤意调和营卫，有麻黄附子甘草汤意，使之温散定痛，伍入知母滋润，使辛温而不燥，加川草乌温散定痛，并酌加祛风活血药，以原方为基本，随症加减，是治疗本病的重要途径，值得总结提高。

（六）治齿衄不止

吴某，男，34岁，工人。病者1985年4月就诊，主诉齿龈出血已近两年，血小板减少，而且白细胞偏低，经常容易感冒，偶尔出现低热。诊视所见，面色少华，精神疲惫，饮食不佳。每日刷牙出血，无论是吃馒头、吃苹果都出血，终日口中有血腥味。经多方治疗罔效。血小板 $62\times10^9/L$（有时 $40\times10^9\sim50\times10^9/L$），白细胞 $4.7\times10^9/L$（有时 $3\times10^9/L$ 左右），脉浮弦，舌质淡，苔白润。拟益气养阴着手，选用竹叶石膏汤加味：

生石膏20g，竹叶10g，北沙参20g，麦冬10g，法半夏6g，炙甘草5g。生黄芪20g，白茅根15g，粳米一撮。每日1剂，水煎凉服。

服上药7剂，牙血减半，吃馒头不复出血，精神好转，食量增加，口中血腥味消失，大便正常，脉象缓而有力，舌淡白润。嘱继服上药1周，每日1剂。经两周治疗，牙血基本停止，精神好转，停药观察。

1986年7月复查血象：血红蛋白152g/L，白细胞 $6.9\times10^9/L$，中性0.62，淋巴0.38，血小板 $95\times10g/L$，牙齿再未出血，感冒亦减少，多次随访，病未复发。

本案长期牙血，且有气虚之证，虽牙龈属胃，出牙血属胃火实热居多，而胃热气阴两虚亦不少，故借伤寒瘥后劳复方治之。竹叶石膏汤方有清虚热、益津气的功用。而在一派清热养阴之剂中，重加黄芪一味，与石膏、北沙参相伍，实际就是变温补为清补，对鼓舞胃气，清热而不伤气有独特之功。临床证实，服用上方食量增加，胃口改善，即使重用石膏，亦无伤胃之弊。用本方治血小板减少，多能获效，不仅止血快，血小板、白细胞回升亦有同步之效。

三十四、桂枝汤治杂病举例

桂枝汤是《伤寒论》方，主治太阳表虚证。其实，深究其组方原理，治法功用，并不限于治表虚证，而是临床治杂病的常用方。现举例如下：

（一）治腹泻

一般来说，夏暑酷热，外热里寒。人与天地相应，肌肤表热，脾胃里寒，加之恣食生冷，常可诱发腹泻。临床上称之为时行腹泻，习惯用藿香正气散治疗。然夏日腹泻，用正气散尚嫌其表散太过，用桂枝汤则发中有收，健运脾胃，振奋中焦，不失于拨乱反正，恰到好处。

【案一】 患者，男，52 岁，1982 年 7 月 9 日就诊。

病者于盛夏之时，恣食生冷，次日凌晨顿觉腹痛，身体洒淅作寒，继之肠鸣腹泻，大便稀溏，周身困倦，四肢清冷，肌肤凉润，脉缓而软，舌淡苔润。处方：

桂枝、白芍各 10g，炙甘草 5g，木香、藿香、神曲各 10g，生姜 3 片，大枣 3 枚，水煎温服。

嘱其药后啜热粥 1 小碗。果尔，1 剂后身暖如日浴，泻止大半，再剂其病如失，照常上班。

按 桂枝汤健运脾胃，有其独特之功。桂枝配甘草温养脾胃之阳，芍药配甘草和脾缓急止痛，配伍姜、枣调和营卫。全方内可健运脾胃，外可调和营卫，既温在里之寒，又散在表之寒，其妙者温而不燥，平淡之中有奇功。如上治腹泻，若腹痛泻剧，可加白术、茯苓；泄泻不甚加神曲、木香；兼呕加陈皮、半夏。

（二）治肌肉痛

四肢肌肉痛，多责之于风湿痹证。一般用活血祛风药治疗。临床上营卫不和，气血不足者，亦可致肌肉疼痛，用桂枝汤调和营卫，佐以通经活络，能够取效。

【案二】 患者，女，39 岁，干部，1985 年 3 月 6 日就诊。

患者诉，四肢肌肉疼痛已四五天。两上肢从肘关节至腕关节处，肌肉抽搐样痛，以手按摩，疼痛始缓，稍停片刻，又发抽掣，肌肉跳动，两手无措。两膝以下踝关节处肌肉亦疼痛。局部皮肤无红肿灼热，无风湿病史，起病于浆洗之后。六脉和缓不疾，舌苔薄白而润。用桂枝汤加味：

桂枝、白芍各 10g，桑枝 15g，牛膝 12g，炙甘草 6g，生姜 3 片，大枣 3 枚。嘱服 4 剂，以观动静。

服药后，自觉疼痛、四肢肌肉跳动明显减轻，舌苔薄润。脉象和缓。遂守原方再进 4 剂，1 个月后追访未见复发。

按 桂枝汤本有调和营卫之功，肌肉疼痛多为营气不足，以其原方加入通络活血药辅佐之，有其独特功效。

（三）治身痒

身痒一般是血亏有风，但因风寒郁表，营卫不和者亦有之，故不能概之以风药养血活血定论。

【案三】患者，男，24岁。1985年4月1日就诊。患者自1978年起，每于打球或劳动后出汗，即全身瘙痒，搔抓后局部起红色线状痕迹，二三天后始消失。初起一二年间，服用抗过敏药有效。近来每于活动后，遍身发热，瘙痒加剧，不畏风寒，口和，舌润苔薄白，脉缓略弦。拟从调和营卫，佐以疏风入手，方用桂枝汤加味：

桂枝、白芍各10g，炙甘草6g，桑皮15g，地肤子10g，路路通15g，生姜3片，大枣3枚。嘱服5剂。

服药后，自述瘙痒基本消失，劳累后汗出舒畅，肌肤郁热感不复出现，周身轻爽。舌苔薄白，脉象和缓。依前法迭进5剂，后随访未再复发。

按 桂枝汤有调和营卫、温通脉络之功，故可解肌发汗，亦为治身痒的良方。本案即取桂枝汤调和营卫，稍佐桑皮、地肤子、路路通祛在表之风，药证相宜，虽痼疾也能取效。

（四）治盗汗

盗汗属阴虚，滋阴敛汗为其常法，如若阴虚内热之征不显者，往往用调和营卫法亦能取效。这就是“病人藏无他病”，营卫不和的缘故。

【案四】患者，男，34岁。1985年5月6日就诊。病者盗汗月余，前医以当归六黄汤7剂罔效。每夜盗汗，并伴失眠，四肢疲乏，食欲减退，大便如常，小便色黄，舌淡边有齿痕，脉浮缓而软。处方：

桂枝、白芍各9g，浮小麦30g，炙甘草6g，滑石、生龙牡各15g。嘱服3剂。

服药后，盗汗止，食纳仍不佳，舌淡苔白腻，脉浮缓。处方：

桂枝、白芍各9g，神曲、厚朴、藿香各10g，滑石15g，生姜3片，大枣3枚，炙甘草6g。

继服3剂，盗汗止，食纳增，遂停药。

按 本案前医已用当归六黄汤罔效，细视舌淡，脉浮缓，而无阴虚内热之征，因而这种盗汗即是论中所说的病人藏无他病，微盗汗出，究其病机仍属营卫不和，故用桂枝汤调和营卫乃获效。

总之，桂枝汤之所以广泛地运用于治杂病，柯韵伯曾说：桂枝汤乃滋阴和阳，调和营卫，解肌发汗的总方。全面地概括了桂枝的功用，方中桂枝得甘草辛甘以温养阳气，芍药配甘草酸甘以滋养阴血，再伍姜、枣辛甘以健运脾胃。其方一可调和营卫，二可健运脾胃。实践中运用，病在表可调和营卫，以治其表，病在里可健运脾胃，以和其里。推而广之，凡营卫不和，气血不足，筋脉不畅，肌肉失和，脾胃为不正之气侵袭，均可用桂枝汤灵活变通，权宜治之。

必须指出，临床以桂枝汤治杂病，严密观察舌脉是至关重要的。舌必是舌质偏淡，脉当是浮缓之中见弱象，可谓用桂枝汤的临证指征。反之，若舌红苔少，脉缓中见弦象，即使有桂枝汤证，亦不可轻议，否则有犯实实之戒。

三十五、经方应用数则

（一）阳虚水肿（更年期综合征）

患者，女，50岁，退休工人，1984年4月10日就诊。自48岁月经开始紊乱，反复浮肿，初则眼睑、下肢轻微浮肿，继则全身浮肿。现症见全身浮肿，眼睑下垂，颜面虚浮，四肢清冷，脚跗浮肿，甚则下肢及阴户皆肿，腹胀便软，头晕，精神疲乏，胸闷气短，食纳量少，小便短，舌苔滑润，脉缓而细弱。经多次小便常规检查，未见蛋白，亦无明显腰痛，心电图正常。处方：

生黄芪20g，汉防己10g，连皮茯苓20g，白术15g，大腹皮10g，赤小豆30g，海桐皮15g，生姜3片，嘱服5剂。

二诊：1984年4月15日，服上药3剂，浮肿消退，小便增多。而服至四五剂时，浮肿又复如故，小便反少，并精神疲惫，胸闷心慌，呼吸气短，食纳减少，四肢倦怠，脉缓细弱，舌质白而润。复查心电图正常。处方：

制附片10g，茯苓、白术各15g，白芍12g，生姜5片。嘱服2剂，以观动静。

三诊：1984年4月17日。服上药两剂后，浮肿全消，精神好转，食纳增多，小便清长，舌质转红润，苔薄白，脉缓而软，守原方再进5剂。

四诊：1984年4月22日，药后水肿全消，四肢温和，食纳量增，精神倍增，脉缓有力，舌薄润质淡红，继守原方加炙黄芪20g，嘱服5剂。

五诊：1984年4月27日，浮肿消退后未见反复，精神如常，语音洪亮，步履稳健，食纳增加，睡寐安静，脉缓有力，舌淡而润。病机好转，遂从固本议治。用归脾汤加附子。处方：

炙黄芪15g，制附片10g，西党参20g，酸枣仁12g，广木香10g，龙眼肉15g，生姜3片，大枣3枚。水煎3剂。

六诊：1984年4月30日。前方服后精神、饮食、二便均正常。脉缓有力，舌质淡红而润。嘱其进原方10剂，以资巩固。半年后追访，病未复发，能操持家务。

按 本病阳虚水肿，除外心肾之故，诊为更年期综合征。初诊用黄芪防己茯苓汤，补益脾肺有效，药至四五剂，反而无效，应责之于利水过甚。改用真武汤，切中病机而取效，终以养血归脾兼以温阳，不失脾肾双补，疗效巩固，未见反复。

（二）风寒束表（急性肾炎）

患者，男，19岁，农民，1983年5月10日就诊。感冒发热，经用感冒灵、去痛片、青霉素等药，热退。3日后，自觉眼睑浮肿，继之全身紧束如被杖，两下肢轻度浮肿，小便短黄，饮食尚可。舌苔薄白，脉浮数。尿常规：蛋白（+++），红细胞（+++），白细胞（++）。处方：

麻黄、连翘各10g，桑白皮15g，杏仁10g，甘草3g，赤小豆30g，生姜3片，白茅根、芦根各20g，大枣3枚。5剂。

二诊：药后浮肿明显消退，全身紧束减轻，小便量多稍黄，脉浮小数，舌苔薄润，尿常规：蛋白（++），红细胞（+）。守上方加益母草20g。继进7剂。

三诊：药后眼睑及下肢浮肿均消退，周身清爽，无所不适。食纳增加，脉浮缓，舌薄润。尿常规：蛋白（+）。仍宗原方去芦根，加益母草20g。继服7剂。四诊：自感身轻神爽，饮食如常，小便清长，大便日1次。尿检查正常。脉缓有力，舌苔薄润。处方：

麻黄6g，连翘10g，桑白皮15g，生姜3片，大枣3枚，白茅根15g，杏仁10g，甘草5g，益母草20g。服5剂以资巩固。

3个月后复查，尿常规正常。

按 急性肾炎初起属风寒束表，时宣肺利水，上焦得通，湿热下泄，兼有湿热者甚多，若能因势利导，及收效甚捷。治疗绝忌凉遏，湿不去，热不清，关门留邪，流弊多端。必须指出，一般而言，表不透，麻翘赤豆汤只宜初期表散，不宜久服。笔者认为：若能切中病机，本着肺气宣、水道通的原则，可以效不更方。

（三）脾胃湿热（多发性口疮）

患者，女，42岁，干部，1983年4月10日就诊。

口腔溃烂已二三年，服用维生素类及消炎药，注射青霉素等无寸功。中药用生地、玄参、麦冬、知母、莲芯、黄连等，服之非但无效，反见腹胀便溏，食量减少，舌质淡，苔白润，脉缓而弱。方拟甘草泻心汤，苦辛并施，从脾胃湿热求治。处方：

炙甘草10g，川黄连6g，黄芩10g，半夏、干姜各10g，党参15g，大枣5枚，蒲公英15g。

二诊：服药5剂，口腔溃疡点基本消失，食纳增多，腹胀减轻，两便正常，脉缓有力，舌苔薄润，续进5剂痊愈，半年后随访，病未复发。

按 多发性口腔溃疡虽胃热居多，而脾胃湿热者也不少。若用清热泻火药无效，尤其药后腹胀、便溏，更不能执定清胃热泻火一法，应从温清并用入手，甘草泻心汤是首选方。

（四）肝血不足（腓肠肌痉挛）

患者，男，56岁，教师，1983年5月12日就诊。

两下肢腓肠肌痉挛（抽筋），每夜必发，脉缓稍弦，舌润苔薄。处方：

炒白芍20g，炙甘草10g，牛膝15g，枸杞、女贞子各10g。水煎服。

服1剂，抽筋缓解，服2剂痊愈，至今未复发。

按 脚挛急用芍药甘草汤滋阴养血、柔肝缓急是常法，但可随症加味以增强原方功效。

（五）脾虚肝旺（三联征）

患者，女，23岁，工人，1986年7月24日就诊。

口腔糜烂，阴户瘙痒潮湿已近半年。每于月经前因口疮烧灼，阴户痒而烦躁，性情急躁易怒，经血来潮后，上述病症始减轻。曾用中西药治疗罔效，脉缓而弦，舌质偏红，苔白润滑。拟用甘草泻心汤加味：

生甘草10g，黄连9g，黄芩10g，党参15g，半夏9g，龙胆草5g，白芍15g，淮小麦30g，大枣3枚。嘱服3剂。

另用银花、野菊花、蒲公英各15g，苦参20g，煎水坐浴清洗阴道，每日洗1次。

二诊：药后口腔糜烂痊愈，阴不痒，一切症状消失，至今未复发。

按 三联征是否与狐惑症等同，尚待查证。但甘草泻心汤加味，治疗脾虚肝旺所致的口疮、舌糜、阴户瘙痒潮湿等，确有良效。

三十六、五苓散新用二则

仲景用五苓散治"少腹满，小便不利"。其病机是"寒凝膀胱，气化不利"，故以五苓散化气利水。临床上本着"气化不利"这一病机，将五苓散用治其他疾病，同样收效甚捷，兹举例如下：

（一）治小儿遗尿

吴某，女，13岁，学生。患孩经年尿床，每晚必尿1～2次，且量多。用各种方法唤其起床小解，从下午即控制饮水，依然无效。查体：小儿发育良好，体形偏胖，智力发育正常，偏于内向，少言寡语。除有尿床疾苦，其他体征无据可查。小便常规正常，尿相对密度（比重）正常。脉缓而有力，舌苔薄白而润。拟以五苓散加味：

白术10g，桂枝、泽泻、猪苓各6g，茯苓12g，远志10g。

水煎每日1剂分2次服。嘱服3剂，以观动静。服1剂后，当晚小孩自行起床解尿，未尿床，次日小孩表情欢快，精神振作。服完3剂，小便不自遗。

半年后，又出现遗尿几次，自觉疲乏，肢体笨重，脉缓有力，舌苔白润。小便常规正常。仍守原方加菖蒲6g，嘱服5剂，遗尿自止，病告痊愈，随访3年未再复发。

（二）治老年夜尿

吴某，女，65岁，退休干部。病者身体瘦小，有冠心病史，下肢轻度浮肿，小便每晚4～5次，并有自遗现象。除外糖尿病。小便常规检查正常。肌酐、尿素氮在正常值范围。自觉精神稍差，饮食正常，白天尿量稍偏多，晚间少则3～5次，多则7～8次，影响睡眠。脉缓弱，舌体胖润，苔白滑。拟用五苓散加味：

茯苓15g，芡实20g，白术15g，猪苓、肉桂、益智仁各10g。水煎日服1剂，分2次温服。

服2剂后，夜尿减至1～2次；服完10剂夜尿每晚1次，不再自遗，临床痊愈。继之以金匮肾气丸巩固。随访半年，病未复发。

（三）体会

五苓散有化气利水之功。深入言之，这种"化气利水"的作用可以说是"对因治疗"的双向调节的结果。如前所述的病例，有遗尿、多尿和尿意频急的不同，然其用五苓散化气利水的机制则是一致的。用五苓散于临床，如同其他方药一样，应当根据病情因势利导，进行必要的加减，使之增强临床疗效。如例1小儿遗尿，在原方中加远志一味，取其与桂枝相伍，温通心阳，一则宁心开窍，一则化气利水。有时还加菖蒲旨在与桂枝配伍，取得相得益彰的效果。例2老年尿多，本属肾虚不摄，故原方中用肉桂，温肾以化气，再加芡实、益智仁，取其固涩以纳肾，药虽平淡，不补肾而肾气自纳。临床验证多例，疗效均甚满意。可见只要辨证准确，认清五苓散化气利水的作用，同样有效。

三十七、甘麦大枣汤加味治疗闭经一例

徐某，女，26岁，未婚。1981年4月就诊。患者初潮以来，月经基本正常。近因学习紧张，心绪不悦，月经已3个月未来。精神抑郁，烦躁不可名状，乳房、两胁及少腹隐痛，夜梦纷扰，食纳乏味。舌淡红，苔薄白润，脉涩而短。方拟：

炙甘草10g，浮小麦30g，大枣5枚，郁金、泽兰叶、香附各10g，3剂。

服上药2剂后，月经来潮，血色红，量中等，烦躁等症消失。

第二个月，经期又迟半月未至，烦躁等症又发，但较前为轻，遂自服上方2剂。月经来潮，诸症悉平。此后渐趋正常，未再服药。追访半年，月经依时而下。

按 甘麦大枣汤为治脏躁专方。本案非真脏躁症，但因五志之火动必及心，以致闭经，其病机与脏躁颇同，故用甘麦大枣汤，取其甘平养心，辅以郁金疏肝，泽兰、香附行气活血，经水遂通。余用此法曾治室女经闭多例，均获良效。

三十八、《伤寒论》用桂枝纵横观

《伤寒论》用桂枝的方剂甚多，从纵的方面看，运用桂枝的方剂遍及六经病证，表证、里证、半表半里证均有用桂枝组方者。从横的方面看，全论用桂枝为主药或辅药者，计43方，占113方的40%强。综观其用桂枝的方剂，全面发挥了桂枝的解表、和营、利水、补中、温阳、祛寒、活血等功用，充分显示仲景用桂枝的广泛性。为了进一步理解论中用桂枝的实际意义，本篇试归纳整理如下：

（一）解表（桂枝配麻黄）

桂枝用于解表，取其温阳发散，一般是配麻黄始能起到解表的效果。然桂麻虽同属表药，麻黄宣肺走表，必赖桂枝相伍为用；桂枝入血和营，助麻黄以发汗，两者合用，方可奏解表发汗之效。论中以桂枝配麻黄者，有麻黄汤，大青龙汤，小青龙汤，葛根汤，桂枝二越婢一汤，桂枝麻黄各半汤等方。以上述各方的主治功用来推论，桂麻并用，其宗旨均系发越在表之寒邪，取峻汗之功。如以麻黄汤而言，欲收峻汗的功效，方中桂枝是必不可少的，所以有“麻黄汤中不得无桂枝”的说法。论中的伤寒表实证，寒邪郁阳所致的发热恶寒无汗脉浮紧，用麻黄汤峻汗攻邪。表寒郁热的发热恶寒无汗而烦躁的大青龙汤证，皆是取桂枝协同麻黄以发散表寒。他如小青龙汤、葛根汤等的桂麻合用诸方，虽和麻黄汤本方有异，但亦不失于解表的意义。由此可见，桂枝在解表发汗剂中所起的作用是十分重要的。

（二）和营（桂枝配芍药）

桂枝用于调和营卫，必借芍药相伍。论中桂枝与芍药同用计18方，包括桂枝汤类方及葛根汤两方。究其桂芍同用的主旨，均在于调和营卫，其中桂芍同用，最有代表性的是桂枝汤。本方以桂枝的辛甘温入营，以透达营卫，得芍药之苦酸微寒，养血敛阴，桂芍同用，使之发中有收，可治营弱卫强之表虚自汗证。但应指出，芍药有赤白之分，主治同中略异。《本草求真》说："赤芍药与白芍药主治略同，但白则有敛阴益营之力，赤则只有散邪行血之意；白则能于土中泻木，赤则能于血中活滞。"根据临床习惯用药，白芍补血益阴，且缓肝之横逆；赤芍则为行血中之滞，宣化疡毒。因而，桂枝汤中之芍是桂枝与芍药相伍调和营卫，故当用白芍为宜。此外，论中有桂枝加芍药汤，治"本太阳病，医反下之，因而腹满时痛者，属太阴"用桂枝汤倍芍药生姜人参的新加汤，治汗后营血不足的身痛，加芍药旨在和营以定痛。陈蔚说："加芍药之苦辛，欲敛姜、桂之辛，不走肌腠而作汗，潜行于经脉而定痛。"这就是说，变桂枝、芍药并用调和营卫的外向性而为和营定痛的内向性。此说于病理、药理皆相吻合，颇具实际意义。

（三）利水（桂枝配茯苓）

桂枝配茯苓，通阳化气利水，是论中治水气病的一大法门。以苓桂相伍的方剂，有五苓散、苓桂术甘汤、苓桂甘枣汤、茯苓甘草汤等方，皆以苓桂为其主药。其所以苓桂剂有利水之功，因为茯苓一味为治水的主药，有泻膀胱、助益脾胃、伐肾邪以治奔豚之功。若得桂枝的辛温，即可达到通阳化气利水的作用。故论中"有表里证，渴欲饮水，水入则吐"、"小便不利"的五苓散证；"心下悸，欲作奔豚"的苓桂甘枣汤证等，凡此水气为病，虽然水停部位不同，其病机皆为阳不化气，以至水邪内停，或蓄于膀胱，或停于胃中，或发为奔豚，而其治疗取苓桂之温阳化气利水则是一致的。这里有必要提出，论中所用之桂，应随病机而定，或用桂枝，或用肉桂，功效有别，不能不辨。同样，茯苓的品种也不一，如水湿停滞而偏寒者，多半用白茯苓，如五苓散中应以白茯苓为是；若系湿热并存，当用赤茯苓，如后世之五淋散，即以赤茯苓通淋；如水湿泛滥于皮肤，则用茯苓之皮。论中所取茯苓利水，除配桂枝的温化外，应当是以白茯苓为宜。

（四）补中（桂枝配饴糖）

桂枝用于补中，是以桂枝配胶饴，其代表方是小建中汤。本方以胶饴为君药，甘草为臣药，佐桂、芍调和营卫，使以姜、枣养胃和中。全方旨在变桂枝汤的滋养阴血，温养阳气而为甘温益脾，补虚建中。论中"心中悸而烦"、"腹中急痛"，皆主以小建中汤。前者，伤寒二三日，心悸而烦，《医宗金鉴》认为，心悸阳已微，心烦阴已弱，是其人素有中气虚之故；后者，腹中急痛，为气血不足，阴寒内盛。两者病机虽有差别，但取建中补虚并无二致。因为甘药能滋补脾胃，生长营血，使"肝得之木气疏畅，心得之火用复明"。所以，腹中急痛，心中悸烦均可获愈，还必须指出，小建中汤的桂枝、甘草、胶饴之甘温，得芍药之酸以入肝，共奏补血、益脾、敛肝之功，故《金匮要略》用其主治虚劳不足之证，是值得深究的。此外，桂枝的补中作用，还体现在前所述及的苓桂术甘汤，以及桂枝人参汤，此两者均借桂枝与苓、术相伍，以达到健补中焦的目的。这里就不复赘。

（五）温阳（桂枝配甘草）

桂枝用于温阳，是与甘草炙用相伍。论中桂枝与甘草配伍之方计 34 首，其中桂甘同用突出其主治功用，达到温养阳气的目的者，应以桂枝甘草汤与炙甘草汤方为代表。所谓“发汗过多，其人叉手自冒心，心下悸，欲得按者，桂枝甘草汤主之。”本证误在发汗过多。汗为心液，多汗则心气空虚，故欲按以外护里虚，桂枝甘草汤以桂枝配炙甘草，温而不热，两味扶阳补中，取其温养心阳而不致发汗。《内经》谓，辛甘合化为阳。辛甘合用，阳气乃生，心阳得复，悸动可愈。笔者体会，用桂枝甘草汤温养心阳，加参、芪益气，其效更著。至于炙甘草汤为滋阴养血，补气复脉之剂，主治“心动悸，脉结代”。方中虽有胶、地、麦、麻滋养阴血药，但桂枝与甘草的相伍，仍不失其温养心阳之功，如果炙甘草汤去除桂枝与甘草，那就不能成为阴阳并补，气血双调的方剂。

（六）祛寒（桂枝配附子）

桂枝性本辛温，走表以温阳，得附子之配伍，其祛寒之效尤著。论中桂、附相合者，有桂枝加附子汤、桂枝附子汤等。前者为治发汗遂漏不止，其人恶风，小便难所使的过汗卫外阳虚，故用桂枝加附子汤，温阳固表以止汗。后者，桂枝与附子同用，取其祛散寒湿，如太阳风湿证，“伤寒八九日，风湿相搏，身体疼烦，不能自转侧，不呕不渴，脉浮虚而涩者，桂枝附子汤主之。”原方桂枝用四两，附子用三枚，是方中的主药，桂枝驱在表之风邪，附子逐在里之寒湿，桂、附同用，是《伤寒论》治风湿，祛寒镇痛的首选药，有其独特之处。此外，桂枝用于祛寒，还可与当归相伍，以祛血中之寒滞，如“手足厥寒，脉细欲绝者，当归四逆汤主之。”取桂枝与当归相配，入营血温通祛寒，故可主治手足厥寒之证。

（七）活血（桂枝配桃仁）

桂枝用于活血，是与桃仁相伍。论中治“热结膀胱，其人如狂”的蓄血证，用桃仁承气汤主治，其中即有桂枝配桃仁，本方虽治热结血蓄，主药为桃仁、大黄，但桂枝辛温入血分，其辛能行气，气行则血行，仍不失其活血的功效。在《金匮要略·妇人妊娠篇》中，以桂枝茯苓丸治妇人癥瘕，桂枝是方中主药，无疑是取其与桃仁相伍而活血祛瘀。丹波元简指出，桂枝取之于通血脉，消瘀血。《本草疏证》亦有桂枝行瘀活血的记载。可见论中用桃仁承气汤，与《金匮要略》用桂枝茯苓丸，均有桂枝与桃仁同用，其目的皆在于活血行瘀，这是毋庸置疑的。此外，前所述及的桂枝配当归，亦有活血之意，论中“手足厥寒”的当归四逆汤证，因其血虚寒滞，以桂枝配当归，通阳以散血中之寒滞，仍寓有活血的妙用。

还应指出，论中桂枝的运用尚有平冲降逆，下气平喘等功用，如水气内停欲发奔豚，或已发奔豚，其气上冲者，用桂枝加桂汤，治法同于温阳利水。而下气平喘的桂枝加厚朴杏仁汤，其主要以桂枝汤治表虚，加朴杏以下气平喘。还有桂枝配柴胡的和解，论中有柴胡桂枝各半汤，柴胡桂枝干姜汤等，从其治法来看，固然是达到和解半表半里之邪的目的，但从桂枝的功用而论，若突出其和解之功，又恐不甚恰切，故未单独列举。

总之，《伤寒论》用桂枝是多方面的，有纵有横不是单一的。根据病机证候的特点，和药物配伍的相互关系，在全论43方中都以桂枝与他药配伍，其纵横交错的灵活妙用，独具匠心，值得深入研究。

三十九、温降高血压小议

一般地说，原发性高血压为肝肾阴虚，肝阳偏亢所致，治疗多以滋水涵木，平肝息风为法。临床上肾阳不足，水气上凌，则用真武汤温降高血压，较为少见。因为温药可助阳升压，通常可使血压升高，不可孟浪。所以，必须慎于辨证，掌握阳虚的辨证要点。其临床特征，应有全身性虚寒，或兼有眩晕、浮肿、便溏等，脉应虚弱，舌苔应白滑，舌质应青淡，如具有上述特征，辨为阳虚是贴切的，用温降是适宜的。

临床上用温降高血压，是针对“肾阳不足，水气上凌”的病机，温阳利水，使之阴霾四散，心阳振奋，肾水平持，使失调的阴阳得以平衡，血压自然恢复正常。尽管这种病例极少见，但一旦遇有此种病例，非用温降莫效。

温降高血压，是否要配合重镇药，以期潜镇降压？临床上治高血压的重镇药，诸如石决明、生牡蛎、生龙骨、灵磁石、代赭石、珍珠母等，能起到重镇降压的作用，但是配合温阳降压，最好是选择不碍胃的品种，且不宜多种同用和药量过大，以防对脾胃产生不良反应。因为重镇药如牡蛎、石决明、珍珠母之类，性味偏寒，多用重用，往往对胃产生凉遏的现象，胃痞不舒，使饮食减少。所以，在温降药中适当地选择重镇药是必需的。而且用下行药如牛膝，可助重镇潜降，相得益彰。

温降高血压药中，是否仍须配以平肝清胆药同用？从实践来看，使用温阳药，使之温阳利水，燮理阴阳，可达到降压的目的。如果在这种纯阳无阴的药中，加上清泻肝胆之类的苦寒药，无疑是不合拍的，更不能以“反佐”之意在真武汤中加入龙胆草类的苦寒药。

【案例】 黄某，女性，49岁，干部。病者素有高血压病史，血压持续在170～190/90～110mmHg，屡用复方罗布麻片、利血平、降压灵、复方降压片等药，但血压始终未能降至正常。近半年来，病者感觉精神委靡，头目眩晕，全身疲惫，身体形寒，比常人怕冷，经常下肢浮肿，小便短少，食欲减退，脉象沉细弱，舌体胖大舌苔淡白润，综上诸症，病属肺脾气虚，肾阳不足。拟益气补脾，温阳利水为法。处方以真武汤加味：

制附片10g，红参6g，茯苓20g，白术、白芍各10g，生黄芪15g，牛膝10g，灵磁石15g（先煎），生姜3片。每日1剂，试投2剂。

服上方2剂后，病者精神明显好转，自谓全身有一种温煦之感，食欲增进，小便量增，浮肿消退，血压150/80mmHg，脉象沉缓有力，舌苔薄白，津液适中。

服上药有效，嘱守方再进5剂。5剂后，病者告谓，其病如失，身体轻爽，浮肿消尽，饮食正常。脉沉缓有力，舌苔正常，血压135/75mmHg左右，遂嘱停药观察。半年后随访，未服降压药，血压正常。

四十、白头翁汤治热痢

白头翁汤是《伤寒论》治热痢下重的要方。现有运用本方的临床治验四则，整理如下，以供参考。

【案一】华某，男，2岁。症见口渴舌红，腹泻肠鸣，大便白色胶黏状物，夹有红而晦暗血液，腹中急痛，小便短数等症，关纹青紫，处方：

白头翁6g，黄连3g，黄柏5g，秦皮6g，加银花、连翘各5g，炒麦芽6g。

服2剂病势减退，服4剂痊愈。

【案二】贾某，男，2岁。就诊前两天即感腹中阵痛，不欲饮食，来院就诊，症见腹痛里急后重，大便日数十行，下纯红色黏滞的血便，指纹青紫粗滞。处方：

白头翁6g，黄连3g，黄柏5g，秦皮6g，银花、连翘各6g，赤芍5g，槐花5g。

服2剂血便即止，再服2剂大便转溏薄，未见脓血黏液。依原方又服2剂而愈。

【案三】马某，男，5岁。症见发热口渴，腹痛里急后重，下利红白夹杂，痛一阵，下一阵，大便如糊状胶黏，气臭异常，日十余行，小便短涩，舌红而粗，苔薄黄，脉弦而数，不欲食，处方：

白头翁、秦皮各10g，黄连3g，黄柏5g，银花、连翘各6g，赤芍5g。服2剂痛除。又服2剂，红白黏液停止，大便次数减少，日2~3行，守前方再进2剂，能进食，诸症悉除而痊愈。

【案四】邹某，女，37岁，就诊时已病4日。现症舌苔白滑，舌质红绛，口渴，呕吐，腹中绞痛，大便下血液，夹杂黏液，秽浊异臭，日十余次，肛门急胀，小便黄短而赤，饮食不纳，脉弦数有力，处方：

白头翁15g，黄连5g，酒炒黄柏6g，银花15g，连翘、秦皮、赤芍、青木香、槐花各10g。

当日服2剂，至午夜腹痛即止，坠胀感减轻，口渴、呕吐均有好转。次日服2剂，粪便转稀溏，第三日按原方又服2剂，病告痊愈。

上述4例均为湿热利而热偏重，在临床上只要辨明其属热偏重者，即可以白头翁汤主治。《伤寒论》说："热利下重者，白头翁汤主之。"又说："下利，欲饮水者，以有热故也，白头翁汤主之。"所谓"热利下重"和"有热故也"，这就是运用白头翁汤治疗热偏重痢疾的指征。方中白头翁性寒味苦，气质轻清，阴中之阳，为可升可降之药，有下泄湿热，升散郁火之效，能入血分清肠热，为治热毒下利要药。凡利偏热而腹中急痛，里急后重，一般属木郁中土，为肝木不畅之故，而白头翁长于调达肝郁，以缓肝急而治热利下重。其他药如黄连、黄柏、秦皮皆为清火坚肠之要药。加银花、连翘、赤芍、槐花者，取其解毒凉血，热偏胜的痢疾，容易侵犯血分，用以协助白头翁汤奏效更捷。

四十一、当归四逆汤证的讨论

当归四逆汤方出自《伤寒论》厥阴病篇，本方药味简练，法度严密，只要辨证精当，多能取得效益。兹就其证的有关问题，讨论如下，

（一）文献复习

《伤寒论》厥阴病篇337条说："凡厥者，阴阳之气不相顺接，便为厥。厥者，手足逆冷者是也。"本条应视为厥证的病机病理。陈平伯说："……推原致厥之故，不专指寒厥言也。看用'凡'字冠首，即知不独言三阴之厥，并赅寒热二厥在内矣……若寒厥则阳不与

阴相顺接，热厥则阴不与阳相顺接也。或曰，阴不与阳相顺接，当四肢烦热，何返逆冷也？而不知热邪深入，阳遏于里，不能外达四肢，亦为厥冷，岂非阴与阳不相顺接之谓矣。”细揣陈氏对“厥”的分析是很仔细的，厥并非单指寒厥。换言之，凡论厥证都应当联想到有寒有热（有阴有阳），以及阳郁而厥，寒凝血滞而厥，痰湿阻滞而厥等等，均应概括于厥证之中。故柯韵伯提出，读仲景之书，要细参其底面，触及其四旁，这样才能活学活用，不致死于句下。又 351 条说：“手足厥寒，脉细欲绝者，当归四逆汤主之。”本条即为血虚寒凝而致厥，因受寒邪，致气血运行不利，不能濡养四肢，而见手足厥寒，脉细欲绝之症，宜当归四逆汤养血通阳，兼散寒邪。成无已说：“手足厥寒者，阳气外虚不温四末，脉细欲绝者，阴血内弱，脉行不利，当归四逆汤，助阳生阴也。”郑重光乃于治厥之法中独出手眼，他认为“手足厥冷，脉细欲绝，是厥阴伤寒之外证，当归四逆是厥阴伤寒之表药耳。”如上所述，可以看出，当归四逆汤所适应的“厥证”不尽是阳气虚衰之四逆汤证，亦非阳郁不达的四逆散证，而是血虚为寒邪所凝滞之证。《素问·脉要精微论》说：“脉者血之府也……”筋脉为血所充，但气无血则散，血无气则凝，阳气被寒所遏，阴血自不能充实，四末无以温煦，阳气不达，所以“厥逆”之证丛生。

（二）方义概述

当归四逆汤方，是由当归、桂枝、芍药、细辛、甘草、通草、大枣等七味药组成。从本方的组织内容来看，即是桂枝汤的化裁，但仍寓有调和营卫之意。在桂枝汤中加当归，以补益其阴血，加细辛、通草，以宣发其阳气，而大枣倍于桂枝原方，且用量特重，乃取其甘盛培中，中土既旺，万物方生，亦即滋其营而救微细之脉，得细辛之横解，通草之直达，阳气宣达，厥寒自散。病在营血，无须用生姜之表散，故去之。王晋三说：“当归四逆不用姜、附者，阴血虚微，恐重竭其阴也……”王氏还宗“肝藏血”与“肝主筋”之旨，对本方方义阐发甚详，他说：“本方不失辛甘发散之理，仍寓治肝四法，以桂枝之辛以温肝阳，细辛之辛以通肝阴，当归之辛以补肝，甘枣之甘以缓肝，白芍之酸以泻肝。复以通草，利阴阳之气，开厥阴之络。”上述见解，可谓恰当。陆渊雷在《伤寒论今释》中说：“手足厥寒，脉细欲绝，则四逆汤为正方。今当归四逆汤虽以四逆名方，其方乃桂枝汤去生姜，加当归、细辛、通草，故前贤多疑之，钱氏、柯氏以为四逆汤中加当归，如茯苓四逆汤之例。今案本方方意，实为肌表活血之剂，血被外寒凝束，令手足厥寒，脉细欲绝，初非阳虚所致，东医以本方治冻疮，大得效验，可以见其治血之功焉”。陆氏提出了当归四逆汤非四逆汤加当归之误，是为肌表活血之剂，与郑氏之“当归四逆，是厥阴伤寒之表药耳”相雷同。而王氏剖析本方之功用，亦称精湛，尤补充了“补肝四法”，别开“肝无补法”之生面。因此，对本方的功用主治，可以概括为“温运行血，散寒通脉”，主治手足厥寒，脉细欲绝，以及因寒凝而痛经，而腰痹，手足冻疮等症。此外，本方用通草或木通的问题，按本经木通即通草之释名，两者为古之通脱木，均有通达血络之功，故两者可以任择其一，但市售有木通与通草之分，医者都习惯用木通利小便，用通草取乳汁。笔者临床上均采用白通草，其效著于木通，故主张用通草为宜。

（三）病案举例

漆某，女，19 岁，小学教师。自谓易患冻疮，每年发作，此次因新感风寒，通身不适，肢体寒凉，手足麻痹，适值月经临期，并伴有腰痛腹胀，舌质淡红，苔薄白润，脉象微细，两手背冻疮红肿，病属血虚经寒，寒凝血滞所致，故从温经散寒兼佐疏肝为治，方用当归四逆汤加味：

当归、桂枝各10g，通草5g，细辛3g，炙甘草5g，白芍、柴胡、郁金各10g，大枣5枚。

连服2剂见效，寒厥已罢，冻疮好转尤著，经痛等症亦随之而平，脉缓而有力，仍宗前法，继进3剂而痊。笔者经验，治冻疮须在开始瘙痒时即用此方，如已成疮服之不效。

四十二、当归四逆汤当有生姜之我见

《伤寒论》中的当归四逆汤，是治血虚寒厥的主方。原方由当归三两，桂枝三两（去皮），芍药三两，细辛三两，甘草二两（炙），通草二两，大枣二十五枚（擘）（一法12枚），7味药组成。用桂枝汤以滋阴和阳补益气血。桂枝伍当归、细辛、通草以温经散寒，全方共奏补养阴血、温运血行、散寒通脉之效。值得提出的是，桂枝汤原方是有生姜的，但本方为什么弃而不用？金寿山说："证属虚寒，原可用姜，为什么不用？"很难说出道理。更怪的是《伤寒论》接着说："若其人内有久寒者，宜当归四逆加吴茱萸生姜汤主之"，该方中生姜用量特重，至半斤之多。要么不用，一用就用重剂量，确实有些"怪"。然而从这"怪"上正可以看出当归四逆汤原方应有生姜。（金寿山医论选集．北京：人民卫生出版社，1983.117）确实如此，当归四逆加吴茱萸汤原方无姜，而紧接着加吴茱萸生姜汤的生姜用量特重，可见金老从"怪"中悟出原方应有生姜乃是顺理成章的。论中桂枝加桂汤的桂，新加汤的芍与姜，桂枝加芍药汤中的芍，都是在原方中加重用量。当归四逆加吴茱萸汤中的生姜为半斤，是桂枝汤中常用量的一倍多，并且大枣也相应加至25枚（桂枝汤中枣是12枚），由此可见，当归四逆汤原方当有生姜以散寒，"内有久寒"又重用之，其意了然，毋庸置疑。

四十三、《金匮要略》苓甘五味姜辛半夏汤的探讨

苓甘五味姜辛半夏汤，即茯苓、甘草、五味、干姜、细辛、半夏组成。方用茯苓为君，性味甘淡而平，利水渗湿，补脾宁心，以涤其饮。甘草炙用，温中补虚，使邪去而正不伤。佐五味之酸收，敛肺气而驾驭细辛，毋使散之太过。伍干姜、细辛之温，以温化痰水之寒，纳半夏以降逆而止冲，诸药成方，具有温化痰饮、降逆止冲之功，故可治痰饮咳嗽。张仲景《金匮要略》（以下简称《金匮》）云："青龙汤下已，多唾口燥，寸脉沉，尺脉微，手足厥逆，气从小腹上冲胸咽，手足痹，其面翕热如醉状，因复下流阴股，小便难，时复冒者，与茯苓桂枝五味甘草汤，治其气冲。"又云："冲气即低，而反更咳胸满者，用桂苓五味甘草汤，去桂，加干姜细辛，以治其咳满……呕者复内半夏，以去其水。"综上经文，便可领悟本方是出自苓桂五味甘草汤的化裁，其功用都能除痰涤饮，而所不同者，前者有半夏而无桂枝治咳满在上，后者则有桂枝而无半夏。治冲气在下，两者虽只一药之差，其所治则殊，临床用此方者，取其功专于涤痰平喘，以止咳嗽上气。凡素病痰饮咳嗽者，始初以干姜易生姜，取其辛散之甚，既可温化痰水，又能兼散表寒，观其效验不

逊青龙之发，药味虽简，法度谨严，任其温化，单刀直入，无不效如桴鼓。

关于本方的运用，《金匮》云："咳嗽喘息，气短不得卧。"因为中阳不足，肺气虚馁，且水性属寒，下应于肾，肾气上逆于肺，发为咳嗽气粗，呼吸不利，故倚息不得卧。《医宗金鉴》曰："咳嗽呼吸气促不得卧，久病多属痰饮，新病兼形寒。"在辨治咳嗽短气时，理应区分新病与久恙，属于新病，咳嗽短气兼有形寒外感，则以小青龙汤发之，以散内饮外寒；属于痼疾，咳嗽短气而无形寒可征，或兼头眩胸闷，咳呕痰水，舌白口淡，脉象弦滑，宜此方治之。为进一步了解此方，现归纳如下，供临床参考。

1. 苓甘五味姜辛半夏汤类方主治鉴别：

主证——苓甘五味姜辛半夏汤

证咳逆息，短气不得卧

兼有形寒——小青龙汤发之

不兼形寒——苓甘五味姜辛半夏汤

厥逆，气冲，手足痹，小便难，时冒

变证——茯苓桂枝五味甘草汤

冲气低，而更咳胸满——苓甘五味姜辛汤

水去呕止，形肿痹——苓甘五味姜辛半夏汤

面热如醉——苓甘五味加姜辛杏半大黄汤

2. 苓甘五味姜辛半夏汤类方药物鉴别（表 43-1）：

表 43-1

药	苓甘五味甘草汤	苓甘五味姜辛汤	苓甘五味姜辛半夏汤	苓甘五味姜辛半夏杏仁汤	苓甘五味姜辛半夏杏仁大黄汤
茯苓	4.0	4.0	4.0	4.0	4.0
桂枝	4.0	—	—	—	—
甘草（炙）	3.0	3.0	2.0	2.0	3.0
五味	半升	半升	半升	半升	半升
干姜	—	3.0	2.0	3.0	3.0
细辛	—	—	3.0	半升	3.0
半夏	—	—	半升	半升	半升
杏仁	—	—	—	半升	半升
大黄	—	—	—	—	3.0

注：本表所列剂量以《金匮要略方论》（人民卫生出版社版）为据，均以两为单位。

从表中比较来看，药只 9 味，方有 5 变，足见仲景用药的灵巧。

桂苓五味甘草汤，主治服汤后多唾口燥，与"服汤已渴者，寒去欲解也"之意相同。虽是明寒散、阳气回之征，但其厥逆，气冲不解，尚且手足痹，小便难时冒者，故应易法治之。尤在泾云："冲云，冲脉之气。冲脉起于下焦，挟肾脉上行至喉咙，多唾口燥，气冲胸咽，皆冲气上入喉也。手足厥而痹者，厥气上行而阳气不治也。小便难时冒者，冲气不归而仍上逆也。"寻其经意，既有痰饮之源，复有气冲厥逆，用茯苓佐桂枝，攻中有补，抑其冲气，使之下行而止逆。又气逆非敛不降，故以五味之酸收敛其气。甘草之甘，安奠中言，土厚火自伏。徐灵胎云："此方五味子不与干姜同服，因服小青龙汤，发泄已甚而气冲，故专于敛肺也。”因而可以说本方之功，专于敛肺止冲。苓甘五味姜辛汤，所主治“冲气低，更咳胸满。”徐灵胎云：“冲气即低，乃桂苓之力单刀直入，肾邪遂伏，故低也。”然冲气已低，故无须用桂。成无己云：“今冲气即低，乃桂之功著矣，故去之。”徐忠可认为，血虚不能附气，故气行涩而痹，所以仍取苓甘五味姜辛半夏汤之治饮，加入杏仁宣利肺气，俟气行则痹解，痰饮去而肿自除。苓甘五味加姜辛半夏杏仁大黄汤，主治痰饮而兼“面热如醉状”，书云“此为胃热上冲熏其面”，故加大黄以利之。以上各方均能主治痰饮为患，以苓甘五味姜辛汤为枢纽，随症加减，实为后世治痰饮众方之祖。

【病案举例】胡某，男，47岁，汽车工人，初诊1963年9月11日。

症状：咳嗽气短，倚息不得卧，吐白痰夹水，每于早晚咳甚，咳时俟痰出而后安，伴有胸闷不适，胃脘胀满，舌白而润，脉象弦滑，按病属痰饮为患，肺有宿寒，无见外感，故拟从除痰涤饮，温肺散寒，方用苓甘五味姜辛半夏汤：

茯苓12g，炙甘草、五味子各3g，生姜9g，细辛1.5g，制半夏6g，嘱服2剂。

9月13日二诊，服前方两剂，诸症悉减，咳平安卧，精神倍增，早晚咳痰减少，诊其脉仍弦而滑，胃脘略不适，按病仍属肺气虚寒，痰饮未尽，守原方加广皮6g，生姜易干姜6g，5剂后咳止痰平，其病如失，饮食大增，精神舒畅，睡眠安宁，脉息和缓而虚，舌净口和，惟食后稍胀闷，继从香砂六君子汤加味调理中州，以善其后。

四十四、运用《伤寒论》方的几个问题

《伤寒论》方，药味简练，组方严密，疗效确切。但必须辨证准确，用之得当，才能获效，否则变证莫测，故有“经方”难用之说。本文就运用伤寒方的几个问题，仅献一得之见，供初学者参考。

（一）抓主症——明辨病机

《伤寒论》以六经辨证为纲，所出113方分属于六经，方随证设，证药合机，组成各病各症的主方。然六经病机不一，故各自有本经的主方。如太阳病的麻黄汤、桂枝汤；阳明病的白虎汤、承气汤；少阳病的小柴胡汤、黄芩汤；太阴病的理中汤；少阴病的四逆汤；厥阴病的乌梅丸等。在临证中如何抓主方？以太阳病衍变的痞满证为例，其主方为半夏泻心汤。此方的组方规律，一为辛开苦降，指方剂的药物性能；一为调和寒热，指方剂的功用。半夏泻心汤所治之痞满证，当是脾胃同病，气机阻滞，寒热并存，可谓方证合拍。

必须指出，明辨病机又是选方的关键。如肾阳虚，水邪内停证，阳虚水停，即是病机，这一病机所反映的主症，则以病位而异。如阳虚水停，病在肺，咳喘痰饮宿肺（如慢性支气管炎或肺心病）；或病在肾，水泛四肢浮肿（如肾炎水肿），均可用真武汤。其病位病症虽异，而病机相同，故可一方同治。从而扩大了伤寒方的运用范围，突出异病同治的辨证特点。

（二）识主药——研究药对

综观论中92味药，其中可称主药者，按六经病证的主方来分，如太阳病的麻黄、桂

枝；阳明病的石膏、知母、大黄、芒硝；少阳病的柴胡、黄芩；太阴病的人参、白术；少阴病的附子、干姜；厥阴病的吴茱萸、当归（厥阴病是从肝寒的病机而论其主药）等，即是各经的主药。论中的成方主药不拘多寡，有一两味药不等，如附子在四逆类方中是主药，麻黄在麻黄汤类方中是主药等。论中主方有两味主药者，如桂枝汤、小柴胡汤、小建中汤、黄连阿胶汤等。以桂枝汤为例，方中的主药推桂枝与芍药，两者不可缺一，缺一则失去了桂枝汤的本意。

如前所述，再进一步研究药对，则可更深入地了解主方的协同作用。如麻黄与桂枝，麻黄与石膏，前者以麻桂相伍成对，构成发汗解表的麻黄汤；后者以麻黄与石膏相配，构成解表清肺的麻杏石甘汤。两者因药对搭配不同，则功用主治大异。再如栀子与豆豉的配伍，乃至与干姜、厚朴、枳实、生姜相伍所组成的几个栀子豉汤，其主药是栀子，但配伍殊别，因而主治虚烦兼各种变证。这种药对配伍的研究，不仅能洞悉伤寒方的配伍规律，而且可以推论病机，审察主症，领悟其组方的灵活性寓于药对的搭配之中。

（三）审药量——变通加减

论中的方剂组合，除药味的增损外，药量的改易，方剂的加减变通，其主治功用因之而改变。如麻黄汤、大青龙汤、麻杏石甘汤三方药味相差不大，而药量殊别则主治有异。麻黄汤中用麻黄四两，配桂枝三两，旨在发散表寒；大青龙汤中用麻黄六两，配石膏如鸡子大（约45g），重在发散表寒兼清郁热；麻杏石甘汤中用麻黄四两，配石膏半斤，发散表寒与清解郁热并重。再如半夏泻心汤与甘草泻心汤，药味相同，后者乃前者加重甘草用量而成，两方虽同治痞满证，但同中有异。又如桂枝去芍药加附子汤与桂枝附子汤之药味完全相同，所不同的只是前者桂枝用三两，附子用一枚；后者桂枝用四两，附子用三枚，究其主治则大相径庭，前者主治下后脉促胸满的胸阳不足；后者主治风湿留着肌肉的身体烦疼证。由此推论，桂附之量小是用于温阳，桂附之量大则着重于镇痛。可见审药量是有其临床意义的。

用伤寒方在药量上还应注意其比例。如桂枝汤的桂芍比例应为1∶1，以达滋阴和阳，调和营卫之作用。而小建中汤之芍药量必倍于桂枝，以求甘温守中，建中补脾之功效。其他如小承气汤与《金匮要略》厚朴三物汤等，亦是从药量的比例来改变其功用的主治，应当明辨。

（四）详煎服——增强效益

《伤寒论》方的煎服法是非常讲究的。它所规定的煎服法，包含了药物的化合作用，关系到药物有效成分，必须按方后煎服的要求去实施，才能增强其临床效益。

首先是煎药法。论中根据药物的性能和配伍的需要，有轻煎、久煎、先煎、后煎等不同煎法。如论中用麻黄多数是先煎去上沫，麻桂各半汤等三个麻桂合方中，麻黄只是先煎一二沸，取药味轻扬，宣肺达表。又如半夏泻心汤煎两次合煎混合，黄连汤煎一次不混合，两者除药味增减外，还赖不同煎法以体现其差异。此外，在一剂药中分别煎煮的，如大承气汤之先煮厚朴、枳实，去滓内大黄，更煮去滓，内芒硝更上微火一二沸，尔后分服。这样四味药都恰当汲取其有效成分。

其次是服药法。论中的服药方法，有顿服，有2次分服，有一剂分3次服，有昼夜周

12 时服药等法。如桂枝汤的服法，有初服一升，汗出停后服，不必尽剂；若不汗更服依前法；又不汗，后服小促其间，半日三服，病重昼夜服。若 1 剂病犹在，更作第 2 剂，乃至 3 剂，继续分服。凡此服药之法，与今之临床千篇一律的 1 剂 2 服、日服 1 剂，显然大有区别。

(五) 重发展——古方新用

伤寒方的运用，前人积累了不少经验，但多数医案还比较零散，有的方至今还没有验案报道。笔者认为，要使伤寒方得到全面验证，就必须重在发展，古方新用。

1. 辨证的运用

这种传统的用法，不管其病名如何，仍从病机诊断着眼，严格六经分经论治，突出辨证特色，是一条总结提高的好路子。以小柴胡汤为例，如从“上焦得通，津液得下，胃气因和”的疗效来推论，其运用范围就将充分扩大。抓住半表半里，寒热夹杂的病机，无论外感病、内伤病、兼表证、偏里证等，都可因病加减运用。又如桂枝汤的运用，虽然其宗旨是调和营卫，但从其方的功效而论，外可调和营卫，内可健运脾胃，既可滋阴和阳以补虚，亦可调达气血以去实，确为运用范围甚广的良方。如对风寒表虚挟湿之证，用桂枝汤原方稍佐防风、秦艽、灵仙之属，意在调和营卫的基础上，伍入祛风药，服之甚效。再如夏日恣食生冷，脾胃失和，导致呕吐脘痞、肠鸣腹泻等症，用桂枝汤原方佐藿香、厚朴，其效优于藿香正气散。凡此以辨证取效者，在一定程度上是以病机议病，而不在病名上求枝节。

2. 辨病用药

这一用法即以现代医学的诊断确定病名，然后辨病机和寒、热、虚、实等而用药。通过辨病与辨证相结合，可逐步使伤寒方对某些病形成规范化。如用黄连汤治疗慢性胆囊炎，临床治愈率较高。因此方是治疗上寒下热之寒热夹杂的方剂，而慢性胆囊炎的临床见症又多为寒热夹杂，可说是证药合机，始克有济。

【案例】某患者，男，43 岁，司机。患慢性胆囊炎已近 3 年，经造影证实。自觉胆囊区疼痛，大便时干时稀，口苦，舌苔腻，脉弦缓。证属寒热夹杂，胆失疏泄，脾胃失和。拟方：

黄连、干姜、半夏各 10g，党参 15g，桂枝 6g，瓜蒌皮 20g，郁金 10g，炙甘草 6g，大枣 3 枚。

服药 20 余剂，诸症悉除，追访 1 年，未见复发。

总之，伤寒方的运用，从研究《伤寒论》方多方面的功能、多病种的运用入手，坚持辨证论治，在临床实践中总结提高，可能会使中医的辨证论治逐步走上规范化，从而达到发扬中医特色之目的。

四十五、国内运用伤寒方的概况

近年来，国内中西医学者广泛地运用《伤寒论》方药于临床，使许多急慢性疾病、疑难重症获得卓著的疗效。现就 30 年来的部分医药杂志所报道的《伤寒论》方药运用情况，加以综合整理，以供教学、临床、科研之参考。

（一）桂枝汤类方的运用

桂枝汤方是《伤寒论》第一方，其加减变通者计20余方，广泛地应用于临床各种疾病。刘少轩报道2例自汗患者，一为青年渔民因潜水之后，汗出甚多，经久不已；一为青年丧妇，情志郁闷，突然昏倒，复苏后每日下午均面红耳热，继之汗出心悸神惊，直至傍晚始渐复原，病历经年。两例初均用桂枝汤原方，继以桂枝汤加黄芪益气，服1～2剂收效。来春茂用桂枝汤治疗过敏性鼻炎，并用葶苈15g，蝉蜕6g研末分3次吞服，汤药送下，1日服完。并列举各种加减法：如头痛鼻塞者选择加川芎、白芷、僵蚕、辛夷花、苍耳子以祛风、通窍、除湿、止痛等。治疗20例，14例痊愈，2例结果不明，4例复发经再用上方仍效。最少服2剂，最多服14剂。叶治范用本方治流行性感冒、偏于寒甚挟湿者，以原方加黄芪、白芥子、制半夏、麻黄等味，经治3例，服1～2剂即愈。俞长荣以桂枝汤合真武汤治阳虚外感，经用解肌收涩药无效，以此方1剂收益，遂与补中益气汤加附子1剂告瘳。王萃芬治小儿肺炎，中医辨证属正气不支，营卫失和之证，投桂枝加龙牡汤2剂身热即退，继之加贝母、紫菀，连服9剂，喘平咳减啰音消失而愈。梁福煌报道1例产后高热，予以桂枝汤加柴胡、沙参、半夏、黄芪、葛根，药后热度由41℃降至36℃，继以前方去葛根，加丹参、花粉、麦冬各9g，知母6g，服1剂后停药出院。张圣德以桂枝汤加白薇、青蒿以及红参、黄芪、当归、荆芥炭等味，对产后高热、剖宫产后高热，宫外孕合并高热等均获良效。刘振邦亦以桂枝汤加当归、麻仁治产后血虚外感大便难，2剂后去麻仁加北沙参，再剂痊愈。顾伯康善用桂枝汤治疗皮肤病，如皮肤瘙痒症、冬季皮炎、多形红斑、荨麻疹等均以桂枝汤加味获得显著疗效。王秀珍亦用此方加荆芥、防风、羌活、独活、菊花等治荨麻疹收效。杨延龄用桂枝汤加草乌治疗肩凝，以原方加草乌用白酒浸泡3日，每晚临睡前服药酒10ml，如发生头晕、胸闷、呕吐、脉微弱等中毒反应，可用生姜汁解之。

桂枝二越婢一汤是以桂枝汤调和营卫，用越婢汤宣泄在里之郁热。邝才奇用治寒邪由太阳涉及少阳经证，症见寒热一日二三度发，头眩，项强，腰痛，全身疼痛，口微燥而苦，无汗，用复方阿司匹林、奎宁等无效，而予本方一剂后其病遂除。

桂枝甘草汤是温养心阳方，对心气空虚而心悸动者有效。胡焚光报道1例，心悸而痛喜按，止痛药罔效，时有自汗，用桂枝18g，甘草9g，顿服后痛即消失。笔者亦屡用桂枝甘草汤合瓜蒌、薤白、枳壳，并重用黄芪、党参，治疗冠心病而见胸闷气短，脉结代者有效。

桂枝加葛根汤，原意是治表虚而寒客于太阳经输的项背几几症。张执甫用其治形寒发热，下利日二三十行，以葛根、桂枝、白芍、甘草、生姜、红枣、茯苓、白术、升麻等收效。又治自汗属阴阳失和，寒中于里者，用葛根、桂枝、赤白芍、甘草、姜、枣、柴胡、黄芪、山楂炭、神曲等获效。笔者曾用此治月经后感寒而颈项强不自如，背部夹脊痛之证，用桂枝加葛根汤原方，2剂其病如失。并用桂枝加葛根汤加姜黄、生黄芪、桃仁治颈椎增生，可缓解症状。

桂枝加附子汤，是治发汗过多阳虚表不固之方。于鸽忱报道1例，因服非那西丁等发汗竟至大汗不止，恶风，尿急而无尿液，四肢拘急，坐卧不安，状甚危笃。即是《伤寒论》“……发汗，遂漏不止，其人恶风，小便难，四肢微急，难以屈伸”之症，主以桂枝加附子汤：桂枝、白芍各10g，生姜1g，大枣3枚，附子10g，1剂汗止而愈。叶执中报道1例因感冒十指疼痛，脉象沉细，与桂枝附子汤3剂痊愈。

桂枝去桂加茯苓白术汤，原为汗后水饮所设。李克绍用以治癫痫，原方去桂、姜、枣，药用茯苓、白术、炙甘草、枳实、僵蚕、蜈蚣、全蝎，服数剂后，癫痫1年多未发。

桂枝加龙骨牡蛎汤系用桂枝汤原方加龙骨、牡蛎。甘均权用此颇有见地。一治遗尿，12岁男孩屡医不效，诊为肾虚膀胱不约所致，取桂枝、白芍、益智仁、龙骨、牡蛎、炙甘草、姜、枣，先服汤剂有效，继之以汤剂量5倍，改丸剂每晚睡前服15g，服完后再不遗尿。二治乳泣，孕妊5个月后自流黄色乳汁，淋漓不止，已两月余，用桂枝、炙甘草、归身、龙骨、牡蛎、白芍、党参、生姜、大枣，1剂乳泣减少，原方加黄芪再3剂痊愈。三治盗汗，患者婚前梦遗，婚后盗汗，年余不效。用滋肾水，调阴阳，兼以潜阳固涩的桂枝、白芍、炙甘草、炒枣仁、龟胶、生熟地、龙骨、牡蛎、生姜、大枣，2剂盗汗止，5剂后诸症消失。四治亡血，一胃病患者劳累杂食，遂至吐血下血，以调和阴阳，寓以补气生血止血，收敛固脱，用桂枝、白薇、姜竹茹、炙甘草、百草霜、刺猬皮炭、海螵蛸、白芍、龙骨、牡蛎等以浓汁党参汤冲服，1剂痛止，再剂下血亦止，心悸烦惊平，后改乌贝散，调蜜冲服，调理而愈。程益春报道用桂加龙牡，治疗一例腹痛型癫痫，发作时，先感心下悸动，短气，坐卧不安，随即腹痛剧烈而昏倒。中医辨证为痰郁经络，治宜调中化痰，升清降浊。用桂枝加龙牡汤合二陈汤加减：半夏、陈皮、云苓、胆南星、桂枝、白芍、龙骨、牡蛎、甘草，服6剂发作减少，再加川芎、钩藤，又6剂后1个月未发作，3剂后5个月随访未发。章济量用桂枝加龙牡汤加黄芪、当归、远志、益母草、糯稻根等，治疗产后汗出3例，均服1~2剂取效。

苓桂术甘汤是中阳虚痰饮停聚之方，李克绍用以治心动过缓症，表现胸满、短气、心悸，活动后胸满心悸加重，自觉痰多，予苓桂术甘汤原方，药后痰涎大量吐出，胸满心悸俱显著减轻，继以张锡纯理痰汤数剂而愈。林文增治痰证1例，病者系左腿结核性骨炎术后3日，突然寒热，头眩且痛，恶心频作，喉间及胸中觉有寒痰凝滞，喘满不舒，经疏解药未效，呕恶反增，起坐则头晕目眩，冲气上逆，投苓桂术甘汤加味：肉桂、茯苓、焦术、党参、吴茱萸、厚朴、半夏、甘草、姜、枣、玉枢丹，服3剂，继以益气补血药善后。又一例喘咳患者，四肢轻度浮肿、胸痞腹满、心悸、背寒等症，予苓桂术甘汤加味，四剂咳嗽减，尿量多，胸痞亦除，继以温脾汤竣功。盛燮荪治中气虚弱，脾运失司，痰湿内盛之证，先以化痰湿，平冲逆，苓桂术甘汤加代赭石、浮海石、生牡蛎之类，咳嗽气逆减，但头眩，肌肉瞤动，继以利湿健脾、平肝祛风剂诸恙皆愈。盛氏还以苓桂术甘汤加味治妊娠恶阻，5剂取效。又两例不寐者，几经治疗不已，用苓桂术甘汤合香连丸加化痰消食之半夏、陈皮、谷芽、麦芽调治月余，使睡眠能稳定在每晚5~6小时，后以调理心脾善后。邹维德治两例咳而遗尿者，一为产后匝月夜间咳甚，小便淋漓尤多，一为哮喘宿恙，咳则小便不自禁，前者以苓桂术甘汤原方，3剂大减，6剂取效；后者原方加桔梗、海浮石2剂果效。盛燮荪治胃脘痛两例，均属中阳不足，寒饮停留以苓桂术甘汤加刺猬皮、香橼、桃仁、延胡、荜澄茄、左金丸之类均获效。又治一例梅尼埃征，经西药镇静，中药平肝息风，以及温胆汤合调心安神剂均无显效。病者脘胁胀满，嗳气，便溏，苔白等胸阳受阻，清阳不升之症，投苓桂术甘汤加味获益。另一例眩晕者则以苓桂术甘汤合二陈加参、芪益气，调治10日告愈。王品山治一哮喘5年宿疾，正气损伤，寒饮聚于胸中，阻塞气道肺络，用苓桂术甘汤合二陈汤加黄芪、细辛、五味、杏仁等2剂小效，续用多剂，后以黄芪、党参、白术、茯苓、干姜、陈皮、半夏、五味、厚朴、甘草、白芍、肉桂心、细辛等12味研末为丸，每丸9g，每日2丸，服药未尽，病已痊愈。岳美中治水饮呕吐，诊断为幽门狭窄者，积五六日则头晕，呕吐清水，以尽方休。遂用云苓、桂枝、白术、炙甘草、干姜，服2剂则呕吐止，仅有反酸感，后以前方减半并加吴茱萸水炒黄连少许、锻牡蛎，常服获益。

特别值得提出的是，南京市秦淮区院中医科，治一例脑积水患儿，6个月，头颅明显增大，哭闹不止，呕吐频繁，两眼突出。中医主诊断为“解颅”。据“脾主运化，升清降浊”，“诸湿肿满，皆属于脾”的理论，以健脾利湿法，用桂枝、白术、甘草、陈皮、半夏、当归、川芎、猪苓、薏苡仁、大腹皮等味5剂，药后呕吐减，小便量多，哭闹止，经5诊服36剂停药观察，5个月后随访，小儿生长良好，并继续追访。这是治脑积水的新路子，应继续验证，总结提高。

当归四逆汤是治血虚经寒之方，亦属于桂枝汤的化裁，李克绍治一例头目不清爽症，经平肝息风、滋阴养血不效，发现病者虽夏月两手发凉，脉细，始悟阳虚血少，投当归四逆汤原方3剂显效，服3剂而愈。张灿理治1例两足紫暗发凉症，膝以下凉至足，足趾附近皮肤干枯厚如死皮，表面有小形溃疡，脉细而迟。用当归四逆汤加红花研细末，每服6g开水冲服，早晚各服1次，服完1剂，两腿颜色红活，发凉转温，又1剂死皮开始脱落，又1剂死皮脱屑，溃破点亦愈合而痊愈。张灿玾和雷声均用当归四逆汤方加减，治疗小儿麻痹症后遗症显效。陈伯清用本方治冻疮颇效。王纯义在当归四逆汤中重用当归，治疗皲裂良效。黄宗勋用当归四逆汤加牛膝、红花煎汤熏洗浸泡治疗冻疮亦取显效，郑候业以当归四逆汤治殴伤后的身痛、脉代之症，药后身痛大减，但脉代不回。赵守真治两例妇人缩阴症，一者冬令严寒，劳动之后下半夜突然寒战，汗出如洗，小便时出，自觉阴户空洞，时有冷气冲出，以当归四逆汤加吴茱萸2剂阴缩停止，次日遂复如故。一者劳动之后，夜行房事，如厕即感畏寒，少腹拘急绞痛，四更时阴户猝然收缩，急度向腹内牵引，冷汗阵出，手足厥逆，用当归四逆汤合吴茱萸汤，服一剂次日恢复正常。林曲用本方加黄芪、麻黄、川芎治肢端感异常症，以及本方加附子治雷诺病获效。童牧用当归四逆汤加防风、川芎、夏枯草治疗2例蚕食性角膜溃疡均获显效。郑启明治经前头痛1例，用本方3剂痛减。又以此方合阳和汤治趾端疼痛证（按：可能是“脱疽”病），服至30剂疼痛基本消失。凌煦之用本方治疗厥阴头痛，症见头顶每日阵发掣痛，昼夜不休，面容苍白，喜闭户塞牖，垂帐孤眠，四肢厥冷。3剂后头痛遂减，后加细生地、火麻仁，再3剂痊愈。又本方治痛经，加延胡索、淡吴茱萸、干姜等味，服4剂痛减经潮。凌氏还用本方治寒疝腹痛，病者疝痛剧发，四肢厥冷，阴囊清冷，睾丸疼痛，牵引少腹及腹股沟不能运动，用原方加台乌、小茴香、沉香、茯苓，1剂痛止，2剂症状消失。凌氏又用本方治产后血痹，病者产后大出血，卧床半载，先为背肌发麻，继之四肢发麻，病历2年，医治无效。初用当归四逆加黄芪、川芎、川断，服10剂后昼麻减轻，入夜仍麻。复诊加生地、丹参，并重加白芍，连服15剂而愈。赖显荣用此方治癥瘕积聚2例，一者为暴崩之后腹部逐渐胀大，并误为妊娠，且以安胎而增剧；一者为肝郁，脐下至少腹如碗大积块，均以当归四逆汤加吴茱萸、肉桂、香附、延胡、莪术、干漆、儿茶、木香等味，取散积除瘕之效。赖氏并以上方出入治2例产后瘀血凝结，服药3～5剂获益。赖氏还以当归四逆汤治疗7岁女孩肠梗阻1例，患孩少腹左侧起一硬块，约12cm，疼痛难忍，呕吐黄涎，确诊为肠梗阻，因不愿接受手术而用中药治疗。用原方加吴茱萸、肉桂、小茴香、香附、广木香、莪术，1剂痛止呕停，少腹濡软，后服理中汤调理而愈。陈伯清治一例风冷脚丹毒，左腿丹毒，自膝以下至足背泛发紫红色，肿痛不便步履，2年未愈。以当归四逆汤加吴茱萸、红花、附子等味服10余剂获愈。

芍药甘草汤亦可视为桂枝汤之变方，具有滋养阴血、缓急止痛的功用。钱起瑞以本方广用于临床，如治溃疡加川楝、延胡索、茜草等味；治阑尾炎加蒲公英、蛇舌草；治蛔虫腹痛加乌梅、花椒、使君子之类；治痢加芜荑、菖蒲、乌药；治体虚感冒加附子等均获速效。李克绍、徐迪华、刘振声均用本方加味治疗手臂疼痛。张瑞宝治疗胆道蛔虫腹痛11例疗效满意，基本方药：白芍、甘草、苏梗、生姜、大枣。发热脉弦数加绵茵陈；消化不良加焦山楂、神曲；腹胀便秘加厚朴、枳壳；吐蛔虫加乌梅。用上药煎水200mL，1日3次泡服，一般1剂痛减，两剂痊愈。以上为桂枝汤类方的临床运用概况，其运用之广，疗效称著，由此可见一斑。

（二）麻黄汤类方的运用

麻黄汤方是伤寒表实证的代表方，以本方加减化裁者，有大青龙汤、麻杏石甘汤、小青龙汤、麻黄连翘赤小豆汤，以及麻黄附子细辛汤、麻黄附子甘草汤等。汪正聪治一女性患者，2天来但寒不热，时觉恶风，身穿重裘，烤火炉旁，顷刻不离，前医作为寒邪直中三阴治，投以理中汤加附子，进两剂，恶寒如旧，切其脉浮而紧，舌淡白而润，处以麻黄、桂枝各3g，杏仁6g，炙甘草3g，1剂知2剂霍然。谭维之治一例身体骨节疼痛，恶寒发热，头痛无汗，气喘，脉紧者，经用西药，病势未减，予麻黄汤一剂减半，两剂痊愈。万兰清报道用麻黄汤治疗流行性感冒，一青年于夏秋之间，突然寒战高热，经用解热镇痛的西药及银翘解毒丸等中成药无效，体温40.6℃，患者只觉冷不觉热，头身痛特甚，有紧束感，鼻流清涕，口不渴，无汗，咽不痛，舌苔白，脉浮紧且数，用麻黄、桂枝、杏仁各10g，甘草6g，1剂得汗，身上轻松，体温38.6℃，病去其半。原方减半量服，患者寒战高热身痛如前，疑为疟疾，血检阴性，仍从表寒实证论治，以初诊原方再进2剂得透汗而愈。夏少农用麻黄汤合四物汤加减治疗儿童银屑病10例，服药4剂至40余剂，平均19剂，2例痊愈，5例基本痊愈，2例显著进步，1例进步。作者根据病者的皮肤干燥粗糙，皮损处多不出汗等特征，认为是风邪乘虚侵袭腠理，血涩、血燥不能濡养肌肤所致故采用麻黄汤合四物汤加减：麻黄、桂枝、赤芍、当归、生地、首乌、丹参、白鲜皮等味。如鳞屑多而痒甚者加乌蛇、全蝎；损害红肿毒盛者加土木鳖；损害以头部为主者加羌活，以四肢为主者加灵仙；其余如泽泻、萆薢、银花、生甘草等渗湿解毒之品随症酌加。上述方法，对儿童银屑病具有一定效果，对成人尚不理想。杨君柳用麻黄汤治愈急性乳腺炎1例，症见恶寒发热，头痛项强，全身酸痛，咳嗽，恶心，纳差，右乳疼痛发胀，皮肤不甚红、有硬块、压痛明显，体温39℃，白细胞1.1×10^9/L，中性0.76。用麻黄、桂枝各9g，杏仁10g，甘草3g，服2剂诸症消失。李树滋治荨麻疹1例，清晨冒风寒，突然身痒，前后身及两上肢遍起斑块，颜色不红，时抓时起，经用扑尔敏等无效，又用浮萍亦无效，后据患者脉迟，肢冷等遂改用麻黄汤原方，共服2剂，块清痒止，后未复发。

大青龙汤是表寒郁热的主方。张志民治风寒夹食者，体温39.5℃，虽夏暑覆被仍恶寒，肤干少汗，烦躁不得眠，扬手掷足，头项强痛，不敢转侧，渴喜热饮等症。麻黄18g，桂枝6g，杏仁10g，甘草6g，生石膏30g，生姜2片，红枣2枚，1剂汗出蒸蒸而愈。俞长荣治一老翁热病，病者年近花甲，一日发热恶寒，周身痛，无汗，烦躁，脉浮微数，体温39℃，用麻黄、桂枝、杏仁各9g，甘草6g，生石膏30g，生姜3片，大枣5枚，水煎分温3服，每2小时1次，两服后周身漐然汗出，遂停药，病者愈。余无言治一夏日感寒，寒热大作，热多寒少，头痛如劈，百节如被杖，壮热无汗，渐至烦躁不安等症，用麻黄、桂枝各12g，生石膏12g，杏仁12g，甘草、生姜各9g，鲜竹叶15g（易大枣），服后汗出甚畅，湿及衣被，约半小时，渐汗少高热已退，诸症爽然若失，予清理余邪之方其病果健。刘浩江用本方如竹叶、鲜芦根、竹茹治外感高热，1剂取效。上述各案，说明大青龙汤对外感表寒郁热之证，无论日久，抑或高龄，只要辨证精当，注意服法，均可因证择用，并无弊端。

麻黄杏仁甘草石膏汤方的适应证是发热汗出而喘，是表寒郁热，与大青龙汤的病机比较，彼则表寒为甚，此则里热较甚，故方中主药麻黄与石膏的比例亦随之而调整，是为宣清郁热的要方。张若帆治两例风温，均以本方加桑叶、葛根、黄芪、黄连、桔梗、苏子、冬瓜仁、仙半夏等清热化痰药，服1～2剂取效。唐海涛治上呼吸道感染用麻黄、杏仁、甘草、生石膏、前胡、白芍、象贝、桔梗、枇杷叶、枳壳，服4剂而愈。又治肺炎喘咳，用本方加鱼腥草、银花、茅根、芦根、黄芪、郁金、象贝、天竺黄、竹沥，缓解症状满意。并以此服4天后诸症渐减，后以养肺滋阴药。福建省人民医院五官科以本方加干地龙治鼻渊流涕10年左右，并经上颌窦手术未愈，诊断为上颌筛窦炎，服4剂症状显著减轻，服16剂后，症状全部消失。陈玉铭亦用本方加地龙治肺移热于脑，成为脑漏鼻渊，经常鼻塞头痛、头昏脑胀、流脓样涕、嗅觉减退等症，服7剂病告痊愈。又以本方加桔梗，马勃治烂喉痧，症见咽喉红肿，自项部至胸背及腹部皆现红色疹子，惟下肢不透，咳喘，脉数，舌赤如杨梅，药后汗出，疹透脚底，喘平，咽红肿退，再以银翘散2剂而愈。陈氏还以本方加苇茎、玄参、生地治疗麻疹热毒内闭，疹点忽隐不见，恶寒发热，烦躁不安，热甚渴饮，谵语神昏，面胸部疹点宛若蚤斑，色紫不泽，体温41℃，1剂后喘逆已平，疹点渐现，予原方去杏仁，加银花、连翘，服后疹透脚底，病得转危为安。钱起瑞亦以本方加桑皮、贝母、蒌壳、郁金，治麻疹合并支气管肺炎，服3剂喘咳转平，疹出顺利，再剂加银花、连翘，住院3天痊愈。郑念时等以本方加车前草、苇茎、鱼腥草治小儿肺炎，发热39℃，汗出，频咳，气喘，唇周灰暗，鼻扇，三凹征，呼吸80次/分，双肺布满细湿啰音，心率100次/分，配合毛花苷丙（西地兰）内关穴位注射，2天控制病情，6天出院。郑氏对急性支气管炎亦采用本方加车前草、苇茎，3天退热，4天止咳，肺啰音消失。彭宪章用本方治遗尿症2例，1例8岁男孩，夜间遗尿已4年余，经常咳嗽，口渴，舌苔黄微白，脉数，右脉偏大，以麻黄6g，杏仁9g，生石膏18g，甘草3g，2剂夜不遗尿，胃纳减少，原方加淮山药、谷芽各18g，又3剂未遗尿，咳嗽口渴减轻，食量增，右脉已不大。再2剂，遗尿症痊愈。另1例14岁男孩，夜尿近12年，经常咳嗽气喘，吐稠痰，舌黄白乏津，质红，右脉滑数，以麻黄6g，杏仁9g，生石膏18g，甘草3g，桔梗6g，沙参12g，麦冬9g，2剂后，两夜未遗尿，停药后又遗尿2次，又予原方加减进6剂，遗尿症痊愈。徐天池以本方加减治疗宿病肺疹新感温邪之证，用麻黄根6g，生石膏24g，银花15g，太子参12g，杏仁、牛蒡子、款冬花、百部、瓜蒌各9g，甘草6g，川象贝各3g，2剂后哮喘气逆、咳嗽黄痰、身热多汗、渴饮等症均获愈。陈玉铭用麻杏石甘汤加地肤子、全蝎、蚕沙、浮萍、防风、蝉衣等，治疗3例荨麻疹，少则发病2年，多则8年之久，经中西药罔效，而以本方治疗，少的服3剂，多的服10剂取效。

麻桂各半汤是治太阳如疟证，属于小发汗法。邝才奇用治一男性23岁的患者，病经10余日，仍头眩，全身不适而痛，继即恶寒，项痛，发热，一日二三度发，但寒不甚，饮食自可，无汗，脉浮紧，用麻桂各半汤，净麻黄3g，光杏仁4.5g，生甘草、桂枝各3g，杭白芍4.5g，大枣2枚，生姜2片，小制其剂，服1剂病告愈。

小青龙汤是治表有寒邪，里有水饮的表里同治方。方中有麻黄汤意以解表邪，寓桂枝汤意调和营卫，配合姜细味半夏以温肺蠲饮。陈玉铭以本方加减治寒喘，咳嗽连声，胸痛，痰声辘辘，多白沫，伏坐不得卧等症，1剂病减，6剂而愈。又以小剂量麻黄、桂枝、细辛各1.5g，五味2g，半夏3g，百部3g，仿小青龙汤意治小儿百日咳，累用土霉素无效，而脸浮肿，咳而白色青紫等偏于肺寒者，服7剂痊愈。陈氏还以小青龙汤加附子、茯苓、猪苓、泽泻、白术等味治疗痰饮咳嗽多年而全身浮肿，腹胀如鼓，气喘不能平卧等属于脾肾阳虚、阴寒内渍、水饮射肺之证，守原方服30余剂健复如前。沙氏用本方治感冒2例，1例为不慎感寒，1例为啖食甜瓜，引起发热、恶寒、咳嗽等症，均先以小青龙汤1~2剂顿挫病势，继以华盖散1~2剂而竣功。顾介山治疗3例宿喘，1例夏月尚穿棉袄，凛凛恶寒，背部尤甚，咳吐稀痰盈碗，喘不能平卧，以本方取效，后以都气丸以图根治。1例日夜喘坐不能平卧，服氨茶碱、麻黄素失效，用本方加苏子、葶苈子、莱菔子、射干、川朴，服药12剂气喘全平。1例已病10多年，劳动时气喘更甚，咳嗽畏寒发热，喉间水鸡声，以本方加附子、白芍、灵磁石、茯苓、橘红、苏子，服药7剂症状皆平，后以培肾纳气药治本。并用本方治感冒1例速效。俞长荣亦以此治痰饮挟表邪，用小青龙汤加杏仁、冬花、紫菀获效。朱佑武治疗1例多年痼疾，咳喘不能卧，肤冷恶寒，痰涎盈碗，用小青龙汤加枇杷叶服12剂，越3个寒暑而未复发。

此外，麻黄附子细辛汤虽属发表温经，亦可属解表之变法。叶执中以此治顽固性头痛。一女工，头痛五六年，痛则如裂，用本方加川芎1剂即愈，后未再发。张福南治疗1例周身无汗症，患者初夏游泳后感冒，随之无正常汗液分泌，春秋尚可，冬则形体畏寒，夏则无汗烦躁，动则气喘，其他查体正常，用麻黄附子细辛汤合通窍活血汤，5剂后皮肤干燥略减，似有汗意，胸闷减半，因气候转凉，第二年续治，症如前述，内服药用麻黄、附子各6g，细辛3g，香薷1.2g，荆芥9g，浮萍草3g，川芎6g，炙甘草3g，5剂。熏洗药剂：生麻黄、白芷各30g，紫苏60g，浮萍草30g，5剂。煎汤滤过熏蒸沐浴至水凉为度，每日1次。上法用后，周身汗出如珠，身半以下转多，精神顿爽，继前法各5剂，后汗液分泌正常，无任何自觉症。江克明用于嗜睡症，一男性21岁，每日早晨昏睡不起，呼之不易醒，并曾尿床，先后服养心、安神、开窍、活血药无效，改用麻黄、附子各3g，细辛2g，炙甘草3g，仙鹤草30g，进5剂，早晨就醒，精神振作，继服4剂显效。肖曙明用本方治失音1例，患者女性，素有肺结核，感冒3日突然声嘶，发音不扬，喉痛咳嗽，予麻黄、附片各9g，细辛1.5g，石菖蒲4.5g，法半夏9g，云茯苓12g，甘草6g，巴戟9g，枸杞子12g，玄参9g，2剂服毕音开痛止。肖熙亦用上方治1例久咳声哑，经治月余，喉痒，咳嗽，痰白而稀，声嘶，困倦嗜卧，采用麻黄附子细辛汤方，2剂微热退清，咳止声扬。

麻黄附子甘草汤是太阳兼少阴的缓汗法。肖德发用此治太少两感证3例，第1例感冒而呵欠频作，精神委靡，面色不华，手足欠温的少阴阳虚证，服1剂诸症消失，后以玉屏风散加熟附片、炙甘草，益气温阳善后；第2例因劳不适又犯房事，常在夜间寒热交作，或一夜数发，或二三夜一发（除外疟疾），伴头昏四肢不温，腰酸等，用本方加柴胡、党参、法半夏、茯苓等味，1剂后舒适，2剂后诸症悉除。后以五味异功散加补骨脂、枸杞、怀牛膝善后；第3例因冒暑发病，恶寒发热，午后发热，咳嗽痰腥黄稠，溺短便溏，精神委靡，面色灰暗，憔悴无华，呵欠频频。诊断为肺部间质性肺炎，用麻黄附子甘草汤合千金苇茎汤取效。

麻黄连翘赤小豆汤是解表散邪，清利湿热之剂。亦为解表之变法。龚子夫用本方治小儿水痘，鼻塞流涕，咳嗽微热，头面发际处、胸腹部、四肢均有大小水泡，以麻黄、甘草各1.5g，杏仁3g，连翘、银花各4.5g，赤小豆9g，3剂后水泡消退。原方去麻黄加牛蒡子，又以此治玫瑰糠疹，胸腹部及四肢近端皮肤发生圆形或椭圆形红斑及丘疹，皮肤焮红，瘙痒，并有糠皮样皮屑，用麻黄、甘草各4.5g，连翘、当归身、刺蒺藜、茵陈（代梓白皮）各9g，细生地12g，赤小豆15g，5剂糠疹消退大半，去麻黄加白芷、蕲蛇，继进5剂痊愈。龚氏又以本方加细生地、当归治湿疹服10剂痊愈。还以本方加银花治荨麻疹，服6剂痊愈。朱颜亦以麻黄连翘赤小豆汤加减治荨麻疹获良效。邹云翔以此治肾炎，6岁女孩，3个月前生疮疖，面目浮肿，虽住院好转，不久又出现浮肿，以麻黄、连翘、赤小豆、青蒿、生地、茯苓、芦根、玉米须、生甘草、血余炭，5剂显著好转，但扁桃体又见肿痛，上方加减共治月余，症状消失，尿常规正常。陆文彬用麻黄连翘赤小豆汤治疗湿热发黄之症，身目俱黄，肌肤无汗，小便不利，皮肤瘙痒如有蚁行，用麻黄、前胡各6g，杏仁、桑白皮、连翘各12g，白术、佩兰叶各9g，鸡苏散、赤小豆各15g，桔梗4.9g，藿香正气散9g，1剂汗出溲行，肤痒顿除，3剂黄疸基本消退。后以健脾运湿药5剂痊愈。以上是麻黄类方的运用概况，其适应证已超出《伤寒论》的范围，可见应师其法而不拘泥其方，加减变化因证而异，才能更好地发挥经方的效能，取得预期的效果。

（三）葛根汤类方的运用

葛根汤类方包括葛根汤、葛根芩连汤以及葛根加半夏汤等。薛近芳用葛根汤加味治刚痉1例。西医诊断为流行性痉病（即流行性基底膜脑炎），初为外感证，两天后猝然抽搐，先口襟，继项背强急，角弓反张，无汗，神昏等。检查；体温37.5℃，血压110/70mmHg，血象：白细胞1.52×10^9/L，舌苔薄白，脉紧数，治以祛风散寒解肌和营。处方：葛根10g，麻黄3g，白芍12g，天花粉、甘草各3g，生姜3片，大枣4枚（擘），送服解痉散3g，覆被取汗，1剂后遍身漐微似有汗，痉止，再剂痊愈。张寿民用治太阳阳明合病，病者劳累后感寒，畏寒发热，寒重热轻，身重身痛，似汗非汗，渴而不饮，用败毒散、九味羌活汤等，均无济于事，虽病1周，寒热未减，头痛身重，烦躁不安，脉浮紧，苔白而润，投葛根汤加减：葛根12g，泡麻黄25g，桂枝、赤芍各9g，生石膏12g，甘草6g，枯芩9g，服2剂痊愈。许良培用葛根汤加味，治流行性脑脊髓膜炎13例，全部治愈出院，无后遗症。典型病例：突然起病，恶寒发热无汗，头痛剧烈，颈项强直，旋即昏迷不醒，面色灰白，目呆口噤，呕吐肢冷，脉紧而迟，舌润苔白，认为本病系风寒袭表，阳气阻遏于内，扰乱神明，邪犯太阳阳明经脉。处方：麻黄、桂枝、葛根、生姜、甘草、羌活、藁本、半夏、橘红。1剂后得微汗，身温肢和，昏迷转烦躁，面色转红润。夜间于原方去橘红，加吴萸、菖蒲、胆星。次日又用原方加至宝丹，夜间又原方去至宝丹，加全蝎、枳实、菊花。次日大便解后，神态稍清以平肝息风，豁痰宁神为治而获效。王晖用葛根汤合麻黄附子细辛汤治刚痉1例。病者产后过早下冷水，继则两膝酸胀，指趾麻木，兼有阵发性痉挛，按类风湿治用激素等效。半年后突然全身发冷，肌肉抖动，舌体麻木，言语不清，继则指趾挛曲僵硬，步履困难，用补钙、补钾、镇静稍缓。次又手足拘挛，痛不可近，舌卷不语，经中西药治疗无效。其症寒战甚，面色苍白，十指簇集，向内弯曲，腕关节呈90°，十趾紧聚，跟不着地，踝关节呈180°，两膝隆起，膝关节屈曲呈90°，全身弯曲似弓形。肘、膝皮肤浮肿，按之不起，体温如常，口渴不多饮，溺短便结，舌质胖，苔白腻，脉沉紧而迟。投生麻黄、生川乌、桂枝各10g，细辛4.5g，白芍、葛根、鸡血藤各30g，防己18g，白术、生姜各25g。2剂汗出小便增多，肿退一半，指趾舒松，腕踝柔软。原方去川乌加附片9g，2服汗出量多，肿势退尽，关节自利，并能行走。继以桂枝汤加黄芪3剂获愈。

葛根芩连汤治热利是常用方，临床上有兼表证者，亦有纯里热证者均可用之。刘玉梅治1例麻疹合并细菌性痢疾患者，麻疹6天，体温40℃，精神委靡，脓血便昼夜20～30次，里急后重，血象：白细胞1.03×10^9/L（10 300/mm^3），中性0.58，淋巴0.42。大便常规：褐色，黏液便（++），红、白细胞（+++），脓细胞（++），不消化食物（+），治以清热导滞，宽胸理气。方用葛根9g，黄连3g，黄芪6g，枳壳、白头翁各9g，焦山楂、广木香、甘草各3g，银花藤12g，连翘9g，大腹皮、莱菔子各5g，每日1剂，4剂痊愈（在住院4天中用过1次安热静、葡萄糖盐水、维生素C静脉滴注）。赵汉波用本方治小儿泄泻，腹痛呕吐，一昼夜计20余次，呈急性病容，Ⅱ度脱水，体温39.5℃，脉搏140次/分，呼吸3次/分，泻下物色黄，睡中露睛，舌红苔薄，少津，脉濡数。证属湿邪内扰肠胃，治宜清热利湿。葛根、炒黄连、炒黄芪各6g，白头翁9g，藿香叶3g，蒲公英、地锦草各6g，鲜石斛9g，天花粉、甘草各3g，2剂后热退泻止，惟有干呕呃逆，乃泻盛损及胃阴之象。继上方去藿香加党参、茯苓2剂而愈。杨俊亭治细菌性痢疾1例，住院2周，红霉素、青霉素、土霉素、四环素、呋喃西林及冬眠灵等综合治疗，大便仍有脓血，恢复较慢。发热不退，泻下脓血便每日4～5次，舌质红，苔厚微黄，证属湿热内郁，传导失职，故下痢脓血，用清热解毒，佐以理气化湿之品，用粉甘葛12g，川黄连、炒黄芪各6g，白头翁25g，广木香5g，粉甘草3g，水煎分4次服，药后大便减少，日2～3次，脓很少，原方加银花6g，槐花9g，2剂后观察2日出院。岳美中治1例乙型脑炎“协热下利”，高热40℃，有汗口渴，面赤唇干，呕吐，舌苔黄而润，大便日2次，用辛凉重剂白虎汤加味，病势反而趋向恶化。因为胃蕴有暑湿，乃协热下利证。前屡投白虎汤，既犯不顾表邪之误，又犯膏母凉润助湿之禁，遂投葛根12g，黄芪6g，黄连5g，甘草3g，1剂甫下，热即减至39.4℃，2剂又减至38.8℃，大便转佳，呕恶亦止，继调理痊愈出院。余干县人民医院中医科报道3例小儿热痢，烦躁不安，经用青霉素、无味合霉素等治多日无效，均用葛根汤原方，或加灯芯，或四君子汤，服1剂热退神静，再剂痊愈。葛根芩连汤治疗热痢，其疗效是较为可靠的，可根据临床症状不同，合消导药如楂肉、神曲；或合凉血药如赤芍、丹参，有加行气药如木香、枳实；有加芳香化湿药如藿叶、佩兰、鲜扁豆等，均可随症而施。

（四）柴胡汤类方的运用

柴胡汤类方是和法的具体运用，此类方药其组织原则与泻心汤类方有一定的内在联系，两者均属于和法的范围。但所不同者，前者柴胡类其作用重在和解半表半里的寒热往来；后者泻心类则重在调和脾胃同病的寒热夹杂，这又是同中之异。

小柴胡汤的运用，王挚峰认为：有通调三焦的作用，即上焦不纳而呕吐作，中焦不化则生腹胀满痛，下焦排泄水谷功能失司就会清浊不分，二便不调，是为升降功能紊乱之故。柴胡升清阳，半夏降浊阴，生姜佐柴胡能升阳，佐半夏则能降浊，更以黄芪去湿除郁热，党参益气生津，枣、草和诸药则升降自如。其治气郁腹胀，属胃肠气机郁滞，不畅者则用本方。如虫痛者，其气亦多郁滞，以本方加雷丸、鹤虱、芜荑、榧子以杀虫解郁。食滞腹痛亦可用此方加陈皮、内金之类消滞解郁。其治外感发热，常用此方加葛根为主，审邪之寒热而权衡姜、芩，察体之虚实而去参、枣。其治诸杂病发热，调和脏气，不论其属余热未清或复感外邪，或是劳复和脏气未平，宜以小柴胡汤调理。其治热入血分，以本方加丹皮、地骨皮治热入血分而夜热较甚，手脚心热之证。李克绍治 1 例原因不明的低热，西医检查找不出病因、病灶，经 2 个月治疗，用激素等无效，病者低热，兼微觉头痛，饮食二便正常，脉象稍显弦细，用小柴胡汤原方，主药柴胡用 24g，共服 2 剂，低热全退，自觉全身舒适而恢复工作。耿培尧治一妇热入血室，病者外感高热，月经适来，每至夜晚妄见妄闻，恐惧烦躁，语无伦次，胸闷难支。服安定、冬眠灵等无效。询其证时冷时热，头痛头闷，纳呆口干，饮后干呕，小溲黄涩，舌质红，苔白而兼黄，脉弦略数，左尺尤甚，按其腹部疼痛。用小柴胡汤加味，2 剂后腹有响动，月经来潮，初见大量灰色黏液，后下多量小血块，4 天后服第三剂，药后一切如常，予归脾汤、定坤丹调理（按：本案所用小柴胡汤，是仿张锡纯经验，以茵陈、生麦芽代柴胡，以竹茹代半夏，以玉竹代党参，并加生地、知母、丹参）。汤万春用本方治 1 例往来寒热兼咳喘，原方去党参加五味，2 剂痊愈。另 1 例寒热而兼湿痰胸闷不舒，以柴胡桂枝汤加苍术、草果。1 剂后改干姜、五味，再剂则愈。又 1 例主症腹胁胀痛，胸中满闷，咳痰如水，食欲不振，头晕便燥，作呕发热，脉弦缓，用小柴胡加减，柴胡、黄芩、制半夏、干姜、五味子、青陈皮、当归身、甘草等，1 剂而愈。

大柴胡汤是少阳兼阳明里实方，近世多用其治胆道疾患。岳美中用本方加味治慢性胆囊炎 1 例，病者右季肋部有自发痛与压痛，常有微热，并见恶心、食欲不振、腹部膨满、鼓肠嗳气，以柴胡、白芍、枳实、川军、黄芩、半夏、姜、枣、金钱草、滑石、鸡内金等，7 剂后食欲见佳，鼓肠嗳气大减，又 4 剂胁痛减轻，微热未退，后改小柴胡汤加鳖甲、青蒿、郁金等调治。岳氏还以本方治慢性肝炎，病者 1 年余，仍轻度黄疸不退，谷丙转氨酶高达 1570U，自述胁微痛，脉左关浮弦，右脉滑大，舌中部有干黄苔，用大柴胡汤治少阳蕴热之黄疸与阳明痞结之胀满，并辅以涤热散结等开心下苦闷之小陷胸汤。柴胡 9g，枳实 6g，白芍 9g，川军 6g，法半夏、黄芪各 9g，生姜 12g，大枣 4 枚，糖瓜蒌 30g，川黄连 3g，7 剂后舌苔见退，弦滑脉减，痞满稍舒，谷丙转氨酶降至 428U，又进 10 剂谷丙转氨酶正常出院。

柴胡桂枝汤方为少阳兼有太阳的主方，是治疗体虚外感的良药，临床用于透发三阳之热亦每收捷效。陈伯涛治疗 3 例发热待查，疗效称著。① 男性，27 岁，病者发热头痛，上午热轻，午后转剧，无疟疾史，无肺结核、伤寒及肝炎史。体温40℃，查血象、疟原虫、肥达反应、脑脊髓液及大便检查，均未发现发热原因，先后用葡萄糖盐水、维生素B、奎宁丸、苯巴比妥（鲁米那）、阿托品、氯丙嗪（冬眠灵）等罔效。证如前述，脉略浮按之弦，用柴胡、黄芩、半夏、生姜、大枣、桂枝、白芍、白芷、蔓荆子、杭菊、青蒿等，2剂得微汗，发热渐减，于原方中加甘露消毒丹，又2剂发热头痛呃逆唇干口苦均大减，守方再2剂痊愈。②5岁女孩，高热惊厥，经西药各种处理，并多次检查疟原虫以及肥达反应，未能查明原因。发热已8天，体温37.2～40℃，上午低热，下午热高，每发热前往往肢寒，热无定时，有时夜亦发高热，脉弦无力，苔薄中略黄边尖俱剥，质红。处方：柴胡、桂枝、黄芩、党参、半夏、生姜、大枣、甘草、白芍、青蒿、荷叶，2剂热退至38℃，再2剂体温归于正常，共服6剂而愈。③体温持续在37～40℃，亦经多种检查以及用各种西药罔效，而予柴胡桂枝汤加减。1剂得汗，再以原方追踪获愈。洪湖人民医院中医科运用柴胡桂枝汤治感冒1例，服本方4剂而愈；治疟疾1例，用本方加常山、草果、乌梅两剂而愈；治泄泻1例，服本方两剂寒热已解，大便已正常，但神疲纳呆，改用六君子汤加减2剂而愈；治病气1例，本方去姜枣加川楝子、小茴香、炒桔梗，3剂而愈。

柴胡加龙牡汤主治少阳兼涉厥阴，叶橘泉用本方治精神分裂症，男性，22岁，精神错乱，恐怖惊疑，不食不眠，目直神呆，情绪抑郁，时时叹息等症，投柴胡加龙牡合温胆汤加减，先后进11剂而愈。钱元龙用本方治三例：①惊悸证1例：患者因路遇病尸受惊，当夜心惊肉跳，夜寐不安，乃至彻夜不眠，举阳遗精，甚则日夜数次。是属肝气郁结，胆气不宁，惊悲伤肾，相火妄动，肾阴被劫，先泻其有余，以解郁泻火宁神。药用柴胡、黄芪、龙胆草、生大黄、半夏、龙骨、牡蛔、茯苓、泽泻、枳实、瓜蒌。5剂夜寐较稳，原方去大黄加礞石滚痰丸、白金丸，又6剂精神渐振，诸恶向安。前方去黄芩、龙胆草合杞菊地黄丸加减，调治而愈。②郁证：因产后流血过多，一度咳嗽发热，痰中带血，情绪紧张，时有癫痫样发作，先以疏泄肝胆、清化热痰治其标，再以养肝和阴、解郁安神以固本，用本方增损获益。③怔忡证：因悲伤过度，心惊跳动，喉间梗塞，甚则胸闷，彻夜不寐，用本方合半夏厚朴汤加减，5剂诸症减，继则原方合归脾汤加减调理而愈。岳美中治一顽固性癫痫病，一女孩11岁，从2～3岁开始有神志发呆，4岁即为非典型性癫痫，8岁多又发作，每次发作长达半小时，每日10次左右，主症手足乱颤、两眼直视、角弓反张、喊叫、昏迷等，证属阳癫，不可强制，宜取和解。予柴胡、黄芩、桂枝、白芍、半夏、党参、生龙骨、生牡蛎、茯苓、生川军、生姜、大枣，服20剂后发作减少，时间缩短，原方加紫贝齿，增龙、牡，生军易熟军。又5剂，癫痫基本停发。后减其量维持，中途小有反复，后以甘麦大枣汤合百合知母地黄汤加味调理。3年后随访，在校念书，精神正常。

四逆散方虽出自《伤寒论·少阴病篇》，实为阳郁而厥所设，是疏肝理脾、肝脾同治之方。李加璞用本方治肝胆疾患取效：①时邪胁痛（无黄疸型传染性肝炎），用四逆散加龙胆草、鸡骨草、败酱草、丹参、麦芽、大枣，先后服12剂，肝大回缩至正常范围，肝功能检查转阴。②阳黄（黄疸型传染性肝炎），用本方合茵陈蒿汤加减，先后服18剂获愈。③慢性腹泻（慢性肠炎），每大便时少腹拘急腹坠疼痛，泻后痛减，大便日3～4次，用四逆散合痛泻要方，并合附子理中汤意，先后12剂缓解症状，后每两日1剂，继3剂善后。④治口香症（神经官能症），病者因生气引起胁痛腹胀，口生香气2年余，每食则感香气自咽上冲，呃气而出，甚则恶心呕吐，心悸失眠乏力，舌苔白腻，脉沉弦等，用四逆散合平胃散加减：柴胡、白芍、枳实、陈皮、川朴、苍术、郁金、山楂、枣仁、寒水石、甘草等，2剂后口香已除。继原方加养血安神、滋阴清热药又进6剂而痊愈，2年后未发。⑤肝胆郁热（胆囊炎），右上腹阵发性疼痛，甚则牵引肩背，胆囊区压痛明显。用四逆散合金铃子散加减：柴胡、白芍、枳实、甘草、川楝子、焦楂、蒲公英、茵陈、元明粉、广木香，2剂后痛止热退，食增，再6剂巩固疗效。随访未发。陈源生运用四逆散极为广泛，其治胃脘痛分三型，一者肝胃不和，痛游走不定，牵及胸背，用本方加青皮、陈皮、香附、郁金。若脘及胸胁窜痛甚者，加金铃子散；口干心烦易怒，加夏枯草、栀子、川楝、川连；泛酸嘈杂者加乌贼骨（鸡蛋壳代亦可）、鸡内金、煅瓦楞；泛酸胃冷痛者加丁香、红豆蔻；泛酸胃灼热者加左金丸；吐血者加白及、藕节、仙鹤草；便秘或便不畅者加草决明；呕吐清涎沫，胃中有水声者，合小半夏汤加茯苓；痰多，湿浊蕴结，合温胆汤；食滞纳呆者加焦楂、神曲、麦芽；郁结不舒合越鞠丸；胸窝痛甚加丹参饮。二者肝脾不和，胃脘多隐痛，闷胀不舒，空腹痛感，食后得缓，便溏，舌淡苔白腻脉细，用本方合香砂六君子汤；若冷痛得温则缓者加良附丸；胃胀喜按，神倦乏力合黄芪建中汤或理中汤加减。三者肝郁气滞，血瘀胃络，痛有定处，拒按，食则痛剧，痛如针刺，或见吐血便血，脉弦，用本方合失笑散。其治腹痛，一是寒痛，用本方去枳实，加官桂或四七汤；二是气痛，用本方合天台乌药散；三是瘀血痛，用本方合手拈散；四是食积痛，用本方合保和汤。若腹泻稀水，合香连丸；若痛而即泻，泻而痛缓者合痛泻要方。其治痢疾，下痢腹痛，里急后重，肛门灼热，尿赤，脉弦或浮弦，本方合香连丸。若下痢赤色加地榆；若下痢白色加桔梗。其治痛气，属热者本方加金铃子、栀仁、橘核；属寒者本方加官桂、乌药、胡芦巴、橘核。其治急腹症，阑尾炎可加红藤、薏苡仁、败酱草、蒲公英；胆囊炎可加郁金、茵陈、金铃子散、鱼腥草、栀子、金钱草、过路黄等。胆结石可加虎杖、金钱草、栀子、郁金、鸡内金、焦楂、芒硝、玉米须、琥珀等；胰腺炎加金铃子散或化裁大柴胡汤。其治肝炎、肝硬化属肝胃不和，以本方加梅花、鱼鳅串为基本方，发黄加茵陈、栀子；便秘加虎杖，甚者加大黄；小便黄赤加车前草、茅根；肝区痛加金铃子散；痛而胀加郁金、佛手片；慢性肝炎合三花汤（梅花、玫瑰花、佛手花）。肝硬化或肝脾肿大、肝区痛，有肝胃不和诸症，以本方加丹参、鳖甲、鸡内金、莪术（体弱者以鸡矢藤易莪术）等。若痛随情绪而异加玫瑰花、佛手片、梅花；若伴见咳嗽，咳痰气急（胸膜炎）加瓜蒌皮、薤白、冬瓜仁、半夏、茯苓。气滞血瘀的胸痛为主、本方加味，化裁为血府逐瘀汤；胁痛为主、拒按加丹参、鳖甲、归尾、瓜蒌仁（体虚者以泽兰易鳖甲）。其治妇科病，月经延后，属气滞血瘀用本方合桃红四物汤；兼气虚合四君子汤。月经无定期，属肝郁气滞，四逆散化裁为逍遥散；兼失眠、烦躁加丹参、柏子仁、夜交藤、合欢皮。痛经属气滞血瘀合失笑散或手拈散，盆腔炎气滞者本方加败酱草、泽兰、蒲公英、益母草；血瘀本方加桃仁、五灵脂、泽兰。其治颈淋巴结核者，初期痰凝气滞，本方加夏枯草、半夏、七叶一枝花；兼低热属颈淋巴结核者，合消瘰丸加葎草、首乌。梁仁瑞用四逆散加味治疗痛乳25例，方药及用法是：柴胡、枳实、青皮、白芍各9g，炙甘草6g，每日1剂，加米汤100mL或水酒各半煎服，用1～2剂取效。作者特别强调以酒煎至为重要，认为本方目的在于透解郁热，调畅气机，促进乳汁排泌。陈酒调煎，能增强通阳化气之力。沈养吾用四逆散加减，即加槟榔、使君子、苦楝皮、青皮、香附、延胡等，治疗胆道蛔虫亦获效。以上柴胡类方之运用概括起来，凡属病在半表半里者，肝胆不和、脾胃同病、虚实兼有、寒热并存的疾病，非表法可以，非攻之所宜，只有图和解而取效，这就只有从柴胡类方中，随证择方。

（五）泻心汤类方的运用

泻心汤类方包括五个泻心汤和黄连汤，干姜黄连人参汤、厚朴生姜半夏甘草人参汤、旋覆代赭汤等，主治脾胃同病、气机阻滞、寒热并存、虚实夹杂之证，临床上多见之于肝胆脾胃（肠）的疾患。赵浩才用半夏泻心汤治3例腹泻，其一二例因饮食不洁，尔后下利益频，腹中雷鸣，心下痞满，经服平胃散及西药止利无效，予半夏泻心汤原方，降阳和阴，使其脏热肠寒而平，服1剂取效。例三因前医下后，日夜数十行，所下为黄色稀水，完谷不化，腹疼时呕，并有轻度失水，予泻心原方1剂，泻止病愈。岳美中治1例慢性肝炎的顽固腹胀，5次住院，用过柴胡疏肝散、四逆散、平胃散、八珍汤等罔效，病者腹胀胁痛依然，后以半夏泻心汤和厚朴生姜半夏甘草人参汤交替使用，收效满意。廖浚泉治3例顽固性呕吐：例1，因左下肢小腿麻木并屈伸困难，行椎管造影检查，当晚开始抽搐，嘴唇青紫而急诊入院，症见头昏头痛、呕吐胃痛，经用溴化丙胺太林（普鲁苯辛）、维生素B_6及苯巴比妥（鲁米那）、异丙嗪（非那根）等药物治疗无效，会诊时呕吐频繁已21天，水谷不能入，食入则吐，吐黄绿水，胸脘痞闷，头昏躁扰，面黄少气懒言，大便数日不行，口唇焦干，舌边尖红，苔白腻，脉沉细，用半夏泻心汤加味：清半夏15g，黄芩6g，大枣5枚，陈皮、枳实各6g，生姜3片，吴茱萸3g，竹茹、干姜各10g，党参20g，炙甘草4g，黄连6g，水煎，过滤浓缩，频频冷饮，药后呕吐已止，后调理而愈。例2，为行再植手术后出现恶心呕吐，经多方治疗无效，诊断为胃肠功能紊乱。例3，因继发青光眼行眼球摘除术后，恶心呕吐频作3天，脘腹闷胀，苦楚难以名状，血压21.3/16.0kPa（160/120mmg），两者均以半夏泻心汤加味，收到止呕消痞之效，尔后据症调理而愈。陈瑞春用半夏泻心汤加枳壳、广木香，治慢性肠炎、肠鸣腹泻已1年余，以此辛开苦降，寒温并用而获效。岳美中用半夏泻心汤治脾胃阳虚型慢性肝炎例，病史6年，胁肋间歇性疼痛，大腹胀满，纳食乏味，嗳气频频，肠鸣矢气，大便溏薄，日2~3次或隔日一行，经5次住院，中西药罔效，以半夏泻心汤原方，1剂后纳差、肠鸣、矢气等症大减，继以厚朴生姜半夏甘草人参汤进20剂病愈出院。周文俊治疗痞证2例，其一病历年余，迭经中西医治未效，症状：从咽喉部至胸脘，满闷不舒，甚则气闭不通，有时自觉有物如长虫自脐下逐渐蠕回蠢动，上升至胸部及喉头，则郁闷痒动，异常难过，久则又自上而下，仍还原处，肛门如有虫扰而痒，腹中雷鸣，食欲不振，倦怠无力，口苦咽干，短气不续，大便数日一行，小便正常，坐卧不安，脉虚软，有时弦而数无力，苔薄白中微黄。前医作为梅核气、痰食等治无效，以甘草泻心汤加苦参，服6剂痊愈。岳美中用甘草泻心汤治湿滞中焦大便燥结证，病者便燥数月，每饥时胃脘胀痛，吐酸，得按则痛减，得矢气则快然，面部虚浮，脉象濡缓，投上方加云苓，3剂后大便稍畅，矢气转多，改用防己黄芪汤加附子，1剂后大便甚畅，痛胀减肿亦消，原方加云苓3剂愈。岳氏还用生姜泻心汤治干噫食臭腹中雷鸣案，病者诊断为慢性胃炎，心下痞闷，体形瘦削，面少光泽，予上方服1周，症状基本消失，改六君子汤调理。

黄连汤的组成，与半夏泻心汤只一味药之差，前者为治上热下寒，后者是中焦寒热并存。李晶治一妇产后出血，络脉空虚，衣被不谨，如厕当风，当时为少阳经见症，医用八珍汤误补，使病反炽，热迫阳明泻利。医又以理中，以火济热，致病者腹部大痛，呕恶胀满不能进食几至数夜未眠，投黄连汤（黄连、干姜、半夏各9g，人参6g，桂枝9g，大枣25g），竟沉沉睡去，诸病恍然若失，再剂告愈。曾桂英用黄连汤加减治急性胆囊炎4例均获效。其中2例去桂枝，均加金钱草、大黄、茵陈、元明粉、黄柏等味，一般服药后即取痛止、热减、黄消之效，并有一位孕妇上方亦获效，并无碍胎之虞。丁荣川用黄连汤治胃病呕吐2例，症见呕吐不已，脐上痛，属寒热不调，胃失和降，用原方加延胡索，服1～2剂取效。有人亦用本方治慢性胆囊炎，症见脘痛引右胁下痞满不舒，食后腹胀，大便溏软，厌油等，以原方加郁金、瓜蒌壳，竟进20余剂告愈。

旋覆代赭汤是治胃虚痰阻之方。陈松筠用本方治眩晕两例取效，例1系梅尼埃综合征，主症头晕旋转、目黑眼花、卧床不起、饮食不能下咽、烦怨、心悸等，以原方去人参、干姜，加陈皮、竹茹取效，后以旋覆代赭汤加香砂归芍善后。例2系脑膜炎后，眩晕健忘，眼黑而昏，闭目不能视物，如坐舟车，一身晃荡，甚则眩而仆地，以旋覆代赭汤加芍药、钩藤、菊花1昼夜进2剂，次日则病去大半，三诊用原方，1周获愈。张雨农以本方治耳源性眩晕，患者形体肥胖，闭目卧床仍觉旋转不已头重如蒙，呕吐不止，脉弦，苔白腻，仿旋覆代赭汤意：旋覆花21g，代赭石15g，半夏9g，藿香15g，茯苓、白术各9g，龙齿、珍珠母各25g，甘草3g，5剂后病势显著减轻，能操持家务，守方加枣仁30g，3剂后痊愈，1年后追访未发。张氏还用本方治神经性呕吐1例，患者面带苦忧，心情抑郁，自觉有气由胃脘上冲至脑而散，纳呆，食入即吐，苔白腻，脉弦，用旋覆花、代赭石、半夏、藿香、青陈皮、白术、柴胡、杭菊、枳壳、郁金、甘草，服8剂呕吐止，后以原方加减重用党参，5剂病除，追访良好。有人以旋覆代赭汤加减治高血压获效。一女性68岁，有原发性高血压病史10年，因争吵后突然头晕剧烈，恶心呕吐不止，血压29.3/16.0kPa（220/120mmg），先以建瓴汤5剂，血压降至24.0/12.0kPa（180/90mmg），呕吐止，继以旋覆花21g，代赭石25g，半夏9g，丹参15g，郁金、柴胡各9g，杭菊、生龙牡、生牡蛎各15g，生甘草3g，服5剂诸症全失，一年多情况良好。罗传根用旋覆代赭汤甚广，一治梅核气，本方去参枣加厚朴、苏梗、海浮石；二治肝胃气痛，本方去生姜、大枣加延胡索、金铃子、白芍；三治慢性肝炎，本方去姜加白芍、郁金、香附、延胡索；四治心下痹（胃脘痛），本方去大枣，加桂枝、瓜蒌、薤白；五治痰喘，本方去大枣加淡附片、干姜、苏子、厚朴；六治食管癌，本方加鸡内金、金钱草、左金丸能缓解症状；又治肺痨吐血，本方去半夏、姜、枣，加生地、丹皮、墨旱莲，可达平肝解郁，敛阴止血的目的。笔者用旋覆代赭汤加减治疗十二指肠溃疡，服5剂后胃脘痞满嗳气减，食量增加，又进5剂临床症状消失，继之调理脾胃巩固疗效。

厚朴生姜半夏甘草人参汤治脾胃虚所致气机滞涩的腹胀满。笔者借以治胃次全切除术后胃腹胀满，嗳气频作，大便不畅，虽以流质饮食为主，亦感胀满不饥，以本方加广木香、佛手片，服5剂后自觉气得下行，腹胀嗳气大减，继服20多剂获效。

（六）白虎汤类方的运用

白虎汤是阳明经证的主方。白虎加人参汤、竹叶石膏汤均系白虎原方的化裁，适用于外感热病阳明气分证。郭可明用本方加减治疗乙型脑炎轻型、重型、极重型随其症而加减。方中石膏用量特大。陈国良等对暑令麻疹采用本方随症加减，透疹期加蝉衣、芫荽、牛蒡子；发疹期加黄连、银花，挟湿者加香薷、青蒿、荷叶等。赵主勋在治疗钩端螺旋体病，症见咳嗽频剧，躁扰不安，舌质红，脉洪大，认为是肺大出血的前兆，用白虎汤加芩、连、栀子、贝母之属。蒋其学介绍黄汝绍运用石膏及白虎汤经验，认为凡热病而脉象洪滑，唇舌质红，苔白稍粗涩，口略有渴意，无恶风寒的严重表证，就可放手应用。其治湿热型流行性感冒，一般退高热2剂愈，治肺炎、乙型脑炎、赤痢、肠伤寒或副伤寒、麻疹等大热不休之证，顽固难退之肺疹热、产褥热等，均随症而用白虎汤加减获益。董岳林亦以白虎汤治大叶性肺炎、流行性乙型脑炎、急性脑炎、产后发热、牙龈炎、鼻衄、糖尿病等均随症加减取效。沙星垣用本方加龙胆草、生地、玄参、牡蛎、天麻、菊花治高血压，连投40余剂，血压降到正常范围。其治糖尿病用白虎汤加生地、花粉、玄参、麦冬、萸肉、山药、黄连，共服30余剂取效。其治鼻窦炎，本方加薄荷、白芷、川芎、菊花、连翘、银花、桑叶等，进20剂而愈。潘泰阶用本方治9例肺炎均治愈，清热解毒选加黄芩、黄连、连翘、银花；咳甚胸痛加贝母、杏仁、郁金、橘络；肺热痰中有血加茅根、竹茹；心中烦热加山栀子、芦根；体质壮实加生大黄；热伤津液加生地、玄参、天花粉；夜寐不安加茯神、益元散。吕再生以白虎汤加苍术、川芎、羌活治钩端螺旋体病，当晚服药翌日体温下降至37℃，第3天即能下床活动，第5天头痛完全消失，调理而愈。陈玉林用白虎汤加清热息风、开窍醒神、解毒止痉等药，治疗乙型脑炎2例，无后遗症，自行步履出院，还以本方加生地、石斛、玄参、泽泻、赤茯苓、鸡苏散之类治疗小儿夏季热病例，疗效满意。苏伯鳌用白虎汤加人参治疗中暑作厥，病者午睡后，昏不知人，身热肢厥，汗多，气粗如喘，不声不语，牙关微紧，舌苔黄燥，脉象洪大而芤，药用朝鲜白参、知母、粳米各15g，石膏36g，甘草9g，服1剂后，脉静汗止，手足转温，神识清爽，再剂痊愈。晏绍复用桂枝白虎汤加减治风湿热1例，病者确诊为“风湿热”、用独活寄生汤未能控制，且体温反增高，见烦渴，汗出，脉洪数，改投白虎汤：石膏24g，知母12g，干草6g，粳米15g，3剂热渐退，关节疼痛未瘥，且现皮下结节，原方加桂枝4.5g，竹叶15g，2剂热退尽，关节痛亦减，再予原方去知母，加玄参调理而愈。徐大池用苍术白虎汤治风湿痹症显效。患者始则腰间痛引右臀部，波及下肢不能行动，经骨科及针灸治疗3个月，步履需人背负，方用生石膏24g，豨莶草15g，炒茅术、薏苡仁各12g，知母、海风藤、木瓜、姜黄、没药、丝瓜络、寄生各9g，生甘草4.5g，两剂后原方去丝瓜络，加伸筋草9g，继服取效。鄂荣滋等治疗妊娠尿崩症，产前阶段用白虎加人参汤加味获效；产后改用桑螵蛸散合缩泉丸而愈。姚芳蔚以白虎汤加减运用于眼科的火胀大头，天行赤眼，阴翳，银星玉粒，涌波翳等。应用原则是：①眼部症状：外障为主，局部红肿，痕滞较甚，刺激症状严重；②舌苔：舌赤少津，或舌赤苔黄而燥；③脉象：滑数，或洪数或洪大有力。凡身体壮实，鼻干灼热，口唇干燥，烦渴，喜冷饮等，可以本方加减施治。徐篙年治热痹（风湿性关节炎）1例，用桂枝白虎汤加减：麻黄、桂枝各3g，羌活、独活、防风各9g，白术12g，知母6g，生石膏、忍冬藤各15g，生熟薏苡仁各12g，赤芍、白芍各9g，紫丹参15g，桑枝30g，1剂后症状显著减轻，原方6剂症状完全消失。万桂华用本方加味治小儿夏季热，2剂均获显效。季汉源以白虎汤为基础治疗流行性脑膜炎36例，获得疗效。陈溪源治温病厥逆重症一例，病初误投荆芥、羌活等辛温燥烈，次又进生地、麦冬等甘寒壅滞之品，酿成坏症。病人昏沉不语，牙关紧闭，手足逆冷，状若“尸厥”。脉象举之若无，重按则沉实有力，苔黑而干，舌质深绛，投白虎合清宫汤加减：生石膏60g，肥知母、川贝各9g，玄参24g，带心连翘12g，天竺黄6g，淡豆豉9g，鲜生地30g，朱染石菖蒲2.4g，郁金6g，活水芦根60g（绞汁冲服），竹叶卷心30支，1剂后神志转清，肢厥转温，继以人参白虎汤加味，2剂后诸症悉减。陈朗清的白虎汤加味治疗荨麻疹2例，其内服白虎汤加地肤子、白僵蚕。外用生芝麻捣烂布包外擦。王品山治1例外感热病，内有伏热之证，病延数日壮热引饮，口干无津，舌苔黄褐，邪热炽盛，以生石膏45g，党参15g，玄参30g，甘草6g，知母9g，枸杞12g，2剂壮热已退，后减石膏，再2剂愈。

竹叶石膏汤是白虎汤之变局，为治伤寒解后的虚羸少气，气逆欲吐之方。李进爵用本方治1例流行性脑膜炎后期余热不清，体温38.3℃，脉来数而无力，苔黄腻，舌质稍绛，唇红，口渴欲饮，有汗，间或泛恶，瘀斑未能全消，自云五心烦热，精神疲倦，以竹叶石膏汤增味：竹叶15g，生石膏30g，党参、麦冬各9g，半夏6g，生甘草3g，粳米15g（荷叶包），全瓜蒌、玄参各9g，1剂后体温36.8℃，再剂体温降到正常，后调理而愈。其治小儿夏季热，以本方加麦芽、神曲等获效。其治火咳以本方加贝母、雪梨汁、紫菀、桑皮等收效。陈华鹰用竹叶石膏汤加味治疗1例蛛网膜下腔出血。病者突然头痛，昏迷2天，颈部硬，巴宾斯基征（+），脑脊液血色，脑压高，检查红细胞（++），蛋白（++），血检揭示感染。先以大黄、元明粉各9g，甘草3g，药后泄泻4次，臭秽难闻，昏厥不作，但心中如焚，烦躁不安，头痛略挫，呕吐更甚，以党参12g，生石膏30g，竹叶、粳米各9g，麦冬、半夏各12g，甘草3g，灶心土1块（溶化沉淀去渣冲入），上药进2茶匙，呕吐即止。药后头痛心烦减，能入睡。以后随症加减，或用僵蚕、菊花、大青叶之清肝泄热；或用蒌仁、元明粉泄热导下，症状日见缓和，后改《本事方》钩藤饮加减，至症状消失出院。陈氏还以本方加减，治疗一例因车祸而至脑震荡，颅底骨折（中颅凹），药用竹叶9g，生石膏30g，红参3g，麦冬12g，半夏9g，甘草3g，菊花9g等，服1剂头痛减半，睡3小时以上。第2剂头痛基本停止，精神逐渐恢复正常。上方加减服多剂，症状基本消失，并恢复工作。李健颐治1例麻疹误用辛热升托之药，10余日热不退，更加呃逆连声，日夜不休，若饮热汤，其呃甚益，以竹叶石膏汤加代赭石，紫石英佐少许姜汁，1剂后呃声渐疏，呕吐亦平，原方加大黄通肠泄热，2剂而愈。徐天池用本方治肠伤寒1例，病已1周余，体温起伏在40℃左右，微汗不解，阴液受损，有内陷之危，仿竹叶石膏汤意出入，生石膏24g，皮竹叶、麦冬、太子参、玉竹、石斛、象贝、银花、连翘、枇杷叶各9g，甘草4.5g，药后热减，后以原方加减治愈。佘宗岱用竹叶石膏汤治疗1例金黄色葡萄球菌败血症余热不退，病程已是第37天。凡对金黄色葡萄球菌败血症有效的抗生素均已用过，有的抗药，有的效果不大，乃全部停用抗生素，改用本方（竹叶、石膏、甘草、麦冬、连翘、黄芩、生山栀、蒲黄），第4天体温即正常，后以上法加减调养2周，痊愈出院。笔者试以本方治疗鼻咽癌1例，头痛剧烈，欲呕，舌苔光剥、质红，表现为气阴两虚、津亏胃热者，在竹叶石膏汤中加蜈蚣、僵蚕、金蝎等，能缓解症状，近期获效。

白虎汤类方的临床运用，非但外感热病，用之多验；内伤杂病，亦可取得奇效。深究其理，实即“伏其所主”、“异病同治”的道理，就显而易见了。

（七）承气汤类方的运用

承气汤类方是《伤寒论》下法的运用，具有攻下腑实、攻逐瘀蓄、泻水逐痰等功用。

这类方包括大小调胃承气汤、桃仁承气汤、抵当丸（汤）、大小陷胸、三物白散、十枣汤、麻子仁丸等。马萃英治1例精神分裂症，病者呼号啼哭不已，目不转睛，唇口深红，俨涂丹泽，大便秘结，属阳明胃热实证，投大承气汤：大黄15g，川朴18g，枳实12g，芒硝12g，一服病愈。杨龙杰用本方加味，治急性机械性肠梗阻1例。病者因饱食豆腐和糯米饭后，引起腹痛24小时，体温38.3℃，脉搏120/分，白细胞计数12.6×10^9/L，中性0.70，淋巴0.21，酸性0.01，神志半昏迷，意识糊涂，呃逆，全腹均无压痛，腹肌紧张，外可见肠管呈梯形排列，证属腑实积秽，热结肠道之肠结症，用荡实破积，除热导滞之寒下法，生姜15g，厚朴24g，枳实12g，芒硝9g，瓜蒌仁12g，木香、甘草各6g，加水煎400mL，煮沸30～40分钟，再下芒硝煮5分钟，煎成约200mL，分2次口服，每6小时1次，药后前半夜腹痛一度加剧，后半夜腹痛好转，继而排出多量恶臭粪便3次，肛门矢气少许，腹痛腹胀均大减，继进前方分量减半，观察3天痊愈出院。赵守真治1例患者，新瘥大虚，大事培补，积至近日，感觉胸腹饱胀，胃纳大减，又进补剂，腹胀益增，医又处六君子、十全大补之类，因而气喘心烦，夜不安寐，口苦胸满，大便不畅，时下稀水，至此医者尚不觉悟，仍复一贯温补，遂至神识昏乱，谵语不休，拟大承气汤加玄参、麦冬，进2剂腹泻腹胀减轻，谵语未止，改用栀子大黄汤，2剂热清神清，继之滋阴健胃竣功。

小承气汤功专行气泄热，王克澄用治不全性肠梗阻1例，患者腹胀而阵痛，大便7日未通，无矢气，经灌肠只排出一枣大硬粪，尿赤，口不渴等，用大黄、枳实、川朴、莱菔子各9g，元明粉（冲）、麻仁各12g，楂肉、神曲、槟榔各6g，木香、陈皮各4.5g，药后大便3次，诸症消失，翌晨出院。朱敬修治腑实热结燥证，病者腹痛5日，全腹满实拒按，胸膈痞满，面赤如醉，烦躁妄言，呻吟狂叫，腹痛频仍，为状甚苦，便秘腹热，舌苔厚浊，舌质干燥，脉左弦数，右滑数，西医输葡萄糖盐水，给氧，胃导管排气，准备手术，姑拟小承气汤加味：生大黄（后下）、枳实各15，厚朴、绵茵陈各12g，金铃子9g，郁金6g，蚕沙9g，莱菔子18g，药后下黑积粪2次，有蛔虫、腹痛大减，翌日原方加黄连又下大便2次，第3天原方去大黄、厚朴、蚕沙，加银花、连翘、滑石、木通之属，再3剂而安。

调胃承气汤功专泄热润燥，吕俊烈等用本方治疗中消证，病者善食善饥，每天虽进7餐，仍感饥饿，并有上脘部嘈杂，疼痛，口不渴，小便如常，大便秘结，数日未通，苔黄口燥，脉滑有力。尿糖检3次均阳性，用调胃承气汤加味：大黄、芒硝各6g，甘草、黄芪各4.5g，知母、麦冬、生地、牛膝各9g，石膏12g，水煎服18剂后，诸症消失，尿糖转阴。

桃仁承气汤是攻下逐瘀的专方，但临床运用又不限于逐瘀，如张仲元用本方治蛲虫3例，男2例，女1例，小孩2例，成年1例。症见肛门奇痒，以至失眠，精神过敏，腹痛，便秘等，用桃仁9g，桂枝12g，纹军、甘草各6g，芒硝3g，将前4味加水400mL，煎成200mL，投入芒硝调匀，每次服100mL，日服两次，1～3剂症状完全消失。黄展鹏用本方治热结膀胱蓄血，其症身微热，小腹不舒，似痛非痛，小便如常，全身不舒，烦躁不宁，间有谵语，状至发狂，脉沉弦，舌质红而带紫，苔微黄，予桃仁承气汤3剂而安。潘山龙治1例因左攀丸肿大胀痛，经治消肿后，每尿后少腹胀满且疼痛拒按，小便频数，每尿后腹痛达两小时之久，予桃仁承气汤取效。又治1例经水适断发狂者，用桃仁9g，元明粉（冲）、炒大黄、桂枝各6g，石菖蒲、甘草各3g，淡竹叶、炙远志各4.5g，生铁落3g，

2剂后月经转，色紫黑，神志转清，时吐痰沫，继以温胆汤加味巩固，终以香砂六君调理而愈。赵建东治1例癫狂，一女患者，情志郁结，初则从痰浊迷窍、肝火躁动治疗，施以镇肝宁神罔效，遂发展到逾垣跃屋，不避亲私，坠井跳河，以桃仁承气汤原方，药后得大便，势略平，又进一剂神清，索饮，后以原方减量，加沉香、礞石，2剂基本痊愈。两年未复发。丘敏亦以此方治精神失常者，因劳忧过度，精神失常，终日骂詈，用桃仁30g，大黄45g，甘草15g，桂枝9g，芒硝18g，服半剂下黑粪五六枚，精神安定，再经调理数天而愈。丘氏还治产后精神失常，狂言乱动，少腹坚结，以本方大便得通，精神复常。叶橘泉用本方治1例闭经而导致精神失常，先以大剂桃仁承气汤，后以抵当丸，月经始潮，神识清晰，因去抵当丸硝黄，加桂枝茯苓丸方，调治而愈。又治1例胎盘残留，用本方加当归、川芎、丹皮，2剂流血全止，原方去硝黄，加当归、芍药、黄芪，两剂后排出一物长约6cm、宽3cm余的残留胎盘，又治1例齿龈脓肿，原方1服大便畅下热退肿消。再剂全身症状消失，后以银翘败毒散加减数剂而愈。又治1例脑充血者，以本方加牛膝、川芎，服1剂取效，继进数剂而愈。其治代偿性咳血，以桃仁承气汤加侧柏叶浓煎冷服，治疗10余日，以本方为主获效。彭笑春治瘀血腰痛1例，腰痛伛偻，步履困难，俯仰不得，经用八珍汤、肾气丸、独活寄生汤、苓桂术甘汤、虽服后有时减轻，终难获愈。又用麻黄附子细辛汤加肉桂，仍如水沃面，后以桃仁承气汤去硝黄，加归尾、赤芍、黄芪、桂枝易肉桂（仿补阳还五汤意），进4剂，痼疾得愈。潘氏亦以桃仁承气汤合二妙散治疗痹证全身关节疼痛，以指、膝、趾关节尤甚，两侧膝踝关节红肿不能伸屈，体温38℃，口渴欲饮，溲赤便秘，舌红苔黄而干，脉数而涩，服上方6剂而愈。潘氏还以本方加减治眩晕、治痛经均获良效。曾氏治1例大面积阴道血肿，产后3天自觉下身不适，小腹胀痛，小便不通，小腹急结胀痛，彻夜不眠，妇科检查大血肿堵塞阴道，血肿由阴道左侧壁至穹隆部并向左侧子宫韧带及腹壁外向上蔓延至肾区，腹部触痛，于左侧肾区处向腹股沟可触及条形肿块，确诊为阴道大面积血肿，压迫膀胱及尿道而致尿闭。用桃仁承气汤加当归、红花、党参、田三七，服2剂（18小时内服完），药后下瘀块约2L余，小便亦随之而通，诸症消失痊愈。陆文彬治子宫脱垂1例，因胎盘残留致大出血，手术取出残留物而血渐止，后觉阴部坠胀，妇科检查为Ⅱ度子宫脱垂，拟用大黄、玄明粉、条芩炭、红花、粉甘草各9g，桃仁、地榆炭、连翘、莲房炭各12g，桂枝3g，净银花18g，全瓜蒌24g，枳壳30g，三诊后病情显著好转。裴正学治1例暴发型痢疾，经多方抢救，抽搐减轻，但昏迷加深，出现陈-施呼吸，瞳孔两侧不等大，经阿托品静脉滴注，呼吸衰竭明显改善，停止阿托品疗法，改用新订桃仁承气汤：大黄、芒硝各15g桃仁、桂枝各9g，甘草、黄芩各6g，木香3g，马齿苋30g，加水1000ml，煎至300ml，分3次鼻饲，3小时内鼻饲毕，肛门排出黏液脓样物500ml，呼吸逐渐平稳，脉见有力，仍呈深度昏迷，继用体液疗法及抗生素。同时，再以上药1剂鼻饲，饲药期间，神志逐渐清晰，呼吸完全恢复正常，后以前方减大黄、芒硝至9g，加当归12g，白芍9g，上油桂2g，每日1剂，3剂痊愈。丘敏用治妊娠腹胀1例，妊娠11个月，腹不甚大，自觉腹满不舒，医投疏气行血之药见效，后确诊为妊娠，胎儿不能正常发育之故，按脐下膨胀而有痛感，此乃气血停滞不能养。因思前医用行血之药既已有效，法当取桃仁承气汤调之：大黄12g，桃仁9g，桂枝、芒硝、甘草各6g，服后腹中感痛，翌晨，下腻便频多，腹部顿爽，嘱以饮食调养，逾月产下一男，母子平安。丘氏又治产后血瘀1例，7个月流产，小腹时痛，痛必下血，或见血块，经用止血剂注射，中药补血剂未效。后用桃仁承气汤原方（桂枝用肉桂），服6剂下一物为肉块，血遂止，调理而安。

大陷胸汤治水热互结的结胸证。钟一棠治一男性已病6个月，头痛项微强，热甚气促，不咳，按脘腹痞满而痛，寸脉浮而关脉沉，舌苔黄糙，用大陷胸汤：生大黄18g，元明粉12g，甘遂9g，粳米一撮。服第1剂后4小时，得畅泻积粪，再行2剂则愈。黄展鹏亦治结胸1例，病者寒热，不大便7天，泻下数次，仍心下满不思食，疼痛拒按，头微汗出，投生军9g，芒硝12g（冲），甘遂末1.5g，另以大枣煎水和服，一剂泻下两次，心下疼痛已去七八，再剂诸症悉除。汪济美用大陷胸汤治疗留饮1例，病者少腹至心下痞满胀痛，拒按，心中懊侬，起卧不安，大便秘结，口渴，舌燥苔黄，脉寸浮关沉，以原方药后得快利，胸腹满痛顿减，诸症减轻。再3剂减量，停药数日，诸症复见，反复2次，续与前方1剂，后吐清水悉平。吕忠岳用加味陷胸承气汤治疗肠梗阻病。林济庵用新加陷胸汤治疗胆石症获效。岳美中治一例胃窦炎，胃脘胀痛，便结如羊屎，五六日未行，心下拒按，初用小陷胸汤，继以甘草泻心汤增损取效。

十枣汤是功专逐水剂。张氏用本方治疗渗出性胸腹炎51例疗效满意。胸水在11天内改善者达96%；在20天内完全消失者达88.2%，积液平均消失时间为16.2天。治疗方法，确诊有胸水的病者，按积液程度大、中、小三种：积液在第2肋间以上者为大量；在第3肋间者为中量；在第4至第5肋间者为小量。以大戟、芫花和甘遂研极细末备用。另以大枣10～15枚破后煎汁300mL，上午10时空腹服枣汤一半，5分钟后再将药末拌枣汤送下。隔日1次。一般多4～5剂为度，在8天内积液明显减少，20天以内积液消失。积液改善最快者3天，最慢者17天，比抗痨法效果高1倍左右，治疗过程中病人均有大便稀薄及次数频繁现象，副作用极微。剂型以粉剂为佳，疗效较水剂和丸剂为好。赵聚凯治渗出性胸膜炎1例，病者咳时牵引胸胁疼痛，尤以右肋明显。不能平卧，动则气喘，X线透视右胸腔有中等量积液，诊断为渗出性胸膜炎（悬饮），予甘遂3g，芫花6g，大戟3g，大枣4枚，枳壳9g，5剂后诸症减轻，原方加党参12g，继5剂咳减气喘平，已能平卧，原方芫花改为3g，继5剂胸腔积液已吸收。运用十枣汤治疗胸腔积液的报道，如顾氏的胸腔积液20例观察。施氏的10例结核性渗出性胸膜炎疗效初步观察。陈氏以加味小陷胸汤合加味十枣汤治疗渗出性胸膜炎3例等。此外，尤氏还以十枣汤为主治疗5例鼓胀。陈氏以十枣汤合瞿麦合剂治疗7例晚期血吸虫病，进行了临床观察。张氏应用十枣汤治水肿。石氏以十枣汤治肾性水肿，都起到较好的逐水作用。林映青还用十枣汤治疗胃酸过多，病者因劳后喝冷水得胃病，嗜冷则痛更甚，且多呕吐酸水，历时已有年余，经服十枣汤2剂后，胃酸锐减，再剂酸水消失，因轻泄以参术苓枣水煎3服愈。

抵当汤是逐瘀峻剂。王挚峰报道用本方治三叉神经痛1例，病者始在左面部三叉神经分布区剧烈跳痛，每次疼痛多由左侧牙痛诱发而波及左面部及左眼球，并流泪不已，每次历时20～30分钟，坐卧不安，经用各种西药、指压以及两次住院治疗，最后发现病者目珠有红筋，唇黑，牙龈有暗紫色，用抵当汤合逍遥散加减：虻虫、水虻、大黄、桃仁各6g，云苓、柴胡、白芍、白术、当归各9g，川芎5g，甘草3g，药后症状显著好转，头痛减半，次日大便排黑色稀粪1次，连服19剂头痛痊愈出院。

上述承气类方，用于攻逐热结、食积、癖血、痰水，取效甚捷。所治的病种之多，蔚然可观。

（八）四逆汤类方的运用

四逆汤是论中温法的运用，为少阴阳虚寒甚的主方。这一类方以姜、附为中心，其变通加减，随阳虚阴盛的病机不同而化裁。陶晋潜用本方治疹逆证2例。例1，一小儿患病已5天，体温35.6℃，咳嗽流涕，无热恶寒，肢冷贪睡，呕吐痰水，大便稀白，呼吸徐缓，心跳较慢，面色晦白板滞，额耳发际略现灰疹，是属真阳不足，阴邪内踞，正不胜邪，疹毒内陷，急以回阳救逆，透疹达邪。附子6g，干姜3g，炙甘草2.4g，麻黄1.8g，细辛0.9g，法半夏4.5g，厚朴2.4g，杏仁、贝母各9g，橘红、桔梗、牛蒡子、蝉衣各4.5g，葱白头8支，灶心土60g，水煎，不拘时间频与饮服，药后得汗，咳转剧，夜烦，吐止，手足转温，精神较振，体温38.8℃，胸腹背部疹透色红，四肢臀部未透，继用麻、附、升麻、连翘、桔梗、桑皮、杏仁、橘红等同上服法，药后体温升至39.6℃，疹郁全身，色红舌润，表现为虚寒转热之证，续用麻杏石甘汤加味，前后4天治愈。例2，为阳微阴盛，气弱厥逆，疹毒内陷，用四逆合麻附细辛加黄芪、党参等，再合苯甲酸钠咖啡因、葡萄糖氯化钠、维生素，取得显效。汪万顷用四逆汤加黄连，治小儿腹泻70例。其用法是：先将附子1.5g，干姜、甘草各9g，加水350mL，微火煎至150mL，再加入黄连9g，用微火煎至80mL，过滤后加入砂糖适量，煮沸后备用。每次8mL，4小时服1次。其中2例均为消化不良而引起呕吐、腹泻，属脾肾虚寒，邪热流连胃肠，以上法取效。李氏用四逆加人参汤，治心动过缓证1例，病者胸中满闷，手足发凉，脉转沉迟，予原方6剂痊愈，后未再发。天津和平区第二防治院，运用四逆生脉合剂与独参汤治愈急性心肌梗死并发心源性休克。杨友梅用四逆汤加味抢救大剂量氯丙嗪急性中毒1例，获得效果。张氏以四逆汤加减方治疗胃下垂2例，临床观察满意。四逆汤本方是这一类方的基础，也是以姜、附为主药的加减化裁的典范。它的变通加减是：

通脉四逆汤是为阴竭阳亡之证而设。许云斋用本方治格阳2例。例1，一“风湿”患者经西药百乃定、青霉素、链霉素、合霉素，中药银翘散、柴葛解肌汤，病不已而出现但欲寐等少阴格阳证。予附子1.5g，干姜2.4g，桂枝0.9g，黄芪2.9g，甘草1.5g，煎冷服。药后即索食，续进1剂，药后半夜发冷发热一阵，额上胸部微汗，后安睡至晨热退身凉而愈。例2，一重感冒患者，经用百乃定、青霉素、链霉素数日，热终不退，予姜、附、草三药煎冷服，药后6小时诸症痊愈。马英萃用通脉四逆汤治藏结1例。病者因食果饵而引起腹痛，发自两胁，下趋少腹，自申至戌，疼痛如掣，辗转呻吟，举凡内服外敷药不效。面色青黄，额上微汗，言而微，呻声弱，手足冰冷，外肾收缩，舌白无苔，脉沉微。予炮天雄30g，干姜21g，炙甘草9g，嘱服2剂，药后安睡，继之以真武汤加龙、牡之轻剂而愈。许云斋用本方治少阴咽痛，病者咽干疼痛，兼紧胀，以至胸胀不舒，胃纳不佳，经青霉素注射，内服西林片、薄荷喉痛片病未除，喉部似有痰阻，咽不肿，吐之不出，咽之不下，饥不欲食，精神疲惫。以附片、干姜、生姜、桔梗、甘草各9g，大枣5枚，6剂后咽痛减轻，咽干欲热饮消失，予原方加白芍，再2剂症状全无。袁文裴治1例少阴格阳证，病者突然高热，恶寒，头昏口渴，小腹阵发性微痛，弗能熟睡，坐立不安，医投杏苏散不效。改医仅投银翘散加味，病情尤剧，至此病者仰卧，意识全失，面色惨白，口唇不干，身热肢厥，脉浮散无伦，予干姜9g，制附子15g，炙甘草9g，葱白9茎，续随子3g，服1剂意识全复，2剂诸恙大减，小便量多而冷若雪冰，3剂痊愈。

茯苓四逆汤是扶阳救阴之方。周连三用本方治阳亡正虚烦躁1例，病者初起头痛微烦，屡经医治，因其烦躁，多用寒凉，遂至两目欲脱，烦躁欲死，以头撞墙，高声呼烦，面色青黑，精神疲惫，气喘不足以息，急汗如洗，四肢厥逆，脉沉细欲绝，方予茯苓、炮附子、炮干姜各30g，甘草20g，急煎服后，烦躁自止，后减其量，继服10余剂而愈。

周连三又以茯苓四逆汤，治一发热不愈正虚亡阳之证。病者因外感用辛凉、苦寒而致卧床不起3个月，面白无华，精神恍惚，凉汗大出，语声低微，气息奄奄，四肢厥逆，六脉微绝，以茯苓30g，炮附子、党参、干姜、甘草各15g，上方两日内连服7剂，汗止脉复，继20余剂而愈。

周氏还以本方治虚寒眼疾1例，女性，45岁，乳子年余，月经淋漓不断，经量过多，继发眼疾，目昏，视物不清，剧烈疼痛，眼目红肿，内有白翳，其泪满眼，腰疼如折，腹痛如绞，四肢欠温，六脉沉弦，用茯苓30g，桂枝、附子、干姜、首乌、白芍、甘草、党参各15g，服2剂痛止，月经恢复正常，改用苓桂术甘汤加白芍、首乌、丹皮，4剂翳消病愈。

周连三运用茯苓四逆汤治癫痫1例，经大剂硝黄泻下，病者沉默痴呆，语无伦次，心悸而惊，头痛失眠，时喜时悲，四肢厥冷，六脉沉微。茯苓30g，炮附片、党参、干姜各15g，甘草12g，牡蛎30g，龙骨15g，3剂后神志清醒，头痛止，四肢温，改用苓桂术甘汤加龙骨牡蛎，服10余剂而愈。又以原方加赤石脂、肉桂、砂仁治虚寒泄泻取效。

白通汤原为通阳止利的主方。赵林堂借用治寒厥，疗效显著。诊断为：雷诺综合征。初则双脚冰冷，5年后冬天不能离火（气温22℃就要烤火），鞋袜烤焦，仍不觉暖和。热天不能沾凉风，白天坐阴凉处，两足要放在太阳底下晒，晚上乘凉，两脚要盖薄被。冬天如不烤火，则如立在冰雪中，奇冷，使他日夜难以忍受。曾服用过姜、附、鹿茸、肉桂等，又经用封闭、电疗、注射组织浆，但治疗年余，亦无变化，其经5年多无效。用白通汤共46剂，生附子23.6kg，干姜3.6kg，葱白600根，煎时先将生附子煎两小时再下余药，经连续治1年余痊愈。刘宇用白通汤加味治头疼1例，病孩12岁，每晨起头疼绵绵，自汗，精神倦怠，畏寒喜热，舌淡白脉沉细无力，至中午不治自愈，用熟附片6g，干姜4.5g，炙甘草4.5g，葱白3根，2剂而愈。

真武汤是治阳虚水泛之剂。唐声庵用本方治浮肿1例，病者头面下肢午后浮肿，用中西药3月余，病日增重，全身除胸部及手心未肿之外均浮肿，按之凹陷不起，小便稀少，饮食不进，口渴不饮，身寒着衣不暖，舌苔黑而滑润，舌质红色娇艳，脉浮大无根，用炮附片60g（先煎50分钟），白芍、甘草、白术各24g，党参60g，肉桂6g，生姜30，煎3次，头次顿服，二三煎频服，1日尽剂，服3剂浮肿已消十之六七，舌不黑，脉不浮反沉，上方姜、附、参、桂、生姜减半量，继4剂而愈。岳美中亦治浮肿1例，四肢浮肿易冷，下肢尤甚，小便少，腹胀，脉沉微，予真武汤原方，4剂后小便见多，再数剂浮肿见消，惟夜间不利，改用实脾饮以止泻。张洪彩治震颤1例。病者产后40天，始觉震颤，逐渐发展至身不自主，不能稳坐，并有舌颤，言语不利，憋气，以长息为快。检查神经系统无异，服西药不效，中药补气活血，柔肝舒筋，舒肝理气，平肝潜阳均不见效，以真武汤加味：茯苓30g，白术24g，制附子12g，白芍15g，生姜12g，桂枝9g，半夏12g，生龙牡各30g，甘草6g。2剂颤动停止，睡眠好转，自觉头有阵阵轰鸣。上方白芍改用30g，加钩藤12g，磁石30g，再3剂痊愈。唐声庵治哮喘1例，病者服小青龙汤，发热而出大汗，头昏眩难以自主，气陷欲脱，面青肢冷，心悸短气，喘咳不能卧，小便不利，舌质淡，六脉沉微欲绝，方用炮附片30g，白术、白芍各12g，茯苓15g，桂枝9g，补骨脂12g，五味子6g，生姜30g，服药后症情好转，生姜减半，桂枝易肉桂，又5剂症罢；继以右归丸调理。唐氏又用真武汤加味治狐病1例。病者宿患痛气30余年，近日立则疼剧，剧则巅眩而呕吐痰涎清水，苔白多津，舌质淡，脉沉微，用炮附片30g，白术12g，肉桂、生姜各15g，水煎3次，分6次服，每日服3次，5剂诸症消失。并以枳术丸（《金匮要略》方）调理善后，恢复工作。许宝镜治阴盛格阳1例。病者秋令洗澡后，当晚即恶寒发热，头痛，面赤，身疼，腰痛僵硬。医投新加香薷饮加滑石、芦根等，2剂症状加剧，恶寒虽罢，身灼热如焚，息高气促，语声低微，面红，腰僵硬，头汗如珠，烦躁不得卧，口渴不欲饮，小便赤，舌苔干燥，脉洪大搏指，用真武汤加味：附子9g，北姜6g，茯苓、白芍各9g，白术6g，牡蛎30g，龙骨15g，童便半杯冲服，药后汗出热退，但身尚僵硬，腰痛如折，继以五苓散用肉桂加木瓜、当归，2剂腰痛告愈。唐声庵以真武汤加味治发热1例，病者素体阳虚，偶感外邪，日晡热甚，头昏食少，先以辛凉解表，次进淡渗化湿，继以养阴透热，均未效而反增剧，自觉小腹发热，日晡热甚、如火焚之状（皮肤扪之不热），背心恶寒，头昏闷，午后则剧，剧则心悸不安，腹胀满不欲食，饮之则反涌吐痰涎，小便数日一解，无燥屎，苔白有津，脉浮无根，用炮附片30g，白术15g，茯苓18g，白芍24g，肉桂9g，龟板15g。龙骨、牡蛎各30g，炙甘草、生姜各15g。2剂后症减能稍事行动，上方去生姜，附片减为15g，连服4剂症罢，继以桂附地黄丸善后。韩其江治自汗证，诊断为自主神经功能紊乱。用固表止汗诸方无效，予真武汤5~6剂后即恢复正常。许云斋用真武汤加味治愈失音1例获愈。陈敬镰运用真武汤对阳虚水泛所致各证的治疗是：水肿（水气侵脾）原方加泽泻、桂心；痰喘（水气犯肺）原方加干姜、细辛、五味；惊悸（水气凌心）原方加桂枝、龙骨、牡蛎；眩晕（水气入肝）原方加钩藤、天麻；戴阳（迫阳上越）原方加人参、桂心、干姜、童便；滞利（挟浊下注）原方加桂心、干姜、故纸、龙骨。阳虚，一般以形寒肢冷，神萎面白，舌淡，便溏，脉微细或沉迟等为主症；水泛，一般以侵脾之浮肿，犯肺之痰喘，凌心之悸动，入肝之眩晕，上迫之浮躁，下注之滞利等主症。陈氏之见，确系经验之谈，可资临床借鉴。

理中汤属四逆辈，是温补脾阳的主方。徐嘉民治1例夏令急性吐泻。病孩3岁，已病4日，面色青白，两目眶陷落，神疲作倦，躁扰，烦渴，洞泻清水，四肢抽搐，舌苔灰黑边赤，脉搏轻按浮洪频数，重按则细微似无。方用党参、白术、炙甘草各3g，炒白芍9g，黄连3g，乌梅3个，干姜2g，木瓜3g，2剂诸症减，继调理脾胃而愈。褚玄仁亦用本方治泻痢，服西药已转稀，但感肠鸣辘辘，隐痛，便下不爽，间杂黏稠，腹皮发冷，口淡，舌淡红，诊为暑湿伤中，拟理中加佩兰、藿香、黄芩，3剂病减，续调理愈。刘振声治小儿泄泻1例。病者突然前阴流出白粉，色如刷牙粉。自此尿量渐少，以至全无，泄泻仍不止，唇黑肢厥，拟用理中加附子3剂此症消失。作者认为，前阴流出白粉状，可能是中焦阳虚寒凝，影响膀胱布化之故。苏如林治一产妇调养不慎，导致泄泻，病延月余，自觉形寒腹胀，呕吐清水，饮食无味，便溏完谷不化，心悸短气，面色苍白，用党参、炒术、炮姜、吴茱萸、陈皮、肉桂、艰肉果。5剂呕吐止，便次减，改异功散加减治愈。褚玄仁用本方加味治溃疡病1例。胃痛10余年，诊断为胃小弯溃疡，隐痛绵绵，食则胀满不适，嗳气痛不缓解，形寒怕冷，面色萎黄虚浮，肠鸣便溏，拟附子理中加良附丸、白芍、云苓等。前后共服3个月后，溃疡愈合。宋国雄治一虚寒胃痛者，已病10多年，诉胃脘痛，有如水球在胃内凝滞，频作嗳气吞酸，得进热食则舒，面色晦暗，腰膝酸软，四肢清冷，便溏溺清，脉沉迟而细弱，以附桂理中汤加味，服6剂病减近效。褚氏以理中加味治慢性肝炎1例。病者肝炎1年余，黄疸虽退而肝功能始终不恢复，右肋下隐痛不舒，纳少便溏，属肝病迁延，损及脾阳，寒湿不化，治肝实脾，以附子理中加茵陈、茯苓、焦楂曲等，服用1个月后肝功能已正常。褚玄仁还以上法治肺心病1例。病者咳喘10余年，近来夜不能平卧，且常腹胀脚肿，进油脂食物，便泻滞胨，浮肿加重延及全身，面色晦暗，精神委靡，气息短促，语言低微等，属肺肾阳虚火衰，心阳亦馁，更有痰湿食滞，互结为患，用生晒参、熟附片、焦白术、炮姜、川黄连、云苓、桂枝、苏子、泽泻、焦楂曲、怀山药、炙甘草。3剂后脘痞咳喘浮肿诸症均基本解除。继以异功散及肾气丸调理，体力恢复尚好，能参加劳动。肖芳培报道1例风湿性关节炎，慢性腹泻，用桂附理中汤加黄芪、白芍等，取得满意的效果。周氏用连理汤治疗14例慢性肠炎，临床观察满意。云南省老中医学术经验交流会，介绍运用理中汤加减化裁治疗崩漏、痢疾、胃痛的体会。袁文裴用理中汤治1例寒霍乱（按：可能是指急性胃肠炎）。病者因食多量葡萄后受凉，顿时呕吐泄泻，状若米泔不臭，无里急后重，冷汗淋漓，目陷气促，四肢逆冷，已越肘膝，手足转筋，脉浮取似无，沉取微涩而渐退，势已燃眉，急灸膻中、志室（双）、闾尾、气海、关元等穴，继而炒盐填于肚脐中灸神阙穴，再用附子理中汤加吴茱萸、荜茇等，6剂大有好转，继以升阳益胃汤加减善后。

甘草干姜汤是辛甘合用，为理中汤之半，重在温补中焦。岳美中借用治鼻衄1例。病者素有鼻痂，因劳累后当晚开始衄血，势如泉涌，历5个多小时不止，面色如纸，冷气袭入，脉有若无，神志已失，急投炙甘草、炮干姜各10g，煎冷灌服，两小时后手足渐温，神智渐清，脉复语出，衄亦遂止，翌晨予阿胶12g顿服，病未再发。

四逆类方是论中治阳虚的主方，是温法的具体运用。凡脾肾阳虚，寒邪内盛之证，多在这类方中选择运用。尤其是少阴阳虚，病至垂危的关键时刻，应当有胆有识地果断地用四逆回阳救逆，驱散阴霾，拨乱反正，振奋残阳，使之化险为夷，挽回败局。

（九）其他方的运用

1. 五苓散

五苓散乃化气行水，两解表里之剂。其运用可随症而异，因寒热而化裁。李克绍治尿崩1例。患儿多饮多尿，尿相比密度（比重）为1.007，神色脉象无异，惟舌色淡，有白滑苔，像一层薄薄不匀的粗糊，予白术、茯苓、泽泻、桂枝、猪苓，2剂症状见轻，原方又2剂取近效。谷越涛用本方治湿疹，病者两上肢颈部密布粟粒样疹点，渗水甚多，点滴下流，轻度瘙痒，身微恶寒，汗出较多，口干饮水，以五苓散原方去猪苓加薏苡仁，1剂后渗水明显减少，全身出汗基本停止，恶寒消失，口干减轻，再3剂痊愈。林同鑫治产后癃闭1例。产后2天，宫缩正常，初感尿频，排尿不畅，继之点滴不出，如此5天，导尿4次，服中药清利剂4剂，针灸1次，均未取效。症见小腹胀满，小便欲利而不能利，微伴热疼，口不甚渴，舌质微红苔薄白，脉沉滑而数，属水湿化热，积聚膀胱，郁而不行，用官桂、黄柏各3g，白术、茯苓、猪苓、冬葵子各10g，泽泻、车前子、飞滑石各12g，怀牛膝6g，服后6时许，欲小便，只数滴。第2次服后经时许，觉小腹胀满难忍，并伴肠鸣，即下榻小便，则豁然通畅。第3天出院，小便畅通无阻。陈伯涛亦以本方加知母、黄柏、冬葵子、六一散，治产后尿潴留，每剂只服头煎，4小时服1次，取得显效。

2. 猪苓汤

猪苓汤是利水育阴之方。岳美中用本方治慢性肾盂肾炎，病者长期发作，久治不愈。发作时有高热，头痛，腰酸，腰痛，食欲不振，尿意窘迫，排尿少、有疼痛感，尿中有脓细胞、上皮细胞、红白细胞，培养有大肠杆菌，予猪苓汤原方，6剂后诸症消失。并服肾气丸类药以巩固疗效。岳氏又以猪苓汤治输尿管结石，服14剂小便血止，尿转短赤，腰仍痛，改用石韦散加减服近20剂，结石排出，诸症消失。朱氏等用五苓散与五皮饮加减治疗急性肾炎，取效。徐氏用五苓散、五皮饮加减治疗小儿水肿1例，获得疗效。孙氏运用五苓散对急性肾炎40例进行了临床观察。旅大市金县华市地区医院，运用五苓散加减治疗阳水，即急性肾小球肾炎，获得疗效。四川雅安地区医院运用五苓散汤剂于眼科疾病，治疗中心性浆液性脉络炎，视网膜病52例，对临床疗效分析，认为满意。特别值得提出的是，杨氏运用重剂五苓散，治疗脑积水症，取效，为这一疑难病症丰富了治疗方法。

3. 炙甘草汤

炙甘草汤是治阴阳两虚、心动悸、脉结代的主方，对于期前收缩（早搏）的治疗，疗效较为肯定，报道甚多。李克绍等对用炙甘草汤加减治疗心脏期前收缩进行了初步观察。湛江地区医院亦有炙甘草汤治心律失常21例，并做了疗效分析和初步的机制探讨。黄氏以炙甘草汤加味治疗频繁期前收缩25例，进行了初步的临床小结。郑氏用炙甘草汤治疗心律失常疗效的点滴体会，说明本方的近期疗效是满意的。丘氏亦用炙甘草汤治疗心律不齐，均取得了不同的效果。万泽东运用炙甘草汤治期前收缩4例，其加减是：兼风湿者，加苍术、牛膝、防己、木瓜、薏苡仁、焦柏；心悸闷痛者，加川芎、黄芪、茯神、琥珀、龙齿；以及加丹参、朱砂、柏子仁、丹皮等收到近期疗效。岳美中用炙甘草汤治心动悸，脉结代1例取效，并对本方的方意、用量作了论述。且特别强调加酒入煎的作用，这对临床是有意义的。孙氏报道用炙甘草汤治疗锑剂性心律不齐，亦可获临床疗效。笔者体会，临床上运用炙甘草汤，尤须明辨阴阳，阴虚甚者去参、桂、姜、枣，仿吴鞠通加减复脉汤；阳虚甚者酌加黄芪、附子温阳益气；阴阳两虚者用全方，尤可酌加补益阴阳药，可增强其功效。

此外，姚芳蔚运用炙甘草汤在眼科临床上收益甚佳。作者认为，本方善治虚劳不足，所以凡因虚劳引起的各种眼病，如青盲、内障、视惑、翳陷等皆可选用。姚氏认为由于“心气不足，阴血亏损，气血流通不畅，不能上营于目，可引起各种眼病，导致失明，故取本方旨在养血益气”。

4. 黄连阿胶汤

黄连阿胶汤为滋肾水泻心火之方。论中治心中烦不得卧的心肾不交之证，吴哲一以此方治疗痼疾1例，病者泄泻9年，日行七八次至十数次不等，初下水样，继如绿色泡沫，夹着完谷及酱色黏液；肛门灼热，伴有纳差、心悸、口苦、舌疼，经中西医治疗，用温阳、渗利、固涩之品，病情反复，终未获效，改用黄连阿胶汤合桃花煎，黄连6g，黄芪、阿胶、白芍、干姜、赤石脂各9g，鸡子黄1枚，3剂病减，前后12剂告愈。戴明生以本方治愈眼、口、生殖器三联征1例。病者男性成年，经确诊为“三联征”，曾用抗生素、强的松、维生素、肾上腺皮质激素和中药达6年之久，病情时轻时重，终未获愈。后改用复脉汤合黄连阿胶汤加减：干地黄、麦冬各15g，石斛、阿胶各9g，生甘草、白芍、黄连各6g，竹叶12g，五味子3g，龟板30g，15剂取效。服上药同时外敷青黛散，停用西药强的松、肾上腺皮质激素，继以知柏地黄丸巩固疗效。

5. 乌梅丸

乌梅丸是寒热并用之方，其运用的指征应着眼于“寒热夹杂”的病机和证候，才能发挥其调和寒热的作用。辽阳市第一医院用乌梅丸为主治疗胆道蛔虫117例，有86例痊愈，有效率达81.2%，复发率7.6%。株洲县人民医院外科用本方加减治疗51例胆道蛔虫，均服药1～3剂获愈。其中单纯型以单味乌梅50～75g煎水内服，有便秘腹胀者，用乌梅丸去人参、附子、当归，加青木香、槟榔、大黄、使君子、苦楝皮，每日1剂。合并感染型以清里通便，驱蛔为主，在上方基础上再去桂枝、花椒，加银花、黄芪、栀子。张乃恩用乌梅丸煎剂治疗胆道蛔虫症20例，服药2剂治愈者4例，3剂治愈者5例，4剂治愈者3例，治愈率为60%，无效者8例。福建福安专区医院乌梅丸研究小组收治47例，治愈占91%，2例好转占4%，1例复发占2.5%，1例无效占2.5%。郑亦贤以瓜蒌15g，薤白、半夏各10g，醋一杯冲服乌梅丸9g，每日1剂，9例胆道蛔虫病症完全消失，最快1天，最长4天，服药少的1剂，多的6剂。陈沛嘉用乌梅丸合针刺治疗12例胆道蛔虫痊愈10例，好转1例，无效1例。其中治疗1次疼痛即止者3例，发现2例有蛔虫排出；治疗2～3次疼痛完全解除者6例，发现3例有蛔虫排出。这一报道可以说明乌梅丸配合使用针刺，能增强排虫的作用。陈良盛用乌梅丸治妊娠并发胆道蛔虫病8例，均系4～8个月妊娠者，用本方治疗，迅速奏效，并无堕胎早产之弊。并认为妊娠并发胆道蛔虫病，是与妊娠期胃液分泌减少有关，而以乌梅丸治疗，则与“得酸则静”相吻合。陈文征用乌梅丸治小儿蛔虫性肠梗阻，在24小时内消失者占50%。2天半消失者占37.5%，1天半消失者占12.5%，治愈率达100%，止痛止吐迅速。但梗阻消失后，必须加以驱虫。朱填修用乌梅丸治结肠炎1例，病者15年未见粪便正常，作为阿米巴治月余，用土根素、痢特灵、金霉素等无效，服本方3天后症状好转，连服乌梅丸提炼药片40天左右，一切正常。陈大毅治慢性痢疾5例，病期自半年至1年2个月，初次发病时，均有急性细菌性痢疾之典型症状，大便培养结果，4例有佛氏痢疾杆菌生长，另1例阴性，采用乌梅止痢汤（用原方以黄芩代黄连，人参改党参，故更名为乌梅止痢汤），5～7个月临床症状均消失，大便趋正常，日仅1～2次，软，但成形，镜检、培养阴性，停药观察1～2周，疗效巩固，证实用本药治疗后，肠黏膜原有小糜烂面已全恢复正常。李月治1例小儿中毒性消化不良住院1周，日泻20余次，面色皖白，目眶下陷，肌肉消瘦，皮肤干燥，腹胀，食乳欲呕，肢厥，溺赤短，曾服西药金霉素、合霉素，反致呕吐，烦热不安，神倦，啼哭无声，指纹淡白，舌薄无华少津，以乌梅丸原方加赤石脂、余粮石、粟壳、诃子。1剂泄量减少，3剂腹泻已瘥，后以参苓白术散加减而愈。由此可见，乌梅丸主治久痢是有临床意义的。梁翰芬治疗1例头摇刺痛，一日一夜发作10余次，头摇频不可数，挟持之不能止，头痛布包裹之亦不能耐，且右目小眦红赤如血块，用乌梅丸寒热互用，平息肝风为主，更以归须易当归，引入肝络，兼以羚羊角、菊花以清少阳之火，风清火平，头摇自止，头痛亦愈。继以通窍活血数剂而愈。梁翰芬以乌梅丸加减治1例风温误用辛热，病日加重，头颈手足腰背僵硬如柴，劲直不屈，口噤不开，惟双目尚觉明，两手脉均弦数有力，用乌梅丸加羚羊角、丝瓜络、桑葚、黑豆衣、玉竹、石斛、花粉、竹沥，息风通络，养血舒筋，数服而愈。李翼农以乌梅丸原方加法半夏、川楝、南金香，治呕吐1例，病者因服山道年驱虫，最近月余每日早餐后即呕吐饮食、涎沫，其味酸苦，嘈杂心烦，一直延至下午1～2时方止，致使每日不能早餐，服止呕药罔效，并出现手足发厥，上热下寒，口渴不欲饮，食少肌瘦，便稀溏，午后身热面赤，苔薄白，脉弦细等，服上方10日取效。李翼农用乌梅丸加柴胡、黄芩治疗热入血室1例。病者年五旬余，经用小柴胡汤，病不除，又作湿温治不效，脉沉弦而数，重按弦虚，舌苔白滑，唇红，有气上逆，口微渴，日间精神恍惚，入夜则身体大热，乱言乱语，虽已停经，惟近日有点滴流出，服上药1剂谵妄遂平，夜间颇能安睡，寒热不减，复以前法芩、连、柏量减半与之，后以十全大补合六味地黄加减峻功。张文辉运用乌梅丸加贯众炭、棕炭等，治疗崩漏有效。他认为崩漏患者亦可有寒热错杂之证，主症为经水淋沥不断，色暗红或有块，头晕耳鸣，咽干，恶心冷酸，饮而不欲食，心悸烦乱，手足厥冷，便干尿黄，胃脘胀痛，脐部压痛，此非单纯清热、凉血、温摄能取效，用上法收到满意的效果。湖北中医学院附属医院（按：原文为武汉中医学院附属医院）用乌梅丸治疗钩虫病60例，经粪检转阴者32例，转阴率达53.3%。屠揆先等治钩虫病，用单味乌梅15～30g（一日量）加水1500ml，煎成120ml，早晨空腹时1次服下，再用原药煎同前法，于午餐前1次服有效率为70%，亦可配合虚黄资力丸（茅术1500g，生薏苡仁、焦麦芽各500g，煅皂矾、煅针砂各150g，共研细末，用茵陈蒿400g，煎汤泛丸），每日9～12g，开水送服，体弱者，亦可用十全大补汤送服。李氏治肺寒腹痛1例，因服驱蛔药，腹痛加剧，持续半月，先服小陷胸、大柴胡及行滞止痛药未效，呻吟不已，呃逆黄涎，面色晦暗，呼吸迫促，胃部疼痛剧烈，不能转侧，不能伸直，喜按，虽炎热天气仍身披棉被而畏寒，时时烦躁不安，几日汤饮不进，舌苔黄腻，脉沉细，投以乌梅丸加白芍、使君、川楝、吴茱萸，2剂痛止。蒲辅周曾以椒梅汤加减治疗热邪内陷，厥阴蛔动之证。患孩7岁，诊断为乙型脑炎。高热烦躁，腹满下利，呕恶，苔黄少津，舌质淡红，唇干，予水则拒，爪甲青，面青，日夜不安睡，不食，狂叫不宁，脉沉弦数急，曾服寒凉大剂及至宝丹、牛黄、犀羚而病势不减，乃热邪内陷阴中，太阳寒化，厥阴蛔动之象，予以椒梅汤去黄芩、半夏，浓煎温服，1剂热退睡安躁减，再剂利止胀消烦除，并下蛔虫1条，续以温脾和胃调理而愈。毛氏治蛔厥2例，一者初似感冒，服西药热退，次日忽头项剧痛，痉挛昏厥，诊断为脑炎，注射之后转为半身不遂，日间安静，夜中痉挛，痉止后病若失。自述痉厥前气上冲胸至喉，烦闷欲死，遂即昏不知人，脉小弦而迟，舌苔中见淡黄边白，瞳孔放大，用乌梅丸2剂，惊厥止而便溏下蛔，复诊如前小其制，再2剂。一者初起形寒壮热，痉挛昏厥，半身不遂，头项强痛，呕吐，诊断为脑炎。予葛根、钩藤、天麻之类，2剂热退，忽转烦热，胸脘瞀闷莫名，神识半昏迷，手足痉挛，甚而昏不知人，脉小弦数，舌苔白薄，予乌梅、干姜、川黄连、吴茱萸、川椒、使君子、橘红、半夏、川朴、枳实、瓜蒌、蔻仁，2剂痉止安眠，再剂下蛔虫数十条，后调理而愈。姚梅龄以乌梅丸治妊娠胆道蛔虫，久痢，胆结石并发胆囊炎、痉厥、泄泻等均获良效。特别是以本方治女性不孕症1例。病者29岁，婚后7年不孕，经前5～6天小腹冷痛，得温稍减，伴四肢厥冷，但心下烦热，心烦易怒，口干苦，消渴，喜温饮，嘈杂易饥，食后呃逆，气上冲胸，旋即呕吐，尿黄，大便尚可，月经愆期3～5天，量少色暗，挟少量猪肝色血块，4天净，白带少，脉细涩，略弦数，舌质淡红，苔白略厚，以乌梅20g，黄连5g，黄柏6g，炮附子7.5g，干姜6g，川椒4.5g，桂枝6g，北细辛2.4g，党参9g，当归2g，桃仁9g，7剂后诸症减，后用连梅汤加僵蚕、银翘、丹皮、红花、泽泻等。共10剂后检查为早孕，后顺产一男孩。刘家驹治一男孩蛔厥伴阴缩。病孩干呕，腹胀便硬有肠型，阵痛，阴茎内缩，仅包皮可见，面色苍白，神疲嗜睡，四肢厥冷，脉沉紧，予乌梅汤意，熟附3g，小茴香、川椒各1.5g，陈皮、厚朴、延胡、藿香各3g，乌梅9g，使君子6g，大黄、甘草各3g，1剂后驱虫数十条，诸症未复发。严氏运用乌梅汤治愈胆囊鞭毛虫1例。此外，还有不少报道运用乌梅丸治愈胆道蛔虫，如陆氏运用乌梅丸加减治疗小儿蛔虫病24例的报告。杨氏用乌梅驱蛔汤治疗胆道蛔虫症25例临床观察。秦氏等复方一乌梅汤治疗胆道蛔虫症24例的报告。泸州医专附院报道的中药乌梅汤治疗34例胆道蛔虫初步小结。巢湖地区医院报道的新乌梅汤治疗胆道蛔虫症14例简介等等，对于乌梅丸治疗胆道蛔虫病的效果，大都是比较肯定的。尤其是福安地区医院乌梅丸研究小组，对乌梅丸治疗胆道蛔虫的抑制作用进行了实验研究，认为：①乌梅丸有麻醉蛔虫的性能，达到了抑制蛔虫活动的作用；②乌梅丸由胆汁排泄，改变胆汁的酸碱度；③乌梅丸能作用于肝脏，促使肝脏分泌胆汁量增加；④服乌梅丸后能使奥狄括约肌弛缓扩张。这一实验报告，有利于确认乌梅丸的作用机制以及提高临床疗效。

6. 吴茱萸汤

吴茱萸汤是温肝散寒之剂。张细民运用本方治疗顽固性头痛。病者年50岁，头痛两年余，痛以巅顶为甚，如有重物覆压，怕冷，痛剧则干呕，吐涎沫，曾服珍珠、牛黄、琥珀、天麻、蝎子、蜈蚣等无效。经采用吴茱萸汤加白芍、枳实、半夏、羌活、防风等，3剂症减，继服用多剂获效。张氏还以此方治疗睡后口角流涎1例亦获效。邓鹤芝运用吴茱萸汤治干呕吐涎沫头痛1例，病者年逾五旬，头痛连脑，目眩干呕吐涎沫，已3年余，服原方9剂后病减，继以原方加附子，或加当归等服多剂峻功。陈绍宗用本方治眼疾病2例。例1，女，38岁，眼红肿而痛，连及头痛，泪多，不畏阳光，脉弦，以吴茱萸18g，生姜、党参各30g，大枣4枚，2剂后眼红肿头痛减半，泪亦少，前方加当归15g，2剂痊愈；例2，男，26岁，眼红而痒，泪多，畏见阳光，脉弦，病10余天，予吴茱萸15g，生姜、党参各18g，大枣4枚，后加当归，先后6剂痊愈。陈氏又以原方治一女性偏头痛，服5剂后症状消失，追访未发。刘赤选治1例28岁女性，巅顶头痛，呕吐清涎，服西药及电疗无效，每2~3天发作1次，以吴茱萸、党参各15g，生姜30g，大枣6枚，服6剂，经水来潮，头痛未复发，余症续减，面色无华，眼睑苍白，手指冷冻，乃以当归四逆合吴茱萸汤，并嘱用当归9g，生姜适量，煲羊肉常服。半年后访视，病未复发，身体日益健壮。张俊杰治神经性呕吐3例。病史在1~3年，经常间断性呕吐，甚则吐出食物，伴有恶心、脘闷、腹胀、乏力等症，用吴茱萸汤选加半夏、茯苓、川连、香附、白芷、川芎等，取得满意的疗效。柳并耕用本方治痰厥头痛1例，其见症是：吐清涎，气候变迁，头痛骤发，巅顶为甚，疲劳过度，头痛益剧，常咳吐痰涎，以党参30g，吴茱萸9g，生姜15g，大枣8枚，4剂后头痛减，吐涎亦少，后用香砂六君子丸以善其后。陈芝圃用吴茱萸加黄连，治幽门痉挛1例。病孩2个月，出生后即见呕吐，多在进乳或饮水后约4~5分钟即喷吐而出，吐物清淡无臭，延50余天呕吐未止，诊为"幽门痉挛"，予解痉镇吐剂无效。患儿面色暗晦，精神萎顿，形体瘦弱，哭声低微，心脏无异常，腹胀而软，可见逆蠕动波形，舌淡苔白，指纹淡红，用吴茱萸、党参各0.6g，生姜1.2g，大枣1枚，黄连

0.3g，煎水50mL，分次频服，服6剂痊愈。万友生在《松庐医案》中报道，用吴茱萸汤化裁治“原发性高血压”1例，以温降治高血压，这是常中之变，独具匠心，值得仿效。笔者用吴茱萸汤加半夏、陈皮，治胃窦炎1例。病者头晕，哕呕月余，症见头项空虚，面色苍白，胃脘部痛，嘈杂冲逆，呕吐清水。钡餐透视，除外胃十二指肠溃疡，诊断为胃窦炎，用吴茱萸10g，党参15g，炙甘草6g，生姜4片，大枣3枚，法半夏、陈皮各10g，6剂后症减，继以六君子汤加味获愈。

7. 白头翁汤

白头翁汤是治肝经湿热、下痢赤白的主方。笔者治痢1例，腹痛下痢4天。大便下黏液血便，秽浊异臭，日10余次，肛门坠胀，小便黄少，饮食不纳，口渴，脉弦数有力，舌质红、苔白黄而润滑，用白头翁原方加银花、连翘、青木香、赤芍等味，2剂后痛止，又2剂粪转稀溏，再2剂诸症消失。刘家驹运用白头翁汤加味保留灌肠治慢性肠道疾病2例。一者血便2月余，日3～6次，慢性病容，轻度贫血，直肠镜下15cm及20cm处分别见2cm×1cm及1.5cm×l.5cm溃疡各一，肠壁周围多处出血点，呈慢性渗血现象，曾服氯霉素、呋喃唑酮等无效。予白头翁汤加仙鹤草、地榆炭、煅牡蛎、乌贼骨各15g，水煎300mL保留灌肠，每晚1次，7天后血便明显好转，便次减为每天1次，再予原法去仙鹤草，加白及，续用1周，大便正常。一者病史7～8年，大便日3～4次，有黏液下成形，钡剂灌肠诊为痉挛性肠炎。中西药无效。予白头翁汤加蒲公英15g，乌梅12g，肉桂、附子各3g，煎水灌肠每晚1次，1周后，大便成形，便后无私液，每日1次，观察1个月，大便正常。另外尚有白头翁汤治疗痢疾的大量报道。广东省人民医院还将白头翁汤运用于新生儿黄疸，对100例进行了临床观察。何斯均运用白头翁汤治风热眼病亦获效。患孩11岁，眼睑肿胀，形如荔枝，球结膜极度充血，目睛赤痛，眵泪多，诊断为急性结膜炎。大便不畅，小便短赤，予白头翁30g，黄连4.5g，黄柏6g，秦皮9g，3剂痊愈。张仁宇以单味白头翁治疗颈淋巴结核（瘰疬）。一患孩12岁时开始右侧耳后有一肿大之淋巴结，逐渐至两颈，额下、耳后、胸前、腋下，累累难以计数，以鲜草药（即白头翁）1捆，每日用15～20根，加生姜4片，2煎，早晚各服1次。第3天，颈淋巴结大者中心软化，皮肤变红，继续服用，逐渐溃破，小的缩小吸收。以后软组织肿胀消退，溃者收口，并不再新生，服1个月后，头能转动，后服1周，停1周，以至痊愈。

8. 茵陈蒿汤

茵陈蒿汤是清利湿热之剂，论中以本方主治黄疸。陈氏等运用茵陈蒿汤加味煎剂，对150例传染性肝炎的疗效观察。黄氏等用茵陈蒿汤加减治疗传染性肝炎20例的初步观察。湖南黔阳医院的532例病毒性肝炎临床小结，其中突出的是茵陈蒿汤对病毒性肝炎疗效的初步观察。江氏运用茵陈蒿汤与逍遥散合方治疗46例传染性肝炎。武汉医学院附一院运用茵陈蒿汤及茵陈胃苓汤治疗急性传染性肝炎71例的临床分析等等，大多数报道对急性传染性肝炎的疗效普遍满意。有的单位还对茵陈蒿汤的退黄作用机制进行了研究，如山西医学院肝病研究组的茵陈蒿汤治疗传染性肝炎及退黄作用的初步探讨，中医研究院药研所报道的茵陈蒿汤的新利胆成分对麻醉大白鼠利胆作用的研究，以及丛氏等的茵陈蒿汤剂型改进的探讨。此外，还有报道以茵陈蒿汤为主，治疗小儿传染性肝炎，还有的报道茵陈蒿汤加减治疗胆汁性肝硬化，以及用茵陈蒿汤加减为主治疗胆道蛔虫病，中药茵陈蒿汤在皮肤科领域中的应用等。上述报道又提示了茵陈蒿汤的作用不仅是退黄，而且也不限于治疗肝炎。还有用栀子柏皮汤治疗细菌性痢疾 21 例的报告，也是常中之变。这些临床运用的结果表明，虽然它与论中所出现的主症主病不尽相同，但它是符合“辨证论治”的精神，故可异病同治，所以能够取得疗效。

（十）结语

本文收集了国内近 30 年来中西医临床运用《伤寒论》方药的报道数百篇，其中共有 50 余方，所治病种，也是极为广泛的。然而，《伤寒论》中有 113 方，还有一大半未能觅得医案。除了个人见识寡陋的缘故外，看来，《伤寒论》虽流传千载，且研习者众，但没有得到印证的方药为数还不算少。因此，有理由认为，继承和发扬中医学，还需要做大量的艰苦工作，的确是任重道远！

“欲穷千里目，更上一层楼。”为了使中医学大放异彩，必须不懈地努力读书，不断地临床实践，才能把中医学术推向一个新阶段。

四十六、论伤寒方剂量的若干问题

《伤寒论》的学习和研究，抓住“理法方药”四个方面固然十分重要。然而，如果说真正要提高临床疗效，对论中药用剂量以及与之有关的问题，进行认真的钻研也是十分必要的。

（一）古代衡量略考

为了搞清《伤寒论》中的方药用量，对历代的衡量作一些考证，是关系到论中方药用量精确度的问题。为便于勘对，兹列举有关年代的度量衡制如下：

唐·李淳风《隋书律历志》：“隋以古秤三斤为一斤。”

杜佑《通典》：“六朝量三升当今一升，秤三两当今一两。”

唐·孙思邈《千金要方》：“吴人以二两为一两，隋人以三两为一两，今依四分之一两秤是定。”

唐·苏敬《新修本草》：“古秤皆复，今南秤是也，后汉以来，分一斤为二斤，一两为二两。”

宋·林亿等校《千金方》：“今之用药，定以三两为今一两，三升为今一升。”

宋·沈括《梦溪笔谈》：“求秦汉以前度量斗升，讲六斗当今一斗七升九合，秤三斤当今十三两，一斤当今四两三分。”

金·李杲《用药法象》：“古云三两即今之一两，云二两即今之六钱半也。”

明·李时珍《本草纲目》：“古之一两，今用一钱可也。”

明·张介宾《景岳全书》：“古一两为六钱，古一升为三合三勺。”

清·徐灵胎《医学源流论》：“汉晋升斗数衡，以今较之，不过十之二。”

清·王朴庄《考证古方数量论》：“古一两，今七分六厘也，古一长，今六勺七抄也。”

陆渊雷《伤寒论今释》：“汉之一两，当今之三钱四分，汉之一斗，当今之一升六合。”（陆氏系参考章太炎先生之说）

吴承洛《中国度量衡史》："宋1斗当莽（即汉代的王莽）1斗之1.79之6倍，即3.352倍，较唐之3倍于大者，又大0.352倍。又宋1斤当莽1斤之0.8125之3倍，即3.692倍，较唐之3倍于古者，又大0.692倍，然考唐之1斤，已等于清库平之制……宋之斤两重量，实与唐同，亦与清同。"

杨宽《中国历代尺度考》："东晋后魏300年间，量器增大达3倍，自唐迄明又增6/10。"

日本小岛学古《经方权量考》："两者，三分四厘八毫也。"

日本清水藤太郎《国医药物学研究》："1株=0.06g，1两=1.42g，1斤=22.69g。"《第三改正日本准药局方》："1两=2g。"

叶橘泉《古方临床之运用》："旧本汉方医学会……所订之公分制，虽然就是集合了多人口经斟酌而订出，可是我们仍然感觉到也未必完全适合应用，幸勿拘泥。"

（以上引自朱晟先生在《中医杂志》1956年10月号的《古今汤方剂量异同的考证》一文中所载资料）

因为我国古代的度量衡制度十分复杂，变化很大，甚至在同一时代与地区内所使用的度量制度都不相同，所以很难得一致。诚如朱晟先生所说："李时珍与张介宾同为明朝人，但两位的说法差6倍，所以清代王朴庄曾辨证其误……吴承洛及杨宽的意见，大部分与古人的说法相近，即我国古代重量的变化，唐秤较汉秤约重3倍，唐、清之间，增重的速度较小，各种说法亦不一，其中以徐灵胎及杨宽之说较近实际，即又增约1倍弱，近因老秤改新秤（0.8525：1）稍有增加，故汉秤约为新秤的1/5，或小5倍。"

朱晟氏的概括，基本是以历代度量衡变化为依据。既原原本本将历代医家的看法展示出来，又实实在在地做了客观的对比分析。在没有更全面、更确切的资料印证之前，权且作为古代度量衡考证的一个依据。

（二）伤寒方药量析

《伤寒论》成书于东汉末年，其方药的用量，大体应与唐代近似，但仍有出入，比之今日的用量偏大。据《伤寒论讲义》（第五版）称："汉时6株为1分，4分为1两，即24铢为1两。"照此说法，那今天的用量与汉制就成了10：1，即1两为1钱，现附于表46-1：

表46-1　古今剂量折算表

汉代剂量	折合中药秤16两制剂量	折合米制克剂量
一两	1钱	3克
一升	6钱~1两	18~30克
一方寸匕	2~3钱	6~9克
一钱匕	5~6钱	1.5~1.8克

这个折算表是全国高等医药院校教材《伤寒论讲义》所载，但表中的折算数量是依据哪个样板，并没有标明出处。而从实际临床常规用量推测，还是有指导作用的。如桂枝汤中的桂枝，原书用量为三两，如以一两即一钱的折算方法，桂枝三两即为三钱，相当于今之9~10g。这样折算出来的实际用量，是符合目前临床实际的。不过，这个两是16两为1斤的两，而不是今天1斤以10进位的两。前者1两为31.25g，后者1两应为50g。笔者

认为，全国统编教材是具有权威性的，不管其依据出自何处，还是应当以“教材”的衡量作为指导用药的法定量，这样才能使中医的用药量逐步趋向一致，使之更加规范化。

如上所述，伤寒方药量的分析，大体上应当统一在“教材”的指导量。但是，《伤寒论》组方严密，用量精确，变化多端，不少方剂都是通过药量变化而改变它的主治功用。所以，对论中的方剂每剂量，每服量，每日量，有必要进一步分析剖视。

刘建奇先生在《<伤寒论>的药量研究方法浅议》一文中指出：“每剂量是指一剂药物中某药的分量，如桂枝汤中桂枝3两，芍药3两，大枣12枚等，它主要是通过调整各药间的相互比例改变而影响到药物的配伍关系。因为每剂方药中各药间相对药量改变往往决定着整个方剂的功效，如桂枝汤中桂、芍等量，倍芍药加饴糖则成小建中汤等；而小承气汤与《金匮要略》厚朴三物汤所用药物相同，只是相对药量的比例变化而改变了全方的功效。后人在运用《伤寒论》方时，多强调按原方比例，其依据就是原著中的剂量。”

“每服量是指每次服用的药量，如桂枝汤每剂药分3次服，故得服量桂枝1两，芍药1两，大枣4枚等。通常某药的每服量，即是该药的治疗量。因此，每服量显示了药物的量效关系。根据量效关系规律，在一定的剂量范围内，随着剂量的增加或减少，其方药效应也相应增强或减弱。例如四逆汤的治疗量通常是附子半枚，干姜7钱半（每剂药分温再服），对于一般患者可产生回阳救逆的治疗效应；若是增加剂量，予大附子半枚，干姜1两半，其治疗效应亦应增强，对于体强病重者尤宜。”

“每日量是指每日中某药的服药量总和，如茯苓四逆汤中附子每剂量1枚；分4次服用，故每服量为1/4枚；每日2服，故每日量为1/2枚。每日量不但决定于每服量的大小，而且还决定于每日的服用次数，即药物时效关系影响。根据时效关系原理，每种药物在服用后均有相对稳定的潜伏期、高峰期、持续期及残效期等、间隔一定的时间重复给药可以维持药的连续性。《伤寒论》中有顿服，日2服，日3服，日4服等不同用法，为我们进行这方面的研究开辟了先河。”

中医用药，不传之秘在于量。刘氏将《伤寒论》的用药方法分为每剂量、每服量和每日量等三种用法来研究伤寒方的实际有效治疗量，这是很有见地的。因为多数医者都是注重每剂药的用量，而忽视每服量和每日量的效应关系，这无疑是不能掌握伤寒用药的真谛。举桂枝汤的服法为例：“若一服汗出病瘥，停后服，不必尽剂。若不汗，更服依前法。又不汗，后服小促其间，半日许令三服尽。若病重，一日一夜服，周时观之。服一剂尽，病症犹在者，更作服，若不汗出，乃服至二三剂”（引自《伤寒论讲义》第五版）。如果把桂枝汤的服法分解一下：第一种服法是1次半剂（头煎）即一服汗出病瘥，停后服，不必尽剂。第二种服法是不汗更服依前法，即再服第二煎。第三种服法是又不汗，后服小促其间，半日许令3服尽，这应是第二剂的头煎。半天（应是指12小时）之内服3次，2个头煎，1个第二煎第四种服法，是病重24小时给药，可以服2剂，6小时给药1次，亦可服3剂，4小时给药1次。究竟服多少次为宜，原则是汗出病瘥，停后服，不必尽剂。《伤寒论》定出这个服药方法，是比较符合临床实际的。其科学性有二：一是保持了药物有效量的持续性，二是中病即止，可以进一步观察药物的治疗量。如果能将论中几大类的主方（如麻黄汤、桂枝汤、小柴胡汤、白虎汤、承气汤、理中汤、四逆汤等）进行用药量的效应关系、服药时间、有效成分煎出率等，从临床和实验室作微观研究，势必对中医的临床用药带来一次重大的改革。

（三）几个影响剂量的问题

1. 用水多少的问题

煎药用水是直接溶解药物的溶剂，1剂药的剂量是严密计算得出来的。但用多少水才能有效地煎出药物的有效成分，这个问题关系甚大。如论中麻黄汤“以水九升，先煎麻黄，去上沫，内诸药，煮取二升半，去滓，温服八合。”如以《讲义》1升即1两的折算方法，那用9两水煎麻黄，去掉2两，实际上只是7两水，再煎成两半。如果说7两水煎麻黄、桂枝各3两（折为各10g），甘草1两，杏仁70个，这些药中杏仁70个用水浸透，也许要吸去1~2两，其他药吸水就相当少，这能否达到有效的药效，是值得深入探讨的问题。

2. 煎药时间的问题

煎药的时间长短，用火大小，还有药物成分煎出的难易程度，如麻黄与附子，前者质轻味薄宜少煎；后者质重味厚宜久煎，但究竟煎多久，用多大的火，都没有精确地计算，又是不能忽视的问题。

3. 药物质量问题

由于中药大多都是生药入煎，如杏仁、桃仁、瓜蒌仁等，这三种果实本身质地不一致，再加上我国幅员广大，南北方空间湿度大不一样，如上药同是一个时间，它们的重量是有很大差异的。同样，厚朴以尺寸计算，也存在干湿的问题。他如生地、大枣、当归、芍药等的质地都会影响药量，如何准确地计算有效治疗量，仍是不能不重视的问题。

4. 服药方法问题

目前中药的服法，除急诊之外，多数是每日服1剂，分两次水煎服。这种服药方法存在不少问题。即每日服两次的药量和间隔时间，应当如何计算，饭前、饭后的吸入量又有什么区别，1次顿服和少少呷服，其间的效应关系等。一句话，服药方法是关系药物效应的重要问题，至今尚无定论，且又多不为人重视，认为中药1剂分两次服是传统的、法定的。其实，这中间药量、效价、效应关系都是未知数，无疑也是值得重视的。

《伤寒论》的剂量问题，一直都被医家高度重视。然而，它不只是理论上去考证，而要付诸实践去精确地研究。应当借助现代科学的研究方法，深入研究论中的药用剂量，乃至整个中药的剂量问题。从这样一个看似极小的问题入手，或许能在中医药领域引起一场大的革命，把中医药推向新的境界。

四十七、中医治疑难病的思路与方法

中医药治疗疑难病，历史久远，方法甚多，有一定的疗效，值得发展和提高，使之更好地为人类健康做出贡献。

（一）疑难病的定义

中医文献早有疑难怪症的记载，张仲景则以“怪病”、“难治”、“不治”等，以说明疑难病的治疗难度。其实，对疑难病（证）应当有确切认识，要把“疑”和“难”分开来理解。所谓“疑”，是指疾病的诊断疑惑不清，如西医说的不能定位，即不能明确诊此疾病属于什么部位，比如一个慢性低热病人，是肺部感染，是胆道疾病，是结核，还是血液病的问题等。在没有明确诊断之前，确实只能“对症治疗”。同样，中医认识疾病也一样，如果疾病不能定位，即不明脏腑、经络、气血，不明疾病的属性，阴阳不辨，表里不分，寒热不清，虚实疑似，这样很难诊断是什么病，治疗也就很难中肯。因而，“疑”是指疑惑难以诊断，搞不清什么病，就无从着手求治。所谓“难”，是指疾病的治疗难度。有的病因为器质性损伤，脏腑功能缺损，或者是防御功能全线崩溃，中医说的“脱营”、“失精”，这样的疾病在治疗难度上是相当大的，甚至没有逆转的可能。在临床上，诊断不清的“疑”病（证）非常之多，治疗上难以取效的“难”治病（证）也比比皆是。要想取得较好的疗效，首先必须把“疑难病”（证）的定义搞清，然后才能有正确的治疗方案。正如喻嘉言所说的“先议病，后议药”，只有先把病的因果关系搞清，尔后才能设想出恰当的治疗方案。这就是要明确疑难病的定义之所在。

（二）疑难病（证）贵在辨证

中医治疗疾病，历来就讲究辨证论治，其可贵之处也是在于辨证。辨证清楚，而后才是论治。疑难病的治疗，更应当先着眼于辨证。

1. 辨病机

中医对病机的认识，内涵很具体，一是指病因，病因有外感、内伤。外感即六淫病邪，与气候关系密切，多是急性热病，具有传染性；内伤是指内伤杂病，七情所因，脏腑、气血等病理改变。疑难病的病因多是内伤杂病为多，诸如心血管系病、肺系病、内分泌病、老年病等，这些病的因果关系，必须从中医的病因去认识，以便为治疗提供可靠的依据。二是指主证，主证是主要证候、脉象、舌苔（应当同时收集各项检查资料）。要落实到脏腑、经络、气血、津液等诸方面。如糖尿病、肾病综合征等多种疾病，外观上无症可辨，很难“定位”。其实并不难，如糖尿病在“三多症”消失之后，往往是一派脾虚肾损的病候。有时口渴特甚，舌苔越白，一派脾不输津之候。又如肾病综合征，在很多的病例中，其脾虚之候非常突出。所以，无论何病，都能找到它的病位，应当根据其主要体征，按辨证要求，落到脏腑、经络等的实处。

2. 辨病性

病性就是疾病的性质。任何疑难病都必须明确它的性质，如属阴属阳，属寒属热，属虚属实。疑难病的病性，临床多见阴阳错杂，虚实并存，寒热兼夹者多，所以临床治疗难度很大。比如肾病尿毒症，一般肾炎进入尿毒症阶段，多呈虚实夹杂、寒热并存。论疾病的本质，脾肾俱虚，气血不足，所以说本虚。论其临床表现，高度水肿，小便短赤或短少，或鼻衄，呕恶等上焦实热，标实之证又特别显著。因而病性复杂，不是单一的寒证，亦非是纯热证，而是本虚标实。这种疑难病不辨清病性，怎能信手拈几味“特效药”而取效？

3. 辨病位

从辨证的观点看，任何病都归属五脏六腑，这是无疑的。然而，疑难病的病位，又应结合临床思辨来定位。比如肝硬化腹水，病位在肝。但当出现腹水，那就应看到肝硬化波及脾肾的因果关系，此时则当重在调理脾肾。换言之，肝硬化在通常的条件下，则以疏肝软坚散结为治，而在腹水突出的情况下，治疗又应侧重脾肾，使脾之运化，肾之疏泄功能有所改善，再议治肝。这种病位的认识，在临床上是常有的事。再以慢性胃炎为例，是临床的常见病，很多情况下从肝论治，只是兼顾胃或不治胃。这是随其病症而确定它的病位，并不是胃炎变成了肝病改变了病位。这是中医的脏腑相关理论，指导辨证的特色。因为辨证论治是建筑在“证”的基础上来定位定性的。所以，在疑难病的治疗中，没有一个诊断、一套治疗方案始终不变，而是随着疾病发展而定性定位，这才符合辨证法则。

如前所述，中医治疗疑难病，辨证是十分必要和可贵的。无论何种疑难病，都应按中医的辨证思维来认识疾病。再以肿瘤为例，进一步说明之。时下，对肿瘤的治疗，中西医的手段尚不完善，如果针对肿瘤的治疗来说，中药的针对性，不及化疗与放疗。但如果病情进展很快，或经手术治疗，机体的素质急剧下降，如用化疗、放疗，结果是“病好了，人死了”，又是不可取。这种难治病，就只有中西医结合治疗，在机体状况允许的情况下，用中药整体调理，这样合情合理地结合，非常有益于肿瘤的治疗。曾治一女性，32 岁，患直肠癌，手术后一面用中药调理，一面用化疗，经半年的治疗，一切正常，临床痊愈出院。随访 4 年，健康良好。这里特别指出，不少“肿瘤专家”凡遇上肿瘤，不分青红皂白，一概以大剂清热解毒、活血化瘀、软坚散结去“以毒攻毒”。一张药方中可用三四十味药，药量之大，使人望药兴叹！病人脾胃功能遭受荡涤，米水难下，病情急转直下，肿瘤非但没治好，身体无法承受，全身衰竭的症状无法挽救，这实在是不可取。在此，大声疾呼，同仁诸君，应尊重疾病的客观规律，更应扬中医之长，辨证用药，真正使中药在肿瘤治疗过程，发挥其应有的积极作用。

（三）有方有守是第一要义

中医有两句名言：治急性病要有胆有识，治慢性病要有方有守。这是经验之谈。临床上疑难病多是慢性病，治病过程中必须遵循“有方有守”的原则。所谓“有方”即是说在辨证的基础上，应有一个符合病情的方药，这个方药是有理有法组成的，具有治疗作用，或辅助调理的功能，而不是杂乱无序的“大杂烩”。所谓“有守”，是指有效的方药要能坚持服用，不要随意更改。即使是变方，也应根据病情随症加减，不能把主方三天两头改得不成体统。例如治疗肝硬化，在辨证中一定要把握病机，因势利导地组织方药。一般地说，在通常的情况下，以疏肝理气、健脾和胃，可以四逆散加味，加疏肝药如郁金、川楝、香附，加健脾药如山药、茯苓、白术，加健胃药如炒谷麦芽、炒内金等。至于用软坚散结，活血化瘀药，应取以柔克刚之品，如赤芍、旱莲草、泽兰、姜黄等。不用或少用桃仁、红花、三棱、莪术；更不宜多用土鳖、水蛭之攻坚破积。整个指导思想，是在疏肝理气、健脾和胃的前提下，使之渐消渐散，不能用“大刀阔斧”的攻破药，这类药一则攻伐太过，一则对肝脏均有不同程度的损害，多服久服必然不利。至于肝硬化出现肝阴不足，舌苔少，脉弦有力，且有腹水溺短，此时治疗难度更大，应以大剂养阴填津而不滋腻之品，配以柔肝、缓肝之剂，扭转肝旺脾虚胃弱之机，方药可以一贯煎加味，以当归易丹参，加滋阴的龟板、鳖甲，加健脾养胃阴的山药、石斛、芍药之类，加清虚热养阴清肝的知母、旱莲草、沙参之类，切忌用刚燥药。至于腹水的治疗，中药利水往往多易伤阴，如用五苓散、猪苓汤，不出三五天，舌燥阴伤非常明显。因此，可以采用螺内酯（安体舒通）、呋塞米（速尿），间断利水，但不作为长期用药，更有利于病情转化。中药则应以行气活血利水为是，如泽兰、香附、益母草、旱莲草、大腹皮之类，适当选择应用。此时，关键是平肝旺，养肝阴，健脾胃，保胃气，能食能化，病情可望逆转。不然，则难以挽回败局。肝硬化的治疗，要抓住脾胃尚健，肝阴未伤的时机，能坚持半年至1年的治疗，临床治愈好转率是比较高的。这就是贵在守方例证。

再如，慢性肾炎，消除蛋白尿，非经历一段时间的治疗，是不可能巩固的。近贤岳美中老中医，曾治一女性患者，尿蛋白长期不消，用六味地黄汤加味，服至60剂后，尿蛋白依然不减。岳老说慢性病要守方，再继续服原方，果然服至80剂后，尿蛋白日见消退，取得满意的疗效。实践证明，消除尿蛋白是一大难题。笔者认为，一是要把住急性肾炎关，在急性期，尿蛋白消失后，继续服药3个月或半年，蛋白不反复出现，方可停药观察。一是要守方，特别是慢性肾炎尿蛋白相当不易消减，无论用什么药，只要能取效者，就应乘胜追踪治疗，不能任意更方。正如岳老治慢性肾病，能坚持用药达数十剂，这种守方的信念，不失为有真本事，值得效法。笔者治风湿性心脏病，用苓桂术甘汤加参、芪，加芪、附，加抗风湿药，先后治疗5年取得满意疗效。用真武汤加芪、参治风心病心衰和心衰房（室）颤，前后用该方长达7年之久，病者尚健在，能生活自理。大量病例证明，临床对疑难病的治疗，有方有守是十分必要的。

（四）疑难病贵在综合治疗

一般地说，疑难病多涉及脏腑、气血、经络等器质性病变，其治疗方法应当采取综合措施，内治外治结合运用，才能收到较好的疗效。

1. 内治法

疑难病的内治法，从临床实践来看，应以治痰、治瘀、治虚三法为先。

（1）治痰

痰证在慢性疑难病中极为广泛，如中风后遗症，在相当长的时间里，痰象特别明显，中风病人在神志复苏之后，所出现语言謇涩、口眼㖞斜、舌体不正、口角流涎等症，治疗以清热化痰为主，用黄连温胆汤加菖蒲、郁金、远志、胆南星、天竺黄、僵蚕、地龙、全蝎等，连续使用，直至语言基本清晰，再配合活血化瘀药，以补阳还五汤益气活血。如在痰涎壅盛的情况下，不宜过早用大量的黄芪，因其可补气亦可产生壅气滞气的弊端。再如癫痫，治痰是第一选择，一般是以清热化痰，佐以镇静息风，亦可以在温胆汤的基础上，加清热药，加镇静息风药、有时也可配合柴胡龙牡汤（将铅丹改为生铁落）同时使用，使清热化痰与镇肝宁神相得益彰。再如脂肪瘤、淋巴瘤等，因其瘀积的肿块，有肿胀感，无瘀血症，且有痰象，均可采取化痰的方法治疗。同时，应适当佐以疏肝理气药，如柴胡、郁金、枳壳、赤芍之类。这是因为痰郁气滞，气滞可以血瘀，故在化痰药中加入相应的疏肝理气药，增强其理气化痰的功效。

（2）治瘀

活血化淤法奠基于张仲景，倡明于王清任。其内容之丰富，所涉及病种之多，在治疑难病中应居前列。比如冠心病，曾以活血化瘀为法所组成的冠心一号、冠心二号，确实取得一定疗效；又如子宫肌瘤，用桂枝茯苓丸，亦不失为活血化瘀的好方法。其他诸多内伤杂病在治疗中采用活血化瘀法者甚多。但为使它对疑难病的治疗起至更好的作用，笔者认为：

①如前所述的冠心病，属中医胸痹证范畴，西医用扩张血管药（相当于活血化瘀法）

治疗。然而，从中医对冠心病的认识来看，胸痹一证有痰、有瘀、有痰瘀交阻，而且有气虚胸阳不足的前提。正因为气虚，所以停痰、停瘀，在临床上多数病例有气虚胸阳不足之证。如病人胸痹特甚，气不足息，疲软无力等。因此，治疗本病，补气是主要的，辅以通阳活血化瘀，疗效更好。常用方为桂枝甘草汤加黄芪、党参（实即参桂保元汤以肉桂易桂枝），加郁金、川芎、丹参、橘络、延胡、香附等。全方是在益气通阳、活血化瘀法的指导下所组成的。其中黄芪是主药，用30～80g为1剂，其他药为10～15g的常用量。方中突出补气为先，辅以活血化瘀，临床疗效是满意的。这里有两点体会：一是补气即是活血。气血同源，气行则血行，故重用黄芪补气；二是本病以气虚为本，多数病者均为老年，血瘀为标，故不用桃仁、红花之破血行血之品，而代之以郁金、川芎、丹参之类，既有活血化瘀之功，而无伤血耗气之弊。临床多年的探索，这样的治法有百利而无一弊，既符合中医的治则，又符合临床实际。笔者的第一名研究生，以益气通阳法治冠心病心绞痛的临床观察，有效率达70%，其临床疗效是肯定的。

②前所述及的子宫肌瘤，临床用桂枝茯苓丸，已是常规用药，有一定的疗效。其大法是活血化瘀。但如果肌瘤长在浆膜层，用《金匮要略》当归芍药散加味，更适合病情。1991年1月份，遇一32岁患者，自己发现月经不规则，且血量偏多，B超证实在子宫前壁浆膜层有一肌瘤。因恐惧手术，而服中药治疗，拟当归芍药散加香附、生牡蛎、益母草，服13剂后B超复查肌瘤明显缩小。当归芍药散为疏肝理脾，有活血行水之意，加香附、益母草、生牡蛎以助活血行水散结之功，故能近期取得显效。

上述两案，可以看出治瘀法应本着辨证的法则因势利导，以补气、活血、祛痰、行水等法灵活化裁，这样才符合临床实际。而不能不辨证地执定活血才能化瘀，造成“削足适履”的后果，于临床毫无裨益。

（3）治虚

疑难病的治疗，以治虚为本，这应当是寻常之理。因为临床所见的疑难病，诸如冠心病、肺癌、肺气肿、肝硬化、糖尿病等，多数是本虚标实，治虚是根本大法，临床应注意两点：一是虚在何处？要辨清虚的部位属脏属腑，属气属血。如不明虚之所在，笼统地补虚，或大剂补气，或大剂温阳，或大剂养血滋阴，或大剂填精补髓，不是以临床症状为基础，而是凭主观意念（或是附和病人心态），乱施补益绝无好处。应当严格辨清虚证所属，如肝硬化多肝阴不足，糖尿病气阴两虚，冠心病气虚是本，甲状腺肿阴虚火旺等，要把“虚证”落到具体病变脏腑，分别病情而施补，才能恰如其分地补虚。二是如何补虚。辨清了虚之所在，施补就有目的，何廉臣有六补法，阐述甚详，可资借鉴。比如糖尿病多用益气养阴，补其不足，肝硬化以滋养肝阴，应补而不燥，冠心病以补气通阳，兼佐活血等。一句话，要补所当补，因人因病而异，才能恰到好处。应当指出，病人喜服补药，这是多数病人的心态，即使是误补也不厌，医生决不能落于俗套，滥施补法于病是有百害而无一利。曾遇一女性，患多囊肾，经治疗症状稳定，基本正常。其子女给鹿茸配红参炖服，当天即血压猛升，四肢抽搐，神智昏迷，入院抢救，第二天即毙命。这种例子实在太多，不必繁举。

概而言之，内治三法。治痰有治无形之痰，有治有形之痰，有理脾化痰，有行水化痰等；治瘀有攻逐祛瘀，有活血祛瘀，有补气活血，有滋阴活血等；治虚有大补元气，有滋养阴血，有补气，有补津，有清补，有温补，有平补，有峻补等。以上三者有单独运用，有两法兼施，总以临床实际而施以汤剂、丸剂、膏剂、散剂，充分发挥各种剂型的优势，使之更好地提高临床疗效。

2. 外治法

疑难病的外治法，大多是辅助治疗，可以根据不同的疾病采用有益的外治法。例如中风的后遗症，针灸、推拿、按摩都能起到很好的综合治疗，一般应在病人复苏以后，即配合适当的针刺，或推拿、按摩，效果更好。如是“小中风”针刺的功效更好，能取到主治的功用。心源性水肿，肾炎水肿适时用药物熏洗，亦能帮助消肿，常用的药有艾叶、紫背浮萍、苏叶、赤芍、香附各20g，3次水煎液合并，加适量的温开水，先熏后洗。但应注意，不能使病人熏热太甚，出汗太多会引起头昏、恶心，应立即停止。不少的皮肤病，采用药浴，能起到直接的治疗作用。肝硬化腹水用芒硝敷肚脐，能起行水消肿的功效。再如王不留行压耳穴，治胆结石，能起很好的治疗效果。

气功疗法，为广大老年人和慢性病者所接受，对于增强体质，调动机体抗病能力，既是防病保健的自我疗法，又能起到积极的治疗作用。对许多疑难病能起到很好的治疗效果，但应正确掌握和理解它的作用，不能夸大其词，说得玄而又玄，浮泛不切，这就适得其反了。总之，外治法的适应证，其前提是根据疾病的所在，一或辅助内治，一或起治疗作用。但应注意的是，以无损伤为原则，视不同疾病，酌情运用。

3. 食疗

食疗是饮食疗法。前人有“药补不如食补”的说法，并有专门的《食疗本草》等专著，都是应用饮食的调理来增强体质，达到治疗或辅助治疗疾病的目的。深究食疗的重要意义，因脾胃为后天之本，饮食入胃，游溢精气，敷布诸身，营养百脉，这是常理。在人体患病的情况下，如果影响脾胃的输布功能，对于机体恢复无疑是不利的，所以通过饮食疗法，增强机体的抗病力，这对任何疾病都是有益的。但如何正确运用好食疗这个手段，必须从两方面来抉择：一是明辨疾病的属性和体质的属性。例如素体阳虚之体，经常腹泻便溏；或素体便秘，口干舌红，身形瘦的阴虚体质。前者嗜寒凉食物，则虚痞腹胀，大便溏泻，食纳减少；后者嗜辛辣炙煿，则口舌生疮，口干便结，这种身体素质的区别，在择食中就应因人而异，用不同食物来补其不足。前者在平时生活中就可以多进含热量高的食物，如牛肉、鸡蛋、鹌鹑之类的补脾壮阳的食物，《金匮要略》有著名的“当归生姜羊肉汤”就是温中散寒的佳品，于脾胃阳虚之体，服之有益于身体和辅助治疗。后者在平时食谱中，亦应选清淡食物，如鸭子、墨鱼、蔬菜之类养胃滋阴的食物，而不宜用温燥食物，如狗肉、羊肉之类切忌食用，于病于体均无补益。二是根据疾病的属性来选择辅助食物，以帮助治疗。例如肝硬化的病人，饮食以清淡为主，不宜用温性的食物，可以用鲜鳖炖汤辅食，既可软坚，又可滋阴补脾。但炖的方法要求很严，将鳖清洗去内脏，用少量的瘦肉，先以油爆炒，然后用文火久炖，一定要炖6~8小时，使鳖全部烊化，只剩一点骨头，其他全部成膏状，即可服食。一般以500g以内的鳖为宜，在1天之内吃完，不留过夜。凡肝脾肿大的病人服用，都有治病和补体的疗效。又如，肺结核病人，用生百合、白及炖瘦肉服用，能起到润肺滋阴的效果，有很好的辅助治疗作用。又如糖尿病用猪胰脏，研粉或佐食辅助治疗。哮喘病人长期服用胎盘（鲜炒或炖汤），既养身体又补肺肾，堪称良药。民间流传的吃心补心，吃肝补肝，吃肾补肾，是有道理的，这就是传统的脏器疗法，长期为人们习惯所认可，确实也能起到治疗作用此外，日常生活中瓜果菜，也有一定的治疗作用，如夏天的西瓜，被誉为“天然白虎汤”，是防暑降温的佳品。南瓜子可以驱蛔虫，马蹄子可以降血压。桑白皮煮豆腐，清肺胃热治牙痛。白茅根炖瘦肉治鼻衄。马齿苋煮汤治痢疾等等，这些瓜果菜中被推为药用的很多，而且是家喻户晓，老少皆宜，在许多慢性病、疑难病的治疗中，辅佐以治疗之用，往往能起到意想不到的作用，是不可忽视的重要一族。

（五）小结

基于上述，疑难病者先明确定义，把“疑”和“难”的内涵弄清，用辨证沦治的法则，将病机病性病位搞清楚，拟出合理的治疗方案，而后根据病情守方，观察其动态，能否守得住，这是考验医者的现实问题。疑难病贵在综合治疗，内治法以治痰、治瘀、治虚三法为主，三者有分有合，灵活运用可尽诸病。外治法着重在针灸、推拿、按摩，应视病情而定，使它起到应有的治疗作用和辅助作用。气功的运用已是众所周知的，但应客观地评价，不能夸大其词，不然就变成了“伪科学”，于气功的发展很不利。饮食疗法，这又是一大特色，确实有很好的治疗价值或辅助治疗作用，但应掌握病情的需要和食物的特性，两者必须是统一的，不能说病人还在高热期，这边去加强营养，那是无稽之谈，结果只能是适得其反。食疗前景广阔，但必须把病情和食物统一起来，才能起到应有的疗效。

总之，中医治疗疑难病方法很多，药物丰富，只要遵循治疗的法则，结合现代科学和现代医学，在具体病例中实实在在地摸索出一套方法，使之更规范化地指导临床实施。可以预言，中医治疗疑难病的前景是十分广阔的。

四十八、全国第三届疑难病研究会资料综述

全国中医内科第三届疑难病学术研讨会于1991年10月7日在山西太原市召开，会议交流论文100余篇。现就会议交流资料，分若干专题综述如下：

（一）疑难病辨治思维的方法问题

山西中医学院内科教研室白兆之认为，疑难病是指某些病机复杂，治疗困难的一类疾病，或某些宿疾顽症、怪病奇症等难治性疾病。这类疾病的辨治思路和方法，必须把握其证治规律。概括起来有：①治病求本；②急则治标；③从痰论治；④从癖论治；⑤从肝论治；⑥从脾论治；⑦从气化论治；⑧燮理升降；⑨久病间治（如心病治肾、肝病治脾）；⑩知常达变等方面。山西中医研究所朱进忠认为，疑难病从病因病机来看大多与气机的升降失常有关，而气机的升降主要在肝、胆，所以治疗疑难疾病时必须主治肝或兼治肝胆。并举病例证实。山西109医院李庆华总结朱进忠教授疑难病辨证论治经验运用心得是：①明辨脏腑经络；②详辨夹杂证；③根据疾病症状的时间特点辨证论治；④注重从肝胆辨证论治。北京中医医院曹英培等提出对疑难病要辨时论治，阐明了辨时的意义、必要性，其辨时的方法有：阴阳纳时法、五行纳时法、运气纳时法、卦气纳时法。并举病案两则。江西宁都县中医院郭忠民认为，疑难病或由误治所致，究其原因是：病因不清、认证不细、标本颠倒、虚实不明、整体不顾、优柔寡断等，均可形成误治。

（二）疑难病的辨证论治

1. 脑萎缩

鞍山红旗拖拉机厂医院赵红业等认为，脑萎缩不单纯是肾精亏损、髓海不充、脑髓不足所致，而脑的清灵之府因疲而不能与脑气相接，脑失所养也是造成本病的原因。治疗不单要“补肾”，而且要“化瘀”。治疗6例收效理想。药用醒脑再造丸、壮腰健肾、补肾强身片合用，服药3个月至半年。吉林市中医院张荣观察42例，男24例，女性18例，年龄55～82岁，病程长的11年，短者3个月。42例有中风后遗症病史36例。肾阴不足以六味地黄汤加减；肾阳虚衰以右归丸加减。脾肾俱虚以归脾汤加减；肝肾阴虚以杞菊地黄汤加减。显效16例，好转22例，无效4例。湖北十堰市二汽技工学校卫生所单文田用血府逐瘀汤治愈脑萎缩2例，在血府逐瘀汤方基础上调整其用量，并加重黄芪，加地龙、桂枝。山东潍坊市中医院田立等用桑麻地黄汤加减治疗脑萎缩23例。基本方药：桑叶10g，黑芝麻12g，生地30g，山萸肉12g，山药30g，云苓20g，丹皮、泽泻各10g，首乌15g，当归、菖蒲各10g，枸杞、菊花各15g，远志10g，甘草6g。兼痰加竹茹、半夏、胆星；失眠加枣仁、龙齿；肢体障碍加全虫、丹参、豨莶草；头痛加僵蚕、天麻。日1剂，30天为1疗程。治愈12例，好转9例，无效2例。江苏无锡西漳医院林贤娟认为脑萎缩属阴厥风痱证范畴。治疗以地黄饮子为基本方：干地黄10～15g，山萸肉10g，巴戟天5～10g，石斛15～20g，肉苁蓉5～10g，五味子5g，桂枝3～5g。茯苓、麦冬、远志、菖蒲各10～12g。痰火甚者，去桂加桑枝、忍冬藤，头晕加女贞、旱莲草，胃酸多加乌贼骨、煅瓦楞子，便秘加麻仁丸，高血压加决明子、夏枯草、牛膝，麻木加黄芪、当归、丹参。治疗3例效果满意。江苏南通县人民医院陶履冰的辨证治疗脑萎缩病体会：①培补肾阴肾阳，协调阴阳；②补气养血化瘀，调和气血；③化湿蠲痰开窍，疏通气机；④勤运动畅神志，持之以恒。例1二仙汤加味，例2补阳还五汤合圣愈汤加减，例3导痰汤加味。

2. 中风

王悦礼等认为中风病其变在体，其本在脑，治疗以清脑开窍、解郁醒神为主、佐以舒通脉络，并拟方：决明子、栀子、蔓荆子、羌活、丹参、川芎、王不留行、川牛膝、石菖蒲、远志、郁金、地龙。兼火加石膏，兼痰湿或热加茯苓或川贝，元气败脱加附子、人参、黄芪。襄垣县人民医院中医科李素萍以羚角钩藤汤治疗中风13例，6例中脏腑闭证，用辛凉开窍，清肝息风为主加减：羚羊角、菊花、夏枯草、钩藤、白芍、龟板、石决明、生地、丹皮、三七。痰多加胆星、天竺黄、竹沥，大便不通合承气汤。阳闭合至宝丹或牛黄清心丸，阴闭合参附汤。中经络以祛风通络、养血和营为主加减：生地、当归、川芎、白芍、钩藤、羚羊角、白附子、全蝎、蜈蚣、川牛膝、羌独活、秦艽、桂枝。显效5例，好转8例。山东临邑县中医院孟庆云治中风并发癫痫11例，8例痊愈，3例有效。控制发作：针刺人中、风池、内关、照海等穴强刺激。药用定痫丸、医痫丸等灌服或鼻饲。辨证论治：①肝肾阴虚，风动痰蒙：药用生地、熟地、首乌、肉苁蓉、枸杞、龟板、天麻、钩藤、菊花、川芎、川牛膝、当归、胆南星、半夏、郁金、远志、菖蒲、珍珠母、生龙牡、全蝎等。②气虚血瘀，痰瘀交阻：以黄芪赤风汤合通窍活血汤加减（黄芪、赤芍、川芎、桃仁、红花、三七粉、丹参、南星、半夏、郁金、防风、全蝎、蜈蚣、僵蚕等）。山西运城地区中医医院屈哲等用“大黄䗪虫丸”治气滞血瘀、津亏血瘀、气虚血瘀、痰盛血瘀证各10例，在原方基础上加减，取得较满意疗效。河南淮滨县中医院王建军等以头部刺激区水针治疗中风后遗症34例，治疗方法：①选健侧头部运动区为主配感觉区、言语区；②用小号腰穿针（针尖用细砂纸磨锐），按头针操作常规进针，快速捻转2～4分钟后抽出针芯，紧接吸有川芎嗪液的注射器（武汉制药厂生产2mL含20mg）拔吸无回血，即边出针边缓慢均匀注射，用消毒干棉球压迫以防止出血和渗药，同时活动患肢；③每周2～3次（10次1个疗程），间歇1周，4个疗程观察效果，治疗期不用与本病有关的药物。痊愈18例，显效10例，好转5例，无效1例。山东中医学院附属医院丁元庆对38例中风病无效病例分析，认为治疗无效的原因，除与患者年龄、性别以及发病次数、病程长短、治疗及时与否等有关外，还受中风性质的影响，即缺血性中风疗效不及出血性中风好。究其病机，主要是肝肾气血阴液亏损较重，其修复功能低下；而痰浊瘀血凝结已甚，难以祛除。此外，久治病人失去信心，不能配合治疗和主动进行锻炼，也一定程度影响疗效。

3. 心病

山西省人民医院原明忠以益气强心汤为主治疗慢性心力衰竭28例，主方药物：党参、麦冬、五味、丹参、黄芪、葶苈、茯苓、泽泻、猪苓，主治心肺气衰证。若心肺阳衰证，上方加附子、肉桂，气虚甚加人参，纳少加白术，腹胀加木香、大腹皮或厚朴，心慌失眠加枣仁、柏子仁，恶心呕吐加半夏、生姜，干呕欲吐加竹茹，咳嗽加紫菀、百部、百合，舌红少津加石斛，肾阳虚加金匮肾气丸。患者地高辛停减情况为：28例中有18例停用，5例并用，5例未用。显效20例，有效7例，无效1例。且无毒副反应。山西中医研究所解一玲等以中医药为主辨证治疗慢性心衰51例。患者均属NrHA分级的心力衰竭Ⅰ度、Ⅱ度，有明显肺部感染，则加抗生素控制感染，反之以中药治疗为主。本组51例慢性肺心病、心力衰竭病人分为两个证型（气阴两亏、水气血瘀型和阴阳两虚、水湿疲邪停滞型）分别采用生脉散、四君子汤、真武汤、五苓散、济生肾气汤等为主方进行辨证治疗，结果显效率54.9%，有效率94.12%。山西省平定县中医院吴芪林从气血水论证充血性心力衰竭，认为气虚、血瘀、水停乃为心衰之基本病机，而气虚尤其是心肺气虚为其本，血瘀由气虚引发，水停由气虚血瘀所致，均为其标。因此其治疗原则以益气化瘀利水为宜，且以益气为先，药用人参、黄芪、丹参、桃仁、防己、桑白皮、车前子、琥珀等，山西省盂县人民医院中医科马垂宪的中医治疗心包积液报称：本病为饮阻心包，心包炎、心包积液属“痰饮”范畴，治疗以利湿活血，提出二陈汤与五苓散为必用之方。因为饮阻心包，必致气血运行不畅而引起胸憋、心前区疼痛、肝脾充血性肿大、颈静脉怒张等，故活血化瘀的丹参、赤芍、桃仁、红花等也必配用，不仅有利于积液吸收，也可防止心包粘连。治愈6例。北京市鼓楼中医医院急诊室袁小宁等以中药活血化瘀为主治疗42例急性心肌梗死，42例病人中10例与西药治疗组对照，重点观察ST段T波的变化及血清酶的变化，结果中药为主对急性心肌梗死变化的两项重要指标恢复效果明显优于西药组，从而证实了中药对于急性心梗的作用。基本方：陈皮、半夏、茯苓、丹参、檀香。①痰浊壅塞、血瘀气滞加瓜蒌、薤白、郁金、延胡索。②心血瓣阻、气虚痰郁加桃仁、红花、川芎、延胡索，气虚甚者，加人参。③痰血郁阻、寒滞心脉加附子、桂枝、桃仁、红花。另均用复方丹参注射液20～40mg静脉滴注。治疗期间不停常规治疗冠心病药物。42例中显效15例，有效22例，总有效率占88.14%；无效5例，占11.86%。

4. 肝病

广东省韶关市卫生局中医科吴达群提出乙型肝炎（简称乙肝）治疗六法：

(1) 清热法：与化湿法合用，治急性黄疸型肝炎、慢性乙肝急性发作症见“阳黄”者，以茵陈蒿汤、茵陈四苓散、甘露消毒丹为代表方。

(2) 化湿法：与温脾法合用治疗慢性乙肝症见“阴黄”者，以茵陈术附汤为代表方。

(3) 疏肝法：治慢性迁延性肝炎、慢性活动性肝炎症见肝气郁结者，以四逆散为代表方。

(4) 养肝法：治慢性迁延性肝炎、慢性活动性肝炎症见肝阴亏损者，以一贯煎、滋水清肝饮为代表方。

(5) 攻法：治急性、慢性乙肝病人黄疸久不消退，或慢性活动性肝炎症见气滞血瘀者，以活血通络汤为代表方。

(6) 补脾法：治慢性乙肝脾虚者，以四君子汤、参苓白术散为代表方。

山西大同医学专科学校乔登元采用分步治疗慢性乙型肝炎，一是祛除病因以治本，药用败酱草、生薏苡仁、柴胡、白术、白芍、丹参、蒲公英、茵陈、炙草、黄芪；二是培补正气以复元，药用山萸、生地、山药、栀子、茯苓、丹参、当归、枣仁、生白芍、白茅根、生黄芪、白花蛇舌草、柴胡、丹皮；三是理气活血以治标，药用泽兰、红花、桃仁、郁金、柴胡、青皮、白术、丹参、茜草、内金、白芍。86 例中阴转 21 例，滴度下降 60 例，无效 5 例。江苏无锡新安镇卫生院郁冠亚拟用“益气养阴解毒汤”治疗慢性乙型肝炎 HBeAg 阳性 40 例，方药：太子参、麦冬、五味子、生地、黄精、贯众、银花、黄芪、山药、虎杖、土茯苓、败酱草、板蓝根等，阴转率 72.5%，滴度下降率 32.5%。山西汾阳医院王笃荣运用伏邪学说探讨病毒性乙型肝炎，强调肾虚是邪伏的内因。扶助肾气，透达祛邪，是治疗该病行之有效的方法。山西临汾市第一人民医院蒋森提出中西医结合治疗慢性乙型肝炎思路：①关于直接法去除乙型肝炎病毒（HBV）的问题；②关于调整免疫功能的问题；③关于辨证论治的问题；④关于辨证论治和调整免疫相结合的问题；⑤关于综合治疗。

5. 肾病

海南省中医院罗凌介治疗肾炎蛋白尿：肺型之风热以麻黄连翘赤小豆汤合五苓散加减；风寒以越婢汤合五皮饮加减。脾型：参苓白术散合防己黄芪汤加减。肾型：脾肾阳虚用真武汤、济生肾气汤等；肝肾阴虚用知柏地黄汤等。瘀血型：补阳还五汤加减，再分养血活血、活血化瘀、攻瘀散血、破血散结。湿热型：三仁汤、龙胆泻肝汤等。山西岚县中医院李智的肾病综合征中医辨证治疗：①补泄结合；②温阳和降逆结合；③活血化瘀和清热解毒结合；④泄浊和解毒结合；⑤通利和固摄结合；⑥化痰利窍和芳香化浊结合；⑦纠正激素副作用和类激素中药结合；⑧扶正与祛邪结合。

6. 痹证

山西太原市类风湿病医院侯丽萍等的抗类风湿胶囊治疗类风湿关节炎（RA）急性期的临床观察，135 例总有效 97.2%。抗类风湿胶囊由木防己、蚕沙、黄柏、苦参、百部等药组成。并经药理实验和临床体征、症状的对比观察。万荣县中医院李峰的类风湿性关节炎的中医分型与合理用药，提出本病早期包括湿热阻络和寒湿阻络，中期包括寒热错杂和瘀血阻络，晚期为肝肾亏损。并提出各型用药的体会以及用激素的宜忌。山西孟县中医院赵培基用“荣筋汤”治疗原发性坐骨神经痛 30 例，以基本方（熟地、川断、狗脊、川牛膝、千年健、地风、甘草、白酒）加减，痊愈 12 例，显效 9 例，好转 7 例，无效 2 例。

北京中医医院张敬林的试论痹证合并胃脘痛的辨治，并附87例病案分析，认为痹证与胃脘痛在病因病机方面的相关性，采用《卫生宝鉴》“大羌活汤”为主加减治疗87例，总有效率95.4%。刘春甫用骨痹丸为主治疗氟骨症55例，以维生素D钙对照46例，结果骨痹丸明显高于对照组。该丸由熟地、肉苁蓉、乳香、马钱子、麻黄等14味组方，由内蒙古中蒙医院药厂制成水筛丸。

四十九、谈中医急诊规范化的若干问题

中医能否治急症，回答是肯定的。从历史和现状来看，中医对急症是有所作为的，而且很有潜力可挖。如果能历史地总结中医治疗急症的经验，找出其规律性，又结合实际，吸收现代医学之长，补己之短，将会更好地发挥中医特色，为人类造福。兹就中医急症规范化的若干问题，谈点个人的拙见，以就正于同道。

（一）认识问题

中医急症要规范化，这一问题的提出，是否其本身就是矛盾的？因为中医的精华是“辨证论治”。如果对每一个病都来个“规范化”，哪还有辨证的灵活性可言，中医的特点又何在？

“辨证论治”与“规范化”是不是矛盾？笔者认为，历史悠久的中医辨证论治就不要规范化，那中医的生命力就不可能长盛不衰；正因为中医辨证论治有其规范化的内涵，才能在临床上应付千变万化的疾病，获得显著的疗效。然而，中医的规范化又体现在哪里？伤寒的“六经辨证”，温病的“卫气营血辨证”，八纲、八法的具体运用，这些实际就是规范化的辨证方法，是有规律可循的。不过，应当承认，这种辨证论治的规范化，还有不少缺陷，诸如定量、定性的客观指标，目前难以确定，亟待完善和提高。但是，如果用西医的客观指标，肾的阴阳亏虚就以17-羟皮质类固醇、17-酮皮质类固醇的高低而定；气虚就是白细胞降低；血虚就是血色素减少等。诸如此类，用以制订中医的规范，这虽有可取之处，可又恐不能准确全面地反映中医的真正特色。抑或以西医来化中医，其结果又无形中代替了中医。因而说，中医规范化的路子怎么走，难度还很大，是一个十分复杂而又需慎重行事的问题。

目前，临床医疗的现实是，中医的行之有效的（尽管还是粗线条的、宏观的）有规范的传统方法，弃而不用，视之有物的“六经”、“八纲”等辨证大法，虽然口头上承认，实际上否认，到了临证之时，连最起码的表里、寒热、虚实也含糊其辞。这样的后果是“中医不行”，“辨证抽象”，开方用药，五花八门，疗效不好，反而责之于中医的种种缺陷。因而弃之不从，很多传统有效的方法，也被当做糟粕扔掉，实在可惜。这是中医得不到发展的致命伤，也是没有自信心，诚望有识之士高度重视。

谈到急症，犹如谈虎色变，精神上没有支柱，行动上不敢沾边，原因之一，也是说中医没有规范化。急症之急，中药岂能应急？社会舆论不支持，中医自身没信心。这样的结果是连一个感冒发热39℃，就拱手相让，还貌似有理地说，中药来不及，还是西药快。无形中把中医置于陪衬的从属地位，自甘四平八稳，一天到晚，香砂平胃散。中医界求这种

稳妥者不乏其人，不敢冒半点风险。加之社会舆论也认为中医只能治慢性病，这样下去，中医的病种都是些治疗价值不大，而难度极大的病。治病的范围越小，竞争的能力也越小，中医学术的进展，前途是危险的。所以，应当大声疾呼，特别是要唤醒中青年中医同道，呼吁社会都要历史地正视中医能治急症这一事实，积极开展中医急症治疗，这是势在必行的。

（二）诊断问题

中医的诊断，历来是辨共性多，从宏观着眼多，而对每一个病的个性，从微观着眼，还有不少问题。尽管中医有辨证也有辨病，但毕竟客观化的指标不足，尤其是急症，来势急，变化快，如不尽快明确诊断，势必贻误病机，酿成后患。所以从诊断上入手，进行规范化是非常必要的。但是，怎么规范化？我认为应从两方面来探讨：一是中医传统的诊断规范化；一是借助现代医学的诊断，为中医急症所用。

1. 关于中医传统诊断规范化问题

一是以证名目。中医临床上沿用数千年的辨证纲领，诸如六经辨证，卫气营血辨证，八纲辨证等，这些行之有效的辨证方法，可以说是诊断规范化的基础。比如，六经病中的太阳病，既是表证，又可分表虚、表实，这是外感病的第一关，其症之急，已不待言，但是只有表虚、表实的模糊概念尚不精确，应当结合体质的差异，把表虚、表实的客观症状，尽可能地定量化，标准化。同样，卫分病症偏于肺的桑菊饮证，偏于表的银翘散证，具体脉证，结合体质，一一拟定症状和体征，使之规范化。通过广泛的临床验证，经过若干次反复，形成一个带有法定性的“诊断规范”，这样将对中医临床、教学、科研都是大有裨益的。

一是以病名目。中医病名古已有之，有急症中如内科的中风、中暑、黄疸，外科的痈、疽、疔、毒，儿科的麻疹、水痘、惊风，妇科的崩漏、乳痈等，都可以定出病名。这些已有的病名，将它的诊断标准从脉、证、舌苔以及结合体质等，确定下来，根据辨证定出若干种模式，形成一套法定的诊断标准，经过一定的积累，是可以实现的。

还应指出，用中医传统诊断方法，应当尽可能发挥中医所长，保持中医特色，使各种辨证纲领逐步完善，以便指导中医临床实践。在实践中不仅不能丢掉中医辨证（重视整体观）的精华，而且要有效地强化中医辨证，使中医行之有效的辨证诊断上升到理性的高度。

2. 关于以现代医学的诊断为中医急症所用的问题

在中医临床上采用西医的诊断方法确定病名，这种办法目前已广泛采用，只不过没有把规范化提到议事日程。笔者的实践体会，用西医的病名是可取的，借助于西医的诊断手段也是可行的，有益的（因为这样做，有利于中医走向世界）但又不能将疾病简单地分几型，而把中医辨证的灵活性又框死了，那是无益的。应当把西医各种病名转引过来，一个一个病地对照，从中医的内容来订出规范化的脉证，并逐步设计一些临床指标。举例说，一个急性肾炎，在中医称为“风水”，其病机是风寒束肺，肺气不宣，水道不通，小便不利，发为水肿。寒邪、水邪均居于表，故用麻黄连翘赤小豆汤治疗（按：笔者用本方法治急性肾炎，一方到底稍事加减，不必易方，疗效可靠而稳定）。这样的病，用急性肾炎之名，以中医辨证之实，两者有机地结合，非常有利于诊断和治疗的规范化。

以上这种方法，可谓之“双轨诊断”。其实这种做法，在中医院的病房，早已这样做了，还可以总结一定的经验。不过，还是零散的，没有系统地规范化。有的甚至因沿用西医病名而忘却了用中医的诊断和治疗，无形中把它西化了。因而，必须坚定不移地保持中医本色，有计划地深入地把这种“双轨诊断”当做他山之石，为我所用，逐步形成一套与西医病名结合的中医诊断规范化的条例，有效地加快中医诊断规范化的步伐。

（三）治疗问题

要使中医急症规范化，必须广泛地运用中医的手段治疗急症，只有入虎穴才能得虎子，不然无法得到第一手资料和必要的临床数据，规范化也是一句空话。因此，笔者认为：

第一，广泛采用中医的传统有效方法，辨证用药，提高疗效。中医临床多年的积累，如闭证的通关散，脱证的独参汤，在实际中有一定的疗效，亟待整理和升华。但要辨证运用，不能稍有差错，用之不当，后果不堪设想。

第二，在急症中要运用各种手段，如针灸、推拿、刮痧、放血等一切非药物疗法，不但能辅助治疗，有的方法本身就能对急症起主治作用，如放血疗法对发热疾病，可以帮助退热；又如中暑的病人，用“十宣”放血，直接降温，起到主治作用；再如外科急症中药治疗的效果，如肠梗阻、阑尾炎、急性胆囊炎、急性胰腺炎等，其疗效已是公认的。有的在手术中血压下降，用升压药后仍不稳定，采用针刺，固定穴位，保持一定刺激强度，能使手术顺利进行。急性肠炎，用盐或姜贴脐，大壮艾灸立即止泻等，这些办法不能弃之不用。

第三，采用多途径给药的问题。如中药鼻饲、中药保留高位灌肠、中药针剂的静脉注射等，不仅慢性病可用，急症更有疗效。如大叶性肺炎，用银翘白虎汤高位保留灌肠，取得消炎退热的功效。慢胜盆腔炎、慢性结肠炎，用药物灌肠，比1：1服药疗效高等事例，说明运用多途径给药，对提高急症的疗效是可取的。

第四，做到及时给药的问题。目前，中医院也难做到急症及时给药，这很不利于治疗急症，解决这一问题，除了减少取药、熬药的中间环节外，还要充分发挥散剂、冲剂、针剂的作用。不少药要事先筹备，如金铃子散、十灰散等应事先研成药末；鲜竹沥汁、生姜，不少急症中都可配合运用；猴枣散化痰结，通关散开窍闭；锡类散利咽喉；大黄末止血；浙贝末镇咳等，都有其独特的疗效。

应当指出，上面所谈的治法，并不排除在必要时应用西药，对某些病，中西医结合疗效确实比单纯用中药或单用西医都好。但必须掌握以中药为主，西医为辅的原则。临床运用西药（尤其是急救药）的尺度和适应证，应有个严格的规定。相信通过中药剂型的改革，这个问题将会逐步得到解决。

（四）几种设想

1. 建立省、地（市）、县三级中医急症治疗基地

开展中医急症的治疗，虽然中医机构有各种形式的科室，但不统一，职能不清，使急症的治疗零散。为了系统地积累资料，取得过硬的数据，必须建立省、地（市）、县三级中医急症治疗基地。乡村的急症多，更有用武之地，应高度重视。如能形成一个三级急症治疗网，广泛地从不同角度积累资料，必能为急症治疗规范化带来积极的效果。

2. 着手编写“中医急症规范”

中医文献所载治疗急症的资料甚多，迄今为止，还散见于各种书刊之中，应当组织各方面的专家，特别是临床专家，集中精力编写一套包括内、外、妇、儿各科的急症规范标准。每一科选一定数量的病种，由易而难，由简而繁，从诊断标准、治疗方案（包括药物、非药物的具体运用等），一一固定下来，经过试行，逐步扩大完善，定期修改。使中医急症治疗有据可查，有法可依。为临床医务工作者提供可靠的依据，以利于急症工作的开展。

“中医急症规范”要做到“四统一”。即统一病种，统一诊断标准，统一治疗方案，统一整理总结。病种由少到多，由易到难，先选择把握性大的病种，以便摸索经验，逐步扩大推行诊断标准力求以中医辨证为基础，借鉴西医诊断，如病毒性感冒、流行性脑膜炎、乙型脑炎等，除了把西医的临床指标确定，然后根据中医证候、体质等不同，分若干种类型，订出各种类型的临床脉证等，能设计指标的，可以定客观指标。治疗方案，包括药物与非药物疗法，但都要有法有方，乃至药量等，都要有个规定幅度，非药物疗法，比如针刺退热，仍然要依照针刺经络原理运用。又如外用药熏洗治水肿，治皮肤病，是根据肺合皮毛，使之宣肺解表等基本原理，同时必须符合病机和临床证候，立法有依据，运用有措施。统一整理总结，在治疗结束后，必须要有原始资料的整理，逐条逐项地总结，并对所采取的措施进行如实的评估，使之升华到理性的高度。

3. 通过科研协作的途径，有计划地开展中医急症规范化。

目前，国内已有一些急症病种进行临床规范工作，但多是从学会的渠道以学术性的研讨进行，有一定的效果。然而，这项工作仅是学会办理，很难全面开展和坚持下去。至关重要的是没有经费，没有基地，得不到相应的保证。因此，要把这项规范化的工作纳入科研途径，由卫生部门列入科研课题，人力物力财力才能得到保证，整个规范化的布局、步骤才能顺利进行。

4. 建立急症用药生产基地

中医急症用药要求快而精，建立起配套的急症用药生产基地，是非常必要的。当前中医临床用药受到许多限制，正常的饮片加工都存在问题，适应急症所需的药物更是微乎其微。因此，其一，必须恢复传统的急救药品；其二，应当建立相应的急症用药科研和生产机构。根据临床实际需要，着手研究剂型改革，丸剂、散剂、针剂等均可开展，还可对单味药提纯，在不失药效的前提下，改革中药剂型，便于使用和携带。

本文涉及的问题很多，但论述还未能入木三分，这是因为问题的本身有其复杂性的缘故。然而，通过拙作，如能就认识问题得到统一，中医急症的规范化，既能发挥中医的特色，又能吸收现代科学（包括现代医学）之长，使中医能治急症，还其本来面目，这就是笔者的真正用心。若能引起同道的关注和热切讨论，幸甚！

五十、谈叶天士用附子

叶天士《临证指南医案》（以下简称叶案）中用辛温大热药，非但不是禁例，而且配伍精当，毫无偏见，用之甚广，现就其用附子的案例整理如下：

（一）叶案用附子的概况

叶案十卷计89病，其中用附子者共约150余案之多，其中用附子5案以上者有中风、脱证、噎嗝、反胃、呕吐、喘、泄泻、痉厥、产后等，用附子10案以上者有肿胀、痰饮、疟、痢等。由此可见，叶案用附子是非常广泛的，配伍是十分灵活的，既有继承张仲景用附子的特点，又有发《伤寒论》之未备，这份宝贵遗产应从理论到临床深入探讨，认真验证，不断总结和提高。

（二）叶案用附子的举例

1. 回阳摄阴

《内经》说："阴平阳秘，精神乃治；阴阳离决，精气乃绝。"阴阳贵乎平衡，若阴阳失调，则变证丛生，诸如泄泻、不寐、偏枯、神昏、暴脱等，叶案以附子配伍龙骨、牡蛎、五味子、猪胆汁，以回阳摄阴。例如：

张案，痱中经年，眩晕汗出，阳气有升无降，内风无时不动，此竟夜不寐，属卫阳不肯交于营阴矣。沉病之疾，循理按法，尚难速效，纷纷乱药，焉望向安，议用固阳明一法。桂枝木、生黄芪、川熟附、炒远志、龙骨、牡蛎、生姜、大枣。

杨案，中后不复，交至节四日，寒战汗泄，遂神昏不醒，是阴阳失于交恋，真气欲绝，有暴脱之虑，拟进回阳摄阴法，人参、干姜、附子、五味、猪胆汁。

按 中风本属阴阳失调，气血偏枯，升降悖逆。张案"阳气有升无降，内风无时不动"，出现"夜不寐"的阳不能入阴之证，用芪、附配龙牡，桂枝配姜枣，外可通阳和营卫，内可护阳以摄阴。杨案"寒战汗泄"，乃至"阴阳失于交恋"，而"真气欲绝"的暴脱，用参、附、姜益气温阳，配五味之酸收摄阴。并用猪胆汁反佐，以防阴寒之格拒，犹如《伤寒论》白通加猪胆汁汤的反佐，方义雷同，并无二致。前后两案以龙牡配附桂的潜镇温阳，配五味、猪胆汁的酸敛与反佐并施，共奏回阳以摄阴之功。

2. 导纳肾气

肺肾同源，肺主呼气，肾主纳气，呼吸吐纳，乃是其常咳逆倚息，必伤肺肾，是属其变。凡咳喘经年，或老年肺肾气衰，其症多为喘咳气粗，动则喘息，呼多于吸，不能平卧。叶案以附子配六味丸、沉香、胡桃、肉桂等，导纳肾气，以起深病。例如：

张案，冬季咳喘，似属外因，表散沓进，反致失音，不得着枕卧眠，今戌亥时浊阴上干而喘急气逆为甚，仍宜引导纳气归肾。六味加附子、车前、补骨脂、胡桃、沉香。

某，冬季咳嗽吐痰，渐至卧则气冲，喘急起坐，今三载矣。经以肺肾为俯仰之脏，是肺主呼气，肾主纳气，老年患此，按脉右弦左沉，为肾气不收，主治……肾气丸去牛膝、肉桂加沉香，蜜丸。

按 临冬戌亥之时，正值天寒地冻，为肾主之封藏当令，若久咳伤肺及肾，或老年肾衰，根本不固，皆可动则气喘，卧则上冲，喘急起坐。前后两案，乃陈年痼疾，肺肾气虚，根本动摇，非宣利肺气所宜，必须从肾图本。叶案以《金匮》肾气丸，酌加沉香、胡桃、补骨脂之属，导纳肾气，从本论治。

3. 扶阳固脱

叶案在治疗"汗证"与"脱证"之中，均采用附子配伍参芪术类，以益气温阳固脱，图治卫阳式微、阳脱、阴阳俱虚之证。例如：

某，脉细自汗，下体怯冷，卫阳式微使然，黄芪三钱，附子七分，熟白术一钱五分，炙甘草一钱五分，煨姜一钱，南枣三枚。

朱，脉微汗淋，右胁高突而软，色萎足冷，不食易饥，食入即饱，此阳气大伤，卫不顾护，法当封固，人参、黄芪、制附子、熟白术。

陈，遗尿，目眼口开，面亮汗油，阳飞欲脱，无药力挽，拟参附汤法，加入童便，图元真接续耳。

徐，恰交第七日，鼾声呵欠，目瞑烦躁，兹脉微细而促，此皆二气不相接续，衰脱之征最速，是清神息风方法，难以进商，急固根蒂，仿河间地黄饮，熟地、附子、从蓉、萸肉、杞子、远志、菖蒲、川斛。

按 汗出淋漓，有卫阳式微，或阳气大伤之殊。某案与陈案之汗，可谓亡阳，小剂参芪附术，益气温阳则已，与“卫阳式微”之自汗恰到好处，至于脱象已露，遗尿目合，鼾声呵欠，面亮汗油，烦躁脉促，乃是阳飞欲脱之危象。叶案一者以参附汤入童便，用反佐法以使元阳接续；另者仿地黄饮子，阴中求阳，以扶阳固脱，是善补阳者的权变之法。

4. 温阳镇逆

伤寒有心下痞硬，噫气不除，胃阳虚而为阴所格阻，清气无升，浊阴无降，故邪气流连，嗳气噎嗝。叶案以附子配旋覆花、代赭石，温阳镇逆。例如：

汪某，壮年饮酒聚湿，脾阳受伤已久，积劳饥饱，亦会伤阳，遂食入反出，噫气不爽，格拒在乎中焦，总之温通镇逆为例，白旋覆花、钉头代赭石、茯苓、半夏、淡附子、淡干姜。

按 仲景治噫气不除，痰阻中焦，用旋覆代赭石汤。叶案师其法而不泥其方，用旋覆花、代赭石配姜、附之温补，去参、枣之腻补，亦为法外有法。

5. 温补脾肾

脾阳虚则寒湿内盛，日久及肾，致脾肾阳虚，出现肠鸣腹胀，痛泻寒中，大便稀溏，或完谷不化，澄澈清冷，四肢不温等证。叶案用附子配茯苓、白术，或以附子理中温补脾肾。例如：

周某，脉象窒塞，能食少运，便溏，当温通脾阳，生白术一钱五分，茯苓三钱，益智仁一钱，淡附子一钱，干姜一钱，荜茇一钱。

洪妪，脉虚涩弱，面乏淖泽，鼻冷肢冷，肌腠麻木，时为寒凛微热，欲溺，大便有不化之形，谷食不纳，此阳气大衰，理进温补，用附子理中汤。

按 周某之脉窒塞与能食少运、便溏并存，是为湿邪困阻之证，用苓、术、姜、温脾阳，燥寒湿；用附子、益智，强阳固肾；用荜茇之芳香醒脾，其妙在于静中寓动。洪妪是脾虚及肾，火不生土，即脾虚不纳化，又肾寒而乏淖泽之色，故予理中汤加附子，温补脾肾以扶阳。

6. 通阳逐饮

叶案认为，痰饮实属阳微而水谷不运，蕴酿聚湿，胃阳日薄，痰饮化湿倾囊上涌，新进水谷与宿饮再聚复出，致而痉期。遵仲景“病痰饮者，当以温药和之”之大法。案中有用《外台》茯苓饮以化气利水，用小青龙汤温阳化饮，或用真武汤温阳制水，或用熟附都气加胡桃以温肾纳气制水等。例如：

戴，十二月间，诊得阳微，浊饮上干为咳，不能卧，曾用小青龙汤，减去麻黄、细辛，服后已得着枕而卧……交惊蛰阳发泄，病势再炽，顷诊脉来濡弱无神，痰饮咳逆未已，谅非前法可效，宗仲景真武汤法，以熟附配生姜通阳逐饮立法；真武汤去白术加人参。

按 本案始用小青龙汤，病势顿挫，能着枕而卧。继之，初春惊蛰，病势复炽，痰饮逆咳，脉濡弱无神，是属肾虚水泛，故用真武汤通阳逐饮而获效。不过，方中白术温脾留之有益，人参益气加之有功。综观叶案治寒饮多循“温药和之”之法，深得仲景奥旨。

7. 通阳泄浊

肝胃虚寒，浊阴上逆，《伤寒论》有阳明寒呕，少阴利，厥阴头痛，皆属阴寒内盛，浊阴上犯，用吴茱萸汤主治。叶案师仲景之法，变制其方，以通阳泄浊，可谓方外有方。例如：

王，右脉已伏，左小紧，四肢冰冷，干呕，烦渴，厥阴浊泛，胃阳欲绝，此属寒厥，姑以辛热泄浊通阳。泡淡吴茱萸、制附子、川楝子、延胡索、淡干姜、茯苓。

按 本案是属肝寒犯胃，浊阴上逆。然肝寒可及于肾，而为肾虚肝寒之证。叶案用附子配吴茱萸，泄浊通阳；配干姜、茯苓，温脾利水；加金铃子散，行气止痛。全方温肝和胃，兼顾于肾，亦可谓“乙癸同治”之法。

（三）体会和讨论

叶案运用附子十分广泛，均取附子的辛温大热之功，配伍灵活，主治诸多证候。温病大师之所以不偏不倚地运用温药，是叶天士在临床实践中证实，温热药不是温病家的禁用药，故为“伤寒”与“温病”两学说有机地结合做出了范例。叶氏注重实践的治学方法，启迪后学务必在实践中去继承和发展中医学，才能推动学术的发展。

叶案用附子是继承了“经方”之所长。在临床上既沿用伤寒方药，而又变通伤寒方药，这种有发展的继承，恰好是温病家善用伤寒大法之所在。叶案除沿用“经方”之原方外，更多的是变通原方，发展创新。一者是调整原方的药物配伍；再者是药量的变革，跟伤寒原方大有径庭之别。虽属小剂量用温药，亦仍不失于“四两拨千斤”而起沉病的功效。若以“经方”和叶案之比，在用药的配伍和剂量上的深入研究，叶案确有其创新之处。

概而言之，叶案之所以大量地运用温热药，是渊源于伤寒，而从变通用法来看，又高于伤寒。既有继承，又有创新，乃是叶天士的学术成就达到炉火纯青的地步，使其独树一帜。

五十一、1例风湿性心脏病治疗纪实

笔者经治1例风湿性心脏病（简称风心病）患者，基本以中药为主，极少辅以西药，患者已经存活8年，且生活能自理，还可以照管小孩，料理家务。有这样的疗效，我以为值得向同仁介绍，兴许对临床医者会有所裨益。

（一）病史摘要

黄某，女，63岁，回族，退休工人。患者从事纺织工作多年，一贯有关节疼痛的风湿病史，多次查抗“O”，血沉均高于正常值，并可闻及心脏2/6级杂音。一般是对症治疗，发作时服中西药，控制症状后停药；仍然坚持工作，未能根治，延迄至就诊前。

1987年初，经各种检查确诊为风湿性心脏病（二尖瓣狭窄并闭锁不全、心功能Ⅲ级、心房颤动）。就诊时症状：心慌心悸、胸闷，气短不足息，颜面青苍，形体消瘦呈慢性病容，轻度浮肿，两下肢午后逐渐浮肿加剧，至午夜双脚不能步履，膝以下至脚底浮肿，按之凹陷不起，小便短少色清，大便稀软量少，食纳不香量少，夜不能平卧，背恶寒怕冷，容易感冒，终日卧床。脉沉细弱、间歇，舌质淡润，苔白秽腻。经过治疗，上述心衰症状明显减轻，精神好转，食欲增进，并能在室内活动，照管小孩，料理家务。至今已7年多，以中药治疗为主，偶尔辅以速效救心丸、心宝、地高辛，病情得以控制，取得明显的疗效。

（二）基本治法

第一方案，当病人出现心衰加重，表现为心肾阳衰，肺气不足。症见头眩，眼花，心悸心慌，胸闷短气，面目轻浮，下肢浮肿，小便短少，恶寒怕冷，脉象沉细弱、间歇，舌淡苔腻等症。处方：参芪真武汤加味：

西党参（有时用红参）10～15g，生黄芪30g，制附片、茯苓各20g，白术、白芍各15g，生姜3片，汉防己10g，海桐皮20g，玉米须30g。每日1剂，文火久煎，分2次温服。并辅以本院研制的“健脾益气冲剂”基本方为参苓白术散合玉屏风散加味而成，每小包含生药量15g，每日1包，早间冲服。

本方是基本方，春秋冬夏之日，每日服1剂，很少间断，偶尔心跳特甚，服速效救心丸，或心宝，或地高辛（2～3日），心跳平稳后，即停服上药。

第二方案，因病人体质虚衰，不能抗御外邪侵袭，容易罹患外感，有时发热恶寒，全身酸痛，胸闷气喘，咳嗽痰多，口苦乏味，舌苔白而薄黄，脉浮弦无力、间歇。处方：

柴胡桂枝各半汤加味：柴胡、桂枝、白芍各10g，炙甘草5g，生姜3片，大枣3枚，生黄芪15g，防风、白术各10g。

水煎每日1剂，并随症加减：如饮食不振，加炒谷麦芽各15g，炒内金10g，咳嗽痰多加茯苓15g，法半夏、广皮、葶苈子、苏子各10g；小便短少加防己、车前子各10g。每日1剂，水煎温服。本方为病者感冒期间服用，多数情况下服5～7剂，感冒基本好转，即可停药。视病情或用参芪真武汤，或用第三方案，灵活掌握病情而定。

第三方案，病者感冒基本控制之后，往往出现一段咳嗽痰多，头眩乏力，食纳差等症，处方用苓桂术甘汤合二陈汤加味：

茯苓20g，桂枝10g，白术15g，炙甘草5g，陈皮10g，法半夏10g，草涝子10g，苏子10g，生黄芪15g，防己10g。每日1剂，水煎温服。

本方多用在服柴胡桂枝各半汤后，俟发热外感消退之后，一般服5～7剂，达到减轻咳嗽、感冒，余波平息的目的，即停止服上药，继续用第一方案治疗。

以上3个治疗方案，或者说三步治疗方法，既有它的侧重点和针对性，又有它的前后衔接的内在联系。一般地说，参芪真武汤是常用方，是治本的方，经年累月不变。如体虚招致外感，则以柴胡桂枝各半汤加味，旨在调和表里、调和营卫，使之透出外邪，感冒结束即撤去上药，感冒之后，往往有咳嗽吐痰，头眩乏力的过程，这期间即插用苓桂术甘合二陈汤，取得温阳化饮、祛痰止咳的疗效，中病即止。转而复用参芪真武汤，从本沦治。

（三）体会

1. 真武汤

这是《伤寒论》少阴心肾阳虚、水邪泛滥的主方。何以能治风湿性心脏病？从方而论，真武汤温阳以制水，主治“太阳病发汗，汗出不解，其人仍发热，心下悸，头眩，身响动，振振欲擗地”等诸症。所以，方书中传统的说法，都把真武汤视为治疗肾阳虚衰，水邪泛滥的专方。但笔者认为，本方温肾利水是其主治功效，见诸药物的组合是完备的。然其肾阳虚，必然会影响肺气不足，方中缺少补气药，故临床运用应加强益气药，选用黄芪、党参最为适宜。真武汤加参芪，其作用即为益气温阳利水，较之于真武汤原方更为完善。从病而论，风心病心衰其病在心，而其症从中医的认识角度多是心肾阳虚，肺气不足，故出现心悸、心慌、胸闷、心前区痛、气短不足息、颜面下肢浮肿、全身恶寒、脉沉细弱，以及心房颤动等一派心肾阳虚、肺气不足之症，故用参芪真武汤从本论治。可以认为，本方是风心病属于心肾阳虚、肺气不足的主方之一。诚然，风心病临床上也有气阴两虚、湿中挟热者，则不在此限，另当别论。

实践证明，用参芪真武汤治疗风心病，取得很好的临床疗效，如本案黄姓患者，能够以此方，治疗 7 个年头，病情稳定，身体好转，这无疑是显示了它的临床效果是可靠的。在此，还值得提出的是，真武汤不仅是用于风心病能取效，而且用于肺心病、肾炎水肿以及其他疾病，若出现心肾阳衰，水邪泛滥者均可选用，疗效也一定是好的。这就是中医辨证法则“异病同治”的优势所在。

2. 柴胡桂枝各半汤

这是风心病，乃至老年体衰的病者，提高机体抵抗力的良方。笔者从本案病例中得到启示，柴胡桂枝各半汤是一张没有补药的补益方。根据方中的药物组成看，有调理脾胃、调和表里、调和营卫、调理气血等功用，如果说机体脾胃健运，表里调和，营卫和谐，气血充沛，正气内存，病邪安能不去？所以说，风心病者，因其体质虚弱，易于罹患感冒，在病者有外感的情况下，真武汤是不合适的，应当用柴胡桂枝各半汤治其标，透邪外出，达到祛邪而不伤正的目的。这里，还顺便提一笔，柴胡桂枝各半汤，对老年者，经常身体不舒，关节酸痛，饮食欠佳，时有外感之状，服之亦可获良效。笔者对多例老者用之均有很好的疗效，有的老人竟无病也常服本方，作为保健良药，实是一个新的发现。

3. 苓桂术甘汤合二陈汤

这是温阳化饮、理气化痰之主方，本方亦可单独治疗风心病。但在本案中只是作为辅助用药，在外感之后余波未息，痰饮宿肺，咳喘痰多，用一个短暂时期，只是治疗过程中的小插曲。候其咳平痰少，即停药。用之得当，可与真武汤相辅相成，取得预期效果。

本案已经 7 年的临床观察，用上述 3 种不同治疗方案，应用于病情的各个不同的阶段，显然是符合病机的，病人能健在，身体尚且有好转，这就是无可置疑的事实。值得指出的是，久服附子没有中毒现象，没有什么不良反应。

总之，用真武汤治风心病，临床不是新鲜事。笔者验证多例，经历数年的追踪观察，疗效是确切的。但是否能将这 3 种方案，用于风心病的各个不同阶段，进一步使之规范化、客观化，还有很多工作要做，希望中医、中西医同道，共同来完善。这篇短文报道，只不过是抛出一块砖，祈以引出更多的玉。

五十二、常见肝病的证治思考

（一）常见肝病证治撮要

1. 急性肝炎

本病来势凶猛，眼目及全身黄染，饮食乏味，厌油恶心，腹胀闷，无明显上腹痛，小便短赤，大便溏而不爽，或便秘。查肝区有压痛，舌苔黄腻，脉弦缓。治疗大法应以疏肝利胆、清利湿热为主。方以小柴胡汤合四逆散加味：柴胡、黄芩、半夏、太子参、炙甘草、虎杖、茵陈、郁金、川楝子、炒谷芽、炒麦芽、青皮、陈皮、赤芍、厚朴、枳壳。每日1剂，水煎分2次，宜稍凉服。本方旨在疏肝利胆，肝气舒畅，胆汁分泌正常，退黄快，饮食恢复较好。适当加茵陈、虎杖，使湿热之邪有出路。若转氨酶高者，可适当配以护肝药，但不宜大量输液。液体过多，滋生内湿。本病治则重在疏肝利胆，佐以清利湿热，不宜过用通利水湿药，如四苓散等，以免利水伤阴。如见舌红或绛，应即改滋养肝阴之药，以一贯煎加减。

【案一】刘某，男，46岁。1995年4月6日就诊。患者发热2天后，即见全身性黄疸，食纳差，厌油恶心，大便溏而不爽，腹胀气滞，小便短赤灼热，尿三胆强阳性，ALT（SGPT）6001.2nmol·S^{-1}/L，厂医予以输液、护肝治疗未见明显缓解。刻诊：精神疲惫，两目及全身黄染，恶心嗳气，食纳差，夜寐不宁，腹胀，大便日2～3次，便溏不爽，小便短赤，复查尿三胆强阳性，ALT 7668.2nmol·S^{-1}/L，舌苔黄白厚腻，脉弦数。诊断为急性黄疸型肝炎。方用小柴胡汤加味，处方：

柴胡、半夏、黄芩、郁金、枳壳、川楝子、炒黑栀子、炒谷芽、炒麦芽、青皮、陈皮各10g，太子参、虎杖、白马骨各15g，茵陈20g。每日2剂，水煎分2次服，每隔4小时服1次。

3日后，小便转清，全身黄疸明显消退，精神好转，食纳增加，恶心止，大便通畅，腹中无不适，舌苔薄黄白相兼微腻，脉缓稍弦。上方去黑栀子、虎杖，加山药、扁豆，10剂，每日1剂，水煎分2次服。药后黄疸明显消退，尿三胆转阴，ALT 2500.5nmol·s^{-1}/L。病去八九，仍宜巩固治疗。处方：党参、山药、茵陈、忍冬藤、白花蛇舌草各15g，柴胡、黄芩、半夏、郁金、川楝子、枳壳、谷芽、麦芽、炒鸡内金、青皮、陈皮各10g，炙甘草5g，每日1剂，共服50剂，肝功能正常，上方再服1个月，隔日1剂，以巩固疗效。

2. 乙型肝炎

本病目前发病率甚高，有的并无明显症状，仅检查有三阳外，或有肝区不适，饮食不香，腹胀气滞，大便溏而不爽，小便时黄时清，口苦不渴，舌苔正常，或黄，或口舌粘腻，脉缓或弦，或数，呈时隐时显，缠绵不已之势。治法以疏肝健脾、清解湿热为主。方用小柴胡汤加味：

柴胡、太子参、黄芪、半夏、炙甘草、郁金、白花蛇舌草、白马骨、忍冬藤、野菊花等。或加谷芽、麦芽、青皮、陈皮、炒鸡内金；或加赤芍、丹参、白茅根。第1个月每日1剂，第2、第3个月隔日1剂，水煎分2次服。3个月后复查乙肝五项。

对乙肝的治疗，切忌过早进补。因为本病多有肝胆脾胃湿热之症，过早服用补益药，易出现腹胀气滞，内湿壅满。同时也不宜用过多渗利湿热之品，如茵陈、泽泻、猪苓等，以免伤阴，而应用滋养肝阴药，如一贯煎加味，颇合病机。

久服柴胡有无伤阴之虞？笔者认为，应视其体质而定，如素体阴虚者，多用柴胡容易出现伤阴之弊。预防的方法，可用小剂量并间隔应用，或用青皮、川楝子、谷芽、麦芽代柴胡，使之疏肝而不伤阴。

【案二】郭某，男，43岁，1995年3月5日就诊、患者自述肝区隐痛胀痞，食纳差，睡眠不实，夜寐多梦，苔黄腻，脉缓稍弦。肝功能多次检查均正常。两对半1、3、5阳性。拟方小柴胡汤加减。处方：

柴胡、半夏、黄芩、郁金、青皮、陈皮、枳壳、大腹皮各10g，太子参、白花蛇舌草、白马骨、忍冬藤各15g，炙甘草5g。15剂。每日1剂，水煎分2次服。

尽剂后肝区隐痛有所缓解，食纳增进，小便较清，大便多偏稀，腹中气滞减轻，舌苔白腻，脉缓有力，守原方加白术、扁豆各10g，山药15g，每日1剂，嘱服15剂。服前方后，饮食量增，大便正常成形，腹无所苦，精神好转，舌苔薄白，脉缓有力。守前方加炒谷芽、炒麦芽、炒鸡内金各10g，隔日服1剂，水煎分2次服。再服30余剂，自觉症状消失，复查两对半，第五项阳性，其他均转阴。舌淡红、苔薄白、脉缓有力。嘱其用前方作为巩固治疗，仍隔日服1剂。又陆续服50余剂，停药观察。至1996年元旦前复查两对半全部转阴。

3. 肝硬化

症见腹大如鼓，青筋暴露，下肢浮肿，食纳差，大便或软或硬等。精神疲惫，小便无力，或弦缓。或脾脏肿大，肝功能正常。治以疏肝健脾，软坚散结。方用四逆散加味：

柴胡、赤芍、白芍、枳壳、郁金、白术、山药、炒谷芽、炒麦芽、鸡内金、炙甘草。每日1剂，水煎分2次服。

若下肢浮肿加海桐皮、茯苓皮、防己；若腹胀气滞加大腹皮、青皮、陈皮；若腹胀甚，饮食正常，加三棱、莪术；若腹胀大便不爽快，腹水明显，小便偏少，加牵牛子末冲服，便通之后则隔日服用。若腹胀气滞，腹水不显，加生牡蛎，益母草、旱莲草；若下肢浮肿，精神疲惫，加生黄芪、汉防己、党参等。本病的治疗，应注意养阴，不能伤阴损津，用药切忌刚燥。消散软坚以渐消渐散为宜，用药以柔中有刚为是，三棱、莪术小量轻用，桃仁、土鳖虫以不用少用，总之攻伐勿过是为上策。治疗肝硬化虽使用软坚散结之品，但总以保护胃气为先，使病者能食能化，方有生机。因而适时灵活择用健胃补脾药十分必要在脾胃功能健运的前提下，采用软坚散结药，以渐消渐散为宗旨，切忌图速效，强行攻破则于病无益。且往往用活血化瘀过猛，有促使门脉高压动血之虞，务必审慎。

【案三】杨某，男，46岁，教师。1993年4月10日就诊。患者有慢性肝病史，除外血吸虫病因。自觉腹胀气滞，食后尤甚，肝区隐痛，大便时干时稀，小便偏少、面色晦暗，形体偏瘦，精神疲惫，腹部脐周青筋暴露，双手肝掌明显，颈下有两粒蜘蛛痣，两下肢轻度浮肿，舌淡润，脉细弱。B超示：肝硬化伴中度腹水，胆囊壁粗糙，脾脏肿大。诊为鼓胀。缘由肝郁气滞血瘀、脾胃不足所致，方拟四逆散加味。处方：

柴胡、赤芍、白芍、青皮、陈皮、枳壳、扁豆、郁金、炒鸡内金、大腹皮各10g，海桐皮20g，山药、茯苓皮、益母草、旱莲草各15g，炙甘草5g，每日1剂，水煎服。

服上药15剂后，腹胀明显减轻，食量增加，食后无胀痞，大便偏软。精神好转，睡眠安静，舌淡润，脉缓有力。B超复查：腹水消退守原方去大腹皮、海桐皮，加三棱、莪术各6g，白术10g。另服健脾益气冲剂（本院自制药品，以参苓白术散加味组成，每包含生药量10g），每日1包，晨开水冲服。上方服40余剂，自觉病去七八，体重略增，并能上班工作。舌淡苔润，脉缓有力。仍守上方去三棱、莪术，加生黄芪15g，香附、炒谷芽、炒麦芽各10g。每日仍服健脾益气冲剂1包。并嘱患者每半个月吃1次甲鱼（将甲鱼切细，文火炖8～10小时服用），旨在滋阴软坚，辅助治疗。又服药30余剂，B超复查：肝硬化未见腹水，脾脏缩小。守上方再进40余剂，自觉身体状况正常，无腹胀，腹部青筋暴露减少，无浮肿，面色润泽，脉缓不弦，舌苔淡润。继以上方加党参、茯苓各15g，三棱、莪术各5g。30剂，每日1剂。自觉身体较前壮实，少有感冒，守上方长期服用，隔日1剂，以资巩固。随访3年，患者间断服上药，病情稳定，能坚持工作。

（二）几点思考

1. 肝病治贵条达：因肝禀木质，其性刚燥，从生理病理特点看，宜舒展，忌抑郁。所以，在肝病治法中应突出条达的宗旨，是符合临床实际的。如各型肝炎、肝硬化、肝胆结石，乃至某些胃肠疾病，均涉及肝气的抑郁。前人提出肝病及胃、肝郁犯胃等病理机制，推而广之，凡消化道疾病，无不关乎肝郁，故条达肝气，乃治肝的首要大法。用药亦讲究清灵活泼，既有条达之功，又无伤气耗气之弊。

2. 肝病治忌壅补：肝病波及脾胃，多呈湿热并存之证，治以清灵活泼的条达肝气、清利湿热为法。用药切忌壅补。凡补益药，或滋阴补血，或益气补血等多为滋腻壅滞，如病邪鸱张之时，过早用补益药，滋湿助热，使湿热之邪氤氲缠绵，为治疗带来一定的难度。而肝阴不足者并不鲜见，非但要补，而且要尽快扭转肝阴不足之机，但应以滋而不腻、补而不滞的药物，或佐以疏利之品，才能证药合机恰到好处。

3. 肝病治勿伤阴：肝病由于湿热为患，治疗应当清热利湿，但若湿热久稽，深入血分，苦燥通利，药过病所，酿成伤阴者不少。伤阴最敏感的反应是舌苔、脉象。如见舌红苔少，脉象弦劲有力，即是伤阴之兆，务必采用滋阴养肝之药，如一贯煎类方，权宜应变，决不可错失良机。

综上所述，肝病病因多属湿热合邪，病位则不独主肝，且与脾胃密切相关，病机则以气机郁滞为关键。治疗应以疏达肝气为贯穿始终的基本大法。急性初期积极配合清利湿热，缓解期注重扶助脾胃，后期（尤其晚期恶化）应防止伤阴动血。

五十三、略论胃痛从肝论治

中医对胃痛亦称胃脘痛，包括了胃溃疡，十二指肠溃疡，急、慢性胃炎，胃窦炎，胃神经官能症等。这些病的特点，临床上共同的都有胃脘部疼痛，所以统称为胃痛。

胃痛从肝论治者，临床上极为多见。检阅叶天士《临证指南医案》，在“胃脘痛”案中共计49案，其中就有16案（未包括用一二味疏肝行气药者）是从肝论治，或肝胃同治的病例。

中医学认为，人是一个有机的统一整体。脏腑病变，有本脏自病，有他脏影响，胃痛亦莫不如此。叶天士说："肝脏厥气，乘胃入膈"，"厥阴顺乘阳明，胃土久伤，肝木愈横"，"厥阴之气上干，阳明之气失降"等等，都是指肝胃之气不顺，肝木犯胃侮土的病理机制。近人刘渡舟也指出："肝胃之气，本又相通，一脏不和，则两脏皆病。"说明肝胃之间有着不可分割的病理联系。胃主受纳，肝主疏泄，脾胃功能协调，必赖肝气条达。反之，肝不能正常疏泄，胃即可呆滞不化，木抑则土滞，乃是两者之间不能互相为用、互相制约的缘故。所以，胃病可以及肝，肝病可以连胃。因此，胃痛的治疗，不但要治胃，而且还应治肝，这就为胃痛从肝论治提供了重要的理论依据。临床实践证明，胃脘痛不仅应分辨寒热虚实，而且还应判明有无"肝"的临床见症，诸如胁间胀痛，嗳气泛酸，呕哕冲逆，精神抑郁等，若具有上述特征者，不论其是何种胃痛，均可采用肝胃同治或从肝论治，大多能提高临床疗效。一般地说，胃痛与肝有关的常见病症是肝郁气滞、肝寒犯胃、肝强脾弱、肝胃火郁、肝胃血瘀等类型，兹分述于后。

（一）肝郁气滞

【证候与病机】胃脘胀满，痛连两胁，按之则舒，嗳气频作，精神抑郁，食纳减少，大便不畅，脉弦而缓，舌苔薄白而兼黄。本证由于肝气郁结，横逆犯胃，故胃脘痛连两胁。因其气机阻滞，胃气不顺故嗳气频作，食纳减少等症丛生，肝郁湿滞故脉弦而缓，若肝郁化火，则脉弦而数。

【治疗方法】以疏肝理气为主。肝气条达，气机畅利，胃不受侮，疼痛自止，此即"治肝可以安胃"的意思。

【常用方药】四逆散加味。若腹胀气滞甚加佛手、木香；大便稀软加神曲、茯苓；嗳气泛酸加左金丸、瓦楞子；口多涎沫加吴茱萸、草果；口苦苔黄加黄连、黄芪；脘痛特甚加郁金、香附或延胡索、乳香、没药；食少纳差加神曲、谷麦芽、鸡内金。

【案一】张某，男，43岁，司机。患者十二指肠溃疡多年，曾服用调理脾胃，行气止痛药未效。主诉胃脘疼痛牵引两胁胀痛，腹胀气滞食后更甚，大便不畅，口苦苔腻，舌黄白相兼，脉象弦实。诊为肝郁气滞，拟疏肝行气合辛开苦降法，方用四逆散合小陷胸汤加味：

柴胡6g，白芍、枳实各9g，黄连6g，法半夏9g，瓜蒌壳12g，川木香9g，佛手片12g，甘草6g。

服上药10余剂后，疼痛消失，大便通畅，饮食倍增，收到近期疗效。继以六君子汤加味，调理善后，半年内病未复发。

按 肝郁犯胃、气机壅滞者，以四逆散疏肝和胃，合小陷胸汤辛开苦降，肝胃气顺，病即缓解。笔者以上两方合用，治疗十二指肠溃疡而见肝郁气滞症者，经治多例均获良效。

（二）肝寒犯胃

【证候与病机】胃脘疼痛，喜按得温则减，呕吐清冷涎沫，遇寒冷则痛甚，食纳少或得食则痛减，精神疲倦、舌质淡苔白润滑，脉细缓或虚弦。本症多因胃虚肝寒上逆，浊阴上犯故呕吐涎沫。因胃虚有寒，故遇寒则痛甚，得温则痛减。精神疲惫，舌淡苔白是脾胃中阳不足之故。

【治疗方法】温肝散寒，和胃降逆。肝寒得散，胃气得顺，治肝即所以治胃。

【常用方药】吴茱萸汤加味。若呕吐涎沫特甚加半夏、茯苓；口涎多泛清水加草果、砂仁；感寒痛甚加良姜、香附、蜀椒；如痛胀气滞加广木香、佛手；食纳差者合六君子汤益胃补虚。

【案二】范某，男，41岁，工人。患者有胃、十二指肠病史。就诊时自述胃脘疼痛，呕吐清水，遇寒冷疼痛加剧，得温熨痛减，头眩晕若空虚状，食欲减少，舌苔润滑，舌质淡，脉细而弦，此属肝寒犯胃，胃失和降，用温肝散寒，降逆止痛法，处方吴茱萸汤加味：

泡吴萸9g，党参15g，生姜12g，大枣5枚，法半夏9g，广木香6g（3剂）。

二诊：疼痛缓解，呕吐减轻，舌脉如前，守方再进（3剂）。

三诊：痛减呕止，自觉胃部温暖舒适，头不昏眩，脉细缓舌润，改用六君子汤加味：党参15g，白术9g，茯苓15g，吴茱萸6g，法半夏、炙甘草、生姜各9g，陈皮6g，广木香6g（5剂）。

四诊：饮食倍增，二便正常，舌润脉缓，守前方去吴茱萸，加生黄芪，继进10剂，以调理善后。半年后访视，病未复发。

按 肝寒犯胃，其本在肝，其标在胃。吴茱萸汤具有温肝暖胃之功，为肝胃虚寒的首选方。但若脘痛呃逆非肝胃虚寒者，不可妄用，免于“得汤反剧”。

（三）肝强脾弱

【证候与病机】胃脘隐痛，腹部挛急，喜暖得温则减，精神疲乏，肢体乏力，四肢欠温，食纳减少，大便软而不爽，舌质淡，苔白润，脉象虚软或细软。本症脾胃虚弱，肝木横急，故胃脘隐痛而腹中挛急，因其脾阳虚弱故四肢欠温、精神疲乏而疼痛得温则减。

【治疗方法】柔肝补脾为主。补虚建中，扶脾抑肝，即肝胃同治的意思。

【常用方药】小建中汤加味。若气血虚加黄芪、当归，呕哕吐酸加木香、砂仁；脘腹胀痞加佛手、厚朴；大便溏软加白术、茯苓。

【案三】王某，男，34岁，工人。患者诊为十二指肠壶腹部溃疡。主诉胃脘部疼痛，且觉腹部挛急，痛时得暖食则减，遇阴冷气候疼痛加剧，精神疲乏，难以支持，食量减少，大便软，脉象虚弱带弦，舌淡苔润。此属脾胃虚寒，肝木横强，当用补脾抑肝法，方用黄芪建中汤加味：

桂枝6g，白芍12g，生黄芪15g，生姜3片，大枣5枚，炙甘草6g，饴糖30g，广木香、砂仁各6g（5剂）。

二诊：胃痛减，挛急除，惟饥饿时仍有阵痛，但痛势较缓。食纳稍好，效不更方，再进5剂。

三诊：胃痛已罢，食量大增，脉缓有力，精神好转，拟用补脾益气，健胃和中法，方用六君子汤加味：

党参12g，白术9g，茯苓12g，法半夏9g，陈皮6g，炙甘草、广木香各6g，生黄芪、怀山药各12g，砂仁9g，生姜6g，嘱服10剂调理善后。

1年后病未复发。

按 本案脾胃气虚，招致肝木乘侮，用黄芪建中汤加味，补虚建中，扶脾抑肝，脾胃中焦之气旺，肝气不致横强，胃痛自能平息。

（四）肝胃火郁

【证候与病机】胃脘部疼热，痛势急迫，心中烦躁易怒，嘈杂泛酸烧灼，口干味苦，大便不畅，舌苔薄黄或舌红少苔，脉象弦数。本症因于肝气郁结，火热犯胃。肝胃火郁故胃脘疼热刺痛，烦躁易怒，嘈杂烧灼。肝火胃热上乘则口干口苦，苔黄，脉弦。如肝火胃热伤阴，则大便不畅，舌红少苔，脉弦细而数，此为热已伤阴之证。

【治疗大法】疏肝泄热，益胃养阴。慎勿用香燥，忌刚用柔。

【常用方药】一贯煎、滋水清肝饮、龙胆泻肝汤加减。前二方重在滋养肝阴，为治本之法；后一方直折肝胆之火，只宜治标。

【案四】王某，男，43岁，军人。患者自觉胃脘部疼热已1年多，经常感觉胃脘部烧灼样疼痛，大便干燥二三天1次，口干喜凉饮，有时泛酸，夜寐多梦，烦躁易怒，舌苔薄黄质红，脉弦细小数，用滋养胃阴法，仿沙参益胃汤加味主治：

沙参15g，麦冬、石斛各12g，瓦楞粉9g，青木香6g，竹茹、佛手片、炒枳壳各9g，天花粉12g，3剂。

二诊：胃脘部烧灼疼痛未减，渴饮减轻，泛酸已止，大便较前舒畅，夜烦易怒依然，舌质偏红仍有黄苔，脉象仍前。据此，病情虽有缓解，但肝郁胃热之象并无改善，前方加龙胆草9g，川黄连6g，焦山栀9g，5剂。

三诊：胃热烧灼感减轻，渴饮已平，夜能静卧，但舌质偏红少苔，脉仍弦细，改用一贯煎加味：

生地15g，白芍12g，当归6g，怀山药18g，川楝6g，佛手9g，沙参15g，石斛12g，枳壳、杞子各9g，川黄连6g，10剂。

四诊：胃中烧灼感已除，舌质比前转淡红，饮食二便正常，睡寐安静，宗前法去黄连续服以巩固疗效。

按　本案初诊抑肝泻火之力不足，胃热亦未得清，故疼热均不减。二诊加重清泄肝胃实火之品，胃中疼热始平。此例用药既要养阴不碍胃，又要苦寒不伤阴，药物的选择，剂量的权衡，务在恰到好处。

（五）肝胃血瘀

【证候与病机】胃脘痛有定处，按之痛剧，或痛如刀割，食后痛甚，大便色黑，经常隐血，甚或吐血，舌质紫暗，舌边有瘀点，脉象缓涩。本症多因久痛入络，胃络损伤，肝血瘀滞故经常便血。血瘀气滞，阻而不通，故痛处不移而拒按，舌质瘀点是瘀血阻滞之证。

【治疗大法】活血化瘀，理气止痛。气血畅利，通则不痛。但应视病者的虚实寒热而伍佐运用。

【常用方药】失笑散，丹参饮等。气虚者加黄芪、党参；营血不足加阿胶、赤白芍、当归；阴虚舌红脉数加生地、玄参、丹参、丹皮；出血不止可加田三七、白及，或炮姜炭、侧柏炭温以止血，或赤芍、桃仁、红花化瘀止血。

【案五】李某，男，45岁，工人。患者胃溃疡多年，经钡剂诊断为十二指肠壶腹部变形。自述经常胃脘疼痛，痛甚如刀割不能按，遇有精神不舒畅，则疼痛加剧。大便检查潜血阳性，食纳差，形瘦弱，舌润质暗，脉细涩。此属血瘀气滞而中气不足之证，治宜止血定痛，行气化瘀为主，方用失笑散合丹参饮加味：炒蒲黄6g，五灵脂9g，丹参12g，檀香木6g，砂仁4.5g，延胡、香附各9g，生黄芪15g，党参12g，田七粉6g（冲服），3剂。

二诊：疼痛减，出血止，精神好转，嘱继进上方5剂。

三诊：疼痛多日未发，大便潜血阴性，脉象缓而有力，用补气益胃法，疏方归芪六君子汤加味：

生黄芪g，党参12g，白术9g，茯苓12g，怀山药15g，炙甘草6g，当归9g，丹参12g，川芎6g，佛手、香附、郁金各9g，陈皮6g。10剂。

四诊：精神好转，临床症状消失，脉象舌苔如常，拟用参苓白术散加黄芪、丹参，继进10剂。后以上方改汤为散，诸药研末，每日早晚各服1次，每次9～15g，作为善后调理。经上述治疗，1年多来病未复发，形体丰满。

按 胃痛日久，疼痛如刀割，大便潜血，是胃络损伤，肝郁血瘀之证，治疗当止血行瘀，但本案胃病日久，中气亏损，加之失血耗气，所以，在活血化瘀之中应佐以补气，使之止血消瘀，益气补虚同时建功。

综前所述，胃痛从肝论治，是以中医学的脏腑学说为依据提出来的。脏腑之间既可以相互促进，也可以互相影响，胃痛从肝论治，充分体现了中医学的整体观念，是符合“辨证论治”的原则的。临床实践证明，由于肝胃之间有着密切的生理病理关系，故胃病不仅应当治胃，而且必须治肝。治肝之法，诸如温肝、柔肝、疏肝、抑肝、化瘀、行气等等，应有机地与治胃结合起来，才有助于提高疗效。如果要进一步搞清胃痛为何从肝治，还必须深入研究其生理机制，病理变化，以及药理变化等方面的内在联系，并找出其中的规律性，使之得出更充分的科学论据。

五十四、试谈痰证的治法

痰是一种病理产物，又是致病因素。一般认为，痰有广狭二义之分，狭义的痰，是指呼吸道的分泌物，即咳嗽咳出的痰；广义的痰，则是泛指全身各部的水液停聚，可以出现各种不同的病症，并与五脏的病变密切相关。特别是某些奇难怪病，从痰论治，常可收到意外的疗效。所以讨论痰证的治法，是很有临床意义的。

（一）病因病机概述

痰的生成，原因很多。六淫外感，可从火化，煎熬津液成痰；七情内伤，五志化火，亦可煎熬津液成痰。但从生理、病理来推论，痰的生成主要还是责之于肺、脾、肾三脏。一般来说，在生理状态下，水谷精微有赖于脾的运化，肺的输布，肾的蒸化。在三焦气化的作用下，其精微部分或化为津液，或化为血，以营养全身；或变为气，或变为溺而排出体外，这样水液代谢正常运行，痰则无从化生。然而，在病理的状态下，脏腑功能失却生理常态，特别是脾肺升降的功能失调，水谷精微在体内游溢的过程中，若水液遇气机阻滞或火热煎熬，便可凝聚成痰。因而，痰的生成，从临床的病证来看，归纳起来，不外如下几个方面：一是因脾虚中阳不运，水谷精气不能生化如常，湿聚酝酿成痰；二是因风寒或风热之邪袭肺，气机阻滞，化热蒸熬肺津而成痰；三是肾阳不足，不能制水，上泛成痰；四是阴虚生热，肝郁化火上炎，煎灼津液而生痰……但是痰的生成及其病变虽与五脏有关，而前人又有“脾为生痰之源，肺为储痰之器”的说法，故讨论痰的证治，首先还要考虑肺脾两者的病变，这更切合临床实际。

临床实践还证明，痰的生成和病变并不是孤立的，它与火、气又往往是互为因果，关系非常密切。李用梓说：“有因热而生痰，有因痰而生热，痰即有形之火，火即无形之痰，痰得火而沸腾，火得痰而煽炽。”前人还有“气有余则为火，液有余则为痰，治痰者必降火，治火者必顺气”的说法。《圣济总录》说：“若三焦气塞，脉道壅闭，则水饮停积，不能宣行，聚成痰饮。”痰可随气升降，遍身皆可涉及。李用梓还指出：“痰随气升者，导痰先顺气；积痰阻气者，顺气须先逐痰，理气而痰自顺……逐痰而气方畅。”这些说法，具体地阐述了痰、火、气三者的相互关系，并且提出治痰必须理气的大法，有一定的临床意义。此外，痰与饮的关系更为密切，本文在治法中虽只言治痰，实际上有的方法同样可以治饮，这里就不再分述。

痰的证候，随其所犯脏腑部位不同，表现证候亦多种多样。如《类证治裁》中说：“在肺则咳，在胃则呕，在心则悸，在头则眩，在背则冷，在胸则痞，在胁则胀，在肠则泻，在经络则肿，在四肢则痹，变幻百端”等等。临床上痰的常见证候概括起来是：胸部痞闷，胁肋胀满，咳嗽痰多，恶心呕吐，心悸，眩晕，癫痫，癫狂，皮肤麻木，关节肿痛，皮下肿块，或溃破流脓，久而不愈，舌苔白滑或厚腻，脉滑等症。上述这些症状必须“各司其属”，辨清脏腑所属湿、热、（火）风、寒的孰轻孰重，分别论治。

（二）治法

痰的治法有热痰宜清，湿痰宜燥，风痰宜散，郁痰宜开，顽痰宜软，食痰宜消（参考《证治汇补》）。近人秦伯未把痰的治法分为化、消、涤三类，并认为“一般用化，较重用消，留而不去则用涤”（见《谦斋医学讲稿》）。但前人又有“见痰休治痰”的告诫，示人不要见痰治痰，而应辨证求因，审察寒热虚实，分析病机所在，进行辨证施治。

兹就临床上常用的治痰九法分述如下：

1. 燥湿化痰法

脾喜燥而恶湿。脾阳不足，水湿停滞，气机阻遏，则可酿成湿痰。脾湿生痰，是湿胜则精微不运，从而凝结成痰。其主要症状是：胸脘痞闷，四肢乏力，咳嗽，痰白清稀，胃纳呆滞，舌苔白而厚腻等症。治当健脾燥湿。常用药如苍术、白术、半夏、茯苓、厚朴、陈皮等味。方用二陈汤加味。具有顺气除湿，痰浊自蠲的功效。热重者可加黄芪、胆星、瓜蒌等；若兼气虚者，以六君子汤为宜；若见血虚，可用景岳金水六君煎。

2. 理肺化痰法

肺司呼吸，主肃降，有通调水道的功用，肺虚不能正常输布津液，便可停痰宿肺。陈修园说：“凡五脏有偏虚处而饮留之”，指出脏气素虚是停痰宿饮的内在条件，内外合因，故痰停聚于肺的机会临床最为多见。其治疗多遵《金匮要略》“以温药和之”的原则，常用药有细辛、干姜、半夏等味。方用参苏温肺汤或苓甘五味姜辛半夏汤之类。至于气郁成痰，气痰交阻，呼吸不畅，胸胁胀，喜叹息，精神不宁，以致精神失常；或喉间如有物状，吞之不下，吐之不出；或伴有饮食少思，胁胀脘痞，干噫呃逆，舌苔白腻等症。常用药如半夏、香附、郁金、厚朴、柴胡、瓜蒌、枳壳、旋覆花、茯苓、苏叶等。方用四七汤、温胆汤、涤痰汤等以理气宣郁，使气顺痰消。

3. 治肾化痰法

肾藏元阴、元阳。其所以能够生痰致病，一是水泛为痰，一是水沸为痰，前者属肾阳虚不能制水，以致水随痰涌而成痰，其痰色必纯青而稀似水，并兼阳虚之证，常用药如附片、肉桂、巴戟、仙茅、仙灵脾、胡芦巴、骨碎补之类，治以肾气丸加五味子等，温肾制水以除痰。后者为阴虚火动，水沸腾动于肾，煎熬成痰，其痰色必重浊而白似沫，并有阴虚之证，治以知柏地黄汤，或加入冬虫夏草、核桃肉、女贞子，旱莲草、桑葚之类。此种肾虚成痰，其标在肺，其本在肾，故用“壮水之主，益火之源”的大法，从本论治。

4. 清热化痰法

凡因热郁所致，肺失清肃者，其咳必气逆，面红咽干，痰不易咳出，痰色黄稠，或如线粉，脉象弦数，舌苔薄黄少津。如因风热迫肺，必兼身热形寒等表证；若是肝火犯肺，咳时必引胁作痛诸症。前者治肺，常用药如黄芪、桑白皮、瓜蒌、橘红等，方用清气化痰丸加减；后者治肝，常用药如山栀、青黛、黄芩等，方用泻白散合黛蛤散加减。临床上肺热痰结，身热，便秘，甚至神志不清，语言狂乱，用礞石滚痰丸，或合大黄黄连泻心汤加味，亦可收效。若因肝胆火郁，煎熬津液成痰，发为癫狂，常用黄连温胆汤加黄芪、栀子、大黄、郁金等，往往可以顿挫病势；继之则用白金丸加清热解郁化痰药以巩固疗效。至于脾阴素虚，积聚成痰，多为水涸火旺，煎熬津液，凝结成痰，可用霞天膏加竹沥、贝母、橘红、瓜蒌根以治积热痰结；亦可参照润燥化痰法处理。

5. 润燥化痰法

肺为燥邪所伤，煎熬津液即属燥痰。其痰必黏稠不爽，或细如银丝不易咳出，或痰中带血，胸痛，咽喉干燥；或低热潮热，大便干燥，舌红而干，苔少或薄黄，脉细数等症。程钟龄说：“燥痰涩而难出，多生于肺，肺燥则润之”。所以润燥化痰着重在肺，常用药如沙参、麦冬、石斛、天冬、玉竹、知母、桑白皮、百合、花粉、百部、瓜蒌、贝母等味，方如贝母瓜蒌散加减，或沙参麦门冬汤加减。根据前人“治火可用苦寒，治燥必用甘寒，火郁可以发，燥胜必用润；火可以直折，燥必用濡养”的经验，故治燥的方药，必须辨别苦寒与甘寒，如误用苦寒，热必化燥劫阴，益增其燥。在润燥药中稍加化痰之品，便是恰到好处。

6. 息风化痰法

痰热上涌，引动肝风，多见于小儿。因其肝常有余，脾常不足，最易生痰，常见于高热、昏迷、痉厥、喉间痰鸣、呼吸气粗、舌苔黄腻，用回春丹合蛇胆陈皮末，每 2 小时酌量服 1 次，俟热退痉止再行调理。如高年肝肾阴虚，气血上逆，痰火壅盛，其人头目晕眩，颜面红赤，手足抖颤，口角流涎，眼睑抽掣，烦躁易怒，脉弦滑，舌红绛，常用羚角钩藤汤加天竺黄、陈胆星、鲜竹沥等息风以化痰，俟痰平风定，再以滋养肝肾药调治。

7. 消食化痰法

脾胃受纳水谷，敷布津液，以养四肢百骸，此为生理之常。若是脾不运化，饮食停滞，则可变生成痰。《笔花医镜》说：“痰积者，饮食所积……其证初起时，两脉皆弦，腹渐胀大而软，急宜六君子汤加厚朴、麦芽、莱菔子等以消之。”临床上湿痰阻滞，既有肺气不利，咳吐痰涎的病症，又有脘痞腹胀，便溏夹滞（不消化的食物残渣）的病症，治疗必须健运脾胃，消导食滞以化痰，常用药如厚朴、苍术、神曲、莱菔子等，方用平胃散加味，常可达到消食化痰的目的。

8. 软坚化痰法

临床所见的痰核与瘰疬，多由肝胆气逆与痰浊郁结而成，其来缓慢，病程日久，治难速效，当缓消渐散，以解郁与消散并行。在解郁化痰、软坚消散的药物中，常须佐伍疏肝理气药，如贝母、海藻、昆布、夏枯草、郁金等味，常用方如消瘰丸加减。此外，尚有因肾虚体质，复加风寒邪客，遂致痰浊凝聚，流注筋骨，形成肿块，久不破溃，亦不消散，服用清热解毒药无效者，应当温经通络化痰，常用方如阳和汤加味，如药证合拍，颇具卓效。

9. 开窍化痰法

临床上凡是因痰而致使清窍闭阻，心神不宁者，有湿盛和热盛、正虚与邪实之分。如因湿痰内阻，壅盛于上，闭阻心窍，导致神志不清，语謇痰鸣，先用苏合香丸，继用导痰汤加菖蒲、郁金、远志等味，使之宁心豁痰开窍。若属肾阴亏损，肝阳偏亢，突然昏仆，不省人事，抽搐瘛瘲，面赤足冷，用地黄饮子或牛黄丸、至宝丹加贝母等味，以壮水制火，开窍化痰。如因阳明热盛，胃热重灼肺气，导致肺胃热盛，热痰壅肺，气粗喘息，神昏谵语，舌粗焦黄，法当清热开窍化痰，可用吴鞠通牛黄承气汤加鲜竹沥，以图速效。上述治法，均属于应急的情况下使用，患者复苏之后，当再根据病情斟酌处理以善其后。

五十五、喻嘉言论秋燥

清·喻嘉言创“秋燥论”一章，专论秋燥，揭示了秋燥的病因、病机，并创立治燥的专方，使理论与实践融为一体，既补前人之未备，亦为后人开辟了治燥的蹊径。现就个人重温“秋燥论”的几点体会略加整理和讨论。

（一）秋燥的成因

系统地提出将秋令的燥气作为病因，是喻嘉言的创见。《内经》病机十九条，对于六淫为病的机制都有详尽的论述，惟有燥气为病却没有记载。喻氏说；“奈何《内经》病机一十九条，独遗燥气……”的确如是，在病机十九条中惟独缺少燥病一条。非但如此，而且在喻氏之前，大多医家都把秋天的燥气说成是秋伤于湿，以致燥湿不分，病因含混。所以，喻氏在“秋燥论”中开宗明义地说：“燥之与湿，有霄壤之殊，燥者天之气也，湿者地之气也，水流湿，火就燥，各从其类，此胜彼负，两不相谋……”指出燥与湿二者有性质的区别。喻氏还指出：“凡秋伤于燥，皆谓秋伤于湿，历代诸贤，随文作解，弗察其讹……”燥之与湿两种互不相同的病机，特别是对燥病的病因没有明确地阐发，这确实是一个缺陷。因此，喻氏根据四时六气的演变，提出“春伤于风，夏伤于暑，长夏伤于湿，秋伤于燥，冬伤于寒”的四时六气为病因的见解，这是比较符合四时六气发病的规律的。可以说，自从“秋燥论”的问世，使之对燥病的病因与发病的认识则更趋完善，解决了一个燥湿不分的千古疑团。

然而，喻氏提出秋燥的理论依据是什么？喻氏深究燥病的病机，是由于他悟出了《内经》有治燥之法（即“燥者润之”）而无燥病之因的事实，敢于抒发己见，提出了经旨所遗缺的秋燥病因。同时，喻氏严密地观察自然气候的特点，认识到秋之燥令可以成为病因。自然气候的变化，形成“秋燥”这一病因，乃是时序发展的必然。所以，喻氏指出：“然则秋燥可无论乎，夫秋不遵燥也，大热之后，继之凉生，凉生而热解，渐至大凉，而燥令乃行。”秋令燥气对人的影响，因而导致秋燥病的发生，这又是当令时病发展的必然。综观上述，喻氏按照自然气候的变迁来推，把病因与四时和六气有机地结合起来，以阐明燥病的因果关应当是言之成理的。

（二）秋燥的证候

秋燥的病证是随着时序的演变而显示其秋令的证候特点。喻氏洞察自然的变化，形象地提出秋燥的由来，认为季节到了秋令，自然界生态随之变化，当令之气于人为病，显现出燥气特甚，其性干燥的特点，即《内经》“燥胜则干”的意思。具体地说，燥胜则干，对人所致的损害，喻氏概括为：“夫十之为害……有干于外而皮肤皱褶者，有干于内而精血枯涸者，有干于津液而荣卫气衰，肉烁而皮着于骨者，随其大经小络，所属上下中外前后，各为病所。”观此，燥之为病，其患不只是外之皮肤皱褶，内之精血枯涸，荣卫气衰，肉烁皮骨受累，而且可以波及大经小络，上下中外前后皆可罹患。换言之，喻氏对秋之燥气为病，归纳起来，其症多见皮肤干枯皱褶、唇口干燥、鼻干咽痛、咳嗽痰稠、便结不畅等症。验之临床燥病初起的特点，亦莫不如此。

如前所述，燥病虽可“各为病所”，但还必须指出，喻氏对燥邪所为病，主要是责之于肺，特别强调燥热伤肺的证候。他说：“究竟肺为娇脏，寒冷所伤者，十之二三，火热所伤者，十之七八。”又说：“寒冷所伤，不过裹束其外，火热所伤，则更消烁其中，所以危害倍烈也。然火热伤肺以致诸气膹郁，诸痰喘呕而成燥病。”这段话的意思，不仅是从寒热两者为病的比例上突出燥热的重要性，而且还从病机上指出燥病的机制，其意强调燥气伤肺是十分明白的。证之实践，燥热之邪伤肺，其病势较之寒邪袭肺（即秋月的凉燥）为甚是无疑的。喻氏还对燥病的机制作了深刻的剖析，他说：“苟肺气不燥，则诸气禀清肃之令，而周身四达，亦致膹郁也。诸痿喘呕之属于上者，上亦指肺，不指心也……惟肺燥甚，则肺叶痿而不用，肺气逆而喘鸣，食难过膈而呕出，三者皆燥证之极者也。”由于肺为清肃之脏，不能受寒热之侵袭，故有痞喘呕者，其病机中心当然是肺，由肺而涉及胃，产生食难过膈而喘的肺胃津伤之证。所以，喻氏进一步指出：“……详此则病机之诸气膹郁，皆属于肺，诸痿喘呕，皆属于上，两条明指燥病言矣”。至此，可以看出，前贤喻嘉言对于燥病的证候剖析，是持之有理，论之有据的。

（三）秋燥的治法

秋燥的治法，根据“燥甚则干”的特点，故治燥大法应本着“燥者润之”的原则。喻氏说：“治燥病者，补肾水阴寒之虚，而泻心火阳热之实，除肠中燥热之甚，济胃中津液之衰，使道路散而不结，津液生而不枯，气血利而不涩……”临床上肺燥必及于胃，胃津不足，使之肠结，因而影响津液的输布，导致“燥甚则干”的种种病症。喻氏依据脏腑相关的生理病理，提出补虚泻实的治法，颇具深意，实为经验之谈。

喻氏还总结了治燥的五条规律：其一“凡秋月燥病，误以为湿治者，操刃之事也……”其二“凡治燥病，燥在气而治血，燥在血而治气，燥在表而治里，燥在里而治表，药不胜病，医之过也。”其三“凡治杂病有兼带燥证者，误用燥药，转成其燥，因致危困者，医之罪也。”其四“凡治燥病，须分肝肺二脏见证。肝脏见证治其肺燥可也；若肺脏见证，反治其肝，则坐误矣，医之罪也。”其五“凡治燥病，不深达治燥之旨，但用润剂润燥，虽不重伤，亦误时日，只名粗工，所当戒也。”上述治燥的法律，概括了治燥的大法，实际运用中如何权衡，这就不言而喻了。

喻氏在“秋燥论”中批评东垣治燥但养营血，补肝肾亏损，初不论及于肺。认为东垣治肺燥方中引用白豆蔻、荜澄茄，及治诸气方中，杂用辛香行气之药，觉于伤燥一途未悉耳。确实，东垣长于补益脾阳，而治燥殊感不足，这是实事求是的。同时，喻氏还认为：“丹溪折中杂证，为后代所宗，亦无一方一论，及于肺燥，但于热郁汤下云，有阴虚而得之者……其治法皆见于发热条中……方用连翘、薄荷叶、黄芪、山栀仁、麦冬、甘草、郁金、瓜蒌皮瓤八味，竹叶为引。”方后并说：“何不用苍术香附抚芎，曰火就燥，燥药皆能助火，故不用也，似此一方，示不欲以燥助火之意，于热郁条，其不敢以燥益燥，重伤肺金，隐然可会，何为不立燥病一门，畅发其义也。”由此可见，在喻氏的笔下，丹溪对燥病的治法，较之东垣有所进步，虽未提出燥病之名，但在热邪之下却隐约包含有燥病之实，而用药也力避苍术、抚芎等助火益燥之弊。这确又是事实。东垣是擅长补脾散湿，药多用芪、术、羌、防；丹溪则重滋阴习用萸肉、山药，而论燥病的治法却是遗而未备。

此外，喻氏还指出，缪仲醇善用润剂，于治燥似乎独开门户，然亦聪明偶合，未有发明，可以治内伤之燥，不可治外感之燥。诚然，燥当分内外及伤肺、伤血之不同，如一概以润剂药治之，未必都能奏效。喻氏的详述，指出不少医家未能洞悉秋燥，持论公正，对于深入理解治燥的大法，是十分有益的。

（四）秋燥的方药

秋令燥病的方药，喻氏在“秋燥论”中拟清燥救肺汤一方，药用桑叶、石膏、甘草、人参、胡麻仁、阿胶、麦冬、杏仁、枇杷叶等。并有痰多加瓜蒌、贝母，血枯加生地黄，热甚加犀角、羚羊角或牛黄等加减法。这个方剂的药物选择，是符合“治火可用苦寒，治燥必用甘寒；火郁可以发，燥胜必用润；火可以直折，燥必用濡养”的精神的。方中桑叶轻宣肺燥，石膏清肺胃燥热，两者合用以治燥病之源。阿胶、麦冬、麻仁润肺滋液，肺得清润，则治节之权得以复健。用人参（按：临床多选用北沙参或朝白参，或党参与沙参混合用）、甘草益气生津，即《内经》“损其肺者益其气”的意思。佐杏仁、枇杷叶之苦，以泄肺气。全方合用使肺金之燥者得以滋润；肺气之膹郁者得以肃降。喻氏在方义中说：“拟此方命名清燥救肺汤，大约以胃气为主、胃土为肺金之母也。其天门冬虽能保肺，然味苦而气滞，恐反伤胃阻痰，故不用也。其知母能滋肾水，清肺金，亦以苦而不用，至如苦寒降火正治之药，尤在所忌……”基于上述，可以看出，喻氏制清燥救肺汤方，是据证论药成方的，其组织方规甚为精当。所以，柯韵伯甚赞此方“用意深，取药当”，为临床所常用。

为了印证理论，写到燥病的治法与方药，喻氏还用病例与之坐实，可详见《寓意草》“论吴吉长乃室及王氏妇误药之治验案”。本案是喻氏深明燥病之理而取得显效，虽原案未用清燥救肺汤全方，但仍不失其清热润燥之旨。笔者体会，临床运用治肺之燥病，不论秋月或冬春，只要审证确切，认定其为肺热燥甚，清燥救肺汤用之多验，确为治燥之良方。

五十六、脾胃学说在妇科临床上的运用

脾胃为后天之本之说源于《内经》。李东垣结合自己的实践经验，著成《脾胃论》一书，阐明了脾胃在临床上的重要性。他的学说于临床各科都有一定的指导意义。兹就应用于妇科方面几种常见病的例子介绍于后。

（一）脾虚带下

《女科证治约旨》说：“阴中有物，淋漓下降，绵绵而下，即所谓带也。”带有五带之分，而白带最为多见，其产生原因，多由于脾气虚弱，不能化水谷输布精微，因此水湿之气下陷而发生。其特点是：带下色白，无臭，连绵不已，面色㿠白，或有四肢不温，精神疲倦，饮食减少，大便溏薄，足跗浮肿等症。治疗原则以健脾益气，升阳除湿为主。常用方如完带汤。

【案一】徐某，女，34岁，营业员。于1972年5月就诊。患者自述得带病近3年，病情逐渐增剧，并经中西药调治未见显效。询其病情，白带如涕如水，偶见黄色而腥臭，多则如水流至大腿，终年用月经带，小腹坠胀，腰酸软，形瘦弱，精神疲倦，食欲不振，性情忧郁，经常卧床不起，无法坚持工作。诊其脉缓无力，舌苔薄白质淡红。妇科检查：宫颈糜烂（+++），其他（-），附件（-），癌变已排除。本证属脾虚湿热下注，兼有肝郁不畅。拟用完带汤加味，以补脾益气，升阳助运，佐以疏肝解郁，清利湿热，药用：

白术、怀山药各12g，芡实15g，白芍、郁金、泽泻各9g，车前仁12g，萆薢6g，柴胡4.5g，土茯苓、薏苡仁各30g，嘱进5剂。

二诊：服前方白带减少，可不用月经带，黄带加多，腥臭气大，腰痛稍缓，精神状态较前好转，食欲增进。脉较前有力。舌象如前，质稍红润。守上方加银花、紫花地丁各15g，川黄柏9g，继进5剂。

三诊：服上药黄白带均减，腰痛减，腹坠除。守上方去黄柏，加绿萼梅、玫瑰花各9g，嘱进5剂。

四诊：药后精神舒畅，食欲尚可，黄带除，白带仅少许，腰胀腹坠均减，脉舌如常。再进5剂。

五诊：服前方诸症悉减，白带止，一如常人，性情舒畅，食量倍增，工作如常，要求服药巩固，嘱进原方10剂。并服用归脾丸，调理脾胃，以善其后。

3个月后患者曾来诊，前症未复发，照常上班，要求再服药巩固，继进原方10剂。

半年后随访，旧病未发，面形丰满，精力充沛，照常工作。

按 李东垣说：“脾胃有亏，下陷于肾，与相火相合，湿热下迫”。缪仲醇说：“白带多是脾虚”。本例病已3年，曾用局部上药，内服如固肾止带的鹿角霜、菟丝子、续断等未效，故断为脾湿过甚，脾阳不振，应重在补脾渗湿入手。因其久病情志抑郁，故以柴胡、郁金升散肝阳，疏泄肝气，后加入绿萼梅、玫瑰花，调达肝气；加薏苡仁、土茯苓，旨在渗湿收涩兼以解毒。服药后白带明显减少，黄带略见增加，故在前方中加紫花地丁、金银花、川黄柏，使之清热解毒。

本案治疗始终着眼于脾，以脾胃为中心加减用药，收效较为满意。正如唐容川所说：

“妇人带下是带脉病，乃脾失冲和，不能制水，带脉受伤，注于胞中，因发带证，白浊污染，治之和脾利水，治脾即是治带。”这确实是经验之谈，有一定的临床意义。

（二）血亏崩漏

《医宗金鉴》说：“妇人经行之后，淋漓不止，名曰经漏，经血忽然大下不止，名为经崩。”崩漏又称“崩中漏下”，急则为崩，缓则为漏。属于脾虚血亏所致，气不摄血，冲任不守，血海不固，因而为崩漏。其特点是：骤然血崩下血甚多，或淋漓不尽，色淡红而质清，精神疲倦，气短懒言，不思饮食等症。治疗原则以补气摄血为主。常用方如归脾汤。

【案二】陈某，女，51岁，干部。于1971年3月就诊。

患者年逾五十，往常经水每月一行，且量多时间长，白带多如水样。3月行经后突然下血，比以往行经血量增多，并伴精神萎弱，面目、脚踝浮肿，四肢欠温，大便稀溏。脉象微弱，舌苔薄白，质嫩胖润。拟用归脾汤加减，药用：

生黄芪、西党参各15g，漂白术12g，全当归9g，炮茯神15g，炙远志6g，酸枣仁9g，广木香6g，炙甘草4.5g，怀山药30g，芡实15g，赤小豆30g。

上药服10剂血止，浮肿减轻，白带减少，饮食倍增，精神好转，基本痊愈。继服归脾丸竣功。经四五个月以后，经血逐渐减少而归经，身体好转。

按 血为中焦受气取汁所化生，女子二七而天癸至，任脉通，太冲脉盛，月事以时下。但这种生理机制只有在脾胃能够摄生的情况下，任脉才能通，太冲脉才能盛。《妇人良方大全》指出：“妇人崩漏，由脏腑虚，冲任亦虚，不能约制经血……法当调补脾胃”。所以，本案血亏实为脏腑之虚，脾虚气寒，失其统御之权。张石顽说：“脾胃虚损，不能摄血，或肝脾郁结，血不归经”，故用甘温之归脾汤加补脾收敛之淮山药、芡实，伍入赤小豆补脾渗湿，收到较为满意的疗效。

（三）产后腰痛

腰痛多责之于肾。但产后血亏气弱，脾虚寒湿，亦可发生腰痛。其特点是：腰部冷痛重着，遇阴雨气候寒冷痛势增剧，辗转不利，痛势渐加，虽静卧痛亦不减，脉多沉缓。治疗以温化太阴脾湿为主，佐以温经通络固肾。常用方如肾着汤。他如牛膝、桑寄生、巴戟天、破故纸、胡芦巴、川断之类亦可加入。

【案三】李某，女，26岁，小学教师。于1972年7月就诊。

患者生小孩后尚未满月，即觉腰痛，经用滋阴活血、通经活络药治疗近两三个月，仍未见好转。就诊时，自述腰痛特甚，腰部常似冰水浇淋，痛时需用棉被垫加热水袋外敷，痛势才能暂缓。虽夏天气候炎热，夜间睡觉尚需在腰部加一棉垫，不然则次日难以伸腰。形体瘦弱，脉缓舌润。根据病情分析，患者原系气血亏损，复感寒湿之邪侵袭，故遇寒特甚，得温则减，治疗非祛风胜湿所宜，故拟用温脾燥湿，佐以补肾为治，用肾着汤加味，药用：

茯苓15g，白术12g，炙甘草9g，干姜6g，枸杞12g，胡芦巴9g，桑寄生12g，续断9g，嘱服5剂。

经半月后，托同事转告，前方已进10余剂，腰痛如失，现已照常上班。半年后随访，腰痛均未复发，且食欲增进，身体略为发胖。

按 《金匮要略》有“肾着之病，其人身体重，腰中冷，如坐水中，……腰以下冷痛，腹重如带五千钱，甘姜苓术汤主之”的记载。所谓“肾着”，即肾受寒湿，着而不去的意思。本案产后血气亏损，当然是腰痛的内因。但经从肾调治多时，痛势未减，且其冷痛的特点显著，所以仿《金匮》治肾着的方法，不用温肾药，而用崇土制水的治法，意在健脾利水，温中散寒。重用白术、茯苓是从脾论治，伍入甘温的炙甘草、干姜，亦属温中健脾，加枸杞、胡芦巴、续断、桑寄生以固肾，故取效甚速，且疗效巩固，经久未见复发。

（四）闭经

《素问·阴阳别论》说：“二阳之病发心脾，有不得隐曲，女子不月”。王冰注释：“二阳，谓阳明大肠及胃之脉也；隐曲，谓隐蔽委曲之事也。夫肠胃发病，心脾受之，心受之则血不流，脾受之则味不化，血不流，故女子不月”。据此可以知道，闭经与脾肝均有密切的关系。属于脾虚闭经的特点是：面色淡黄，精神疲倦，四肢不温，甚则浮肿，心悸气短，食少便溏，腹胀，口淡无味，脉缓而弱，舌淡苔白腻等。治疗当以补脾益气养血为主。方用四君子汤加当归、川芎之类。

【案四】 黄某，女，25岁，某机械厂工人。于1974年6月就诊。

患者主诉闭经2年多。并经多方调治，诸如桃红四物汤等方，先后服用多次，未见显效。询其病史，两年前生小孩后，一直经水未潮，自觉身体逐渐肥胖，体重不断增加，而精神反见困倦，食欲不振。性情急躁，每个月之中有1星期左右两乳发胀。

脉弦缓而见滑象。综诸脉证，拟为脾虚肝郁闭经，故以柴芍六君子汤加味，药用：

柴胡6g，白芍9g，党参12g，白术9g，茯苓15g，法半夏9g，广陈皮6g，甘草4.5g，郁金、益母草、绿萼梅、代代花各9g。

嘱服4剂以观动静。1个月后，托人转告，上药服3剂经水即潮，疗效甚捷。

按 本例产后血亏，心脾已伤，所以月事不潮。李东垣说：“脾胃俱虚……少食而肥，虽肥而四肢不举”。患者脾胃运化失常，脾阳不振，体形逐渐肥胖，但精神困倦，食欲减退，仍属脾不健运的表现。因为脾虚不摄，导致心血不足，血不足以养肝，肝失所养，肝郁不畅，所以情志不快，乳房部位为肝脉所布，胀痛是肝郁之征。根据这两种表现，认定为脾虚及肝，肝郁害脾，互为因果，导致脾虚肝郁，月经因而不潮。治疗以六君子汤健脾燥湿化痰，佐以柴胡、白芍疏理肝气，加郁金、绿萼梅、代代花等，均系从疏肝着眼，肝既条达，脾得运化，虽未予行血活血之品，实在也是见病求因，按病因治疗，故效验还是满意的。

总之，通过临床运用，在妇科常见病中，诸如上述几案，从脾胃论治往往能够收到较为满意的疗效。但是，对这些病例的病因机制，以及药理作用，它和脾胃功能活动的种种理论，要使之再上升一步，和现代科学结合起来，还必须经过反复实践，有许多工作要做。由于笔者阅历浅薄，临床经验有限，只好把这些粗浅的东西，抛砖引玉，望同仁批评指正。

五十七、中医学术要统一到“经典”上来

有人说，不能请中医会诊，因为中医不统一，三个中医三家会诊，就有三张处方，五个中医会诊就会有五张不同的处方，这样看来，中医确实是很难统一。这是一般人的看法，包括中医、西医和老百姓都这么看！

如果说，从中医的学术看，中医还有各家学说这样一门学科。业内人士认为，各家学说扬各家之长，集历代诸贤的精辟学说，百家争鸣，百花齐放，应当是件好事。这对于弘扬中医的学术大有好处，既然如此，有各家学说的论长论短，见仁见智，中医在临床上也就自然有各自的优点，对一个病人开出不同的处方，那也是很自然的事。殊不知，中医的历史源远流长，学术争鸣推动了中医学术的发展，这是中医难得的、宝贵的、有别于西医的重要特点。应当继承和发扬！那么，中医的学术有百家争鸣，难道就不能统一吗？不管它千差万别，万变不离其宗，都应当统一到经典著作上来。

所谓经典著作，就是指《内经》、《神农本草经》、《伤寒论》和《金匮要略》。从理论上看，《内经》为中医的基础理论奠定了坚实的基础。无论是谈脏腑生理、病因、病机、治疗大法等，都有系统的论述。《神农本草经》为中药的性味归经、主治功用提供了可靠的理论依据。《伤寒论》与《金匮要略》，一者以六经辨证为纲；一者以脏腑辨证为目，开创了中医辨证论治的先河，它们的理、法、方、药贯通于中医临床各科，有效地指导着临床实践。如上所述，四大经典为中医的理论于临床铺垫了一条坚实的道路，为后世医家，也就是各家学术形成的基础。从这个意义上说，中医学术统一到经典著作上来，以经典著作的理论来统一中医学说，这就是天经地义的了。

再深入地从理论上说，《内经》所包容的五行学说、脏腑学说、经络学说、气化学说乃至于近人所提出的气象学说、体质学说等，都是《内经》的基本理论，至今仍然是中医的基本理论。《伤寒论》、《金匮要略》为后世诸家提供了临床基础。诸如：金元四大家的学说、温病学说都应当导源于《伤寒论》和《金匮要略》。吴又可的《温疫论》所创的达原饮、三消饮；王清任的治瘀诸方，都可以说是发展了《伤寒论》、《金匮要略》，绝对不是无本之木、无源之水，因为任何自然科学都有一个承前启后的发展过程，所以中医的历代医家，都在发展，都在创新，像接力赛跑一样，在时间和空间都在发展，都在前进。但用历史的眼光看，源和流，继承和发展，都是学术发展的必然。

有鉴于此，中医学术应当以四大经典为基础、为准绳，规范理论和临床，既要继承，又要创新，只要能统一到四大经典著作上来，中医学术将会焕然一新，大踏步前进，与时代接轨，这是指日可待，众望所归的事。

五十八、中医的路怎么走

有位二胡演奏家说，二胡是民族乐器，他可以演奏小提琴协奏曲“梁祝”，也可以演奏“卡门”等西洋乐曲。但如果从民族乐的发展来探索，二胡还是有其民族性的，如欢快的“赛马”、“空山鸟语”，抒情的“江河水”、“二泉映月”等，演奏这些具有浓郁的民族风味的乐曲，惟有二胡才能表现得恰到好处，西洋乐是不能替代的。

乐器有民族性，医药也有民族性，这就毋庸置疑了。

中医药源远流长，它完完全全是与中国的传统文化息息相关，应运而生的。它的理论导源于中国的哲学，它的药材取之于天然；所以它从古到今，都是以人为本，因时因地因人而异来研究人的生理病理。根据这种理论指导临床，对千差万别的症状进行“辨证论治”，取得了丰硕的成果，对我们华夏民族的繁衍生息有着极其鲜明的、光辉的业绩。

可是，我们这支壮大了的队伍中，却很有些人不以为然，洋装穿在身，没有中国心。认为只有西医是科学的，而中医是不科学的。由于各种因素导致中医的教育西化了！

试想，走了50多年这种崎岖弯路，时至今日，仍然还没有走出误区，中医能不陷入被淹没的境地吗？

我是一名在共和国旗帜下成长起来的中医，也曾学过不少西医，不能算纯中医。教学中常常引用西医的诊断和病理以说明中医的证理法方，临床明确诊断也常常利用各种物理诊断、生化检验，以明确诊断，帮助中医辨证论治，所以临床疗效是较稳定的，在内科领域中对某些病的有效率不在西医之下。因而我长年看病不用西药，求治者甚众，对中医学术坚定不移，即使眼下中医学术滑坡，临床处于低潮，也认为这种局面只会是暂时的。如果无能为力挽回局面，那就只好拉“二胡”了。

不过，我还是相信，“二胡”是民族的，中医也是民族的，是民族的就是永恒的。

五十九、读　书

这里讲的读书，主要是指中医的必读之书。要成为有一定造诣的中医，要读的书实在太多。

第一，启蒙书。《医学三字经》、《药性赋》、《濒湖脉诀》、《汤头歌诀》、《内经知要》、《医学心悟》等。过去学徒入门大致是读这些书。说它是启蒙读物，并不是说它浅白不经，而是指通俗易懂。像《医学三字经》的《医学源流》，把中医的历史概括地串在一起，然后谈经典著作……，一直贯通到临床。读时朗朗上口，易读易记。其他几本也都有此特点。如《药性赋》，每味药点一两句，非常精练，又非常实用，读熟了，可以受用一辈子。

第二，经典著作。读完启蒙读物后，要读层次高一些的书，如：《伤寒论》、《金匮要略》。这两部经典，可以说是中医临床基础学，不论是内、外、妇、儿各科医生都应该读。先通读后精读，在熟读的基础上适当参考注家，选1～3种注本，扩大视野，加深理解。这两本书应当随着个人的医技提高而不断地读、不断用，从医一辈子，就要读一辈子。

《内经》怎么读？我认为，作为临床医者，在读《内经知要》的基础上，以熟读《内经》原著中的《上古天真论》、《至真要大论》等七篇大论为主，能掌握精神即可。另外，可以读读张景岳的《类经》，此书分门别类，能够少花时间，广收效益。《灵枢经》可以根据个人的需要去读，如果搞针灸、经络研究，那就必须读。

温病部分。原来的四大经典，不包括温病。但温病的几个名篇如《外感温热论》、《温热论》、《温病条辨》，也要当作经典来读。因为它们在临床上很实用，理论上发展了《伤寒论》之未述，方药上补充了《伤寒论》之未备。故有伤寒是温病的基础，温病是伤寒的继续之说，二者不可偏废。

第三，专著。所谓专著，是指对某一方面的专辑，例如：《血证论》、《脾胃论》、《痧瘴玉衡》、《疫疹一得》、《傅青主女科》、《石室秘录》、《三指禅》等。这些专著确有特长，如《血证论》治血四法——止血、消瘀、宁血、补血，这可以说是治血的四大步骤、四大治法，指导临床治血证有十分重要的意义。王清任的几个活血化瘀的方药临床多有疗效，这就是精华。《傅青主女科》中的治带经验，确为临床所用。其中完带汤补脾利湿是治脾虚带下的有效方。我的意思是在浏览的基础上，抓住重点为临床服务。譬如王清任的书，要说它的理论、解剖知识与现代医学相比实在是粗浅，这是时代所限，尽管在当时还是挺有见地的认识。因此他的理论浏览一遍即可，而他的逐瘀诸方，却是要花精力去研究，去实践的，因为其临床疗效是确切的。所以读专著要在“专”字上做文章。

第四，读医论、医案。古代的医论、医案，言简意赅，但艰涩难懂。我主张读点近代和现代的医论和医案。

秦伯未的《谦斋医学讲稿》应是医话体例，内容翔实，通俗易懂。《岳美中医论集》一事一议，文字精练，对临床很有指导意义。《干祖望医话》内容丰富，上溯远古，下及近贤；谈古论今，包罗万象，读了大开眼界。其他则可根据自己的喜好进行选择。医案部分资料甚多，历代都有，以选清以后的为好，因为中古以前的太简单。近代的以《临证指南医案》为主，内容详细，文字易懂，而且分门别类，易于掌握。《蒲辅周医案》也很贴近临床，其用药法度很有指导意义。《岳美中医案》也是一本文字质朴，理论严谨的好读物。当然，医案不限于上述几种。如《寓意草》、《柳选四家医案》等，都是可读之书，能够广为涉猎，都会有收获的。

第五，读相关的书。文学创作上有“诗在功夫外”一说，我想借用此说：“医在功夫外”，要做一个有作为的医生，的确要“上知天文，下知地理”，即要博览群书。当然与中医相关的学科应首推文学和哲学，这两者都能提高中医辩证思维能力。文学方面，我认为应选中国四大古典名著（《三国演义》、《红楼梦》、《西游记》、《水浒传》）、鲁迅的著作及《燕山夜话》等等。这些名著尤其是《红楼梦》、《西游记》，多处涉及到中医，其思辩性、想象力对中医的思维很有启迪，对提高文学修养、提高写作能力也大有裨益。至于哲学，我认为以毛泽东同志的《矛盾论》与《实践论》两书为主即可，这是两部通俗易懂的哲学著作。运用矛盾的法则来认识疾病，无形中把医学与哲学融会在一起。至于古典哲学很难读懂，可视自己的阅读能力而定。其他值得一提的是《孙子兵法》，虽然它谈的都是兵家的谋略，但中医有句行话叫“用药如用兵”，比喻遣方用药，犹如兵家之调兵遣将。这无疑有助于临证的辨证施治。

此外，最好逐步读点历史书籍。历史这个范畴很大，我想以明清史、近代史较为接近，因为中国上下五千年的历史，要有所了解都得花费不少精力。因此作为中医大夫，了解一点明清史、近代史也可以了。而中医的发展史则是必须要了解的，现行的高等中医院校的教材，写得通俗易懂，我看以此为读本即可。

“读书”的话题很大，涉及面也很广，以上只是泛泛而谈。但要做一个好中医，必备的专业知识和相关知识是必须掌握的，这就需要博览群书，有了这个基础，再深化提高也就有了根基。

上述仅为个人的粗浅体会，不当之处希望高贤指正！

六十、酒　与　药

酒之与药，长期共存，相互作用在医疗过程中，扮演了十分重要的角色。

酒性本身，有通经活络的作用，如与药共伍，既增强了酒性，又激活了药力，是相得益彰之举。如传统的以酒为药引，在中药方中很多以酒为伍的栝蒌白酒汤、炙甘草汤等，都是以酒入药，增强疗效。还有单味药用酒炮制的就更多了。

有的药与酒齐名，如五加皮酒、木瓜酒、何首乌酒、大活血酒，均是单味药与酒浸泡而成的，既可以是药，亦可视为饮品，对人有补益作用，服用无毒副作用。

有的药与酒并行，如十全大补酒、乌鸡酒、八珍酒、鹿龟酒以及风湿酒，这些药酒是一个成方，多味中药浸泡而成，有治疗作用，应当是药酒而不是饮品。

那么，是不是药酒也和酒一样，什么人都能饮，什么病都能喝？非也。药酒不能随便乱用，应当因人而异，辨证用之。

比如阴虚火旺的体质，所有的药酒都不适宜，因为酒性燥烈，如系火热之体，用酒药的任何品种都不适合。再如青壮年，如果用十全大补酒、壮阳补酒，绝对是助火内炎，焦骨伤筋，有害无益。

一般地说，阳虚之体和寒湿之证用药酒温通筋脉，祛寒胜湿，确能起到治疗作用。反之，所有药酒都不能乱用滥施，用之不为有益，反而有害，当慎之。

六十一、时髦非时尚

所谓时髦，即指衣着或其他事物入时。这种时髦移植到医疗活动中，就是用中医的治法去套西医的病名。只要是西医称之为炎症的病，都不用辨证，捡一些清热药去消炎即可。由此产生了一个怪圈，这就是炎症即是热，炎者必热，热即炎也。于是乎就把清热解毒与消炎抗菌相提并论，且把它当成了“时尚”。

殊不知，时髦与时尚，是两个完全不同的概念。时尚是指时代的风尚。目前，医疗活动中小到伤风感冒，大到脏器肿瘤，以西医之病名，用中药去对号，已是司空见惯，大有不可逆转之势，这种“时尚”是中西医结合的误区，也是造成中医药发展萎缩、学术滑坡的主要原因之一。

比如，临床上许多炎症如咽炎、鼻炎、胃炎、肠炎、关节炎、宫颈炎等，岂能一概用清热解毒药。更有甚者，凡肿瘤则一概都以毒攻毒、活血化瘀治之。用药量之大，也是令人望之咋舌的，其后果真是难以想象啊！

时下，临床医疗活动中炎即热、热必清的简单对号入座，害人匪浅。以感冒为例，发热是其外症，应有风寒与风热之分，而且不同患者还存在体质上的差异。若统统以清凉解毒之法去消炎，对有些病来说，无疑会延误病机，酿成无穷后患。再以肿瘤为例，无论是何种肿瘤，用化疗、放疗或手术治疗，这对抑制肿瘤病变来说是有效之举，而中药辅助可以提高身体素质，提高生活质量，这在治疗肿瘤本来是大有用武之地。然而，不少医者，并非如此，而是用大量的清热解毒、活血化瘀药，以毒攻毒，致使病者体质急剧下降，结果是事与愿违，适得其反。所以，笔者认为，医疗实践是不能赶时髦的，一切举措都应当围绕辨证施治这一重要前提展开，这样才能发挥中医之长。因此，医者不应去赶时髦。更不能把时髦当时尚。

六十二、经方时方自拟方

时下，中医队伍里有的习惯用经方，有的喜欢用时方，还有的多采用自拟方。如果从疗效而论，只要能治好病，什么方都行。可是这三种不同形式的处方，还应当寻根究底，说个清楚明白。

所谓“经方”，有人说是经验之方，只要用得有效，各人都有自己的经验方。此说不能苟同。笔者以为，经方就是经典之方，具体地说，就是《伤寒论》、《金匮要略》的方。因为大家都公认，《伤寒论》、《金匮要略》是四大经典的两大组成部分。经方是方剂的鼻祖。从这个意义上说，经方就是经典著作之方。所以，历代医家都以经方为准绳，后世不少方是从经方中延伸演变而成的，有它的规范性。当然，经方是经过千锤百炼的经验积累，其组织严密，配伍精当，并非是简单的临床经验总结，而是若干代人，历经数千年积攒下来的文化瑰宝，故不能与一般的经验方相提并论。

时方怎么界定？时方是继经方之后出现的方剂，也是集历代医家的经验而创立的方，可称之为时方。或者说中医的方剂就是两大主流派别，一是经方，一是时方。经方是《伤寒论》、《金匮要略》的方，除经方之外的方都是时方。

经方是方剂的鼻祖，时方是依据经方的法度化裁出来的，也是经过千锤百炼的，不是随意拼凑的方，组织都很严密，遣药都很精练。有人说张仲景的方严而不死，李东垣的方多而不杂。这正好说明经方与时方各自的特点。仲景方药味少，药量大，严密之中有变化；东垣的药味多，用量小，繁杂之中寓于严谨。所以说，经方是时方的基础，时方是经方的发展。两者是相互补充，共同发展的产物，这就是中医药发展的轨迹，学术发展的必然。

至于“自拟方”。顾名思义，自拟方就是医生自己将几味药搭配而成的方。现在这种自拟方见诸临床病历和报刊杂志，比比皆是。甚至可以说大有取代经方、时方之势。这是喜还是忧呢？笔者认为，从目前的情势看，忧多于喜，对于发展中医，弘扬学术是极端不利的。眼下自拟方大体可分为两种类型，一种是中医的自拟方，名曰以法指导组方，例如活血化瘀，把几味临床活血化瘀药凑在一堆，也不问药物的属性，也不问药物主治功用，就是以活血化瘀的框架选几味药构成一个方，这种组方疗效是不理想的，尤其是对学生影响不好，弄得初学者无所适从，不知道怎样来学习老师的招式，到头来不知道掌握哪些门道。另一种自拟方是按照西医的病名组方，比如说脑梗死，用活血化瘀药桃仁、红花、川芎等去“扩张血管”，这能行么？还有治肝硬化，用溶纤方药去溶解硬化了的肝细胞，这又能行么？还有名目繁多的自拟方，不一而足。试想，这些不按中医辨证规律用药，虽然经过“临床验证”，甚至是大样本的验证，其临床疗效仍是不确切的。所以，自拟方说到底是不可取的。

为什么不赞成自拟方？自拟方者认为他是以法而立方。其实，自拟方绝对是不符合辨证规律的，理、法、方、药不能相互印证，即使是有疗效，也难以在“纸上”说清楚。像这种不能登大雅之堂的东西，也是无法继承和发展的，那就没有学术地位和临床价值。如果说经过正规院校科班出身的医生，放弃经方不用，时方也不认同，每天都在自拟方，最后非变成无法无方的问症发药的郎中不可。

说到底，临床治病应当有法有方，无论是经方、时方都可以灵活应用，如果说临床功夫还不到炉火纯青的地步，还是规规矩矩地好，做学问像接力赛一样，一棒一棒地传下去。中医药的发展，也要一代一代地传下去，不然，就很难得到发展。

六十三、该不该“忌口”

病人经常问：医生，要忌口么？哪些东西能吃？哪些东西不能吃？是的，有些病人适当忌口，不吃那些与药相冲突且于病不利的食物，这是对的，也有利于治疗。然而，有的医者则过分夸大禁忌的范围，如油腻不能吃，甜酸食物不能吃，高脂肪高蛋白不能吃……，按照如此医嘱，病人只能吃青菜萝卜大米饭，其他都在禁忌之列。相反，有的医生又太宽松了，不管别人患什么病，凡能吃者，概不禁忌，名之曰“加强营养”，由此造成“食复”者不少见。

依我之见，话要分两头说，一是健康者应当甜酸苦辣都能吃，也都应该吃，这才算是真正的健康。用一句通俗的话说：好吃的不要多吃，不好吃的不要不吃。这就告诉人们，不要偏食。根据生活习惯，适当地注意调和五味，做到符合体质，符合季节，符合地域搭配饮食；二是有病之人因为机体异常，应当根据体质和病情，合理调整饮食结构。以身体素质而言，如阴虚火旺之体，平常口舌生疮，大便干燥者，应以清淡饮食为宜，冬天的萝卜、夏天的绿豆有利于泻火。如素体阳虚寒甚，稍有不慎就便溏腹泻者，就应多吃辛热的食物，如生姜、胡椒之类。从病情来看，如发热的病人，无论是哪个脏器的病变，都不宜用辛热的食物，必须待发热平息之后，方可适当调补。相反，如病人是虚寒证，恶风怕冷、大便稀溏等，那就不宜食寒凉食物，而应予辛温含热量高的食品。所以，凡是阴虚、阳虚、热证、寒证都应选择相应的食物，不能不顾疾病性质而乱投杂食。此外，有些特定的病人应当有特别的禁忌。如糖尿病人少吃糖，肾炎病人少吃盐，高血脂者少吃肥甘厚味，过敏体质者少吃鱼虾，都应根据病症来选相应食物。总之既不能一病就样样都忌，也不能毫无禁忌。

六十四、“活血化瘀”不是万金油

大概是20世纪70年代后期，国内兴起“活血化瘀”治疗冠心病。随之而来，活血化瘀治法像一股旋风一样席卷了许多治疗领域，诸如肺气肿、胃炎、肾炎、子宫肌瘤、中风、风湿病等，似乎活血化瘀治法什么都能治。其实，这是一种误会，或者说是盲从。

究其原因：

第一，对造成瘀血的病理认识不足。比如，冠心病的瘀血，应当是气虚致瘀。因为气虚才出现血瘀（即血液黏度加大，血流减慢），其本质是气虚。如果单纯化瘀，势必耗伤正气。气虚无力推动血行，血则迟凝而瘀。若一味化瘀必然气虚更瘀。所以瘀血的病理机制必须弄清，方可施化瘀之术。又如，肝硬化病人，除了有肝硬化之外，并不见什么瘀象，如径用桃仁、红花、三棱、莪术、土鳖虫类药逐瘀行血这能治好肝硬化吗？我的回答是：绝对不能！而且会越治越坏。再如，肾炎后期确有瘀象（浮肿，面色黧黑），然而是血瘀？是水瘀？还是气虚水血瘀滞？不能简单地视为血瘀，应从气、血、水的因果关系，找到瘀的症结，否则以瘀统属于血，实在是认识上的肤浅，没有吃透瘀血的病理，带来治疗中极大的盲目性。

第二，对活血化瘀疗法的盲从。所谓活血化瘀，是针对瘀血而设，有它的适应证，不能泛用于气虚所瘀，水邪所瘀等不属于血瘀者，滥施之后果极坏。再则即使是应当活血化瘀者，还有个选择药物的问题。是选峻猛攻瘀逐血之品，还是选柔中有刚化瘀平剂，临床经验告诉我们，应当是后者。以肝硬化为例，从病机看确实有瘀积存在。然而，应以软肝柔肝为法，而不是活血化瘀、攻逐瘀积。不能用峻猛之物如三棱、莪术、虻虫、水蛭等。这样对肝硬化不仅毫无益处，而且会酿成后祸。道理很简单，肝硬化本来就因肝脏病变而损伤巨大，再加上无休止的攻逐破血，势必造成活血破血出血的大祸。故不应把活血化瘀视为灵丹妙药。再如冠心病，确实需要活血化瘀，但选药必须在益气的基础上，选丹参、郁金、橘络等活血通络，而不是桃仁、红花等活血化瘀药。取柔中有刚、益气活血之品，对冠心病的治疗才会恰到好处的。

说到底，不能不分青红皂白地把活血化瘀当万金油用。临证依法选方用药，慎哉，慎哉！

六十五、"虚不胜补"说

1998年的夏末，有一位30出头的银行职员求诊。乍一看，其身材苗条，面容㿠白，像是"黛玉"型的女性。细问之，已住院多时，做过甲亢、心电图、脑电图、CT、胸片及各种血液检查等，所怀疑的结核、甲亢、血液病等，该查的查过，均无阳性结果。最后诊断：神经官能症。建议用中药调理之。诚然，神经官能症者，即无脏腑实质性病变。详询细诊，确实无实质性的阳性体征，仅是贫血外貌，形体消瘦，面色苍白，食纳量少，二便正常，月经量少，精神疲软，四肢乏力，脉缓弱，舌苔白润。血压低。据此判为气血不足，脾胃不足，肺肾俱虚。用归芪六君子汤加味：生黄芪20g，当归10g，党参15g，白术10g，茯苓15g，法半夏10g，陈皮10g，巴戟天10g，杜仲10g，菟丝子10g，炙甘草5g。用上药进退3次，服15剂之多，病人感觉很一般，没有坏的反应，但亦未见显著好转。当时，我仔细揣测，认定证属虚无疑，用上述归芪益气补血不错，六君调补脾胃理当有效，加巴戟天等补肾，也在情理之中，缘何不效。既然是虚证，为何不胜补？想到此，遂对学生说，这就是"虚不胜补"的典型，应当退回来治，于是开了一张参苓白术散加谷麦芽、鸡内金等消导药，且以小剂量缓缓图治。果然，一星期后复诊，病者感觉精神好转，食纳量增，大有转机，又嘱其再进前方，以图更好的疗效。

后以此"虚不胜补"为题，向学生讲述这一道理。往往在病后体虚，医者病者都急于速补取效，然适得其反。尤如花卉施肥，肥效过高不利花卉速生，退回来施淡肥，事半功倍，方能取效。其理无二致。有时把常理置之不论，一味地追求高效速效，结果可想而知。

六十六、三仁汤能止汗吗？

如果说，三仁汤是止汗的方剂，人们可能会认为这是“天方夜谭”。然而，临床实践证明，三仁汤又确实能起到很好的止汗作用。

1998年夏天，7月20日。一患者因为咳嗽、低热，用柴葛解肌汤加减，服5剂低热除，咳嗽止，惟汗出甚多。继之改用桂枝汤合玉屏风散，服5剂出汗减轻，但背部汗出仍多，几乎是汗流浃背。三诊：视其诸恙平息，惟汗出如故，且有蒸蒸之势。又视其舌苔白腻，便溏，溺黄，脉不紧不数，缓而偏软，疏方三仁汤加藿香，嘱进5剂。药后来诊，诉服上药后，汗出已止，一切正常。无不适者，遂以此方调理。

诊毕反思，三仁汤果真能止汗，可称奇事。这层道理看似浅显，前者用柴葛剂透热疏散，起到退热作用；后者以桂枝汤合玉屏风散，旨在调和营卫以补益固表。二者虽起到应有的作用，但对湿邪置之不顾。既未透湿于外，亦未渗湿于下，故湿遏热伏，汗出如蒸。背为阳，湿遏阳伏，故背部出汗甚多。然用三仁汤宣上透达肺气，运中醒悦脾胃，渗下通调水道，三焦通畅，气机舒展，故不止汗而汗自止。由此可见，中医的辨证何其重要。

六十七、“脾虚会生风”吗？

“脾虚生风”这句话出自何处，我记不清楚。在临床上确实可以见到因脾虚生风而身痒难忍的病人，用补脾疏风法治疗，有确切的疗效。

最近，我遇见一位老人。男，70岁，患有脑梗死、脑萎缩、老年痴呆、糖尿病等，在治疗上述病症时出现全身瘙痒，轻时不以为然，重时瘙痒难以入睡，白天晚上全身瘙痒不得安宁。这样，不得已停止对上述病症治疗，先止痒再议。细察全身皮肤光滑，白润腻，无任何搔痕，皮肤亦无疹点。舌淡白润滑，脉缓而弱。其他二便正常，饮食尚可。拟用补脾疏风法，方拟玉屏风散加味：生黄芪20g，防风10g，白术10g，路路通15g，地肤子10g，白鲜皮15g，蛇床子10g，每日1剂，水煎分2次温服。服6剂后瘙痒完全停止，近期痊愈。

以上病例可以印证“脾虚生风”这一说法，是符合临床事实的。同时还应说明：一、糖尿病有身痒，但不是脾虚生风，皮肤有改变，往往以阴虚血热多见；二、荨麻疹身痒，一般有诱因过敏，也多有风热血燥（荨麻疹身痒也有营卫不和，脾肺气虚，但疹点多为白色）。这种“脾虚生风”皮色多无改变，且有脾虚肺气不足之征，故治疗不能凉血，不能清热，应在补益脾肺之中，增加疏风之品。如上方药中肯綮，一方竟功。

中医的病机、治法往往在实践中能得到验证。不过，像这样一句简单的话，往往不被人重视，还要加上“不能重复”之指责，言外之意，治好病是个偶然。这样审视中医，能行吗？

六十八、芒硝敷肚脐能通便

用芒硝调醋敷肚脐，是一种中医外治法，不伤胃肠，可以起到促进肠道蠕动，通便泻水的作用。我经常将之用于腹水的病人，能取得一时之效。

曾有信丰县一位患肝硬化腹水农民病友来电，称他的病情日趋严重，已治疗一年多。腹胀越来越厉害，小便越来越少。并在电话中流露出悲伤的语调，说这可能是他最后一次打电话啦。我听了十分难过。当即告其买芒硝半斤，用醋调敷肚脐，干了又敷，如此反复，或可取效。过了两天又来电话，高兴地说，陈医师，我可能不会死，有希望啦。用芒硝敷肚脐后，肚子胀减轻，肚子咕噜作响，大便量增多，人也舒服多了。我要他继续敷用，一日数次。同时内服药不变。

芒硝性味辛咸苦而大寒，功用泻热导滞，润燥软坚，内服可与大黄、甘遂配伍，泻肠中之实，局部外用亦有清热泻火之效。且可以配药点眼，亦为喉科要药，西瓜霜中即有芒硝。还可以用芒硝与苦瓜、黄瓜配伍取霜为药用。

不仅芒硝敷肚脐能通便，还有许多病都可用“内病外治”的方法治疗。可见，中医药学宝库中还蕴藏着丰富的治疗方法，有待于我们去挖掘整理和提高。

六十九、话“补气消瘀”

临床上气虚致血瘀者，确实有之。有一农妇，年已五旬，患血吸虫病肝硬化，全身浮肿，小便短，大便稀溏，月经量多衍期。舌质紫黯，苔薄质白而润。经过一年多的治疗，肝硬化基本得以控制，多次 B 超证实肝略有回缩。浮肿消失，大便亦成形，食纳增加，起居正常。后继续用归芪六君子汤加三棱、莪术等软坚散结药，经治近两年，临床显效。

在治疗过程中，值得大书一笔的是舌质紫黯、灰白苔的瘀血症得到明显改变，这印证了“补气消瘀”大法的有效性。所用药，一为归芪六君子汤，以补气为主，适当加入活血化瘀药；一为归脾丸，意在养血归脾。服 2 个月后，月经逐渐减少以至绝经。这两种方法，一为汤剂调理肺脾取其速效，一为丸剂归脾养血，缓慢图治。病者全身情况转好，其中舌象的变化，由原来舌质紫黯、苔薄白，变为红润鲜亮，证实了补气消瘀的临床效果，是无可置疑的。

七十、桂枝汤中不可缺生姜

桂枝汤中五味药即桂枝、白芍、炙甘草、生姜、大枣等。严格分析，五味药中有两味血分药，即桂枝与白芍。方中起调和营卫作用的是生姜、大枣。所以说，用桂枝汤调和营卫，姜、枣是缺一不可。

曾治一老教授，因终日畏寒，经常感冒，于某年夏天来诊，自谓背部怕冷，既不能洗冷水，也不能睡凉席。据其脉证，拟桂枝汤原方合玉屏风散，服 5 剂后身暖如日浴，嘱其再服上方。适逢生姜用完，遂煎无生姜的桂枝汤服。不料，服了没有生姜的枝枝汤，全身瘙痒难忍，且不得汗出，皮下郁郁不畅，十分不舒适。又来与我面商，问是否有何变故？当即与其测血压，诊脉察舌，听心脏，未见何特殊体征。诸身一如常人，料无妨碍，不必易方，嘱其觅生姜置药中再煎服。当日又进上方一剂，因诸药齐备，药后身痒止，仍如前述，身暖如热浴温煦。病者惊叹不已，生姜一味，居然如此重要，可见中医之奥秘，还真是神秘莫测，博大精深！

这一偶然的发现，也使我这个讲了一辈子《伤寒论》的教书人，进一步加深了对桂枝汤调和营卫的真谛所在的理解。如果应用现代药理学对这一现象进行分析，无疑会将其特殊功用通过药物分子结构式显示出来。我真盼着这一天，到那时把方剂中的化学成分搞清了，既能使学者一听就懂，也免得先生舌惫唇焦！

七十一、谈“气化则水化”

“气化则水化”，此语出自何处，我尚未找到根据。《内经》中只有“膀胱者，州都之官，气化则能出矣”。不管它是杜撰的，还是有出处的，权且不追寻根底，而“气化则水化”这一治疗法则，确乎能指导临床。有些水肿病人，不能利水，而是通过气化（包括疏肝理气、理脾行气、化气利水等）达到较好的行水作用。临床最多者是肝硬化腹水的病例，一般都惯用猪苓、泽泻、木通、车前草利水，甚至有用大戟、芫花、甘遂之类的，毫无顾忌，一点也不手软。殊不知，“利水伤阴”这是永恒的真理（不管是中药还是西药概莫例外），尤其是肝硬化腹水，利水伤阴尤为明显，有的病人用利水药不出一星期，舌苔即红赤光剥，于病非常不利。笔者在临床摸索到化气利水使之气化则水化的路子，对治肝硬化腹水，多有效验（病案另详）。基本方以四逆散加味，如适量的大腹皮、海桐皮、茯苓皮等，并加入补脾的山药、白术、扁豆，使之肝气条达，脾胃健运，病人服用之后，食纳增加，小便量增，腹胀气滞减轻，生机由此而起，自然气化则水化。

因此说，气化则水化是一个病机转化的表现，也是通过气化（调理气机）达到水化的目的。

七十二、青霉素是凉药吗？

青霉素能抗菌消炎，它是凉药吗？回答当然肯定不是。因为西药与中药不一样，它没有属性，也不讲寒热温凉和性味归经，只是对那些菌种有抑制作用，所以它无所谓是凉是热的。

然而，青霉素在临床上能消炎，通过消炎而能退热，似乎表明它能起到清热的作用。实际上不是那么一码事。消炎与清热不一样，炎症与热证不相同，不要把中医与西医的名词术语、药物作用等同起来，不然就会弄成头戴瓜皮帽、身穿西洋服的那种不协调。

但是，在临床上用青霉素对老年体弱、幼小之体，都有类似用清凉药的后果，例如老慢支肺气肿等病，开头用青霉素有效，后来加大量也不生效，随之会出现一派脾胃虚寒的症状，只有用温肺化痰药才能控制症状。同样，小孩上呼吸道感染，用青霉素初则有效，后来也可以出现脾胃虚寒的症状，只有用补脾健胃调理后才能恢复。

另外，临床上常遇到青霉素过敏，或治疗过程中反复加大剂量用青霉素，所表现的症状也是一派脾胃虚寒之症，与服用清凉药的后果一模一样，必须补益脾胃，方可改善症状，促进病体恢复健康。

正因为有上述现象临床遇见得太多，所以才产生青霉素是否凉药的疑问。不知道临床医者会有同感否？提出这个问题，大家共同商榷吧！

七十三、炎症与热证

炎症与热证，是中西医两个不同的概念，不能等同。可是，现如今将炎症视为热证，在临床上搞成“炎者必热”，“热者必清”，这种误导不仅对病人不利，就连医者也往往将错就错。概念糊涂了，治疗也就乱套，造成许多不必要的失误，贻误病机，实在不应该！

首先说说炎症。炎症是一个名词，它的内涵概指了“红、肿、痛、热”四个方面，具备了红肿痛热都可称之为炎症，或是红肿不痛不热，或是肿痛不热，或热不肿不痛，或热或痛单独存在，都可视为炎症。所以临床上的炎症很广泛，诸如心肌炎、肺炎、支气管炎、肝炎、肾炎等等，都是具体落实在脏器组织的病变上的。

炎症并不分寒热虚实。只是分什么致病因子所导致的炎症，如细菌、病毒等，用消除病因的抗生素即可治愈。如果从中医的认识论看，那就大不相同，同样是炎症可分为寒热虚实，用补药、用温药、用寒凉药都可以治疗炎症。所以说炎症就是炎症，不能与热证混为一谈。

其次谈谈热证。热证是中医的证候（也可以说是术语），从症候的角度看，有无形之热（即不发热），有有形之热（即有发热），前者多为内伤病，诸如口苦咽干、胃中烧灼、胸闷气热、夜梦烦躁、大便干燥、小便黄赤等等都是热在于里。后者多为外感病，如发热（有体温升高），口渴饮水，或伴恶寒身痛等，实为热邪在表。这是就有热无热均可称热证而言。再深入言之，热证有表热、里热、虚热、实热；有热在脏腑，如心火、胃热、肺卫热；有热在营血分热；有热在湿中湿热并存等。所以，治疗热证用药就十分复杂，比如解表可以退热，清里可以泻热，滋阴可以清热，补气可以退热等，从药物而论，黄连、黄芩可以清热；金银花、连翘可以清热；黄芪、党参可以退热；生地、白芍可以清热等。概括地说，辨证求因论热证，解表清里可治热，补益气血可治热。因此不能执定热证都用清热药，必须辨证方可权衡用什么大法，选什么方药，才能准确地认识热证和治疗热证。

至此，不言而喻，炎症和热证本来就是两个不同的概念，不能混为一谈。更不能误导凡是炎症都是热证，炎症必须用清热药的错误理解。避免临床上的误差，以免贻害患者。

七十四、麻黄治咳用量宜轻

麻黄的功用是止咳、平喘、利水。然而，用麻黄治咳嗽，药量宜轻不宜重。因为肺为华盖，轻清在上，所以用麻黄治咳，旨在宣肺，用量宜轻。吴鞠通说：“治上焦如羽，非轻不举”，即肺药要轻用的意思。再者，麻黄用量过大，有耗伤肺气之虞，一般每剂3～5g，用得恰到好处即可。

我很喜欢用麻黄治咳嗽，一年四季都会用麻黄配伍入药，但用量都很轻，如果嫌其量轻，可以用前胡、桔梗、苏叶、僵蚕之类，辅佐麻黄宣肺。既可达到宣肺的目的，又无耗气或留邪之弊。当然，麻黄用在小青龙汤中，其量可以用至10g，因有五味子的收敛，监制麻黄，故量大无碍。麻黄炙用，药力更缓，用量稍大无妨，如治小孩或老人的咳嗽，用炙麻黄更稳妥。如取麻黄发散风寒湿，在越婢汤、麻黄加术汤中，麻黄也不限于3～5g，可以用10g或更多。

我这里指的是用麻黄治咳，即风寒束肺，肺气不利，金实不鸣的咳嗽，如用三拗汤：麻黄、杏仁、甘草，加前胡、桔梗、苏叶、僵蚕之类以宣肺，麻黄用量宜轻不宜重，借助于前胡、苏叶等以辅佐之，恰到好处，临床上屡建奇功。

七十五、风情民俗与道地药材

中华大地，幅员辽阔，是五十六个民族的大家园，东南西北饮食起居各有不同。以日常生活为例，东辣西酸，南甜北咸，饮食结构差别甚大。寒来暑往，春夏秋冬，气候差异各有不同。特别是民族习惯多姿多彩，风情民俗相差甚远，人体的生老病死也因此形成各种自然差异。

从中医的医学发展来看，时间、地点、气候环境都对疾病的发生有重要的影响，比如李东垣所处的战乱年代，百姓民不聊生，无食裹腹，饥肠辘辘，当时的胃肠疾病比比皆是，所以才著有《脾胃论》，它包括了种种脾胃疾病，成为脾胃学说的专著，这不能不与当时的社会环境、自然条件等诸多因素有关。又比如张锡纯用石膏少则 2 ~ 3 两，多则半斤，如此大量用辛寒的石膏既是他的独到见解，也不能不说与他所处的地理气候有密不可分的关系。再比如江南温病学家所用的一派清灵活泼的药物诸如桑菊饮、银翘散，薄荷、芦根、大豆卷，看起来都是轻描淡写的药物，对于治疗江南的时行疾病，却具有不可替代的功效。凡此种种不同医家专著专论，之所以能有效地指导临床，是因为它符合因时因地因人制宜的辨证法思想，既丰富了中医学，又发展了中医学。

至于道地药材的问题，更是中医药的一大特色，不同的地方出产不同的药物，因为它的土壤条件、温度、湿度等不同，所以产生道地的药材也就是情理之中的事了，如山西上党县的党参，庐山的乳党参，虽然都是参，性味功效天然有别。江西的枳壳、杭州的菊花、东北的人参、广西的蛤蚧这些都因地域不同各具特色，这就是道地药材的由来。我们江西有两句顺口溜：药不过樟树不齐，药不过樟树不灵。这也是多少代人苦心经营的道地药材的写照。

道地药材的另一个问题是，野生与人工培植的品种问题。我所知道的，附子在全国很多地方都有，但从质量检测来看，四川的附子质量最好，其他产地的品种不正宗。还有川黄连、秦当归等都是四川的好。

从大的地域看，东北的人参、野山参、长白参，南方的桑叶、菊花、金银花、连翘、栀子等，这都是地域不同的道地药材。一般地说，临床应用中是不可以随意替换的。可是，现在开发扩大资源，南北方物种交叉引种，中药也不例外，有的还在实验室培植，这种质量恐怕就很难说“地道”了。比如“灵芝”这种植物是生长在高山峭壁之上的多年生的植物，年代越久好越。如今在实验室培植的，看上去像一块死木头，既无光泽，亦无清香味，这能有药用价值吗？南方引种的黄连，虽然进口味也苦，可与川黄连的苦味比，似有不纯之感，夹杂着一种土腥味，显然它的药效是要打折扣的。所以我主张要培植也应在产地培植扩大资源，不能异地引种，否则经过几代引种移植，恐怕变异后的黄连就会由“苦”变“甜”了。

以上不知道中肯与否，说出来让行家去评说。

七十六、中药西用，行么？

所谓“中药西用”，即是不辨证用中药，或称之为“辨病”用中药。这是当前中医治疗过程中的通病，尤其是中成药市场，“中药西用”比比皆是，十分紊乱。

不辨证用中药者，是根据西医的诊断，用中药去消炎、抗感染、降脂、降酶、调整激素水平等。这样一来，中药就不要分性味、归经、主治功用，可以随便派它去执行“任何使命”。比如说，板蓝根、大青叶、栀子、蒲公英等，只要是发热有炎症者都可以随意调遣；山楂、丹参降脂，五味子降酶，巴戟天、仙茅调整激素水平，如此等等，只要沾上了一点“现代研究”的边，那就毫不手软，大刀阔斧地用。功效如何，可以不管，即便药效不好，还说是“观察”。要么归之于诊断（指西医诊断）不确切，要么归之于中药剂量或筛选不当。从来就不推敲一下是不是“证药相符”，与辨证用药是否贴切，到头来治不好病，则归罪于中医药经不起“重复”的考验，功效不稳定等。诸如此类的推诿之词，应有尽有，实在可笑！

不辨证用中药者，以病（指西医的病）来凑药成方，还美其名曰“新药”、“国家保护品种”，弄得药品市场眼花缭乱，价格不菲，但疗效甚微。对于目前这种充斥医疗市场的紊乱现象，到了该说“不”的时候了！

我在临床上，基本上不用这种药。为什么不用？道理很简单，不能保证我所要求的疗效。

比如，某某风湿液，这个药确有祛风的作用。但其中活血药很多，我给两位女病友用过，吃了一个疗程，月经比以往多 2～3 倍。从此以后，再也不用了。这种药不但保证不了疗效，反而药后还要帮病人养血补血，风湿病照原发作，这能行么？

再比如，治肝的中成药就更多，如××强肝片、××护肝片等，其名称、品种之多，当列中成药之首。其所采用的药物无非是茵陈、板蓝根、郁金、川楝子、白花蛇舌草、野菊花、白马骨、栀子等清热的、除湿的、疏肝的、活血化瘀的、健胃消食之类。凡治肝病的药品中十之八九是这些药，其成药确实是纯中药、纯天然。可惜这样一个大杂烩，能治好肝病么？临床上对任何一种肝病治疗，都是一个用药十分复杂、十分细致的辨证过程，选药需反复推敲，考虑再三，其疗效尚不能尽如人意。如用护肝片之类，吃上几个月，能有多好的疗效呢？

又比如，中药加西药的品种很多，感冒药如复方感冒灵、强力银翘片，以及降糖、降脂的很多成药都是中药加西药。这种中西医结合的用药实在不敢恭维，如强力银翘片，其发汗的力量远比大青龙汤、麻黄汤强多少倍，对一些身体瘦弱、阳虚、阴虚之体只能是有弊无利，这怎么能允许上临床，充当正规药品呢？

以上的例子实在太多，不胜枚举。

笔者认为，目前这种“中药西用”，应当是处于一个摸索阶段。试运行阶段，对诸多不成熟的地方要采取积极的态度，重新审视每一种中成药，如果有不符合“辨证用药”的中成药，应当停产，重新组方，全面整顿，否则害人匪浅。此类用西医理论指导“中药西用”的诸多中成药，因其疗效不理想，不稳定，而又影响（或者说取代了）许多用了几千年的、传统的、有疗效的中药，这势必造成中医药走向世界的负面影响。

七十七、漫话虫类药

临床运用虫类药，适用范围很广，主治病种甚多，疗效确实不错。不过，不能滥用，用之不当，亦是适得其反，遗祸无穷。

一要辨证地用。脑栓塞的病人，往往留下肢体偏瘫，半身不遂，用通络药，选择虫类药，如蜈蚣、全蝎、蛇类等，配合得当是必不可少的，这类虫药可以通血活络，疏通筋络，起到很好的活血化瘀的作用。但蜈蚣、全蝎除了其毒性之外，均属温燥之品，如病者有内热、有痰热，若是配伍不当，或长期应用，出现燥热之症则应停止使用。同样，三叉神经痛、面瘫、偏头痛的病者，也常用蜈蚣、全蝎（止痉散），如是阴血虚，痰热甚，应在配伍相当的处方中小剂量地用，不宜长期大量服用。

二要辨病地用。临床上风湿性关节炎、类风湿性关节炎，乃至痛风、强直性脊柱炎等，这类病症往往用大量的蜈蚣、全蝎、蛇类去搜风通络，这种不辨病用虫类药，未必能取效。比如类风湿性关节炎，它是胶原性疾病，通俗的比喻是关节囊腔中的“润滑油”有问题。如一味用虫类药疗效是不好的，多数病人出现燥血伤津的表现。痛风病不宜用，因为它是血尿酸高，应当找别的治疗途径。于风湿性关节炎、强直性脊椎炎，可以应用但需配伍得当，不能滥用。

三是肝硬化要慎用。肝硬化是一种慢性肝纤维化的器质性病变，应当是不可逆的矛盾，医生只能保护肝脏，延缓病情发展，而不是用虫类药去活血化瘀，达到软肝的目的。若长期使用虫类药，会对肝脏造成直接损害，因为虫类药本身的毒性也要靠肝脏分解，这岂能谈到治疗作用。临床上不少肝硬化病人，尤其是慢性肝损害肝硬化者，更经受不起这种强攻。不少病人长期服用出现一派伤阴化燥的症象，结果反而不理想。

四是肿瘤病人要禁用。我的观点可能是偏见，不能使人接受，但我还是要和盘托出，哪怕受批评也是好的。目前临床上肿瘤病找中医看，多是手术、放疗、化疗之后，要用中药调理。可是我们大多数医生在一张处方中用大量虫类药，名之曰抗瘤。这确实是个误区。笔者认为，肿瘤患者经过手术、放疗、化疗治疗，可谓是恰到好处，与此同时病人的身体也经受了一次严重的打击，恢复体质是至关重要的。如果中药不是合情合理地调补身体，反而用大量虫类药以毒攻毒，这是帮倒忙，所起的只是负面作用。切不可陷入这个误区，要辨证用药，不要唯肿瘤而攻之，否则将铸成大错。

总之，虫类药有可取的一方面，且疗效的确很好，但要应用得当，不然则祸不旋踵，弊端不少，当慎之慎之。

国内运用虫类药有经验者大有人在，其中首推朱良春老先生，他的临床运用虫类药的报道，在20世纪五六十年代即见诸报端，在他的经验专集中更有专题评论，可资借鉴。

伤寒实践

一、桂　枝　汤

桂枝汤是《伤寒论》第一方，有群方之冠的美誉。柯韵伯称之为“滋阴和阳，调和营卫，解肌发汗之总方”。方用桂枝、芍药、甘草、生姜、大枣等组成。五味药分为两组(或者说是两对药)，桂枝、甘草为温养阳气的一组药；芍药、甘草为滋养阴血的一组药；配以生姜、大枣调和营卫以透表。药味精练，结构严谨，内涵丰富，疗效甚佳，体现了经方的可贵之处。

深入究之，桂芍均为血分药，桂枝入血通阳，芍药入血滋阴，甘草、姜枣实为脾胃药。然其如何发挥调和营卫，解肌发汗的功效而成为解表的良方？这就应从桂枝汤的整体结构和生理、病理的角度来理解。因为血汗同源，表虚自汗不固，说明营卫之气不和，其汗因于风邪迫劫汗液外泄。所以，用桂枝、芍药通阳和血，配以姜枣草的脾胃药，养胃气，使之谷气充，气血生化之源充实，滋生汗液有来源，故服用桂枝汤后，辅以啜粥助汗，实为充胃气，其漐漐而出，此汗为生理之汗。尤在泾说得好，桂枝汤是取正汗以祛邪汗。简单地说，桂枝汤所治表虚自汗的汗，是风邪迫使汗液外泄；而服用汤药之后的汗，是中焦水谷之精微所滋生之汗。此乃桂枝汤所以能发汗，以及其发汗的生理、病理机制的道理所在。

还应指出，姜枣在方中虽是配角，所谓引经药而已。其实不然，它既是配角，更是主角。从方剂组合来看，桂芍均为血分的里药，如果没有姜之辛以发散，枣之养胃调和营卫以透肌表，那桂枝汤是不能发汗的。桂枝白芍均为血分药的道理，已如上述。笔者曾有一病人用桂枝汤因无生姜，服后非但不发汗反而肌表郁热，燥而肌肤瘙痒，后配齐生姜的桂枝汤，服后全身温煦，汗出舒畅，可见取桂枝汤解肌发汗，姜枣是主角，全方配齐，协同发汗，不可缺一。此外，笔者常以桂枝汤去姜枣，加祛风湿药，治疗上肢关节疼痛，有可靠的疗效，并不发汗，亦可说明桂枝汤中姜枣的作用。同时，还可以看出，桂枝汤与麻黄汤的发汗机理，从药物组合与病机都有本质的区别，此间的深意也就不言而喻了。

（一）桂枝汤治感冒

南方的春天，每多久雨低温，若素体阳虚之人，在春寒雨季，终日身寒洒淅，诸身酸痛，困重不适，用桂枝汤佐以祛风药，每多获效。

病案举例

吴××，男，47 岁，干部。1984 年 3 月 10 日就诊。

病者入春以来，经常感冒，自觉诸身不适酸疼胀痛，关节胀痛，背部如冷水浇样。洒淅恶寒，不发热，鼻塞流清涕，舌苔白润，脉浮而软。拟用桂枝汤加味：桂枝 10g，白芍

10g，甘草6g，防风6g，威灵仙10g，生姜3片，大枣3枚。嘱服2剂。

服药后，病者告谓，身如日浴，温暖如常，诸症如失。遂以原方加生黄芪15g，白术10g，再服2剂告愈。

按 桂枝汤治虚人感冒是首选方，加入祛风的防风、威灵仙，既可疏风胜湿，又可达表祛邪。表证已罢，再合玉屏风散，使之益气固表与调和营卫并行，以求治本。

（二）桂枝汤治肩周炎

肩周炎又称五十肩，多发于50岁左右的人，男女皆可罹患。究其病因不外气血亏虚，筋脉失于温养，并可兼夹瘀滞。用针灸、理疗等外治法可获近效，但容易复发，用桂枝汤之滋阴和阳，佐以活血温阳的姜黄、当归、川乌、草乌之类临床疗效更为巩固。

病案举例

吴××，女，51岁，家庭妇女。1979年11月10日就诊。

患者左肩疼痛，不能抬举，手不能上头，不能后反，遇寒则痛剧，经用针灸、理疗三月余，能缓解症状，但寒冷阴雨气候，则疼痛复发增剧，脉缓略弦，舌苔白润。用桂枝汤加味：桂枝6g、桑枝15g、白芍10g、姜黄10g、制川乌6g、当归10g、炙甘草6g、生姜3片、大枣3枚。服5剂后疼痛缓解，继服20余剂，临床痊愈。因患者有慢性胆囊炎，经常来诊，二年余肩周炎未复发。

按 用桂枝汤治肩周炎，其机理是调和营卫，温通经络，临症可据病症而异，酌加秦艽、灵仙祛风，加桑枝、安痛藤通络，加当归、姜黄活血，加川乌、草乌温阳镇痛。若经年久痛，尚可加桃仁、红花等活血祛瘀之品。总以审其症择其药，增强原方功效为宗旨。

（三）桂枝汤治夏日腹泻

夏暑酷热，外热里寒。人与天地之气相应，肌表热，脾胃寒。加之恣食生冷，常可诱发腹泻。习惯用藿香正气散治时行腹泻，似是不成文的规矩。然而，夏天的腹泻，尚嫌其表散太过，用桂枝汤健运脾胃，振奋中焦，拨乱反正，有高于正气散之处。

病案举例

李××，男，32岁，干部。1982年2月9日就诊。

病者盛夏之时，恣食生冷，凌晨顿觉腹痛身体形寒，继之肠鸣泄泻，大便稀溏而薄，诸身酸胀困倦，四肢清冷，肌肤凉润，脉缓而软，舌淡苔白而润，处以桂枝10g、白芍10g，炙甘草5g，广木香10g，藿香10g，神曲15g，生姜3片，大枣3枚。水煎温服，并嘱其药后啜热粥一小碗。果尔，服一剂药后身暖如日浴，泄止大半，再剂其病如失。

按 桂枝汤健运脾胃，有其独到之处。桂枝配甘草温养脾胃之阳，芍药配甘草和脾缓急止痛，伍姜枣调和营卫。全方内可健脾胃，外可和营卫；既治在里之寒，又散在表之寒，其妙在温而不燥，无姜附辛热之弊。泄泻剧者加白术、茯苓。轻则加神曲、广木香。呕者加陈皮、半夏。如此加减化裁，其效优于藿香正气散。

（四）桂枝汤治肌肉痛

四肢肌肉疼痛，多责之于风湿痹痛，一般从活血祛风定痛求治。然而，临床上因为营卫不和，气血不足者，用桂枝汤的调和营卫，稍佐通经活络的药物，亦为临床常法之一。

病案举例

王××，女，39岁，干部。1985年3月6日就诊。

病者自述，四肢肌肉疼痛已多时，近四五天两上肢从肘关节至腕关节处，肌肉似抽搐样痛，用手不停地按摩，疼痛始缓解。停不多久又是抽掣，肌肉跳动，两手无措。两膝以下至踝关节以上亦感肌肉疼痛，并每隔一二天抽筋，屈伸不利。腓肠肌掣痛。其他无明显体征。六脉平和不疾，舌苔薄白而润。无风湿病史，抗“O”、血沉均正常。病起于入泉水洗衣被之后，但局部亦无红肿。权且从调和营卫入手求治。用桂枝汤加味：桂枝10g，白芍10g，桑枝15g，牛膝10g，安痛藤15g，炙甘草5g，生姜3片，大枣3枚。嘱服4剂，以观动静。

二诊：3月9日。服前方2剂后，自觉四肢肌肉疼痛明显减轻，四剂服毕疼痛基本消失，病者来诊，谓无所不适，只求巩固。诊其脉和缓，舌苔薄润。遂守原方再进4剂。

后因感冒来诊，告之半年多四肢肌肉疼痛未复发，近期疗效甚著。

按 桂枝汤原为调和营卫之剂，正因其有滋阴和阳，调和气血的功效，故肌肉疼痛亦可假调和营卫之功而获效。但必须指出，加桑枝通经活络，加安痛藤活血止痛（若下肢疼痛之甚，加忍冬藤，晚蚕沙），既属合桂枝汤调和气血以治本，亦可作引药下行以治标。临床有其独特之功效。

（五）桂枝汤治身痒

身痒多责之于血热有风，或是阴虚血亏。其实属于营卫不和者，亦不乏其例。其特点是，身痒无明显皮疹，搔抓之后亦无痕迹，亦无阴虚、便结等燥象。故身痒者，不能以凉血祛风药统治。用桂枝汤调和营卫以治身痒，亦属正治之举。

病案举例

范××，男，24岁，技术员。1985年4月1日就诊。

患者自78年起，每于打球或劳动后汗出，全身瘙痒，搔抓后局部起淡红色线状痕迹，有时随搔随消，日久搔后二三天渐消失。初起一二年间，服用抗过敏药有效。近来每每在活动后，身体发热瘙痒加剧。不畏风寒，口和，舌润薄白苔，脉缓略弦。拟从调和营卫，佐以疏风入手，方用桂枝汤加味：桂枝10g，白芍10g，炙甘草5g，桑皮15g，地肤子10g，路路通15g，生姜3片，大枣3枚。嘱服5剂。

二诊：4月6日。服药后，自述搔痒基本控制，劳累汗出舒畅，肌腠间的郁热感不复出现，身体轻爽。脉象和缓，舌苔白润。要求服药巩固，仍依前方，再进5剂，此后未再复发。

按 桂枝汤是治身痒的良方。究其身热汗出身痒，且经年不已，实为营卫不和，风寒郁遏于表，故取桂枝汤调和营卫以治外，稍佐桑皮、地肤子、路路通祛在表之风，药中肯綮，虽属痼疾，取效亦捷。诚然，用此辛温之剂，如阴虚血热之身痒，或郁热于表之身痒，皆不宜，必须明辨，不可粗疏。

（六）桂枝汤治自汗

自汗出多属肌表不固，但久之可使卫外不固而阳虚，是汗出耗津伤气之故。用桂枝汤合玉屏风散，或桂枝加附子汤，应因人因病而异择用。

病案举例

郑××，男，49岁，干部。1958年3月10日初诊。

患者自述初则每夜汗出，并无影响，没有介意。继之白天动则亦汗出，且容易感冒。感冒则鼻塞流清涕，诸身疲劳，淅淅恶风，但不发热。偶尔不药自愈，多数是须经药物调治才康复。脉象浮缓而虚，舌苔白润。拟用桂枝汤加味：桂枝10g，白芍10g，炙甘草5g，生姜3片，大枣3枚，生龙牡各15g，嘱服2剂后再行酌定。

二诊：3月13日。服前方后，汗出略减，但好转不明显。自觉仍四肢清冷，鼻塞流涕，舌薄白，脉浮缓而虚，处方：桂枝10g，白芍10g，制附片10g，炙甘草5g，生姜3片，大枣3枚。嘱再服3剂。

三诊：服上药后，身暖汗出止，四肢回温，脉象缓软，舌苔白润。拟用桂枝汤原方，药量如上，再合玉屏风散：生黄芪15g，防风15g，白术12g，服5剂后，一切正常。

按 论中有“发汗后，遂漏不止，其人恶风”用桂枝加附子汤主治的记载，其宗旨是汗后阳虚。本案营卫不和，脏无他病，虽未经发汗而汗出不止，故用桂枝加附子汤获效。继以桂枝汤合玉屏风散，一则调和营卫，一则益气固表，两方合用，各建其功，是阳虚表不固的调理剂，临床每多取效。

（七）桂枝汤治盗汗

一般地说，盗汗属阴虚，治当以滋阴敛汗为法。其实不尽然，盗汗用调和营卫法亦能取效，在仲景书中，并未明言盗汗，只是明确病人脏无他病。同样，病者未见阴虚之征，盗汗亦属营卫不和的缘故。

病案举例

方××，男，34岁，工人。1985年5月6日就诊。

病者盗汗一个多月。前医以当归六黄汤七剂罔效。自述服前方后盗汗，并伴头晕失眠，四肢乏力，食欲减退，大便正常，小便色黄，舌质淡，边有齿印，脉浮缓而软。处方：桂枝加龙牡汤加味：桂枝10g，白芍10g，炙甘草5g，大枣3枚，生姜3片，生龙牡各15g，浮小麦30g，滑石15g，嘱服3剂。

二诊：5月9日。服上药后，盗汗止，食纳不佳，舌质淡，苔白腻，脉浮缓。处方：桂枝10g，白芍10g，神曲10g，厚朴10g，藿香10g，滑石15g，生姜3片，大枣3枚，炙甘草6g。

继服3剂，盗汗止，食纳增遂停药。

按 论中有病人脏无他病，微盗汗出的记载，未说白天为自汗，晚上为盗汗；醒则为自汗，睡则为盗汗的区别。实际上临床汗出之病机均属营卫不和。本案前医已用当归六黄汤罔效。细察其舌质淡，脉象浮缓，而无阴虚内热之征，故仍取桂枝汤的调和营卫而获效。顺便提出，小儿夜间出汗，如无他病，舌质偏淡者，用桂枝汤加龙牡、浮小麦，治疗多例，亦获显效。

（八）桂枝汤治肺部感染

肺部感染，一般是炎症，多数是用西药抗炎，中药清热治疗。临床实践中不尽是用苦寒清热药，不能视炎即热，热必清为一定之规。

病案举例

曹××，男，13 岁，学生。1979 年 8 月 10 日就诊。

患孩以盗汗多来诊。询其病史，长期寝汗如洗，凡入睡后即遍身汗出，形体瘦小，饮食尚可，二便正常，脉缓弦细，舌苔薄白润。血常规：白血球 12000^3m，中性 80，淋巴 60。胸透肺纹理增粗，左肺有条状阴影，诊断为肺部感染。拟用桂枝汤加味：桂枝 6g，白芍 6g，炙甘草 3g，生姜 3 片，大枣 3 枚，桑白皮 10g，生龙牡各 10g，每日 1 剂，水煎分 2 次服。

服两剂后，盗汗止，无任何不适，脉缓略弦。血象：白血球 8000^3m，中性 60，淋巴 20，胸透：肺纹理增粗。

药已见效，再进 2 剂，以资巩固。服完 4 剂后，血象正常，胸透肺无异常。停药观察。半年追访，病未复发，一如常人。

按 盗汗属于肺部感染，或肺门淋巴结核者并不少见，尤以 3～5 岁小孩多见。一般视为炎症，多用西药抗炎，中药清热治疗，但疗效并不理想。本案经诊断为肺部感染，病机证候为营卫不和，故用桂枝汤加味取效。笔者治小儿寝汗多例，以桂枝汤加生龙牡或加浮小麦、凤凰衣均获良效。

（九）桂枝汤治荨麻疹

荨麻疹多是血热生风，用药以凉血清热疏风为主，这是常法。然而，临床上不少病例是风邪袭表，营卫不和，其疹点淡红，疹点以身体暴露部位多见，搔痒成片，休息温覆通风后减轻，对此种荨麻疹，不宜凉血而用苦寒清热之品。应调和营卫，因势利导，酌加疏风药，取其营卫和风邪祛，达到病愈的目的。

病案举例

苏××，男，15 岁，1995 年 3 月 12 日初诊。

患孩发荨麻疹，头面部、上肢有分布不均的疹块，搔之成片。经用息斯敏无效，又用凉血清热祛风药无效。饮食、二便正常。因瘙痒而影响睡眠，精神欠佳，舌苔白润，脉缓有力。鉴于抗过敏无效，凉血清热祛风亦未见功，故改从调和营卫入手，方用桂枝汤加味：桂枝 10g，白芍 10g，炙甘草 5g，防风 10g，路路通 15g，生姜 3 片，大枣 3 枚。服 3 剂，每日 1 剂，煎 2 次温服。嘱忌服鱼虾、辛辣。

药后，荨麻疹基本不再发作，唯皮肤尚有搔痒，但不再现疹点，舌苔白润，脉缓而有力，拟守方再进 3 剂。

服完上药 6 剂，病已痊愈。遂停药，观察数月未复发。

按 桂枝汤治荨麻疹，可以是营卫不和在表的卫外之气不足，故而招致风邪拘留肤表发为荨麻疹，其机理与血热生风由内所因者相对峙，只能取桂枝汤的温通血脉，而不能用凉血药，这是情理之中的事。

（十）桂枝汤治过敏性鼻炎

过敏性鼻炎多见于肺气虚，抵抗力差的体质，该症不受年龄之限，大人小孩皆易罹患。其特点是，鼻塞流清涕，语声重浊，不闻香臭等，经常反复。

病案举例

李××，男，17 岁 学生。1994 年 1 月 10 日就诊。

病者患过敏性鼻炎多年，用滴鼻药、抗过敏药均未能缓解，几乎每日鼻塞流清涕，不闻香嗅，两鼻不通，或两鼻孔轮流塞闭，有时流脓鼻涕。其他无任何不适。舌苔薄白润，脉缓。曾服藿胆丸无效。细察病情无肺胃热症，除偶尔前额有轻微胀感，别无他症。拟用桂枝汤加味：桂枝10g，白芍10g，防风10g，辛夷3g，白芷10g，葛根15g，前胡15g，杏仁10g，生姜3片，大枣3枚。服5剂症状基本控制，鼻不流清涕，通气顺畅。

嗣后，因感冒又复发一次，仍守前方再服10剂，隔日1剂，使之巩固疗效。半年后随访，病未复发。

按 桂枝汤治过敏性鼻炎，是因其素体肺气不足，在表之卫外之气较差，故而因风寒侵袭及肺气而诱发鼻炎，但鼻炎与感冒往往互为因果，所以用桂枝汤加味可以起到固护卫气，疏风宣肺的双重作用。临床反复运用多次，使其肺卫之表坚固，能抵御风寒入侵，鼻炎自然得以治愈。

二、桂枝麻黄各半汤

桂枝麻黄各半汤，是一张小剂合方，桂枝汤与麻黄汤各取三合，按原方的剂量是一个小剂量的组合。用以治疗既不可发汗，又不能止汗的太阳病变证。王邈达说得好，以其不得小汗，是汗出未透，寒闭而疼，风动而痒，扰及全躯，故身必疼痒。因为表邪未尽，汗出不透，单用桂枝汤，恐不能发扬卫气，单用麻黄汤，又恐其耗伤营血，只有合二方各取其半，是为恰到好处。所以，本方治风寒邪遏在表的身痒，能取良效。临床上皮肤瘙痒症，荨麻疹等均可随症择用。

（一）桂枝麻黄各半汤治荨麻疹

荨麻疹治以凉血清热祛风为常法。但临床上亦有风寒之邪阻遏肌表者，其特点是，见风即发，身体暴露部分明显，疹块颜色不甚红，用桂麻各半汤加味，可以获效。

病案举例

例一　吴××，女，44岁，图书馆员。1979年9月2日就诊。

患者经常反复发荨麻疹，今全身瘙痒复发半年，发作时以身体屈曲部、头面部、腰部等处多见。曾住院治疗，使用强的松、奎宁以及杜冷丁等。但终未能达到控制复发的目的。口不渴，大便多软溏，纳食一般，经期提前，量中等，有痛经病史，颜色紫而不畅，经前后头痛。脉缓稍弦，舌苔薄润。处方：生地15g，赤白芍各10g，丹皮10g，丹参15g，淮山药15g，川贝母6g，防风10g，地肤子10g，蛇床子10g，每日1剂，分2次服，共服10剂。

二诊：9月26日。前方服后，可以暂时减轻，但不能巩固。近日吹风后，发作更甚，疹块不甚红，发后搔抓即转白色，其他无异，脉缓，舌苔白而润。处方：桂枝5g，白芍6g，炙甘草3g，麻黄5g，杏仁10g，大枣3枚，生姜3片，丹参15g，丹皮10g，生地15g，当归10g，川芎6g，知母10g，路路通5g，服5剂有明显好转，继之服20余剂，基本痊愈。追访多年未复发。

按 桂麻各半汤所治之荨麻疹，应是风寒郁遏肌表，取其宣肺祛风达表。但病虽在肌表，与血分不无关系，故以本方合四物汤，疗效更著。推究其理，应是治风与治血并行不悸的缘故。

例二　王××，女，28岁，工人。1979年2月10日就诊。

患者多年发荨麻疹，经常反复，遍身搔痒，尤以身体暴露都分疹块特多，痒痛难以坚持工作。检查所见，头面四肢一经风吹，即起红色疹块，高出于皮肤，瘙痒特甚，烦躁不宁，饮食无异，二便正常。月经先期。脉缓如常，不数不紧，舌苔薄润。曾用清热祛风凉血药，西药抗过敏，以及镇静剂均罔效。拟用桂枝麻黄各半汤合四物汤试治。处方：桂枝5g，麻黄5g，赤白芍各5g，杏仁10g，生地15g，当归10g，川芎5g，炙甘草5g，路路通15g，生姜3片，大枣3枚。服五剂，每日1剂，分2次服。

二个月后，曾为其诊治的医师转告，病者服上药5剂后，疹块消失，病未复发，一切良好。

按　桂麻各半汤为治风寒外束于皮肤之表症，合变通四物汤，养血凉血以疏风，内外合治，故能主治本症。

（二）桂枝麻黄各半汤治身痒

身痒无其他脏腑病变，皮肤无明显疹点，是风寒郁遏在表的缘故，故治疗应着眼于透表，桂麻各半汤有内外夹攻的优势，治身痒其效尤著。

病案举例

王××，男，41岁，农民。1985年5月10日就诊。

病者进入春耕后，一直从事农田耕作，体力疲倦。前几天淋雨受寒，自行喝生姜汤，身体亦无明显不适，继续出工。昨因洗冷水澡后，诸身起疙瘩，瘙痒渐次加重，搔抓后皮肤出现一浪浪红色痕迹，自觉皮下烧灼郁热不舒，微汗不多，烦躁不安。脉浮数有力。舌苔薄白而润。其他无明显体征。拟用桂麻各半汤加味：桂枝6g，麻黄6g，杏仁10g，赤白芍各5g，防风10g，僵蚕10g，路路通15g，炙甘草5g，生姜3片，大枣3枚，桑白皮15g，每日1剂，水煎分2次服。

二诊：服前方2剂，搔痒明显好转，搔抓后皮肤痕迹减轻，皮下郁热感亦显著减轻，二便通畅，饮食正常，脉缓有力，舌苔白润。嘱再进2剂，以资巩固。

半月后偶遇，询及身痒是否痊愈。病者告谓，服4剂药后，一切正常，未复发病。

按　本例身痒，缘于风寒之邪郁遏，先有淋雨涉水之因。加之劳累紧张，可谓表虚于外，又复洗冷水澡，乘肌腠之虚，湿邪犯表，正气抗邪，未酿成表寒郁遏之发热恶寒身重之表症，而形成寒邪郁表之身痒症。因其未有过敏原可查，亦无过敏史。故用桂麻各半汤小剂透达，加防风、僵蚕疏风透表，路路通为透风引药。方中并未过多凉血药，只取芍药一味，是其病机重在寒郁肌表，虽搔抓后有红斑痕迹，不宜过多凉遏。故主方以桂麻各半汤，突出宣透表邪，疏风祛寒，足以奏效。这是临床用药的主次问题。不能一见身痒，即投大剂凉血清热药，使之表寒郁热不能透发宣散，反而凉遏，身痒多有反复，缠绵不已。

三、桂枝甘草汤

桂枝甘草汤原方由桂枝四两、炙甘草二两组成，是治疗发汗过多，心下悸，欲得按之心悸症而设。究其病机，实因发汗损伤心阳，故以桂枝甘草温通阳气，补心气而治惊恐心动悸。

本方桂枝用量大于甘草，意在以桂枝之温通，佐以甘草之甘缓，辛甘合用，阳气乃生。但原方桂甘量为二比一，唯王邈达提出桂枝四两，甘草四两的一比一用量。临床实用均为桂枝甘草各半，这个比例更符合病机，王氏的用法是有见地的，可以借鉴。

笔者认为，桂枝甘草汤为温通心阳之方。然而心阳不足，势必气虚。因而温通心阳，应与补益中气相伍，更符合临床事实。如果在桂枝甘草汤中加益气的黄芪、党参，使原来温通心阳的桂枝甘草汤，变为益气温阳之方，较之单纯温阳更为贴切，更符合病机。按照这种配伍，桂枝、甘草、黄芪、党参四药组成，这与《博爱心鉴》的保元汤相似，不过彼则用肉桂，此方用桂枝，但方意又是不谋而合。笔者在临床以参芪桂甘四药合用。命名为"通阳益气汤"，治冠心病有一定疗效，并可随症加减，如胸闷者合瓜蒌薤白汤；兼瘀者加香附、郁金、丹参、川芎；痰甚者合二陈汤；夜寐多梦者加龙牡或合甘麦大枣汤。治风心病可合苓桂术甘汤。总之以温通心阳的大法，加益气药，加活血药，加利水药，加化痰药等，临床运用灵活，奏效甚速，长期服用，无任何毒副作用。如果考虑所用之药，均为纯阳无阴之品，或者服药之后，出现口燥咽干，可以配加北沙参、花粉、知母、石斛之类，既可平燥象，又不碍原方的疗效。

（一）桂枝甘草汤治冠心病

桂枝甘草汤温养心阳之方，治发汗过多，叉手冒心，心下悸，欲得按之心阳虚证。临床用此方治冠心病，二尖瓣狭窄不全等，配合宣痹通阳，益气活血，有其显著的缓解症状之功。

病案举例

例一　陈××，男，51岁，干部。1982年4月2日就诊。病者经某医院确诊为冠心病。自觉胸闷气短，偶尔心前区刺痛，精神疲乏，食纳差。夜寐多恶梦，脉缓有间歇不齐，舌淡薄白润。处方：桂枝10g，炙甘草10g，瓜蒌壳20g，枳壳10g，薤白10g，生黄芪30g，西党参15g，橘络10g，郁金10g，香附10g，远志10g，柏子仁10g，嘱服7剂，水煎服。

二诊：一星期后再诊，胸闷大减，心前区痛缓解，精神好转，食纳量增，脉缓有力。守原方再进。

三诊：服前方20余剂，自述胸闷已罢，呼吸均匀，无气不接续感，饮食、睡眠、二便无异。继守原方加生黄芪50g，其他药照原方，共服40余剂，取得近期疗效。随访一年后，病未复发。

例二　易××，女，26岁，农民，1983年4月10日就诊。

患者有先天性心脏病，确诊为二尖瓣狭窄闭锁不全。一般能从事轻微劳动。如遇风寒感冒，则咳喘痰多，呼吸不利。重则面色黧黑，口唇发绀，十指发黑，夜不能寐。动则气喘特甚，张口呼吸，脸色青紫更甚。月经周期正常，血量较少。饮食尚可。脉浮弦有力，舌薄白苔，舌质紫暗。处方：茯苓20g，桂枝10g，白术10g，广陈皮10g，法半夏10g，枳壳5g，炙甘草10g，嘱服五剂，每日1剂，水煎分2次服。

二诊：4月18日。服上药八剂，咳嗽减少，呼吸稍平，面及手指紫绀现象好转，夜寐安静，脉仍浮弦。偶见不齐，舌紫略减。处方：生黄芪20g，西党参15g，桂枝10g，炙甘草10g，法半夏10g，广陈皮10g，茯苓20g，每日1剂，水煎分2次温服。

三诊：4月28日。上药服5剂后，面色转红润，十指紫绀稍退，喘咳平，气不粗，饮食正常，脉缓略弦。舌淡红润。嘱以原方再进，隔日一剂，经常服用巩固。嘱其身体正常之后，应早日手术修补。一年后访知，病情稳定，紫绀现象未反复，身体较前好转，服药近百剂，尚未行修补手术。

按 桂枝甘草汤合枳实瓜蒌薤白汤，加益气活血药治冠心病；合苓桂术甘汤、二陈汤，加参芪益气，治二尖瓣狭窄不全，临床近期控制的效果均显著，对上述两种病的治疗，重在益气温阳，理气化痰，利水宁心，都是所必需的。因为此二者，一则多发于老年，一则是体质多不佳，显然不宜过多地攻伐，如一味用活血化瘀药，是不符合辨证论治精神的，所见病例，本虚标实，胸闷气短，实为气虚之咎，故治应以益气为主，重用黄芪益气生血，即气行则血行，血行则瘀散。黄芪与瓜蒌壳、枳壳之滑润行气药相伍，是相辅相成之举。温阳药的选择，以桂枝配甘草之甘温而不燥为宜，久服无弊。必要时可用附子，但不宜久服。活血化瘀药，应择刚中有柔之品，活血而不至于伤气，诸如橘络、香附、丹参、川芎之属，稍佐于其间。总之，临床实践证明，益气温阳是治本病的基本原则，活血化瘀酌情辅佐，主次分清，用药才得体。

（二）桂枝甘草汤治胸痹

病案举例

王×× 女 41岁 教师 1978年4月就诊。

主诉：自觉胸闷发憋，气不足息，时气促，喜叹气，遇阴雨天气，胸闷更甚，心悸心慌，精神疲乏无力，舌白润滑，脉缓而弱，偶见间歇。检查心电图、心血流图均正常。诊断为：胸痹证。因其心阳不足，胸阳闭阻。拟用桂枝甘草汤合枳实瓜蒌薤白汤加味。处方：桂枝10g，生黄芪15g，瓜蒌壳20g，薤白12g，枳壳10g，炙甘草10g，橘络10g，服2剂。

二诊：服前方后，胸闷减轻，心胸舒畅而欢块，不叹气，心悸减，脉息平和无间歇。守前方加党参15g，郁金10g，继进5剂。

三诊：服前方10余剂，诸症悉平，一切正常。嘱其以归脾丸常服，以善后调理。随访多年，心悸短气之症未复发。

按 本案病者年龄不大，且心脏未有实质性病变。故诊为胸痹症，为气机不畅之咎，故以桂枝甘草汤合枳实瓜蒌薤白汤，缓解症状，疗效甚捷。桂枝甘草汤温养心阳，加芪参益气，合枳实瓜蒌薤白汤宣通胸阳，故能主治心悸气短的胸痹症。

四、桂枝加葛根汤

桂枝加葛根汤，即桂枝汤原方加葛根一味是也。原书中有麻黄三两，应是误出。《金匮玉函》记载，本方无麻黄，更符合本意。推究桂枝加葛根汤证，汗出恶风，项背强几几，与葛根汤之无汗恶风，一虚一实，故葛根汤中应有麻黄；从仲景用药加减的习惯看，论中有呕加半夏，喘加朴杏，腹痛加芍药，所以，本方亦是桂枝汤原方加葛根，而不应有麻黄。从葛根的性味主治看，《本经》谓“葛根味甘平，主消渴身大热”，《别录》云：“疗伤寒中风头痛，解肌发表”。故葛根有解肌发表生津的作用。综观桂枝加葛根汤取葛根合桂枝汤以解肌生津，柔润筋脉，使经脉柔和，拘急几几可解，表邪既解，汗出恶风亦自罢。临床实践证明，论中所提出的汗出恶风，项背几几，实即风邪侵入太阳经输部位，而出现项颈部位不适，俗称的“落枕”即属此证。此外，项背强几几是属于颈椎增生症，是内伤杂证，亦取桂枝加葛根加活血祛瘀、通经活络药，常可缓解症状，取得显效。

（一）桂枝加葛根汤治颈项强

项背强，因于风寒侵袭，不受年龄、季节之限，只要是风寒之邪侵袭，均可出现颈项强硬，转动不灵，背恶寒身疼不适之症。

病案举例

例一　黄××，女，27岁，统计员。1964年1月13日初诊。

病者昨日月经刚净，偶感风寒，颈项强，转动不自如，背部夹脊疼痛，微微恶风寒，但不发热，脉浮缓有力，舌质淡红，苔薄白而润。用桂枝加葛根汤：桂枝10g，白芍10g，葛根15g，炙甘草10，生姜3片，大枣3枚。2剂，水煎分2次服。

二诊。1月15日。服药后颈项强症豁然而失，前后左右转动自如，惟背肩关节尚感不适，手指略发麻，偶有虫行皮中状，胃纳微胀，脉细缓，舌苔薄白而润，仍宗前法加独活10g，厚朴10g，服2剂后其病痊愈。

按　桂枝加葛根汤治疗因风寒所袭之项背强证，可以药到病除。此重项强即俗称“落枕”，因夜间被风寒侵袭，晨起即颈项强痛，用桂枝加葛根调和营卫以祛在表之风，用葛根疏筋通络，可取显效。但颈项强属于器质性的，如颈椎压迫等，其疗效则不尽理想。

例二　莫××，男，45岁，粮站干部，1976年12月20日初诊。

病者由四人抬来就诊。主诉颈项部疼痛难忍，不能转动，颈项至背膂强直不能转侧，并有全身性恶寒怕冷，手足清冷。经年夜间睡眠时，必须用衣物塞捂两肩，稍不慎第二天必然颈及肩背部疼痛难忍。此次患病缘于前夜洗澡，入睡后当风引起。其他无特殊体征，血压正常，脉缓而弱，舌苔薄白。拟用桂枝加葛根汤主治。处方：桂枝10g，白芍10g，葛根15g，炙甘草5g，生姜3片，大枣3枚，水煎分2次服，嘱服5剂。

二诊：两天后服完前药，病者自行来诊，病情大有转机，颈项柔软温煦，身体暖和，不畏风，但夜间睡时仍应捂实，肩部怕风，脉缓有力，舌苔白润。守前方加当归10g，防风10g，每日一剂，水煎服。

上药服五剂后，诸症悉平，临床痊愈。

按　上述两例病者，均有外风侵袭的诱因，加之一为月经刚净，血海空虚；一为素体御寒能力不强。外风袭之，机体承受不了，故发为风寒表虚的项部几几，正是《伤寒论》所述“太阳病，项背强几几，反汗出恶风者，桂枝加葛根汤主之。”两案均以原方3～5剂取效。

（二）桂枝加葛根汤治肩周炎

肩周炎属老年病之一，多在五十岁左右发病，故俗称五十肩。但年龄不是绝对的界线，有的40岁亦可罹患，其病机主要是气血不活，营卫不调。

病案举例

张××，男，54岁，干部1978年11月5日初诊。

患者左肩关节疼痛多时，前后发作已两年，时好时坏，气候暖和疼痛稍减，天气寒冷发作频繁，左手不能抬举，穿衣极不便利，晚间常因肩胛痛醒。其他无明显体征。血压正常，脉缓有力，舌薄而润滑。拟予桂枝加葛根汤加味：桂枝10g，白芍10g，葛根15g，当归10g，姜黄10g，炙甘草5g，生姜3片，大枣3枚。嘱服5剂。每日1剂，水煎分2次服。

二诊：11月13日。服前方后，诸症减轻，疼痛明显减退，不影响睡眠，且诸身和煦，饮食正常，脉缓有力，舌薄白润。守原方再服。

病者按上方服15剂后，肩关节疼痛已基本控制，取得近期显效。

按 肩关节疼痛，如无骨质损害，临床可诊断为肩周炎。用桂枝加葛根汤加味，如风甚者加祛风药如防风、秦艽、威灵仙；如血瘀者加活血药如当归、姜黄、桃仁、川芎等；如气血不足者加生黄芪、鸡血藤、大活血等均可随证择用。一般地说，缓解症状，近期疗效是好的。

（三）桂枝加葛根汤治颈椎增生

颈椎增生症是一种退行性病变，一般是发生在40岁以上的年龄段，50～60岁的发病率最高。其治疗原则应是益气活血，舒筋通络，或佐祛风，或佐补肾，不宜过多的用活血化瘀药以及虫类药。

病案举例

雷××，女，45岁，教师。1978年2月10日初诊。

病者自述颈项部不灵活，辗转不自如已2～3个月，伴有上肢麻木感，手臂举动不方便，其他如常，脉缓而弱，舌苔薄白润滑。拟投桂枝加葛根汤试治，并嘱其摄片检查，以便确诊。处方：桂枝10g，白芍10g，葛根15g，炙甘草5g，生姜3片，大枣3枚。水煎服，每日2次分服。

二诊：服前方6剂，经X线摄片检查，确诊为4、5颈椎增生。并诉服前方后，颈项部略感转动灵活，脉舌均正常。仍前方加味：桂枝10g，赤白芍各6g，生黄芪15g，秦艽10g，姜黄10g，葛根15g，炙甘草5g，生姜3片，大枣3枚。每日1剂，共服20余剂，自觉颈项俯仰灵活，手麻木减轻。随访一年多病未复发。

按 本案虽诊为颈椎增生症，其表现仍属“项背强几几”，病位属太阳经输，故以桂枝汤滋阴养阳，加益气活血，升津通络药，缓解了症状，取得近期疗效，是否能取得远期疗效，尚须对更多的病例进行长期观察。

五、桂枝加附子汤

桂枝加附子汤方，是《伤寒论》治发汗后，遂漏不止，其人恶风，小便难，四肢微急，难以屈伸的主方。临床上误汗而汗出遂漏不止，用此救误，确有良效。但发汗多伤津，为何不用生津养血的方药，又不用人参益气，而独用附子一味？究其原委，这个基本认识是，阴生于阳，阳回则津液自复。分析其方意，虽不用人参，方中用“补少气少津液”的大枣，“收阴气”的芍药及“养阴血”的甘草，再协同治“寒湿踒躄，拘挛膝痛，不能行步”的附子，所以“小便难，四肢微急，难以屈伸”诸症，自然解除。简要地说，有桂枝汤的调和营卫，滋阴和阳，再加附子治表里之阳，故可治表虚过汗之症。

（一）桂枝加附子汤治误汗恶寒

桂枝汤本属表虚自汗，若发汗过多，无疑重虚其虚，故恶寒加剧，此为常理。然而，有表实发汗过多，救误而用桂枝加附子汤，其治法的机理同出一辙。

病案举例

吴××，男，32岁，农民。1970年3月10日初诊。

患者因劳动时淋雨，当晚头身疼痛，恶寒发热无汗，次日延医就诊。体温38.8℃，脉象浮数，舌苔薄白，二便如常，不呕不渴。医用羌活、独活、荆芥、防风、蔓荆子、川芎、白芷等祛风胜湿药，服一剂后，汗出甚多，身痛反剧，不发热，身寒怕冷，围帐覆被而睡，且身体不暖，体温36.5℃，舌苔白润，脉象细微。处方：附子10g，桂枝10g，西党参15g，白芍10g，炙甘草5g，生姜3片，大枣3枚。服一剂后，肢体暖和，恶寒减轻，汗止身不痛。继服1剂后，恶寒自罢，知饥索食，诸症全愈。调理休息二天，恢复劳动。

按 本案虽未用麻桂发汗，而祛风胜湿药亦可发汗。南方的春天，气温偏低，风寒雨冷，甚易感冒，感冒者多易伤阳，临床医者习惯用九味羌活汤类发汗祛湿，而畏麻黄汤的辛温发散，恐桂枝汤的助阳化热，实在是个误会。麻桂二方其组方有散有收，投一剂得汗即止，少有过汗之虞，而九味羌活汤之类，一派发散耗气之品，若身体素质较差者，很容易酿成过汗。本案是农民春耕淋雨遇寒的感冒，医者用祛风胜湿药过汗，故以桂枝加附子汤加党参益气，收到显效，其道理就不言而喻了。

（二）桂枝加附子汤治脚膝痹痛

脚膝痹痛，有湿热，有寒湿，前者多新病有涉湿的病因，尔后郁化热，局部可有红肿热痛；后者多久病，无明显的外因，与素体虚寒有因果关系。

病案举例

王××，女，39岁，干部。1987年4月21日初诊。

病者自谓两下肢从膝以下，至踝及脚底，经常怕冷，夏天亦感足膝寒冷，冬天则自膝以下冷而麻木，肤色暗而微紫，甚则脚膝冷麻掉了鞋亦无所知。其他全身情况尚可，饮食正常，睡眠无异，月经稍推后，血量一般，无痛经史，白带中等。血压稍偏低。脉细弱，舌苔薄白润。拟方：当归15g，白芍10g，川芎10g，独活10g，鸡血藤15g，牛膝10g，细辛3g，桂枝10g，甘草5g，嘱服五剂，以观动静。每日1剂，水煎分2次服。

二诊：4月28日。自述服前方后，脚膝稍觉暖和，但未有明显好转，亦未见坏的反应。脉仍细弱，舌苔薄润。拟改从温通经脉，调和营卫，兼以补肾散寒。处方为桂枝加附子汤加味：桂枝10g，白芍10g，制附片10g，巴戟天10g，仙茅10g，补骨脂10g，炙甘草5g，生姜3片，大枣3枚。嘱久煎取浓汁，每日1剂，水煎分2次温服。

三诊：5月10日。服前方10剂后，两脚膝稍温煦，麻木减轻，肤色转红润，精神萎顿较前清爽，活动更轻巧。饮食、二便均正常。脉缓偏细，舌淡而润。拟守前方加制川草乌各6g，嘱其隔日服1剂，久煎1小时分2次温服。

数月后，病者回报，上方共服30余剂，双膝及下肢基本复原，不觉冷，亦不麻木。且精神气力较前好转（病者是搞后勤的），能坚持正常上班，病告痊愈。

按 本案脚膝冷痹，是素体虚寒之咎。因为患者年龄不大，工作也不是终日与水相伴，而所患之痹痛，虽经数十剂的温通血脉、温阳散寒、补肾强体的药物，也未见伤阴化燥现象，且精神气力特旺，痹痛缓解，足见其痹痛属虚寒无疑。

六、小柴胡汤

小柴胡汤由柴胡、黄芩、人参、半夏、甘草、生姜、大枣等组成。方中七味药，可分为两组：一为柴胡、黄芩，是肝胆药，柴胡轻扬疏肝解郁，黄芩苦降，清泄胆热，一升一降疏泄肝胆；一为人参、半夏、甘草、姜枣，是脾胃药，人参、甘草甘味益脾，半夏和胃降逆，祛痰止呕，姜枣养胃和营，其功效犹如桂枝汤中的姜枣，调和营卫是其主要功能。全方组合疏肝利胆，调和营卫，健运脾胃，故为和解剂的首选方。本方去柴胡，加黄连干姜即半夏泻心汤。可见小柴胡汤与半夏泻心汤的内在联系，二者均属和法范畴，前者重在和解表里，后者重在调和脾胃。

综观小柴胡汤的功用，《神农本草经》称柴胡推陈出新，黄芩主治诸热，柴芩合用，能解少阳半表半里之邪。半夏、生姜调理胃气，降逆止呕。人参、甘草、大枣益气和中，扶正祛邪。归纳言之，本方是寒温并用，攻补兼施，散中有收，升降协调，有疏利三焦，调达上下，宣通内外，和畅气机的作用，是一张外感可治，内伤能调，虚证可补，实证可泻的多功能常用方。

方后的加减法，胸中烦不呕，去半夏、人参加栝楼实；渴去半夏，加人参、栝楼根；腹中痛去黄芩，加芍药；胁下硬去大枣，加牡蛎；心下悸，小便不利去黄芩，加茯苓；不渴，外有微热，去人参，加桂枝；咳去人参、姜枣，加五味子、干姜等，上述为原书之意，具体运用时，必须根据病情斟酌而行。笔者体会：小柴胡汤的临床运用，加减权变层出不穷。如表证重可加解表药，如合桂枝汤，或加葛根、防风；如里证重可加清里药，如加石膏、知母，或加枳实、大黄；如兼风寒可加防风、羌活；兼夹风热，可加银花、连翘；如兼中满湿浊可合平胃散；如兼胆胃痰热，可合温胆汤；如兼痰湿阻肺，可合二陈汤；如气虚者，可合玉屏风散；如血虚者，可合四物汤。总之，小柴胡汤自仲景出方之后，历代医家丰富了它的内涵，发展了它的外延。如东垣的补中益气汤是本方的变局，吴又可的达原饮，均从本方脱胎而来。乃至王清任的血府逐瘀诸法，亦不失为小柴胡汤的演变和发展。故对小柴胡汤的方意研究，临床运用，还有许多未能揭示的奥秘，值得探索。

至于如何正确理解小柴胡汤的作用机理，笔者认为：《伤寒论》原文中提出，服汤后“上焦得通，津液得下，胃气因和”，高度概括了小柴胡汤的作用和功效。然而，由此而推论小柴胡汤的适应证应当是：“上焦不通，津液不下，胃气不和”，这样扩大小柴胡汤的应用范围，就绝非是“四症”，“三症”所限了。

（一）小柴胡汤治外感发热

外感风寒，病邪在表，正气抗邪，故恶寒发热，诸身疼痛，头痛紧束，或干呕，咳嗽等症，实为风寒之邪束表。可视其表邪之轻重，里症之多寡，如是表里同病，发表不宜，攻里亦不宜，唯有和解一法，小柴胡汤加减最为适宜。

病案举例

叶××，女，76岁，退休教师。1996年6月2日就诊。

病者半年前中风，经治后左半身不遂，恢复较好，能自主活动。近日因感风寒，头痛紧束，诸身疼痛，微咳痰不多，胸闷，恶风微发热，体温37.5℃（腋表）。脉浮缓，舌薄而润。拟方小柴胡汤加味：柴胡10g，党参15g，黄芩10g，法半夏10g，葛根10g，防风10g，独活10g，炙甘草5g，生姜3片，大枣3枚。嘱每日1剂，分2次温服。

服第1剂后，头部微汗，胸闷减轻，身暖温和，体温正常，不复恶寒，饮食增加，小便量多，两下肢浮肿消退。继服2剂，一切恢复如常。嘱其再服3剂，以求巩固疗效。

一星期后，病者又感冒，症状与上次相同，诸身困倦，不发热，头痛紧束，未察脉舌，嘱其以原方再服3剂。药后诸症已罢，恢复如初，停药。

按 本案正是体虚招致外感，中风后活动较少，且年事已高，因日前风雨交加，气温骤降，感受风寒，故取小柴胡汤加味，使之攻中有补，发中有收，果尔奏效。尤为巧妙的是，服汤后头额微汗出，小便多，浮肿消，正是《伤寒论》原文所说的“上焦得通，津液得下，胃气因和，身濈然汗出而解”，对照病人服药之后的效应，和原文所描写的机理，何其相似。难怪日人学者提倡，把《伤寒论》与病人联系起来，用其指导实践，又在实践中得以印证的经验之谈，是十分正确的。

（二）小柴胡汤治低热

低热在临床上很多见，且原因很复杂。现今有一种低热是为药物所致，即表证当汗而失汗误表，郁邪不能外达，故而低热。此种低热无阴虚象，亦非湿遏之，状若阴虚，实即风寒表证，误用凉遏之法，以致低热不退。治疗不能滋阴退热，亦不可透湿泄热，而宜调和表里求治。

病案举例

梁××，男，36岁，干部。1981年11月13日初诊。

病者就诊前20多天，患感冒高烧，经用板蓝根冲剂、吗啉胍（病毒灵）、安乃近、青霉素，高热迅速下降，但低热稽留不去，继用链霉素，病仍未除。遂作胸透，查抗“O”、血沉，做肥达氏反应，均正常。因诊断不明，又做骨髓涂片检查，亦为正常骨髓象。自述每日午间开始身形恶寒，继之发热，持续在37.3℃~37.5℃左右，诸身酸痛，精神困倦，微汗，小便色黄，饮食减退，口苦舌黄，脉浮弦数。处方：柴胡10g，黄芩10g，西党参15g，法半夏10g，葛根15g，生姜3片，大枣3枚。嘱服5剂，每日1剂水煎分2次服。

二诊：1981年11月20日。服上药3剂时，寒热已罢，身体轻爽，低热已退，汗出透，食纳增，而服第4、5剂时，每晚汗出甚多，几乎淋漓如水，精神疲倦，心慌，舌淡，苔黄腻，脉缓而虚小数。据此脉证，实属久病发热耗气，而病又未见里虚诸不足，故仍宗前法，处方：柴胡5g，黄芩6g，法半夏6g，党参20g，炙甘草6g，生姜3片，大枣3枚，生龙牡各15g，浮小麦30g，凤凰衣10g，嘱服3剂。

三诊1981年11月23日。服前方后，唯夜间多梦，稍微出汗，诸症平稳饮食增进，二便正常，舌苔淡润，脉缓弱。处方：生黄芪20g，白术10g，陈皮10g，西党参15g，升麻6g，柴胡5g，当归10g，炙甘草5g，生姜3片，大枣3枚，酸枣仁12g，生龙牡各15g，上药共服10剂，诸症悉平，临床痊愈。

按 感冒发热，理应宣透，不宜凉遏。前者祛邪外达，后者留寇为患。本案始则苦寒败胃，以致卫气不能伸展，高热虽退，低热随之而起。经过各项检测查证无阳性指征，证明无实质性病变，乃邪遏少阳，以小柴胡汤加味，透其半在表，半在里之邪。此乃汗之不当，邪未全入里的治疗常法。但应明确，前方服之大汗，是病之耗气，嫌其透发太过，后者小制其剂，且加入收涩药，旨在和解以敛汗。继则以补中益气汤加味，藉以巩固。治疗全过程，虽无出奇制胜之举，但是丝丝入扣的辨证论治是不能忽视的。

（三）小柴胡汤治肝炎胁痛

慢性肝炎往往有证可辨的就是“胁痛”一证，因而中医亦称胁痛。应当注意的是，肋间神经痛，也以胁痛且痛处不移为主。二者的区别在于：肝炎胁痛，应有相对的消化道症状，如食纳差，腹胀，溺黄，口苦，脉弦等症。肋间神经痛，消化道症状不一定明显，故当明辨。

病案举例

王×× 男，43岁，干部，1987年4月10日初诊。

患者因急性黄疸型肝炎，住院治疗40多天，病情稳定出院。自觉症状：胁痛，腹胀气滞，大便时稀时干，小便量中等，食欲不振，胃口不香，纳食不多，精神欠佳，四肢软弱，夜寐不宁，脉缓而软，舌根部黄腻，舌尖偏红。转氨酶400，其他正常。病者于住院期间用护肝药，输液，又大剂服用清热解毒药，尿三胆阴转，黄疸消退，转氨酶亦降至240，余症为肝郁气滞。拟用小柴胡汤加味：柴胡10g，党参15g，黄芩10g，郁金10g，炒谷麦芽各10g，法半夏10g，川楝子10g，青、陈皮各10g，炒鸡内金10g，茵陈15g，甘草5g，白花蛇舌草15g。水煎每日1剂，分2次凉服。

二诊：1987年4月16日。服上药5剂后，精神好转，胁痛消失，腹无所苦，大便成形日一次，小便清长，食量大增，舌淡润，薄白苔，脉缓有力，拟守原方加淮山药15g，扁豆10g，嘱继服15剂，以平余波。

5月10日，复查肝功，转氨酶正常、已上班工作。遂停药观察。约国庆节前相遇，病者称一切如常，未再服药。临床痊愈。

按 急性黄疸型肝炎，用西药护肝，输液适量，中药用清利湿热是理所当然的，但不宜过量，有的动辄用苦寒之品四两半斤，一剂药1～2斤重，如此用法，不出3～5天，胃口败坏，脾胃损伤，绝非良策。故在临床中如何把握清湿热药，非常重要。若已见脾胃不足，进补不宜峻补，如补之过甚，补之壅滞，有失偏颇，这是肝炎用药的大要。本例肝炎后胁痛，以小柴胡汤疏肝理脾，稍佐疏肝理气，清热解毒药。是病药合机，不偏不倚，处处固护脾胃，调达肝气，故病情较快得以痊愈。

（四）小柴胡汤治夜间磨牙

夜间睡眠中磨牙，应是脾胃积热，波及肝胆。肝风化火，扰及心神，所以夜间说胡话，磨牙，流口涎，皆归咎脾胃肝胆郁积之热，治疗当调和肝胆脾胃，勿用泻肝伐肝之品耗伤肝脾，用小柴胡汤加减，可收显效。

病案举例

周××，男16岁，中学生。1981年4月2日就诊。

病者学习，生活均正常，无明显病态。唯夜间磨牙，其磨牙的势态，竟可吵醒同房间的小同学，日复一日，同学有异议，故来求治。察其体态健壮，无病态可征。唯自觉疲劳，精神较差，口苦，咽干，舌淡红，脉缓有力。姑拟小柴胡汤加味试治：柴胡10g，太子参15g，黄芩10g，法半夏10g，炙甘草5g，大枣3枚，浮小麦20g，生龙牡各15g，郁金10g。水煎每日1剂，分2次服。嘱服5剂。

时隔三个月，偶遇其父，告之，孩子服5包药后，磨牙即消失，亦未反复，未再服药，称药真神。甚赞中药之神奇！

按 用小柴胡汤治磨牙的确是瞎猫碰耗子，称神药是太过誉了。事后，反复琢磨，是有道理的。其所诉之症，除磨牙之外，唯一可以作为用小柴胡汤的根据，是“口苦，咽干”，虽未见“目眩”，也可说少阳主症俱备。深究磨牙与口苦，咽干联系起来，认定其为少阳胆火亢旺，也不是牵强附会，因为用小柴胡汤，只要但见一症，余者皆不必悉具，今有口苦、咽干两症，用小柴胡汤是无可置疑的。所以，一服即中的，不更方而愈。

（五）小柴胡汤治经期感冒

《伤寒论》有经水适来，经水适断，谓“热入血室”用小柴胡汤治疗的明训。妇人经期前后罹患感冒，因其血舍空虚，不能峻汗攻邪，亦不宜补虚固表，唯有攻中有补，发中有收的小柴胡汤最相宜，所以论中出三条“热入血室”，确是于人有启迪。后人于小柴胡汤中加凉血药，加活血化瘀药，这应视病而论，不能以“热入血室”四字，作为用活血化瘀的依据。

病案举例

徐×× 女，41岁，医务工作者。1989年4月25日就诊。

病者经行第二天，因淋雨涉水，当晚月经停止，遂感小腹坠胀，诸身不适，关节烦疼。次日，发热恶寒，微有汗出，体温38.5℃，倦怠乏力，食纳量少，口苦微渴，大便不畅，小便短黄，入夜暮时体温39℃，脉浮弦虚数，舌质偏红，苔薄白微黄。察其病因月经感受风寒，且淋雨涉水，经水适断，继之发热。酿成血舍空虚，风寒侵袭，故可诊断为：经期感冒，热入血室。拟以小柴胡汤加味：柴胡10g，黄芩10g，党参15g，法半夏10g，郁金10g，益母草20g，香附10g，泽兰10g，葛根15g，防风10g，独活10g，炙甘草5g，生姜3片，大枣3枚，水煎服，每日1剂，分2次温服。

二诊。4月27日。服上药2剂后，发热恶寒已退，微汗出，诸身轻爽，食纳增加。小腹痛减，月经复下，血色稍暗，血量偏少，体温正常，脉缓中稍弱，舌苔薄，拟以小柴胡汤合四物汤加味：柴胡10g，党参15g，黄芩10g，法半夏10g，生、熟地各15g，赤、白芍各10g，当归10g，川芎6g，益母草15g，台乌10g，炙甘草5g，生姜3片，大枣3枚。水煎每日1剂，分2次温服。

服上药5剂后，一切正常，外感之症痊愈，月经亦干净，唯精神稍差，食纳未完全恢复。嘱其服归脾丸合香砂六君子丸，以助体力恢复，健运脾胃以善后。随访四个月，经期正常，血量中等，食纳增加，体态丰满，未再用其他药物，已正常上班。

按 妇人经期血舍空虚，容易招致外感，与常人感冒，自是不同。本病例先有月经继患感冒，故以小柴胡汤原方，加祛风寒之防风、独活、葛根；因其受风寒侵袭，而月经相应停止，故加香附、泽兰、益母草通经活血，不用桃仁、红花的攻破，因月经只停两天，用香附等因势利导，既不伤正，又能行血，故服药2剂后，月经复下，感冒亦减轻。第二方以柴胡合四物，养血之中，兼以和解，外之风寒可以透达，内之气血得以调养，病邪祛散，正气恢复，病告速愈。但仍予归脾丸配香砂六君子丸，是取调理脾胃，养血归脾以善后。

（六）小柴胡汤治咳嗽

《内经》有“五脏六府皆能令人咳”的记载。临床凡咳嗽者，多从治肺入手，这是常理。而久咳不已，就不能停留在肺的单一思路，应从多方面辨证求因。若新病咳嗽，应当首先责之于肺，如治疗无效，就应从各种相关病因索本求原。如不搞清咳嗽的病因，往往难以止咳，所以有“伤风易治，咳嗽难医”的说法。

病案举例

杨××，男，43岁，记者。1996年月2日17初诊。

自述近年容易感冒，经用抗痨药等治疗无效。最近感冒咳嗽，疲惫不堪，咽痒咳声不爽，食纳差，二便正常，脉缓而力不足，舌薄白质淡红。曾用多种止咳药，青霉素注射，均未能使咳嗽停止。处方以小柴胡汤加味：柴胡10g，党参15g，法半夏10g，黄芩10g，葛根15g，防风10g，苏叶10g，前胡10g，生姜3片，大枣3枚。水煎服，每日1剂，温服分2次。

二诊、2月25日。服药后精神明显好转，咳嗽减轻十之八九。痰不多咳声清爽，舌根腻，脉缓有力，继以原方再进7剂。

3月2日来访，谓咳嗽基本痊愈，精神明显好转，过去容易疲惫，不耐劳的现象已不复存在。脉缓而有力，舌象正常。饮食、睡眠、二便均正常。嘱其以原方再进7剂，隔日1剂，以资巩固。

按 本案非肝郁犯肺，更非肝火犯肺，而是风寒在肺，正气不足。风寒邪留肌表，肺气不利，故咳多而痰少。病者用抗痨药无效，用止咳药亦无效，用消炎药仍罔效，故久咳多时不已。然而，为何用小柴胡汤加宣肺祛风药，不更方而愈？理由是：一，病者身体清瘦，素体不实，属虚人外感咳嗽；二，所用止咳药及消炎药，均无发散宣肺之功。凡咳不宣肺散寒，非其治也；一味止咳、消炎可谓关门杀贼，越陷越深；三，用小柴胡汤旨在疏肝理气，健脾和胃，使之三焦舒畅，肺气复司其职，咳嗽自止。用前胡、苏叶、防风、葛根，均取宣肺达表之功，实则有代麻黄宣肺止咳的意义。笔者经验，咳嗽治疗用小柴胡汤加味，于寒凉郁遏肺气、留邪于表之咳嗽，多取得满意的疗效。

（七）小柴胡汤治乙肝“三阳”

目前，临床所见乙肝“三阳”者甚多，这种病毒携带者，有时无症可辨。有的病者可见轻微的消化道症状，诸如食纳差，腹胀气滞，便溏不爽等。其三阳亦不等，有大三阳、小三阳阳性的不同，但症状上无法区别。临床上可将疏肝理气，健脾和胃，清热解毒三法协同应用，能取一定的疗效，阴转率较高。但服药1～2年，其三阳毫无改变的例子也不算少。

病案举例

郭××，男，43岁，干部。1995年3月5日初诊。

病者有血吸虫病肝硬化史。自述肝区隐痛胀痞，食纳差，大便不规则，时干时稀，小便黄，四肢软弱，容易疲劳。睡眠不实，夜寐多梦，舌黄腻，脉缓稍弦。肝功能多次查均正常，两对半1、3、5阳性。B超显示：1. 肝硬化伴轻度腹水；2. 脾肿大；3. 胆囊壁粗糙。拟方小柴胡汤加减：柴胡10g，太子参15g，法半夏10g，黄芩10g，郁金10g，白花蛇舌草15g，白马骨10g，忍冬藤15g，青、陈皮各10g，枳壳10g，大腹皮10g，炙甘草5g，嘱服15剂，水煎每日1剂，分2次服。

二诊。3月29日。服前方后，肝区隐痛有所缓解，食纳增进，小便数清淡，大便偏稀，腹胀气滞减轻，舌苔白腻，脉缓有力。精神较好，疲劳感好转，仍守前方加白术10g，山药15g，扁豆10g。每日1剂，嘱服15剂。

三诊：5月2日。服前方后，饮食量增，大便成形，腹无所苦，精神好转，脉缓有力，舌苔薄白，B超复查，腹水消失，其他无异常。守前方加炒谷、麦芽各10g，炒鸡内金10g。嘱隔日服药1剂，水煎分2次服。

四诊6月15日。病者服上药30剂，自觉症状消失，无腹胀，肝区亦无痛感，饮食正常，大便正常，小便稍黄，复查两对半，第一项阳性，其他均阴转。脉缓有力，舌淡红苔薄白。嘱其用前方再作巩固治疗，仍隔日服1剂。

病者十月初来诊，告之上药又陆续服50余剂，自觉各方面均正常，停药观察。至元旦前复查两对半全部阴性。

按 乙肝两对半三阳的病例特多，年龄大至70岁的老翁，小到三四岁的幼童。从外观上几乎无证可辨，有的查出三阳始觉肝区痛，肝功能多正常。临床可疏肝理气，健脾和胃，清热解毒协同治疗，方药以小柴胡汤合四逆散，加健脾的山药、白术、扁豆，清热解毒用白花蛇舌草、忍冬藤、白马骨等，健胃消食用谷麦芽、鸡内金等。总的原则以轻剂和解，不用软坚散结、活血化瘀，总以柔中有刚之品缓图其功。决不用大剂、重剂。笔者的实践证明，有一部分病例，阴转率尚满意，但也有陆续治1～2年仍未转阴的病例。阴转率较高者，以10岁以下的小孩居多，几乎都在较短时间，1～2月即有阴转的可能，疗效好于成年人。

（八）小柴胡汤治小儿发热

或问，小儿发热可用小柴胡汤？回答是肯定的。小柴胡汤的运用，不受年龄之限，可以说，老幼皆宜，妇孺可用。小儿用药在辨证的前提下，除剂量的差异，其他与成年人相同。

病案举例

罗××，女，7岁，小学生。1996年4月10日就诊。

病孩因夜间失盖，次日即小有发热，但未介意，亦未服药。第二天发烧38.9℃，且面色通红，虽热仍覆盖薄被，口微渴，咳嗽，咽痛，少痰，脉浮数，舌红薄润苔。拟用小柴胡汤加味：柴胡5g，太子参10g，黄芩5g，前胡6g，防风6g，葛根10g，苏叶3g，僵蚕5g，桔梗5g，射干5g，甘草3g。嘱服2剂。水煎每日1剂。

服完2剂后，发热已退，已上学。唯咽喉仍痒痛，少许咳嗽，无痰，二便通畅，脉浮小数，舌薄白润。嘱前方加牛蒡子6g、板蓝根10g，再服2剂后痊愈。

按 小儿感冒发热，用小柴胡汤加味，不失为良方，不受时序所限，可随症加减，如咳嗽加前胡、桔梗、苏叶；恶风寒加防风、葛根；咽干痛加僵蚕、射干、牛蒡子；口渴甚加天花粉或合白虎汤；合并扁桃体炎，加僵蚕、马勃、金银花、连翘；大便秘结加虎杖、枳壳；夹食滞便溏，加神曲、焦三仙、厚朴；热甚痰多加浙贝、鲜竹沥、胆南星。总之，因小儿娇嫩用药不能大苦大寒，大辛大温，在和解中因势利导用药，临床多能取效。此外，还应注意小儿疾病应及时治疗，以防微杜渐，不能大意，更不可孟浪。本案去半夏、姜、枣，是恐其辛燥，故去之。

（九）小柴胡汤治冠心病早搏

《伤寒论》柴胡加龙牡汤所治心悸怵惕在临床上与早搏最为相似，病机属肝魂不宁。冠心病如出现肝魂不宁，心悸不安，有烦惊，不寐、多梦等症，用小柴胡汤加龙牡，有较好的疗效。

病案举例

李×× 女 58 岁，大学教授，1978 年 12 月 20 日就诊。

病者已确诊为冠心病。近因工作较忙，夜寐不宁，多梦烦惊，胸闷，心慌不安，频发早搏，每分钟 5～7 次不等，性情烦闷，郁郁不舒，以叹息为快，食纳不香，大便不畅。脉弦缓间歇频作，舌淡苔白薄。血压 130/85mmg。拟以小柴胡汤加味：柴胡 10g，党参 15g，黄芩 10g，法半夏 10g，郁金 10g，炙甘草 5g，生龙、牡各 15g，灵磁石 15g，酸枣仁 15g，知母 10g，每日 1 剂，分 2 次服。嘱服 7 剂。

二诊：12 月 30 日。服前方 7 剂后，诸症大减，精神明显好转，夜寐安静，心慌胸闷减轻，早搏减少，每分钟偶见 1 次，脉缓较有力。饮食增进，二便正常，舌苔薄白润。拟守原方加丹参 15g，每日 1 剂，水煎分 2 次服。

次年春节后来访，告之服前方 20 余剂停药，心悸已完全恢复，早搏平息，近期疗效满意。

按 柴胡加龙牡汤方中有铅丹，此药有小毒。笔者临床均以小柴胡汤加龙牡，不用伤寒原方，疗效尚可。用本方治早搏，临床应用的机会甚多，且多能取得近期的满意疗效。究其原理，实为镇肝宁神，因肝魂不宁，波及心神，故早搏频作，胸烦郁闷，在冠心病的过程中，经常可以出现。对这种原因的早搏，不能用活血化瘀法，只能用疏肝健脾，宁心安神法。可以认为，柴胡加龙牡汤是冠心病早搏的首选方之一，近期疗效是满意的。

（十）小柴胡汤治失眠

失眠一症，临床亦颇多原因，病机不一，有气血不足，有心阴阳两虚，有心火亢旺，肾水不足，有肝胆气郁，脾胃不舒，有脾胃湿热等，故治疗宜辨证用药。用小柴胡汤所治之失眠，应属肝胆气郁，肝脾不和。故可用小柴胡汤加味，使肝胆舒畅，脾胃调和，失眠自已。

病案举例

唐××，女，32 岁，会计。1996 年 5 月 3 日初诊。

病者近年来，烦躁失眠，性情急躁，常动怒发火，自觉火气上来，哪怕喊几声嗓子，人也舒展，甚至发展到与人吵架，事后又觉得很唐突（平常为人很温顺，和蔼），食纳不馨，大便偏干，口苦微渴，脉细弦，舌黄薄腻。拟从疏肝理气，清胆和胃求治，方用小柴胡汤合温胆汤加味：柴胡10g，黄芩10g，法半夏10g，枳壳10g，陈皮10g，茯苓15g，太子参15g，竹茹15g，炙甘草5g，生龙牡各15g，浮小麦30g，郁金10g，嘱服7剂，每日1剂，水煎分2次服。

二诊：5月11日。

服前方后，病者自觉精神特好，睡眠安宁，原来的辗转反侧、烦躁不安明显好转，工作、生活的条理性已自觉顺当，食欲增加，脉缓有力，舌白薄润。守原方加青皮10g，谷芽10g，嘱继服7剂，隔日1剂。水煎分2次服。

三诊：5月30日。病者自述诸症消失，适月经来潮，人亦安静。睡眠、食欲、二便均正常。脉缓和不弦不数，舌苔薄白润。嘱其停用汤剂，改用知柏地黄丸、杞菊地黄丸，每日早晚各服1次，以资巩固。

按 女性烦躁失眠，多梦易怒，在月经前后是属正常。但如发展到与人争吵，动辄滋事，应是肝郁化火，胆胃不和，必须用疏泄肝胆，调和脾胃之药调治。用小柴胡汤合温胆汤，是与病机合拍，以柔克刚之举。或问，症为胆火上逆，为何不用龙胆泻肝汤直折其火？笔者认为，女性肝肾多不足，体质多娇，如用苦寒直折，反而泻虚就实，不为有益反而有害。故取小柴胡汤之攻补兼施，合温胆汤之清胆和胃，两方均为治病而不伤体，是和解剂，不是霸道药，对于身体单薄女性患者尤为合适。临床应用众多，均为有功，少有弊端。

（十一）小柴胡汤治更年期综合征

更年期综合征，从病机看，既有肝肾阴虚，又有心火亢旺，既有脾胃不足，又有胆胃不和，所表现的症状，烦躁、易怒、失眠、多梦、郁闷、多疑，或为神经官能症，甚者亦可类精神分裂症。另一种常见病症是浮肿，有面目虚浮，有两下肢浮肿，精神疲惫，食少便溏等脾胃阳虚肺气不足之症。用小柴胡汤加味所治者，应属前者，以肝肾不足，胆胃不和为是。

病案举例

汪××女49岁，财会，1994年9月10日就诊。

病者3年前出现更年期综合征，经常烦躁郁闷，性情急躁易怒，找人吵架，失眠多梦，经前乳房胀痛，食纳少，大便结，每个月从经后一星期左右开始，表现心情急躁，多言易怒。夜寐不宁。经多方治疗，病情未能稳定，反复不已。就诊时以夜寐不宁，烦躁，大便闭结，口燥咽干为主症。脉细弦，舌红薄黄苔。拟用小柴胡汤合百合知母汤、酸枣仁汤加味：柴胡10g，法半夏10g，黄芩10g，太子参15g，生地15g，百合20g，知母10g，茯苓15g，川芎5g，酸枣仁15g，生龙、牡各15g，郁金10g，浮小麦30g，炙甘草5g。每日1剂，水煎服。嘱服7剂。

二诊：9月20日。病者服上方后，自觉精神镇定，不烦不躁，心情舒畅，笑谈自若，夜寐安静，工作条理清晰，饮食正常，二便无异，脉缓和，舌淡润。嘱继进前方加青皮10g，谷芽10g，每日1剂，水煎分2次服。

三诊：10月6日。病者服上药10剂，自觉症状消失，性情开朗，正常上班，月经来潮情绪波动不大，脉缓舌净，遂停水药，以知柏地黄丸、二至丸，配合服用巩固治疗。

病者经上述治疗后，生活，工作均正常，以后反复多次，仍以上药服用，至98年年底，月经终止。病情始逐渐稳定而告痊愈。

按 更年期综合征是妇女常见症，因各人的素体不一出现的病症亦各异。属于阴虚肝旺，胆胃不和，治以小柴胡汤合百合知母地黄汤、酸枣仁汤，疏其肝胆，调和其脾胃，缓解症状是理想的。临床用药不能过于寒凉，亦不能过于辛燥，补阴不可过于滋腻，在柴胡温胆汤的基础上，加滋阴养血宁神之品，能稳定病情取得疗效。本病不宜过多的用镇静剂，应本着“火郁则发之”，“木郁则达之”的用药原则，选择柴胡、青皮、谷芽、酸枣仁、郁金之类疏导清泄，能取得满意的疗效。切忌大剂辛热、攻伐之剂，与病无益，与体有害。

（十二）小柴胡汤治暑病夹湿

暑病夹湿，暑热耗气，这已是明训。故有清暑必须益气，清暑必须利湿之说。笔者以为小柴胡汤加味治疗暑病，亦是正法。小柴胡汤有攻有补，可发可收。与古人之清暑益气，原则上并无二致。

病案举例

李××，男，49岁，司机。1996年6月23日就诊。

病者一星期前上庐山，当晚睡在空调房间，因而受凉。下山当晚即发热39.5℃，无汗口不渴，头痛紧束，诸身酸楚，骨节疼痛，当即用西药（不详）发汗，汗出热退。第二天来诊，自述：头痛前额胀痛紧束，诸身关节疼痛，肌肉酸胀实在难忍，微恶风，不发热，四肢疲软，不欲食，脉缓而软，舌白润。拟小柴胡汤加味：柴胡10g，葛根15g，党参10g，防风10g，独活10g，法半夏10g，黄芩10g，炙甘草5g，生姜3片，大枣3枚。嘱服4剂，水煎分2次温服。

病者服第一剂后，身有微汗，全身酸胀感明显减轻，头重紧束疼痛如失。服完4剂，诸症悉愈。未更方而停药。

按 暑病专方甚多，为何独选小柴胡汤主治？笔者以为，小柴胡汤不分时序，四季皆宜，且暑病夹湿，以中焦脾困为著，小柴胡汤是调和肝胆脾胃的良方，所以夏暑感冒亦可因症择方。在表之风寒湿重，加防风、独活；在里之湿重如纳呆，腹胀，便溏，加苍术、厚朴，即是柴平汤，疗效都是满意的。所以，暑病以小柴胡汤加减，也不失为临床的高招。究其病机药理，与暑病专著所述，亦无悖逆。

（十三）小柴胡汤治湿郁发黄

湿邪郁遏的发黄，临床常见，多数医家从脾胃论治，大剂清利，其结果伤脾害胃，影响食纳，实不足取。因湿郁发黄，势必脾胃肝胆同病，若只一味清利湿热，不保护胃气，疗效是不如人意的。若以小柴胡汤合平胃散加减化裁，治疗湿郁发黄，较之单一清利者优。

病案举例

王×× 男52岁，工人，1996年4月20日就诊。

病者上月发现两目发黄，四肢疲软，食纳呆滞，精神疲乏，腹胀，便溏不爽。遂查肝功能，转氨酶168。医者以茵陈、茯苓、车前草、猪苓等大量服用，约10天，全身疲软更甚，食纳递减，又用护肝西药，治疗半月亦无进展。接诊，两目黄染，精神疲惫不堪，四肢无力，腹胀，食纳差，厌油恶心，大便溏而不爽，小便黄，脉缓乏力，舌白厚腻。拟用小柴胡汤合平胃散加减：柴胡 10g，太子参 15g，黄芩 10g，法半夏 10g，苍术 10g，厚朴 10g，青、陈皮各 10g，郁金 10g，茵陈 20g，炙甘草 5g，枳壳 10g，川楝子 10g，每日 1 剂，水煎分 2 次服。

二诊 4 月 28 日。服上方 7 剂后，自觉精神好转，巩膜黄染稍淡，小便较清长，食纳好转，腹胀减轻，舌苔退为薄白腻，脉缓有力。守原方加谷、麦芽各 15g，炒鸡内金 10g，嘱服 10 剂，每日 1 剂，水煎分 2 次服。

三诊：5 月 10 日。病者服上药 10 剂后，自觉症状明显消退，两目黄染基本消退，精神好转，食纳、二便正常，复查肝功能，转氨酶 50，脉缓有力，舌苔薄淡润。守上方加白术 10g，嘱再服 15 剂以资巩固。一个月后再复查。

数月后，病者告之，自觉无所不适，饮食起居，工作均正常，亦未复查。

按 本例肝功能不正常，黄疸指数稍升高，究其病机为肝脾不和，湿邪郁遏，故以从小柴胡汤调和肝脾，合平胃散健脾燥湿，加茵陈利湿退黄，加郁金、枳壳、川楝子疏肝行气，继之加谷麦芽、鸡内金增强其脾胃功能，后又加白术即枳术散。几次加味之药，权在加强脾胃功能，使脾胃健，湿邪去，故能较快退黄，取得较满意的疗效。此病应属阴黄，应速去湿邪以防湿遏化热，湿去热孤，不至于复生他疾。笔者体会，此种湿胜黄疸，总以疏肝和胃，健脾燥湿为大法，且不宜过多输液，或单用中药治疗退黄更快，只要把握肝功能无损害，用药得当，疗效是可靠的。

七、柴胡桂枝汤

柴胡桂枝汤即由小柴胡汤与桂枝汤各取其半组合成方。旨在以桂枝汤之半，解太阳未尽之邪，以小柴胡之半，解少阳之微结，故称柴胡桂枝各半汤。但《伤寒论》原方中柴胡用量四两，是方中用量最大的一味药，这样称其为柴胡桂枝各半汤，是不贴切的。王邈达说："特以柴胡一味，用任其全，故名柴胡桂枝汤，亦即以别柴桂各半汤云"。王氏依照原方的剂量组合不同，而称柴胡桂枝汤以正其名，可见其治学之严谨。

本方具备小柴胡汤的和解表里，疏泄肝胆，具备桂枝汤的调和营卫，健运脾胃。如果从全方的作用机理看，是方具有燮理阴阳，和解表里，调和营卫，疏肝泄胆，健运脾胃，补益气血的功能，是一张不用补药的保健良药。临床运用，高热可治，低热能平，尤其是老年体弱之人，有病可治，无病可防，长期服用，可以轻身却病，益寿延年。运用时可据体质不同，气虚加黄芪益气，血虚加地芍补血，纳呆加健胃之谷麦芽，食滞加厚朴、神曲以行气，药随证变，权宜加减，可使本方变通为补益之良方。尤以治内伤、外感之发热，功效见长。

（一）柴胡桂枝汤治低热

柴胡桂枝汤为柴胡、桂枝汤各取半量合剂成方。本方寓调和营卫于和解之中，两相并行而不悖。伤寒原意治发热，微恶寒，肢节烦疼，微呕，心下支结。外证未去的少阳病兼表证。治低热之机制，仍在调和营卫。禀赋不实，体虚外感，往往低热不已，用本方多验。

病案举例

温××，女，42 岁，医师 1982 年 3 月 5 日就诊。

病者有结核病史，白血球偏低，经常感冒，低热 37.5℃左右，微恶寒，鼻塞流涕，语音重浊，头晕眩冒，四肢酸痛，诸身疲乏，食纳差，大便软，脉缓而弱，舌润薄白。处方：柴胡 6g，桂枝 6g，白芍 10g，黄芩 6g，法半夏 6g，西党参 15g，炙甘草 5g，生姜 3 片，大枣 3 枚。服 5 剂后，热退身体轻爽，食纳倍增。继服补中益气汤加桂枝竣功。

按 患者前后三年，多次发病，症状如故，发则以低热，身重，疲乏为主症，均以柴胡桂枝汤，调和营卫，和解表里，热退后继之以补中益气汤加桂枝固表获效。经过几年的调治，屡治屡验，反复施治，几成常规。

（二）柴胡桂枝汤治感冒

目前，由于市售感冒药多为寒凉之品，身体强壮者，服之有效。若素体较差，服之多有凉遏留邪之弊，往往因此而低热不退，如用滋阴清热药，引邪入里，病邪深陷，久治不已。唯有用柴胡桂枝各半汤，取其调和营卫，透邪达外，不失攻中有补，确为良策。

病案举例

胡××，女，46 岁 工人。1984 年 5 月 10 日就诊。

病者已病月余，由数人抬来就诊。主诉：低热多时，每于午夜热度升高，一般体温 37.5～38.3℃左右。询其病史，二十多天前，感冒发热，服强力银翘片、板蓝根冲剂、退热片等药，热已退，人稍安。随之低热，每日从上午 11 时许自觉诸身酸痛，洒淅恶寒，继之发热。至午夜体温可升至 38.6℃左右，后半夜热退。精神疲乏，食纳差，进食则呕，大便半个月不畅，身寒畏风，身穿棉袄，口不渴，脉浮弦而虚，舌薄润。查血象正常，疟原虫阴性，拟诊为：感冒（属表里不和，营卫不足）。处方：柴胡 6g，桂枝 6g，西党参 15g，白芍 10g，法半夏 10g，黄芩 10g，生姜 3 片，炙甘草 5g，大枣 3 枚。嘱服 2 剂。

二诊：服前方 2 剂，发热已退，发热时间缩短，热度在 37.6℃左右，身体酸胀减，脱去棉袄，身感暖和，不呕，能食稀饭，大便解少许，脉缓弦而虚，舌苔白润。守原方桂枝、柴胡加至 10g，加葛根 15g，嘱服 4 剂。

三诊：服前方 8 剂，身无不适，饮食增加，热退未反复，睡眠安静，脉缓而平，舌苔薄润，以补中益气汤加味：生黄芪 15g，西党参 15g，白术 10g，柴胡 6g，升麻 5g，炙甘草 5g，当归 10g，广陈皮 10g，桂枝 6g，枳壳 10g，广木香 10g，生姜 3 片，大枣 3 枚。嘱服 10 剂以资巩固。此后，病者一切如常，恢复健康。

按 凡感冒初起，如失于辛散解表，多酿成凉遏留邪。复不可攻表，又难于和里，补之碍邪，清之伤胃。唯有用柴胡桂枝各半汤，小制其剂，无须取汗，切忌攻里，期待取效。

（三）柴胡桂枝汤治风湿热

风湿热临床表现为身体疼痛，关节烦疼而灼热，或高热汗出，用柴胡桂枝各半汤和解透达，调和营卫，酌加祛风药，可取良效。

病案举例

王××，女，31 岁，印刷工人。1982 年 3 月 24 日就诊。

病者素有关节炎，遇气候变化则诸身关节疼痛，发热，汗出。经用水杨酸钠等抗风湿药，热退，汗大出。面色苍白，畏风怕冷，食纳差，呕心，反复发作，病延两月余未愈。诊其脉细弱无力，舌质淡苔薄白。处方：柴胡6g，桂枝10g，生黄芪15g，白芍10g，法半夏10g，西党参20g，秦艽10g，生姜3片，大枣3枚。水煎服，每日1剂。一星期后，热退净，食纳增加，面色红润，精神逐渐恢复。继之用生黄芪15g，防风10g，白术12g。共配10剂量，研细末，每日早间空腹服15g。已越三年之久，旧病未发，照常上班。

按 风湿热理应祛风胜湿清热，用西药虽可退热治其标，但出汗多伤卫气损脾胃，正如《金匮》所说，治湿发汗，风气去，湿气在，非其治也。故改用柴胡桂枝各半汤，和解表里，兼调营卫，邪亦不可干，不治风湿而病自愈。本例病者取得近期疗效，三年之后未复发，足资明证矣。

（四）柴胡桂枝汤治肺心病肺部感染

病案举例

徐××，男，58岁，干部。1993年5月12日。

病者因感冒发热入院治疗。临床诊断：肺心病，肺部感染。症状：发热时高时低，最高可达39.2℃，恶寒身倦，咳嗽气喘，胸闷心慌，食纳差，胃口不好。夜难入睡，不能平卧，小便量多，大便量少不结。已用氨卞青霉素，咳必静、安定等治疗近两个月余。笔者查房时发现，病者身穿毛线衣三件，气喘吁吁，语言低微，体瘦清冷，覆被而卧，脉虚弱，舌苔薄白。病人呈慢性病容，一派弱不禁风之貌（此时南昌的气温已达27～28℃，健康人可穿短衣衫）。病人已用大量抗生素，以及白蛋白，能量合剂，但病情未能控制，体质亦未能恢复。隔日体温升高，稍冒风寒，即发热身痛呻吟不已，咳嗽加剧。病情虚实夹杂，补之碍邪，攻邪伤正。故从调和营卫入手，以益气固表法同治。方用柴胡桂枝各半汤加味：柴胡10g，党参15g，黄芩10g，法半夏10g，桂枝10g，白芍10g，炒谷、麦芽各15g，炒鸡内金10g，生姜3片，大枣3枚。水煎每日1剂，分2次温服。另服健脾益气冲剂（为本院自制成药）一包，含生药量15g。每日早间空腹服。

服上药5剂后，病人发热停止，咳嗽减轻，饮食倍增，诸身温煦，精神显著好转，能下楼散步，脉缓有力。继用上药治疗半月，痊愈出院。

出院带药是：六君子汤原方加健脾消导药、健脾益气冲剂，数月后病人健康如常。

按 病者素体清瘦，有慢支、肺气肿，肺心病史，复感风寒，引起肺部感染而反复发热，咳嗽难平，用药不能偏倚，偏寒则伤脾胃，使饮食减少；偏热则伤肺助燥，要虚实兼固，寒热平调，健运脾胃。尤重增强体质，抗病能力提高，能抵御外邪，机体自然恢复。本案用柴胡桂枝汤加味，前后一个月左右，守方不变，病情稳步转好，以健脾益气冲剂，旨在健运脾胃，增加食欲，汤药散剂互用，相得益彰。次年随访，病者健康状况良好，很少感冒，体重增加，一切正常。

（五）柴胡桂枝汤治身体疼痛

身体疼痛有因风湿，有肌肉抽痛。究其病机，还应从营卫不和，气血失养着眼，尤其是老年病者，经常身体不适，虽不算大病，总是令人不适，应当予以调治。

病案举例

李××，男，65岁，退休工人，1983年4月10日初诊。

病者经年累月，自觉诸身不适，肩背胀痛，关节酸胀，胸闷不快，遇阴雨低温，四肢沉重酸痛，精神疲惫，饮食尚可，二便正常。脉缓而软，舌苔薄白润。血象正常，抗‘O’、血沉正常，心电图正常，血压138/80mmHg。前医治以补益气血药，滋阴补肾药，养血祛风药，均未能达到治疗目的，患者依然终日感觉身体不爽，体态不如常人。仔细询问，病者家况尚好，退休生活安定，又无人际关系不睦。查体亦无阳性体征。改从调和表里，调和营卫入手，拟以柴胡桂枝各半汤加味：柴胡10g，党参15g，法半夏10g，桂枝10g，白芍10g，黄芩10g，郁金10g，生黄芪15g，炒谷、麦芽各10g，炙甘草5g，姜3片，大枣3枚。每日1剂，水煎分2次服。

二诊：服前方7剂后，自谓半年来，唯有此次服药的疗效好。服药后感觉诸身清爽，精神舒畅，心胸开朗，食量增加。病者誉为神药。

察其脉舌如常，血压平稳，无明显阳性体征，病者要求继服前药。遂嘱其守原方再进7剂，仍每日1剂，水煎分服。

俟后，病者三四个月未来诊。约过年之后，病者来诊，诉其每月服7剂，已坚持半年多，自觉精神振作，体态轻盈，食欲正常，睡眠良好，血压正常，脉息平和，要求赐药浸酒，以调理气血。拟用首乌、枸杞、鸡血藤、杜仲各等分，浸白酒常饮。

随访至今，病者已年逾七旬，每月服上药5～7剂，并用药酒佐餐。面色红润，精神颇佳，饮食、二便、睡眠均正常。病者喜称，先生所赐“保健良方”，不是补药，胜似补药。

按 诚如病者所称，柴胡桂枝各半汤是“保健良方”，不是补药的补药，确能健身延年。然而，一剂柴胡桂枝各半汤，何以有如此之功效？值得揣摩。笔者认真地做了一次“事后诸葛”，又捧读《伤寒论》诸多条文，研究柴桂各半汤的结构，作用机理，加深了对此方的理解。深究其功用，具有调和阴阳，调和营卫，调和脾胃，疏泄肝胆，补益气血，和解表里，最适用于老年体弱，气血不畅，脾胃不和，表里不和、营卫不固的病者，用之能轻身却病，不失为一张保健良方。此后，笔者多次用于老年患者，作调理之剂，或加益气的黄芪、党参；或加养血之熟地、白芍；或加通络之伸筋藤、千年健；或加滋补肝肾之牛膝、寄生，杜仲之属，屡试不爽，确有满意的疗效。

（六）柴胡桂枝汤治风湿关节炎

风湿性关节炎是南方春天的多发病，每于春季久雨低温，男女老幼都可罹患。青壮年用祛风胜湿，发散风寒，取效甚速，中老年人气血不足，难胜风药之耗散，病多缠绵难以速愈。故治疗要以调理气血，使营卫充实病方去。

病案举例

罗××，女，51岁，工人。1989年4月5日初诊。

病者开春以来，经常全身关节疼痛，遇阴雨则肩、肘、膝等大关节疼胀难忍，涉水则关节红肿而痛。前医以祛风胜湿药，如羌活、独活、威灵仙、防风之类罔效，又以四物汤之类养血亦未能奏效。查抗“O”、血沉，均在正常值以内。

诊时所见，病者身体形寒，全身关节酸痛紧束不舒，膝关节屈伸不利，尤其以夜间关节肌肉疼痛不堪，影响睡眠，食纳乏味，二便正常，脉浮弦缓，舌苔白润。拟从调和营卫，透达风寒，稍佐祛风胜湿为治。处方柴胡桂枝汤加味：柴胡10g，桂枝10g，党参

15g，黄芩10g，法半夏10g，白芍10g，秦艽10g，防风10g，炙甘草5g，生姜3片，大枣3枚。水煎每日1剂。嘱服7剂，以观动静。

二诊：服上药后，自觉身暖舒展，不恶寒，全身轻松，关节基本不酸痛，食欲增进。服第一二剂，身有微微小汗，服第三剂不再出汗只觉身体舒适。脉缓平和，舌苔白润。嘱再服七剂，以巩固疗效。

数月后告之，两个多月的关节痛，服前药7剂已病去八九，再服7剂一切正常，故未再复诊，已上班劳动。

按 风湿性关节炎用祛风胜湿药，自然是合乎常理，无可非议。但本案病延二月有余，病情未能稳定，且关节痛而全身不适，又从养血祛风治疗，亦未见效。究其病机证候，实因身体气血不足，营卫不和是本，故祛风胜湿治标无效，又单纯养血无视其表，亦未能取效。改从调和营卫，透达风寒而取效。实际意义是，振奋人体正气，扶正以祛邪。正气盛、邪气自却。

（七）柴胡桂枝汤治风湿发热（体虚发热）

风湿病症见发热，且热不易退，并见关节痛，身体瘦弱，食纳减少。究其病因，实属体虚，正气不足，营卫不和。

病案举例

刘××，女，23岁，未婚农民。1995年5月10日初诊。

患者因风湿病住院两个多月。确诊为风湿病。用青霉素注射，口服肠溶阿司匹林。经近二个月的治疗，未能控制症状，而转中医诊治。

诊察所见，病者面容憔悴，形体消瘦，食少纳差，口淡乏味。大便量少成形。每日午后发热身寒，体温37.8～38.5℃，诸身关节疼痛，手指关节轻微胀痛，膝踝关节时而红肿，步履不快，月经闭止，形同老妪。脉细弱，舌淡红而润。综合脉证，实属气血虚，营卫不足。

先投柴胡桂枝汤加味：柴胡10g，桂枝10g，党参15g，黄芩10g，法半夏10g，白芍10g，炙甘草5g，炒鸡内金10g，炒谷麦芽各10g，生姜3片，大枣3枚。每日1剂，水煎服。

二诊：服前方10剂后，病者告谓：发热已退，身体较前有力，食欲增加，精神好转，诸身关节更柔软，行动自如，口和舌润，脉缓而细。守原方加生黄芪15g，防风10g，白术10g，秦艽10g，嘱每日1剂。如病情好转可继续服上方，待诸症缓解，再来复诊。

三诊：病者相隔一个多月，由乡里来省城复诊。诊察所见，病者身体明显好转，近两个多月的治疗，低热自服药后未反复，关节疼痛日见减轻，体重增加8斤。食欲增强，二便正常，面色红润，但仍有关节疼痛，遇阴雨则疼痛更甚。脉缓两尺弱，舌苔白滑。方拟三痹汤加味：独活10g，寄生20g，秦艽10g，防风10g，当归10g，川芎6g，熟地15g，白芍15g，桂枝10g，黄芪20g，杜仲10g，牛膝15g，党参15g，鹿角霜15g。每日一剂。

本方共服60余剂，风湿关节痛，基本痊愈。后改用八珍汤加益母草、仙茅、仙灵脾、巴戟天、杜仲、菟丝子，服20余剂。月经来潮，恢复健康。

按 风湿关节炎先以阿司匹林、青霉素消炎抗风湿，非但未能控制病情，反而发热不退，缠绵两个多月，故第一方投柴胡桂枝汤奏效。其发热的原因，应当归咎于体虚营卫不和，正气不足，御邪能力下降，所以用柴胡桂枝汤发中有收，攻中有补，取得了退热与扶体的双重疗效。继之以三痹汤滋养肝肾，益气补血，祛风胜湿，风湿关节炎得到合理治疗，病情日趋好转。但因其体质虚弱，一方面用西药抗炎祛风湿，另一方面近二个多月的发热，耗伤气血，故月经闭阻，一年多没有月经，称得上是“少女干血痨”。故在风湿病好转时，随即用八珍汤合二仙汤，补血补气，调补冲任，经二个月治疗，月经来潮，病告痊愈。

八、柴胡加龙骨牡蛎汤

本方由柴胡、龙骨、牡蛎、黄芩、铅丹、人参、桂枝、茯苓、半夏、大黄、大枣、生姜等组成。是以小柴胡汤和解枢机，扶正祛邪为主，加桂枝通阳和表，加大黄泻热清里，加龙牡、铅丹重镇而安神，加茯苓宁心安神。铅丹有小毒，临床多以代赭石、灵磁石代用，大黄为清里之药，或用或不用。仲景用本方治胸满、烦躁，语谵等症，笔者以为，临床常见的神经官能症，经前期紧张症，更年期综合征等，可以本方加减化裁。

（一）柴胡加龙骨牡蛎汤治经前期紧张症

妇女月经前紧张症，多因于肝郁化火，影响神志不宁，烦躁郁闷，甚则可使自主思维混乱，出现举止不定的妄动，应当以疏肝解郁，泻热清心，达到镇静安神的目的。

病案举例

陈××，女37岁，医务人员。1991年9月10日就诊。

患者每于月经前一星期，自觉精神烦躁，夜寐多梦，性情急躁，常找人吵闹，与家人发生口角。饮食正常，大便不畅。上述征象，必待月经来潮后，才逐步平静。脉细数弦，舌薄黄苔，舌质偏红。处方柴胡龙牡加味：柴胡10g，太子参15g，黄芩10g，法半夏10g，虎杖15g，炒黑栀子10g，生龙骨、生牡蛎各15g，郁金10g，灵磁石15g，连翘10g，嘱服3剂，每日1剂，水煎2次分服。

二诊：9月15日。病者服前方后，精神逐渐安静，夜能安卧，大便通畅，月经昨日来潮，血量不多，色暗黑，脉缓有力，舌红薄黄苔。处方：四物汤加味：生熟地各15g，赤白芍各10g，丹参15g，川芎5g，柴胡10g，郁金10g，益母草15g，旱莲草15g，香附10g。嘱服5剂，至月经净停药。

病者按上述方药，连续治疗三次，在每次临经前服3～5剂，此后经前紧张症缓解。不再出现精神烦躁、吵闹等症，经期正常。

按 经前期紧张症应是肝郁化火，热郁而躁扰，故而烦躁、情绪紧张，甚则吵闹，举止躁动，治疗应清泄肝胆郁热，勿用滋腻壅补。肝气得到舒畅，火郁得以达之，诸症悉平。但用药不宜过剂，中病即止。因其是经前期的紧张症，故应连续治疗2～3个月，每于经前服药，达到肝气舒畅，经水自下的目的。

（二）柴胡加龙骨牡蛎汤治更年期综合征

妇女更年期综合征，出现的时间有早有晚，可以从35岁以后，也可以从50岁左右始，本证皆因肝血不足，肝郁化火，出现的病症有烦躁、夜梦、精神抑郁，或多虑多疑，神情恍惚，口燥咽干等症。

病案举例

范××，女，49岁，会计。1993年8月10日就诊。

病者从40岁左右，出现经前后烦躁，神情不定，易怒，夜梦。随着年岁推移，月经参伍不调，性格愈加执拗，大便多干燥，口干咽燥，脉弦细偏数，舌红薄黄苔。拟柴胡加龙牡汤合酸枣仁汤合甘麦大枣汤：柴胡10g，太子参15，法半夏10g，枯芩10g，酸枣仁15g，茯苓15g，知母10g，川芎5g，炙甘草5g，麦冬10g，浮小麦30g，生龙、牡各15g，水煎每日1剂，分2次服。嘱服10剂，以观后效。

二诊：9月2日。病者服前方后，诸症悉减，能坚持正常上班，月经前后精神状态明显好转，性格较前宁静，睡眠安定，口不干，二便正常，脉缓稍弦，舌淡红苔薄润。拟守前方加丹参、二至丸，继续在经前后，神志波动时即服用数剂。病者较稳定地度过更年期。于1996年5月绝经，后反复过两次。此后，各症均缓解消失，正常上班。

按 本案自40岁出头即出现更年期综合征，做过各种检查，排除精神分裂症，脑血流图，CT扫描，血脂检查均未见异常，诊断上确认其为更年期综合征是无疑的。治疗延续数年，经用滋阴养血，平肝息风，补益气血均未能平定，而以柴胡加龙牡、酸枣仁汤、甘麦大枣汤合方，经几次反复，在上方基础出入加减，治疗近两年，方取得满意疗效。

九、四 逆 散

四逆散由柴胡、芍药、枳实、甘草等四味药组成。本方出自《伤寒论》少阴病篇，多数医家对“四逆”的理解，均认为是，“阳郁四逆”，而非少阴阳虚的四肢厥逆，此说可从。因为少阴四逆阳虚，绝无用柴胡剂之理，唯有阳郁不宣，才能用四逆散宣郁达外。所以，有的医家认为此间四逆当是与少阴的鉴别之处，并认为四逆是四肢不温，这种说法与临床相符，有实际意义。

四逆散的功用，准确地说，应当是“疏肝理气，调和脾胃”。方中四味药，可分解为三个部分：一是柴胡、芍药为肝药；枳实、甘草为脾胃药，所以能疏肝理气，调和脾胃；一是芍药、甘草相伍，可以除血痹、缓挛痛，有缓急止痛之功；一是枳实、芍药相伍，为《金匮》枳实芍药散，是妇人病方，治产后腹痛，烦满不得卧之症。综合而论，本方实有疏肝理脾，和营消满的功效，后世的逍遥散，柴胡疏肝散都是由四逆散化裁而来，是临床常用的有效之方。

笔者习用四逆散，凡临床符合从肝论治的疾病，诸如颈颌下淋巴结炎，乳房小叶增生，肋间神经痛，胃脘病，胆囊炎，胆道蛔虫，肝炎胁痛，腹痛，泄泻等，常以四逆散为基本方化裁，有的医者还将四逆散广泛运用于治阳痿，不射精，头痛等症。特别值得一提的是，不少软组织挫伤，民间说的“老伤”，用四逆散加味（如郁金、川芎、香附、桃仁、青皮之类），既安全，又有效，无须动辄以三棱、莪术、血竭等活血化瘀重剂，耗气伤血，不为有益，反而有害，久服三棱、莪术以及虫类药，对肝脏有一定的损害，故以四逆散加味，缓治图功，实为稳妥。

（一）四逆散治胃脘痛

病案举例

黄××，男，35 岁，工人。1983 年 3 月 12 日初就诊。

病者胃脘部胀痛，经年不已。经检查诊断为慢性胃炎。自述一星期前，因嗜酒引起胃脘胀痛，且痛及两胁，并觉胃中疼热烧灼，不能进食，食之则胀痞更甚，嗳气咽中热，口苦舌黄腻，脉弦实。拟四逆散合小陷胸汤主治。处方：柴胡 10g，白芍 10g，枳壳 10g，川黄连 10g，瓜蒌壳 15g，法半夏 10g，佛手 15g，炙甘草 5g，水煎温服，每日 1 剂。

服 3 剂后，胃痛烧灼感消失，嗳气平，能进食，大便通畅，舌苔仍黄腻，脉弦缓。嘱再进原方 10 剂，隔日 1 剂，以巩固疗效。一年后随访，未复发病。

按 胃病影响及肝，肝胃相连，其痛以胃脘及胁为著，故以疏肝理气的四逆散为主方，临床上因肝胃不和，肝郁化火，又多见湿热中阻，故合小陷胸汤以清热化痰，宽胸理气。若肝郁气滞，胃痛波及两胁，加郁金、香附，增强其疏肝行气之功。如此施治，近期疗效是满意的。

（二）四逆散治淋巴结肿

病案举例

龚××，男，26 岁，工人。1983 年 4 月 20 日就诊。

病者颌下、腋下、腹股沟淋巴结均肿大，如嗜酒及辛热食物，则肿胀更甚。病史已半年多，未作任何治疗。无低热，除外肺结核，亦未做穿刺病理检查，其他无发现。临床诊断为淋巴结肿。脉缓弦实，舌苔白润。四逆散加味：柴胡 6g，赤白芍各 10g，枳壳 10g，炙甘草 5g，夏枯草 10g，郁金 10g，浙贝母粉 10g，生龙、牡各 15g，每日 1 剂，水煎分 2 次服。

二诊：6 月 20 日。自述服上方 40 余剂后，颌下、腹股沟淋巴结基本消退，腋窝处仍能触及。面部有疮疖数处。脉弦缓，舌红苔薄润。守上方加蒲公英 15g，银花 15g，嘱继服 30 剂。后随访淋巴结肿全部消失，一切正常。

按 淋巴结肿，除外结核的病因外，应从中医的瘰疬结核论治。《类证治裁》说："瘰疬生于耳前后项腋间，与结核相似，初起小块。渐大如桃核，皮色不变……。"《外台》谓肝肾虚热所生，气郁所致。古人皆从疏肝理气化痰求治。本案用四逆散加夏枯草、郁金软坚散结，用浙贝消散化痰。全方疏肝理气，软坚散结，渐消渐散，祛邪而不伤正，可达到预期的疗效。

（三）四逆散治乳房小叶增生

病案举例

朱××，女，47 岁，干部。1982 年 5 月 10 日初诊。

病者左乳房小叶增生，有两个核桃大的活动性硬结。经切片检查，排除癌变，确诊为小叶增生。自述每于经前肿块增大，肿痛明显，牵引胁痛，经后痛势减轻，夜寐梦，烦躁易怒，大便偏结。脉弦而缓，舌苔白润。拟用柴胡 6g，白芍 12g，枳壳 10g，炙甘草 6g，猫爪草 15g，郁金 10g，橘核 30g（打碎，先用冷水浸一宿），酸枣仁 15g，浙贝母 10g（研末冲服)，每日服1剂，水煎分2次凉服。

二诊：6月20日。服上方20余剂，乳房肿块明显减小，经前乳房胀痛减轻，烦躁、失眠等症亦有所改善。脉弦缓，舌苔薄润。守原方加青皮10g，生牡蛎15g，嘱隔日服1剂，水煎分2次凉服。

三诊：8月25日。服上药20余剂，乳房肿块基本消失，经前无明显反应。月经正常，食纳睡眠无不良反应，除偶尔月经前稍有胀感，肿块未再增大，遂停药观察。至今已数年，未复发病。

按 乳房为肝脉所循行之处，小叶增生乃属肝郁气滞之症，并多伴有情绪郁闷，如“脏躁症”。若除外占位性病变，且肿块不超过核桃大，用上方疏肝理气，加橘核、浙贝母软坚散结，加青皮或川楝子之类理气药，可以获效。治疗不能求速效，而令其渐消渐散，服药当持之以恒，必待乳核消散之后，方可停药。

（四）四逆散治肋间神经痛

病案举例

刘××，男，55岁。教师。1981年3月31日初诊。

病者自述右胁间边缘疼痛，已病多时，痛处不移。检查肝功能正常。右胸正侧位片亦未发现实质性病变。若嗜酒或气候变化，其痛可随之加重。右肾下垂，但无肾病自觉症状。胃纳尚可，大便稍结，血压正常，脉缓弦实，苔薄润。拟诊为肋间神经痛。处方：柴胡6g，赤、白芍各6g，炙甘草6g，丹参15g，香附10g，旋覆花10g，枳壳10g，嘱服5～20剂，每日1剂，水煎服。

服上药20剂后，疼痛若失。两年后探访，一切正常，未复发病。

按 肋间神经痛属“胁痛”范畴，若排除肝炎、慢性胆囊炎，外伤性疼痛外，多为肋间神经痛。其病因肝郁气滞所致，故用四逆散稍佐行气活血药，可获疗效。若久痛不已，是为气滞血瘀，病入于络，则应加川芎、桃仁、红花之属，加强行气活血之功。必须指出，活血化瘀药，以桃红川芎之属，间断使用，以免过剂，更无须用三棱、莪术、血竭、水蛭之类大破气血，于病无益，于身有害。

（五）四逆散治睾丸鞘膜积液

病案举例

许××，男9岁，学生。1983年10月4日就诊。

患孩近半个月来，左侧睾丸肿大，无痛苦，偶有胀感，溺黄，大便正常。脉缓稍弦，舌苔白润。处方：柴胡5g，青皮6g，赤芍10g，枳壳5g，川楝子6g，橘核15g（打碎，先用冷水浸一宿），炒小茴香5g，生甘草3g，生牡蛎10g，每日1剂，水煎分2次温服。

二诊：1983年10月12日。服上药10剂，睾丸肿胀消退，恢复如初，症状基本消失。唯用手抚摸时略有胀感，其他一切正常。嘱再服10剂，以资巩固。

后于1984年3月追访未复发病。

按 肝脉绕阴器，睾丸疾患，理应从肝议治。故以四逆散疏肝理气，佐以行气之小茴香，软散之橘核、青皮、牡蛎等，总以疏肝理气、软坚散结为主旨，一般可以取效。本案用赤芍意在凉泄，故不用白芍的酸收。

（六）四逆散治慢性肠炎

病案举例

周××，女，28岁，干部。1984年4月2日就诊。

病者腹痛泄泻已近半年。现症腹痛，左下腹部痛甚，便前尤剧，大便初硬后溏，并有里急后重感，有时大便有黏液泡沫，间或有不消化食物渣滓。脉缓而弦，苔薄润。拟用柴胡10g，炙甘草5g，枳壳10g，白芍10g，广木香10g，神曲10g，炙甘草5g，每日1剂，水煎分2次温服。

二诊：1984年4月9日。服上药7剂后，腹痛消失，大便软而成形，食纳增加。脉缓而软，舌苔薄润。守原方继进5剂。

八月间因月经不调来诊，询及旧病未复发，近期疗效满意。

按 本案泄泻，当是木强侮土，肝木失于疏泄，贼害脾土，以致肝脾不和而泄泻，故取四逆散原方以调和肝脾，加广木香、神曲温以行气止泻，收到近期的疗效。

（七）四逆散治腹痛

病案举例

吴××，男，13岁，学生。1978年5月10日就诊。

患孩因腹痛，在当地用驱蛔药未效，后来省城求医。在某医院门诊治疗已20多天，拟诊为结核性腹膜炎，改用链霉素抗结核治疗罔效。后考虑慢性阑尾炎，用青霉素治疗亦未取效。最后只得以腹痛待查，转中医治疗。询其腹痛隐隐，时而绕脐腹痛，时而膝下两侧不适，大便不畅，2～3日一行，便软不硬，食纳量少，脸色淡而少华，舌苔薄白而润，脉弦缓有力。细思其用驱蛔，抗炎，抗结核治疗均未取效，病势并不急，痛又不能消失，无任何阳性体征，仍属肝脾不和，姑拟四逆散加味试治。处方：柴胡5 g，枳壳9g，白芍9g，炙甘草5g，山药12g，扁豆10g，广木香3g，神曲10g，嘱服2剂，以探动静。

二诊：5月12日。病孩服2剂后，腹痛已罢，食纳大增（第一剂后次日早晨要吃肉包），无任何不适。家长要求当天回去。因药只进2剂，病情虽缓解，恐不能痊愈，挽留其再服2剂，以期巩固疗效。又服原方两剂，腹痛未有起伏，遂返回县里。半个月后来信告之，病孩一切良好。

按 本案虽几经周折，仍只能以腹痛待查，以期观察。从辨证的角度看，病机仍为肝脾不和，气机阻滞。四逆散中的柴胡、枳壳有升有降，芍药、甘草缓急和中，加入山药、扁豆以健脾，木香、神曲以顺气和胃，使之肝脾得调，胃气得顺，故可获效。

（八）四逆散治睾丸肿胀

病案举例

袁××　男　32岁，技术员。1994年7月20日就诊。

患者诉：右侧睾丸肿大如鸽蛋大，肿胀发硬，附睾精索均有肿胀，手不可近，并牵引少腹坠胀不舒，二便正常。查血象属正常范围。脉象弦缓，舌苔薄白滑润。拟用四逆散加味：柴胡10g，赤芍15g，枳壳10g，炙甘草5g，青皮10g，橘核15g（打碎），荔枝核15g（打碎），香附10g，台乌10g，生牡蛎15g，郁金10g，滑石15g，（包煎）。水煎每日1剂，分2次服。

二诊：8月3日。服前方7剂后，睾丸肿胀明显好转，局部用手触及，略有轻微痛感，少腹坠胀感已消失。脉缓稍弦，舌苔薄润。仍守原方加天花粉15g，忍冬藤20g。嘱继服7剂，水煎分两次服，以巩固。

8月底，病者告之，二诊后服7剂，病告痊愈。

按 本病之所以从肝论治，实即从“肝脉绕阴器”这一思路立论。因病者血象不高，也无热毒内蕴，故未用清热解毒药。但睾丸硬结胀痛明显，故在原方中加青皮、橘核、荔枝核、郁金、香附以疏肝理气，又合牡蛎、乌药行气软坚。加滑石是合甘草取六一散意，清暑泄热，既是时令药，又可与忍冬藤配伍，起到轻泄下焦湿热的功效。

（九）四逆散治淋巴结炎

病案举例

曹××，男，43岁，工人，八一配件厂。1994年4月5日就诊。

病者形体消瘦，发热不退（T 37.5～39℃）已持续两个多月。全身淋巴结肿、两胁淋巴大如鸡蛋，颈颌下两边有两个如蚕豆大，腹股沟右侧有一个如鸽蛋大，其他部位大小不等多个，头部前额左侧有一个如核桃大。经某院切片检查为淋巴结炎，除外肿瘤。经用抗炎药，抗结核药治疗。发热不退，饮食减少，日见消瘦，二便正常，夜寐不宁。脉弦，舌苔薄黄略腻。拟先行和解表里，透达少阳。处方：柴胡10g，党参15g，黄芩10g，法半夏10g，青蒿10g，葛根15g，炙甘草5g，忍冬藤20g，生姜3片，大枣3枚，嘱服5剂，水煎分2次服，每日1剂。以期达到退热的疗效，使病者信心增强，于病有利。

二诊。服上药后，发热已罢，精神好转，饮食倍增，淋巴肿胀感有所减轻。病者打消了去外地治疗的念头，要求继续予以诊治。视其全身情况尚好，脉缓略弦，舌质淡红，苔薄润。拟改用四逆散加味：柴胡10g，赤芍15g，枳壳10g，青皮10g，郁金10g，夏枯草15g，生牡蛎15g，浙贝母15g（研末冲服），猫爪草15g，天花粉15g，香附10g，嘱服10剂，每日1剂，水煎分2次服。

三诊：4月23日。病者经二次治疗，发热退净，精神好转，饮食倍增，淋巴结肿已明显消退，除腋窝部，前额部的淋巴结还有少许如鸽蛋大，其他皆已消退如黄豆大或全部消失。患者异常高兴，心理状态很好，治疗信心倍增。脉缓有力，舌淡红少苔。仍守前方加橘核20g（打碎），山药20g，扁豆15g，每日1剂，水煎分2次服。

四诊：5月20日。病者服上药20多剂，形体恢复正常，体重增加，饮食正常，全身淋巴结肿绝大部分消退，唯腋窝部还有一二个如绿豆大，按之无痛胀感，无任何不适，脉缓有力，舌淡润。守4月23日方加生黄芪15g，太子参20g，以补益气阴。嘱其隔日1剂。服20剂以巩固之。

7月中旬，病者来诊，告谓淋巴结肿已全部消退，精神好，食欲、睡眠及二便均正常。脉缓有力，舌薄净而润。嘱其停药观察。

国庆节期间，病者又来咨询，谓病告痊愈，无任何不舒，已上班两个多月，是否需进补调理。当即告之，此病为肝郁气滞，不宜峻补，且饮食宜清淡，将息调摄为是。

按 本病前一段在某院检查，确诊为淋巴结炎，据其临床表现，诊断应当是正确的。至于患者怀疑恶变，意欲去外地再进一步确诊，这是情理之中的事。在一附院两个月的检查治疗，用抗炎药，抗结核药都是正确的。唯发热不退，人形瘦削，应是淋巴结的炎症导致的消耗性发热，使之气虚体弱，正气不足的缘故。从辨证思维来看，病者是肝郁气滞，表里不和，营卫不调，故发热反复发作，因无明显的表证，亦无里热结实之证，所以用小柴胡汤原方，加葛根、青蒿，取其透达于表，药后热退，全身情况缓解，收到预期的疗效。热退后，精神心态均得以恢复和稳定，继以四逆散疏肝理气，加软坚散结的郁金、夏枯草、牡蛎、猫爪草、浙贝母、橘核等，旨在使其渐消渐散，缓缓图功。经三个月的调治，守方进50余剂，病告痊愈。治疗中未见波折，停药后亦未反复，前后两易其方，可以认为辨证用药是稳妥的。

（十）四逆散治十二指肠溃疡

病案举例

何××，男，49岁，干部。1995年12月10日就诊。

病者经胃镜检查为十二指肠溃疡。自觉症状，胃脘及脐以上满胀不舒，腹中雷鸣，大便稀薄，食纳少，食之则胀痛，形体消瘦，脉细弱，舌淡苔薄润。拟以四逆散合良附丸加味：柴胡10g，白芍10g，枳壳10g，炙甘草5g，高良姜10g，香附10g，神曲15g，厚朴10g，每日1剂，水煎分2次温服。

二诊：12月18日。服上方7剂后，满闷胀痞之感完全消失。肠鸣亦显著减轻，大便成形偏软，食欲感明显增强，食量增加，脉缓有力，舌淡红薄润苔，拟用原方加白术10g，嘱再进7剂。煎服法同前。

三诊：12月26日。服前方7剂后，病者自谓其病如失，胃舒畅，食量倍增，精神好转，脉缓有力，舌淡润如常。拟守上方再加山药15g，扁豆15g，嘱服10剂，以资巩固。

元旦后随访，病者谓十二指肠溃疡虽困扰多时，前后近20日的治疗，症状消失，基本恢复病前的状况，要求善后调治。

按 十二指肠溃疡属于肝脾不和、虚寒气滞者屡见不鲜，缘何不用六君补益，而先用四逆合良附丸？因为胀闷不舒，理应先调肝脾，兼佐温运行气。俟肝气舒，脾胃调，再议补，这样先调理肝脾，再补益脾胃，不致于壅滞气机，失于偏颇。临床上胃炎、十二指肠溃疡、肠炎等胃肠功能失调的疾患，先从肝论治，再议脾胃用药，体现治标治本的层次先后，有临床指导意义。

（十一）四逆散治咳嗽

病案举例

熊××，男，36岁。1995年10月5日就诊。

患者胸闷胁胀痛，咳嗽咽痒，痰少而粘，大便干结，舌质红，苔薄黄，脉弦缓。处方四逆散加味：柴胡10g，白芍10g，枳壳10g，炙甘草5g，前胡10g，桔梗10g，全瓜蒌10g，苏叶10g，虎杖15g，北沙参15g，嘱服4剂，水煎分2次温服。

服上药4剂，咳嗽止，胁痛平，大便通畅，一切正常而停药。

按 咳嗽本属肺。然有“五脏六腑皆令人咳”的说法，且四逆散的或然症中亦有“咳”，所以排除肺之寒郁，从肝郁气滞上逆为咳，而用四逆散疏肝理气，稍佐前胡、桔梗、瓜蒌之属，使肺气宣畅，三焦通畅，咳嗽自止。因而，用四逆散治咳嗽，是属常理常法，并非旁门左道。

（十二）四逆散治肝硬化

病案举例

杨××，男，46岁，教师。1993年4月10日就诊。

病者有慢性肝病史，排除血吸虫病因。B超提示：肝硬化伴中度腹水，胆囊壁粗糙，脾脏肿大。自觉症状：腹胀气滞，食之腹胀更甚，肝区隐痛，大便时稀时干，小便偏少。面色晦暗，形体偏瘦，精神疲惫，腹部脐周有青筋暴露，双手肝掌明显，颈下有两粒蜘蛛痣，两下肢轻度浮肿，脉细弱，舌淡润。病属中医的鼓胀，缘由肝郁气滞血瘀，脾胃不足。方拟四逆散加味：柴胡10g，赤白、芍各10g，枳壳10g，炙甘草3g，山药15g，扁豆15g，郁金10g，炒鸡内金10g，大腹皮10g，海桐皮20g，茯苓15g，益母草15g，旱莲草15g，青、陈皮各10g，水煎分2次温服，每日1剂。

二诊：5月4日。服上药15剂，腹胀明显减轻，食量增加，能食能化，食后无胀痛，大便偏软。精神好转，睡眠安静，脉缓有力，舌淡润。B超复查：腹水消退。守原方减大腹皮、海桐皮，加三棱、莪术各6g，白术10g，每日1剂，水煎分2次温服。另服健脾益气冲剂（本院自制药品，方中以参苓白术散加味组成）每日1包（含生药15g）早间用开水冲服。

三诊：7月10日。上方共用40余剂，病者精神好转，食欲正常，睡眠安宁，形体略胖，腹无所苦，腹水未反复，大便正常，小便每日24小时量约2000ml，自觉病去七八，并能上班工作。脉缓有力，舌淡苔润。仍守上方加减：柴胡10g，赤、白芍各10g，枳壳10g，炙甘草5g，山药15g，扁豆15g，郁金15g，生黄芪15g，益母草15g，旱莲草15g，青、陈皮各10g，每日1剂，水煎2次温服。另每日服健脾益气冲剂1包。同时，嘱每半个月吃一次甲鱼（将甲鱼久炖8～10小时服用），旨在滋阴软坚，辅助治疗。

四诊：9月10日。服上方30余剂。B超复查，肝硬化，未见腹水，脾脏缩小。自觉症状：偶尔有精神疲乏，四肢软弱倦怠，其他饮食、二便、睡眠皆正常，脉缓不弦，舌苔薄润。嘱其仍守上方再进，继续观察。

五诊：12月10日。病者先后服上方40多剂，自觉身体状况正常，无腹胀，腹部青筋暴露减少，不浮肿，面色有泽润，食量倍增，大便软，小便正常，睡眠安静，脉缓不弦，舌淡润。拟以四逆散合四君子汤加减：党参15g，白术10g，赤芍15g，柴胡10g，枳壳10g，茯苓15g，炒鸡内金10g，炒谷、麦芽各10g，旱莲草15g，益母草15g，生黄芪15g，青、陈皮各10g，郁金10g，三棱、莪术各5g，嘱每日1剂，水煎分2次服。

六诊：1995年2月10日。病者服上方30剂后，自觉身体较前壮实，少有感冒，精力较充沛，饮食正常，大便成形，小便正常，睡眠安静，脉缓平和，舌淡红润。嘱仍守上方长期服用，隔日一剂，以资巩固疗效。1996年1月10日获悉，病者仍坚持服上药，身体状况尚好，能坚持工作。

按 本例肝硬化的治则，始终本着疏肝理气，健脾和胃，软坚散结，缓缓图治的治法。并遵《金匮》肝病实脾之旨，用药着力保护和补益脾胃，使消化吸收功能保持良好状态，是稳定肝硬化的重要措施。至于软坚散结药，除用小量三棱、莪术外，他如郁金、青皮、鸡内金等均取其柔中有刚，不伤正气，前后共服200余剂，未见脾胃损伤，肝阴不足。因而达到了脾脏缩小，腹水消失，肝硬化稳定，临床痊愈的目的。

十、芍药甘草汤

芍药甘草汤即桂枝汤的一半，用芍药与甘草配合用其治里，而不是解表。芍药之酸泄，甘草之甘缓，故有酸甘化阴，滋养阴血的说法。仲景用它治“脚挛急”，意在滋阴养血，柔筋缓急，所以能缓解脚拘急。后人所用的“中岳汤”、“去桂汤”，均为芍药甘草汤变方。它们的主要功用，前者是治湿气腿脚赤肿疼痛；后者是治脚软无力，行步艰难。如果从《伤寒论》本旨看，芍药甘草汤所治伤寒自汗出，脚挛急，是因汗出津亏，耗伤阴血之咎。后世用治湿气腿脚赤肿，以及脚软无力，扩大了芍药甘草汤的运用。这是经验之谈，可从。

芍药甘草汤还是治多种腹痛之方。夹热者加黄芩，夹寒者加干姜，这是常法。究其治疗腹痛的原理，还是芍药有除血痹、散恶血的缘故。如果说腹痛是因之“血痹”，用芍药“通顺血脉”，使局部血行障阻解除，腹中急痛就自然缓解。所以，近人用芍药甘草汤治疗胃脘痛、胆结石、胆道蛔虫、肾结石、子宫以及输卵管收缩的疼痛，确有缓急止痛的功效。笔者经验证明，凡是平滑肌的脏器，所出现的疼痛，用芍药甘草汤均可起到止痛的作用。究其止痛的机理，大概是两个方面的意义：一是芍药除血痹，通顺血脉；一是芍药配甘草，酸甘合化缓急止痛。故能治疗上述各脏器的疼痛。芍药这味药，品种有赤芍、白芍之分，在运用中小有区别。一般是白芍多用于虚证，配补益药如当归、黄芪等滋养营血；赤芍多用于实证，配清泄药如枳壳、香附等行气活血。这种分法尚无确切的药理学根据，而传统的用药习惯，是可以借鉴的。

（一）芍药甘草汤治关节炎

芍药甘草汤原为缓急止痛，治脚挛急之方。然以其缓急止痛的特长，沿用于治疗关节痹痛是证药相符的。但由于关节痹痛多为湿热所浸淫，故在原方中加入清热燥湿药，祛风胜湿药，又是理所当然的。实践运用中，笔者常择四妙散或豨桐丸之类，配合应用，两者相得益彰。

病案举例

例一　王××，女，32岁，银行职员。1983年4月10日就诊。

患者两膝关节疼痛，甚则自觉疼热难忍，腓肠肌紧束抽掣，偶尔关节浮肿。经治多时，未能奏效。月经正常，饮食尚可，二便无异。脉缓弦，舌薄白而润。处方：赤、白芍各10g，炙甘草10g，苍术10g，黄柏10g，牛膝15g，海桐皮15g，独活10g，服5剂，疼痛基本控制，继续守原方服10剂，诸症自罢，临床痊愈。随访一年多，未复发病。

例二　陈××，男，45岁，干部。1984年1月22日就诊。

病者右膝关节疼痛已多时，不红肿，屈伸不利，遇阴雨低温，疼痛更甚。有时右膝肘肌肉紧张如抽筋样痛，必须用手揉擦方缓解。经用祛风胜湿药、独活寄生汤类均未取效。舌苔薄润，脉缓略弦。拟用芍药甘草汤合三妙散加味：赤、白芍各10g，炙甘草10g，牛膝15g，黄柏10g，苍术10g，伸筋藤15g。嘱服5剂，水煎每日1剂。未复诊。

事隔一年，1985年1月16日，病者告谓，服上方3剂，疼痛完全消失，后2剂亦服完，一是巩固，二是免于浪费。至今未再发现疼痛，疗效甚捷，真是价廉物美。

例三　王××，男，5岁。1993年3月20日初诊。

患孩在儿童医院以关节炎收住院治疗一个多月，用阿司匹林、青霉素注射，并结合抗痨药治疗，并未收效。

检查所见：面色憔悴，精神很差，食纳量少，大便量少，小便黄。全身关节疼痛，尤以上肢腕关节痛不可近手，两膝关节肿大，局部按之软，疼痛，踝关节亦肿。步履跛行，不愿着地，站立不稳。低烧，烦躁，夜不安卧。脉细数，舌苔薄黄略腻。鉴于患孩病延日久，体质瘦弱，低热烦躁，当先治标，俟热退，食欲增进，再图治本。姑拟柴胡加葛根汤：柴胡5g，太子参10g，黄芩5g，法半夏5g，葛根5g，青蒿3g，防风5g，生姜2片，大枣2枚。服7剂，每日1剂。

二诊：服上药后，热退，烦躁止，食欲增加，精神好转。关节疼痛略有缓解。脉缓略弦，舌薄白微黄。其父母要求出院，回家服中药。遂拟芍药甘草汤合四妙散加味：赤白芍各6g，炙甘草5g，黄柏5g，苍术5g，牛膝6g，生薏苡仁10g，独活6g，秦艽5g，豨莶草10g，晚蚕沙10g，嘱每日1剂，水煎分2次服。

三诊。服上方15剂，患孩关节肿痛减去大半，能下地玩耍，站立小跑均无不可，唯膝关节肿大未消尽，食欲增进，舌白润，脉缓有力。仍守上方加忍冬藤10g，每日1剂。

四诊：上方共进20余剂，关节疼痛已平，膝关节亦消肿，步缓行走正常，脉舌平，遂改用独活寄生汤加黄芪、伸筋藤、鸡血藤。以资巩固，共服20余剂，痊愈。

体会：上述三案均以芍药甘草汤为基本方调治。用芍药甘草汤治关节疼痛，应是常中之变。所治三例均以赤白芍药同用，配以甘草，取其酸甘合化，缓急止痛，柔筋活血，加四妙散清热燥湿，加祛风药同用，既有下行引药达病所，又有利湿祛风之功效。例一例二病情较轻，服药不过10多剂。例三形似中医所称的“鹤膝风”，故用抗痨药。但终因湿热痼结，注于关节，形同鹤膝，实乃风湿，所以执定养血柔筋，祛风胜湿，未从鹤膝风论治，亦取得满意疗效。

实践证明，南方地域潮湿，湿热郁蒸，虽是文静女性，年幼孩童，只要禀赋不刚，均可患风湿，说明本病没有年龄、性别和职业的差异。笔者用此苦寒燥湿，亦无所虑，经多年临床验证，未见苦寒化燥的弊端。换言之，用芍药甘草汤合四妙散加味，治湿热痹证，只见有疗效之功，还未见不良反应。故在临床上已将本法列为治风湿痹证的常法，凡下肢关节痹痛，坐骨神经痛等，均可以本法治疗，近30年的经验证明，疗效是稳定的。

（二）芍药甘草汤治脚抽筋

脚抽筋即是腓肠肌痉挛，多因血不足以养筋，老年体衰者尤甚，有经年不止者，有间断发作者，亦有暴病失血失水者罹患此病。虽其病各异，治法则不外酸甘缓急，柔筋止痛，用芍药甘草汤属常法，屡取速效。

病案举例

易××，男，56岁，教师。1983年5月10日就诊。

病者来省城开会，当晚两脚抽筋，无法入睡，两脚软乏力，夜半抽筋从睡梦中痛醒，大便偏结，舌润薄苔，脉缓稍弦。血压正常。处方：白芍20g，炙甘草10g，牛膝15g，枸杞子10g，女贞子10g，桑椹子10g，水煎服。

当晚服1剂，抽筋缓解。次日又服1剂，脚挛急即止。嘱其用本方经常服用，若有脚抽筋，即服3~5剂。

后来信称：回家后服过1~2次，再未复发。

按 脚挛急其病由于阴血不足，用芍药甘草汤治疗，取其滋养营血，柔筋缓急，是为常法。但又因病者的具体病情而异，若系老年体虚可酌情加入必要的药物，如气血不足加黄芪、当归等，湿阻经络加牛膝、地龙等，风湿痹着加独活、秦艽，或伸筋藤、大活血、千年健等；阳虚寒盛加制附片、干姜等。总以体质与病情的兼挟而据证加味，以增强其临床疗效。

（三）芍药甘草汤治肾结石

芍药有活血行血之功，甘草与之配合，仍不失其缓急止痛之功。在此基础上，加入滑石疏泄，清热利湿药，能取得良好的疗效。

病案举例

黄××女，21岁，职员，1993年5月5日就诊。

病者突然腰痛，以右侧为甚，小便频急，尿红赤，尿道涩痛，口渴，大便偏结，脉缓弦，舌苔薄白润。小便常规：红血球+，白血球++，蛋白O，草酸钙结晶+++。B超提示：右肾输尿管下段结石数粒，0.6~1.0mm。其他未见异常。处方：赤、白芍各10g，炙甘草10g，滑石15g，白茅根20g，炒鸡内金10g，金钱草15g，海金沙15g，牛膝10g，郁金10g。水煎每日1剂，分2次凉服。

服上药7剂后，小便频急减轻，尿量增多，排尿通畅，小便常规：红血球0~5，白血球+。脉缓，舌白润。守上方加生地15g，赤芍15g，继进10剂，每日1剂。

服上方后，小便正常，无任何不适，尿常规检查，各项指标均正常。脉缓，舌苔薄润。拟方：赤、白芍各10g，炙甘草10g，金钱草15g，海金沙15g，牛膝10g，白茅根15g，炒鸡内金10g，郁金10g，水煎隔日1剂，分2次凉服。

经两个多月的治疗，服上药30余剂，隔日1剂，结石全部排出，B超复查，两肾正常，未见结石光团，临床痊愈。

按 用芍药甘草汤合三金汤治肾结石，临床运用已是屡见不鲜。究其原理，一则用芍药甘草汤解痉缓急，一则用三金汤化石消石，两方合用，相得益彰。治疗过程疗效显著，且无副作用，从未见到利湿伤阴的现象，亦无损伤胃气的弊端。故可认为，本法治肾结石是优于利水通淋，消石化石的方法，笔者屡用屡验。

十一、小青龙汤

小青龙汤由麻黄、芍药、干姜、五味子、甘草、桂枝、半夏、细辛等组成。本方麻黄配桂枝解表平喘，桂枝配芍药调和营卫，半夏降逆，甘草和中。姜、细辛、五味子三药同用，是方中温化里饮的主药，干姜温脾以行水，细辛散寒温肾，五味子酸以敛肺。如此肺脾肾药配伍，是仲景治痰的要药，从生理病理的关系理解，用于寒痰宿肺之证，疗效是十分确切的。至于有人认为本方为治外有表寒，内有里水的说法，不可拘泥。临床上用小青龙汤治痰饮，没有表证者亦可运用，方中麻桂并非为表证而设，且其与姜、细辛、五味子之辛甘温收敛之品同用，显然不是发表。当然，有表证者可用，这就无须讨论了。

（一）小青龙汤治哮喘

小青龙汤从其主治功用看，是温肺化饮治疗寒饮射肺，哮喘属于肺虚寒饮者，亦可用之。其病机和大法与治痰饮相同。

病案举例

李××，男，47 岁，工人。1964 年4 月5 日就诊。

病者患哮喘十余年，最近因感冒而哮喘发作特甚，夜不能平卧，喉中如水鸣声，痰多清稀，涎沫甚多，每晚吐一茶缸。无明显畏寒，食纳减少。舌质晦黯，苔薄白腻，舌面满布痰沫，脉浮而细数。听诊两肺满布湿啰音，治宜温肺化痰，方用小青龙汤加味：炙麻黄5g，桂枝5g，五味子6g，党参15g，法半夏10g，细辛2g，干姜6g，白芍5g，苏子10g，款冬花10g，炙甘草5g，服6 剂。

二诊4 月12 日。服药后，哮喘咳嗽减轻，气息平和为常人，痰少转浓，大便稀不成形，每日1 次，小便清长，口不渴，食纳稍差，舌质淡红，脉浮弦。病情缓和，哮喘平定，唯痰湿宿肺，拟改用苓甘五味姜辛半夏汤加味：姜半夏10g，茯苓15g，细辛2g，蜜冬花10g 五味子5g，干姜6g，陈皮10g，苏子10g，炙甘草5g，每日1 剂，水煎温服。

三诊：4 月20 日。服前方6 剂后，喘咳诸症减轻，惟夜间有小阵咳嗽，痰白量少，大便仍稀软，脉弦缓，舌润滑，拟用六君子汤加味：党参15g，白术10g，茯苓15g，细辛2g，五味子5g，陈皮10g，炙甘草5g，法半夏10g，苏子10g，款冬花10g，每日1 剂，水煎温服。

上方服6 剂，咳喘消失，症状平稳，恢复上班。

按 仲景治寒水射肺，亦如痰饮之以温药和之。哮喘有寒热之分，寒哮可与痰饮同治。本案首用小青龙汤，针对其哮喘痰多清稀而用，病药合拍，投之病减。继之以苓甘五味姜辛半夏汤专治痰饮宿肺，取其温肺化痰，用之亦显效。最后用六君子汤加味，补益肺脾，巩固治疗。这样三步走，治寒痰哮喘，是颇有临床意义的，如果审证确切，疗效也是可靠的。

（二）小青龙汤治肺气肿合并肺心病

肺气肿合并肺心病是由老慢支逐渐转变而成，病者有器质性病变，又身体抵抗力下降，加之天寒地冻之日，极容易引起病发。

病案举例

汪××，男，64 岁。干部，1993 年12 月10 日就诊。

病者已病半月之久，发热微恶寒；唇口色青紫，咳嗽痰多清稀，夜不成寐，经用安苄青霉素点滴，发热有所缓解，但仍每日低热，微恶风寒，食纳差，大便日1～2 行稀软，胸闷气喘，小便多，脉浮弦虚软，舌胖薄白苔滑润。处方：麻黄10g，桂枝10g，法半夏10g，制附片10g，五味子10g，细辛3g，干姜10g，葶苈子10g，苏子10g，白芍15g，神曲15g，厚朴10g，炙甘草5g，嘱服5 剂，水煎温服。

二诊：12 月16 日。服前方后，发热恶寒已罢，咳嗽减轻，痰涎明显减少，口唇转红，食纳明显恢复，腹胀减，大便成形，小便减少，脉缓弦，舌滑润。守方去神曲、厚朴，嘱继续服5 剂。

三诊：12月22日。病者服上药10剂，咳嗽平稳，痰量减少，食纳增加，精神好转，二便正常，睡寐安宁，脉缓稍弦，舌净而润。拟改用六君子汤加味：党参15g，白术10g，茯苓15g，法半夏10g，陈皮10g，五味10g，枸杞子10g，巴戟天10g，仙茅10g，仙灵脾10g，炙甘草5g。每日1剂，水煎温服。

上方服30余剂，病者恢复良好，饮食睡眠正常。后两三年均未发病，身体康复如初。

按 本案经确诊为肺气肿合并肺心病。从中医辨证，病机是脾肺气虚，湿痰壅盛，且有肾阳不足之征。初则小青龙汤加味，旨在平喘温肺化痰，使之咳减喘平，唇口紫绀明显改善，取得预期效果。继之以六君子汤加味，主要从补益脾肾着手，起到了巩固治疗之目的。经过上述治疗，历时近一个多月，后以归脾丸合杞菊地黄丸调理。病者已经三年多未复发病，临冬天寒气冷，亦能正常生活。可见肺心病以补益肺脾肾三脏为主，是善后调理的重要方法，笔者多年验证，此举实为良策。

十二、苓甘五味姜辛半夏汤

本方出自《金匮要略》痰饮病篇，由茯苓、炙甘草、五味子、干姜、细辛、半夏等组成，方中茯苓、干姜、炙甘草甘淡温以健脾燥湿，细辛温肾，五味子敛肺，半夏化痰，全方温化痰饮，是治痰饮宿肺的专方。它与小青龙汤的差异是，前者寒痰宿肺不兼表，故以苓甘五味姜辛半夏汤温肺化痰；后者为寒水射肺兼表证，故以小青龙汤解表化饮。此方还体现了仲景用“姜辛味”治痰饮的特色，干姜温脾，细辛温肾，五味子滋肺。病痰饮者关乎肺脾肾，仲景用姜辛味专治痰饮，符合病机，堪称治痰的圣药。后贤陈修园用二陈汤加姜细味，治寒痰停饮，颇合实际，与仲景之方有异曲同工之妙。

苓甘五味姜辛半夏汤治痰饮

病案举例

胡××，男，47岁，工人。1963年9月11日初诊。

病者主症：咳嗽气短，倚息不得卧，吐白痰夹水，每于早晚咳甚，咳时须俟痰出而后安。伴有胸闷不适，胃脘胀满，舌白而润，脉象弦滑。察其病属痰饮为患，肺有宿寒，未见外感，故从除痰饮、温肺散寒入手，方用苓甘五味姜辛半夏汤主治：茯苓15g，炙甘草5g，五味子5g，生姜3片，细辛3g，制半夏10g，干姜10g，水煎温服，嘱服2剂。

二诊：服上方2剂后，诸症大减，咳平安卧，精神倍增，早晚咳嗽减少。胃脘略感不舒，脉仍弦而滑，舌白润。病仍属肺气虚寒，痰饮未尽，守原方加广陈皮10g，去生姜，继进5剂后咳止痰平，其病如失，饮食大增，精神恢复，睡眠安宁，脉息和缓而虚，舌净口和，唯食后稍有胃闷胀，继以香砂六君子汤加味调理中焦，以善其后。

按 病痰饮者，当以温药和之，这是《金匮》治痰饮的大法，故立苓甘五味姜辛半夏汤方。对于寒饮宿肺，不失为良方良策，是临床上常用方。其加减用法：有合苓桂术甘汤，有合六君子汤，有合二陈汤，均不外增强温肺化痰之功，更好地提高临床疗效。

十三、五　苓　散

五苓散方由茯苓、白术、桂枝、猪苓、泽泻等五药组成，其功用为化气利水。桂枝辛温化膀胱之气；白术苦温，健脾胜湿；二苓、泽泻均淡渗利湿之品，五药合用故能化气利水。从临床运用看，桂枝与肉桂可因症分别选用，如化膀胱气以桂枝；如温化下元则用肉桂。方后均载有捣为散，白饮和服的注释，说明古人用本方以散剂为是，且用白饮（即米汤）和服，以加强其化气利水之功。但汤剂与散剂，利水的作用有很大的区别。汤剂利水并不明显，捣成散剂，利水的功效显著加强，这是事实。

五苓散是苓桂剂中的常用方之一，它可以与平胃散合用，亦可与五皮饮合用。本方加茵陈名茵陈五苓散，是治寒湿发黄的通治方。方书中以五苓散主治蓄水，霍乱吐下，水肿身重痰饮等症，总括其功用均离不开“化气利水”，异病可以同治，凡气化不利者，皆可用之。

（一）五苓散治小儿遗尿

病案举例

吴××，女，13岁，学生。1987年4月6日就诊。

患孩经年尿床，每晚必尿1～2次，且量多。采用各种方法，从下午即控制饮水，夜间唤其起床小解，依然无效。查体：小儿发育良好，体形偏胖，智力发育正常，性格偏于内向，少言寡语。除有尿床疾苦，其他体征无据可查。小便常规正常，尿比重正常。脉缓有力，舌苔薄白而润。拟以五苓散加味：白术10g，桂枝6g，泽泻6g，猪苓6g，茯苓12g，远志6g，水煎每日1剂分2次服。嘱服3剂，以观动静。

服1剂药后，当晚小孩自行起床小解，未尿床，次日小孩表情欢快，精神振作。服完3剂后，基本不遗尿，食欲正常，神态敏捷，学习良好，多年痼疾得以临床治愈。

半年后，又出现遗尿1～2次，自觉疲乏，肢体笨重，脉缓有力，舌苔白润。小便常规正常。仍守原方加菖蒲6g，嘱服5剂，遗尿自止，病告痊愈，至今3年未复发病。

按 小儿遗尿，不能动辄补肾，小儿为纯阳之体，妄补肾阳肾阴，于病无益，于体有害。为何小儿遗尿从化气利水求治？因为小便量多实属膀胱气化不利之征，水湿内停，上蒙心阳，所以，多数小儿夜尿，均有夜梦游玩，而出现尿床。故而用五苓散化气利水，气化则水化，加入温通心阳之菖蒲、远志，使之离照当空，气机布化正常，则遗尿自止。笔者用此法治疗多例，年龄小的7～8岁，大的25～28岁，均获得很好的疗效。

（二）五苓散治尿道感染

病案举例

徐××，女，48岁，工人。病者经常小便频急，尿量少，少腹坠胀，小便常规检查正常，诊断为尿道感染。用西药PP粉外洗，皮肤干，内服氟派酸，能控制症状，不能治本，反复发作。就诊时主要症状：尿意频数，白天每2～3小时一次，甚至半个小时至一小时一次，夜间3～4次，尿量少，尿道轻微刺激感，少腹坠胀，口不渴，大便正常，舌苔白润而滑，脉缓有力。拟用五苓散加味：白术10g，泽泻10g，猪苓10g，桂枝10g，茯苓15g，白茅根20g，每日1剂，水煎分2次服。

服上药5剂后，尿频消失，尿量增加，少腹坠胀感明显减轻，口和舌润，脉缓有力。嘱再服5剂，症状消失，一切正常，临床痊愈。随访半年，未复发病。

按 尿道感染是妇科常见病，多数以消炎，清热解毒药治，有的有效，有的无效，且反复多。而用五苓散治疗本病，主要是抓住尿意频急，次数多量少的临床特征。这个病证，实际是气化不利，故小便不利。因而用五苓散化气利水治疗。加白茅根有清解下焦湿热，淡渗清热之意。有时尿中检出白细胞，则加用金银花、白花蛇舌草、苦参、十大功劳叶之类，任择1~2味。如尿道口搔痒，伴白带较多，用五味消毒饮加土茯苓、十大功劳叶、蛇床子之类，煎水坐浴，外洗，有清热解毒、清洁外阴的功效，与五苓散配合用，内外合治，相得益彰。

（三）五苓散治老年夜尿

病案举例

吴××女65岁，退休干部。病者身体瘦小，有冠心病史，下肢轻度浮肿，小便每晚4~5次，并有自遗现象。除外糖尿病。小便常规检查正常，肌酐，尿素氮均为正常值范围。自觉症状：精神稍差，饮食正常，白天尿量稍偏多，晚间少则3~5次，多则7~8次，影响睡眠，脉缓弱，舌体胖润，苔白滑。拟用五苓散加味：茯苓15g，芡实20g，白术15g，猪苓10g，泽泻10g，肉桂10g（入煎），益智仁10g，水煎日服1剂，分2次温服。

服2剂后，夜尿减至1~2次。服完10剂夜尿每晚1次，不再自遗，临床痊愈。继之以金匮肾气丸巩固。随访半年，病未复发。

按 老年尿多，本属肾气不足，虚不固摄。然用五苓散取其化气利水，用肉桂温补肾阳，白术、茯苓补脾，泽泻、猪苓利水，加益智仁、芡实固涩纳肾，与泽泻、猪苓配伍，一收一泻，相互为用，药虽平常，不补肾而肾气自纳。临床验证多例老年尿多病者，疗效均满意。

（四）五苓散治茶黄

病案举例

戴××，男，48岁，农民。1957年4月10日就诊。

病者入春以来，自觉肢体疲倦，四肢乏力，腹胀气滞，食少便溏，肤色黄，小便清长，小便常规无异，舌淡白润，脉缓而软。拟用五苓散加味：白术10g，茯苓15g，泽泻10g，猪苓10g，桂枝10g，茵陈15g，厚朴10g，神曲15g。每日1剂，分2次服。另嘱其采茶叶树根，每次用2两，炖水服。每隔1~2日服1次。

上药服5剂后，诸症大为好转，精神振作，食纳增加，腹胀气滞消失，大便成形，肤色如常，小便正常，脉缓有力，舌淡红而润。嘱其再服5剂，继以归脾丸善后。

按 茶黄即嗜茶叶过量（赣西北地区有饮茶吃茶叶的习惯，日积月累，脾胃不足之体，可罹患此病），病者肤色发黄，但巩膜无黄染，且有肢体疲乏，精神困倦，食纳少，腹胀便溏等脾胃湿困之症，故治以补脾利水，行气消胀之剂，终以健运脾胃治本。本病重在脾胃湿困，无肝胆郁结症，故无须治肝，更不能与肝病等同，病因病机，治疗大法，均从脾胃中焦入手，经治多例，均获痊愈。

（五）五苓散治肾炎水肿

肾炎治疗的全过程，初期治肺，中期治脾，后期治肾。三者之间有关联，如初期肺脾同治，中期以脾为主，后期以肾为主。五苓散在肾炎的初、中期均可运用，如初期以五苓散加宣肺药，中期加益气药，可以随症加减。

病案举例

熊××，女，21岁，缝纫工。1995年5月20日初诊。

患者全身浮肿，疲乏无力，腰痛，尿频，饮食差，脉浮缓，舌白润。小便常规：蛋白++++，白细胞+，红胞++。此前一星期，病者患感冒发烧，用病毒灵、板蓝根、青霉素治疗，感冒病症已基本控制。仍拟宣肺利水为法，方用五苓散加味：茯苓15g，猪苓10g，白术10g，桂枝10g，泽泻10g，防风10g，苏叶10g，桔梗10g，杏仁10g，白茅根20g，益母草15g，嘱服10剂，水煎分2次服。

二诊：6月2日。服前方后，浮肿明显减轻，除踝骨以下仍浮肿，其他消退。精神好转，食纳增加，小便通畅，口和，脉缓有力，舌白润。小便常规：蛋白++，红细胞±。守上方去杏仁、桔梗，加生黄芪15g，僵蚕10g，嘱服10剂，水煎分2次服。

三诊：6月14日。服上药后，自觉症状消失，饮食、二便、睡眠基本正常，脉缓苔白润。小便常规：蛋白±。仍守上方再进，嘱服10剂。

四诊：6月26日。服上药后，小便常规：蛋白–。自觉症状消失，脉缓，舌白润。嘱继服上药巩固。每日1剂，服半个月复查。

八月间来诊，经上述治疗后，一切恢复正常。本次因涉水后感全身酸楚，下肢轻浮，脚膝发胀。查小便常规，未见阳性。仍嘱服上方，隔日1剂，以1个月为期。后于10月来访告之未见反复，基本痊愈。

按 五苓散治肾炎水肿，是一张通用方。在肾炎的初中后期均可加减择用。本案初则感冒，继则出现全身浮肿，实为“风水”，故在五苓散中加入宣肺解表药，如防风、苏叶、桔梗、杏仁之属；俟表解后，则加入益气透表药，如黄芪、僵蚕之属。至于用白茅根、益母草则从凉血清热考虑，如尿中无红血球，不用益母草亦可。笔者认为，急性肾炎属中医“风水”者，可以五苓散合越婢汤，或麻黄连翘赤小豆汤合五苓散加减，均可一方通治。但应注意，全身症状和尿蛋白全部消除之后，仍需坚持服药1～2个月，以巩固疗效，杜绝症状反复，实为必要。

（六）五苓散治前列腺肥大

前列腺肥大是老年常见病，轻则小便不畅，重则点滴全无，痛苦至极。本病之因实由膀胱气化不利，肾虚不能布化。西医手术是根本治疗办法，但临时措施，用中药也不失为有效之举。

病案举例

刘××，男，65岁，干部。1992年6月5日。就诊。

病者为前列腺肥大长期困扰，准备手术，在病房待安排。用留置导尿，小便不成流，膀胱坠胀难忍，尿量极少。邀余会诊。诊察所见，病者痛苦面容，少腹坠胀，小便点滴，尿液极少，烦躁不安，大便不快，1～2天一次，质软，脉弦缓，舌淡润薄白苔。辨证属下元虚寒，气化不利，拟用五苓散加味：白术10g，茯苓15g，泽泻10g，猪苓10g，桂枝10g，乌药10g，牛膝10g，炒小茴香10g，水煎服，每日1剂。嘱服2剂。

病者服上药后，膀胱区坠胀明显减轻，小便能自行排出，尿量增加，人形安静。饮食正常，脉舌仍如前，共服4剂，小便流畅，不用导尿能定时排尿。后手术切除前列腺，恢复正常。

按 从临床观察，前列腺肥大，影响尿液排泄，压迫膀胱而小腹坠胀，临时之举，急治其标，用五苓散化气利水，有很好的疗效。诚然，小便通利之后，用手术的办法使之根治。但用中药软坚散结，使前列腺缩小，这种可能也是有的，应继续观察，积累经验，能不用手术，用药物无损伤治好前列腺肥大，这不是上上策么？

十四、苓桂术甘汤

茯苓桂枝白术甘草汤可算是苓桂剂的代表方。由茯苓、桂枝、白术、甘草等组成。全方以茯苓为君药，重在淡渗健脾利水，桂枝为臣温阳化气，佐白术苦温燥湿，使用甘草调和脾胃，共同组成健脾渗湿，温化痰饮之剂。

从方剂结构分析，亦可以是桂枝甘草汤加茯苓、白术，以桂枝甘草汤温养心阳，加苓术淡渗利水。是中焦停饮的首选方。论中所述：心下逆满，气上冲胸，起则头眩，脉沉紧。是中焦阳虚、脾胃失运，气不化水，聚湿为饮之症。临床上病痰饮者，可以本方同治。并常与二陈汤合用，增强其化痰的功效。笔者运用本方治眩晕、慢支、肺心病、肠炎等均有其独特功效。

（一）苓桂术甘汤治眩晕

眩晕一证，从阳虚水气上逆之机推论，必有心悸，头眩，肢冷，恶寒；或脾胃虚寒，肠鸣，腹泻等，其病机均是中焦阳虚，水不化气，温阳化水是其主要治疗大法。

病案举例

例一 汤××，40岁，教师。1983年8月10日初诊。

病者素体偏胖，痰多。最近发作头眩晕，欲呕吐，心悸动而烦，肢冷形寒，大便稀软，甚则腹痛泄泻，脉缓而弱，舌苔白润。处方：茯苓15g，桂枝10g，白术10g，法半夏10g，广陈皮10g，炙甘草5g，嘱服2剂，水煎服。

二诊：8月12日。服2剂后，自觉眩晕有所缓解，心慌悸动仍作，大便仍稀，出汗，脉缓弱，舌白润。守原方加天麻10g，柏子仁10g，刺蒺藜10g，嘱服5剂。

三诊：8月17日。服前方后，眩晕基本控制，唯头痛怕风，脉舌如前。守8月10日方加川芎6g，羌活5g，刺蒺藜10g，服5剂后，诸症悉平。一年多未复发病。

按 本案素体偏胖，属脾虚痰湿之体。眩晕发作系体质之内因，体虚容易招致外感，故原方中加祛风药，未易方而病愈。

例二 梅××，女，41岁，工人。1985年4月5日初诊。

病者头眩晕，卧床不起，睁眼则天旋地转，恶心呕吐，不能食，白带多而清稀。西医诊断为美尼尔氏征。多次住院治疗，每年发作二三次。脉缓略弦，舌苔白润，面色清淡。处方：茯苓20g，桂枝10g，白术15g，炙甘草10g，鹿角霜15g，芡实20g，萆薢10g，嘱服3剂以观动静。

二诊。4月7日。患者告谓，服上药1剂则眩晕、呕吐等症明显减轻，精神倍增，食纳增加，白带减去十之八九。要求服原方，脉缓，舌白润。继用上方3剂，一切恢复如常，照常上班。

例三 吴××女。43岁，营业员，1963年8月10日就诊。

病者患眩晕多年，每年必发多次，轻则三五天，重则十天半月，眩晕发作时头昏，眼花，胃反欲呕，卧床不起，耳鸣，食纳减，神疲乏力，脉缓稍弦，舌红少苔，但舌面湿润，伸出舌头即流清水。查阅以往所服诸药均为平肝息风类，如夏枯草、石决明、菊花，钩藤、天麻之属。如从脉弦，舌红少苔看，用以上药应当取效，为何久治不愈？仔细分析，病症眩晕，脉弦舌红苔少，说是阴虚肝旺，亦无不可，但其舌面滑润，涎如涌泉，因而一改前非，从湿痰论治，用苓桂术甘合二陈汤：茯苓20g，桂枝10g，白术10g，炙甘草6g，法半夏10g，广陈皮10g。嘱服2剂，以观其效。

二诊：8月12日。病者服上药奇效，自谓近半年来，少有的头脑清醒，如病之初，精神舒畅，食欲倍增，口不干，二便调，脉息平和。但因未能见到我，遂他医诊治，仍进前钩藤，菊花、天麻、夏枯草类药。进1剂，当晚又眩晕欲倒地，不能起坐，遂停原药而来求治。观其前后服药的反复，用苓桂剂取得显效，故仍改用8月10日方，嘱服5剂后，再来复诊。

三诊：8月18日。病者服上药后，一切如常，精神振作，食纳正常，二便平调，睡眠安宁，脉缓有力，舌红润薄苔。拟用六君子汤加黄芪、白芍、炒谷麦芽、炒鸡内金等味，嘱服数剂巩固疗效。一年后，告之病症如失，健康良好。

按 书云“无痰不作眩”和“无虚不作眩”，这是经验之谈。实践证明，虚与痰并存而致眩者居多。“虚”，理所当然是阳虚，只有中阳虚，痰湿始内生。（诚然，肾阳虚而作眩者，亦有其例），因为中阳不足，水气上凌，故眩晕而作。例一显然是水上凌心，以头眩，心悸为著；例二以脾胃阳虚，既有水邪上泛为眩，又有水湿下趋而为带下。例三的病机仍属中阳不运，但舌红苔少，而前医屡用平肝息风药，罔效，故试从温阳化饮之方试治，思路是对的，疗效也是显著的。然2剂之后，医又以平肝息风药，使之病复原样，而停服后又用温阳化饮竣功。可见诊断正确与否，疗效天壤有别。为何舌红苔少，而用温药有效？此间应当从机体素质寻求答案。可以认为，患者素体阴虚，而犯痰饮水湿证，这种常中之变，临床鲜为人知，故屡用平肝息风药无效。当改用温中化饮，则病去如剥蕉，证明体质与病机在常理之中是统一的，而在个别的病人中，也可以不一致，这只有在实际病例中才能知晓，不能把它当成普遍规律。

（二）苓桂术甘汤治痰饮

病案举例

例一 王××，男42岁，医务人员。1965年5月2日初诊。

病者自1964年下半年起，四肢冷（就诊时正值初夏，尚穿棉衣），头晕眩而重，口淡时吐涎沫，两胁下胀痛，面黄肌瘦，下肢浮肿，食欲大减，二便正常，脉象弦缓（每分钟50次）舌苔白润滑。以温化涤饮法，方用苓甘五味姜辛半夏汤加味：茯苓20g，干姜10g，法半夏10g，北细辛5g，五味子10g，制附片10g，炙甘草5g，服上药1剂后，觉腹中雷鸣不已，至夜八九点钟，矢气频作，泄泻多次，次日下肢浮肿渐消，四肢回温，食量倍增，继进5剂，病情逐渐好转。

二诊：5月29日。服前方后，诸症悉减，而服第1剂后，肠鸣矢气频作，乃至泄泻，此为寒湿久羁，姜辛附之力，始获温散之机，故仍宗《金匮》“夫短气，有微饮，当从小便去之，苓桂术甘汤主之，肾气丸亦主之”的宗旨，改用苓桂术甘汤加半夏为治。处方：茯苓30g，肉桂6g，漂白术15g，炙甘草5g，法半夏15g，水煎服，每日1剂。继进15剂，其病痊愈。

例二　童××，男，21岁，邮电工人。1963年10月21日初诊。

患者胃脘部及两胁下胀痛，痛处沥沥有声，呕吐清冷涎沫，四肢厥冷，不欲饮食，头眩晕，面色黧黑，口淡，大便溏泄，小便清长，脉象弦缓，舌苔白腻而润。询其病史，已历14年之久，从胃病论治多时无效。据其脉证符合痰饮病机，始投温热散寒，除痰涤饮之苓甘五味姜辛半夏汤试探。处方：茯苓15g，五味子5g，姜半夏10g，细辛3g，干姜10g，肉桂6g，炙甘草5g，水煎温温呷服。

二诊：服前方6剂后，肢厥回温，食量增加，精神好转，脉舌仍前。迨因病延日久，体素虚寒，改投真武汤加姜、细、味治之。制附片10g，白术10g，白芍6g，茯苓15g，干姜6g，五味子6g，细辛3g，每日煎服1剂。

三诊：服前方5剂，诸症悉减，饮食增进，精神好转，上肢回温，惟时欲呕，右胁下漉漉有声，下肢厥冷仍前，脉细软，舌白滑，拟用四逆汤合苓桂术甘汤：附片10g，川椒目5g，干姜6g，赤石脂12g，茯苓20g，苍术6g，肉桂3g，炙甘草5g，每日1剂，水煎温服。

四诊：服前方10剂后，右胁之声已失，四肢温暖如常，睡眠良好，唯偶吐清水，口淡舌白润，唇色晦暗，脉弦缓。处方：茯苓25g，漂白术12g，五味子10g，附片10g，干姜6g，肉桂3g，细辛3g，炙甘草5g，每日服1剂。

五诊：服前方3剂，病势缓和，停药数日。于前日又突然右胁下痛，呕吐清水，腹中肠鸣，脉弦缓而紧，疑其病情反复，水邪停于肠间，姑从分消入手，试投温化利水的五苓散，以探病情。服2剂非但无效，反见困倦神疲。嘱其停药观察，调理将息。

六诊：停药后四天，证见头眩晕，卧则舒，起则眩，腹中仍间有肠鸣，二便无恙，脉弦缓，改用苓桂术甘汤治之：茯苓30g，桂枝10g，白术15g，制半夏10g，炙甘草5g，服二剂后两目红赤瘙痒，即减桂枝改用桂木5g。继服20余剂，诸恙始痊。

按　《内经》“饮入于胃，游溢精气，上输于脾，脾气散精，上归于肺，通调水道，下输膀胱，水精四布，五经并行”，是说明水谷运化之常。反之，如果“食少饮多，水停心下……”即脾胃虚弱，中阳不运，不能游溢精气，日积月累，久而成疾。王节斋所谓“脾土不及，气虚不运，食少化迟而生湿”，是谓痰饮为病之源。《圣济总录》还指出：“三焦气涩，脉道闭塞，则水饮停滞，不能宣行，聚成痰饮。”总之，痰饮为病，其势缓慢，缠绵不已，《金匮》所论诸饮，总不外阳虚水积之咎。上述两案因条件所限，西医检测指标，诊断不详，例一有心动过缓，实际是心脏性水肿；例二虽无明显心脏病变，实际是先天性心脏病，表现为胃肠功能改变，而久治胃肠不愈。二者虽表现形式不一，但头眩，心悸，胁痛，肢冷，肠鸣，腹泻，浮肿等各种症状，皆为水气内停之故。究其病因乃阳不化气，阴不成形，而停积之水，随其所窜的部位而异，症虽异，治略同，均以苓桂术甘汤加减而获愈。

十五、半夏泻心汤

半夏泻心汤由半夏、黄连、黄芩、干姜、人参、甘草、大枣等组成。本方组合的指导思想，可以说是和法的具体运用，而其和法的宗旨是调和脾胃寒热。因而，亦可认为半夏泻心汤，即是小柴胡汤演变而成，从方意推论，其大法是和法的具体运用，即由和解表里而变成调和脾胃。

本方辛开苦降，调和寒热，治疗脾胃同病的“痞满证”。方中半夏、干姜辛温而散，黄连、黄芩苦寒而降，配合人参、甘草、大枣调和脾胃，是治脾胃肝胆病的常用方。在运用中应注意半夏、干姜与黄连、黄芩的用量比例。按原剂量黄连为姜、夏、芩的三分之一，即干姜、半夏、黄芩各10g，黄连3~6g，这个比例符合实际。如四药各等分，苦寒与辛温之比，则有苦寒过甚之虞。

从临床实践看，本方辛开苦降，调和寒热治脾胃同病，气机阻滞的痞满。因而，在方中加入行气药则更为完善，如加木香、枳壳，或厚朴、神曲，或合良附丸等，可随症加减。还必须指出，用半夏泻心汤治肝胆病，应加疏肝利胆药，如郁金、川楝子；治胃、十二指肠溃疡，加厚朴、高良姜、白芍、蛤粉；治肠炎加白头翁、蒲公英，野菊花等，均可随病机、病位而适当加味，有利于提高疗效。

此外，临床应用半夏泻心汤，应抓住舌苔的特征。由于半夏泻心汤所治的是寒热并存，脾胃同病的痞满证。所以，胃肠道的病变反应在舌象上是很敏感的，这就是前人“舌苔以候胃”的经验总结，今人有将舌苔誉为“天然胃镜”之说。基于上述理由，半夏泻心汤证的舌苔，应当是黄白相兼而腻。如果黄而不腻，属胃热，不能用本方，白而不黄，属胃寒，亦不可用。如舌苔光亮无苔，是为津伤阴虚，本方应在禁用之列。此间，辨证要点在舌苔，是为关键，不可忽略。

（一）半夏泻心汤治慢性肠炎

慢性肠炎的临床表现，多数是以脾胃湿热并存的症状为特征，且有气机阻滞的腹胀气滞，大便稀溏，或溏而不爽，口黏舌腻等胃肠湿热之症，用半夏泻心汤加味治疗，能获良效。

病案举例

聂××，男，43岁，小学教师。1983年7月6日初诊。

病者患慢性肠炎已三年之久，大便经常稀软不成形，日二三次，便溏不爽，腹痛隐隐，肠鸣，食纳少，舌苔黄白厚腻，脉弦而缓。处方：川黄连6g，法半夏10g，黄芩10g，干姜10g，炙甘草6g，西党参15g，广木香10g，枳壳10g，大枣3枚，嘱服5剂。

二诊：7月12日。服上药5剂后，腹痛显著减轻，大便已成形，日1~2次，食纳差，舌苔微黄而腻，脉缓略弦。遵效不更方之。守方再进。

三诊：7月18日。服上方5剂后，旧病若失，食纳倍增，舌苔薄润，脉缓。仍守原方隔日服1剂，共服20剂。并嘱辅以参苓白术散，每日早晨，空腹服15g，以巩固之。

按 半夏泻心汤治慢性肠炎，是临床疗效较为确切的方法。因为慢性肠炎多见脾虚湿热并存之证。脾虚气机阻滞，多腹胀隐痛；湿胜多便溏而渴，热在湿中，缠绵不已，大便次数多，且溏而不爽。其病多久治不已，虽能暂安，亦多反复。所以，取半夏泻心汤温清并施，寒热平调，因其寓有理中之意以补虚，有芩连苦以清积热，加广木香（合有香连丸意）温以行气，加枳壳寒以宽肠。俟病情稳定，泄泻，腹痛，大便稀基本控制之时，辅以参苓白术散，崇土益肺，实为有效的巩固方法。但应指出，若系慢性结肠炎，有明显黏液便，腹痛有定处，当加蒲公英、紫花地丁、白头翁之清热解毒药，并可以药物保留灌肠，使结肠直接吸收，疗效更佳。由于病情容易反复，应多次服药，持之以恒，可以取得近期疗效。

（二）半夏泻心汤治十二指肠溃疡

十二指肠溃疡属寒热夹杂，以痞满气滞为特征，亦属于“痞满”证范畴。所见腹胀气滞，大便不爽，食之胀甚，或嗳气、呃逆等症，仍应调和脾胃寒热，取法辛开苦降，是为良策。

病案举例

徐××，男，41岁，干部。1996年3月4日初诊。

病者以胃脘痛而就诊。经胃镜检查为：十二指肠球部溃疡。主诉：胃脘胀，打呃嗳气，肚脐以上胀痞不舒，食纳后胀痞加甚，终日不已，大便时稀时干，多数不成形，经常有便急后重感。脉缓而弦，舌苔薄黄而腻。疏方以四逆散加味：柴胡10g，白芍10g，枳壳10g，郁金10g，炙甘草5g，青、陈皮各10g，炒谷、麦芽各10g，水煎每日1剂。

二诊：3月20日。服上药15剂后，诸症均有所减轻，但各症都不同程度存在。尤明显的是腹胀未减，食之胀甚，大便稀溏。舌苔黄白而腻，口舌粘腻，脉缓略弦。据上述病症分析，上药虽可缓解，但又无明显效益。遂改从调和脾胃寒热入手，投半夏泻心汤加味：法半夏10g，黄连5g，干姜10g，黄芩10g，党参15g，炙甘草6g，大枣3枚，广木香10g，枳壳10g，厚朴10g，白头翁15g。每日1剂，水煎服。

三诊，4月3日。服上药10剂后，诸症明显减轻，大便成形，每日一次。腹胀气滞消失，饮食增进，不打呃。舌质淡红而润，薄白苔，脉缓稍弦。守原方再进，隔日1剂煎服。每天早晨空腹服健脾益气冲剂1包。

四诊：4月20日。如上治疗半个月，自觉症状消失，无任何不适，脉缓而常，舌苔淡润。胃镜复检；十二指肠溃疡病痊愈。临床症状消失。嘱其仍隔日或两日服上药1剂，每日服健脾益气冲剂1包，以巩固治疗。

5月20日来诊，告谓病情稳定，要求用药治乙肝三阳，已另行处理。

按 本案用半夏泻心汤治十二指肠溃疡，在胃镜的对照下，说明其治疗效果明显，且服药时间不长，取得满意的疗效。

然而，本案初投四逆散加疏肝理气，健胃消食药，虽有微效，但未能明显改善症状。继之抓住腹胀气滞这一主症便是，以半夏泻心汤加行气消满，竟未更方而短期内收到明显疗效。此间辨证的细微处在于“但见一症，不必悉具”这一辨证思想上。当然，这个一症，无疑是至关重要的“主症”，如果能在临床抓住这个主症，许多病都可以有的放矢，迎刃而解。不过，很难，很难！

十六、甘草泻心汤

甘草泻心汤方即半夏泻心汤原方，重用甘草而成方。但不少方书如王邈达《汉方简义》所出甘草泻心汤无人参。并认为加甘草，旨在温胃。如果从原文“医反下之，其人下利日数十行……”的病因病理病性来推论，确实是因下而损伤胃气，故用甘草干姜，甘温养胃。这样在半夏泻心汤中重用甘草，而说明甘草泻心汤应有人参，是顺理成章的。林亿等认为，人参是甘草泻心汤必用之药，而方中无者，是脱落之故，此说可从。因此，笔者认为甘草泻心汤的用药，应是与半夏泻心汤相同，所不同是甘草泻心汤重用甘草，用药是针对医下之痞利并见的脾胃中焦虚寒，也是与半夏泻心汤的鉴别处。

（一）甘草泻心汤治多发性口腔溃疡

多发性口腔溃疡，属胃热者居多，可用清胃热、滋阴火者不少。然而，多发性口腔溃疡尚有久治不愈、经年反复发作者，一味清胃泻火，不仅无益反而有害，故《金匮》甘草泻心汤治狐惑之意用治本病，能取得疗效。

病案举例

肖×× 女，42岁，气象台干部。1983年4月10日就诊。

病者口腔溃疡，服维生素及消炎药，注射青霉素等均未能痊愈。中药用生地、玄参、麦冬、知母、莲子心、黄连等，服之非但无效，反而腹胀便溏，食量减少。察其口腔，牙龈多处溃疡面，食纳尚可，大便软，舌质淡，苔白润，脉缓而细弱。因其清胃无功，且有脾虚便溏之弊，故用寓有理中之意的甘草泻心汤，苦辛兼施，从脾胃湿热求治。

处方：炙甘草10g，川黄连6g，黄芩10g，法半夏10g，干姜10g，西党参15g，大枣5枚，蒲公英12g。外用锡类散涂患部，一日多次。上药服5剂后，明显好转，食纳增加，腹胀减轻，溃疡面趋愈合，继之以前方再5剂。

随后半年访视，经年痼疾，一方获愈。

按 《金匮》甘草泻心汤治狐惑，犹今之谓“三联症”，但不能等同。临床观察多发性口腔溃疡，胃热恒多，而脾胃湿热亦不少。若用清热泻火药无效，尤其是药后腹胀便溏之甚者，更莫一味清胃滋阴，故用甘草泻心汤温清并用，攻补兼施，多能取效。临床验证多例，近期疗效是满意的。

（二）甘草泻心汤治阴痒

现代医所称：“三联症”应是口、眼、阴户三处俱有溃疡面。临床上有口眼，或口腔阴户同时出现溃疡不等。本病有脾虚胃热兼见肝郁气滞，或有阴虚肝旺，水不涵木，病机不尽相同，用甘草泻心汤加味，均能取得疗效。

病案举例

刘××，女，23岁，会计。1987年7月24日初诊。

病者初则口腔有两处如针尖大小的溃疡，并未介意，用维生素药，辅以绿豆汤等清胃药食等，能够缓解。在一个月前口腔有多处溃疡，且阴户大阴唇处亦有小溃疡面，并瘙痒难忍，用PP水洗局部皮肤干燥，痒势未减。继用青霉素注射，中药清热解毒之品，治疗月余，未能见效。

诊察所见，口腔两侧，舌边均有溃疡面，大者有绿豆大，小的如针尖样。阴户大阴唇两侧亦有多个溃疡面，但未见浓液，边缘清晰，溃疡不深，遇辛辣、咸味都感不适。食纳量少，腹胀气滞，大便稀溏，小便清，口不渴，睡寐欠宁，情志不悦，脉缓偏细，舌苔淡润。拟从调和脾胃寒热入手，用甘草泻心汤加味：党参15g，法半夏10g，川黄连6g，黄芩10g，干姜10g，炙甘草10g，大枣3枚，郁金10g，厚朴10g，薄荷6g，服5剂，水煎日服2次。并嘱以淡盐开水，凉后漱口，日多次。

二诊：7月30日。病者服用上方后，自觉口腔溃疡、阴户搔痒均明显改善，食纳增加，精神舒畅，脉缓而有力，舌苔淡红。守原方嘱进10剂，以观后效。

三诊：8月12日。病者来诊，察其口腔溃疡基本消失，自谓阴户搔痒溃疡面，亦已痊愈，全身情况无明显阳性体征，饮食、睡眠、二便基本正常。遂拟六君子汤加胡黄连、天花粉，各小剂量，嘱服10剂，以巩固之。

按 本案是脾虚胃热所致。综观其临床表现，以口腔溃疡、阴户搔痒为主，故用甘草泻心汤为基本方，兼见肝郁气滞，故加入郁金，厚朴，其中加少许薄荷，是取逍遥散中用姜、薄的含义，移植于此，实即疏肝解郁的意思。大凡女性罹患本病，病因脾胃湿热，兼之肝郁气滞，影响情志，烦闷不舒，故在用药中考虑疏泄透达肝气，是在所必须的。此病既能取效，亦常反复，可以多次治疗，不宜用激素类药治，如图速效用激素，往往难以获效。

十七、厚朴生姜半夏甘草人参汤

本方由厚朴、生姜、半夏、甘草、人参等味组成，是治汗后腹胀满症。究其病机，实因脾胃不足，气滞不运。因气滞不行，不可从补，补之气愈窒；亦不可径攻，攻之则阳气益伤。故以本方补泄兼行之法，主治胃虚呕逆，痞满不食之症。方中厚朴苦温，生姜辛温，人参甘温，实有苦以坚之，辛以散之，甘以补之的意思（王邈达语），全方共奏补虚消痞之功，治腹胀气滞之症。

临床上腹胀之证，有气滞，有气虚，有虚实夹杂。内因有脾胃功能欠运，亦有气虚不运所致；外因有治疗失误，酿成脾虚气滞。

病案举例

例一　叶××，男，39岁，干部。1973年8月10日就诊。

患者行胃次全切除术后，恢复良好。唯出院后逐渐感觉胃腹疼满，嗳气频作，大便不畅，虽少食多餐以流质软食为主，亦感痞满不饥。病情日见明显。脉象细弱，舌苔白润。病者虽属手术之后腹胀满，但与《伤寒论》发汗后，腹胀满对照，病因虽不同，而病症病机相同，故用厚朴生姜半夏甘草人参汤加味：处方用党参15g，法半夏10g，枳壳6g，厚朴9g，炙甘草6g，佛手片9g，广木香6g，生姜片3g，5剂后自觉气结下行，腹胀嗳气大减。继服至20余剂，每隔1~2日服1剂，治疗2个多月，一切正常。一年后访视，腹胀未复发作。消化良好，体略发胖。

本案曾刊于《新医药学杂志》1977年第6期，并收录于《伤寒论讲义》（高等医药院校教材，第五版）。

例二　范××，女，52岁，工人，1994年5月10日初诊。

病者从胃脘至脐周围，终日痞满不畅，服健胃消食中药如厚朴、神曲、山楂、麦芽、青皮、木香之属，西药用酵母片、胃舒平、吗丁啉，均不能保持多久，稍有不慎，则脘腹胀如鼓。症见胃脘腹胀不舒，扣之如鼓声，时而嗳气则舒，但须按摩之后方有嗳气，矢气少，大便软，日一行，食纳后胀痞更甚，舌薄腻白苔，脉缓有力。拟用厚朴生姜半夏甘草人参汤加味：厚朴10g，半夏10g，白术10 g，枳壳10 g，生姜3片，党参15g，炙甘草5g，陈皮10g。嘱服3剂，每日1剂水煎服。

二诊：服前方后，诸症减轻，胀疼感基本消失，嗳气不多，矢气稍多，食纳后无脘痞胀闷，口和舌润，脉缓有力，遂改为六君子汤加谷麦芽、炒鸡内金、厚朴、木香。服5剂遂停药，半年之内，未复发病。

按 本案实属脾虚气滞的典型病例，虽前用中西药均为权宜之计，中药只注重消，而未能用补，故取朴、姜、夏、草、参合枳术丸，消补兼施，服3剂即明显改善，消除症状较快。且用六君子汤衔接亦很平稳，未见反复。可见用药贵在符合病机。

前案虽属手术之后，原因虽不同，后果是一样。通过上述两案得到启示：临床上腹胀气滞用行气药罔效，必然要考虑其气虚的一面，在行气药中加补气药可取效。亦有腹胀气滞用补药而愈补愈胀，这就势必要加行气药。厚朴生姜半夏甘草人参汤是补泻兼施，补中有消，消中兼补，对气虚腹胀者正合病机，并可合四逆散、六君子汤、枳术丸等同用，起到相互补益的功效。

十八、理中汤

理中汤由人参、干姜、炙甘草、白术各等分组成。方中以人参、白术、炙甘草补益脾胃，用干姜温中散寒，是温补脾阳的良方。

论中原方后的加减法：①脐上动，肾虚水气上凌，去术之壅滞，加桂以降冲逆；②吐多属气逆，仍除壅气的白术，加治呕的生姜；③下利严重，是水湿偏胜而下趋，所以仍须用白术助脾胜湿；④心下悸，是水气凌心，加茯苓甘淡利水；⑤渴欲得水，是脾不散津，水饮停留，与津伤燥渴不同，故加重白术以培土制水，健脾运湿；⑥腹中痛，为里虚作痛，痛必喜按，所以加重人参以补中气；⑦里寒太甚，须加重干姜以温中散寒；⑧腹满是阳虚寒凝，故去白术壅补，加附子辛热以助阳散壅。以上八种加减法，加的在理，去的未必妥当，应在临床酌定。后人在仲景制方的基础上创制新方，如香砂理中、丁蔻理中、附桂理中、吴萸理中、椒梅理中、乃至连理汤、治中汤等均以理中汤加味而成，有其独特的功效，是临床的常用方。

（一）理中汤治胃脘痛

凡胃脘痛，属于虚寒脾胃不足者，用理中汤治之，但应以临床证候为依据，可以因势利导，权宜加减。

病案举例

柳××，男，57岁。农民。1964年4月23日就诊。

患者身体壮实，自30岁左右即患气痛（按可能是胃炎或胃溃疡），迄今20多年，屡治不效，渐入老境，几乎2～3日痛一次，痛势增剧，痛时需俯卧，以手垫于脐腹则减，甚则吐酸，嗳气，或索饼食则痛渐缓，腹中有物状包块，时聚时散，但痛后疼胀特甚，腹部柔软，形体枯萎，面容憔悴，脉微细弱，舌质淡苔白滑。本病由虚寒所致，投以温补脾胃，试图拨乱反正。处方：西党参15g，土炒白术15g，泡干姜10g，炙甘草5g，广木香5g，西砂仁6g，黄连炒吴茱萸6g，水煎文火久煮，每日1剂。

病者服1剂后，痛势稍平，腹中之物如失。服第2剂痛已停止，饮食倍增，尤以精神显著好转，共服10剂，体质恢复能参加一般劳动，陈年痼疾，一药而愈，十分欣喜！

按 本案胃脘虚寒痛，日久病深，因为中焦脾胃虚寒，导致长期脘腹满痛，且有寒滞凝聚，使之成为聚散无常的包块。食纳减少，生化之源不足，形容憔悴，脉息虚弱，故用温补中焦的理中汤加味，先投1剂取效，10剂痊愈，恢复一般劳动。可见辨证入微，病药合拍，其疗效是会满意的。

（二）理中汤治腹泻

一般地说，呕吐腹泻均属中焦脾胃，但呕吐应重在胃，腹泻则重在脾。前者多用芳香醒胃，降逆止呕；后者则应以温脾燥湿，培补中土以止泻。

病案举例

裘××女，52岁，退休工人，1993年4月5日就诊。

病者素体虚弱，饮食稍有不慎，即腹胀肠鸣泄泻，轻则日1～2次，重则每日5～6次。便下溏软，或纯下稀水，肛门坠胀。精神疲乏，食纳乏味，头晕耳鸣。血压偏低，呈贫血面容，脉细弱，舌淡苔白润。处方：党参15g，白术10g，干姜10g，炙甘草5g，广木香10g，川黄连3g，神曲15g，厚朴10g，每日1剂，水煎温服。

二诊：4月10日。服前方5剂后，泄泻完全停止，精神好转，饮食增加，脉缓而有力，舌淡红润。拟补益脾胃，兼调气血，方以归芪六君子汤加味：生黄芪20g，当归10g，党参15g，白术10g，茯苓15g，法半夏10g，陈皮10g，山药15g，广木香5g，炙甘草5g，生姜3片，大枣3枚。嘱服10剂，每日1剂，水煎分2次温服。同时每日早晨空腹服健脾益气冲剂1包（含生药量15g,）。经调治半月，一切恢复正常，饮食量增，遂停汤药，改用“冲剂”和归脾丸巩固治疗。

半年后来诊，体略发胖，精神健旺，能操持家务，一切如常。

按 脾虚腹泻是临床常见症状，因为脾胃功能不足，饮食稍事不慎，即可引起腹泻，治当以健脾止泄。理中汤温理中焦是首选方，方中加小量黄连苦以坚肠，且配以干姜之温，寓有反佐之意，又与广木香同时入药，实即香连丸，有理气止泻之功。理中汤加黄连即连理汤，是一张止泄的好方子，是温病家巧妙地在辛温大热药中，稍佐寒凉的典范。脾胃虚寒腹泻一证，急则止泄，泄止后应予平补脾胃，六君子汤属平补剂，可作巩固之举，再继之以归脾丸竣功，对于调补气血颇有裨益。

十九、真　武　汤

真武汤由附子、茯苓、白术、白芍、生姜等组成，其功效为温阳利水。方中附子温肾阳（宜用制附片，且应久煎），苓、术温脾阳，白芍阴柔以制附子之燥，且合生姜和营卫。其中生姜务必是新鲜的，取其宣发之性，而不能用干姜代之，不然就失去用姜的意义。

《伤寒论》用本方治“太阳病发汗，汗出不解，其人仍发热，心下悸，头眩，身瞤动，振振欲擗地”等症。其实，“太阳病过汗”这个“因”是不尽然的。临床上用真武汤者，未必都是因发汗所伤。换言之，凡阳虚水泛的病机，或水泛四肢而肿者，或咳喘水邪停肺者，皆可以真武汤治疗。

从真武汤温阳利水的作用机制看，临床辨证是很严格的。然而，从阳虚水停的病机而论，阳虚势必气虚，水泛又损伤阳气。因此，在原方中加入参、芪益气，使全方变成益气温阳利水，较之原方更为完善。临床慢性肾炎、肺心病等，用原方加参、芪益气，更有益于治疗。同时，用真武温阳利水，加入防己黄芪汤增强益气利水的功效。亦可在原方中加入桂枝，合成苓桂术甘汤，增强温通效应，对水泛上焦的种种病证，疗效更为显著。

此外，必须指出，运用真武汤应切实掌握“温阳利水”这个大法，不能局限于肾炎水肿。临床上凡是“阳虚水肿（水邪泛滥）”，无论其病在何脏，均可与之，这样就能正确地扩大其运用范围。笔者曾用本方治高血压、风心病、眩晕证等，均以“阳虚水邪泛滥”为辨证要点，疗效都很满意。

（一）真武汤治水肿

水肿应归肺脾肾三脏。肺水者，多为急性兼表，即肺气不宣，其病在表。脾肾水肿，则多为慢性，属里，应责之于脾肾之虚。而水肿反复发作，肾功无损伤，尿中检不出蛋白，又多责于肺肾气虚，从补益脾肾求治能取得疗效。

病案举例

王××，女，52岁，退休纺织女工。1984年4月10日初诊。

病者全身水肿，眼睑下垂，面色虚浮，四肢清冷，脚跗浮肿，甚则下肢及阴户皆肿，腹胀便软，头晕精神疲乏，胸闷气短，食纳量少，小便短少，脉细而缓，舌苔润滑而灰。经尿常规检查未见蛋白，亦无明显腰痛。心电图正常。处方：生黄芪20g，防己10g，连皮茯苓20g，白术15g，腹皮10g，生姜3片，赤小豆30g，海桐皮15g。嘱服5剂，每日1剂，水煎分2次服。

二诊：1984年4月5日。服上药3剂，自觉浮肿消退，小便增多。而服至4~5剂时，浮肿复起，小便反少，精神疲惫，呼吸气短，食纳少，四肢软，脉象细弱，舌灰白而润。仔细分析，前用益气健脾水利之黄芪防己茯苓汤3剂有效，缘何后2剂时，病未减，症复如故？实因病在肾，治在肺脾，虽前三剂在益气之中利水，小有疗效，而全方侧重在利水，肾之真阳不足，治肺不治肾，非其治也。故改用真武汤，处方：制附片10g，茯苓15g，白术15g，白芍12g，鲜生姜3片。嘱进2剂，以观动静。

三诊：1984年4月17日。病者服上药2剂后，浮肿几乎全消，精神好转，胸闷心慌如失，步行登五层楼亦如常，食纳增加，小便清长，脉缓有力，舌苔红润。守原方继进5剂。每日1剂，久煎分2次服。

四诊：1984年4月22日。服药后水肿全消，四肢温和，食纳增加，精神倍增，脉缓有力，舌薄而润。守上方加生黄芪20g，嘱进5剂，每日1剂，久煎分2次服。

五诊：1984年4月27日。病者浮肿消退，未见反复，精神如常，语音洪亮，步履稳健，食纳增加，睡寐安静，脉缓有力，舌淡而润。病机势头已好转，且浮肿未见反复。遂从巩固疗效议治，拟用归脾汤加附子。处方：生黄芪15g，制附片10g，西党参20g，白术10g，当归10g，茯苓15g，远志10g，酸枣仁12g，广木香10g，龙眼肉15g，生姜3片，大枣3枚。服3剂后，一切正常。遂嘱其带药回家，继服20剂，以巩固疗效。半年后，随访未复发病，身体健康，能料理家务。

按 本病前者用黄芪防己茯苓汤，初则有效，继之无效。深究其理，实属忽略阳虚的病机，只治肺脾，且利水过甚；后用真武汤，应手取效，是切合阳虚水肿的病机，故一服即效，且未见反复，最后以养血归脾加附子，仍不失于脾肾两补，是治本之图。随访3年，病者康健如常，很少染病。

（二）真武汤治眩晕

眩晕多责之于痰，古有“无痰不作眩”之说。痰与水同源异流，水泛成痰停饮是病理之常。但又有“无虚不眩”之说，说明眩晕与虚有关。所以，临床常见的“阳虚水泛”致眩晕，是眩晕的主要病机之一，如无明显的痰饮之征，其眩晕从阳虚和水泛求治，是符合病机的。

病案举例

柳××，男，52岁，技术员。1984年11月5日初诊。

病者自谓眩晕日剧，发作时头眩昏，眼发黑，身体形寒，四肢不温，必饮热水后，方慢慢平静。甚者一日发数次，少则10多分钟，多则半小时，无法坚持工作。病者形体偏胖，面色清苍，四肢疲乏，大便稀软，脉细弱，舌淡润。血压110/70mmHg。心电图正常。处方：苓桂术甘汤加味：茯苓20g，桂枝10g，白术15g，炙甘草5g，生黄芪20g，灵磁石15g。嘱服5剂。每日1剂，分2次温服。

二诊：11月5日。病者服上药后，眩晕有所改善，发作时间少，每日一二次。其他病症未见好转，血压仍前。脉细弱，舌淡润。拟改用真武汤加味：制附片10g，茯苓20g，白术15g，白芍10g，生黄芪20g，远志10g，灵磁石15g，生姜3片，嘱其久煎，每日1剂分2次煎服。

三诊：11月25日。服前方10剂后，眩晕已失，精神好转，四肢温和，饮食正常，大便日1行，成形。脉缓有力，舌薄润。改用六君子汤，调理善后。随访多年，身体健康，未复发病。

按 本例眩晕，病机属阳虚水邪上泛。除眩晕之外，所现均为阳虚，脾肾不足之证。用苓桂术甘汤，只是健运脾胃，小有转机，未能切中病机。后改用真武汤加黄芪，稍佐灵磁石之沉降，服之明显好转，真所谓“离照当空，阴霾四散”，肾阳振奋，水邪退却，眩晕自止。用六君子汤调理，崇土制水，脾肺俱旺，水能敷布运输，病却身健，取得扶正固本的功效。

（三）真武汤治心动过缓

心动过缓属气虚阳虚者居多，或兼见痰饮，治疗可益气通阳，温阳化饮。临床所见阴虚者少，可见心律不齐，或房颤，心电图示心动过缓，未见心脏实质性病变。用益气通阳法或温阳利水法可获效。

病案举例

王××，男，58岁，退休工人。1992年3月10日初诊。

病者经多方检查，确认为心动过缓，心电图除外其他病变。自觉症：头晕、胸闷，精神疲乏，睡眠不宁，容易惊醒，饮食尚可，二便正常。如心跳少于50次/分钟，则头晕眼发黑。超过每分钟70次，又感胸闷、烦躁。血压偏低，110/65~120/70mmHg之间。脉缓两尺弱，舌淡润。拟温阳益气法，用桂枝甘草汤加味：桂枝10g，炙甘草10g，生黄芪

20g，党参15g，远志10g，柏子仁10g。文火久煎半小时，每日1剂分2次温服，嘱服10剂。

二诊：3月25日。服上药后，脉搏稍有力。早起心跳仍只有45次/分钟左右，精神不振，食纳量少，睡眠不实，面色㿠白，大便偏软，小便清长，舌白润，脉缓弱两尺无力。处方：红参10g，制附片10g，生黄芪20g，茯苓15g，白术10g，白芍10g，桂枝10g，炙甘草10g，生姜10g。嘱文火久煎1小时，取浓汁温服。

三诊：4月10日。服上药10剂后，病者自觉精神好转，头晕、胸闷明显减轻，早间心律50次/分钟左右，最高60~65次/分钟。脉缓稍有力，舌淡红。守上方制附片加至15g，红参改为西党参20g。每日1剂，温服浓汁。

后因病者下乡，在老家继续服上药，隔日1剂，共服120余剂。1994年冬来诊，告知病情稳定，一直用原方未作加减，偶尔停药即用单味红参炖服。心律保持在每分钟60次左右，全身情况良好，遂停药。随访至1995年，病情稳定，未见反复。

按 心动过缓的病机，应是心肾阳虚，首用桂枝甘草汤加参、芪，取得一定疗效。但视其面色㿠白，精神委靡，眩晕，胸闷，乃一派心肾阳虚之象，故第二方即改投真武汤合苓桂术甘汤加参、芪，服10剂后明显改善症状。后因患者回家后就诊不便，守上方，使之心肾阳气振奋，脉转有力，心律稳定在60次/分钟左右，无任何不适，遂停药。

笔者用参芪真武汤合苓桂术甘汤，治疗多例心动过缓病者，疗效均很稳定。附片由10g增加至20g，夏秋高温季节，坚持服药，未见不良反应。

（四）真武汤治高血压病

高血压病，一般多为肝肾阴虚，肝阳偏亢所致，治疗多以滋水涵木，平肝息风为主。临床上肾阳不足，水气上凌，用真武汤“温降”高血压者，极为少见。因为温药可使阳升，通常可使血压升高，不可猛浪。所以，用真武汤治疗高血压病，必须慎于辨证，掌握阳虚的辨证要点。其临床特征，应有全身性恶寒，或兼有眩晕、浮肿、便溏等，脉应虚弱，舌苔白滑，舌质清淡。如具有上述特征，辨为阳虚是贴切的，据此用温降是适宜的。

病案举例

患者黄××，女性，49岁，干部。1990年3月15日就诊。

病者有高血压病史，血压持续在170~190/90~110mmHg之间。屡用复方罗布麻片、利血平、降压灵、复方降压片、心痛定等药，但血压终未能降至正常。近半年来，病者感觉精神委靡，头目眩晕，全身疲惫，身形恶寒，比常人怕冷，经常下肢浮肿，小便短少，食欲减退，脉象沉细弱，舌体胖大，舌苔淡白润滑。综上诸症，病属肺脾气虚，肾阳不足，拟益气补脾，温阳利水为法。

处方拟真武汤加味：制附片10g，红参6g，茯苓20g，白术10g，白芍10g，生黄芪15g，牛膝10g，灵磁石15g（先煎），生姜3片。每日1剂，试投2剂。服上药2剂后，病者精神明显好转，自谓全身有一种温煦之感，食欲增进，小便量增，浮肿消退，血压150/80mmHg，脉沉缓有力，舌苔薄白。上述病情表明，服上药有效，嘱守方再进5剂。俟服上药5剂后，病者告谓，其病如失，身体轻爽，浮肿消尽，饮食正常。脉沉缓有力，舌苔正常，血压135/75mmHg左右，遂嘱停药观察。半年后随访，未服降压药，血压正常。

按 临床上用温降高血压，是针对“肾阳不足，水气上凌”的病机，温阳利水，使之阴霾四散，心阳振奋，肾水平持，使失调的阴阳得以平衡，血压自然恢复正常。尽管此种病例少见，但非用温降莫效。

温降高血压，是否应配合重镇药，以期潜镇降压？临床上治高血压的重镇药，诸如石决明、生龙骨、生牡蛎、灵磁石、代赭石、珍珠母等，能起到重镇降压的作用，但是配合温阳药降压，最好是选择不碍胃的品种，且不宜多种同用和药量过大，以免对脾胃产生不良影响。因为重镇药如牡蛎、石决明、珍珠母类药，性味偏寒，多用重用，往往对胃产生凉遏的现象，胃痞不舒，使之饮食减少。所以在温降药中适当地选择重镇药是必须的。而且配下行药如牛膝，可助重镇潜降，相得益彰。

治降高血压药中，是否仍须配以平肝清胆药同用？从实践来看，使用温阳药，取其温阳利水，燮理阴阳，可达到降压的目的。如果在这种纯阳无阴的药中，加上清泻肝火之类的苦寒药，无疑是不合拍的。更不能以“反佐”之意，勉强在真武汤中加入龙胆草之类的苦泻药，这就乱了方阵，难免弄巧成拙。

（五）真武汤治风心病

风湿性心脏病，由于风湿的缘故，长期缓慢地对心脏功能的损害，病者身体的虚衰是无疑的。临床所见，此类风心病阳虚者居多，用温阳药治疗是符合病机的。但风心病阴虚者，虽极为少见，也不乏其例。现择常见的阳虚病例介绍如下：

病案举例

病者黄××，女，63岁，回族，退休工人。1987年4月间就诊。

患者从事纺织工作多年，有关节疼痛的风湿病史，多次查抗“O”、血沉均高于正常值，并可闻及心脏Ⅱ级杂音。一般是对症治疗，发作时服中西药，控制症状后停药，仍坚持工作，未能根治，延至就诊前。

1987年春，经各种检查确诊为风湿性心脏病（二尖瓣狭窄并闭锁不全，心功能三级，心房纤颤）。就诊时症状：心慌心悸，胸闷，气短不足息，颜面青苍，形体消瘦呈慢性病容，轻度浮肿，两下肢午后浮肿逐渐加剧，到午夜双脚不能步履，膝以下到脚底浮肿，按之凹陷不起，小便短少色清，大便稀软量少，食纳不香量少，夜不能平卧，背恶寒怕冷，容易感冒，终日卧床。脉沉细弱有间歇，舌质淡润，苔白秽腻。予真武汤加减：西党参15g，生黄芪30g，制附片20g，茯苓20g，白术15g，白芍10g，汉防己10g，海桐皮20g，玉米须30g，生姜3片。每日1剂，文火久煎1小时，分2次温服。偶尔心跳过速，配以速效救心丸、心宝或地高辛，病情得以控制即停服。在服上述汤药时，辅以本院研制的“健脾益气冲剂”（基本方为参苓白术散合玉屏风散加味而成，每包含生药量15g,），每日1小包，早间空腹服。

按 用参芪真武汤治疗风心病，可取得很好的临床疗效。本案用此方先后治疗7年多，病情稳定，身体好转，这无疑证实了它的临床疗效是可靠的。

真武汤是《伤寒论》少阴心肾阳虚，水邪泛滥的主方。何以能治风湿性心脏病？从方而论，真武汤温以制水，主治“太阳病发汗，汗出不解，其人仍发热，心下悸，头眩，身瞤动，振振欲擗地”等症，所以，方中传统的说法，都把真武汤视为治疗肾阳虚衰，水邪泛滥的专方。但笔者认为，本方温肾利水是其主治功效，见诸药物的组合是完备的。然其肾阳虚，必然会影响肺气不足，方中缺少补气药，故临床运用应加强其补益肺气的药物，选用黄芪、党参最为适宜。真武汤加参、芪，其作用即为益气温阳利水，较之原方更为完善。从病而论，风心病心衰，其病在心，而其症从中医的认识角度，多是心肾阳虚，肺气不足，故出现心悸，心慌，胸闷，心前区痛，气短不足息，颜面下肢浮肿，全身性恶寒，脉沉细弱，以及心房纤颤，一派心肾阳虚，肺气不足之症，故用参芪真武汤从本论治。可以认为，本方是风心病属心肾阳虚，肺气不足的主方之一。诚然，风心病临床上也有气阴两虚，湿中夹热者，则另当别论。

二十、吴茱萸汤

吴茱萸汤由吴茱萸、人参、生姜、大枣四药组成。吴茱萸大辛大温，温中散寒，降逆止冲，生姜散寒止呕，人参大枣补虚和中，全方有温胃散寒，补中泄浊，降逆止呕的功效。本方《伤寒论》治“干呕，吐涎沫，头痛”之症。究其病机，实是肝寒犯胃，故以吴茱萸汤温胃散寒。但必须指出，吴茱萸为大辛大热之品，性辛温香窜，其辛辣之味胜过附子，故用量应当斟酌，一般以3~5g为宜。当然，能够准确辨证，多用也是可以的。

（一）吴茱萸汤治胃脘痛

本方治胃脘痛，应是肝寒犯胃，属虚寒之症，方可用吴茱萸汤主治。若胃热则非本方所宜，必须明辨。

病案举例

范××，男，41岁，工人。1978年4月5日初诊。

患者有胃、十二指肠溃疡病史。就诊时自述胃脘疼痛，呕吐清水，遇寒冷疼痛加剧，得温熨痛减，头眩晕若空虚状，食欲减少，舌苔润滑，舌质淡，脉细而弦。辨证分析，病属肝寒犯胃，胃失和降。治当温肝散寒，降逆止痛。处方：吴茱萸9g，党参15g，生姜12g，大枣5枚，法半夏10g，广木香6g。嘱服3剂，以观后效。

二诊：4月12日。服上方6剂后，痛减呕止，自觉胃部温暖舒适，头不昏眩，脉细缓，舌苔白润。改用六君子汤加味：党参15g，白术10g，茯苓15g，吴茱萸5 g，法半夏10g，炙甘草5g，生姜3片，陈皮10g，广木香10g。服5剂后，食纳倍增，二便正常。守前方去吴茱萸，加黄芪15g，继进10剂，以调理善后。半年后访视，病未复发。

按 肝寒犯胃，其本在肝，其标在胃。吴茱萸汤具有温肝暖胃的功效，为肝寒犯胃的专方。本案病久脾胃不足，肝木乘之，故为肝寒犯胃之证，所述症状，均为肝气横逆，上冲犯胃，故以吴茱萸汤原方加半夏和胃降逆，加木香之温运行气主治。但若胃脘痛、呕逆非肝胃虚寒者，不可妄用。因为吴茱萸的大辛大热，一旦误用，辛温助热，“得汤反剧”。

（二）吴茱萸汤治眩晕

眩晕本多虚多痰，且以中阳不足为病之本。而肝寒犯胃作眩，虽不以痰为本，但以虚为实，胃虚亦中阳不足，肝寒以犯之。其病机为脏腑相关，互为因果的缘故。

病案举例

余××，女，49岁，保管员。1974年6月3日初诊。

患者头晕、咳呕1个多月，经治不愈。现症头顶空虚状，面色苍白，胃脘部胀疼，嘈杂冲逆，口吐清水，早晨起床后，头晕呕哕更甚。进食后好转，食饮不香，大便稀软，舌淡苔白，脉细软。钡餐透视，除外胃、十二指肠溃疡，诊断为胃窦炎。辨证分析，病属胃窦炎，病机系肝胃不和，肝寒犯胃。处方以吴茱萸汤加味：吴茱萸10g，党参15g，炙甘草5g，淡生姜4片，大枣5枚，法半夏10g，陈皮10g。水煎服，每日1剂分2次服。

二诊：6月10日。病者服上方6剂后，诸症悉减。惟有轻微头脑空虚状，食欲不佳，舌苔白润，脉缓弱。继以六君子汤加味：党参15g，白术10g，茯苓15g，法半夏10g，陈皮10g，广木香10g，生黄芪15g，炙甘草5g，生姜3片，大枣3枚。每日1剂，水煎分2次温服。

按 患者宿恙为胃窦炎，而其主症为眩晕。这个病虽然病名不同，症状也各异，但从辨证的角度认为，病机是一致的，均属肝寒犯胃，所以用吴茱萸汤温肝和胃，全身症状得以改善，病情自然消退、可见辨证施治的真谛所在。

二十一、葛根黄芩黄连汤

葛根黄芩黄连汤是由葛根、黄芩、黄连、甘草四药组成的。原意葛根半斤，芩、连各三两，甘草（炙）二两。这种药量比例与临床小有出入。葛根用量半斤，当视其为主药，今之用量约为20～30g足矣。芩、连的比例应为二比一，即黄芩10g、黄连5g为妥。因为黄连的苦寒为三黄之最，且全方均为苦寒药，所以黄连与黄芩之比减半为好。甘草与芩、连之比又是二比一为好，按现行量算约以6g为宜，且以生用不炙为好。本方为治热利之方，用以清泄胃肠实热，主治热利下重，暴注下迫。这实际是今之急性胃肠炎纯热证。必须指出："热利下重，暴注下迫"的症状，说明有里急后重的坠胀感，此乃热壅气滞之故，因而从方中所用药物看，缺少理气药，应在原方中加入理气药如木香、枳壳之类，是在所必须，使之热去胀消，更为全面周到，临床上能取得药到病除之佳绩。

葛根黄芩黄连汤治热利下重

病案举例

刘××，男，43岁，干部。1998年6月10日初诊。

病者由外地来昌，因在就餐时食用不洁之品，当晚腹痛泄泻10余次，经服用氟哌酸、黄连素，暴泻已止，但仍感腹中痛，肛门坠，日3～4次，下异臭黏液便，量少为蛋花状，伴有低烧，口苦舌干，不欲食，厌油恶心，口渴微饮，小便短赤灼热，脉浮弦数，舌红苔黄腻。拟诊：急性肠炎实热证。处方：葛根20g，黄连6g，黄芩10g，青木香10g，枳壳10g，生甘草5g。水煎2次分服，嘱服2剂。

次日，患者告之，昨服1剂后，泄泻止，腹胀消，口苦舌干除，且知饥索食，早餐即进稀饭馒头，胃口恢复。第2剂，仍煎好带到途中服用。并致谢称：中药的疗效甚好，并不亚于西药，同样能治急病。

按 葛根芩连汤治急性泄泻属实热者，已是常规常法，其疗效之确切毫不逊色于西药，且还有长于西药之处是：泻止腹胀即消，不留余患。这就是清热行气并行不悖的道理。

至于葛根芩连汤之有表证的问题，笔者认为，此方葛根为君药，其性为辛凉透表，说它能解表可以。然葛根之微辛，且大量寒凉之芩、连相伍，说它无表证亦可。这就没有必要拘泥于表证的有无，事实上葛根芩连汤所治之热利下重，多数无表证。但加行气药这个临床体会，则是毋庸置疑的，也是中药治利，利止后无腹胀气滞的道理所在。实践中还可根据病情再加减，如大便异臭、便中夹血，可加生大黄、赤芍；如肛坠特甚，可加白头翁；气滞特甚可加槟榔。总之，根据热壅与气滞这个病机，加减用药是有临床意义的。

二十二、白头翁汤

白头翁汤由白头翁、秦皮、黄连、黄柏等组成。方中四药均为清热胜湿之品，白头翁清热活血是治热利的主药，秦皮清热凉肝，连、柏苦寒清热止利，全方为治热利下重的下利。书中对白头翁的解释，认为白头翁为无风自摇，有风自宁，所以称其为风药。此说从比象作解未必可信，如从性味理解，更符合实际。另外，从白头翁的清热活血，入肝经的属性来看，临床用于前后二阴的病均能取效，如治小便涩痛，妇人带下，用之有效，即是从性味、归经的药理作用而论。

白头翁汤治痢疾

白头翁汤是《伤寒论》治热利下重之方。所谓热利下重，是指利偏热为热所困的痢疾，且有热邪下迫里急后重等症，故用白头翁汤主治。

病案举例

例一　华××，男，2岁。1956年7月5日就诊。

患孩证见腹泻肠鸣而急痛，大便白色胶状黏液，夹有红而晦黯的血液，腹中急痛，小便短数，口渴舌红等症，指纹青紫。处方：白头翁6g，黄连3g，黄柏3g，秦皮6g，金银花3g，连翘3g，麦芽6g。服2剂诸症减退，服4剂痊愈。

例二　贾××，男，2岁。1956年8月10日就诊。

患孩就诊前两天即感腹中阵痛，不欲饮食，来院就诊。症见腹痛，里急后重，大便日数十行，下纯红色黏滞的血便，舌红，指纹青紫粗滞。处方：白头翁6g，黄连3g，黄柏3g，秦皮6g，金银花6g，连翘6g，赤芍3g，槐花3g。服2剂血便即止。继服2剂大便软溏，守方服至6剂而愈。

例三　马××，男，5岁。1954年7月20日就诊。

患孩症见发热口渴，腹痛，里急后重，下利红白夹杂，痛一阵，下一阵，大便为糊状胶黏，臭气异常，日十余行，小便短涩，不欲饮食，舌红而粗，脉弦数。处方：白头翁9g，秦皮9g，黄连3g，黄柏3g，金银花6g，连翘6g，赤芍3g。服2剂痛止，再服2剂，红白黏液停止，共服6剂痊愈，饮食恢复，一切正常。

例四　邹××，女，37岁。1954年8月5日就诊。

病者已病4天。症见口渴，呕吐，腹中绞痛，大便下血性黏液，秽浊异臭，日十余次，肛门急胀，小便黄短而赤，饮食不纳，脉弦数有力，舌苔白滑，舌质红绛。处方：白头翁15g，黄连5g，炒黄柏6g，金银花15g，连翘10g，赤芍15g，秦皮10g，青木香10g，槐花10g。当天服上药2剂，夜间痛止，坠胀感减轻，口渴、呕吐均好转，次日又服2剂，粪转稀溏。第3天守原方再进3剂，下利止，病痊愈，饮食恢复，一切如常。

按 上述4例均为热偏重的痢疾。临床上只要辨明其属热偏重者，即可以白头翁汤主治。《伤寒论》中所说热利下重者是白头翁汤的主要客观指征。方中白头翁是主药，其性味苦寒，气质轻清，为可升可降之药，有下泄湿热，升散郁火之效，能入血分清肠热，为治热痢要药。凡痢偏于热而腹中急痛，里急后重，一般属木郁土中，为肝木不畅，故首选白头翁调达肝郁，以缓肝急而治热痢下重。连、柏、秦皮皆清火坚肠之品。加金银花、连翘、赤芍、槐花者，取其解毒凉血，热邪偏胜的痢疾，容易侵犯血分，协助白头翁汤奏效更捷。此间，再提一笔，白头翁汤还有治疗湿热带下之功，尤其是白头翁一药，此四味在治湿热带下，或前后二阴的湿热证，皆可择用。

二十三、当归四逆汤

当归四逆汤由当归、桂枝、白芍、细辛、通草、大枣、甘草、生姜等组成。本方是以桂枝汤为基础，加当归、细辛、通草温通血脉，治疗血虚经寒的四肢厥寒。这种手足厥寒是由于血虚经寒所致，并非阳虚四肢厥冷，故不用姜、附。此外，方中为何不用生姜？应当是传抄的失误，原方应当用生姜，理由是：一，原方是以桂枝汤为基础，调和营卫姜、枣是主药；二，当归四逆汤有加吴茱萸、生姜的用法。所以，当归四逆汤中应有生姜，是情理之中的事，毋庸置疑。

（一）当归四逆汤治冻疮

冻疮是因为气血不能布达四肢，其病机当是血虚经寒，用当归四逆汤温通血脉，是病药合拍的，临床疗效也是好的。

病案举例

常××，女性，19岁，教师。1963年12月20日就诊。

自述患冻疮，历年发作，此次因感冒风寒，通身不适，肢体寒凉，手足麻痹，两手背冻疮红肿瘙痒。又适值经水临期，并伴有腰胀痛，腹痛不舒。脉象微细，舌质淡红，苔薄白而润。处方：当归10g，桂枝10g，细辛3g，通草5g，炙甘草5g，白芍10g，柴胡10g，台乌药10g，生姜3片，大枣5枚。每日2剂，水煎服。

服2剂见效，厥寒已罢，手足回温，冻疮好转尤著，痛经亦随之而平，脉缓有力，舌色红润，仍宗前法。继进5剂而痊愈，当年未发冻疮。

按 本案冻疮属血虚经寒，寒凝血滞所致，又伴经临腹痛，故以温经散寒，兼佐疏肝顺气，用当归四逆汤加味，取得速效。笔者用本方加味治冻疮多例，在手足开始瘙痒时服药，疗效均快捷，如已成疮破溃，则疗效不佳。此外，用当归四逆汤合四妙勇安汤治脱疽（脉管炎），亦有一定的疗效，但也要抓住时机，在肢端麻木尚未变色之时，用上述方药，有缓解和治愈的可能。

（二）当归四逆汤治痛经

痛经从其病机看，若为血虚经寒，寒凝血滞影响经血通畅而致痛经者，用当归四逆汤温通血脉，其痛自止。

病案举例

毛××，女，21岁，学生。1972年9月20日就诊。

病者自发育之后，月经一直不正常，每于临经腹痛，血量少色淡，多数都要吃药才能顺畅。且每年冬天必发冻疮。每来月经一次，均须卧床数日，无法坚持学习和正常生活。经服四物汤养血，逍遥散疏肝均罔效。就诊时，腹痛蜷曲，四肢清冷，面色青苍，少腹抽痛，经血不畅，量少色淡，饮食乏味，二便正常，神疲乏力，四肢倦怠，脉缓而细，舌苔白润。处方：当归15g，白芍10g，桂枝10g，通草6g，细辛3g，吴茱萸6g，炙甘草5g，生姜3片，大枣5枚，香附10g，益母草15g。嘱服3剂，水煎温服。

服上药1剂，腹痛减少，四肢温暖，精神好转，服第2剂后，月经通畅，经血鲜红。服完3剂，月经顺畅，精神振作，饮食正常，二便通畅，诸症消失。嘱其停药，并以后每于月经临期腹痛开始即服2~3剂，经畅即停药，坚持3~6个月经周期，以达到完全缓解，临经通顺的目的。

按 痛经一证，临床所见，多数为经寒而痛，少有血热作痛，这是血寒则凝，血热则行的缘故。由于血虚寒凝，气滞不通，即可导致痛经，所以用温经通络的当归四逆汤治疗，是病药合机的辨证施治。本案历经多年，询其痛经史均属虚寒血滞，审其历次所服汤药，均是四物养血或桃红四物活血，或逍遥散疏肝解郁，少有顾及温通血脉的方药，上述用药是临床医者的惯例。其实四物虽可养血，逍遥固可调达疏肝，但均未能从血寒而痛经的因果关系来认识痛经的病机，故用药多不验。笔者的实践经验证明，不论已婚未婚的女性，不论是经前还是经后腹痛，当归四逆汤是首选方。此外，还要提及，不少山区妇女，临经涉水，往往经临即止，随之腹痛经血停止，这更是外寒侵袭，寒凝血滞导致腹痛的，用当归四逆汤是特效方，往往一剂知，二剂已，确实灵验。

（三）当归四逆汤治无脉症

无脉症临床多见，有的是先天性的，有的是病理性的，后天偶发，其发作多因长期涉水，冷冻所致，发病机制是血虚经寒。

病案举例

吴××，女，45岁，菜场营业员。1974年10月20日就诊。

病者突然发现右手下冷水后，疼痛刺骨，渐次发展至不能涉水，右手皮肤温度明显低于左手，不涉水亦感怕冷。诊时所见，病者面部青淡，未见贫血面容，全身情况尚好，月经正常，二便尚可，舌淡红润，左脉缓偏细，右手无脉肘部腋窝仍能触及搏动，其他无变化。以往也未发现无脉。思索良久，试从血虚经寒论治。处方：当归15g，白芍10g，桂枝10g，细辛3g，通草5g，炙甘草5g，生姜3片，大枣5枚。服5剂，水煎每日1剂。

服上药2剂后，病者自己摸到右手有脉搏动，且觉温度回升，下水的疼痛感减轻。服完5剂后来诊，脉息缓而有力，与右手对比无明显差异，遂拟参芪四物汤加桂枝、细辛，嘱服10剂巩固。

半年后来诊，脉息正常，未见无脉现象。

按 病理性的无脉症，临床偶能见到，多是血虚经寒，加之外寒侵袭，暂时无脉，一般用当归四逆汤能取得预期疗效。但脉复之后，适当调补气血，并适度禁止不涉水也是必须的。本案无脉还应从脉伏来理解。

（四）当归四逆汤治乌鼻症

乌鼻、乌嘴的病人常见，严重者手足也出现乌黑，多数与天气寒冷有关，论其病是血虚经寒，治疗应温经散寒。对乌鼻乌嘴中医没有恰切的病名，是否与西医的“雷诺病”有关，还待临床观察。

病案举例

李××，男，45岁，农民。1965年3月4日就诊。

病者每于立冬之后，逐步发现鼻尖部位青紫，渐次发黑，不痛不痒。严重时口唇亦发现青紫，两手指亦有轻微青紫。其他未见异常。其乌黑的鼻尖部，须待次年四五月才逐渐消失。脉细微，舌淡红而润。处方：当归10g，桂枝10g，白芍10g，细辛3g，通草6g，炙甘草5g，生姜3片，大枣3枚。嘱每日1剂，水煎温服。

病者诊后未见复诊。次年来诊告谓，前方服25剂后停药，未见反复。

按 本病诊断属中医“寒厥”，即血虚寒凝，但其表现并非四肢寒厥，而是鼻尖乌黑。因此，与西医的“雷诺病”未必完全合拍。但通过辨证论治，用温经散寒的当归四逆汤取效，从血虚经寒作解，是符合病机的。

二十四、当归芍药散

当归芍药散由当归、芍药、茯苓、泽泻、川芎、白术等组成。本方六味药可分为两组，一是当归、芍药、川芎为血分药，有和血舒肝的功用；一是茯苓、白术、泽泻为气分药，有健脾运湿的功能。全方共奏养血活血，健脾行水的功效。临床运用十分广泛，为妇科的良方。后世妇科大师傅青主的完带汤，应当说是在本方的基础上脱胎而成的，独擅补脾渗湿之功，亦不失为一张治带病的良方。

本方出自《金匮要略》“妇人妊娠病脉证篇”，原文说：“妇人怀妊，腹中绞痛，当归芍药散主之”，“妇人腹中诸疾痛，当归芍药散主之”，前者为妇人妊娠腹痛，后者为妇人腹中诸痛，皆用当归芍药散主治。陆渊雷在《金匮要略今释》中罗列了许多资料，据《三因方》称本方治妊娠腹中绞痛，心下急满，及产后血晕，内虚气乏，崩中久利，常服通畅血脉，不生痈疡，消痰养胃，明目益津；据《青州医谈》称该方治妊中保胎亦佳；据《类聚方广义》称该方用治妊娠产后不利腹痛，小便不利等，用此方验胎，以及胎萎不长，腹中拘急，又说能治眼目赤痛症，其人心下有痰饮，并可治脱肛肿痛，出水不止。汤本求真认为妇人胃及子宫之痉挛，用本方多有奇效。陆氏引证甚详，这里不予繁举。

笔者临床亦颇多用本方治妇科病。根据《金匮要略》妇人腹中诸疾痛的启示，凡妇人腹中痛为输卵管肿胀、盆腔炎、膀胱炎、宫颈炎、子宫肌瘤等均可以当归芍药散治之。如白带病世人多用完带汤，固然有效。但仔细分析，完带汤是补脾渗湿，作用较本方单一。而用当归芍药散治带病，加萆薢、芡实，既和血柔肝，又健脾利湿，兼佐收涩分利，比之于完带汤，疗效更胜一筹。可适当加入白头翁、野菊花、蒲公英、黄柏等清热解毒利水之品，以增强疗效。因为当归芍药散具有养血活血，健脾利水的作用。所以，后人认为此方实即逍遥散的蓝本，是很有道理的。

（一）当归芍药散治子宫内膜炎

子宫内膜炎是妇科常见病，其明显的症状是：白带多、腰痛、腹痛等。临床仍需辨寒热，审虚实，方可取效，不能一概以消炎通治。用当归芍药散加清热解毒药，并辅以外洗药，能收到预期的疗效。

病案举例

李××，女，42岁，工程师。1982年11月10日初诊。

患者已做妇检，诊断为子宫内膜增生过长，慢性宫颈内膜炎。症见白带多而稠，秽臭，腰酸痛，少腹两侧疼痛，性交接触出血，脉弦实，舌质淡，苔白润。处方：当归10g，赤白芍各10g，土茯苓20g，白术12g，泽泻10g，川芎6g，紫花地丁10g，金银花15g，萆薢10g，黄柏10g，香附10g。服用15剂。

二诊：1982年12月12日。服前方后，白带减少，腰痛减，接触出血已极少，脉舌正常。继以参芪保元汤加味内服。并辅以金银花、紫花地丁、蒲公英、十大功劳叶、野菊花各等分，煎水熏洗外用，每日1次。经治10天后，临床痊愈。半年后因患荨麻疹来诊，询问前症从未复发，一切正常。

按 子宫内膜增生过长、慢性宫颈炎所表现的白带多、腰痛等，均属湿热下注之症，导致气滞血不和，故用当归芍药散活血行水，渗利湿热，药症是相符的。方中用土茯苓，配金银花、紫花地丁、黄柏等，功专于清热解毒，实际即是消炎。尤其配合外用熏洗，局部直接给药，对所有白带多，阴户潮湿，瘙痒者均可收效。

（二）当归芍药散治盆腔炎

盆腔炎在已婚已育妇女中，发病率高，其病机多是气血水之郁滞，气滞血瘀，水湿停滞所致。用调和气血，行水祛瘀法，治之有效。

病案举例

陈××，女，45岁，干部。1978年10月2日初诊。

患者左侧腹腔内有一个炎性包块，经治疗后消失。现症左侧盆腔处疼痛，每大便时痛甚，腰痛，白带多，并偶尔夹有血性分泌物，脉弦实，舌偏红少苔，饮食如常，子宫刮片，除外癌变。拟用和血行气，健脾利水法治之。疏方当归芍药散加味：当归10g，白芍10g，茯苓15g，白术10g，泽泻10g，川芎5g，益母草30g，续断10g，香附10g，生薏苡仁15g，萆薢10g，黄柏10g。嘱服7剂。

二诊：10月10日。服前方后，白带显著减少，血性分泌物消失，惟腰痛特甚，且有紧束感，遇阴寒气候疼痛加剧。因腰痛影响子宫附近疼痛，其他无异常，脉舌仍前。拟守前方加味：当归10g，赤、白芍各10g，茯苓15g，白术10g，泽泻10g，川芎5g，延胡索10g，牛膝10g，香附10g，秦艽10g，独活10g，寄生20g，续断10g，刀豆壳30g。嘱服10剂，每日1剂。

药后白带少、腰痛等诸症消失，病告痊愈。3个月后随访，病未复发。

按 《金匮》“妇人诸腹痛，当归芍药散主之”，临床以此指导治疗盆腔炎，是符合其大法的。所谓“诸腹痛”实际包括了盆腔炎，尤其是已婚已育之女性。因为气血不畅，酿成气血水瘀滞瘀积，罹患盆腔炎引起腹痛者，临证屡见不鲜，用当归芍药散为基本方，随证加行气活血药，或加除湿利水药，或加滋养肝肾药，均能收到满意的疗效。但必须指出，由于本病易治易效，亦易反易复，故临床痊愈之后，作必要的巩固治疗，坚持服上药一段时间。

（三）当归芍药散治子宫肌瘤

子宫肌瘤的形成，从中医理论的认识，气滞血瘀是主要病因，由于气滞血瘀，郁积成疾，故一则形成有形的肿块；一则经血淋漓断续无常。用桂枝茯苓丸是常法，而用当归芍药散亦不失为一条较为重要思路。

病案举例

刘××，女，34岁，工人。1994年12月10日就诊。

病者月经前后不正常，已有半年之久，且每次月经均衍期不净，出血量偏多，精神疲惫，因而就诊于妇科求治。B超检查诊断在子宫下方有鹌鹑蛋大小的肌瘤，为子宫浆膜肌瘤。妇科常规检查，未见异常。

患者自觉症：少腹疼胀，月经来潮时间多推前，且时间延长，淋沥不尽，有时达半月之久，第一次月经与第二次时间，仅相隔一星期左右，经血淡，白带偏多，腰疼痛，精神疲乏，食欲尚可，大便正常。脉弦虚而涩，舌淡润，苔薄白。拟用当归芍药散加味：当归10g，白芍15g，茯苓15g，白术10g，泽泻10g，川芎6g，生黄芪20g，益母草20g，生牡蛎15g，生炒蒲黄各6g，香附10g。每日1剂，水煎分2次服。患者服上方5剂后，月经时间缩短，血量集中，少腹疼痛明显减轻，精神好转，脉缓有力，舌淡红。嘱其仍服上药，继续治疗。

病者陆续服上方30余剂，B超复查，肌瘤明显缩小，后底部有一小拇指大的块状物。月经基本正常，血量集中三四天，且量减少，精神、食欲均好转。后以参芪四物汤加生牡蛎、香附、浙贝母、泽泻、益母草等，巩固治疗。

半年后随访，病情稳定，月经正常，遂停药观察。

按 用当归芍药散治疗子宫肌瘤，亦符合活血化瘀的原则，加入适量的软坚散结药，能取得一定的疗效。至于软坚散结药，有用三棱、莪术，有用牡蛎、贝母等。临床还是从实际出发，如果失血日久，用“文攻”为好，不宜于“强攻”，选药以平和适度，更符合整体情况。

（四）当归芍药散治输卵管肿胀

输卵管肿胀多因气滞血瘀，甚则引起阻塞现象，双侧或单侧输卵管胀痛肿大，少腹两侧触之即发现输卵管增大，按之疼痛。或伴腰痛，或白带增多，用当归芍药散治疗，使之行气活血，行水散结，疗效是理想的。

病案举例

张××，女，38岁，工人。1988年4月10日就诊。

患者自称少腹疼胀，以左侧输卵管部位疼痛明显，触之可见条索状肿物，略用手按则疼痛加剧，甚则痛及下腹、阴道，白带略增，腰胀。如行房事，则下腹疼更甚。精神较差，二便如常，饮食无异，舌淡白润，脉缓稍弦。处方当归芍药散加味：当归10g，赤、白芍各10g，茯苓15g，白术10g，泽泻10g，川芎5g，香附10g，乌药10g，郁金10g，炒小茴香6g，益母草15g。每日1剂，水煎服，嘱服10剂。

1个月以后，病者告知，服前方自觉诸症轻，疼痛基本消失，少腹条状物亦消散，触之柔软不痛，故未继续服药。

按 当归芍药散治输卵管肿胀，其机制是活血行水散结，所用诸药亦属平常轻柔之品。用此法治疗多例，均能取得较好的临床疗效。笔者认为，当归芍药散治疗妇人诸腹痛，其可重复性是无须置疑的，应当在临床上进行大面积的病例观察，很可以摸出一套治疗妇科多种疾病的有效办法，进行推广。

二十五、肾 着 汤

肾着汤由干姜、炙甘草、茯苓、白术等组成。本方的功用是补脾燥湿，善治寒湿着于肾的腰痛。其腰痛的特点是腰间冷痛，诚如《金匮》所说，腰冷痛如坐水中状，腰重如带五千钱。此说非常形象，是病人的痛苦所在，既典型又具体。说它典型是此种腰痛，确实腰间冷若坐水中状，说它具体是此种腰痛，但见一证即可诊断为脾虚寒湿腰痛，用本方疗效确切。若系女性，必伴有白带增多，少腹坠胀等症；若系男性，多伴便溏、腹胀等脾虚湿胜等症。总之，方为温脾散寒，治则以腰痛为主症，临床用之得当，疗效颇佳。

（一）肾着汤治腰痛

病案举例

胡××，女，26岁，小学教师。1970年7月5日初诊。

病者因年初生小孩后，自觉腰痛不适，重痛并存，逐渐加剧，腰痛怕冷，虽盛夏腰部仍应垫棉絮，不能下冷水，经久治不愈。曾作多次小便培养，化验多次，以及摄片均未发现异常。所服中药诸如补血养血，固肾温肾之类。诊察所见：腰痛难以俯仰，面色苍白，精神困倦，四肢清冷，食纳少。白带多而清稀如水，有时流至大腿。舌苔淡白润，脉缓而弱。处方：干姜10g，白术15g，茯苓20g，炙甘草10g，芡实20g，山药20g，川续断10g，菟丝子10g。嘱服5剂，每日1剂，水煎服。

二诊：7月10日。服上药后，腰痛渐缓，重痛减轻，白带明显减少，食纳增加，精神好转，舌淡白润，脉缓而软。继服上方加炒薏苡仁30g。每日1剂，水煎服。

三诊：7月25日。病者服上方10剂后，腰痛如失，白带少许，食纳增加，精神好转，舌淡润，脉缓有力。拟用：炙黄芪15g，白术10g，西党参15g。当归10g，茯苓15g，远志10g，枣仁12g，广木香10g，菟丝子10g，枸杞子10g，龙眼肉15g，炙甘草5g，生姜3片，大枣3枚。嘱加米酒入煎。服10剂以资巩固。后随访两年，前症未复发。

按 寒湿腰痛，特点以重痛为主，女性伴白带增多，显属脾虚，用干姜苓术汤（即肾着汤）能取显效。如腰冷痛，可加巴戟天、淫羊藿温肾壮阳，或加牛膝、枸杞子、寄生以滋养肝肾；如腰冷痛，四肢逆冷，加附子、肉桂以温肾散寒；白带多而清稀者，加芡实、山药、薏苡仁收涩止带；若白带稠黏且多，则应加萆薢以分清别浊。终以养血归脾，佐以固肾从本论治。

（二）治外伤性腰痛

病案举例

涂××，男，40岁，干部。1992年7月3日就诊。

病者腰痛已数月而住院。缘于3个月前因外伤后腰痛，遂请伤科医治，用活血化瘀药，诸如当归、桃仁、丹参、田七之类，未见好转。继之住×中医院，医以肾虚论治，服用补肾的阴阳之品，用六味加巴戟、杜仲、枸杞子、川断之类。服用1个多月，病情并未改善。尔后转入我院针灸，取穴肾俞、委中、八髎等穴，针后加灸；内服壮腰治肾药。经治月余，仍未显效。病者现在病症：腰痛很有规律，每天午后2时开始，至午夜12时左右慢慢缓解。局部怕冷，酸楚不适，重痛绵绵，形体偏胖，腹微胀，大便偏稀软。遇阴雨气候上述症状加重，脉缓两寸有力，尺脉沉，舌苔白润，舌体大有齿印。拟用肾着汤加味，干姜10g，白术15g，茯苓20g，炙甘草10g，牛膝10g，乌药10g。嘱服5剂，以观动静。

病者服2剂，午后冷痛感减轻，且痛胀一阵后基本缓解，不至于痛至午夜。服完5剂后，患者谓腰部无任何不适，不冷不酸，一切如常，遂出院。数月后追访病未复发。

按 本案腰痛，病延数月，辗转多次，始则活血化瘀无效，继之用壮腰补肾，均未显效。终以温脾燥湿取效。可见辨证之细微处不可粗疏。一、察其症候特点，以午后至午夜痛甚酸楚，应是寒湿属阴困脾；二、体形偏胖，长期大便偏稀，是为脾虚湿胜之咎。故而从湿寒困脾求治。肾着汤重在健脾燥湿，方中以甘草干姜汤温脾，又加白术、茯苓，亦为健脾渗湿之品。加牛膝作引经药用，加乌药稍顺其气，二药均属配角，不是主将。缘何前两个多月用药未效，一则活血化瘀，能通经活络，不敌寒湿，一则壮肾健腰，虽是从腰论治，但亦未触及寒湿，且以六味为基本方偏于滋阴，虽参合枸杞子、巴戟天之属，仍未能温脾燥湿，所以看似成方成法，实是隔靴搔痒，未中肯綮。因而，以肾着汤单刀直入，一味健脾湿燥，病药合拍，起此沉疴，可见"辨证论治"并非空谈，落到临床实处，是看得见摸得着的。

二十六、麻黄连翘赤小豆汤

麻黄连翘赤小豆汤由麻黄、连翘、杏仁、赤小豆、生梓白皮、甘草（炙）、生姜、大枣等组成。本方宣肺解表，清热除湿，适用于湿热发黄兼表证。方中生梓白皮，药房多不备，可以桑白皮代之，或加茵陈增其清热利湿之功。临床以本方治急性肾炎、急性黄疸性肝炎均可收到疗效。

（一）麻黄连翘赤小豆汤治急性肾炎

急性肾炎，中医称风水，即湿热兼表症。因其风邪在表，内郁湿热，故一身浮肿，小便黄赤，用麻翘赤豆汤加味有效。

病案举例

陈××，女，19岁，学生。1983年8月20日初诊。

病者紧张参加高考之后，自觉疲乏无力，一身困重，早起眼睑浮肿，不发热但觉诸身酸楚，尤其是腰酸不舒，小便灼烧不畅。小便常规：蛋白+++，红细胞++，白细胞+++，管型+。脉浮缓而软，舌苔白润。拟用麻黄连翘赤小豆汤加减：麻黄10g，杏仁10g，连翘10g，桑白皮15g，赤小豆30g，滑石15g，生甘草5g，白茅根20g，益母草20g。每日1剂，分2次水煎服。嘱服5剂。

二诊：8月26日。服上药后，浮肿消退，全身轻爽，小便清长畅利，食纳正常，脉缓软，舌苔润滑薄腻。小便常规：蛋白++。守原方加僵蚕10g、防风10g、藿香10g、佩叶10g，嘱服7剂。

三诊：9月4日。患者自觉症状消失，饮食、二便均正常，小便常规：蛋白-，脉缓，舌润。遂改方：生黄芪15g，防己10g，茯苓皮15g，杏仁10g，桑皮15g，防风10g，赤小豆30g，白茅根20g，益母草15g。每日1剂，水煎分2次服，嘱服10剂，复查小便，再酌情停药与否。

两个月以后，患者入学就读，告谓小便常规正常未见反复，遂停药。

按 急性肾炎属中医风水范畴，病机为表郁湿热，治当宣肺解表。俟表邪解，湿热除，病自愈。但临证时不能满足于临床症状消失，一定要小便常规全部阴转，仍须服药巩固。如无其他变故，可以用麻黄连翘赤小豆汤为基础，酌情加减，一方到底，无须易方。笔者验证多例，疗效确切。

（二）麻黄连翘赤小豆汤治急性黄疸型肝炎

病案举例

叶××，男，40岁，工人。1982年5月6日初诊。

病者以往有肝炎病史。近因工作劳累后，自感四肢疲倦，食纳减少，腹胀气滞，大便稀软，自服神曲茶等腹胀减轻。随之诸身不适，恶寒身倦，恶心厌油，小便短黄，巩膜黄染，查尿三胆强阳性。谷丙转氨酶215，舌苔薄白微黄而腻，脉浮弦软。处方：麻黄连翘赤小豆汤加味：麻黄10g，连翘10g，桑白皮15g，郁金10g，法半夏10g，炒谷、麦芽各15g，厚朴10g，茵陈20g，赤小豆30g，芦根15g，嘱服5剂，每日1剂，水煎分2次服。

二诊：5月11日。服前方后，精神较前好转，巩膜黄染稍退，身形倦怠减，食欲增进，恶心止，小便仍黄，舌苔薄黄而白微腻，脉弦缓有力。守方减麻黄为6g，加生薏苡仁15g，嘱继服10剂，以后再酌。

三诊：5月25日。服药后精神好转，食纳恢复到病前状态，巩膜黄染消退，尿三胆阴性，小便清长，舌苔薄润，脉缓不弦紧。转氨酶109。其他基本正常。拟以疏肝健脾法巩固，方以小柴胡汤加减：柴胡10g，党参10g，法半夏10g，黄芩10g，茵陈15g，藿香10g，佩兰10g，郁金10g，炒谷、麦芽各10g，六一散20g。嘱服10剂，每日1剂，水煎分2次服，并嘱饮食清淡，忌辛辣油腻。

四诊：6月10日。病者告谓，无任何不适，饮食、睡眠均正常，大便稀软，小便清长，脉缓有力，舌淡红而润。嘱其再进前方10剂，隔日煎1剂，分2次服。

6月25日复查肝功能已正常，无其他不适症状，临床痊愈。随访半年，未见反复。

按 急性黄疸性肝炎，中医称“急黄”，治以清利湿热为主。初期着眼宣透，使邪有出路。本案未用任何西药，初则用麻黄连翘赤小豆汤解表宣肺，清热利湿，使之湿热分消，表邪外达，用药近1个月，除邪务尽。继之用小柴胡汤加味，以疏肝健脾，芳化醒胃。不用壅补腻滞之品，使患者湿热清，脾胃健，纳食好，充分发挥中焦的职能，使病者逐步康复。

二十七、麻黄杏仁薏苡甘草汤

《金匮》治湿病的麻黄杏仁薏苡甘草汤，以麻黄、甘草、薏苡仁、杏仁等四药组成。主治一身尽疼，发热，日晡所剧者的风湿，并说明是汗出当风，或久伤取冷所致。本方的组合药少力轻，麻黄倍甘草发汗透表不至过多出汗，加杏仁助麻黄宣透肺气，以薏苡仁祛湿，药量较轻，是一张治疗湿邪在表的良方。

麻杏苡米甘草汤治湿热痹

病案举例

戴××，男，32岁，农民。1951年4月10日初诊。

病者在春插期间，突然夜半两脚疼痛，醒后两脚不能着地，步履艰难。次日即邀余出诊。询其病史，发病前两天，两下肢即有疼痛，踝关节处红肿，因下田劳动后，涉水则疼痛更甚，以至不能行走，伴有诸身疼痛，发热恶寒，无汗，小便短黄，口不渴，舌红，苔薄黄滑润，脉浮数而软，拟用麻黄杏仁薏苡甘草汤合三妙散加味：麻黄6g，杏仁10g，生苡米20g，苍术10g，黄柏10g，牛膝10g，海桐皮15g，生甘草5g，水煎服，每日1剂。

服2剂即能行走，继服3剂，肿痛全消，恢复劳动。

按 南方春季多低温久雨，劳动者涉水淋雨，外湿所侵，罹患湿病最是常见。由于风寒湿三气合邪，故当宣肺利湿，以麻黄杏仁薏苡甘草汤颇合病机。然其舌红苔黄，脉浮数，是为湿邪化燥之征，故在方中合入三妙散清热燥湿，使之风寒湿邪既能外达，又截断燥化入里之势，取得快捷之效。

二十八、茵陈蒿汤

茵陈蒿汤，是《伤寒论》阳明病篇治湿热发黄的主方。原方是茵陈配大黄、栀子，偏重于热，故为阳黄之主方，但随临床病机变化，亦可随证加减。一般的用法：一是治阳黄用茵陈蒿加大黄、栀子、金银花、连翘；二是治阴黄用茵陈蒿加附子、干姜、白术；三是无论阳黄阴黄，在上述用药之中，加疏肝利胆药，如郁金、川楝之类，使之胆汁通畅，增强原方功效。

茵陈蒿汤治胎黄

胎黄是新生儿出生后肤色发黄，一般是一星期后逐渐消退。倘若十天半月黄色不退反而加深，并出现烦躁、便秘等，应视为病态，进行必要的治疗。

病案举例

刘××，男，初生15天。

患孩出生后4天即现身目发黄，经用葡萄糖粉口服，并进中药（处方不详）无效，黄疸有加深之势。初时症见面目及身发黄，发热，体温达38.2℃。烦躁，啼哭，吸乳迟钝，大便秘结，小便短黄，舌质红，苔黄粗，指纹青紫而粗。拟用茵陈蒿汤加味：绵茵陈6g，川黄柏3g，炒栀子3g，大黄3g，连翘5g，金银花6g，炒枳壳2g。诸药入煎，少量多次分服。3剂后大便下黑粪，小便量增，身黄减退。守原方继进3剂，临床痊愈。

按 新生儿在1个月之内发生黄疸称胎黄。钱仲阳说："有初生而身黄者，胎疸也"。胎黄一般都是由母体移热所致，巢元方说："小儿在胎，其母脏气有热，熏蒸于胎，至生下儿，体皆黄，谓之胎疸也。"前人所说的胎黄，应当包括生理性的胎黄。黄疸因于湿热交蒸，婴儿得之，除体质娇嫩的特点外，与成人黄疸别无不同，所以仍取茵陈蒿汤合栀子柏皮汤治疗，加入金银花、连翘以助茵陈透散和解毒，稍佐枳壳取其行气，协大黄以泄热。药少力专，无毒副作用，疗效快捷。

二十九、柏 叶 汤

柏叶汤由侧柏叶、干姜、艾叶、马通、阿胶等组成。方中马通原是用马屎泡后澄清，取其混悬清液，多数医家认为马屎改用童便，此举可从。阿胶一药，原方未录，查《外台秘要》、《本草图经》、《备急千金要方》等，均认定有阿胶。《本草纲目》认为阿胶非但滋阴，亦能止血。全方以柏叶、干姜、艾叶属温性，入阿胶、童便止血，故可称之为温以止血的首选方。此外，童便一味，即为止血药，古方以此入药者众，内、外、妇科均有取童便为引经药的，运用十分广泛。

（一）柏叶汤治鼻衄

鼻衄一证，属肝旺肺热者居多，因为血热妄行，所以鼻衄者，以泄肝泻肺热者常见。然而鼻衄属虚寒者亦有之，用柏叶汤是首选方。

病案举例

李××，男，18岁，学生。1953年5月6日就诊。

病者鼻衄已半个多月，经用仙鹤草注射、维生素K、中药四生丸、犀角地黄汤等皆无效。就诊时，病孩鼻部及面头均浮肿，头目眩晕，精神委靡，口苦而不渴，舌苔滑润，脉弦虚。方用柏叶汤：侧柏叶炭10g，炒艾叶10g，炮姜炭6g，阿胶15g（另烊化冲服），童便一盏兑服。服1剂药后鼻衄即止，3剂痊愈。

按 本案虽属青少年鼻衄，但因失血半个月，面浮肿，精神萎顿，用寒凉药过甚，乃致酿成脾肺气虚，故用温以止血。药证相符，一剂血止，三剂痊愈。

（二）柏叶汤治吐血

吐血有因胃有因肺，但无论其血自何脏而来，因其失血多，均可造成脾虚不统摄，肺弱不能自制，用清凉是无效的，惟有温脾止血，方可中的。

病案举例

王××，女，57岁，家庭妇女。1952年9月10日就诊。

患者有结核病史。既往有咳血病症。素体衰弱，于秋燥季节，劳累过度，突然吐血不止，即注射止血药，并进清热止血药无效。就诊时，症见吐血盈碗，频频不已，血色淡红，精神不振，颜面苍白，舌白口燥不渴，脉濡缓。拟用温以止血，调摄处之。方用柏叶汤：柏叶炭10g，炒艾叶10g，炮姜炭5g，阿胶15g（另烊化冲服），童便一盏冲服。1剂后血止，3剂痊愈。后以归脾汤调理。

按 本例吐血显然是血自肺来，一则有肺结核病史，一则燥热伤肺，致使突然吐血不止。治疗一般多从肺热究之，用清凉者居多，但久治不已，非但血不止，且更伤害身体，故应予温以止血，柏叶汤是首选方。方中干姜、艾叶之温散寒凝，柏叶、阿胶、童便皆有止血功效，用之得当，确有覆杯之效。

（三）柏叶汤治下血

下血是肠风下血，即痔疮出血。一般的痔疮出血多属湿热下注大肠，引起长期反复出血，若下血日久，必然损伤脾胃，酿成虚不摄血。

病案举例

周××，男，30岁，农民。1951年8月20日就诊。

病者素有肠风下血，反复发作，缠绵不已，身体日见衰弱，于秋收季节，劳动强度较大，引起大量出血，面色苍白，精神委靡，四肢倦怠，食欲不振，口苦不渴，脉象弦缓。拟用柏叶汤合槐花散治疗。处方：阿胶15g（另烊化冲服），柏叶炭10g，炒艾叶10g，炒枳壳10g，槐花炭10g，荆芥炭10g，炮姜炭6g，童便一盏兑服。每日1剂，水煎服。

上方服3剂血止，食量倍增，后改用归脾汤巩固竣功。经多年追访病未复发。

按 肠风下血多因湿热下迫大肠，用清湿热之品是其常，但若病延日久，一则失血过多，一则清凉过甚，酿成脾胃气虚，不可收摄，此时理应温养固脱。本案取柏叶汤养血温摄，是针对失血过多，又加入槐花散，止其肠风下血，可谓是经方与时方合用，各擅其长，又相得益彰。

上述三案，所采用的柏叶干姜汤，即《金匮》柏叶汤，《备急千金要方》之柏叶汤有阿胶，全方具有温中止血，以及行血、引血归经之效，主治气寒血脱之症。而血热妄行所致失血，务当禁用。如第一案，屡经寒凉，已呈气虚阳脱；例二亦经寒凉止血未效，且年老体弱，故应以温养；例三虽壮年体实，但素患肠风，失血过多，自当温养固脱，故上述吐血、衄血、便血三案，虽出血部位不同，而病机血脱阳虚则是一致的，故用本方温经养血，效果均较满意。但临床上失血之症，实属热者居多，属虚属寒者偏少，因而在失血一证，无论吐、衄、便血，用温热药必须慎用，以免助热动血。

三十、甘麦大枣汤

甘麦大枣汤由甘草、小麦、大枣等味组成，本方系《金匮》妇人脏躁病专方。由于心脾阴液不足，情志抑郁或思虑过度，出现悲伤欲哭，精神失常，周身疲惫，故以小麦养心气，甘草、大枣以润燥缓急。临床运用尚可随证合方，如合小柴胡汤加龙、牡或合酸枣仁汤等，均有很好的疗效，是治疗妇人更年期、经前期紧张症的一张良方。

甘麦大枣汤治经前期紧张症

病案举例

徐××，女，26岁，未婚。1981年4月就诊。

患者初潮以来，月经基本正常。近因学习紧张，心绪不悦，月经已三月未来，精神抑郁，烦躁不可名状，乳房及两胁、少腹隐痛，夜梦纷纭，食纳乏味。舌淡红，苔薄白润，脉涩而短，方拟：炙甘草10g，浮小麦30g，大枣5枚，郁金10g，泽兰叶10g，香附10g，5剂。服上药2剂后，月经来潮，血色红，量中等，烦躁等症消失。

第2月，经期又推迟半月未至，烦躁等症又发，但较前为轻，遂自服上方2剂，月经来潮，诸症悉平。此后趋于正常，未再服药。追访半年，月经依时而下。

按 甘麦大枣汤为治脏躁专方。本案非真脏躁症，但因五志之火，动必及心，以致闭经，其病机与脏躁颇同，可称作经前期紧张症，故用甘麦大枣汤，取其甘平养心，辅以郁金疏肝，泽兰、香附行气活血，经水遂得通。余用此法曾治室女经闭多例，均获良效。

三十一、酸枣仁汤

酸枣仁汤由酸枣仁、知母、炙甘草、茯苓、川芎等组成。方中酸枣仁是主药，滋养肝血，知母清虚热除烦，甘草缓肝，茯苓宁神。其中川芎一味很值得琢磨，一是川芎调血养肝，二是全方所有药物，均为阴药静药，惟川芎有行气之功，静中有动使阴药不至于凝固呆滞，这一配伍确实奥妙。故治疗由肝血不足，阴重阳亢所致的虚烦不寐本方是首选方。笔者在临床上有两种选择，一是在运用柴胡龙牡汤时，择酸枣仁、知母两味配合，能起到疏肝镇静，滋阴养肝的作用；二是用原方配合百合知母地黄汤，治虚烦失眠有独特之功用。

（一）治更年期综合征

病案举例

周××，女，49岁，干部，1968年，9月10日初诊。

病者月经紊乱已两年，有时半年没月经，有时20天来一点点，不像正式的经血。近一年来烦躁易怒，心慌惊惕，难以入睡，睡后易醒，身体日见消瘦，口干舌燥，大便偏结。查心电图正常，肝功能正常。脉缓弦有力，舌红少苔。处方：酸枣仁15g，知母10g，生地15g，百合20g，炙甘草5g，大枣3枚，郁金10g，绿萼梅10g，合欢皮15g，生龙、牡各15g，火麻仁15g，虎杖15g。每日1剂，水煎分2次服。

二诊：9月19日。服前方7剂后，诸症悉减，烦躁减，心慌平，大便畅，睡眠安宁，精神好转。脉缓稍弦，舌淡红润。守原方再进，嘱隔日服一剂。

半个月后随访，病者服用上药后，自觉精神好转，睡眠状况明显改善，饮食正常。嘱其常服天王补心丹、六味地黄丸调理巩固。

按 更年期失眠、心悸、情绪波动是肝阴不足，津血亏虚之故，用酸枣仁汤加味，使肝血得养，虚热得去，烦躁自然平静。本案因其大便干结，故去茯苓、川芎，加虎杖、火麻仁润燥通下，故可取得近期疗效。

（二）治失眠

病案举例

孙××，女，52岁，财务人员。1991年11月5日。

病者因工作劳累，长期失眠，难以入睡，睡后容易惊醒，精神差，身体瘦弱，食纳少，大便成形，口渴不饮，血压正常，脉细弱，舌红少苔而润。处方：酸枣仁15g，知母

10g，茯苓15g，川芎5g，炙甘草5g，女贞子10g，旱莲草10g，柏子仁10g，浮小麦30g，珍珠母15g，灵磁石15g，炒谷、麦芽各15g。每日1剂，水煎分2次服。

二诊：11月15日。服前方7剂后，自觉失眠有明显好转，入睡后可延至早晨5～6点钟方醒，精神倍增，食纳加量，口不渴，脉细有力，舌淡红润。仍守原方再进，嘱隔日一剂，以资巩固。

1月后相遇告之，服药10剂后停药，诸症消失，以调理休息为主，未再服药，继续观察。

按 妇女绝经后，有一段时期出现失眠，其病机多肝血不足，血不能养心，心神不宁。这种病状不宜峻补，若补益不当，可助火化热，滋阴又可壅滞。只能用补而不燥、滋而不腻、清滋而益补者。酸枣仁滋养肝血，养阴宁神，无任何弊端，稍事加减，治疗老年妇女停经之后的失眠，是最佳选择。

三十二、百合知母汤与百合地黄汤

《金匮》百合知母汤与百合地黄汤，是治疗百合病的主方。百合病是什么病？《金匮要略》讲义称：百合病是一种心肺阴虚的疾病。其所描述的症状均为现代所称的神经官能症，诸如默默不语，欲卧不能，欲行不能，饥不思食或厌食等。本病多发于热病之后，心肺阴液耗伤或余热未尽所致。据此故用百合、知母、生地三药分组两方，以滋阴清热。笔者临床习惯，将三药合成百合知母地黄汤，治疗阴虚内热之口干渴饮（糖尿病消渴）和心烦失眠之症。前者合沙参益胃汤加减，后者合酸枣仁汤或二至丸加减，颇有临床效益。

（一）百合知母汤治糖尿病口渴

病案举例

谢××，女，52岁，退休女工。2001年4月15日。

病者自述口渴饮水，日夜喝水若干次，饮不解渴，但无消谷善饥、消瘦的表现，某医院作一般肺胃热证治疗。笔者接诊，诉其口渴饮水，白天较多，夜间2～3次，每次约150～200毫升，小便偏多，但不是饮一泻一。口苦而干，大便偏干，舌少苔质偏红，脉细弦偏软。拟方：生地20g，百合30g，知母10g，南、北沙参各15g，麦冬10g，石斛15g，天花粉15g，乌梅15g，连翘10g，竹叶10g。每日1剂，嘱服7剂。并嘱其做血糖测定。

二诊：4月22日。服上药7剂后，口渴明显减轻，饮水量减少，口苦减轻，自觉人很舒适，舌红减，大便更软，脉缓弦减。血糖餐前7.5，餐后12.5，确定为糖尿病。处方：①守上方继续服用，每日1剂；②增服消渴丸日3次；③六味地黄丸日3次（暂不用其他降糖药，观察半个月）。

三诊：5月8日。前方服15剂后（消渴丸、六味地黄丸亦同时服半个月），口渴已基本缓解，饮水量与平时同等，口不苦，精神舒适，饮食控制半饱，不饥饿，亦无须加副食。小便清，大便正常。夜寐安静，脉缓稍弦，舌淡润。复查血糖餐前6.4，餐后10.6。从其口渴的主症看，病情已基本控制，且血糖亦得以降低，故处方稍事更改如下：生地20g，知母10g，百合30g，南、北沙参各15g，麦冬10g，石斛15g。每日1剂，水煎分2次服。消渴丸、六味地黄丸继续按量服用，继续巩固治疗。

1个月后，复查血糖已基本正常，餐前6.1，餐后10.3。口渴已消失，食量均正常。脉缓，舌淡润。嘱其中药煎剂隔日服一剂，丸药每日照原量服，再巩固用药3个月。

按 百合知母地黄汤，合两方为一方，用其治疗肺胃阴虚，着实是一个良方。百合清肺热，性味平淡；知母除虚热虚烦，滋而不腻；生地滋阴清热，味薄不滞。全方三味滋阴清热药，不偏不腻，不伤脾胃。适当伍佐他药，治疗肺胃阴虚口渴，治阴虚燥热口渴，治肺胃实热口渴，都可随机运用。

本案口渴多时，在服用上方一星期时，口渴明显减轻，取得滋燥润肺胃之功，加沙参等益胃之药，两者相得益彰，故而很快控制口渴。当查出血糖偏高，其渴是因血糖升高而致，但药仍不变，只是加重滋阴清热之六味地黄丸和含小量降糖药的消渴丸，疗效又得以提高和巩固，直至血糖基本正常，仍不变易其方，且嘱其以此为巩固善后之方。临床观察多例均获满意的疗效。其中有的口渴者，并未查出血糖升高，用本方按前法加减治疗，亦能取得速效。由此可见，百合知母地黄汤，其主治阴虚口渴之症，不论其血糖升高与否，均可随证运用。《金匮》百合病篇主方，完全是来源实践，绝非空谈，值得效仿和再实践再提高。

（二）百合知母汤治夜寐不安

病案举例

王××，女，49岁，退休工人。2001年9月10日。

病者已进入更年期，月经乱，夜寐心烦，难以入睡，容易惊醒，食纳差，大便偏结。在月经前后，上述症状加重。舌红少苔，脉细弦。处方：生地15g，知母10g，百合20g，酸枣仁15g，夜交藤15g，合欢皮15g，浮小麦30g，绿萼梅10g，女贞子10g，旱莲草10g，红枣3枚。每日1剂，水煎分2次服。

二诊：9月17日。服上药7剂后，睡眠明显好转，心烦已平，每晚能睡7小时，精神好，食纳好，二便调，舌淡润，脉细缓。嘱再服上药巩固，每日1剂，煎服同前。

按 妇女更年期失眠，烦躁是常见症。究其病因是肝血不足，心无所养，故心烦不寐。百合知母地黄汤滋阴润燥，配合酸枣仁为滋养肝血，余药均为滋阴养心，解郁平肝。本方治疗更年期失眠之症，依理依法，与方与药都是协调一致，故屡试屡效。

三十三、炙甘草汤

炙甘草汤由炙甘草、人参、桂枝、生姜、大枣、阿胶、生地、麦冬、麻仁等组成。以清酒为引。方中炙甘草为主药，补益脾胃，配人参益气，桂枝通阳，姜、枣调和营卫。阿胶、生地、麦冬、麻仁滋养阴血。加清酒通络活血，故有“复脉汤”之称。全方为温养阳气，滋养阴血，主治心之阴阳两虚的心动悸脉结代。由于方中有参、桂、姜、枣，配炙甘草，实际是桂枝甘草汤加人参，亦可视为桂枝汤去芍药加人参，虽然配用滋阴之胶地麦麻，但毕竟以温养阳气为主，故实践中应把握其阳虚的特征，方可原方运用。若阴虚象显露，则不能全方合用，必须去温养阳气之参、桂、姜、枣，不然则助热化火，出现燥象。后人吴鞠通看准阴虚的一面，故其将原方去参、桂、姜、枣，加养阴之品，更名为加减复脉汤，克服了原方温燥之弊，发展其养阴之长，并扩大其运用范畴，真可谓深得仲景之奥秘，发伤寒之未备，是真正读通了《伤寒论》的第一人，也是变通活用经方之楷模。

炙甘草汤治早搏

病案举例

陈××，女，16岁，学生。1965年8月20日初诊。

患者自中考之后，经常心慌心悸，胸闷气短，夜寐不深，精神疲惫，饮食偏少。二便正常。心电图提示：窦性心律不齐。脉缓无力、间歇。舌淡润苔薄白。拟方：炙甘草10g，桂枝10g，党参15g，阿胶15g（烊服），生地10g，麦冬10g，火麻仁15g，生黄芪15g，生姜3片，大枣3枚。嘱每日1剂，加米酒为引入煎。

二诊：8月29日。服前方7剂后，心慌悸动，胸闷气短明显改善，精神好转，睡眠安静，脉缓有力，偶有间歇。舌淡润，苔薄白。守原方加柏子仁10g，每日1剂，煎服法同上。

前方继服10剂，在9月份入学体验，心电图正常。学业完成走上工作岗位，以至婚配生育均未发现心脏有何变故。直至90年代发现血压高来诊，告之当时早搏恐入学体检难以过关，服上述药方后，心电图正常，且结婚、生小孩，均未发现心慌早搏。

按 炙甘草汤治早搏已成规律，其疗效也是确切的，有的效率很高。但据临床实践看，应严密掌握“阴阳两虚”这个病机。如偏于阴虚者，舌质偏红，苔少或黄，表明阴虚有内热，决不可用。服之又见夜寐烦躁、口燥咽干等燥象，应立即停药，改用其他方药。

本案早搏，从脉缓无力，舌淡润、苔薄白而论，应是阳虚气虚显露，故用阴阳并补的炙甘草汤，并加黄芪补气，使其早搏得平，并且疗效相当稳固。笔者认为，患孩年龄不大，且无器质性病变，其窦性心律，可能因学习紧张，一时之气虚不足，故未更方而愈。从临床经验看，冠心病、肺心病以及心肌炎等出现早搏者，必须辨明心之“阴阳两虚”才能应用炙甘草汤，不然，将适得其反。

医案实录

一、外感时病

（一）头痛

案例一

章××，男，16岁，学生。1997年10月8日初诊。

患孩长期以来头痛，其痛在头前额、两侧，紧束胀痛，痛甚则头顶有如盖子紧扎抽痛。多因风寒诱发，或是学习紧张劳累，则疼痛不休，痛则流泪，坐立不安。饮食尚可，口味微苦，大便偏干，每日或隔日一次，睡眠在不头痛时安静，如头痛则影响睡眠。CT检查头颅未见异常。神经科诊断：神经性头痛。脉浮弦两寸关偏旺，舌淡润薄白，中后根稍腻。

处方：葛根15g，防风10g，法半夏10g，黄芩10g，刺蒺藜10g，僵蚕10g，钩藤10g，菊花10g，夏枯草10g，天麻10g，生甘草5g。水煎服，每日1剂。

二诊：1997年11月19日。服前方7剂后，头痛明显好转，在服药期间未发现持续性疼痛，偶尔会短暂疼一会，能坚持学习，未见有疲劳感。饮食、二便、睡眠皆正常。舌象正常，六脉均匀和缓。嘱继服前方10剂，每隔日一剂，以资巩固。

数月后随访，疼痛未再发，临床痊愈。

按 本案头痛实因风寒郁遏，加之学习紧张，故而长期疼痛不休。方中葛根、防风、刺蒺藜祛头风散寒，天麻、钩藤、僵蚕亦为风药，所不同者，前者疏风散寒，后者平熄肝风且兼透散，这两组风药，共同组合后外风可祛，内风可平，均有透达外散之功效。伍入黄芩、半夏和胃清胆，调和寒热。加菊花、夏枯草平肝明目，兼佐疏风，甘草协调诸药，共奏祛风散寒，和胃平肝之功，故而能治风寒郁遏之头痛。本方实宗《张氏医通》之选奇汤改制而成。临床上可因人而异加减化裁，是一张治头痛的有效良方。

案例二

陆××，女，41岁，工人。1974年7月10日初诊。

病者经常反复头痛，经西医诊断为血管神经性疼痛。前医以四物汤养血，以天麻钩藤饮祛风，以止痉散定痛均未显效。目前头痛以前额两太阳穴痛甚，痛如抽掣样刺痛，痛时眼睛发胀。夜烦多梦，精神抑郁，大便不畅，口苦舌燥。血压正常。月经正常，月经前后必发头痛。脉缓弦，舌质偏红，苔薄润。处方：葛根15g，防风10g，刺蒺藜10g，天麻10g，钩藤10g，僵蚕10g，夏枯草15g，当归6g，赤芍15g，黄芩10g，法半夏10g，珍珠母15g，灵磁石15g，生甘草5g。水煎每日1剂，稍凉服。

二诊：7月15日。服前方后，头痛如失，精神清爽，夜寐安宁，食纳增加，口和舌润，脉缓，嘱继服5剂。后以杞菊地黄丸巩固。随访1年多，病未复发，多年痼疾，一方治愈。

按 血管神经性头痛，多为血虚生风，又受外风侵袭，故反复发作。方中用葛根、防风、刺蒺藜祛外风，且不耗散。以天麻、钩藤、僵蚕祛内风。配当归、赤芍养血，配黄芩、半夏、甘草和胃清热，用夏枯草平肝，用珍珠母、灵磁石重镇平肝，全方共奏养血息风，和胃重镇之功，主治偏头痛，疗效可靠。笔者将此方命名为偏头痛方。

（二）偏头痛

案例

唐××，女，33岁，干部。1996年4月18日初诊。

自诉：自产后出现偏头痛，反复发作，或左或右，或突然出现头脑一片空白，神魂不宁，尤以夏季发作频繁，夜不安静，恶梦纷纭，醒后精神烦疲倦，产后月经量少，色黯无块，经来前后，烦躁而不能自控，白带较多，常伴腰部酸胀，食纳尚可，但食量小，舌体淡胖，苔薄白，脉细弱稍弦。拟方：当归6g，白芍15g，川芎6g，葛根15g，防风10g，钩藤10g，刺蒺藜10g，黄芩10g，法半夏10g，郁金10g，佛手10g，芡实20g，萆薢10g，天麻10g，生薏苡仁15g。每日1剂，水煎服。

二诊：1996年4月30日。服前方后，偏头痛未发作，但仍偶有头脑空白、空虚感，起则头眩，天气热尤甚，常有无故烦恼不安，月经量少，色黯有块，大便偏结，脉细缓，舌苔薄润。处方：当归6g，白芍15g，黄芩10g，天麻10g，法半夏10g，钩藤10g，葛根15g，僵蚕10g，菊花10g，刺蒺藜10g。每日1剂，水煎服。

三诊：1996年5月7日。服上药后，头晕头痛已除，但性情仍急躁易怒，月经量仍少，脉细缓，舌淡润。处方：制首乌15g，当归6g，白芍15g，川芎6g，益母草15g，酸枣仁15g，党参15g，白术10g，茯苓15g，炙甘草5g，知母10g，炒谷、麦芽各15g，夜交藤15g，旱莲草15g，女贞子10g。每日1剂，水煎服。

四诊：1996年6月4日。服上方15剂后，自觉精神好转，无甚痛苦，偏头痛未再发作。惟排卵期，性情急躁，心慌意乱，胸闷叹息，夜寐多梦，脉细稍弦，舌苔淡润。方拟柴胡加龙牡汤合甘麦大枣汤加味，调理而愈。

按 本例产后血亏，遂导致肝旺风动而长期偏头痛，烦恼急躁，初则以选奇汤变制，着重以白芍养血，佐以祛风药，并用黄芩半夏和胃，加萆薢、芡实为治带所宜。继则以四物养血，四君健脾，使之脾胃健旺，血有所生。后以柴胡加龙牡合甘麦大枣汤调理，疏肝胆，益心脾，经一段时间的调理，多年痼疾得以祛除。

（三）感冒

案例一

王××，女，62岁，退休工人。患者体弱多病，每于气候变化时则出现感冒症状。近一月余，常感恶寒，时有低热，自服板蓝根冲剂、螺旋霉素二日，症状未见改善，且恶寒尤甚，体温最高38℃，伴头痛，午后尤甚，肢体酸楚。又自服扑热息痛片1片，汗出，体温渐降，但数小时体温又继续上升至38℃左右，查血常规：WBC 42810/mm^3，N 72%，V 27%，E 19%。西医诊断为病毒性感冒。症见：发热，微恶寒，汗出不解，面色晦黯，周身酸楚，胸脘痞闷，恶心欲吐，微咳少痰，不思饮食，舌淡紫苔薄白，脉细弦而弱。处以小柴胡汤合桂枝汤加味：柴胡10g，黄芩10g，法半夏10g，生姜4片，大枣4枚，桂枝10g，白芍10g，党参15g，前胡10g，苏叶10g。服1剂后，体温降至37.5℃，2剂后体温正常，诸证悉除。惟有头痛而昏。守原方去前胡、苏叶、桂枝、白芍，加蒺藜10g、川芎6g。继服5剂而愈。(李旭执笔)。

按 本案体虚外感，用柴胡桂枝各半汤加味，符合临床实际。用柴桂各半所治之感冒，不论其热度高低，均可取效，实际本方与补中益气汤所治虚人外感，其病机、药理均如出一辙。在某种意义上说，仲景的柴胡桂枝各半汤为东垣的补中益气汤提供了重要的理论基础。这说明仲景学说为后世各家学说，亦奠定了坚实的基础，也是医学历史发展的必然。

案例二

陈××，男，70岁，退休干部。1985年4月2日初诊。

病者素体虚弱，经常感冒，鼻流清涕，诸身酸胀，恶寒不发热，衣着比常人多2～3倍，清明时节穿皮棉袄，呢子大衣，仍不觉热，胃纳少，大便量少，小便清长，脉浮虚数，口不渴，舌红嫩少苔。遂疏方桂枝汤合玉屏风散：桂枝10g，白芍15g，生黄芪15g，白术10g，防风10g，炙甘草5g，生姜3片，大枣3枚。水煎分2次温服，每日1剂。

另服健脾益气冲剂（参苓白术散合玉屏风散加味研制而成）每日早空腹服1包（约生药15g）。

二诊：4月10日。经服上药7剂，诸症悉平，宽衣解带，身暖和煦，饮食正常。二便无异。嘱其停药，继续服健脾益气冲剂1个月，每日早晨空腹冲服。

患者自此后半年多未感冒，身体日见恢复，健康状况良好。当年冬天又嘱其服龟鹿胶各半斤，渐恢复体力、劳力。

按 本例病者先后多年接诊，每每感冒即按上方服药3～5剂，即恢复健康。究其病机为肺气虚表不固，营卫不和，以桂枝汤调和营卫，以玉屏风散补气固表疏风，凡气虚表不固，营卫不和者，是方非常合拍。笔者认为体虚感冒者用桂枝汤调和营卫则可，但表虚不固桂枝汤又不足，合入玉屏风散增强补虚之功。必要时把经方与时方结合起来运用，发挥各自之长，可以提高临床疗效。

临床上还有补中益气汤加桂枝，或补中益气汤合桂枝汤，均可用于虚人外感。这几种用法大致相同，只是在具体病例中，再审视其小异而酌用之，就可取得满意的疗效。

（四）体虚感冒

案例

刘××，男，47岁，邮电职工。1995年7月4日初诊。

病者经常感冒，反复多年，弱不禁风。此次感冒流涕，头眩晕，腰胀痛，不发热，身形寒。检查血象无异常。(有肝病史）脉虚弦，寸沉弱，舌苔淡润。拟补益气虚，调和表里。用柴胡桂枝各半汤合玉屏风散。柴胡10g，桂枝10g，党参15g，黄芩10g，法半夏10g，白芍10g，炙甘草5g，生黄芪15g，白术10g，防风10g，生姜3片，大枣3枚。每日1剂，水煎分2次服。

二诊：1995年7月11日。服前方后，感冒如故，频频喷嚏，胸背不舒，鼻鸣清涕，口中不爽，脉同上，苔薄稍滑润。拟改为补中益气汤加味：生黄芪15g，漂白术10g，党参15g，陈皮10g，升麻5g，柴胡5g，当归6g，桂枝10g，辛夷10g，葛根15g，白芍10g，藿香10g，生姜3片，大枣3枚，嘱服7剂。

三诊：1995年7月18日。服上方后，精神较振作，鼻塞减轻，仍鼻鸣，喷嚏减少，大便成形。惟有皮肤瘙痒（素有夏季皮炎），四肢痒疹，色淡红，脉舌仍前。药已中病，守上方加白鲜皮、地肤子各10g，每日1剂，水煎分2次服。

四诊：1995年7月25日。服前方7剂后，鼻鸣、喷嚏较前减轻，如休息较好，喷嚏容易自止。自述房劳之后，更容易感冒，头晕体软，喷嚏频作。但感冒趋势较前减轻。两寸脉沉无力。其病肺肾不足无疑，拟从肺议治。用桂枝汤合玉屏风散：生黄芪20g，白术10g，防风10g，桂枝10g，白芍10g，炙甘草5g，生晒参15g，生姜3片，大枣3枚。嘱服7剂，每日1剂，水煎分2次服。

五诊：1995年8月28日。前方服用28剂，自述全身症状明显减轻，鼻塞流涕喷嚏时而偶发，稍事休息即能缓解，脉寸弱仍前，两关旺，舌苔中心干净。拟守原方加白芷10g、辛夷10g，每日1剂水煎服。

六诊：1995年9月5日。前述诸症病状大减，但天热期间，耐力下降，鼻鸣减少。近日有轻微腹泻，水样便，腹中轻微胀痛，舌质淡，苔薄润，脉缓寸弱。处方：生黄芪15g，白术10g，生晒参15g，陈皮10g，当归10g，升麻5g，柴胡5g，桂枝10g，厚朴10g，生姜3片，大枣3枚。每日1剂，水煎分2次服。

上方服21剂，至国庆前后，自觉精神倍增，感冒完全痊愈。

按 体虚感冒之人，体虚是本，感冒是标，相互为患，体虚可以招致感冒，感冒又可导致体虚。所以补虚为先，补益肺气，感冒自愈。但必须指出，凡是肺气虚（可说是免疫力下降）应以补益肺气为主，反复多次治疗方可巩固。本案年龄虽不大，但素体弱不经风，多年反复感冒。本次从7月开始治疗，延至9月，几经感冒，几度治疗，以补中益气汤、玉屏风散、桂枝汤三方交叉使用，随其症而加减，取得应有的疗效。至国庆节以后，仍以健脾益气冲剂继续巩固。经过治疗，多年反复的感冒终能得以控制，并体质丰满，全身状况得到合理的调治，临床痊愈。在此，还得提醒一句，感冒虽小，务必认真对待。

（五）长期恶寒

案例

张××，女，46岁，工人。2000年4月10日初诊。

患者长期恶寒怕冷，无论春夏秋冬，穿衣服总比常人多，尤其是冬春季节，要穿常人一倍以上的衣服，但仍感寒气袭人，难以忍受。就诊时是夏初，病者身着长袖衬衫，毛线背心，外罩西装，自觉精神疲惫，诸身酸楚不舒，背恶寒，四肢清冷，食纳正常，月经正常，脉缓弱，寸尺均不足，舌淡苔薄白。外观体态丰满，面色淡，唇口稍黯淡，血象正常，无特殊阳性体征。西医谓自主神经功能紊乱，用谷维素多时，中药用补气、补血、温阳、祛寒诸法，未见显效。权且从调和表里营卫入手，用柴胡桂枝各半汤：柴胡10g，党参15g，黄芩6g，法半夏10g，桂枝10g，白芍10g，炙甘草5g，生姜3片，大枣3枚。每日1剂，水煎温服。

二诊：4月22日。病者服上方10剂后，自觉恶寒有所缓解。脱去外套，只穿单衣，早晚加穿薄背心，怕冷的感觉已有好转，食纳增加，精神更舒畅，睡眠安静，脉缓寸尺更旺，舌淡红。拟改为益气固表，调和营卫，方用桂枝汤合玉屏风散：桂枝10g，白芍10g，生黄芪15g，白术10g，防风10g，炙甘草5g，生姜3片，大枣3枚。每日1剂，水煎温服。

服用上药10剂后，病者恶寒自罢，恢复如初，一切正常遂停药。

按 本例恶寒的病者，前因有感冒，并用中西医成药，又用清热解毒、消炎抗感染之类，尔后又迭进补气补血药，以致恶寒终未解除。笔者据其因果关系，认为仍属表邪内陷，营卫失和，故其除有恶寒怕冷之症，其他未见有明显的症状。从中医病理观而言，表里同病，必先表后里，俟表邪透尽，方可治里。治表不可无度，一汗再汗实属误治；治里亦须因势利导，不可动辄进补。这种表里先后缓急的治则，《伤寒论》言之甚详，临床医者若不以此为鉴，往往造成误表、失表，本为寻常感冒，结果弄成“坏病”。有的延绵半年一年，使之越治越深。因其恶寒，须为表之不透，反以重锤击之，补血、补气，杂进乱施，弄巧成拙，这就是不按中医规律治病的结果，应当引以为戒。

（六）自汗

案例

符××，女，68岁，医生。1997年9月20日初诊。

病者自汗半月余。询其病史，因感冒服板蓝根、感冒灵等中西医成药甚多，继之汗出不止，自早间进餐之后即全身汗出如洗，怕冷畏风，穿着甚多，卧床覆被以热水袋敷之，则身暖汗出较少。起床进食，饮水后汗又徐徐而出。全身肌肤湿润，精神疲惫，饮食尚可，二便正常，睡眠安静，脉缓而弱，舌淡润。处方：生黄芪15g，防风10g，白术10g，桂枝10g，白芍10g，炙甘草5g，生姜3片，大枣3枚。嘱服5剂，以观动态。

二诊：9月25日。患者告谓，服前方1剂，汗出有所缓解，但服第2、3剂后，汗出如前，且有增无减。病者虚馁少气，神志疲惫，用热水袋放于腰腹部，身觉舒服，汗亦减少。脉虚无力，舌淡薄润。同时出示前医处方，与第一诊方相似，并用麻黄根之类无效，遂处以桂枝加附子汤：桂枝10g，制附片10g，白芍10g，生姜3片，大枣3枚，炙甘草5g，嘱文火久煎，分3次温服。

9月26日告谓：服上药1剂，汗出止，身体舒适，病告痊愈。

按 本案自汗原由服辛凉解表药过剂，酿成汗出伤阳，故动则汗出，得温则减。前医用桂枝汤加玉屏风散、麻黄根之属，从益气解表，调和营卫，理应收效。药后非但汗出不止，且有愈出愈多之势。笔者接诊，第一次仍步前医后尘，只考虑调和营卫，益气解表，还是从表论治，故而未效。因为桂枝汤调和营卫，属表虚自汗，玉屏风散益气解表，寓有疏风外出之机，两方合用仍不失治表，所以无效。回顾《伤寒论》“发汗遂漏不止，其人恶风，小便难，四肢微急，难以屈伸者，桂枝加附子汤主之”的经旨，对照患者除无“小便难”一症，其他汗后阳虚之症俱全，而且从字里行间看出了前用桂枝汤合玉屏风散之从表论治，忽视阳虚于里的病机，其汗出（实际是汗漏）不止的症结在于阳虚，故以桂枝加附子汤。一剂显效。这一例自汗的治愈，提示临床医者在辨证中有很多值得深思的问题，也说明医道之难，毫厘不可差的深意。

（七）漏汗

案例一

储××，60岁，退休干部。1999年8月15日初诊。

病者出汗已近10年，即自绝经后出汗甚多，白天汗出胜过常人，晚间亦汗出身冷，一医者谓其属更年期综合征、植物神经功能紊乱。中西药均用过很多（西药不详）如玉屏风散、凤凰衣、生龙牡及浮小麦等不计其数，未能取效。就诊时，病者头颈、胸背、腰酸、四肢等全身性汗出如水淋漓不止，一早换3次衣服，每天少不了换衣10多次。头眩耳鸣，面色苍白，精神疲惫，夜间身冷恶寒，须穿羽绒服，盖棉被。病者形容，整天泡在水中似的，饮食正常，大便成形，小便少，脉浮缓而弱，舌苔薄白。血常规正常，血压正常，B超肝胆无异，心电图、胸片均正常。疏方桂枝汤合玉屏散加味：桂枝10g，白芍10g，生黄芪15g，防风10g，白术10g，炙甘草6g，生龙、牡各15g，浮小麦30g，生姜3片，大枣3枚。每日1剂，水煎分2次温服，并嘱其温覆将息。

二诊：8月18日。服前方3剂后，出汗依然，虽略减少，但不能完全收敛。仍感头晕耳鸣，头颈胸背等处出汗甚多，小便少，大便稀溏。舌苔白润，脉缓。遂改三仁汤加味：杏仁10g，薏苡仁15g，蔻仁5g，通草6g，滑石15g，藿香10g，厚朴10g，法半夏10g，竹叶10g，生黄芪15g，防风10g，白术10g，麻黄根10g。水煎服，每日1剂，分2次温服。

三诊：8月30日。服上药9剂，小有效益，但仍汗出，其汗淡而不黏，似水渗出，肌肤清冷，自觉身形寒怕冷，小便少，口淡舌滑，脉缓而弱。遂改五苓散加味：白术10g，泽泻10g，猪苓10g，茯苓20g，桂枝10g，生黄芪15g，防风10g，浮小麦30g。每日1剂，嘱服7剂。

四诊：9月10日。病者谓当天服第1剂后，小便特多，溺后全身温暖，汗随之而止，全身清爽，精神舒畅，耳鸣减轻，摸之肌肤温和，全身清爽无汗。脉缓有力，舌淡红润。嘱再进方7剂。

五诊：9月20日。病者告谓，汗出已止，精神倍增，食纳正常，二便无异，脉缓有力，舌苔白润。嘱再服5剂，以资巩固。

2000年2月来诊，随访漏汗之病，未再复发，已完全治愈。

按 本例漏汗病延10多年，以更年期综合征、植物神经功能紊乱对症治疗，中西药并进，未见显效。近3年间尤其夏令出汗以至难以正常生活。接诊后仍以常法玉屏风散类未效，三仁汤略有寸功，因而悟及，此病属水气病，水饮聚散无常，郁遏卫阳，故身寒汗出溺短，以五苓散化气利水，得小便快利而敷布正常，营卫和则汗自止。以五苓散治漏汗，实属罕见，真乃奇案，非熟悉《伤寒论》，是不可为也。或问五苓散为什么能治漏汗？答曰：五苓散之治漏汗，首先应明确病机。因为水气病是水与气之失衡，水无以下泄，气不能化水，故从肌肤溢出；病者越出汗越身冷，是汗出伤阳耗气之咎。故屡用补气固表的玉屏风散、桂枝汤调和营卫均无效。这就表明漏汗的病机是水气所为。其次，五苓散为什么能止汗？方中白术、茯苓补脾，泽泻、猪苓利水，且泽泻有泽上达下之功，用桂枝辛温透散，营卫和则汗自止。以上就是本案为什么用常法无效，而用五苓散有功的道理所在。

案例二

甘××，女，43岁，干部。2000年9月8日初诊。

病者因哮喘住院治疗一月余，曾用抗菌消炎控制感染（药物不详），以及中药（熟附15g，生黄芪25g，桂枝10g，白芍10g，炙甘草10g，仙灵脾10g，肉桂6g，生麻黄10g，瓜蒌皮20g，薤白10g，枳实10g，厚朴10g，干姜10g，细辛3g，当归10g，川芎10g，法半夏10g，红参10g）数剂治疗，未见好转。就诊时所见：汗出如洗，恶风怕冷（当时炎夏，身穿两件毛衣，羊毛裤），惊慌胸闷，喘息气粗，时而用喷雾止喘，面色黯黑，四肢清冷，口渴不饮，烦躁，不敢进空调房，大便稀软，小便短黄。舌苔滑润，薄白微黄苔，脉濡软。拟方甘露消毒丹加味：蔻仁5g，藿香10g，射干10g，连翘10g，薄荷10g，川贝母10g（打），石菖蒲6g，黄芩10g，滑石15g，木通6g，防风10g，生黄芪15g，茵陈15g。水煎服，每日1剂，分2次服。

病者服上方3剂后，汗出明显减轻，小便量多，继续服用至21剂后，汗出身冷基本缓解，哮喘亦减轻，饮食睡眠均正常。

二诊：9月30日。病者自述服前方后汗出已完全控制，惟全身恶寒、四肢清冷仍较明显，衣服较常人多一件羊毛衫，饮食尚可，大便正常，小便较少。哮喘未发，稍有白痰，上楼有轻微气粗。舌苔薄润，脉缓而弱。拟用五苓散合玉屏风散：白术10g，泽泻10g，猪苓10g，茯苓20g，桂枝10g，生黄芪15g，防风10g。每日1剂，水煎分2次服。

三诊：10月15日。病者服上药15剂，自觉较前身体更轻松，精神好转，接近常人的衣着，小便量明显增多，食纳更香，大便成形，睡寐安静，哮喘未发，稍有稀痰，面色清亮。舌苔薄白润，脉缓有力。拟改用苓桂术甘汤合二陈汤、玉屏风散：茯苓20g，桂枝10g，白术10g，炙甘草6g，陈皮10g，法半夏10g，生黄芪15g，防风10g，每日1剂，水煎分2次服。

四诊：10月25日。服前方7剂后，身体温煦如常人，只穿薄毛衣一件，不怕冷，不出汗，饮食、二便睡眠均正常。虽经两次寒潮袭击并未引发哮喘，呼吸平稳，步履如常，面色光泽有神，舌淡苔薄润，脉缓有力。拟改用六君子汤加杜仲、菟丝子、仙茅、仙灵脾，调补脾肾巩固疗效。

按 本案漏汗治疗以平淡轻巧而显效，实在奇特。

其一，漏汗的病名问题。漏汗只是从病症而命名，实际从中医辨证，应属“水饮症”或称水气病，西医病名众多，在此从略。

其二，首用甘露消毒丹的玄妙处。前医之大方，可谓集温补之大成，多达17味药，可以拼成数个方，这种大杂烩的复方，所以无效且越发汗出如洗，动辄气喘，全身怕冷，症候奇重，应归结于不辨证只辨病。从当时的病机证候分析，因为时值夏暑，湿遏热伏，病者素体脾肾不足，肺气虚弱，为湿邪所困，故体重而行动不便，透散湿热不可为。其妙就在于将前医峻温峻补、大辛大发的阵势转为轻灵透散的甘露消毒丹的湿热两清，3剂即汗出递减，身寒阻遏，此间温病家的用药特色跃然纸上，平淡之中有奇功在本案中得以体现。

其三，用甘露消毒丹后，现出水饮的端倪，本案服用甘露消毒丹后，汗出减退，恶寒怕冷好转，证明甘露消毒丹起到了透热于上、渗利于下的效果。因为宣上、运中、渗下，使得气机转化，水邪得以分消。从症候的转化看，水饮证端倪已经明朗可察。

其四，纳入水饮证的正规治疗。自从用甘露消毒丹后，恶寒减，汗出止，提示病机为湿邪所遏，水饮为患，因而，第二方衔接五苓散加味，药后小便增加，全身恶寒进一步减轻，服药半个月，病情已趋平稳。在此基础上运用苓桂术甘汤合二陈汤加味，前后是呼应的，前者五苓散化气利水，偏于攻逐水湿，后者苓桂术甘温阳利水，偏于健运脾胃，寓利水于补脾之中。两易其方有深浅层次之不同，此中奥义必须从病理、药理全面体察，方可得其三昧。

其五，从肺脾肾着眼，实为治水饮病的原则，乃治病必求其本也。本案终用六君子汤加二仙及杜仲、菟丝子之属，补益肺脾，固护肾阳，所选温肾药均为温而不燥、柔中寓刚之品，对其肺气肿、肺心病起到了良好的巩固治疗作用。

回首治疗全程，条理清晰，丝丝入扣，韵味油然而生，真乃医中之乐趣。

（八）暑热伤气

案例

刘××，女，45岁，工人。2000年7月10日初诊。

病者发热数日，用西药内服、输液均未痊愈。现症，头晕蒙而重，四肢困倦，诸身酸痛，发热不高，一般37.3～37.5℃。发热前有轻微恶寒，口渴不多饮，食纳差乏味，大便溏软，小便稍黄，精神疲乏，夜寐不宁，舌苔白腻薄黄，脉缓软，重按无力。拟用李东垣清暑益气汤加减：党参15g，生黄芪15g，当归6g，麦冬10g，青、陈皮各10g，神曲10g，葛根15g，苍术6g，白术6g，五味子5g，黄柏6g，柴胡6g，升麻5g，泽泻6g，炒谷、麦芽各15g，生甘草5g，滑石15g。每日1剂，水煎服。

二诊：7月14日。服前方3剂，自述药后微汗出，身体软松，头重如失，发热恶寒均罢，精神好转，胃纳增加，大便成形，夜寐安宁。舌苔白润，脉缓有力，守前方再进3剂，水煎分2次服。半月后面晤，告知，药后精神振作，食纳正常，一切恢复如初，临床痊愈。

按 暑热伤气，是夏暑之常见病，尤其是年老体弱者，在湿热交加之季，耗气伤精，极易罹患，形似感冒，体态呆笨，食纳乏味，一派形体虚弱之象，而内蕴脾胃湿热，缠绵不已。惟有补益形气兼清热，方可取效。东垣清暑益气汤，用参、芪益气，合生脉散益气生津，加入升散之葛根、柴胡、升麻，使湿之可以伸展，用苍术、白术、泽泻、黄柏，燥湿透热于下，佐六一散利水热，并以青、陈皮入方，使之调达肝脾，全方药味看似繁杂，实则冶补气清湿热于一炉，功专力宏，真夏暑伤气之良方。

（九）暑热夹湿

案例

舒××，男，42岁，干部。1987年7月5日初诊。

病者住院数日，每日点滴，热不得退。就诊时，病人面如油垢，热气蒸腾，诸身肤热，并有恶风之貌，烦躁不宁，口渴不饮，大便稀溏，日3～4行，小便短黄，胃纳差，食而无味，脉濡数，舌质红苔黄腻，T 37.5～37.9℃之间，始终未能退清。处方：柴胡10g，葛根15g，法半夏10g，黄芩10g，藿香10g，连翘10g，生甘草5g，滑石粉15g，茵陈15g，芦根15g，青蒿10g。每日1剂，水煎分2次服。

二诊：7月8日。服上方3剂，体温降至37℃，身热烦躁好转，精神好转，食纳更香。惟大便仍稀，小便黄短，舌黄腻，脉缓软。守前方加厚朴10g、苍术6g，去青蒿。每日1剂。

三诊：7月11日。上方服3剂后，症状再度好转，全身已无不适，食纳增加，大便成形，小便转清，舌薄白润，脉缓有力。嘱其再服3剂巩固。

病者服完上药后停药，临床治愈。

按 暑热夹湿是夏日常见病，往往因外感而诱发，其发热多缠绵不已，状若阴虚，汗出而热不退。治疗大法以透与清，透热于上，清泄于下，使湿热之邪有出路，病方可愈。方药运用甚广，如小柴胡汤、杏仁滑石汤、黄芩滑石汤、甘露消毒丹、三仁汤等，可根据临床症状分别选用。本案热不退，湿犹存，用柴胡平胃散方意加减，收到预期的效果。值得提出的是，目前“空调”盛行，所谓“空调病”多为暑热夹湿。如经输液抗炎热不退，可用小柴胡汤合甘露消毒丹加减，使病邪得以外透，又能下泄，发热自能解除。治夏天感冒，勿忘祛湿，是第一要义。

（十）湿遏汗出

案例

刘××，男，40岁，医务工作者。2000年8月10日初诊。

病者诉：近来怕冷，尤以背部不能沾风，进入空调环境或电扇吹风之后，全身起鸡皮疙瘩，汗出不透，诸身不适，心慌，食纳差，大便稀溏，小便黄，脉缓软不齐，舌薄白而润。拟方桂枝汤合玉屏风散：桂枝10g，白芍10g，防风10g，白术10g，炙甘草5g，生黄芪15g，生姜3片，大枣3枚。每日1剂，水煎服。

二诊：8月16日。服前方5剂后，汗出稍减，怕冷好转，全身紧束，有所缓解。惟心慌加剧，胸闷气逼更甚，以往有窦性心动过速，脉有间歇，舌苔淡润。拟改用桂枝甘草汤加味：桂枝10g，炙甘草10g，生黄芪20g，瓜蒌壳10g，党参15g，远志10g，生龙、牡各15g。每日1剂，水煎服。

三诊：8月19日。服上方后，惊慌心悸，胸闷气逼缓解，脉搏间歇停止，自觉症状明显减轻，惟汗出身软，汗出以腰上为甚。大便稀，日1～3次，小便清长，食纳乏味，神志疲惫。脉缓软，未见早搏。处方：三仁汤加味：薏苡仁15g，木通6g，杏仁10g，滑石15g，厚朴10g，蔻仁5g，竹叶10g，法半夏10g，防风10g，藿香10g。嘱服5剂。

四诊：8月24日。服前方5剂，汗出大减，身体清爽，舌苔退去白腻，大便成形，食纳增加，脉缓有力。嘱原方再进5剂。

服完上药，自觉一切正常，遂停药。

按 湿邪为患，郁遏在表，可以恶风汗出，困脾于中，可以纳减便溏。因为湿邪郁遏表不透，所以汗出不透，齐腰而还。上半身多汗正是湿邪郁遏之咎。

三仁汤方，药味平淡，作用颇著，其可以宣上，宣发肺气，运中，运转脾胃，渗下，驱使湿邪下泄，亦可渗热于下。在夏暑季节，本方所取之疗效，确实非其他方药所能替代。充分体现温病家用药精当灵活，应当加以发掘和提高。

（十一）荨麻疹

案例一

吴××，女，66岁，退休工人。2000年10月23日初诊。

患者今年2月开始，晚间就寝后，全身出现风疹，皮肤如苦瓜皮样，奇痒，疹色稍红，皮肤表面有灼热感。次日起床后，瘙痒渐减，包块渐消。白天不发，有时口干口苦。二便正常，食纳尚可。夜寐不香。既往有支气管扩张症病史。舌质略红，苔薄黄，脉浮弦数。拟为营卫不调，血虚风热。处方柴胡桂枝各半汤加味：柴胡10g，桂枝10g，党参15g，白芍15g，法半夏10g，黄芩10g，防风10g，秦艽10g，路路通15g，炙甘草5g，生姜3片，大枣3枚。嘱每日1剂，水煎2次分服。

二诊：11月6日。服上药7剂后，瘙痒明显减轻。从服第1剂后风疹发的始少，皮肤较柔软细腻，睡眠亦好，饮食正常，二便无异，舌苔薄润质淡红，脉仍浮弦偏数。守上方再进，每日1剂。

三诊：11月22日。服前方14剂，风疹明显好转，病势比原来减轻十之八九，但不能终止不发。且近日晚间睡后两下肢有时抽筋，脚肘酸胀难受。脉舌正常。守上方加晚蚕沙15g。每日1剂，分2次煎服。

四诊：12月6日。病者诉：服上药后风疹能迅速控制，停药又反复，但病势大为减轻。脚抽筋已完全好转，未再发作。舌淡润，脉缓有力。拟守原方再进10剂，以资巩固。

按 用柴胡桂枝各半汤治荨麻疹，是笔者的惯例，曾多次取得效验。荨麻疹临床常见有血热生风、血虚生风、脾虚生风等多种。血热生风以凉血疏风，脾虚生风以补脾疏风，血虚生风以养血疏风，这是常法，用柴胡桂枝各半汤治荨麻疹似乎是常中之变。其实不然，因为柴胡桂枝各半汤的组方之意在于可以调和表里，调和寒热，调和营卫，调和气血，调和脾胃，用本方治疗风疹，外可以疏散在表之风，内可以调和营卫气血，说它有攘外安内之功，并非夸张。本案老年女性，气血之虚是其内因，因气血不足，营卫不充，在表之护卫功能差，容易招致外风侵袭，故屡屡发生风疹。皮肤如苦瓜状并奇痒是脾虚生风，用柴胡外透于表，有引而越之的意思，用桂枝调和营卫，有充实脾胃于内的作用，稍加风药如防风、秦艽、路路通，是疏风引邪外达。中途出现脚抽筋更是血亏的明证，加晚蚕沙柔筋缓急，配合芍药甘草汤，起到立竿见影之效。如上所述，笔者以为用柴胡桂枝各半汤加味治荨麻疹，并未用过多的凉血药、虫类疏风药，其与消风散之比，寓意之深，留给读者去品味。

案例二

李××，女，26岁，医务。2001年3月10日初诊。

病者患荨麻疹数日，服抗过敏药未效。就诊时所见，面部散发多个包块，两手前臂多处红赤疱疹，胸腹部亦可见散在疱疹，瘙痒异常，夜难入睡。病缘数天前感冒风寒，又嗜虾类荤腥。饮食、二便正常，脉缓浮弦，舌淡润薄腻苔。拟方柴胡温胆汤加味：柴胡10g，西党参15g，法半夏10g，黄芩10g，茯苓15g，陈皮10g，竹茹10g，防风10g，僵蚕10g，路路通15g，炙甘草5g，生姜3片，大枣3枚，枳壳6g。每日1剂，水煎2次分服。

半个月后，其夫来诊，告知服药后痊愈。

按 荨麻疹多从疏风凉血论治，用消风散者甚多。其实，用小柴胡汤合温胆汤，旨在调和表里，疏泄肝胆，加防风、僵蚕、路路通为透达疏散在表之风，全方仍不失疏风透表。如以本方与消风散之比，彼则疏风解表于外，此则调和营卫而外透于表，由内而外。两者相比，柴胡温胆汤加味，通过调和表里，调和营卫，疏泄肝胆，透达于表，比之消风散更深一层，可以说是托里出表，其辨证的整体观更具体更全面。

二、内伤杂病

（一）心

1. 冠心病

案例

张××，男，65岁，退休干部。1996年10月9日初诊。

病者已被确诊为冠心病，“房颤”。两年多来心慌，心悸不安，胸闷短气，活动加剧。夜寐不安，容易惊醒，醒后难以复睡，常自汗出，其汗黏腻，饮食、二便均正常，舌淡黯略青，苔薄白满布于舌，脉弦而促，左寸不足。拟用益气通阳法，方选桂枝甘草汤加味（实即参桂保元汤）：生黄芪20g，生晒参15g，桂枝10g，炙甘草10g，柏子仁10g，丹参15g，远志10g，浮小麦30g。每日1剂，久煎浓汁温服。

二诊：1996年10月28日。服上方15剂后，心慌、心悸减轻，仍有胸闷、气短，以午后4、5点钟为甚，夜寐仍欠安，食纳、二便均正常，舌淡红，苔薄白腻，根部黄腻，脉促，右脉略弦。守上方加郁金10g，生龙、牡各10g。每日1剂，水煎服。

三诊：1996年11月11日。服前方15剂后，心悸、心慌未发作，午后偶有胸闷，劳累后可出现短气。夜寐尚安宁，饮食、二便正常。舌淡苔薄白，脉滑数，两寸偏沉。守原方加茯苓15g，汉防己10g。每日1剂，久煎取浓汁温服。

四诊：1996年12月2日。服前方10剂后，人已感安和，惟夜寐欠安，容易惊醒，舌淡苔薄白，脉细缓（脉律齐）。处方：生黄芪20g，生晒参15g，桂枝10g，炙甘草10g，柏子仁10g，丹参15g，远志10g，郁金10g，汉防己10g，茯苓15g，酸枣仁15g，浮小麦30g。每日1剂，久煎温服。

五诊：1996年12月15日。服上药10剂后，心慌心悸未发，胸闷气短减轻，夜寐亦安宁。但近日出现颜面轻度浮肿，行动则有轻度气逼，饮食、二便均正常，舌胖苔淡润，脉促，两寸不足。守上方加防风10g、白术10g、海桐皮15g。每日服1剂，浓煎分2次服。

六诊：1997年1月13日。前方已服20剂，心悸心慌一直未发，但午后仍有胸闷气短，颜面及两下肢轻度浮肿间断出现，精神无恙，近有鼻塞，轻微咳嗽。舌淡红，苔薄腻，黄白相间，脉缓有力，寸尺均不足。缘因体虚兼表，故在益气助阳中兼以宣肺解表。处方：防风10g，苏叶10g，瓜蒌壳15g，白术10g，生黄芪15g，生晒参15g，桂枝10g，炙甘草10g，柏子仁10g，生龙、牡各15g，茯苓15g，汉防己10g，酸枣仁15g，海桐皮15g。每日1剂，久煎浓汁温服。

七诊：1997年1月28日。服药半月病情稳定，惟今日清晨又发心悸心慌，心神不宁，面色浮红，口苦，夜寐多梦，舌黯淡，苔薄黄，脉促。视其症情，虚中有实，热有炎上之势，遂改原方为：生晒参15g，生黄芪15g，炙甘草5g，北沙参15g，丹参15g，苦参10g，玄参6g，柏子仁10g，浮小麦30g，酸枣仁15g，郁金10g，茯苓15g，桂枝6g，代赭石20g。服3剂，心悸平定，自觉无任何不适。舌淡苔薄白，脉弦而促。视其病情稳定，仍恢复原方：防风10g，白术10g，生黄芪15g，生晒参15g，桂枝10g，炙甘草10g，柏子仁

10g，丹参15g，浮小麦30g，远志10g，瓜蒌壳15g，郁金10g，生龙、牡15g，茯苓15g，汉防己10g，酸枣仁15g。每日1剂，久煎温服。

八诊：1997年2月19日。服上药半月，病情稳定，春节期间停药数日，病情未波动，心悸发作极少，饮食、二便、睡眠均正常，舌淡质偏黯，苔薄白，脉浮弦缓有力，偶见结代。处方：生黄芪20g，生晒参15g，桂枝10g，炙甘草15g，丹参15g，柏子仁10g，郁金10g，远志10g，生龙、牡各15g，浮小麦30g。每日1剂，或隔日1剂，久煎分2次温服。

病者用上方间断服用近一年多，病情稳定，1997年12月10日复诊随访，心悸心慌未复发作，其他均正常，脉缓有力，舌淡红而润。临床痊愈，继续观察。2000年3月8日来诊，病情稳定，这些年很少发作，偶尔发病。仍守上方服5～10剂停药，即恢复正常。

按 冠心病属中医胸痹范围，房颤隶属心悸怔忡，这两者在中医辨证均可归属胸痹证。对本病治法，笔者主张以补气为主，以通阳为先，不宜更多用活血化瘀药。因为凡冠心病患者均为老年，气虚是本，补气是首要的，以桂枝甘草汤为基础，加黄芪益气，消除胸闷气短极快，胸中大气运转如常，血行自然流畅，即气行则血行之理。桂枝甘草通阳温而不躁，故以此四药组成益气通阳方药，视病情加化痰药，加镇静安神药，加活血药（以丹参、郁金为好），使之补而不腻，温而不燥，行不伤正，是治冠心病的几全之策。笔者经多年的摸索，经治病例甚多，证明这是一条好的思路。

2. 肺心病

案例

葛××，男，64岁。1996年9月29日初诊。

病者经确诊为肺源性心脏病，诊见喘息气粗，张口抬肩，咳嗽痰多色白，间歇性发作五六年，多于秋冬季节发作，此次因不慎风寒发作10余天，胸闷，腹胀，纳少，口唇发绀，下肢浮肿，小便短少，舌苔淡润而薄腻，脉虚弦而数。证属肺脾气虚，痰湿内停。治当培土生金，除湿化痰，方拟六君子汤合苓桂术甘汤加味：党参15g，白术10g，茯苓15g，法半夏10g，陈皮10g，五味子10g，苏子10g，葶苈子10g，生黄芪15g，汉防己15g，桂枝10g，海桐皮15g，炙甘草5g。每日1剂，水煎分2次温服。

二诊：1996年10月4日。服上方5剂后，咳嗽咯痰，气喘诸症大减，小便清长，大便偏稀，口唇紫绀减轻，食量不多，仍有少量泡沫痰，舌苔根部厚腻，脉转缓而有力。视前方取得良效，嘱其原方再进，以冀取得更好的疗效。

三诊：1996年10月11日。前方又进7剂后，诸症继续减轻，下肢浮肿消退，仍咯泡沫状黏痰，腹微胀，纳少，矢气频，大便成形，口渴喜热饮，神疲不耐劳，不能久行，背部怕冷，时而躁烦微汗，舌苔根部已退，脉虚弦偏数。察其气逆痰阻已平，但脾肺心阳不足，痰饮内伏不净，拟用苓桂术甘汤、外台茯苓饮加味：茯苓20g，桂枝10g，白术10g，炙甘草5g，干姜10g，五味子10g，细辛3g，法半夏10g，枳壳10g，陈皮10g，生晒参15g。每日1剂，水煎温分2次服。

四诊：1996年10月15日。病者服上方4剂后，气喘咯痰等症明显减轻，身暖近于常人。然近日足肿又复起，但不严重。并见腹部微胀，小便短少，大便软，舌淡黯，苔根部厚腻，脉虚弦浮数。仍属肺脾气虚，水饮不化，拟益气健脾法从本论治，方以防己黄芪汤合苓桂术甘汤加味：茯苓20g，白术10g，桂枝10g，炙甘草5g，防己15g，生黄芪15g，海桐皮15g，苏子10g，葶苈子10g，生晒参15g，法半夏10g，陈皮10g。每日1剂，水煎分2次温服。

上方服15剂后，诸症悉平，生活如常。拟以六君子汤加巴戟天、仙茅、仙灵脾等，嘱其隔日1剂，以资巩固。年底访视，未复发病，近期疗效甚佳。

按 肺源性心脏病属咳嗽痰饮范畴。本病迁延日久，多为脾肺心肾之虚，因为体虚，容易招致外感，往往虚实夹杂以虚为本。其治法不外温肺化饮，补益脾肾。笔者在发作期喜用小青龙汤、苓甘五味姜辛半夏汤、二陈汤加味。症状稳定，咳喘平息，巩固治疗用六君子汤合二仙汤加味，是图治本的良策。这种用法有很好的临床疗效，并有远期的效益，笔者是效仿湖南刘炳凡先生《脾胃论真诠》书中所载用六君子汤加味的经验。

至于浮肿一症，是肺源性心脏病常见之症。其治法：轻则以防己黄芪汤加味，重则应以真武汤合苓桂术甘汤，温肾补脾利水；两下肢浮肿严重者，非附、桂温阳莫属，不能用行气利水法，否则，反伤其正，实不可取。

至于温肺化痰，仲景以干姜、细辛、五味子为伍入药。三味药统辖肺、脾、肾，温以化痰。《伤寒论》、《金匮》诸方治痰饮者都体现了这一组药的配伍。陈修园善用二陈汤加姜、细、味，其大法与仲景温肺化痰同出一辙。

3. 风心病

案例

黄××，女，50岁，干部。1971年4月20日初诊。

患者确诊为风湿性心脏病，并多次住院治疗，未能控制症状，邀余诊治。症见心慌心悸，动则气喘，不能平卧，口唇发绀，头眩欲呕，恶寒怕冷，四肢不温。血压低（98/65mmHg），心脏听诊有吹风样杂音。脉缓弱，舌质淡苔白润。拟方：制附片10g，茯苓20g，白术15g，白芍10g，生黄芪20g，防己15g，桂枝10g，炙甘草6g，生姜3片，党参15g。每日1剂，水煎1小时分2次温服。

二诊：1971年5月15日。上药服10剂，患者自觉症状消失，能上街买菜操持家务，饮食、睡眠二便均正常，脉缓有力，舌红淡润。嘱其隔日服上药1剂，坚持数月，以巩固疗效。

后因工作调动，半年后又以苓桂术甘汤加参、芪、附，继续服用。有时隔日服1剂，服1~2个月后停药。后又坚持服上药，如此间断服药。两年后，笔者出差至其新单位，邀余往诊。察其体态丰满，形神兼备，告知服上药共150余剂，自第一次服中药后，已停用一切西药。诊其脉缓而有力，察其舌红淡润。询其饮食、二便、睡眠皆正常。嘱其不更方，继续间断服上药，以资巩固。

按 本例风心病，前后共治疗近4年之久。患者自服中药后，停服西药。中药以真武汤合苓桂术甘汤加参、芪，药病合拍，扭转病势，俟其心衰得以纠正，浮肿消退后，竟用苓桂术甘汤加参芪附，前后4年，服药数百剂，病情得以平稳控制。尽管肺肾不足，心脾阳虚之症日趋危急，多次住院，但参芪真武合苓桂术甘汤的益气温阳利水，补益肺肾，温养心脾，从整体调治，基本上能控制病情，体质得以恢复，抗病能力增强，收到较好的治疗效果。

4. 心肌炎

案例

张××，男，42岁，干部。1984年4月10日初诊。

患者因出差10多天而旅途劳累，回家后两天即感诸身不适，继之恶寒发热，身痛，头痛，四肢酸痛，食纳差，T 38.9℃，遂用西药治疗（药不详），病情缓解，但自觉胸闷、心慌，体温波动在37.5～38.5℃之间，继续西药治疗。一周后，热退，食纳恢复，心慌加重，精神疲乏，饮食尚可，二便正常，睡眠梦多，口干不多饮，脉浮弦偏数，间歇（3～5或7～8次停跳一次），舌淡红薄白苔微黄。心电图提示：心肌炎。处方：生黄芪15g，太子参15g，桂枝10g，炙甘草10g，瓜蒌壳10g，北沙参15g，丹参20g，苦参10g，生龙、牡各15g，浮小麦30g。水煎服，每日1剂。

二诊：4月18日。服前方7剂后，胸闷减轻，精神好转，心慌减轻，间歇脉已缓解，1～2分钟停一次，睡眠更实，饮食、二便均正常。脉缓稍弦不数，舌淡红苔薄白。守前方加味：生黄芪15g，太子参15g，桂枝10g，炙甘草10g，瓜蒌壳10g，丹参20g，橘络10g，生龙、牡各15g，浮小麦30g，苦参10g。水煎每日1剂。

三诊：4月28日。病者服上药7剂后，自觉症消失，精神倍增，胸闷已失，心慌基本控制，一天之内有1～2次，并不严重，睡眠安静，食纳正常，二便无异。复查心电图正常。处方：生黄芪15g，太子参15g，桂枝10g，炙甘草10g，丹参20g，苦参10g，橘络10g，浮小麦30g。每日1剂，水煎服。嘱服10剂后停药观察。

3个月后，病者告知，停药后，病未复发。1年后随访，自停药后，未复发病，且身体比原来更健壮。

按 本病多发于青壮年，大多数是在感冒后出现心律不齐，心电图可提示心肌炎。从其病的因果关系看，先有感冒，后有心肌炎，所以称病毒性心肌炎，心电图只能提示早搏，应结合现病史来诊断。中医没有心肌炎之说，而这种心慌、间歇脉所呈现的症状为气阴两虚，兼有湿热。病者多数有胸闷、心慌、精神疲惫、夜寐不宁、口渴不多饮、脉浮弦偏数等症。故借桂枝甘草汤通阳，配参、芪益气，加丹参活血，沙参养阴，用苦参清血分湿热，稍加龙牡镇静，浮小麦养心。药虽平淡，取效甚捷，如无其他并发症，可以一方治愈。值得提出的是，方中四参（沙参、太子参、丹参、苦参）是主治气阴虚兼湿热毒的心悸动良药。特别是苦参入内服药治心悸，有独特之处。笔者体会，在众多的气分药中，用一味清血分湿热的药，又配合桂枝、丹参，以达到入血分清湿热的良效。在临床上用此方法治疗多例心肌炎病，疗效都是理想的。

5. 心悸（冠心病）

案例

王××，男，65岁，退休干部。1995年4月18日初诊。

病者经多方确诊为冠心病，阵发性早博，胸闷，偶尔心前区痛引肩背，有时夜间亦有早搏发生，劳累亦可增加早搏。其他情况尚可，饮食、二便属正常。脉缓稍弦，舌苔薄白。拟温通胸阳，镇静安神，方用桂枝甘草汤加味：桂枝10g，炙甘草15g，生黄芪20g，生晒参15g，远志10g，郁金10g，柏子仁10g，橘络10g，丹参15g，生龙、牡各15g，嘱服15剂，每日1剂，水煎分2次温服。

二诊：5月8日。服前方后，早搏发作减少，胸闷亦有减轻，其他未见不适，舌苔白润，脉缓有间歇。守原方嘱服15剂，以资巩固。

本案先后服用上方3次，早搏基本稳定，除劳累后、气候、感冒时等对病情有影响外，一般均少有发作。已历数年，健康如常。2000年春见面，老人体态丰满，语音洪亮，步履稳健。

按 本例冠心病从治疗开始，病情逐步稳定，一直用前方加减，先后数年，未更方药，每次服半个月，早搏基本控制，并未用其他药物。桂枝甘草汤药味精练，功效专一，温通心阳温而不燥，配合参、芪益气，故而能起到益气温阳的良好效果。本方参、芪、桂、甘四味药，与《博爱心鉴》的参桂保元汤相合，彼则用肉桂温肾阳，此则以桂枝通心阳，各建其功，同中有异。

6. 心动过缓

案例

刘××，男，69岁，退休工人。1987年4月5日初诊。

患者自觉头昏眼花、心慌、胸闷、精神疲乏，食纳少，大便稀软，睡眠不实。后经心电图检查，心率56次/分。早晨醒后，自摸脉跳只有50次/分，有时不足50次，活动后可增至60次/分或65次/分。血压亦偏低，一般是90/80～65/60mmHg之间。其他无异常发现，脉缓弱，舌质淡，薄白苔。拟用苓桂术甘汤加味：茯苓20g，桂枝10g，白术10g，炙甘草10g，生黄芪20g，党参15g。水煎服，每日1剂。

二诊：4月20日。服上方10剂后，自觉精神好转，头晕眼花、心慌、胸闷等症稍改善，但心率仍未见明显增加，早间醒后55次/分左右，活动后到不了70次/分。脉仍缓弱，舌白润滑质淡。拟守前方加制附片10g，嘱久煎，每日1剂。

三诊：5月4日。上方服10剂后，心率有明显改善，早间醒后，脉跳60次/分，活动后可达70次/分，头昏、胸闷、心慌均缓解，精神好转，食纳稍增，睡眠安静，脉缓有力，舌淡红苔薄润。守原方加远志10g，柏子仁10g。嘱每日1剂，久煎温服。

病者自服用上方60余剂，后停药。自行用红参5g、制附片6g，隔日或隔两日服1次。1年后来诊，诉脉率维持在60～70次/分，身体健康如常，能坚持锻炼和做轻微家务劳动。

按 心动过缓，当从心阳不足，心气亏虚论治。患者长期心动过缓，除有胸闷、头眩晕之症，未见其他症状。故用苓桂术甘汤补脾温阳，加参、芪益气，服之有一定的疗效。但心率未见提高，故而再加附子温阳，心肾之阳得以振奋，脉率有所提高，并且稳定在70次/分之间，又稍加远志通心窍，柏子仁养心。服用近3个月，心动过缓得到纠正。后自行长期服参附汤，起到了巩固的作用。本案始终治以振奋心阳，补益脾肾，以苓桂术甘汤为基本方，方药与病机吻合，长期守方，缓缓图功，收到了较好的临床疗效。

7. 二尖瓣闭锁不全

案例

周××，女，25岁，务农。1975年9月5日初诊。

患者为先天性二尖瓣闭锁不全，从小到大口唇、手指紫红而黑。诊时所见，病者面色紫红，口唇乌黑，手指呈槌状，稍事活动则现胸闷气息不匀。食纳正常，二便无异，睡眠安静，月经正常。脉缓参差不齐，舌淡润紫黯色。据临床症状，可以认定为：二尖瓣闭锁不全。中医辨证为气滞血瘀，心血不畅。拟用苓桂术甘汤加味：茯苓20g，桂枝10g，白术10g，炙甘草10g，生黄芪20g，党参15g，丹参15g。每日1剂，久煎浓汁，两次分服。

二诊：9月11日。服前方5剂后，自觉精神振奋，面色淡红，口唇乌黑明显减退，手指颜色变红而有光泽，胸闷消失，气息舒畅。其他均无异常。脉缓有力无间歇短促，舌红润。前方有效，嘱继用原方，每日1剂。

三诊：9月22日。服前方10剂后，患者面色红润，重现青春少女的芳容，口唇乌黑全消，手指仍为鼓槌状，但颜色红润，活动有力，胸闷消失。适逢月经来潮，经血量较前多，颜色亦鲜红。饮食、二便、睡眠皆正常。自觉精力充沛，劳动增强。脉缓有力，舌红淡润。嘱其继服前方，加黄芪为30g，隔日服1剂。先后共服50余剂，后随访近期疗效满意。

按 先天性二尖瓣闭锁不全，应当手术治疗，但因农村女孩家境不宽松，一直拖延至20多岁。当时来诊是寄希望于中药能根治。用苓桂术甘汤加黄芪、党参，旨在益气健脾，温通心阳，配合丹参为温通活血，全方具有温通心阳（桂枝、甘草）、益气健脾（参、芪、苓、术）、活血化瘀（丹参、桂枝、黄芪）之功效。前后共服药70多剂，取得良好的近期疗效。仍嘱其在身体恢复的情况下，再进行手术根治，以免日后年老体衰难以胜病，酿成后患不可救药。

（二）肺

1. 咳嗽

案例

康××，男，5岁，1995年3月6日。

患孩经常咳嗽，早晚空气寒冷咳嗽增剧，咳甚伴微喘，无痰，夜间咳嗽影响睡眠，饮食稍减，二便正常，脉浮缓，舌薄白润，拟疏风散寒，宣肺止咳。方拟三拗汤加味：炙麻黄3g，杏仁5g，前胡5g，桔梗5g，僵蚕3g，苏叶5g，浙贝母5g，炙甘草3g。每日1剂，水煎分2次温服。嘱其忌油腻。

二诊：1995年3月11日。患孩服上药5剂，咳嗽基本控制，惟轻微几声咳嗽，夜能安卧，饮食正常，惟有咽喉干痒稍痛，脉浮缓，舌薄润。守原方去麻黄，加射干6g，嘱服3剂。

上药服完，其病如失，无任何不适。

按 小儿咳嗽，最初轻宣肺气，微辛散寒，以三拗汤加味屡屡见功。但必须指出：一、小孩娇嫩之躯，辛温宣肺止咳药，宜轻不宜重，重则耗伤肺气，于病于体均不利；二、小儿咳嗽多因受寒而发，不宜用辛凉滋润药，市售之种种糖浆，即便能止咳一时，但凉遏滋润反而留寒不散，必致久咳不已；三、宣肺必用麻黄，但麻黄用量宜轻不宜重，可用前胡、苏叶、僵蚕之类疏风药协同麻黄，以免耗伤肺气；四、用不用化痰药，应视其痰之有无，有痰者合二陈汤，无痰者则无须加入；五、如风寒兼有肺热者，稍加桑皮、黄芩、芦根，且小量，不可过重，以免影响麻黄辛温药之宣散。总之，小儿咳嗽，因其体质娇嫩，且因受寒而咳者居多，第一步以宣肺散寒为主，取效之后，再酌情调治，绝不可于初始即操牛刀重锤，往往适得其反，贻祸无穷。

2. 慢性咽炎

案例

吴××，男，46岁，干部。1992年4月5日初诊。

病者咽喉干痒，喉头滤泡红粗，经常干咳无痰，甚则声音嘶哑。若遇风寒侵袭，咳嗽加剧，胸闷不舒，饮食、二便、睡眠均正常。无烟酒嗜好。脉缓稍弦，舌淡红润。

处方：前胡10g，桔梗10g，苏叶10g，射干10g，僵蚕10g，浙贝母10g，生甘草5g，瓜蒌壳15g。每日1剂，水煎服。

二诊：1992年4月12日。服上药7剂后，咽喉干痒基本消失，咳嗽已止。咽喉部仍红，嘱再服5剂，以巩固之。

按 慢性咽炎，多为喉头滤泡增生，咽痒干咳。伴有咽干等症，属肺热者多。有一名方：开音汤，即桔梗、甘草、浙贝母、僵蚕四药组成，实即甘桔汤加浙贝散结，僵蚕疏风。其药味简练，配伍精当，是喉科要药。临床如风寒侵袭，可加麻黄、杏仁，合成三拗汤宣肺散寒；如风热犯肺，加薄荷、桑皮、黄芩；如肺热阴虚，除咽燥干咳，尚有黄痰，加沙参、天花粉、百部、白及等均能取得良好的疗效。如咽喉不红，咽部淡白，舌苔白润，属风寒者，此方不适宜。

3. 哮喘

案例一

郑××，男，62岁，退休工人。1994年3月10日初诊。

患者哮喘多年，近年因年老体弱，经常发作。诊时所见，咳嗽气粗，痰多清稀，咽喉有痰黏附，胸闷气逼，哮鸣似笛声，形寒怕冷，不发热，食纳尚可，大便溏软，睡眠因咳喘影响，脉缓而弦，舌淡润而滑。拟方小青龙汤加味：桂枝10g，麻黄10g，法半夏10g，细辛3g，五味6g，干姜10g，白芍10g，茯苓15g，苏梗10g，广陈皮10g，炙甘草5g，生姜3片。嘱每日1剂，水煎2次分服。

二诊：3月16日。服前方5剂，哮喘明显减弱，痰少稍稠，哮鸣音消失，胸不闷气舒展，身暖如常，食纳增量，大便成形，睡眠更安静，脉缓有力，舌淡润。拟方：麻黄6g，杏仁10g，法半夏10g，茯苓20g，广陈皮10g，僵蚕10g，炒苡米20g，葶苈子10g，苏梗10g，炙甘草5g。每日1剂，水煎2次分服。

三诊：3月27日。服上方10剂后，咳喘基本平息，惟早晚有两阵轻咳，日间很少咳嗽，痰量减少，痰不黏不稀，呼吸均匀。饮食正常，大便成形，睡眠安宁。脉缓有力，舌淡红润。拟方：党参15g，白术10g，茯苓15g，法半夏10g，陈皮10g，紫菀10g，冬花10g，苏梗10g，葶苈子6g，炙甘草5g。每日1剂，水煎2次分服。

四诊：4月8日。服上方10剂，自觉咳平气顺，呼吸畅利，精神倍增，痰少。睡眠饮食二便皆趋正常。脉缓有力，舌淡润薄白苔。拟方：党参15g，白术10g，茯苓20g，法半夏10g，陈皮10g，杜仲10g，菟丝子10g，巴戟天10g，炒薏苡仁15g，葶苈子6g，苏梗6g。每日1剂，水煎分2次服。嘱隔日服1剂，以资巩固。后以健脾益气冲剂辅助服用。近期疗效明显，临床痊愈。

后在六七月间，先后两次服上方10余剂，以期冬病夏治，起到扶正固本的效益，当年冬天哮喘基本控制。

按 哮喘是老年人的常见慢性病。其治疗应急则治其标，缓则治其本。在急性发作应以宣肺止咳平喘，用小青龙汤或三拗汤加味，使之肺气宣，哮喘平，其中麻黄是止咳平喘的要药，而且是其他药所不能替代的。但用量不宜过大，在小青龙汤中有五味监制可稍大一点量；若在三拗汤中则只能用6g，量用大了会耗气出汗。

哮喘多因痰阻气道，因而在急性发作应当化痰，用半夏，或加浙贝母、川贝母，但痰是脾湿所生的，务必要用健脾药，此间以茯苓、薏苡仁最为适宜，因其性平渗湿而不燥，比之于苍、白术为优。既用半夏、贝母化有形之痰，又用茯苓、薏苡仁治生痰之源，使痰得以消失，是治哮喘的良策。

急性期过后，紧接着固本扶元。第一步还是以平稳的六君子汤加味，适当用些紫菀、款冬花、苏梗之类以平哮喘之余波。第二步俟哮喘平定，则用脾肾两补之剂，以六君子汤加杜仲、菟丝子、巴戟之类补而不燥，补肾的药物应取阴中阳药，可常服或研末冲服。如果可能再配合用冬虫夏草服用，疗效更趋稳定。并且提倡冬病夏治，在入伏暑日服六君子汤加补肾药，配合艾灸，确能取得巩固疗效，健身却病的效益。

总之，治哮喘应分三步走，一是止咳平喘，二是理气化痰，三是脾肾调治，扶正固本。而且主张少用抗生素，如果有肺部感染，待其稳定之后即停抗生素。

案例二

程××，男，63岁，干部。1999年10月5日初诊。

患者因油漆过敏引发哮喘，初则并不介意，随着年龄增大，经常容易感冒诱发哮喘。诊察所见：咳嗽气喘，胸闷气逼，夜不能卧，背胀，痰多而黄白兼有，食纳量中等，大便稀溏，睡眠不宁，脉弦浮数，舌红苔黄白腻。拟方：麻黄6g，杏仁10g，前胡10g，桔梗10g，黄连5g，法半夏10g，瓜蒌10g，僵蚕10g，川贝母6g，桑皮10g，黄芩10g，芦根15g，生甘草5g。每日1剂，水煎分2次服。

二诊：10月14日。患者服上方7剂后，咳嗽减轻，痰量减少，胸闷气逼好转，夜寐安静，食纳量少，大便稀溏，脉弦滑，舌质红，苔黄。处方：麻黄5g，杏仁10g，前胡10g，桔梗10g，黄芩10g，茯苓20g，炒薏苡仁20g，川贝母6g，炙甘草5g。每日1剂，水煎服。

三诊：10月26日。服前方10剂后，咳嗽明显减轻，痰量减少，痰色白，胸闷已失，呼吸畅利，食量增加，大便仍稀溏不爽，舌质仍红，苔黄薄腻。处方：蜜麻黄3g，杏仁10g，前胡10g，桔梗10g，葶苈子6g，黄连5g，法半夏10g，陈皮10g，黄芩10g，僵蚕10g，防风10g，川贝母10g，茯苓20g，炒薏苡仁20g，炙甘草5g。隔日1剂。水煎温服。

四诊：11月14日。服前方10剂后，病者精神较为好转，遇寒潮阴雨，胸闷背胀的反应好转，夜能安静入睡，咳嗽减少，痰量减少，食量继增，大便稍有成形，舌质红退，苔腻变薄但舌根苔仍厚腻，脉缓仍弦。

处方：太子参15g，北沙参15g，麦冬10g，五味子6g，茯苓15g，炒薏苡仁20g，白术10g，法半夏10g，黄连3g，葶苈子6g，瓜蒌壳6g，防风10g，僵蚕10g，陈皮10g，炙甘草5g。每日1剂，水煎服。

五诊：11月26日。服上方10剂后，精神倍强，呼吸畅利，咳嗽基本控制，痰量减少，夜能安睡，食纳增多，脉缓有力，舌质淡红，舌苔前半退尽，根部腻苔仍有。汤剂仍守上方，并辅以散剂冲服。处方：党参15g，北沙参15g，麦冬10g，五味子10g，白术10g，茯苓20g，炒薏苡仁15g，生黄芪15g，防风10g，僵蚕10g，法半夏10g，陈皮10g，炒谷、麦芽各15g，炒鸡内金10g，巴戟天10g。上药共研细末，每日早空腹服10g，以白开水冲服。

并嘱服冬虫夏草100g，每日5g，以瘦肉少许炖服。又在次年夏暑伏天，艾灸肺俞、肾俞、脾俞、膏肓、气海、关元等穴。

经上述治疗，汤药已停用，麦冬散剂冲服，先后研上药三料，追踪观察一年多，至2001年冬天，虽气温较低，少有感冒，亦未发哮喘，能坚持正常工作，取得了显著疗效。

按 本案病例痰热盛，肺气阻塞，有慢性支气管炎肺气肿。在治疗中分如下几步：

一是止咳化痰，宣肺平喘。当咳嗽频繁，以止咳宣肺平喘为先。因其痰热互阻，肝胆脾胃湿热并存，故以三拗汤宣肺止咳嗽，以小陷胸汤清热化痰，加宣肺之前胡、桔梗、僵蚕；加化痰药半夏、川贝母；加清热药桑皮、黄芩。期间较长时间用茯苓、薏苡仁祛脾胃湿治痰之源。

二是滋燥润肺，肺脾同治。当咳嗽得以缓解平定之时，用参脉散清滋润肺，仍然用少量黄连以清肝胆脾胃之郁热。同时用六君子汤补脾理气化痰，从本论治。因本案病者为嗜酒、吸烟、饮茶之体，长期湿热熏蒸郁遏，致使脾胃湿热内阻，肺胃肝胆郁热不宣，故而用小陷胸汤取黄连、半夏之清热化痰。

三是肺肾同补，固本扶正。哮喘病者俟咳喘平定，适时补益肺肾是治本之图。用六君子汤合参脉散，加健脾补肾药如巴戟天、仙灵脾、补骨脂之类。方中又合玉屏风散增强固表疏风，补益肺气。这第三步以散剂冲服，看似庞杂，实为集中于肺脾肾三脏，补所当补，扶正固本之良策。

四是冬病夏治，以汤药与艾灸并重。本例病者除了药物对症治疗外，已历二年，在夏暑之日艾灸有关穴位，起到了应有的作用。

总之，治疗哮喘，包括肺气肿、慢性支气管炎等，应当因人而异，因病择药，掌握人体之寒热虚实之不同，运用清热化痰、温肺化痰之各异，始终把握肺脾肾三者之孰轻孰重，以恰当地辨其证，审其因，各司其属，治标治本，定可取得却病延年之最佳疗效。

案例三

李××，男，5岁。2000年5月4日初诊。

患孩因感冒发烧，咳嗽，用退热药后发热已退，惟咳嗽更甚，呼吸气粗，气喘痰鸣，痰阻不易咳出，夜间咳甚，大便不畅，小便短少。脉浮软，舌淡润苔白滑。

处方：麻黄3g，杏仁5g，法半夏5g，陈皮5g，桔梗5g，前胡5g，僵蚕3g，川贝母3g，瓜蒌仁6g，炙甘草2g。每日1剂，水煎2次分多次服完。

二诊：4月9日。服5剂后，咳嗽基本平静，呼吸平和，稍有痰，食纳增加，大便通畅，小便清长，脉缓，舌淡薄白苔。守上方去瓜蒌仁加紫菀、款冬花各3g，每日1剂，嘱服5剂。并服健脾益气冲剂，巩固调理。

按 小儿体质娇嫩，容易招致外感，外感又容易诱发哮喘，防止感冒是控制哮喘的关键所在，提高身体抵抗力又是防止感冒的关键，将这两个环节把握住，遏制哮喘是可以的。因而要防治小儿哮喘应分两步，一是平时的防，应当调补肺脾为主，可用参苓白术散研末冲服，以增强其抗抵力；一是发作的治疗，可以三拗汤为基础，加宣肺化痰药如前胡、桔梗、浙贝母、半夏、僵蚕之类，其中麻黄是必用药，麻黄宣肺平喘是其他药所不能替代的，但用量应以年龄而定，不宜用大量，小量用麻黄，可配合前胡、苏叶增强其功效。如果注意平时的预防，发作时能准确治疗，小儿哮喘是能治愈和巩固疗效的。

4. 肺结核

案例

屈××，男，35岁，船工。2000年12月1日初诊。

患者一年前咳嗽，痰中带血，低烧，就诊于结核病院。摄片提示：右肺中叶有一空洞（直径3cm），肺纹理增粗，用抗痨药治疗，未见显效，多次复查空洞大小依然。就诊所见：面目潮红，全身消瘦，咳嗽吐黄痰，痰中带血，自觉有午后潮热，体温不高，饮食良少，大便常干燥，夜中烦躁，脉弦实偏数，舌体粗红，薄黄苔。处方：南北沙参各15g，前胡10g，桔梗10g，杏仁10g，百部10g，白及10g，黄芩10g，桑皮10g，浙贝母10g，知母6g，百合15g，白茅根15g，芦根15g，生甘草5g。每日1剂，水煎2次分服。另用田三七5g、白及20g，先将药炖1小时，再用瘦肉入内炖半小时，放少许盐，田三七连渣食用，白及则弃渣喝汤吃肉。两药交替服用，每日一次。嘱服10剂。

二诊：12月12日。服上药后，自觉潮热减轻，烦躁感稍平，咳嗽吐痰减轻，痰中无血，舌体红粗好转，脉弦转柔软不数。守上方加山药15g，扁豆10g，炒谷、麦芽各15g，每日1剂，嘱服15剂。

三诊：12月29日。服前半个月，精神明显好转，咳嗽减轻，痰量减少，偶尔有胸闷胁痛，饮食增加，夜寐安静，脉缓柔软，舌体红润，薄白苔。处方：北沙参15g，石斛15g，天花粉15g，桔梗10g，杏仁10g，百部10g，白及15g，百合15g，山药15g，扁豆10g，瓜蒌壳15g，郁金10g，芦根15g，炒谷、麦芽各15g，炒鸡内金10g，生甘草5g。每日1剂，分2次水煎服。田三七、白及照原方法服用。

四诊：2001年元月15日。服上药后，呼吸畅利，胸不闷，胁痛除，咳减痰少，食量正常，夜寐安宁，脉缓有力，舌淡红润。嘱服上药继续观察，并摄片复查。

五诊：2月10日。X片示：右肺纹理增粗，原空洞部位约有1cm大小模糊空影。自觉全身情况良好，面色红润，体力有所恢复，咳嗽每日有几次，但痰少而畅利，饮食恢复正常，二便通畅，脉缓有力，舌淡红，润薄苔。处方：北沙参15g，石斛15g，山药15g，天花粉15g，百合15g，白及15g，百部10g，桔梗10g，杏仁10g，芦根15g，炒谷、麦芽各15g，炒鸡内金10g，生甘草5g。每日1剂，水煎服分2次服。田三七、白及仍按法内服。

六诊：3月10日。服上药20剂，自觉一切正常，咳嗽基本停止，痰不多，体力较前充沛，能坚持上班，二便通畅，脉缓有力，舌淡红润薄白苔。守上方继续治疗。

七诊：4月5日。上方服20剂，中途感冒3天，咳嗽加重，痰稍多，不发烧，食量稍差，二便正常，脉缓有力，舌淡苔薄白。守上方加前胡10g、防风10g。每日1剂，水煎2次分服。

八诊：4月27日。服前方20剂，身体恢复较好，仍坚持上班，食纳正常，二便、睡眠均正常，脉缓有力，舌质淡红苔薄白。守上方继续治疗，田三七、白及仍按原量。每日交替服1次。

九诊：5月20日。复查胸片，右肺纹理增粗，空洞缩小为0.3cm大小。服前方20剂后，自觉症状消失，胸不闷，呼吸畅利，不咳嗽，亦无痰，饮食、二便、睡眠皆正常，面色红润，体重增加，无任何不适，脉缓有力，舌质淡红苔薄润。病可称临床痊愈。为巩固治疗，仍嘱其隔日服药1剂，田三七、白及交替服用。每3个月摄片复查。

按 肺结核用西药多能获效。本案用西药近一年未能控制，可能是西药单纯抗痨，对于扶体、调理滋养不足。中药一直以清肺养阴健脾之品，使之肺气不燥、脾能健运，仍不失“补土生金”之意。笔者习惯用白及清肺润肺，确有补肺之功，又配合田三七祛瘀生新，是抗痨要药，田三七久煎炖肉是补血良法。

肺为清肃之脏，治疗用药宜轻灵活泼，不宜用重坠浊腻之品，用药清而不能腻，补而不能燥，且应注意饮食清淡，忌用辛燥烧烤温补之类。如能随症加减，酌情遣方用药，中医治肺结核有独特的优势。

5. 悬饮（胸腔积液）

案例

吴××，男，53 岁，农民。近两周来，发热恶寒，时寒时热，咳嗽阵作，痰黏色白，神倦乏力，胸闷气短，口苦微渴，右胁不适，甚则疼痛，舌红苔白滑，脉弦滑。化验：血常规 WBC 10100/mm^3，N 64%，L 36%，ESR 46mm/h。胸片提示：右侧少量胸腔积液。处方小柴胡汤加减：柴胡 10g，黄芩 10g，法半夏 10g，太子参 15g，葶苈子 10g，枳壳 10g，郁金 10g，炙甘草 6g，生姜 4 片，大枣 4 枚。嘱服 10 剂，上述症状消失，复查胸片，胸水已吸收。临床痊愈。（李旭执笔）

按 本案有胸腔积液，可以认定病者素体较差，肺气多不足，体虚则可招致外感，故而外有风寒引发咳嗽胸闷痰多，溢于胸胁则成积液。用小柴胡汤透达外感，加葶苈子、枳壳、郁金泻肺行气利水，方药简练，疗效甚捷。

值得提出的是，胸腔积液一般视为炎症，如无实热之症，苦寒消炎药不宜妄用，以免损伤脾胃，不利于疾病的恢复。

6. 结核性胸膜炎

案例

杨××，男，75 岁，退休干部。2001 年 10 月 23 日初诊。

患者右侧胸胁痛 3 个多月，经西医诊断为结核性胸膜炎，采用抗结核、抗感染、抽胸水等措施，病性稳定，但缠绵不已。现仍右侧胸胁痛，晚间 3 点左右胸闷不畅，呼吸紧逼。不发热，不咳嗽，口不干。睡眠尚可，纳食一般，大便干结，小便正常，舌质黯红，苔少而薄白，脉弦缓。

处方：柴胡 10g，党参 15g，法半夏 10g，黄芩 10g，炙甘草 5g，郁金 10g，全瓜蒌 15g，天花粉 15g，浙贝母 10g，薤白 10g，葶苈子 6g，桔梗 10g，生牡蛎 15g。每日 1 剂，水煎 2 次分服。

二诊：10 月 30 日。服前方 7 剂后，自觉精神明显好转，体力大增，夜间胸闷减轻，睡眠安静，食量增加，大小便正常，舌淡苔薄白，脉弦缓。守前方党参改太子参，仍每日 1 剂，水煎分 2 次服。

三诊：12 月 6 日。服前方后，自觉症状完全消失，胸水已抽不到，胸片证明，肋间液平面已消失。呼吸均匀畅利，睡眠好，饮食正常，小便频，精神欠佳，脉缓稍弦，舌淡苔薄白腻。守前方去太子参，加种洋参 15g，嘱服 7 剂，煎服法仍前。

四诊：11 月 13 日。服前方剂后，自觉症状消失，胸闷完全解除，胸水完全吸收，X 线证实胸廓清晰。饮食睡眠均正常。惟夜尿多，每晚 6 ~ 7 次（可能与前列腺肥大有关）。舌淡薄苔，脉弦缓。处方：柴胡 10g，种洋参 10g，法半夏 10g，黄芩 10g，炙甘草 5g，郁金 10g，瓜蒌皮 15g，天花粉 15g，生牡蛎 15g，浙贝母 10g，白及 10g，葶苈子 6g，桔梗 10g，每日 1 剂，水煎分两次服。

随访，2002 年 4 月 13 日。患者服上药 14 剂后，诸症消失，胸水未反复，不咳嗽，呼吸均匀。饮食、二便、睡眠皆正常。临床痊愈。

按 为何以小柴胡汤加减治胸腔积液？一般地说，胸腔积液为水停胸胁，部位属肝，病机为三焦不畅，水邪停聚，故用小柴胡汤宣透三焦，有间接散水之功，合瓜薤蒌白法半夏汤加葶苈子是宣肺散水的直接作用，辅以天花粉、桔梗、浙贝母、生牡蛎，皆为软坚散结之品，既可散有形之水，又可消无形之气结。所以在小柴胡汤的基础上，合用以上诸药，虽然平淡无奇，确有轻可去实之功，经用于治疗多例结核性胸膜炎、胸腔积液，得到的疗效都是稳定的。

7. 脓胸

案例

范××，男，47 岁，工人。2002 年 2 月 9 日初诊。

病者两个月前因感冒发烧，住院治疗。当时发热，恶寒，咳嗽胸痛，吐黄稠痰，血象高（具体不详），经省、市两家医院诊断为“肺部感染”、“脓胸”。用消炎抗感染治疗后，全身症状消失，惟左侧胸痛仍剧烈，呼吸、咳嗽均牵引胸胁作痛，吐黄稠痰，两胁痛，大便不畅，小便黄，口不渴而苦，低热 37.2～37.5℃之间。舌质稍红，苔薄黄腻，脉弦偏数。

处方：太子参 15g，柴胡 10g，黄芩 10g，法半夏 10g，瓜蒌壳 10g，郁金 10g，天花粉 15g，生牡蛎 15g，蒲公英 15g，葛根 15g，金银花 15g，生甘草 5g。水煎服，每日 1 剂。

二诊：2 月 19 日。服前方 10 剂后，低热退，胸痛减轻，偶有胸痛但闷痛稍有减轻，痰量减少，饮食增加，二便通畅，睡眠安静，舌质红，苔薄黄腻，脉浮缓偏好。守原方加生薏苡仁 20g，每日 1 剂，水煎分 2 次服。

三诊：3 月 5 日。服上药 14 剂后，自觉左胸部疼痛基本消失。早晨起床后仍有几声咳嗽，吐少量黄脓痰，食纳尚可，睡眠安静，二便正常，舌尖红，苔薄黄腻，脉缓有力。

四诊：4 月 9 日。服前方 35 剂。4 月 5 日复查胸片示：①左侧胸壁包裹积液；②左侧肺部感染，胸腔积液明显好转；③左侧胸膜肥厚。自觉症减轻，不咳嗽，胸胁不痛。深呼吸时左胸部有轻度隐痛，有少量黄稠痰。纳食正常，睡眠安静，二便通畅。舌淡红，苔浮黄腻，脉缓有力。

处方：党参 15g，柴胡 10g，法半夏 10g，黄芩 10g，炙甘草 5g，瓜蒌壳 10g，郁金 10g，生牡蛎 15g，芦根 15g，蒲公英 15g，生薏苡仁 15g，藿香 10g，厚朴 10g。水煎服，每日 1 剂，分 2 次服。

五诊：4 月 23 日。病者服上药 14 剂后，胸胁无不适，呼吸顺畅，不咳嗽，早间有少许白痰，饮食、睡眠、二便均正常，舌淡苔白润，脉缓有力。守上方再进 10 剂后停药。

五月上旬随访，停药后一切正常，胸不痛，不咳嗽，临床痊愈。

按 脓胸为肺部感染而成，从部位看属于中医胁痛范畴。本案发作时经西药抗感染，前后近 2 个多月，低烧不退，胸痛，黄痰不止，舌红黄苔，实因湿热蕴结于胸肺，且有气阴受伤之虞，故用柴胡、黄芩透发于外，清泄于内，用太子参配天花粉、芦根具有清热生津益气的功效。用半夏、瓜蒌、郁金、天花粉、芦根清湿热理气止痛以化痰，用金银花、蒲公英既清热又解毒，后加入生薏苡仁、厚朴、藿香加强芳香淡渗之功。本病前后病程较长，前后用西药抗感染，如能同时配合中药清湿热，解表邪，使病邪解外透内清，兴许疗程更短、收效更快。

（三）肝

1. 黄疸型肝炎

案例

赵××，男，25 岁，医生。1999 年 10 月 10 日初诊。

病者近日身感不适，诸身酸胀，食纳不馨，精神疲惫，大便稀软，口淡乏味。又淋雨一次，上述症状日见加重，并未介意，自以为感冒服复方感冒灵两天，症状未见减轻，两眼巩膜发黄，小便深黄，查肝功能：谷丙转氨酶800，谷草转氨酶600，黄疸指数90，两对半1、4、5阳性。消化道症状明显加重，食纳减，口淡乏味，脘腹痞满，皮肤黄染，舌苔白微黄而腻，脉缓稍弦。拟用小柴胡汤合平胃散加味：柴胡10g，党参15g，法半夏10g，黄芩10g，苍术6g，厚朴10g，广陈皮10g，藿香10g，郁金10g，茵陈20g，炙甘草5g，炒谷、麦芽各15g，青皮10g，水煎每日1剂。

二诊：10月17日。上药服1剂，复查谷丙转氨酶600，谷草转氨酶400，黄疸指数70。自觉症状明显减轻，食纳增加，疲乏减轻，舌苔白润微腻，脉缓稍弦。守上方加白花蛇舌草15g，白马骨15g。仍每日1剂，以药代茶，多次分服。

三诊：10月24日。服上方7剂后，复查肝功能：谷丙转氨酶400，谷草转氨酶200，黄疸40。巩膜黄退，皮肤黄染消退大半，食纳明显恢复，厌油好转，精神好转，大便成形，小便黄减轻，舌苔薄白腻，脉缓稍弦。嘱守上方再进。

四诊：11月11日。病者服上药15剂，复查肝功能：谷丙转氨酶60，谷草转氨酶正常，黄疸10。自觉症状消失，食纳正常，大便正常，小便稍黄量多，脉缓，舌淡润。继服上方20剂。

五诊：12月5日。复查肝功能，各项指标均正常，自觉症状消失，食纳完全恢复，二便正常，临床痊愈。以柴芍六君子汤加味：柴胡10g，党参15g，白术10g，白芍10g，茯苓15g，法半夏10g，陈皮10g，炒谷、麦芽各10g，郁金10g。每日1剂，水煎服。嘱服10剂，以资巩固。

按 急性黄疸性肝炎，病在肝胆波及脾胃，湿偏重者，大便溏软，应当疏肝利胆中佐以化湿。本案自始至终以小柴胡汤合平胃散加味：辨证思路明确，遣方用药法度严谨，化裁合理，使病势得到尽快遏制，且一方到底未见反复。

时下，对于用中药治疗急性黄疸型肝炎，大多医者病者都可能心存疑虑。其实，湿热发黄，用中药清热利湿，疏肝利胆，健运脾胃，疗效非常快。本案服药不多，疗效显著，且追访未见反复，究其原因，一是年轻体壮，一是疾病单纯无并发症。与之相反，身体瘦弱，病变夹杂，在治疗上难度确实要大，但从临床实践看，只要辨证准确，用药对症，能做到未雨绸缪，先安未受邪之地，仍可获得较好的疗效。

2. 乙肝

案例一

罗××，男，37岁，干部。1996年3月25日初诊。

病者自诉右胁痛反复发作3年。1993年查乙肝两对半示：1、5阳性。肋间腹部微胀，1996年复查两对半示：1、4、5阳性。伴右胁隐痛，腹部微胀，纳食尚可，大便如常，小便偏黄，夜寐尚好，舌淡薄红，苔薄白，脉细弦。拟用疏肝理气，调和肝脾，兼佐解毒。方拟小柴胡汤加减：柴胡10g，黄芩10g，党参15g，法半夏10g，炙甘草5g，白花蛇舌草15g，忍冬藤15g，白马骨15g，郁金10g，川楝子10g。每日1剂，水煎分2次服。

二诊：1996年4月8日。服上药15剂后，腹胀已除，但精神欠佳，食纳尚可，口渴微饮，夜寐安静，舌红，苔薄白，脉弦细软。两对半示：1、4、5阳性，仍守上方再进10剂。

三诊：1996年4月18日。服药后，自觉精神状态良好，早晨觉口唇略干，其余皆正常，舌红，苔薄白，脉弦缓。守上方加炒谷、麦芽各10g，青、陈皮各10g，每日1剂，水煎分2次服。

四诊：1996年11月22日。病者常在工地工作，无暇来诊，一直服用上药共进104剂。自觉胁间无不适，纳食，二便均正常，舌苔薄黄，舌质红，脉弦软。GPT 186，GOT 83，两对半示：1、4阳性。拟从原方党参改太子参15g，加白茅根15g，芦根15g，每日1剂。

五诊：1996年12月21日。服上药15剂后无明显不适，偶尔腹微胀，嗳气，口不干苦，小便黄，舌边尖红，苔薄白，脉软。处方：柴胡10g，黄芩10g，茵陈10g，白茅根15g，青、陈皮各10g，炒谷、麦芽各10g，党参15g，法半夏10g，白花蛇舌草15g，忍冬藤15g，白马骨15g，郁金10g，川楝10g，炙甘草5g。每日1剂，水煎分2次服。

六诊：1997年2月26日。服上药30剂，自觉无明显症状，小便清长，口不干不苦，舌质稍红，苔薄白，脉弦细软。两对半检查已全部转阴，GPT 97，GOT 85，仍守上方每日1剂，煎服同前。

七诊：1997年3月22日。服上方15剂后，自觉精神状态良好，白天劳累，夜间加班亦无不适，饮食正常，夜寐安静，舌质淡红，苔薄白，脉弦软而数，两寸不足。复查肝功能正常。嘱其间断服用上药，以资巩固。

1998年2月8日来诊，肝功能正常，两对半阴性，近一年间未出现反复。病者因工作劳累，经常服用上药调理，无任何不适，临床痊愈。

按 乙型肝炎的临床指针以两对半为依据，肝功能有的有波动，有的无任何反应。临床症状多以消化系统症状出现，如饮食呆滞，脘腹微胀，胁间闷胀，大便不爽等。其治疗大法，以疏肝理气，调和肝脾为主，或佐清热解毒，选白花蛇舌草、白马骨、野菊花、忍冬藤等之中1~2味，或四者同用，因病情与体质而异，总以不伤脾胃为原则。从实践来看，疗效是理想的，尤以小儿的阴转率较高。

案例二

曾××，男，10岁，学生。2001年6月1日初诊。

患孩3个月前体检发现两对半1、3、5阳性，肝功能正常。自觉症不明显，面色黄，精神欠佳，食纳稍差，无厌油反应，大便时稀时干，小便多黄，舌淡红润，脉缓有力。拟用疏肝健脾，佐以清热解毒。方用小柴胡汤加味：柴胡6g，党参8g，法半夏6g，黄芩5g，郁金5g，胡黄连3g，太子参10g，枳壳3g，山药10g，扁豆5g，炒谷、麦芽各6g，炒鸡内金5g，炙甘草3g。每日1剂，水煎2次分服。

二诊：7月4日。患者服上药15剂，自觉饮食正常，大便成形，小便仍黄，其他无明显症状，脉缓有力，舌苔薄白润。守原方加滑石10g、野菊花10g。每日1剂，水煎2次分服。

三诊：10月12日。服前方20剂，饮食正常，二便无异。10月4日。复查两对半，全部转阴，其他未见无任何症状。脉舌均属正常。嘱其隔日服1剂，水煎分2次服。

12月21日来电询问，最近又复查，两对半全部转阴，学校要求小孩都要进行乙肝疫苗注射，家长问是否可以注射。当即回复可以注射。

按 本例前后共服药70剂，两次查两对半均为阴性，说明其疗效是稳定的。缘何继续用小柴胡汤加味治乙肝两对半阳性，亦可取得满意疗效？这应从几方面来论述：

(1) 当前治乙肝实在落入了误区，认为乙肝是病毒所致，因而大量用清热解毒药，这是两对半不能阴转的主要问题。笔者认为治乙肝首先是重在疏肝理气，健脾和胃。消化道只有在肝胆舒畅，脾胃健运，消化吸收功能好，自然抵抗力，免疫力增强。反之用大苦大寒之清热解毒药，不固护脾胃，三阳转不了阴，脾胃功能受到侵害，抵抗力无疑会下降。

(2) 用清热解毒药应有一个度，以不伤脾胃为原则，一般在野菊花、蛇舌草、田基黄、蒲公英、白马骨、胡黄连、茵陈等，选其1~2味，不宜过多，多则损伤肠胃，影响食欲有弊无利。

(3) 用疏肝药以郁金、川楝、青皮、香附、佛手等，配方中选1~2味，以小柴胡汤为本，其他药无须多用。

(4) 健脾胃消化食物，以山药、扁豆、白术、炒谷麦芽、炒鸡内金、神曲，这组药中亦选1~2味配可。对小孩尤其应重视脾胃的健运，切不可舍本求末，若长期用清热解毒药，对小孩更是不利，因小儿脏腑娇嫩，务必慎重。

总之，无症可辨的乙肝两对半1、3、5或1、4、5阳性者，运用上述方药治疗转阴率是理想的，服药在3个月或半年可望取效。

案例三

胡××，男，40岁，工人。自述肝区隐痛不适3个月余，伴腹胀，纳呆，大便不爽，小便色黄，精神疲惫，夜寐多梦。观其脉舌，舌质偏红，苔黄腻，脉弦滑。化验：肝功能正常，乙肝两对半1、3、5阳性。拟小柴胡汤加减：柴胡10g，法半夏10g，黄芩10g，太子参15g，郁金10g，枳壳10g，大腹皮10g，白花蛇舌草20g，白马骨20g。投药10剂。服后患者自述肝区隐痛稍减，食欲增加，小便转清，但仍有腹胀，大便不爽，舌淡红，苔白腻，脉微弦。守上方加炒谷、麦芽各15g，扁豆10g，白术10g，再服10剂。药后腹胀缓解，大便转实，精神好转，舌淡红，苔薄白，脉缓有力，再嘱守上方继服10剂，自述无明显不适，复查两对半，1、5阴性。为巩固疗效，嘱其隔日服上方1剂，共30剂。两月后复查乙肝两对半，全部阴性。随访半年未复发病。(李旭执笔)

按 执笔者是我的第一名研究生，临床基础较扎实。本案以小柴胡汤加味治乙肝，取得近期疗效。其用药思路是符合辨证规律的，以疏肝理脾佐以清热解毒，选药精练，加减有度，可谓是读懂了《伤寒论》，并可活用于临床。

3. 肝硬化

案例

邹××，男56岁，农民。1995年12月11日初诊。

病者就诊时症状：面色黧黑，形体瘦弱，食纳尚可，四肢浮肿，腹大青筋暴露，肠鸣气滞，大便软，日3~4行，小便黄，口不苦，淡而无味。舌苔薄白，舌质稍红，脉缓稍弦。有血吸虫病史。B超提示：肝硬化中度腹水，脾大，胆中壁粗糙。胃镜：十二指肠球部溃疡。血压正常。血RT：WBC 12500/mm^3，N 76%，L 19%。尿RT（-）。患者在乡里多次服利尿药，腹水及四肢浮肿暂时消退，精神疲惫。临床诊断：血吸虫病肝硬化腹水。拟用疏肝理气，健脾和胃法，四逆散加味：柴胡10g，赤、白芍各10g，枳壳10g，青、陈皮各10g，郁金10g，白术10g，广木香10g，大腹皮10g，海桐皮20g，佛手10g，旱莲草15g，益母草15g，炒鸡内金10g，炒谷、麦芽各15g，炙甘草5g。嘱服7剂，每日1剂，分2次温服。

二诊：12月25日。服前方15剂，腹胀减轻，按之柔软，下肢浮肿消退，食纳可，多食则腹胀，大便稀软，日行一次。小便黄，口不干苦，舌质淡红，苔白略腻，脉缓不弱。守上方去海桐皮，谷麦芽改为10g。每日1剂，水煎服。

三诊：1996年2月5日。前方共近30余剂，症状基本消失，头面四肢均无浮肿，食纳正常，脸色转为清亮有光泽，精神好转，舌质淡红，苔白，脉缓有力。守上方加三棱6g、莪术6g。每日1剂，水煎分2次服。

四诊：5月15日。患者服前方60余剂，自觉无任何不适，饮食、二便、睡眠均正常，精力充沛，能从事轻体力劳动，舌淡苔稍厚，脉缓有力。嘱其仍以上药巩固，每日1剂。

五诊：1997年5月13日。病者自行隔日服上药1剂。一年多均未中断服药，自觉无任何症状，饮食、二便、睡眠正常，面色清亮有泽，脉舌均属正常。处方：柴胡10g，太子参15g，枳壳10g，赤、白芍各10g，炙甘草5g，白术10g，郁金10g，木香10g，佛手10g，炒谷、麦芽各10g，炒鸡内金10g，旱莲草15g，益母草15g，三棱6g，莪术6g、生龙、牡各15g。嘱仍隔日1剂，水煎服。

1997年9月23日复查B超：肝硬化，胆囊壁毛糙，脾稍大。与1997年2月27日B超对照，肝无坏的变化，质中等，略缩小。自觉皆无不适，能参加劳动，可负重50多公斤。病情稳定，临床痊愈。

按 本案肝硬化腹水，其治疗过程循序渐进，未见任何反复。中药治则为疏肝理气，健脾和胃，适度加入软坚散结药，始终以四逆散加味，本着补而不壅，疏而不利，行气不伤气，活血不动血，软坚不伤正的原则。总之，以柔克刚，取其平淡建功。值得一提的是，笔者治疗肝硬化病例甚多，惟此例一举成功，并已观察追访近6年，病者健康如常，仍能参加体力劳动，未复发病，对该病的治疗，有如此疗效者，尚属首例。细推之，除了上述病证相宜，治疗得当而外，还有一个重要因素，病者为农民，平素很少用药，对中药的敏感性高，只要药中肯綮，疗效稳定。我不禁脱口喊出：农民伯伯的病，好治。细细想来，便不难理解个中奥妙。

4. 单项转氨酶升高

案例

杨××，女，32岁，工人。1996年12月27日初诊。

病者本无所苦，体检肝功能SGPT 234（正常值40），两对半1、3阳性。近日倦怠嗜睡，偶有胃脘部饱胀，食油荤亦无不适。夜间醒时略作恶心。形体偏胖，晨间尿略黄。舌苔薄白，质偏胖有齿痕。昨日有感冒流涕，脉左寸微浮。病属肝胃不和，痰热内蕴，兼有外感风寒。方拟柴胡温胆汤合香苏饮：柴胡10g，法半夏10g，黄芩5g，枳壳10g，陈皮10g，茯苓15g，生甘草3g，竹茹10g，香附10g，苏叶10g，防风10g，郁金10g，党参10g。每日1剂，水煎分2次服。

二诊：1997年1月3日。病有转机，外感风寒已罢。惟仍倦怠嗜睡，轻微呕恶，胃欠舒，涕已止，苔薄黄白腻，脉弦滑关上旺。处方：柴胡10g，法半夏15g，黄芩5g，党参10g，生甘草3g，枳壳10g，竹茹10g，茯苓15g，菖蒲10g，远志10g，郁金10g。每日1剂，水煎分2次服。

三诊：1997年1月16日。前方服17剂，自觉无特殊不适，惟口微干，喜食咸味，大便不稀。月经正常，经前乳房胀痛。舌边有齿印，苔薄白腻，脉缓稍弦。转氨酶正常，两对半1、3阳性。处方：柴胡10g，黄芩10g，法半夏10g，党参10g，枳壳10g，郁金10g，竹茹10g，茯苓15g，忍冬藤15g，白花蛇舌草15g。每日1剂，水煎分3次服。

按 单项转氨酶升高的病例，临床并不少见，且治疗难度较大。本案从发现到恢复正常，治疗时间不算长，较为理想。所用药物以小柴胡汤合温胆汤加味，旨在调和肝胆，清胆和胃，清凉解毒药所用不多，一则单项转氨酶升高，未见有火热疫毒之证；再则清凉解毒药多为苦寒，过剂应用有伤脾胃，临床遇到单项转氨酶升高，有时只在正常值之上20～30单位，而治疗用药多达1～2个月之久，故应辨证用药，若套用清热解毒之药，往往事与愿违，疗效不佳，副作用甚多。此外，还要指出，单项转氨酶升高未必就是肝炎，因为在临床常遇见感冒发热，劳累紧张，或接触有毒工种如油漆工等，常可出现单项转氨酶升高，并无明显的消化道症状，适当休息调理即可恢复正常。所以在治疗用药，务必要保护胃气，切忌攻伐大过。

（四）脾（胃）

1. 胃脘痛（浅表性胃炎）

案例

张××，男，50岁，医生。1990年5月20日初诊。

病者经常胃痛，遇寒反复发作，胃脘痛时喜按喜温，或嗜饼干可缓解，腹胀气滞，大便偏稀，口淡舌滑，脉弦缓。作胃镜检查为浅表性胃炎。经常用胃先优、胃乐等中西成药，虽能取一时之效，但隔三差五，因饮食不慎，或遇寒凉必定疼痛发作，绵延不已。遂处方：柴胡四逆散加味：柴胡10g，白芍10g，枳壳10g，郁金10g，高良姜10g，香附10g，炙甘草5g。嘱每日1剂，水煎分2次温服。

此方开出后，病者并未即时服药，仍然服西药、中成药。约过半月之后，疼痛又一度发作，且用西药、中成药疗效不显。因而想到试用上方，以探虚实，当即取3剂，煎取浓汁温服。药后疼痛立止，且胃中温和，感觉异常舒畅，旋即又取7剂，日服1剂。共服10剂后，疼痛近半年之内未发作，十分欣慰。后又偶尔发作，取上药服2～3剂，即痛止胃舒。时隔近一年，患者告知此方止痛的神奇功用，故录于此。

按 胃脘痛，从中医的脏腑相关学说看，胃痛必须疏肝。因为肝胃相连，肝病及胃，胃病连肝，互相影响。叶天士《临证指南医案》中胃脘痛门，所有胃痛者均用肝药，或疏肝，或泄肝，或养肝，或柔肝，或温肝等，在配合调和脾胃，同时治肝，能起到预期的疗效。本案胃脘痛，其病机即为肝胃不和，脾虚气滞，故用四逆散疏肝理气，合良附丸温运行气，取得良好的疗效。这一治法是中医治胃的特色，以肝胃相连同治，有别于西医治胃不治肝的单一治法。可以认为，中医治疗胃病（包括浅表性胃炎，胃、十二指肠溃疡等）着眼于肝，从肝胃同治入手选方择药，其疗效是优于西药的。

2. 习惯性便闭

案例一

魏××，男，40岁，干部。1994年5月10初诊。

病者述习惯性便闭10多年，一般3～5日一行，或7～8日一行，而且必须用生大黄泡水服用之后，方可痛快泻一次，如此反复多年，大黄用量渐次加大。由此产生腹胀气滞，胃脘饱胀，嗳气，食纳减少。就诊时，除有上述诸症，并感精神烦闷，夜不安寐，脉弦有力，舌苔薄黄而腻。处方：四逆散合小承气汤，柴胡10g，白芍15g，枳壳10g，厚朴10g，生大黄6g（后下），炙甘草5g，青皮10g。每日1剂，水煎分2次服。嘱服3剂。

二诊：5月15日。病者服药3剂，每日大便一次，且软硬适度，腹胀气滞、胃脘饱胀、嗳气等症皆有明显改善，精神轻松，夜寐舒适，脉缓平和，舌苔薄白润。嘱其仍守上方，隔日服1剂，大黄减为5g。

三诊：6月5日。病者告谓，自从隔天服药后，大便仍能每日按时排一次，量中等，无任何不适。脉缓有力，舌淡红润。病者要求是否进点滋补，以助多年的便闭、腹泻（指服大黄后）之苦。余告知，驱邪即是扶正，邪退正安。且年仅四十，气血充沛，何需补哉？仍嘱服上方，每周服1～2剂，直至大便正常后停药。

1年后告知，坚持每周服1～2剂药，经3个多月的间断用药，目前已基本正常，身体胖，吃饭香，一切正常。

按 临床治疗便闭，正规方药多种多样，还有许多偏方验方，然而从疏肝理气法选方，用四逆散者未必很多。因为便闭从燥热里实，腑气不通，以及气虚、津虚、血虚等寻方问药者多。所以，笔者绕道常规，另辟蹊径，从疏肝理气求治，四逆散应是首选方，合小承气汤亦以行气为主，大黄量小，白芍量大，其间的道理一目了然。

临床体会，常病常法，屡建其功，已是毋庸置疑。然而，常病异治，这就要活法圆机，必须遵辨证施治之规。笔者用四逆散加大黄，或加虎杖，或加麻仁之类，治疗便闭多例，屡建奇功。为什么一张平淡的四逆散方如此神奇？这就要从脏腑生理、病理和治法方药来理解。

首先，消化吸收功能，离不开肝胆脾胃之正常运化，肝之疏泄，脾之运化，是相互为用，缺一不可的。如果说大便闭结，病在胃肠，这是现象，而本质的问题是肝之疏泄失常，气机不运，自然腑气不畅，所以疏肝大法的作用机制，不能不知。

其次，疏肝理气，这是脾胃运化之机的主宰。用疏肝理气去运转气机，肝脾得以舒畅，便闭亦自缓解。故而治便闭之法，重在调达肝脾。

再次，方药选四逆散，其中四药，肝药脾药各两味，柴、芍疏肝，枳、草理脾，合而为疏肝理脾，达到肝脾同治，岂有不通畅之理。稍予泻下药直达病所，其方其药，与治法之谋合完美无缺，在临证中屡见疗效，这就是常病异治的灵活性，此中的道理，耐人寻味。

案例二

王××，女，26岁，学生，2001年8月19日初诊。

患者习惯性便秘七年之久，毫无便意，有时服用牛黄上清丸，能泻一二次，但腹痛不舒，停药后依然如故。就诊时诉：便秘已一星期，毫无便意，食纳照常，食量不大，小便清长。其他无异常。舌淡薄红润，脉缓沉取有力。处方四逆散加味：柴胡10g，白芍15g，枳壳10g，桔梗10g，杏仁10g，虎杖15g，炙甘草5g。每日1剂，煎2次温服，嘱服4剂。

二诊：服上药后，每日早上大便一次，量不多，亦无异臭，脉舌如前。守原方再进7剂。并嘱其以后可以继续、隔断服用上方，保持每日定时排便。能够恢复正常。

按 四逆散加杏仁、桔梗、虎杖治疗习惯性便秘，临床屡效。本案无实热证，腹无所苦，且以往用牛黄上清丸后腹痛不舒，故而否定其积热便秘。从疏肝理气着手，肝气能疏泄，脾胃则能运转。加杏仁、桔梗为开提肺气，取肺与大肠相表里之意。如此肝脾调达，肺气畅利，稍加虎杖与枳壳之类，行气通便，不用硝黄强攻，全方轻可去实，故而治慢性便秘，屡获良效。

3. 老年性便闭

案例

白××，男，78岁，离休干部。1995年10月20日初诊。

病者经常便闭，大便隔3～5日一次，有时需用缓泻剂，如果导、麻仁丸等。所排大便初硬后软，并不是燥结如羊屎，腹胀气滞。食后腹胀，能食不敢多食。小便清长，睡眠正常，脉缓稍弦，舌质淡红，苔薄润。处方以四逆散加味：柴胡10g，白芍10g，枳壳10g，炙甘草5g，青皮10g，虎杖15g，火麻仁15g。嘱服3剂，每日1剂，水煎服。

二诊：10月25日。服上方3剂后，腹胀消失，食纳量增加，排便轻松，每日1次，大便成形偏软，脉缓有力，舌淡润。守方加白术6g，每日1剂，水煎分2次服。嘱多食长纤维及粗粮。

追访，近期大便正常，每日1次，无须用泻药，亦无腹胀、气滞等现象，食纳正常。

按 老年性便闭，病因多责之于津液不足，或气虚无力等。治多滋阴养血，润燥通便，或补益肺脾，行气通便。本案以四逆散加味，从疏肝理气入手求治，疗效甚捷。笔者以为脾胃消化有赖于肝气疏泄，肝气舒展，脾能运化，腑气自然得通。所以，治疗老年性便闭，如无津不足、气不虚之见症，从疏肝理气着眼，既符合脏腑生理之常，又可谓治疗之常中有变，此亦为因人而异，辨证精当的体现。

4. 复发性口腔溃疡

案例

王××，女，45岁，教师。1992年4月20日初诊。

病者近半年来，口腔周围经常出现粟米大小溃疡，少则一二个，多则五六个溃疡点，烧灼疼痛，咀嚼困难，冷热水均有一定的刺激。饮食尚可，但只能喝稀粥，腹胀气滞不舒，大便溏而不爽，小便短黄，曾用清热解毒如黄连上清丸、锡类散，内服外涂均未显效，反复发作多次。月经不准时，睡眠多梦，有时精神抑郁烦闷。舌苔薄黄而腻，脉缓软。处方：川黄连5g，法半夏10g，党参10g，黄芩10g，干姜10g，炙甘草5g，金银花15g，郁金10g。每日1剂，水煎2次服。

二诊：4月25日。服上药5剂，口腔溃疡基本控制，溃疡点已愈合，腹胀气滞减轻，大便成形。惟口腔对冷热刺激仍很敏感，仍以稀饭为主，舌苔薄润，脉缓，守上方去金银花，加厚朴10g。每日1剂，水煎2次分服。

上方服10剂，口腔溃疡痊愈。惟月经紊乱，在每次月经前均有口腔溃疡出现，不过渐次减轻，反复多次，基本方均以甘草泻心汤加减，直至月经停止后，口腔溃疡才完全好转未再复发。

按 复发性口腔溃疡与“三联症”（中医称“狐惑”），临床表现应有区别。前者以口腔反复出现溃疡，后者则以口眼阴户同时有溃疡存在，在治疗时二者均可以甘草泻心汤，都能取得一定的疗效，如果只是阴户溃疡，《金匮》用苦参汤洗雄黄熏洗，临床是有效的。但本病的病因病机，《金匮》亦未明确是何缘由，只是提出用甘草泻心汤治疗。笔者以为，以方测证，应是脾胃湿热所患，并肝胆气郁有关，所以临床症状既有口眼阴部的溃疡，又有情绪郁闷而在月经前后症情加剧。本例患者从45岁开始罹患本病，先后四五年之久，直至绝经后，口腔溃疡才痊愈而未反复。因此，本病病因西医认为是内分泌紊乱所致，是值得进一步研究观察的。

值得提出的是，“三联症”并非女人独有，男性也有罹患者，笔者接诊一位高中二年级男性学生，其口腔舌面，阴茎多处溃疡，以甘草泻心汤加金银花治疗取效，有待进一步观察。

5. 慢性腹泻

案例

袁××，男，27岁，工人。1999年5月10日初诊。

病者经常腹泻，肠鸣漉漉，气滞腹胀，绕脐腹痛，大便稀如蛋清状，日2～3次，如嗜生冷，大便日数次，并自觉腹部肛门冷。食纳少，面色苍白。脉缓弱，舌质淡苔薄白。拟温补脾阳为法。处方：党参15g，炒白术15g，干姜10g，炙甘草6g，吴茱萸6g，厚朴10g，广木香10g。每日1剂，煎2次合成后分2次服。嘱服5剂。

二诊：5月17日。服药后腹泻止，肠鸣气滞减轻，大便稀软不成形，下腹冷，肛门冷感均已好转，食纳增加，面色稍红润。脉缓有力。处方：党参15g，白术10g，干姜10g，茯苓20g，炙甘草5g，广木香10g，厚朴10g。每日1剂，水煎分2次温服。嘱服10剂。

三诊：5月29日。上药服完后基本趋于正常，大便能成形，食纳消化良好，脉缓有力。处方：生黄芪15g，党参15g，白术10g，防风10g，茯苓20g，扁豆10g，山药15g，砂仁6g，炒薏苡仁15g，桔梗10g，炙甘草5g，陈皮10g，大枣3枚。嘱每日1剂。水煎2次和匀后分2次温服。

按 本案属脾虚寒湿，以致慢性腹泻。脾虚生内湿，湿胜则濡泄，所以病经多年反复不已。病者素体脾虚，惧怕生冷，特别是冰箱里的冷饮、食品，从不敢品尝，即使是炎热夏日也不能食用冷饮之类，稍有不慎，则大便无度，洞泄不止，多次因泻而头额冒汗，四肢逆冷。经用理中汤加吴茱萸、厚朴、木香等，温脾阳散里寒，达到温阳止泄的目的。继之以参苓白术散合玉屏风散（既用汤药，又用散剂）调理半年多，病情有较好的转机，基本能控制，大便正常成形，消化吸收均正常。偶尔反复，用理中汤3～5剂，即可恢复健康，但本案患者年龄很轻，身体并非弱不禁风，而其脾胃虚寒特甚，这种个体的特异性，并非是一二次治疗可以致变其体质。

6. 急性胰腺炎

案例

徐××，男，45岁，干部。2001年元月20日初诊。

患者3天前腹痛住县城医院，痛剧时先后用杜冷丁两次。至元月20日入住省城医院，查胰淀粉酶400多。诉腹痛难忍，大便三四天未解，时而呕吐。西药按常规处理。脉弦实偏数，舌苔黄白腻。处方：柴胡10g，白芍15g，枳壳10g，厚朴10g，生大黄10g（后下），郁金10g，炙甘草5g。每日1剂。

二诊：2月13日服第1剂后，第2剂大黄减为5g，大便泻下数次，腹痛减轻，舌苔黄腻退，脉缓有力。守上方去大黄，加香附10g、川楝子10g，每日1剂，分2次服。嘱服3剂。

三诊：2月26日。服前方3剂后，腹痛减轻，胀痞不适，大便通畅量少，因不允许进食，靠输液维持，精神尚可，但有恍惚现象，睡眠不实，脉缓有力，舌苔白厚腻。处方：柴胡10g，党参10g，黄芩6g，法半夏10g，厚朴10g，苍术10g，广陈皮10g，郁金10g，青皮10g，炙甘草5g。每日1剂，两煎混合分2次服。

四诊：3月1日。服前方5剂，腹胀减轻，精神清爽，语言清晰，睡寐安静，脉缓有力，舌苔前半部稍薄，舌根部仍白厚腻。守前方加砂壳5g，每日1剂。

五诊：3月8日。服前方7剂后，腹部的胀痞集中在胰腺部位，痛感不甚，大便极少（没进食），小便清长，睡眠安静，精神状态良好，舌苔前半部薄白，后半部厚腻减少，脉缓有力，不弦不数。处方：党参10g，柴胡10g，法半夏10g，黄芩10g，郁金10g，瓜蒌壳10g，川楝子10g，赤芍10g，枳壳10g，香附10g，延胡索10g，炙甘草5g。每日1剂，水煎分2次服。本方前后服50余剂，中途CT发现胰腺有小囊肿1个，未更改药物，仍守原方继进。亦未用西药。后调理休息月余，恢复上班。

按 中医无胰腺炎，属急腹症，并有生命危险。在治疗中已下病危通知。西药：抗生素，输液、禁食常规处理。但在这种情况下，中药只能是背着西医，入院即服四逆散合小承气汤，两剂大便即泻下多次，腹痛减轻。病有转机，继之因输液太多，出现湿困中焦，精神恍惚，故而转用小柴胡汤合平胃散。前后服10余剂，重在化湿，起到了运转中焦的作用，扭转邪困湿阻之大忌，舌苔逐步化解，病机好转。继之以小柴胡汤加味治疗而终，取得临床痊愈的效果。

这里有两个问题值得探讨：

一是禁食的问题。西医的常规应当禁食，但连水也不能喝，似乎于理于病都不通。起初如不用四逆散合小承气汤，疏肝理气，通里攻下。病邪无以外达，不通则痛，如靠抗生素围歼胰腺的炎症，恐于病不利，大便一通，整个病势好转。这种中药汤剂，恐怕应属不禁之列。

二是大量输液，造成湿邪朦胧，使病人出现昏迷，恐用西药未必能力挽狂澜。输液无可非议，既是给药的方法，又能补充体液，维持水液平衡。但输入的水（尤其是数九寒天，天寒地冻）有个转化问题。即便是生理盐水，仍是死水。如脾胃输布职能受阻，水即成湿，困阻三焦，出现昏迷，西药的化解就很难。所以本案用了30多天的平胃散化湿，舌苔能退，说明其运化有权，虽有朦胧的神志症状，好在及时掌握其湿邪进退，而用苍术、厚朴燥湿运脾，起到了关键作用，使病机步入坦途，我认为这一着功不可没。西医谓本例抢救很成功。我事后戏称，如果不是我对着干，恐怕未必能成功。实际上，这也充分说明，中药能治疗急症，中西医如不能合情合理地结合，不能充分发挥各自的优势，而简单地将两者相加，那是有害无益的。

7. 扁平苔藓

案例

靳××，女，41岁，干部。2001年10月12日初诊。

患者近日感冒，用VC银翘片后好转。病者有舌面扁平苔藓（在舌前右侧方有一块为黄豆大白色溃疡面，经口腔科医院病理切片证实为本病，并嘱服药半年），下唇中有一小白点，两处白色物均不痛，遇刺激食稍有微痛，其他未见异常。大便偏结，有内痔出血，小便胀痛，外阴瘙痒，白带多。脉缓稍弦，舌淡红润。处方：柴胡泻心汤加味，太子参15g，黄芩10g，柴胡10g，法半夏10g，炙甘草10g，黄连5g，干姜5g，虎杖15g，连翘

15g，竹叶10g，白头翁15g，槐花15g，地榆15g。每日1剂，嘱服5剂。另用外洗方：蒲公英15g，蛇床子15g，苦参15g，野菊花20g，金银花20g，紫花地丁15g。水煎3次取汁合到一起，加适量开水，后洗，阴户坐浴，每日1次。

二诊：10月16日。服前方后自觉食纳胃口较前好，口腔清爽，舌面苔藓明显好转，白色物减少，面积缩小。大便成形，痔血停止。脉缓有力，舌淡红润。内服药守上方去槐花、地榆。外用药照原用上药。内服外洗药各为10剂。服法照原。

三诊：10月29日。服上药后，舌面扁平苔藓的白色黏糊物减少，口唇中小白点消失，左侧又出现一小白点。并有痔疮出血，脉缓有力，舌润。守10月12日方加蒲公英15g。外用停止。

四诊：11月19日。服前方15剂后，舌面扁平苔藓至绿豆大，色白黏糊物很少，颜色为正常舌面，不痛无刺激感，饮食如常，食量增多，大便成形，脉缓舌润。守10月12日方去槐花、地榆。隔日服1剂。

五诊：12月2日。服上药15剂后，舌面扁平苔藓面更减，白色黏糊物基本消失，面积缩小如粟米大。无任何刺激感。饮食、二便、睡眠皆正常，月经量偏少。脉缓舌淡红润。其他无阳性体征。嘱仍服10月12日方，隔日1剂，继续巩固治疗。

12月29日随访，仍在服上方巩固，苔藓面如针尖样，几乎与正常舌面一样，无任何不适。饮食、二便、睡眠皆正常，精神充沛，照常上班。嘱其再服药两个月，隔日1剂，以巩固疗效。并继续追访。

按 扁平苔藓是西医病名。中医认为舌上生疮为脾胃湿热所致，故清理脾胃湿热为主，适当加入清热解毒之品。本案用小柴胡汤合泻心汤，取疏肝解郁，清理湿热，调和脾胃共奏其功。此间用甘草泻心汤，是取《金匮》甘草泻心汤治狐惑症的意思。笔者用是方治多发性口腔溃疡、口舌生疮均有疗效。但对扁平苔藓治疗取得疗效还是第1例。有待进一步观察。

8. 慢性肠炎

案例一

涂××，女，25岁。1996年9月6日初诊。

患者自诉凡受凉即出现肠鸣、腹泻、大便呈水样等症状已有四五年之久。又因刮宫两次，形体消瘦，头晕，耳鸣，常见齿衄，轻微碰撞即出现紫斑，小便稍黄，舌质红，苔少略黄润，脉细弱。病属中焦虚寒，兼夹湿热。拟从调和脾胃，寒热并用入手。方以连理汤加味：党参15g，干姜10g，白术10g，炙甘草5g，黄连3g，广木香10g，神曲10g。每日1剂，水煎温服。

二诊：服上药后，腹泻有所减轻，精神好转，但头晕耳鸣仍有发作，纳食仍少，腹胀，矢气频频，舌淡偏红，苔薄白，脉细弱。投药后腹泻虽减，恐其脾胃久虚，肝郁不畅，故改用柴胡泻心汤加味：柴胡10g，法半夏10g，生晒参10g，黄芩6g，黄连3g，干姜10g，神曲15g，木香10g，枳壳5g，青、陈皮各10g，炙甘草5g。每日1剂，水煎温服。

三诊：1996年9月20日。服上方后，腹泻已除，大便成形，但仍见头痛，头晕，耳鸣，纳食少，左胁及腰背痛，舌淡红苔薄白，脉缓微弦。腹泻虽止，缘其体质虚弱，兼有外感，故改用柴胡桂枝汤加味调和营卫气血。处方：柴胡10g，桂枝10g，黄芩5g，法半夏5g，党参15g，秦艽10g，白芍10g，当归10g，枳壳10g，鸡血藤15g，川芎5g，天麻

10g，山药15g，炙甘草5g，生姜3片，大枣3枚。水煎每日1剂。

四诊：1996年9月26日。服上药后，诸症减轻，纳食亦增，腹胀已除，大便先干后软，小便如常，舌淡苔薄白，脉较前有力。视其肠炎已平定，营卫之气亦得以宣畅，故改为归芪六君子汤加味：生黄芪15g，当归10g，陈皮10g，法半夏10g，党参15g，白术10g，炒鸡内金10g，广木香10g，枳壳10g。每日1剂，水煎温服。

五诊：1996年10月4日。服上方后，诸症悉减，除有两耳轻微鸣响，食纳、二便均如常。舌淡红苔薄白，脉缓而细有力。拟以上方加菖蒲6g、远志10g。每日1剂，服7剂后，一切正常。遂停药观察，半年后访视，病未复发，临床痊愈。

按 慢性肠炎日久，必导致脾胃之虚。本案素体脾胃虚，经常腹泻，加之刮宫导致身体虚弱，故而首用连理汤加理气药取效，理中汤为温脾补虚之要方，但因其为一派温脾刚燥药，故少佐黄连，既是反佐，又可抑热。继而用柴胡泻心汤，取柴胡之升浮，取泻心之平调，实际将调和肝胆脾胃诸功能熔于一炉，药味虽多但不杂。后以柴胡桂枝汤衔接，实为内外标本兼固之举，后以归芪六君子汤峻功。虽然几易其方，但循序渐进，每一方均起到应有的作用，病亦步步好转，终归痊愈，随访半年，肠炎未复发，且体态丰满，容颜泽润。

案例二

高××，男，55岁，干部。1996年3月29日初诊。

病者右胁胀，大便稀不成形，且排便不畅，日1~2行，口黏腻，饮食尚可，小便黄。B超：肝脾稍肿大，肝功能未见异常，乙肝两对半1、4阳性。因其大便长期稀不成形，不排除血吸虫。脉缓稍弦，舌苔黄白而腻。病属中焦湿热夹滞，应从调理寒热入手，以半夏泻心汤加味：法半夏10g，党参15g，黄连5g，干姜10g，黄芩10g，炙甘草5g，大枣3枚，枳壳10g，广木香10g，郁金10g。水煎每日1剂。

二诊：1996年4月12日。服前方7剂后，诸症悉除，但大便尚欠通畅，饮食尚可。血吸虫化验阴性。舌苔薄白略腻，脉缓有力。守上方再进，加青、陈皮各10g，每日1剂，水煎温服。

三诊：1996年4月18日。服前方7剂，胁胀已除，大便通畅仍不成形，时而反酸，右侧小腹时而胀痞不舒。脉缓弦，舌苔仍黄厚腻。方拟半夏泻心汤合四逆散加味：法半夏10g，黄芩10g，黄连5g，干姜10g，炙甘草5g，柴胡10g，生晒参15g，枳壳10g，赤芍10g，广木香10g，败酱草15g。每日1剂，水煎分2次温服。

四诊：1996年4月26日。服上方7剂，诸症显著减轻，大便成形，偶尔日2次，但未全畅，反酸已止。舌苔转净，舌质稍红，脉关上略旺。守原方加生薏苡仁15g，每日1剂，水煎分2次温服。

五诊：1996年5月3日。服前方7剂后，症状进一步缓解，惟腹胀气滞仍有，大便成形，口黏腻舌苔黄，脉弦缓。处方：川黄连5g，干姜10g，太子参15g，法半夏10g，黄芩10g，炙甘草5g，广木香10g，神曲15g，青、陈皮各10g，枳壳10g，白头翁20g。每日1剂，水煎温服。

六诊：1996年5月31日。服前方21剂，诸症基本稳定，惟大便成形稍欠通畅，日2行，时有左少腹微痛，舌净。前一周血压偏高，服降压药后恢复正常。脉细略弦，两尺脉略沉。守上方意略有加减：法半夏10g，黄芩10g，黄连5g，枳壳10g，白芍10g，焦山楂15g，槟榔5g，炙甘草3g，神曲10g，干姜10g，广木香10g。每日1剂，水煎分2次服。

七诊：1996年6月7日。前方服7剂后，胃脘又胀闷，大便仍不通畅。口黏，舌淡红苔白润，脉细缓。处方：太子参20g，枳壳10g，广木香10g，神曲15g，法半夏10g，黄芩10g，黄连5g，干姜10g，炙甘草5g，大枣3枚。每日1剂，水煎分2次服。

八诊：1996年7月5日。前方共服24剂，其间加莱菔子15g、白头翁10g。服7剂，又在上方基础上加乌药10g、香附10g。大便干结，但仍一天一次，腹部稍胀，舌淡红，苔薄白，脉细缓。拟用四逆散合小陷胸汤加味：柴胡10g，枳壳10g，白芍10g，炙甘草5g，黄连5g，法半夏10g，瓜蒌壳15g，虎杖10g。每日1剂，水煎分2次服。

九诊：1996年8月30日。昨日查肝功能正常，血脂正常，两对半转阴，近期自觉良好，体重增加10多斤，食欲好，大便成形，惟胸脘常感胀气。苔薄白，脉细软。处方：柴胡10g，白芍10g，黄连5g，黄芩10g，干姜10g，法半夏10g，太子参15g，郁金10g，枳壳10g，木香10g，白头翁15g。嘱其隔日服1剂，注意饮食卫生，以巩固疗效。

1999年随访，慢性肠炎已完全好转，肝功能、两对半复查均为正常，临床痊愈。

按 慢性肠炎属脾胃湿热蕴结，长期反复，消化系统症状此起彼伏，大便好转，胃胀出现，口苦、舌腻、苔黄白始终如故，故守清热燥湿，行气消满，脾胃同治的原则，以半夏泻心汤贯穿全过程，在此基础上加行气药、清泄大肠湿热药，虽数易其方，但主方不变。后一阶段用四逆散、小陷胸汤，亦是随症而异小作调整，最终还是以半夏泻心汤方加减而愈。但必须提出，慢性肠炎属脾胃湿热蕴结，故而清理湿热的大法不能随意更改，而且必须除恶务尽，不能乱用补益，若用补益脾胃，等于助纣为虐，是治疗中的大忌。本案从始至终皆用黄连、黄芩、半夏、干姜，这两对药可说是方中的主将，起到了除恶的主力作用，其间用四逆散疏肝理气，用小陷胸汤清热化痰，以清湿热为主导的原则没有变。尤其值得一提的是，在疏肝理气、健脾和胃、清热燥湿的治疗大法指导下，用半夏泻心汤为基础，适当加减，取得意外的收获是使两对半1、4阳性转阴，这又说明对两对半的治疗，不是千篇一律地清热解毒，仍然重在病机辨证，合理用药。

（五）肾

1. 慢性肾炎

案例

石××，女，65岁，医生。1996年5月11日初诊。

病者慢性肾炎两年余。接诊时症见胸闷气短，胃脘痞胀，腹胀气滞，大便溏而不爽，食纳少，口黏腻，夜寐不宁多梦，头眩晕，夜尿多而频，下肢轻度浮肿，舌苔黄白厚腻，脉缓弦两尺弱。处方：川黄连3g，法半夏10g，茯苓15g，青、陈皮各10g，竹茹15g，枳壳10g，厚朴10g，牛膝10g，独活10g，寄生20g，狗脊15g，瓜蒌壳15g。每日1剂，水煎分2次服。

二诊：1996年6月11日。服前方26剂，所见胆胃湿热，气滞中阻的症状明显改善。现症两足微肿，尿短少，手足心热，夜寐安静，饮食正常，面色少华，大便微结，夜间觉口干，夜尿较前减少，腰微疼痛，恶寒乏力，胸闷，气逼，脉缓弦不流畅，两尺弱，舌淡润薄白苔。拟为湿浊在里，兼有气虚发热，热不能外透。方用玉屏风散合防己黄芪汤、杏仁滑石汤，助气行湿透热。药用生黄芪15g，防风10g，白术10g，防己10g，茯苓15g，玉米须30g，杏仁10g，滑石15g，黄芩10g，陈皮10g。水煎每日1剂，分2次服。

三诊：1996年6月21日。上药服10剂后，手足心热略减，夜尿见长，精神尚可，大便仍结，口微干，夜间尤为明显，腰痛减轻时则口干明显。舌淡润薄白苔，脉缓微弦，两尺均弱。从上述症情，湿热减轻，应兼顾滋肾通便，方仍拟玉屏风合防己黄芪汤加味：生黄芪15g，防己10g，茯苓15g，防风10g，白术10g，玉米须30g，巴戟天10g，杜仲10g，枸杞子10g，肉苁蓉10g，菟丝子10g，续断10g。每日1剂，久煎分2次服。

四诊：1996年7月9日。上药服20剂，腰痛明显减轻，精神好转，饮食增加，大便较前通畅，夜间口渴减轻，小便频急减。蛋白减至+，舌淡红苔薄白，脉沉偏弦，两尺均弱。守原方加狗脊15g，每日1剂，文火久煎分2次服。

五诊：1996年7月23日。服上方15剂后，自觉精神好转，食纳正常，睡眠尚可，二便通畅，惟有轻度气喘，余无不适。脉沉缓偏弦，舌淡红薄白苔。尿检示：APO、LOL、TC略高，TG：215（50~150），肌酐正常，尿素氮10.10（3.2~7.0）。综观全身情况好转，肌酐、尿素氮亦呈下降态势。仍守原方再进，另加服健脾益气冲剂（参苓白术散合玉屏风散加味制成）每日一小包（含生药10g），早间空腹。

六诊：1996年8月9日。服上药15剂后，小便仍稍频急，有轻微灼热，眼眵较多，口微渴，偶有心前区刺痛，素有右束支传导阻滞。血检BUN：19.0，CR：24.7，TG：3.91。尿检未见异常。拟为肾虚是本，兼有暑热扰心。处方守原方合五苓散加味：白茅根15g，滑石15g，生甘草3g，猪苓6g，泽泻6g，狗脊15g，枸杞子10g，菊花10g，玉米须30g，茯苓15g，防己10g，黄芪15g，白术10g，防风10g，续断10g，菟丝子10g，肉苁蓉10g，杜仲10g，巴戟天10g。每日1剂，水煎浓汁稍凉服。

七诊：1996年8月23日。上方服15剂后，腰部疼胀略减，小便仍频急，灼热感已除，余症同前，舌淡红，苔少，脉沉弱，两尺脉稍旺。病属心肾气阴两亏，湿热残留未尽。方拟麦味地黄丸合滋肾通关丸加味：生、熟地各10g，山萸肉10g，山药15g，麦冬10g，五味子5g，北沙参15g，滑石15g，黄柏6g，肉桂3g，丹参15g，泽泻10g，茯苓15g。嘱服7剂，每日水煎分2次服。

八诊：1996年8月30日。服上药后，小便稍长，频急同前，腰胀略减，大便偏干，面色红润，无局部恶寒，肿已消退，小便无力，脉舌同前。症属脾肾亏虚，气化不利。方拟济生肾气丸合五苓散加减：熟地20g，山萸肉10g，山药15g，泽泻6g，茯苓15g，怀牛膝15g，白术10g，猪苓6g，桂枝10g，防风10g，生黄芪20g，巴戟天10g，丹皮5g，乌药10g。每日1剂，水煎分2次服。

九诊：1996年9月13日。服上方7剂后，精神更见好转，能坚持锻炼，余症同前，惟大便近日又偏干结，小便清长。守上方加肉苁蓉10g，每日1剂，久煎。

十诊：1996年9月27日。服上药7剂后，腰部酸胀较前减轻，但在劳累后仍可出现，大便偏干，下肢微肿。BUN：15.8ww/N，CR：145CMMCC/N。口不渴，舌淡黯体胖，苔薄白腻，小便清长，夜尿2次。脉沉缓，两尺较有力。症属肾阴阳两亏，宜滋阴温阳并用。处方：生黄芪20g，汉防己15g，牛膝10g，肉桂6g，茯苓15g，白术10g，猪苓10g，泽泻6g，防风10g，巴戟天10g，杜仲10g，菟丝子10g，益智仁10g，乌药10g，鹿角霜15g。每日1剂，久煎浓汁温服，服15剂后，于1996年10月18日，复查肌酐已正常，尿素氮仍偏高，WBC+，饮食正常，小便尿尽时微热痛，脚微肿。守原方加白茅根15g、海桐皮20g，每日1剂，久煎浓汁。

十一诊：1996年11月1日。服上药15剂后，肾功能检查示：BUN仍偏高，尿检WBC-，足仍微肿，腰痛减轻，夜尿2～3次，舌苔淡润干净不腻，脉沉有力。病邪渐尽，扶正固本为主。处方参芪八味加减，合玉屏风散：生黄芪20g，党参15g，肉桂5g，仙茅10g，仙灵脾10g，茯苓15g，泽泻10g，丹皮5g，制首乌20g，山萸肉10g，怀山药15g，菟丝子10g，益智仁10g，白术10g，防风10g。每日1剂，久煎浓汁分2次服。

十二诊：1996年11月15日。前方服15剂后，肾功能示：Cr：132.6WMOC/N，BUN：12.35MMOC/N，BS：5.97MMOC/L。自觉恶寒明显，小便淋沥不尽，夜尿3次，大便偏干，足微肿，下午更明显，舌边略黯，苔白嫩，脉沉偏细，两尺仍弱。处方：生黄芪30g，党参15g，制首乌20g，山萸肉10g，泽泻10g，丹皮6g，茯苓15g，淮山药15g，仙茅10g，仙灵脾10g，防己15g，菟丝子10g，益智仁10g，制附片10g，肉桂6g。每日1剂，久煎浓汁，温服。服15剂后，于12月3日复诊，诸症悉减，足肿不显，纳食正常，大便调，小便清长，舌淡红，苔薄白，脉缓两尺弱。遂于原方中去附子，加肉苁蓉10g、芡实20g，每日1剂，久煎取浓汁温服。共进30剂，停药观察。1998年元月电话告知，停药后一切正常，除服杞菊地黄丸外，未用其他中西药，临床痊愈。

按 本案病经3年余，经治6个多月，获得临床痊愈，并追访1年多，未复发病，说明对慢性肾炎的治疗是成功的。整个治疗过程几易其方，循序渐进而未反复波折，其体会是：一，治慢性病须清除障碍，扫清外围至关重要。本案接诊时，一派胆胃湿热，痰浊中阻的见症，故用黄连温胆汤加味，将近一个月，其胸闷、脘痞、腹胀气滞之症得以消退。二，慢性病同样受时令的干扰。四时之气的变化对人都有同样的影响，本案在6月左右，出现暑邪湿热，用清暑透湿药，使之湿热透散，方可治本（或标本同治）。三，慢性肾炎肌酐、尿素氮升高的情况下，治肾固本或脾肾同治是惟一选择。本案未用西药，半年多的治疗，治脾治肾始终不渝。据其病情或治脾在先，兼以固表（即提高免疫力），或治肾固本，佐以淡渗、收涩。从运用温胆汤之后，基本方为防己茯苓汤、参芪地黄汤、附桂八味丸等。其中温肾多采用巴戟天、杜仲、仙茅、仙灵脾之类，少用桂、附，多用阴中阳药，取其温而不燥，久服无虞。四，治慢性病要有方有守，实为经验之谈。本案经治半年多，以六味为本进退加减，持之以恒，终获良效。

2. 慢性肾盂肾炎

案例

丁××，女，13岁，学生。1996年11月14日初诊。

患孩于4年前患肾盂肾炎，经中西药治疗，病情缓解，基本恢复正常。本次发病前，连续感冒多次，服抗感冒药后，病情得以控制，随即出现眼睑浮肿，且浮肿很快波及两下肢，精神疲乏，饮食减少，四肢无力，小便偏少，大便软，日一行。小便常规检查：蛋白+++。脉浮缓有力，舌质红苔薄白。

处方：生黄芪15g，防风10g，白术10g，茯苓皮15g，大腹皮10g，陈皮10g，海桐皮10g，防己10g，生薏苡仁15g，僵蚕10g，玉米须20g，旱莲草15g，益母草15g，杏仁10g，桔梗10g，白茅根15g，苏叶6g。每日1剂，水煎分2次温服。

二诊：11月25日。服前方10剂后，浮肿消退，眼睑及下肢基本消退，精神好转，食纳增加，二便正常，脉缓有力，舌苔薄白。守上方去杏仁、桔梗、苏叶、白茅根，加杜仲10g、菟丝子10g、川断10g，每日1剂，水煎分2次服。

三诊：12月12日。服前方15剂后，蛋白±。自觉症状除感觉稍有疲劳外，其他诸症悉平。脉缓有力，舌苔薄白润。处方：生黄芪15g，白术10g，防风10g，茯苓15g，防己10g，生薏苡仁15g，僵蚕10g，玉米须20g，杜仲10g，菟丝子10g，旱莲草10g，川续断10g，胡芦巴10g，枸杞子10g。每日1剂，水煎分2次。另服杞菊地黄丸（浓缩），每日2次，每次6粒。

四诊：1997年1月5日。服前方20剂，蛋白阴性，自觉精神振奋，精力充沛，饮食、二便、睡眠均正常，脉缓有力，舌苔薄白。嘱其汤药按上方每日1剂，丸药如上法服用。每半月查小便常规一次。

经治一年余，蛋白未见反复。服药超200余剂，服丸药若干瓶。病情稳定，未见反复。1997年2月月经初潮，发育良好。为防止再次复发，嘱其间断服上药，至1997年完全停药，病告痊愈。随访至1998年5月底，病未复发。

按 慢性肾盂肾炎在中医治疗过程中，仍应辨证施治。基本方可择防己黄芪汤，有表证加宣肺药，浮肿消退后加补肾药，但不宜峻温，可配合丸剂用杞菊地黄丸。俟浮肿、蛋白完全消退后，仍坚持长期服药，少则半年，多则一年，巩固性治疗非常必要。

3. 尿路结石

案例

姜××，女，24岁，干部。1993年7月3日初诊。

病者自述腰痛酸胀，小便频急，其他无明显症状。月经正常。舌苔薄白润，质淡红，脉缓有力。B超显示：右侧输尿管上段有结石如绿豆大。小便常规无异常。处方：赤、白芍各15g，炙甘草5g，金钱草15g，海金沙15g，炒鸡内金10g（研末冲服），郁金10g，牛膝10g，乌药10g，白茅根15g。每日1剂，水煎分2次服。

二诊：8月10日。服上方30剂，自觉腰痛减轻，小便频急感消失，小便常规正常，脉舌如常。B超复查：唯右侧输尿管中段有结石小于绿豆。从以上自觉症及B超反映，结石下移且体积缩小，证明前方有效。嘱其继续服上药，每日1剂。

三诊：10月9日。病者来诊，谓服上药40余剂，症状完全消失，B超复查示右侧输尿管未见结石。小便通畅，腰亦不痛。脉缓和有力，舌淡红润。拟方：当归10g，白芍15g，白术10g，茯苓15g，泽泻10g，川芎6g，杜仲10g，菟丝子10g，川续断10g，乌药10g。嘱其服10剂，后以杞菊地黄丸巩固。

随访已4年多，未复发病。

按 尿路结石，是临床多发病。用中药化石如金钱草、海金沙、炒鸡内金，即有清热利湿，消石化石之功，加用郁金，取其解郁且有行瘀之功，故命名为四金汤。方中配入牛膝，取其引药下行，又加乌药为行气药，此二味是利用其下行顺气，协助“四金汤”，增强药效；白茅根利水泄热。全方清热利湿，行气化石，尤以芍药甘草汤为基础，滋养阴血，使之利不伤阴，且有缓急止痛之功。从药方组成看实为缓中取快，柔中寓刚，久服不伤胃，化石不劫阴，临床屡用，皆能取效，是一张有效方。

4. 尿路感染

案例一

罗××，女，45岁，家庭妇女。1987年4月3日初诊。

病者经常小便急胀，尿频尿急，少腹坠胀，白带偏多。检查小便常规，除偶见1～3

白细胞，其他未见异常。白带涂片-。用氟哌酸能控制症状，但反复发作。舌苔白润，脉缓有力。拟用五苓散加味：白术10g，猪苓10g，泽泻10g，桂枝10g，茯苓15g，乌药10g，白茅根15g。水煎服，每日1剂。

二诊：1987年4月10日。服前方7剂后，诸症悉平，小便通畅，少腹坠胀减，白带亦减少。脉缓，舌淡润。嘱其再服5剂，以资巩固。

半年后出现反复一次，仍守原方再服，仍迅速取效。

案例二

魏××，女，42岁，家庭妇女。1993年6月10日初诊。

病者经常小便频急，小腹坠胀，外阴瘙痒，严重时半小时小便一次，量不多，灼烧赤热。白带偏多，月经正常。西药用氟哌酸，PP粉外洗，能短暂取效，经常反复。脉缓稍弦，舌苔微黄。处方：生地15g，竹叶10g，木通6g，甘草梢5g，黄柏10g，知母10g，肉桂6g，滑石15g。每日1剂，水煎分2次凉服。外用野菊花15g，蒲公英15g，金银花15g，地肤子10g，蛇床子15g。水煎3次合到一起，加适当温开水熏洗坐浴，每日1次。

二诊：6月16日。服前方5剂后，自述诸症悉平。前3剂，小便频急消失，烧灼赤热亦随之消失，基本恢复正常。脉缓平和，舌淡润苔薄白。视其病症消失，停用汤剂，改用知柏地黄丸善后调理。半年后访及，病未复发，小便清长，一切正常。

按 妇人尿道感染是妇科的常见病，西药治疗可以取效，但反复发作多，且多次反复治疗的效果也将随之下降，甚至疗效甚微。中药治疗应当辨证施治。本案小便频急，烧灼赤热，为实热证，是心与小肠互为表里，心移热于肠，故出现尿意频急，小便赤热。用导赤散是导心火下交于肠，引热下行。然为何合用滋肾通关丸（黄柏、知母、肉桂）？这三味的配伍十分巧妙。黄柏为清下焦湿热之精品，知母为润燥养阴清虚热的良药，其妙就在于肉桂。肉桂为温燥辛热药，与知母、黄柏相伍则温而不燥，既有反佐之意，又有引热下行之妙用，即所谓“引火归原”的意思；与导赤散之引热下泄相配伍，二者并行而不悖，是治疗妇人尿道感染的良策。笔者运用多年，屡试不爽，且疗效巩固。若配合使用外洗药，更是两全之举，真能收到一剂知、二剂已的疗效。

5. 前列腺炎

案例

刘××，男，21岁，学生。2000年6月10日初诊。

病者近期经常遗精，小便后有遗滴不尽，且有少许黏液，肛门前会阴部胀痛，夜尿1~2次，精神疲乏，并感到病情严重，遂来求诊。诊时所见，精神紧张，怕影响婚姻和生育，因此上课分心，睡眠不宁，饮食欠佳，口不渴，大便正常，小便后有遗滴，有黏液，会阴胀痛，脉弦缓不流畅，舌淡苔白润。化验：前列小体++，白细胞+++。处方：柴胡6g，当归6g，赤芍10g，郁金10g，茯苓15g，白术10g，薄荷10g，白茅根20g，萆薢10g，生甘草5g，滑石15g，生姜3片。每日1剂，水煎分2次服。嘱服7剂。

二诊：6月18日。服上药后，遗精减少，服药期间只有一次，小便黏液减少，尿液通畅，会阴部已不痛，精神状态较前好转，忧虑心情已稳定。饮食馨香，睡眠安静，脉缓稍弦，舌淡润苔薄白。嘱服10剂，每日1剂，水煎分2次服。

三诊：6月20日。病者自觉症状完全消失，服药期间未遗精，小便黏液消失，会阴不胀，饮食睡眠均正常，精神状态稳定，脉缓偏弦，舌淡苔薄润。化验：前列腺小体++，白细胞+。尿液淡黄、通畅。鉴于前两诊均获效益，病情已近痊愈，拟守前方，加忍冬藤15g，嘱服15剂，以巩固之。

随访服完上药后，前列腺液检查白细胞消失。自觉症状减轻，心情稳定，少有遗精，会阴不胀，一切恢复如初。

按 对于青壮年遗精频作或阳痿，笔者的经验，首先考虑为前列腺炎所致，不能动辄以肾虚论处。务必检查前列腺液，如发现前列腺液中有白细胞，定是前列腺炎无疑。因为本病可频频出现遗精或阳痿，给病者很大的精神压力，无论已婚未婚，均会考虑是否影响性欲。所以，首先应做好心理疏导，说明本病的因果关系，如再结合前列腺液检查，证实其白细胞增多，诊断即已明确，治疗应是有效的。

缘何用逍遥散加味？这是多年临床的经验，因为本病的心理压力大，除了心理疏导，配合疏肝解郁十分必要。逍遥散具备疏肝理脾之功，是治疗精神抑郁的首选方，适当加入清热解毒药，如白茅根、赤芍、忍冬藤之类，既可清热解毒，又可导热下行，是消除前列腺液中白细胞的良药，祛邪不伤正，不伤胃肠，配合应用，相得益彰。处方中又为何加入萆薢？是取其分清别浊的功效，且配合白茅根、忍冬藤，既可清湿利湿，又可分别清浊。全方共奏疏肝解郁，调理肝脾，清热利湿，分别清浊之功，是治疗中青年阳痿、遗精的良策。经临床多年验证，20～50岁这个年龄段，出现遗精、阳痿之症，无肾虚的见证，均以此加减，取得满意的疗效。相反，凡是见遗精、阳痿，动辄补肾壮阳，是治疗中的大误区。而那些为投病人之所好，认为阳痿即肾虚，肾虚当大补，或是受经济利益所驱动，或是胸无点墨之庸医，于此是不得要领的。临证中见此种偏差太多，如鲠在喉，不吐不快，望医者深思。

6. 前列腺肥大

案例一

张××，男60岁，干部。2000年5月10日初诊。

病者近来夜尿增多，每晚7～8次，白天亦尿频，解而不畅，每次尿约1～3分钟，淋沥滴不尽，膀胱区胀痛，其他未见不舒。舌体胖大，苔白润，脉缓稍弦。处方：桂枝10g，白术10g，茯苓15g，泽泻10g，猪苓10g，炒小茴香6g，乌药10g，香附10g。水煎每日1剂。

二诊：5月18日。病者服上药7剂后，膀胱坠胀减轻，小便更畅利，夜尿减少（每晚3～4次），余滴减少。守前方再进10剂。

六月初来诊，诉小便通畅，每晚1次，其他皆正常，脉舌无异。嘱其停药观察。7月8日访视，小便畅利，夜尿1次。趋于正常，临床显效。

按 老年前列腺肥大，是病理变化，也是生理的必然，其小便多不畅，或点滴不尽，夜尿增多。理应是下元亏虚，气化不利。笔者近年用五苓散加味试治，获效者众多。五苓散为化气利水的专方，加乌药、小茴香、香附，增强其温化膀胱之气，或加牛膝引药下行，近期疗效十分明显，且无任何副作用，亦不致产生利水伤阴之症。值得一提的是，不少医者，认为治前列腺肥大应当活血化瘀，用王不留行、穿山甲等攻坚破积之药。笔者以为这种既是病理变化，又是生理的必然，对肥大之前列腺，企图以攻坚破积去攻散，完全是一种误解，临床岂能见效，非但无益，甚至有害。多年的临床提示，“因势利导”用五苓散化气利水，是缓解症状，获取近期疗效的有效手段。

案例二

徐××，男，63岁，退休。1997年1月21日初诊。

病者1年来，尿频尿急，茎中灼痛，揉按后胀痛始减。近3天尿频尿疼加剧，尿黄赤，口苦口干，舌质红，苔白腻，脉弦劲偏数。拟用导赤散合滋肾通关丸加味：生地15g，木通6g，竹叶10g，生甘草5g，乌药10g，牛膝10g，黄柏10g，知母10g，肉桂6g，白茅根15g，香附10g。嘱服3剂，水煎分2次服。

二诊：1997年1月23日。服前方后，症情未减，小便时阴茎痛剧烈同前，尿频而短，尿色转清，少腹痛处微胀，脉舌仍前。考虑前方服后，除小便转清后其余各症均未见减轻，其病当属膀胱气滞，血阻窍道，改以化气利水，活血通窍。方用五苓散合琥珀散：桂枝10g，白术10g，茯苓15g，猪苓10g，泽泻10g，琥珀末6g（冲），桃仁6g，赤、白芍各10g，炙甘草5g。嘱服4剂，水煎分2次服。

三诊：1997年1月31日。服前方后，尿频减，小腹胀减，仍有灼热而痛，大便次数多量少。脉缓稍弦，舌质淡红，苔薄白。处方拟当归贝母苦参丸合失笑散加减：当归10g，贝母10g，苦参8g，桂枝5g，茯苓15g，丹皮10g，赤芍10g，桃仁10g，五灵脂10g，乌药10g。嘱服4剂，水煎分2次服。2月4日又续上方10剂。药后尿路症状缓解。

四诊：1997年3月18日。病者服完上药10剂后，症情缓解，并施行前列腺切除术。术后尿道，肛门仍胀痛，矢气则舒，夜尿次数多，淋沥不尽，小腹觉凉，纳食少，大便成形，量偏少，尿道仍有刺激痛，但不灼热。舌体偏胖，质偏红，苔白腻根偏厚，脉缓而弱。拟从温肾化气利水，方用五苓散加味：肉桂10g，茯苓15g，白术10g，猪苓10g，泽泻10g，知母10g，黄柏10g，乌药10g，香附10g，炒小茴香6g。每日1剂，水煎分2次温服。

五诊：服上方7剂后，尿量减少，口中略干，排尿控制力仍较差。舌苔薄白偏腻，脉缓有力。守上方加当归10g、川贝母6g（冲）、苦参10g，取其活血清热散结，清下焦湿热瘀结。嘱其服4剂，以观后效。

六诊：服上方后，尿量显著减少，尿道刺激征基本消失，惟肛门有急胀感，大便不爽，脉缓有力，舌淡润。守前方加白头翁15g、虎杖15g，川贝母改为10g，每日1剂。服7剂后诸症平，遂停药调理。

按 前列腺肥大是老年人常见病。老年人前列腺肥大，可视为生理的器质性病变，手术治疗是改变器质性病变的有效途径。然而，中医对本病的认识，只是从病症上讨论，将其列入淋证范围。也就是说，因其小便淋沥不尽，尿道刺激疼痛，小便赤热涩痛等，故将本症纳入淋证之类。如果从辨证求因的角度看，上述诸症实为湿热下注，膀胱气化不利，故在治疗的全过程，选用导赤散、滋肾通关丸、失笑散、五苓散、当归贝母苦参丸等，随其病情加减化裁，随机应用不同的方药，缓解症状是有独到之处的，不失为良策。但不少医者把重点放在活血化瘀、软坚散结上，用三棱、莪术、穿山甲、土鳖虫之类。这种攻伐药并不能取得应有的疗效。因为肥大之前列腺，很难凭借穿山甲之类能通利软化，达到消散之目的。若过剂久用还会引起尿血等慢性血证，这实际就是攻伐的弊端。故临床上多采用因势利导的方法，恰当用好上述各方，因症择药，缓解症状，有百利无一弊。

7. 睾丸鞘膜积液

案例

黄××，男，5岁。1979年8月2日初诊。

患孩发育正常，活泼可爱，惟睾丸左侧肿胀逐渐增大，近一星期阴囊左侧透明，有胀疼啼哭，用手轻揉则舒。饮食、二便、睡眠均正常。脉细弦，舌薄白润。处方：柴胡5g，赤芍10g，枳壳3g，炙甘草3g，橘核10g（打），荔核10g（打），川楝子5g，青皮3g，香附5g，生牡蛎10g。每日1剂，水煎分2次稍凉服。外用：紫背浮萍15g，艾叶15g，生姜25g（切片），苏叶10g。上四味水煎两次，合到一起，加开水盛小桶先熏患部半小时，待温后用之洗局部，每日1次。

二诊：8月10日。上药内服外用5天后，睾丸鞘膜积水基本消退，阴囊恢复如常。其他均无异常，脉舌正常，嘱其再用5剂以资巩固。

后3个月随访，病未复发。

按 四逆散加味，取其疏肝理气，从肝脉绕阴器辨证，加诸药既有活血散瘀、理气止痛、软坚消结之功，又辅以外用熏洗，取其辛温散寒之意。内外合治，竟不更方而愈。经数月追访，病未复发，内外合用，相得益彰。

8. 睾丸炎

案例

史××，男，72岁，工人。2001年8月2日初诊。

病者突然感到右侧睾丸胀痛肿大如鸡蛋，牵引腹股沟、小腹坠胀，小便正常，大便通畅。其他饮食、睡眠均无异常，脉缓稍弦，舌淡润苔薄白。处方：柴胡10g，赤芍15g，枳壳10g，生甘草5g，青皮10g，橘核15g（打），荔枝核15g（打），延胡索10g，香附10g，浙贝母10g，生牡蛎15g。每日1剂，水煎分2分次服，嘱服7剂。

二诊：8月9日。服前方后，睾丸胀痛明显减轻，不摸不按亦无疼痛感，除走路有不便感，其他无不适。睾丸缩小明显。脉舌正常。守原方加乌药10g。继续服用，每日1剂。

三诊：8月20日。服前方10剂，感觉良好，无任何不舒适。睾丸缩小至大拇指大，质较硬，触之不痛。小腹、腹股沟均无胀感。其他饮食、二便、睡眠皆正常，照常上班。脉舌正常。守8月9日方加天花粉15，每日1剂，水煎分2次服。嘱服15剂，巩固疗效。

按 患者有慢性肾炎，经治愈已15年以上。亦曾有过睾丸炎病史。此次发作可能是劳累诱发，整个夏天都在跑外勤，睾丸肿胀前即有小腹、腹股沟坠胀，几天后睾丸肿胀，不发烧，局部有轻微胀感，其他无异常。本案凡属肝为肝脉所行之处，加行气、软坚、散结药，所选药物均为轻灵活泼之品，多数为行气消滞药，不伤正不留邪，久服亦无碍。方药贯穿治肝行气，气行则结消，缓慢图功，轻可去实。笔者用本法治睾丸炎、精索发炎、睾丸鞘膜积液、阴囊水肿等，均取得不同的疗效。

9. 阳痿

案例一

杨××，男，26岁，已婚。半年前因家庭纠纷，一直情志抑郁，精神不振，近二三月又出现阴茎不举，或举而不坚。曾在当地医院做前列腺检查、精液检查均未发现异常。此后一直被认为是肾虚，遍服各种补肾壮阳药，病情如故。接诊时，患者虽精神不振，表情郁闷，失眠多梦，头昏头痛，似是虚证，但患者形体壮实，胸胁胀闷，口干口苦，大便干结，常叹息，舌红苔白，脉弦有力。此乃气郁而非阳虚之证。处方小柴胡汤加减：柴胡10g，黄芩10g，法半夏10g，西党参15g，生龙、牡各15g，郁金10g，枳壳10g，全瓜蒌30g，浮小麦30g，服7剂。药后精神好转，睡眠少梦，口微渴，大便通畅，阳痿好转。守

上方加白芍15g、香附10g，再服7剂，诸症悉除。(李旭执笔)

按 本案因情志抑郁，导致阳痿不举。前医以补益为主经治不已。笔者体会，凡青壮年阳痿，精液正常，又无明显虚象，不宜用补，不少病者越补越糟。只有用疏肝解郁之剂，因势利导，便可取得疗效。不少文献报道从肝论治阳痿，是有其临床意义的。

案例二

胡××，男，32岁，技师。1983年9月3日。

病者主诉阳痿不坚，婚后两年未妊。

自述婚后近2年，双方忙于追求事业，虽同寝但很少接触，在长辈的催促下，方醒悟有繁衍的义务。于是交合甚多，因又发现阳痿、早泄，不能达到性高潮，故急于求医索方。用知柏地黄丸后有所好转，性交时间稍长，但仍不能持久，又延医求诊。医者见其服知柏地黄丸未显效，又虑其肝肾不足，遂改用杞菊地黄汤加巴戟天、淫羊藿、炒韭子等从补肾论治，药后烦躁不安，夜寐不宁，小便灼热，茎中胀痛，性交更差，接触即泄。经1个多月的治疗，未见显效，反而加重，遂延余诊治。症见面色潮红，精神抑郁，烦躁不安，夜寐多梦，口燥欲饮，溺黄灼热，茎中胀疼，脉弦实有力，舌苔黄腻。拟用丹栀逍遥散加味：当归6g，赤芍15g，柴胡10g，茯苓15g，白术10g，丹皮10g，炒栀子10g，郁金10g，薄荷10g，生姜2片，六一散20g。嘱服5剂，每日1剂，水煎稍凉服。

二诊：1983年9月9日。服上药后，自觉精神清爽，压抑感、烦躁感均消失，小便畅利，茎中不痛，口不渴，夜寐更安静，脉缓稍弦，舌薄稍黄腻。守前方加绿萼梅、合欢皮各15g，嘱服5剂，水煎分2次服。

三诊：1983年9月20日。病者诉：服完上药10剂后，自觉精神舒畅，夜寐安静，性生活和谐协调，脉缓偏数有力，舌苔薄润。嘱其再服5剂，以资巩固。

次年七月喜得一男婴，发育良好。

按 本案阳痿实为肝郁化火所致。病者始因忙于事业，不想早生小孩，婚后近两年，虽同寝而少接触。因其两年未育，长辈执意催促之下，才急于求嗣。在这种心态下，出现阳痿更为恐慌，医以知柏地黄丸治之，小有转机，本应循此道调理，而另医则忽视致病因素，动辄滋肾壮阳，用杞菊地黄丸，且加入巴戟天、淫羊藿、韭菜子之类，可谓火上加油，助火内燔，故阳痿加剧，病者更为恐慌。所表现的面色红赤、精神不安、茎中胀痛等肝郁气滞，气有余便是火之征，故取疏肝泄胆，直折相火之举，用丹栀逍遥散加味，药证相符，未更方而痊愈。可见，辨证的关键在于对症，症是病机的外部反应，客观地辨证，自然药到功显。

案例三

章××，男，42岁，干部。1998年2月26日初诊。

病者自觉半年前，出现性交时间短，阴茎举而不坚，当时并未介意。近1个月来，工作生活，环境皆如故，但性生活时阳痿更加明显，交接不久即泄精，且性欲感淡漠。事后腰膝酸软，精神疲惫。饮食、二便、睡眠皆正常。脉缓两尺弱，舌淡红润。处方：制首乌15g，枣皮10g，山药15g，枸杞子10g，杜仲10g，巴戟天10g，牛膝10g，菟丝子10g，仙茅10g，仙灵脾10g。嘱久煎，每日1剂，分2次温服。

二诊：3月24日。病者服前方10剂后，性生活基本正常，恢复如半年前。精力感觉充沛，饮食、二便、睡眠皆正常。脉缓有力，舌质淡润苔薄白。拟原方加生黄芪15g、党参15g，嘱隔日服1剂，久煎温服，以资巩固。

半年后随访，性生活正常。

按 中年人阳痿，多由事务繁忙精力疲惫，对性欲渐次淡漠，时好时坏，逐渐发展而成。治疗应本着“阴中求阳”的原则，不能一味壮阳，峻温峻补，药如阳起石、锁阳、海龙、海马之类，单纯壮阳，虽可取一时之效，但于病于体均不利。笔者依左归饮意，用六味地黄丸的“三补”，加杜仲、枸杞子、巴戟天、仙茅、仙灵脾等阴中阳药，刚而不燥，恰到好处。其中仙茅、仙灵脾两药，还应视病情而用，若时间不长，阳痿不甚，先暂不用，壮阳药用至巴戟天为止。因为临床上不少中年人，服用仙茅、仙灵脾等壮阳药，当晚即出现遗精，则应停药观察。抑或隔日服药，缓图其功。所以，用“阴中求阳”的原则指导择药，其治法和方药，对阳痿的治疗都是利多弊少，收效甚佳的。临床上对阳痿的治疗，切莫陷入“壮阳”的误区。

案例四

刘××，男28岁，工人。1982年夏月。

患者于当年夏月初婚，婚后房事正常。入夏后渐感举而不坚，遂至阴茎不举。求医者诊治，医以三才封髓丹、五子衍宗丸、赞育丹，甚至在每剂药中加鹿茸粉3g，可谓是滋阴补肾，温阳起痿，应有尽有，然而不见疗效。询问所及，略有所悟。当时，是长夏主气，人在气交之中，焉能不受当令之气的影响。虽病阳痿，为内所因，亦不能舍时令迳用温补。纵使大补温阳，因湿热遏伏，亦是枉然。此乃迭进温补但阳痿不愈的症结所在。前人常说：湿热酝酿，大筋软短，小筋弛长，弛长为痿。循此思路，豁然想起三仁汤之方，不妨一试。遂疏方：杏仁9g，白蔻仁6g，薏苡仁20g，厚朴9g，法半夏9g，白通草5g，滑石15g，淡竹叶9g，石菖蒲6g，嘱服5剂。

果然，服上药后食欲增进，身重减轻，口不黏而清爽，且夜间醒后有阴茎勃起现象。舌苔仍薄腻。守上方加藿香、佩兰等各10g，再进10剂。此后一切正常，爱人怀孕。

按 三仁汤是治三焦湿热之方，用以治阳痿而有效，则是首例，而湿热致痿而用三妙散者常有之。深究其理，三仁汤所以能治阳痿，其机制与三妙散异曲同工。然而从时令来看，用三仁汤更合时宜。三仁汤具有宣上、运中、渗下之功，三焦气机畅利，湿热得以宣透，筋脉自然舒畅，不治痿而痿自除。（原载《上海中医药杂志》1983年5月，文字略有修改）。

10. 精血

案例

刘××，男，57岁，干部。1997年6月10日初诊。

病者自诉：在几个月前，小便时尿道疼痛，溺黄灼热，性交射精后，尿道有刺激感，遂服消炎药，疼痛感有所缓解，未继续治疗。近1个月以来，在一次性交后发现有血夹杂于精液之中，射精后有灼热感，并感少腹、睾丸有胀感，小便黄，又用西药抗菌消炎，治疗半个月症状缓解，但精血未止，遂来求治。诊察所见，面色红，舌苔红赤。自觉躁热烦闷，夜寐多梦，小便黄热，少腹胀，阴囊松弛潮湿，性交时精血混同射出，大便偏干。小便常规未见异常，前列腺轻度肥大。脉弦缓有力。处方：制首乌20g，知母10g，赤、白芍各10g，丹皮10g，黄柏6g，女贞子10g，旱莲草15g，炒龟板15g，炒鳖甲15g，木通6g。每日1剂，水煎分2次服。

二诊：6月20日。自述服前方7剂后，躁烦减轻，精神清爽，小便清，余症仍前。舌红稍减，脉弦缓转软。守上方加酸枣仁15g，生龙、牡各15g，白茅根15g，水煎分2次服，每日1剂。

三诊：7月3日。自述小便刺激征消失，溺长清淡，睡眠安静，性交射精已无血，感觉正常。舌苔薄润，质淡红，脉弦软。处方：制首乌15g，枣皮10g，山药15g，丹皮10g，泽泻6g，茯苓15g，知母10g，女贞子15g，旱莲草15g。每日1剂，水煎服。服10剂后停药，以知柏地黄丸巩固。

半年后随访，精血未再复发，性生活正常。

按 精血一病，临床并不少见。究其病因，实属相火妄动，下焦湿热。湿热之邪，浸淫下焦，伤及血络，故而发生精血。治疗应以滋阴为重，次则泻火。滋阴应以龟鳖之类填精益阴，稍佐养阴清热药，使之滋而不腻，泻而勿伐，酌加导热下行之品，适量配入凉血药，共同组成滋阴泻火、凉血泄热的方药。继之以知柏地黄丸竣功，多能收到近期的显著疗效。

11. 不育症

案例

徐××，男32岁，教师。1989年10月6日初诊。

病者婚后夫妻生活正常，但其妻6年未妊。经检查前列腺有轻度炎症，精虫稀少，成活力25%，自感精力不足，容易疲劳，腰酸软，性交后腰软疲乏，经1～2天始能恢复，偶尔遗精，饮食一般，二便正常，睡眠尚可。脉缓两尺弱，舌苔薄白润。处方：制首乌20g，生黄芪15g，党参15g，枣皮10g，山药15g，杜仲10g，菟丝子10g，巴戟天10g，仙茅10g，牛膝10g，续断10g。每日1剂，久煎分2次温服，嘱服30剂后复查。

二诊：1989年11月10日。服上药后，自觉精神更好，工作之余疲劳感明显减轻，性生活后腰膝酸软亦有明显改善，药后无不良反应，饮食、二便、睡眠亦较前好转，脉缓有力，两尺脉更旺。精液增多，精虫12000，成活率40%。守原方加仙灵脾10g、炒韭子10g，仍久煎分2次服，每日1剂，嘱服30剂，观察疗效。

三诊：1989年12月15日。患者自觉精神更为好转，无疲劳感，饮食、二便、睡眠皆正常。复查精液，精虫总数15000，成活率60%。脉缓有力，舌薄白润。从其精液情况分析，总数和成活率均达到可以受孕的数值，嘱其将上药再服30剂，改为隔日服1剂。后于1990年1月告知，其妻已受孕。

按 男性不育，首先要排除前列腺炎，其次是观察精液成分。本案前列腺炎并不严重，而是精液稀少，精虫成活力不高，故以益气补肾生精为法，仿左归饮加减，实即“阴中求阳”之举。临床实践证明，这种滋养肝肾之阴，兼以壮阳补精，能起到提高精虫总数和精虫成活率的效果。但必须指出，壮阳补肾药如巴戟天、仙茅、仙灵脾、炒韭子、杜仲、菟丝子之类，应酌情使用，起初应选其中2～3味，服药后如无遗精及阳亢的反应，则可多加壮阳补肾药。如服上述药物后出现遗精，则应在方药中调整壮肾补阳药，酌加滋阴药、收涩药，不能一味壮阳，应视病情、年龄和身体状况等具体情况而定。

12. 肾病尿毒症

赵××，男32岁，医务人员。2001年9月10日初诊。

病者在一次常规体检中发现，双肾萎缩。自觉腰酸、疲劳、脚膝乏力，眼睑疲劳但无明显浮肿，下肢亦无浮肿。食纳正常，二便无异，睡眠梦多。因发现双肾萎缩，精神紧张，血压正常。尿蛋白++。肾功能检查示：BUN 8.49，Cr170。脉缓有力，舌质淡红，苔薄白润。(在此之前已服中西药，不详)。处方：生黄芪20g，党参15g，生、熟地各15g，山药15g，枣皮10g，茯苓15g，泽泻10g，丹皮10g，杜仲10g，菟丝子10g，桑椹10g。嘱其每日1剂，水煎2次分服。在不感冒无任何不适的情况下服3个月至半年。

本方初则用水煎服，每日1剂，服1～2个月。因煎药麻烦，后改为散剂，以上药研细末，每日2次，早晚各服一次，每次10g。

二诊：2002年6月4日。患者专程来诊，自称：自服上药，一直坚持工作，亦未感冒，未间断服药。目前感到双下肢乏力，劳累后加重，脚不浮肿，眼睑亦不浮肿，饮食、二便、睡眠均正常，血压无异，脉缓有力，舌淡红润，苔薄白润。血RT示：BUN 6.11，Cr 83.7。处方：生黄芪20g，党参15g，生、熟地各15g，山药15g，枣皮10g，茯苓15g，泽泻10g，丹参10g，杜仲10g，菟丝子10g，怀牛膝15g，桑椹子10g，金毛狗脊15g，桑寄生20g。每日1剂，水煎2次分服。嘱其再服3个月至半年，以资巩固。

按 肾病尿毒症是一个难题。笔者体会，在没有浮肿和其他症状的情况下，选择六味地黄汤加味治疗是有效的。本案病者在常规体检中发现双肾萎缩，随之查肌酐、尿素氮均超出正常范围，虽用中医药未能纠正。接诊时，除发现肌肝、尿素氮偏高，其他未有阳性体征。因其已治数月，精力疲惫，且因其搞放射工作，故出现疲惫乏力，亦属情理之中的事。选择六味地黄丸，加参、芪补益肺气，加杜仲，菟丝子补肾，全方为补益肺肾，兼固及脾。后加牛膝、寄生、狗脊取其滋补肝肾，且祛风湿。所用药物有实有泻，补而不腻，泻不伤体。方中有补肾药但不壮阳，因其年轻，不能壮阳助相火妄动，于病不利，故以平为期，收到了满意疗效。至于本案未有明显的肾病前期症状，发现即为两肾萎缩，肌肝、尿素氮升高，除了用隐匿性肾炎来解除外，应当考虑是否与其长期从事放射线工作有关，值得进一步探讨。因而在临床痊愈的情况下，嘱其再服药3个月至半年，目的就是巩固其疗效。

13. 慢性肾衰竭

案例

姜××，女58岁，退休工人。2002年1月16日初诊。

患者于1996年因感疲乏过劳而出现怕冷、怕热。当时在某中医结合医院治疗，诊断为慢性肾衰竭。经治疗（药物不详，据称血透过数次）好转。既往有慢性肾炎病史。2001年12月28日检查：肝纤维化四项均高，白蛋白/球蛋白0.98，尿酸457↑，肌酐191个，BUN 9.8个，碱性磷酸酶486↑，谷丙转氨酶53↑，谷草转氨酶75↑，乙肝两对半HBCABb阳性，甲胎蛋白（-），癌胎抗原（-），B超：双肾萎缩。经常看感冒。眼睑苍白。两腰不酸痛，全身无浮肿，皮肤粗糙、瘙痒，饮食一般，大便正常，小便24小时1200～1400ml。脉缓略弦，舌淡润苔薄白。血压120/76mmHg。处方：生黄芪15g，北沙参15g，党参15g，熟地15g，山药15g，枣皮10g，丹皮10g，泽泻10g，土茯苓15g，知母6g。每日1剂，水煎分2次服。

二诊：2002年1月29日服前方14剂后，病情无明显改善，全身乏力，左眼胀疼（青光眼已手术）牵引半边头胀，畏光刺痛，流泪，不能睁开，坐卧不宁。舌淡润苔薄白，脉弦软，寸静尺弱。处方：白芍15g，炙甘草5g，刺蒺藜10g，石决明10g，菊花10g，谷精草10g，枸杞子10g，夏枯草10g，密蒙花10g。每日1剂，水煎凉服。嘱服3剂，以观其效。

三诊：2002年2月1日。服上药后，眼睛胀疼，牵引刺痛均有好转，畏光减轻，流泪减轻，左侧眼眶周围仍跳动难忍。脉缓弦，两寸仍弦，舌淡苔白。守上方加赤芍10g、木贼草10g、女贞子10g、旱莲草15g、蝉衣5g、丹参15g、石决明10g，菊花加至15g。每日1剂，水煎稍凉服。

四诊：2002年2月8日。服上药7剂后，左眼火辣烧灼明显减轻，眼胀好转，畏光流泪均大有好转，睡眠较前安静，胃纳正常，二便尚可。舌淡苔白，脉缓弦，两寸弦减。处方：白芍15g，炙甘草5g，刺蒺藜10g，石决明15g，菊花15g，谷精草10g，枸杞子10g，夏枯草10g，密蒙花10g，赤芍10g，木贼草10g，女贞子10g，旱莲草10g，丹参15g，蝉衣5g，蚕沙10g。每日1剂，水煎稍凉服。嘱服10剂。

五诊：2002年2月19日。自述右眼能睁开，视物清楚，左眼轻度浮肿，涩痛，流泪，结眼屎，大便异臭，小便燥热，舌质红苔薄黄，脉弦缓。处方：生地15g，百合20g，知母10g，赤芍15g，菊花15g，谷精草10g，木贼草10g，夏枯草10g，丹参15g，牛膝15g，蚕沙15g，旱莲草10g，女贞子10g。每日1剂，水煎稍凉服。

六诊：2002年3月12日。服前方21剂后，眼睛涩痛，流泪，畏光均明显减轻。左眼视力已丧失，右眼视物模糊。自觉眼部症状好转，突出症候是皮肤干燥，瘙痒，食纳差，睡眠欠安，口干，口淡乏味，夜尿多（3～4次），大便软，日一次。脉缓稍弦，舌淡红苔薄白。处方：生、熟地各10g，北沙参15g，山药15g，山萸肉15g，茯苓15g，泽泻10g，丹皮10g，知母10g，牛膝10g，菊花15g，桑白皮10g，白鲜皮10g，生黄芪15g。每日1剂，水煎分2次服。

七诊：2002年3月19日。服上方7剂后，上述症状均有所减轻。自觉全身乏力，眼睛涩痛，腰不酸，饮食少，二便正常，舌淡润苔薄白，脉弦缓。复查：BUN 10.42，CRE 248.5，AKP 550，AST 63，GGT 1034，DBIK 8.85，A/G 1.53。守上方：生黄芪改为20g，加党参15g、玉米须30g、白茅根15g。每日1剂，水煎分2次服。

八诊：2002年4月9日。前方服用3周，计21剂。全身乏力较前好转，精神仍差，饮食尚可，大便排泄不畅，次数偏多。眼睛仍有怕光感。全身皮肤干燥，瘙痒不适，脸色晦黯，舌淡红，苔薄白，脉缓稍弦。

处方：生黄芪20g，生、熟地各10g，北沙参15g，山药15g，山萸肉10g，茯苓15g，泽泻10g，丹皮10g，地肤子10g，牛膝10g，桑白皮10g，白鲜皮10g，菊花15g，党参15g，玉米须30g，白茅根15g。每日1剂，水煎服。

九诊：2002年4月19日。前方服10剂后，自觉病情平稳并感好转，现大便排泄通畅，每日一行，皮肤干燥、瘙痒均有较明显好转，精神更清爽，眼睛更不怕光，流泪减少，饮食量增，小便色清，舌淡红，苔薄白。守上方去菊花，加金银花15g、蒲公英15g，生地改为20g，嘱服7剂。

十诊：2002年4月30日。经上述治疗，病情进一步稳定，精神好转，皮肤瘙痒减轻，特别是粗糙的皮肤更光滑柔软。脸色更清亮，眼睛已无不适，大便通畅，小便清长，饮食量增。舌淡红，苔薄白。脉缓有力。尿素氮9.47↑，肌酐213↑，均较前下降。处方：熟地15g，丹皮10g，茯苓20g，山药20g，枣皮10g，泽泻10g，生地10g，牛膝15g，玉米须

30g，生黄芪20g，党参15g，杜仲10g，菟丝子10g，白茅根10g。每日1剂，水煎分2次服。另研末药方：党参15g，茯苓20g，白术10g，扁豆10g，陈皮10g，山药15g，莲子5枚（去心），薏苡仁20g，炒谷、麦芽各15g，桔梗10g，防风10g，红枣3枚（去核），生黄芪20g，炒鸡内金10g。全方研细末，每次服10g，每日服2次。

十一诊：2002年6月14日。经上述汤剂42剂，加巴戟天10g，余药未加减。粉剂每日早晚2次服。中途头晕服眩晕停后消失，服北京降压0号、心痛定，血压保持在120/80mmHg。昨日化验示：尿素氮7.23，肌酐141.0，尿酸523↑，AST 51，AKP 429，GGT 760。

患者自觉病情缓解。肌肤瘙痒明显减少，皮肤更细嫩光滑，脸色更清秀，饮食正常，睡眠安静，大便通畅，小便清长。左眼失明，右眼视物不清，但无不适。精神状态已明显好转，能带小孩，料理家务。舌淡润苔薄白，属正常舌象，脉缓有力。嘱其仍按上述药物，分别服用。坚持3个月至半年后，酌情停药。本案属临床痊愈，当追踪观察。

按 慢性肾衰竭者肌酐、尿素氮升高，治疗的难度相当大。自从有了血透，为肾衰患者带来了生机，但现实的血透只能是维系生命，疾病的本质得不到根本改变，仍为现代难治病之一。根据目前中医临床的治病情况，应当说是有很大潜力的，在治肺、治脾、治肾的全面综合调治下，已有不少病例得以"峰回路转"，尽管还是个别少数，或者说是偶尔的巧合，但毕竟看到了可喜的苗头。本案有慢性肾病史，且有明显的肾功损害、肾性高血压以及青光眼等症候，如果梳理其病机，都是病本在肾。笔者接诊是治青光眼，在其手术后，仍为一派阴虚肝旺之系，故用滋阴平肝药治疗一段后，青光眼得以稳定，虽然左眼失明，但无眼疾证候。病体得以恢复，继之治脾治肾均较平稳，感冒减少，抵抗力增强，肾功能有所恢复，肌酐、尿素氮渐下降，这就治脾治肾的佳绩。方一，参苓白术散合玉屏风散加健胃消食药，使之肺气充沛，脾胃健全，体能提升，为疾病恢复创造了条件。方二，参芪地黄汤加补肾药，可视为集补肺补脾补肾于一方，起到了治本的功效。关于补肾药的运用问题，六味地黄汤三补的部分补血滋养胆肝肾，加杜仲、菟丝子、巴戟天虽属有补益肾阳之功，但补而不燥，属阴中之阳药，且配在六味的三补之中是刚柔互补的最佳组合。一般地说，肾衰竭用温阳药选择刚中有柔的杜仲、菟丝、巴戟天、仙灵脾、仙茅之类为好，不宜用附子等温而刚燥的药物，容易出现偏颇。

总之，所介绍整理的三则肾功能不全，肌酐、尿氮素上升高的病例，经治疗得近期疗效。一则病例少，二则观察的时间很短，还不能算有规律的治疗方案。有赖于临床广泛积累，规范治疗方案，经过众多病例总结经验教训，功夫是不负有心人的。

三、妇儿疾病

1. 痛经

案例

周××，女，20岁，学生，1975年9月5日初诊。

病者诉，自发育后月经来潮之前必定下腹及两侧少腹痛，严重时痛而寒冷，不能起床。此证持续五六年之久，中西药用之少效。诊时所见，面色清淡，呈贫血面容，唇口发白，少腹痛如抽掣感，痛甚手足发冷，必俟月经来潮后，疼痛缓解。白带偏多，清稀如水淋漓。其他正常。脉缓两尺弱，舌淡红薄白苔。处方：当归10g，桂枝10g，白芍15g，通草6g，细辛3g，炙甘草5g，吴茱萸5g，炒小茴香6g，生姜3片，大枣3枚。水煎温服，每日1剂。

二诊：9月8日。上方服1剂，疼痛显著减轻，第2剂痛已止，3剂诸恙若失，月经来潮，色量正常。嘱其停药观察。

一星期后，月经结束，白带多清稀，腰稍胀痛。脉缓有力，舌淡滑润。用当归芍药散加味：当归10g，白芍15g，茯苓15g，白术10g，泽泻10g，川芎6g，萆薢10g，芡实20g，生薏苡仁20g。水煎每日1剂，温服。上方服3剂，白带减少，基本正常，遂停药。嘱其每月痛经时开始服药2~3剂，经血来潮即停药。如此治疗4个月，痛经基本痊愈，未再复发。

按 痛经是寒凝血滞所致。一般地说，血寒则凝，血热则妄行。凡痛经者多由血虚凝滞引起，故应以当归四逆汤温通血脉，血脉畅行则痛自止。故治疗中不能以补血、活血等先行，妄用四物汤或加胶艾，或加桃红均未中的，惟有温通血脉是针对寒凝血滞的病机。药证合机，疗效是可靠的。此外，寒凝血滞的痛经，有因身体自身虚寒，也有因涉水（尤其是山泉水）、淋雨，外寒侵袭的，必须明辨。

2. 月经不调

案例

邓××，女，30岁，职员。1995年11月24日初诊。

病者几年来月经点滴不易干净，经行7日后仍有少量血性分泌物，颜色黯红如酱，经期或有延迟。腰常酸痛，白带不多。已上避孕环7年。容易疲倦，脚膝重而无力。妇检未见形态病变。每于夏天手足发热，入冬则手足凉。饮食正常，夜寐多梦。曾有宫颈糜烂，电烙治愈。面色淡黄，未发现贫血，血压80/50mmHg，脉缓无力，尺沉弱甚。病属素体气血两亏，夹有瘀滞。方拟参芪四物汤合失笑散加味：生晒参15g，炙黄芪20g，熟地15g，当归10g，益母草15g，白芍15g，川芎5g，生、炒蒲黄各6g，五灵脂10g，炒艾叶10g，乌药10g，阿胶15g（烊服）。嘱服5剂，每日1剂，水煎分2次温服。

二诊：1995年12月8日。此次月经时间准，血量集中，第4天即近干净，无痛经，饮食尚可，睡眠亦安静，仍感神疲倦息，舌润薄苔，脉缓有力。守上方进4剂。

三诊：1996年1月5日。服前方后，精神较好，大便溏软，每日1次。月经仍持续7天，血量较前集中，颜色正红，腰酸痛，无腹痛，舌质淡红，舌苔薄白，脉缓两尺弱。拟从健脾温肾法求治，处方：生晒参10g，白术10g，茯苓15g，熟地15g，生黄芪20g，益母草20g，当归10g，菟丝子10g，杜仲10g，仙茅10g，巴戟天10g，炒艾叶10g。每日1剂，文火久煎。另服健脾益气冲剂。

四诊：1996年1月2日。前方服10剂后，精神好转，体力充沛，月经持续7天，血色正红，大便仍较稀，腰仍酸痛，白带不多。舌质淡红，苔薄白，脉缓两尺脉仍较弱。嘱继续服前方20剂。

随访，药后经期准确，血量中等，颜色正红，经期7天干净，一切正常。

按 妇人月经衍期，淋沥不尽，多为气血两亏，治疗以四物汤、八珍汤为基础加减化裁，如此经2~3个月治疗，可望月经趋于正常，能收到预期疗效。但在调补气血的基础上，适度加强补肾十分必要，因为长期经血淋沥，由失血而致气血两亏，病延日久，穷必及肾，所以补肾又是在所必须。一般采用杜仲、菟丝子、仙茅、巴戟天，在养血药的配伍中能起到补血益肾的功效。如无阳虚的证候，附子、肉桂类强壮肾阳药不宜滥用。在此必须指出，经血未尽时同房，其淋沥的血性分泌物可以绵绵不断，影响身体健康，应切实告诫病人，一定要讲究生理卫生，不然则贻祸无穷。

3. 月经过多（室女）

案例

赵××，女，14岁，学生。1998年2月20日初诊。

病孩自13岁初潮以来，月经多不规则，或一个月不来，或一个月来两次，每次2～3天。近一个月来潮，血量特多，不能行走，需卧床休息。面色苍白，精神不振，语声低微，饮食尚可，二便正常。脉缓弱，舌苔薄白。处方：参芪胶艾四物汤加味：生黄芪15g，党参15g，阿胶15g（另烊），炒艾叶10g，熟地15g，当归10g，白芍15g，川芎6g，炒蒲黄6g，乌药10g。每日1剂，水煎分2次温服。

二诊：2月23日。服上药1剂后，经血量明显减少，服完3剂，月经完全干净，精神好转，食纳增加，能到户外玩耍，脉缓有力，舌苔薄白。归芪六君子汤加味：生黄芪15g，当归10g，党参10g，白术10g，茯苓15g，法半夏6g，陈皮10g，枸杞子6g，杜仲6g，菟丝子6g，炙甘草5g。嘱服10剂，调理将息。

此后，3个月行经血量中等，一切正常，随访半年，经量适中，未见大量出血。

按 室女月经过多和经期不准均为正常现象。但如血量超乎寻常，必然影响脾虚气血不足，脾虚不统血，二者互为因果。故先以参芪胶艾四物汤，益气养血，稍佐艾叶、乌药温运下焦，用炒蒲黄止血，全方为补气摄血。继之以归芪六君子汤调补气血，健运脾胃，稍加枸杞子、杜仲、菟丝子补肾之品，使之气血，脾肾得以充养，既治病又补体，有助于生长发育。

4. 盆腔炎

案例

张××，女，42岁，工人。1990年6月13日初诊。

病者长期腰痛，少腹两侧痛胀，月经前疼痛更甚，有时遇阴寒潮湿，腰部疼痛欲断，不能起卧，白带偏多，月经正常但经前多有腰痛少腹胀。妇检正常，B超：子宫附件正常，白带涂片正常，拟诊为盆腔炎。脉缓弦滑，舌苔薄白润，舌体胖大。处方：当归芍药散加味：当归10g，白芍15g，白术10g，茯苓15g，泽泻10g，川芎6g，杜仲10g，菟丝子10g，乌药10g。每日1剂，水煎温服。并嘱用膝胸卧位，配合治疗。

二诊：6月21日。服上方7剂，自觉腰痛明显好转，腰腹部温暖轻松，白带亦减少，脉缓稍弦，舌薄白润。守方加鹿角霜15g。每日1剂，水煎温服。

上方进10剂后，症状消失，经前腹痛，白带均明显减轻，恢复正常，遂停药。观察半年亦未见反复，近期疗效显著。

按 当归芍药散为《金匮》方，治妇人诸腹痛，陆渊雷解释，本方可治妇人附件炎、盆腔炎、子宫后倾等所引起的腹痛，证之临床确实如此，凡妇人经前腹痛，小腹坠胀，白带多，以及子宫肌瘤等，均可以本方加减治疗。本案盆腔炎服7剂明显减轻症状，加入补肾药疗效更好。

当归芍药散为补脾活血行水之方，其治白带，加入渗利的萆薢、收涩的芡实，增强其补脾渗湿之功，疗效优于完带汤。

5. 白带病

案例一

王××，女，39岁，图书馆员。1973年5月10日初诊。

病者白带素来偏多，近1～2个月来渐次增多，无论月经前后，白带均特多，必须使用卫生巾，有时白带还流入裤腿。白带颜色正常，有时稀如清水，亦有浓稠如涕，臭味不大，少腹坠胀，外阴潮湿瘙痒。腰膝酸软，精神疲乏，面色少华，饮食稍减，脉缓弱，舌苔薄白。妇科检查：宫颈炎，除外癌变。处方：当归芍药散加味：当归10g，白芍15g，茯苓15g，泽泻10g，白术10g，川芎6g，萆薢10g，芡实20g，生薏苡仁15g，土茯苓20g。每日1剂，水煎分2次温服。外用：蒲公英20g，野菊花15g，蛇床子10g，土茯苓20g，金银花15g，苦参15g。每日1剂，煎3次，合成一次加温开水，先熏后洗，坐浴。

二诊：5月19日。服上方7剂，同时外用洗药后，白带已明显减少，已趋于正常，外阴不痒，精神好转，仍有腰酸腿软，脉缓稍有力，舌苔薄白。守上方加鹿角霜20g、杜仲10g、菟丝子10g、巴戟天10g，每日1剂，水煎温服。

三诊：5月30日。服前方10剂后，白带已近正常，精神显著好转，腰不酸，腿有劲，食纳增加，脉缓有力，舌苔薄润。拟健运脾胃为主，服归脾丸两个月，以资巩固。

后随访多年，白带未见增加，健康如常。

按 妇人带病，多责之于脾虚或兼有湿热，习惯用完带汤，补脾收涩，临床能收一定的疗效。《金匮》妇人篇当归芍药散，是妇科良方，功能活血行水，用治白带优于完带汤。因为水淤势必影响于血，酿成水淤血滞，当归芍药散有当归、白芍、川芎活血养血，有茯苓、白术、泽泻补脾利水。所以说本方较完带汤功效更优。本案白带如注如流，脾虚可见。因其日久脾虚水渍，故而少腹坠胀，是气血不畅，用当归芍药散加萆薢、芡实一利一涩，加土茯苓、生薏苡仁既可渗利湿热，又可清热解毒。加外洗药，一则清除局部湿热，一则解毒疏风，内外合治，止带甚捷。带止后加入补肾药，意在振奋脾肾，从本论治。终以归脾丸养血归脾，使之达到远期疗效，以竟全功。

案例二

郑××，女37岁，财会。1998年12月10日初诊。

病者主诉，白带多，腥臭、色黄、腰痛，经妇保医院用局部塞药，消炎治疗不显效。就诊时症见面色苍黄，腰痛酸胀，白带清稀，阴户潮湿，白带中夹黄色如豆渣液体。大便稀软，易于疲劳，脉缓，舌白润。拟用当归芍药散加味：当归10g，白芍15g，茯苓20g，白术10g，泽泻10g，川芎6g，芡实20g，萆薢10g，白鸡冠花20g，乌药10g，川续断10g。水煎服，每日1剂。另用：土茯苓20g，野菊花20g，蒲公英20g，黄柏15g，金银花20g，苦参15g。共煎3次，合成一次加热开水，熏洗坐浴，每日1剂，洗1次。

二诊：1998年12月28日。服上药7剂，外洗7次，白带基本控制，除生理性的白带外，无黄色液体，亦无豆渣状物。腰痛亦减轻，脉舌如常。内服药，守上方加鹿角霜20g、杜仲10g、菟丝子10g，每日服1剂。外洗药仍按原方煎水，每日洗1次。

三诊：1998年12月18日。服上药7剂，外洗7次，白带病已告痊愈。面色红润，脉象平和，舌白润。嘱停用外洗药，内服药再进5剂，以资巩固。

按 本例治疗原则及内服外洗的方法，与前例基本一致，经多年临床实践，已基本形成治疗白带病常规方案。本例用塞阴道的药栓无效，而用中药外洗，其效优于塞药，是治疗白带的有效方法，且屡用屡效。

6. 外阴瘙痒

案例

罗××，女，39岁，职工。1996年10月18日初诊。

病者阴痒3个月，白带多并有白色如豆渣样物，小便微急胀，时有灼热感。化验WBC（++），上皮细胞（+）。兼有口微干苦，舌质偏黯，黄白苔满布。身体容易疲劳，偶尔有胸闷、低热，或便秘、咳嗽。脉缓左关略旺，尺脉见沉。拟用导赤散合滋肾通关丸：生地15g，木通5g，竹叶10g，生甘草5g，黄柏10g，知母5g，肉桂5g，白茅根15g。水煎每日1剂，稍凉服。嘱服4剂。

另外洗方：蒲公英15g，野菊花15g，十大功劳叶15g，苦参15g，蛇床子10g，土茯苓20g。每日1剂，将上药煎3次水合成一次，加适量热开水，先熏后洗，每日洗1次。

二诊：10月22日。服前方4剂，外洗4天后，阴痒基本缓解，小便灼热显著减轻，尿不急胀而畅通清长。白带尚不干净，月经将至，腰及小腹胀，疲劳略减轻。舌苔仍白黄满布，脉缓有力。病虽减轻，余波未平，仍遵前法内服、外洗。上方再进3剂。

三诊：10月29日。经上述治疗，阴痒、尿灼热均止。但时有干痒刺激感，外阴有干屑脱落，白带虽清亮但仍有少许白浊流出。少腹时有胀感。舌薄润，脉缓有力。守前内服药加乌药10g，香附10g。嘱进7剂，每日1剂，水煎分2次服。

病者于1997年3月21日来诊，诉阴痒已彻底治愈，近来白带多。以当归芍药散合当归贝母苦参煎，治愈。

按 妇人阴痒多为肝经湿热下注，心火胃热炎下，用导赤散导热下行，合滋肾通关丸黄柏与知母相配，清下焦湿热，滋肾阴，两方合用相得益彰。在内服药的基础上，配合外洗清热解毒，治阴痒屡屡取效。此法对中老年妇女阴道炎、尿路感染均有明显的疗效，尤其是作为外用药，优于PP粉的作用。

7. 阴道出血

案例

李××，女，51岁，工人。1996年1月26日初诊。

病者行子宫电烙术后，阴道流水不止，带有血夹杂流出，瘙痒，起小疮，口干欲饮，大便干，小便稍胀，腰痛。脉细弦，舌偏红。拟用导赤散，清热利水佐以凉血解毒。处方：生地15g，木通5g，竹叶10g，生甘草5g，白茅根20g，金银花15g，赤芍15g，虎杖15g。每日1剂，水煎服。另用蒲公英20g，十大功劳叶20g，蛇床子15g，金银花15g，苦参15g，煎水熏洗阴道，每日1次。

二诊：1996年1月30日。服上药4剂，阴道仍下血不止，白带不多，瘙痒好转，舌苔白，饮食差，脉仍前。守上方加小蓟炭10g、茜草炭10g，每日1剂，水煎服。

三诊：1996年2月2日。服上药4剂阴道下血已止，偶尔有黄色水液。近来明显口味异常，或苦，或甜，或黏，口水甚多，饮食乏味，哕呕，舌面满布白苔，脉缓稍软。拟从调理脾胃入手，以香砂六君子汤加减：党参15g，白术10g，茯苓15g，法半夏10g，砂仁10g，广木香10g，生黄芪15g，枳壳10g，生姜3片，炒谷、麦芽各15g，藿香10g。每日1剂，水煎分2次服。

上方共服11剂，诸症悉除而愈。

按 本例阴道出血，由于电烙刺激所致，所以属外伤性刺激出血。但电烙属火热刺激，局部出血，是热伤血络，故借导赤散引热下行，加凉血之赤芍、白茅根、小蓟、茜草之属，使之凉血以清血，其血自止。后因服凉血药，虽不甚苦寒，但终究伤及脾胃，用六君子汤加味，调补脾胃而病愈。

本案平淡无奇，一用导赤散，一用六君子汤，均为平常方药。可是能说明两个问题，一是导赤散加味导热下行，能起到止血的功效；二是凉血药毕竟会伤脾胃，如有脾胃受累之症，应及时调理之，不要延误病情，见微知著，才能未雨绸缪。录案于此，以示于人。

8. 漏尿

案例

章××，女，42岁，干部。1997年11月4日初诊。

患者漏尿已多年，初则咳嗽过甚即咳而遗尿，继之，兴奋大笑亦自遗不止，终日内裤潮湿，甚则还需垫卫生巾。常有少腹胀痛，白带偏多。身体偏胖结实，无其他明显体征。妇科检查正常，脉缓有力，舌苔薄润。处方：白术10g，泽泻10g，茯苓15g，桂枝10g，乌药10g，小茴香6g。每日1剂，水煎2次分服。

二诊：11月15日。服前方7剂后，遗尿现象有所减轻，但小便后尿道刺激疼痛，尿道口烧灼，膀胱区坠胀，溺偏黄，脉缓，舌尖红苔薄白。处方：茯苓15g，白术10g，猪苓10g，泽泻10g，肉桂6g，黄柏10g，知母10g，白茅根15g。每日1剂，水煎2次分服。

三诊：11月25日。服前方7剂后，小便灼热，涩痛减轻，膀胱区坠胀消失。惟漏尿未能消失，大笑几声，小便不自主地遗出，但较以往减轻。脉缓有力，舌淡润苔薄白。处方：茯苓15g，白术10g，猪苓10g，泽泻10g，桂枝6g，桑螵蛸10g，益智仁10g。水煎2次分服，每日1剂。

四诊：1998年1月10日。病者服上方15剂，除十分兴奋时偶有少许遗尿外，漏尿基本控制，下腹部两侧时有痛胀，白带偏多。脉缓有力，舌苔薄润。拟用五苓散合当归芍药散加味：茯苓15g，白术10g，泽泻10g，桂枝6g，猪苓10g，当归10g，白芍15g，乌药10g，川芎6g。嘱其每日1剂，水煎分2次服，再服10剂以期巩固。

按 患者身体偏胖，外观良好，何以漏尿？从病机看应是气化失权，膀胱失约，故从化气利水大法求治。初则以五苓散加乌药、小茴香，服之漏尿稍减；出现尿道刺激征，故改为滋肾通关丸合五苓散，仍本着化气利水，滋阴利水泄热。药后症减，遂改用五苓散加桑螵蛸、益智仁，取得较好的疗效。本案治疗全程，均以五苓散为基本方，旨在化气利水，制约小便失权，其原理在于"气化"，气化可以布津，气化可以制水，津液输布正常，水液通调顺畅，膀胱复其州都之职，故漏尿自愈。

9. 产后便闭

案例

吴××，女，20岁，工人。1996年7月5日初诊。

产后大便秘结已三月有余。大便三日一行，腹胀不甚，余无所苦，饮食尚可，形体偏胖。舌质淡黯，苔薄白，脉缓稍弱。拟疏肝行气，润燥通便。方以四逆散合五仁汤加减：柴胡10g，白芍15g，枳壳10g，炙甘草5g，青、陈皮各10g，火麻仁15g，郁李仁10g，虎杖15g，全瓜蒌20g。每日1剂，水煎分2次服。

二诊：1996年7月9日。服前方4剂后，大便通而软，或略兼腹痛，气滞感较明显。舌淡润薄白苔，脉缓有力。处方：柴胡10g，枳壳10g，白芍15g，炙甘草5g，火麻仁10g，厚朴10g，法半夏10g，青、陈皮各10g，当归10g。每日1剂，水煎分2次温服。

三诊：1996年7月12日。服上药3剂后，大便仍三日一行，便干结，腹无所苦，舌淡暗，脉缓沉取力不足。经前两次治疗，便闭未见明显改善。按照“产后多虚”的思路，拟用济川煎加减：当归15g，川牛膝15g，肉苁蓉15g，升麻6g，枳壳10g，泽泻10g，火麻仁15g，每日煎服1剂。

四诊：1996年7月16日。服上药后，大便转日一次，由硬转软，但量不多。脉舌仍前。考虑前方有效，产后血亏不易骤复。嘱守前方再进，每日1剂。另以白蜜为饮，每日早晚各服1次。

以上法调理旬余，大便每日一行，软硬适中，趋于正常。

按 产后便闭，实为血虚所致。初则用四逆散加味，疏肝行气、润肠通便，小有疗效，对脾胃运行有所裨益。继之以济川煎，从养血润肠入手，达到预期效果。始服4剂，大便即日行一次，故继以上方再进，经旬余调理，临床痊愈。

10. 经前期紧张症

案例

冯××，女，37岁，工人。1997年3月4日初诊。

患者自诉，睡眠不佳，恶寒怕冷，腹痛白带偏多，月经血块多，血量偏多，色正，经期准。每于经前10天，夜寐更差，精神紧张，服安眠药后才能入睡，已近一年。口不干，饮食二便均正常，全身怕冷明显。并有头皮痒，脱发明显。脉细弱，尺脉沉，舌质淡红，苔薄白腻。处方以柴胡桂枝各半汤、酸枣仁汤、甘麦大枣汤三方加减：柴胡10g，法半夏10g，黄芩10g，党参15g，炙甘草5g，桂枝10g，白芍10g，酸枣仁15g，知母10g，川芎5g，茯苓15g，浮小麦30g，郁金10g，合欢皮10g，生姜3片，大枣3枚。嘱服7剂，每日1剂，水煎分2次服。并配合服金刚藤糖浆。

二诊：1997年3月11日。服上药后，诸症显著减轻，腹痛止，白带减少，睡眠转好，已无紧张情绪，恶寒怕冷明显减轻。舌质淡红，苔净，脉缓偏弱。前方有效，继守上方再进。

三诊：1997年3月18日。服前方7剂，适值月经来潮，夜安静，已不腹痛，大便偏稀，仍有轻微怕冷，舌质偏淡，苔薄中心偏厚腻，脉仍缓偏弱。

察其月经来潮，紧张之症较往常有好转，亦未有新的症状，姑从原方再进3剂，酌情再议。

四诊：1997年3月25日。月经如期干净，停药几天，仍感轻微怕冷，睡眠稍差，大便成形，全身轻微疲倦，白带不多，舌质如常，苔薄白，脉细缓。守方加生黄芪15g、白术10g、防风10g，服10剂，遂停药，一切如常人，经前紧张之症完全缓解，五月下旬因白带偏多来诊，以当归芍药散加味7剂，白带减少如常人，停药。

按 本案经前期紧张症，主要表现为夜寐不宁，恶寒怕冷，故用柴胡桂枝各半汤调和营卫，透达肌表，使之营卫和表里充，恶寒怕风随之缓解。夜寐不宁，精神紧张，是肝阴不足，肝郁化火，方中有柴胡汤之解郁，木能条达，虚烦则止，合甘麦大枣汤补益心脾，配酸枣仁汤滋养肝血，肝得养魂自宁，其梦寐紧张之症自然缓解。前后三诊未易方，病情得以遏制，最后在上方基础上，加玉屏风散，补气疏风，在柴胡桂枝汤意中寓有补中益气，方药虽繁，机制专一，故而可谓药证合机，收效甚捷。

值得提出的是，经前期紧张症，有肝郁气滞、心脾气虚、阴血不足、肝旺火郁等多种证候，临证中务必辨证分析，因证择药，药证合拍方可取效。如笼统地以镇静通治，是达不到预期疗效的。

11. 妊娠呕吐

案例

李××，女，28岁，职工。1997年1月17日初诊。

妊娠70天。自觉胸闷灼热，呕吐，恶食，大便偏稀，夜寐不深，容易惊醒，口干欲饮，舌质偏红，苔中后白腻，脉滑两尺欠旺。妊娠胶乳试验阳性。拟和胃顺气，调和寒热。以苏连饮合异功散加味：苏叶10g，黄连5g，炙枇杷叶10g，竹茹10g，枳壳6g，太子参15g，茯苓15g，陈皮10g，山药15g，炙甘草5g。每日1剂，水煎温服，嘱服4剂。

二诊：1997年1月21日。服前方呕吐哕逆明显减轻，但近日受凉后，复感胸闷，阵发性发热，厌食，大便日行3次，口冒酸水，时有咳嗽，舌苔白腻。脉缓而滑，六脉充盈。守前方加防风10g、前胡10g、生姜3片，水煎分2次温服。

服3剂后，诸症消失。妊娠期健康，后顺产一女婴。

按 妊娠恶阻是妊娠的一种反应，病情有轻有重，轻则仅开始一个月间有呕吐，恶食，重者可从妊娠初起至五六月间经常反复呕吐。轻则用苏连饮合异功散或橘皮竹茹汤等，3～5剂即可缓解；重症则需用六君子汤合苏连饮，反复应用直至呕吐停止。如果妊娠数月仍有泛呕，可应用安胎和气饮加味。

本案属轻微的妊娠反应，只用苏连饮合五味异功散，且只服7剂药即停止。其中苏连饮是和胃止呕的药，凡肝胃不和，胆胃不和者均可应用，胎前用之亦能和胃止呕。为什么要用苏连？这一用法是本着“胎前多热，产后多虚”的原则，不少安胎方药中都配有黄连、黄芩，一则和胃，一则清泄胎热，这是很有临床实际意义的。

12. 不孕症

案例

黄××，女，28岁，工人。1984年11月10日初诊。

患者体态小巧玲珑，肌肤娇嫩。婚后3年多不孕。月经应时而下，量少，血色淡，白带中等。无明显的腰痛、腹痛。经多方求治，并做内分泌检查，未发现异常。夫妻生活亦正常。无慢性病史。脉缓软，两尺脉弱，舌苔淡润。因其问诊无特殊病症，实验检查亦无明显异常。惟一不孕的原因是身体单薄，经血量少而色淡，故从调理气血入手，以八珍汤加味：当归10g，白术10g，茯苓15g，熟地15g，当归10g，白芍10g，生黄芪15g，郁金10g，益母草15g，川芎6g，炙甘草5g。嘱每日1剂，水煎分2次温服。

1个月后，服药30余剂，患者感觉精力特好，月经血量增多，饮食、二便、睡眠皆正常，无任何不适。脉缓而有力，尺脉见旺。嘱其继续服药，仍每日1剂。

次年6月来诊，已孕（胶乳试验阳性），自觉一切正常，精力充沛，工作如常，仍嘱其继续服上药，隔日1剂。

前后服上药3个多月，于次年产一女婴，母女均安。

按 本案不孕，其体征、实验检查均无明显异常，惟一可凭的是经血量少，血色淡薄，故而从调理气血着手，以八珍汤加黄芪益气，加郁金疏肝，加益母草和血，且未更方而在服药期间即受妊，可见，气血为生命之源泉，气血充沛，沃泽之土，焉有不生之理？所以，临床上夫妻生活正常，月经正常，没有内分泌失调的病症，从调理气血入手治疗不孕，乃是一条有效途径。

13. 乳腺炎

案例

王××，女，27岁，工人。1999年3月21日，初诊。

病者产后9天，右乳疼痛红肿已3～4天。目前，恶寒发热，全身疼痛，脸色青苍，唇淡呈贫血外貌。右乳吸出乳汁呈淡黄色液，不是正常乳汁，左乳吸出乳汁透明正常。脉缓而弱，舌淡润薄白苔。拟用柴胡桂枝各半汤加味：柴胡10g，党参15g，法半夏10g，黄芩10g，桂枝10g，白芍10g，生牡蛎15g，金银花15g，皂角刺6g，炙甘草5g，生姜3片，大枣3枚。水煎40分钟，温热服，2剂，并嘱其每天将两乳挤若干次，以保持乳腺通畅。

二诊：3月23日。病者服药后右乳挤出脓样物甚多，连续三四次后，乳汁变清，乳房不痛，柔软，乳汁分泌正常。恶寒发热已罢，全身舒畅，脸有悦色，无任何不适，饮食正常，脉缓有力，舌淡润。察其乳房局部症状完全恢复，全身情况良好，脉舌俱属正常。嘱其再服上方两剂巩固。尔后增加营养，注意乳头卫生，观察乳汁的正常分泌情况，并注意莫让婴儿含着乳头睡觉。

按 乳腺炎是产后常见的急性炎症，多因乳头不卫生，婴儿吮乳睡觉，加之产后体虚，招致风寒之邪诱发本病。在酝酿成脓阶段，多有全身恶寒发热之表证，继而高热，乳房抽掣刺痛，脓已形成。此时则应清凉解毒，内服外敷，如发热不退，则应切开引流，方可奏效。其痛苦难以言表，且患病的乳房难以继续哺乳，实在可惜。

本案运用调和表里，舒畅营卫之法则，予柴胡桂枝各半汤，实是攻中有补，发中有收，即补体又祛邪。加入少许金银花、皂角刺取其解毒通络，其妙是皂角刺引药达病所，透达排脓。或问：缘何不用清热解毒药乃至抗菌消炎的西药。我认为，产后多虚，若此时招致外感，诱发乳痈，不用清热解毒药，免于寒苦败胃，损伤正气。应抓住脓尚未成之机，投以透达表邪、调和营卫之药，使正气鼓舞，风寒不能为虐，诚为辨证施治的要着，此举非但祛散风寒，透郁积之乳汁（少许脓液）外出，免于切开排脓之苦，且保全乳房之正常功能，实乃上策。

14. 尿道感染

案例

魏××，女，42岁，家庭妇女。1993年6月10日初诊。

病者经常小便频急，小腹坠胀，外阴瘙痒，严重时半小时小便一次，量不多，灼烧赤热。白带偏多，月经正常。西药用氟哌酸，PP粉外洗，能短暂取效，经常反复。脉缓稍弦，舌苔微黄。处方：生地15g，竹叶10g，木通6g，甘草梢5g，黄柏10g，知母10g，肉桂6g，滑石15g。每日1剂，水煎分2次凉服。外用野菊花15g，蒲公英15g，金银花15g，地肤子10g，蛇床子15g，水煎3次合成一次，加适当温开水熏洗坐浴，每日1次。

二诊：6月16日。服前方5剂后，自述诸症悉平。前3剂，小便频急消失，烧灼赤热亦随之消失，基本恢复正常。脉缓平和，舌淡润苔薄白。视其病症消失，停用汤剂，改用知柏地黄丸善后调理。半年后访及，病未复发，小便清长，一切正常。

按 妇人尿道感染是妇科的常见病，西药治疗取效，但反复发作多，且多次反复治疗的效果也随之下降，甚至疗效甚微。中药治疗应当辨证施治。本案小便频急，烧灼赤热，为实热证，是心与小肠互为表里，心移热于肠，故出现尿意频急，小便赤热。用导赤散是导心火下交于肠，引热下行。然为何合用滋肾通关丸（黄柏、知母、肉桂）。这三味药的配伍十分巧妙。黄柏为清下焦湿热之精品，知母为润燥养阴清虚热的良药，其妙就在于肉桂。肉桂为温燥辛热药，与知母、黄柏相伍则温而不燥，既有反佐之意，又有引热下行之妙用，即所谓“引火归原”的意思；与导赤散之引热下泄相配伍，二者并行而不悖，是治疗妇人尿道感染的良策。笔者运用多年，屡试不爽，且疗效巩固。若配合适用外洗药，更是两全之举，真能收到一剂知、二剂已的疗效。

15. 青春刺（痤疮）

案例

唐××，女，19岁，工人。2000年6月10日初诊。

病者满脸青春刺，大小不等，小的如粟米，大的似水痘，常发常消，如嗜辛辣鱼虾，面部烧热，如月经临期，满脸通红，青春刺一个个鼓鼓的，瘙痒疼热。口苦咽干，大便不快，小便黄赤。夜梦纷纭，经前乳房胀，性情急躁，脉弦软有力，舌红薄黄苔。拟用丹栀逍遥散合五味消毒饮加减：当归6g，赤芍15g，柴胡6g，茯苓15g，紫花地丁10g，野菊花15g，郁金10g，橘核15g，丹皮10g，栀子10g，生甘草5g，滑石15g，白茅根20g。每日1剂，水煎分2次服。

二诊：6月17日。服上药7剂，青春刺基本消退。前日月经来潮较上月轻松，乳房稍胀痛，食纳正常，大便通畅，小便清长，脉缓稍弦，舌淡红薄白苔，处方：金银花15g，连翘10g，野菊花15g，紫花地丁10g，蒲公英15g，竹叶10g，桑白皮10g，黄芩10g，生甘草5g，芦根15g，滑石15g。每日1剂，水煎分2次凉服。并嘱其忌辛辣鱼虾等发物。

上方服10剂，面色红润光滑无任何痕迹。次月临经反应不大，青春刺亦未反复。嘱其停药观察。

第三次月经来潮亦平静，乳房不胀，青春刺未发，近期显效。

按 青春刺多为肺胃火热，亦与肝胆火热相关，青春刺随着月经来潮发作，必须清泄肝胆，以丹栀逍遥散加味最相宜，稍佐清热解毒之品即可。若与月经无关，则治宜清肺胃之热为宜。但青春少女多与情志有关，肝郁化火熏灼肺胃，又是情理之常。故在清肺胃之中兼佐疏肝解郁，也在所必须。

16. 老年性尿道炎

案例

周××，女，76岁，家庭妇女。2001年9月5日初诊。

患者长期口苦舌粗，小便黄热，涩痛，坠胀频急，大便结，脉缓弦，舌偏红，薄黄苔。血压偏高，170/86mmHg。处方：生地15g，木通6g，竹叶10g，甘草梢5g，知母10g，黄柏10g，肉桂6g，白茅根15g。每日1剂，水煎分2次服。

上药服1剂，尿道刺激症状消失，小便清长，一切如常。老人将另两包药及处方带回老家，以备日后服用。

按 老年性尿道炎是常见病。用导赤散泻热下行，合滋肾通关丸，滋阴泻火，配肉桂之温化以通关格，两方配合，疗效极佳。这种用法不受年龄之限，中青年妇女亦可使用。

若有分泌物增多，可配合外洗，用蒲公英、金银花、野菊花、苦参、黄柏、土茯苓等煎水熏洗，能起清热解毒之功效。临床屡试屡验。

17. 小儿急性肾炎

案例

陈××，男，9岁，学生。1985年5月10日初诊。

患孩感冒发烧两天，用药（不详）后，感冒症状好转。过两天后发现眼睑浮肿，下肢轻度浮肿，精神疲乏，小便频急，大便偏软。小便常规：蛋白+++，白细胞++，红细胞少许。脉浮偏数有力，舌苔薄白。处方：生麻黄3g，连翘6g，前胡5g，杏仁5g，赤小豆15g，桔梗5g，蝉蜕5g，白茅根15g，生甘草3g，滑石10g。每日1剂，水煎服。

二诊：5月13日。服前方3剂，自觉身体轻松，精神好转，尿频消失，浮肿消退。尿检：蛋白+，白细胞±，红细胞-。脉缓有力，舌苔薄白。嘱服7剂。

三诊：5月20日。服上药7剂后，尿检正常。自觉症状消失，饮食、二便、睡眠均正常。嘱其继续服上药，每日1剂。

按 本案前方前后服上方25剂，症状完全消失，多次尿常规检查均正常。急性肾炎，中医称风水。治疗以宣肺利水为法。肺气能宣散，水邪得下泄，症状能较快消失。但在尿检正常以后，仍必须坚持服药，直至蛋白消失不反复为止。方用麻黄连翘赤小豆汤，宣肺利水，加宣肺药、疏风药使风邪能透达于外，加泄热利水药，使水湿能下泄，故病可速愈。本案未用任何其他药物，随访半年未复发病。这种病发现早治疗及时，是能快速取效的，如治疗彻底，复发也就很少。但不能过早用补。

18. 小儿消化不良

案例

刘××，男，6岁。1995年4月5日初诊。

患孩发育良好。唯面色萎黄，精神不振，食纳少，腹胀，大便稀溏日3~4次，有时大便如蛋花状，或不消化的食物残渣，小便短，偶尔有几滴米汤样尿液。夜间睡不安静。手心发热。容易感冒。脉缓有力。舌淡红润，苔黄薄腻。拟方：党参10g，白术5g，茯苓10g，广陈皮5g，炒谷、麦芽各10g，焦山楂10g，枳壳3g，胡黄连3g，炙甘草3g。每日1剂，水煎分2次服。

二诊：4月24日。服上药7剂后，食量增加，腹胀减轻，大便成形，小便清，手心不发热，夜寐安宁，脉缓有力。守上方加山药10g、扁豆6g。每日1剂，嘱服7剂。

三诊：5月6日。患孩服药后，面色红润，食纳正常，大便成形，小便清长，脉缓有力，舌淡红润薄白苔。改用参苓白术散加炒鸡内金、炒谷麦芽、焦山楂等，研末冲服，每日早晨空腹服5g。嘱其调理饮食，注意摄生。

一月后随访，小孩面色红润，活泼可爱，仍服参苓白术散冲剂。

按 小儿消化不良，除有精神不振、面色萎黄、腹胀便溏等症状外，还有几个临床特征：一是夜寐躁烦不宁，二是手心发热，三是夜寐流口涎，四是小便有米汤样尿液。其中有一两个特征便可诊断为消化不良。

目前，无论城市、农村的孩子，凡消化不良者，均为营养过剩的消化不良。因为脾胃娇嫩，食物量大，特别是肉食过多，这无疑会造成消化不良。所以治疗本病一是补脾，一是消食，根据不同情况，或先补后消，或先消后补，或消补并行，一般是能取效的。另外，由于饮食积滞，可以产生内热（脾胃积热），此时应在消食健脾药中加入清积热药，胡黄连是首选药，该药清积热不伤肠胃。当消化不良症状缓解后，用参苓白术散研末冲服，这又是巩固疗效，增强脾胃功能的重要一着。

19. 小儿腹泻

案例

夏××，男，1岁8个月。1996年7月26日初诊。

小儿反复腹泻近两个月，精神差时啼哭，时而呕哕，时而低烧，大便初有黏液夹血，后转水泻，便频而不畅，口渴欲饮凉，小便反清长，舌略淡苔薄白，指纹隐而不显，淡而色蓝。属脾虚夹滞，气不升津。拟用七味白术散兼消导。处方：藿香5g，葛根8g，木香5g，枳壳3g，党参8g，白术5g，茯苓10g，炒谷、麦芽各8g，青、陈皮各3g，白芍5g，扁豆10g，炙甘草2g。每日1剂，水煎分多次服。

二诊：1996年7月30日。服上药4剂后，腹泻已止，发热停止，口渴渐除，不呕，食纳渐增，精神好转，舌色指纹均正常。病情是脾气已升，暑湿已退。守上方去枳壳、青皮。继服7剂而痊愈。

按 小儿夏季腹泻，是暑湿困脾，津不上承故泄泻口渴。七味白术散是补脾升津，治疗夏季小儿腹胀的法定之方。因为小儿脾胃娇嫩，受夏暑之气侵击，虚弱之脾胃为湿所困，产生腹泻、低热、口渴、呕逆之症，用是方补益脾胃、升腾津液，有其独特之专功。

20. 小儿尿崩症

案例

冠××，男，5岁。1999年5月1日初诊。

患孩口渴、尿多已1年之久，经省内外儿科专家多次检查，确诊为尿崩症。接诊所见：患孩发育正常，智力良好，语言清晰，行动灵敏，好动，饮食正常，与同龄人无异。惟饮水多，小便多，每天饮若干次，一次饮500ml以上，且一口气喝完。约15分钟即小便，颜色白无泡沫，无恶臭，每次小便量在400ml以上。晚上口渴，小便则暂时停止，发热退，渴饮小便依然。脉缓有力，舌质淡润苔薄白。询及治疗经过，西药尿崩停、中药滋补肾气、收涩膀胱者用之甚众。姑从化气利水与收涩并行，选方五苓散加味：白术5g，泽泻5g，猪苓5g，茯苓10g，桂枝3g，桑螵蛸6g，芡实10g。每日1剂，煎两次和兑后分两次服。当晚在旅店煎服1剂，整晚既未喝水，亦未小便，家长十分高兴。后每日1剂，仍守前方，第3天开始渴饮小便又慢慢增加，5天后，喝水与小便恢复如病前。

二诊：5月8日。服前方7剂，前两剂出现神奇之效，后两剂慢慢地渴饮与小便又恢复如前，脉舌无异。遂守原方加生黄芪10g、防风5g。每日1剂，煎服法同前。

三诊：6月10日。患孩服用上药，口渴饮水量有所减少，小便量亦减少，其出入水量约减去五分之二，略有寸功。脉舌如常。治疗在原方的基础上加减，拟方：熟地10g，枣皮5g，丹皮5g，山药10g，泽泻5g，茯苓10g，金樱子10g，芡实10g，每日1剂。本方与上方交替服用。即今日五苓散，明日六味地黄丸。上法服一星期并未见异常，当服药至半个小时，喝水与尿量恢复至病前的量，证明六味地黄丸加味不能起到治疗作用。于是将五苓散加味（上述原方）研末，每日早晨空腹米汤冲服5g，另用参苓白术散加味研末冲服，每日5g。

启用上述方案后，国庆节期间来诊。代诉：口渴饮水量减至二分之一，小便亦减少一半。且感冒少，饮食量增加，身体状况良好。

四诊：2000年2月15日。经过10个多月的治疗，除上述中药治疗外，未用其他药物，患孩发育良好，聪明活泼，饮食正常。白天约喝水4～5次，其量约为原来的五分之二。小孩在幼儿园，能和小伙伴玩耍，听故事，做游戏，可以维持45分钟至1小时不喝水不撒尿。脉舌正常。嘱其仍以五苓散合玉屏风散加桑螵蛸、芡实研末冲服。如此治疗至2000年下半年入小学，喝水量减至100～300ml，每天约3～4次，晚上1～2次，小便量相等。入学以后能听完一节课，不影响学习，成绩优秀。

五诊：2001年2月20日。患孩相隔一年，身高增长，身体结实，说话有条理，学习成绩优良，饮食、睡眠正常。脉舌正常，喝水量维持在半天喝两次，每次100～300ml之间，尿量相等。病情稳定，可以视为临床痊愈。但尿比重仍很低，未做其他处理，仍以上述两法继续观察。

按　笔者20年前曾治过尿崩症，也是用五苓散加味，但未系统观察和随访。本案经多年的治疗，在未获效的情况下转来求治。经近3年的治疗观察，跟踪随访，能较为系统全面地说明问题：

（1）用五苓散治尿崩症，是在温化膀胱之气，气化则水化。尿崩症喝水多，所入之水无力气化，故饮一溲一，经长期服用五苓散，慢慢使气化功能恢复，故而竟用五苓散取得较为理想的疗效。由此可见，尿崩症从膀胱气化入手治疗，思路是正确的。

（2）初用五苓散疗效惊人，家长通宵观察未眠，小孩竟一夜熟睡，不喝不尿，这可能是前一年多未用中药，初用中药特别敏感的缘故。但多服几剂后慢慢又增加喝水量和小便量，这应当是由量变到质变的过程。“冰冻三尺，非一日之寒”，所以在继续用药的基础上，慢慢看到疗效，且很稳定。

（3）尿崩症为什么用六味地黄丸加补肾药无效。通过短期用六味地黄丸的效果看，又观察用五苓散有效的实际情况来推论，尿崩症的病机是气化不利，非肾虚膀胱无权。肾虚不是尿崩症的关键所在，这也符合小儿之元阴元阳充沛，无须及肾，故始终在膀胱气化上做文章，临床事实作了很有力的证明。

（4）五苓散的服用方法，是取得疗效的重要因素。初起大半年用五苓散是煎剂汤药，后因煎药麻烦，家长提出有何办法替代？于是想起《伤寒论》中五苓散的服法是将五苓散研粗末，以米汤冲服。故将五苓散的服法改汤为散，经短暂的一星期观察，其疗效好于汤剂，以后两年中用五苓散研末冲服，疗效堪称满意。笔者在其他病例中用五苓散，以米汤冲服散剂，疗效确实好于汤剂，可见仲景书中所载的服法，值得进一步去验证和总结。

21. 小儿夜尿

案例

黄××，男，3岁，1998年，6月13日初诊。

患孩每夜尿多，少则2～3次，多则5～6次，尿量中等色清。观其面色白，发育尚可，但较之同龄孩子身体更瘦小，饮食量少，大便正常，睡眠受影响，脉缓指纹黯红，舌淡苔薄白润。从上述病情看，除夜尿多外未见其他病症，姑从膀胱气化不利而论治。拟用五苓散加味：白术6g，茯苓10g，泽泻5g，猪苓5g，桂枝3g，桑螵蛸6g，芡实10g。每日1剂，嘱服7剂，容后再议。

2001年9月13日因咳嗽而就诊，其母告知，上次夜尿多，服用7剂药后，完全治愈，至今未复发，夜间和正常小孩一样，通常不用起床小便。

按 小儿夜尿多，用五苓散加味，七味平淡无奇的药，治好多年的尿频症。且是3年之后得到的回报，十分兴喜，可以书写一笔。缘何小儿尿多，用五苓散能治愈？究其病因是膀胱气化不利，水不能化气升腾，故而下泄为溺。以方测证而论，小儿脾胃娇嫩，脾的运化不强，故而影响膀胱。五苓散是补脾化气利水之剂。综观病与方，方与药，用五苓散治尿多，却是有板有眼的。加桑螵蛸、芡实均为收涩药，性平不温，加强缩尿的功效。

或问，尿多为何不从膀胱与肾相关而用温肾补脾求治。如果从生理而论，用温补脾肾药也是情理之常，对于年老者有脾肾不足之症，应当温补脾肾。本案是3岁的小孩，小孩是纯阳之体。所谓“阳常有余，阴常不足”。患孩只能补脾化气。这就是笔者习用五苓散治尿频的道理之所在。

四、外科疾病

1. 牛皮癣

案例

吕××，男，58岁，干部。1999年10月10日初诊。

患者经多家皮肤病院确诊为牛皮癣。就诊时所见，面部、颈部、胸腹部、上下肢、臀部、全身起蚕豆大红色斑块，瘙痒，如涉水、曝晒则瘙痒更甚。饮食、二便均正常，脉缓有力，舌黯红，苔薄白。血压正常，经一年多治疗，内服外敷涂擦多种药膏均未收效，故求治于中医。察其皮色鲜红，且表皮剥落处鲜红而嫩，全身表皮脱落多次。检查所服中药尽为清热凉血解毒之品，大苦大寒，红花蛇蝎之类，久用失效。苦思良久，清热药、解毒药、凉血药、祛风药均无效。其病深日久，惟有湿热邪伏血分则非上药所宜，故从清理血分湿热入手求治，选用当归拈痛汤加味：当归10g，羌活6g，升麻6g，猪苓10g，泽泻10g，茵陈15g，茯苓15g，葛根15g，苍术10g，白术10g，苦参10g，知母10g，炙甘草5g，防风10g。每日1剂，水煎3次分服。

二诊：10月22日。服上方10剂后，自觉和以往服药反应不同，皮肤间似有一种疏散轻微的瘙痒感受，并觉这种感觉极为舒服，随之大面积脱皮，从面部、上肢、胸腹至脚，其表皮一块一块脱落，用手撕一下即一大片，不痛，无分泌物，皮下的新鲜嫩肉鲜红。其他一切正常。因其皮下有蚁行感，倒感觉全身疏通舒畅。脉缓有力，舌淡红而润，薄白苔。拟从上方中加凉血清热解毒的丹参15g、赤芍15g、金银花15g、土茯苓20g，每日1剂，水煎2次分服。

三诊：11月9日。服上药后大便轻泻，每日1～2次，自觉皮肤间的舒适感，轻微的蚁行感不复存在，且感皮肤间有一种紧束感受，并觉口淡乏味，食纳减少。其他正常。脉缓有力，舌质淡，苔薄白。综观上述反应，当是凉遏过甚，前者有苦参、知母，后者又加四味凉血清热药，显然是清热药、凉血药过甚，故而将前方改为：当归15g，羌活6g，升麻10g，猪苓10g，泽泻10g，茵陈15g，茯苓15g，葛根15g，苍术10g，白术10g，苦参15g，知母10g，防风10g，丹参10g，炙甘草5g。嘱每日服1剂，水煎分2次服。

四诊：12月1日。服前方20剂，自觉症状明显，仍然恢复皮间的疏散蚁行感，全身又不同程度脱皮，头面部全部脱尽，新鲜皮肤逐渐成正常皮色，胸背上肢渐次脱皮。其他饮食、二便、睡眠皆正常。守上方继进，每日1剂，水煎2次分服。

五诊：2000年1月10日。患者自行服用上药30剂，自觉一切正常，饮食、二便、睡眠皆无异。牛皮癣自胸胁以下，每个疮面缩小，新鲜皮色逐渐恢复成正常肤色，继续脱皮，不痒。头面部未出现新的疮面，脸色正常。脉缓，舌淡红润。嘱继续服用上方，每日1剂，水煎2次分服。

六诊：2000年3月15日。患者以上方每日1剂，未更动任何药，已进上方50剂。皮肤颜色鲜红而润，牛皮癣从腰以下面积缩小，臀部及两下肢转多，继续脱皮。面部、胸胁、上肢均未见新的疹块。其消退和好转脱皮均由上而下，皮肤色亦逐渐恢复正常颜色。饮食、二便、睡眠皆正常。脉缓有力，舌淡红润。守原方加路路通15g，每日1剂，水煎2次服。

此后，患者每月服20剂，除星期天休息一天，其余时间每日服1剂。

七诊：2001年11月20日。患者来诊，所见头面、上肢、胸腹、腰背、臀部到膝以下全部牛皮癣均消失，皮色如常未见有痕迹，惟脚背、踝关节处尚有几颗如黄豆大疮面，其颜色红，其他皮肤接近正常。饮食、二便、睡眠皆无异。脉缓有力，舌淡红润。嘱其继续服药巩固。到此，可以认定，临床痊愈。

按 牛皮癣很难治愈。本例患者，从头到脚，身前身后，上下肢全身无一空地者，见得不多。其经过西药内服外搽，中药亦内外同治历时3年。余接诊后，排除其他治法，不用活血化瘀、祛风凉血等手法，而是在前医诸多方药无效的情况下"标新立异"。牛皮癣采用清血分湿热者，不大多见，用当归拈痛汤者更是少而又少。牛皮癣的病机说法不一，用药也不相同。惟从清理血分湿热者，见之甚少。病入血分，绵绵不已，湿热之邪深入血分，非清热化湿、凉血解毒不可以取效。本案前医用过不少清气分湿热之药无效，又用凉血药亦罔效。其中在用当归拈痛汤的过程中，亦试图加凉血药，但药后出现凉遏太过，失去皮肤舒畅如有蚁行感的反应，故此后只保留丹参一味，且用量较少，并加重当归及苦参的剂量，后又加路路通的温润祛风，整个处方固定不变。随着药效的作用，牛皮癣自上而下逐渐下行消失，其疗效之慢，消失后未反复，可见血分湿热治疗难度之大，真可谓"如油入面"难解难分。前后就两年多的治疗，用当归拈痛一方到底服药数百剂，终获痊愈。实在是一个难得的案例。

2. 脓疱疮

案例

查××，男，41岁工人。1978年6月10日就诊。

病者自臀部至脚腓肠肌部位，散在性脓疱疮，大的拇指大，小的如黄豆大，有脓液，搔抓后脓水流处即生脓疱疮，经前医用清热解毒药如五味消毒饮类和注射青霉素20多天，已延治1个多月，未已。就诊时症状，两臀部、大腿内侧、两下肢均有大小不等脓疱疮，大的有脓液，小的红肿，不能坐，不能仰卧。食纳可，不发热，二便调。脉缓而软，舌黄薄腻。拟用当归拈痛汤加味：当归15g，羌活6g，防风10g，升麻5g，猪苓15g，茵陈15g，泽泻10g，黄芩10g，葛根15g，苍术10g，白术10g，苦参10g，知母10g，生黄芪20g，皂角刺6g，炙甘草5g。嘱服5剂，水煎分2次服。

二诊：6月17日。服前方1剂后，脓疮抽掣疼痛更剧，且流脓甚多，又服二三剂后，疼痛缓解，且未再出现新的脓疱，旧疮结痂，饮食、二便正常，脉舌正常。守原方加金银花15g，嘱服10剂。

二月后病者告谓，上方共服25剂，全部脓疱结痂脱落，皮肤有色素斑样，无其他痕迹。病告痊愈。

次年同时，病者又发脓疱疮，与去年一样，未用西药，服上药10剂，一切正常。此后未再复发。

按 脓疱疮多为湿热郁结而成，由于涉水劳作，或雾露之湿，浸淫肌表，初则为散在的小颗粒，瘙痒异常，搔抓之后感染扩散，除了局部疱疹化脓，还可引起全身症状如发热、恶寒等，所以治多用清热解毒大剂清凉，病延数日或数月不已。此时应当领悟：用清热不能竣工，务必要湿热并清，方能取效。其首选方是当归拈痛汤，方以当归入血分，又配苦参清血分湿热，加之有升散药，有下泄药，其组方之妙，值得玩味。本案用当归拈痛汤全方，并加黄芪、皂角刺，这是仿《医宗金鉴》补气托毒之意，可算是画龙点睛之笔，亦为经验之谈，供读者鉴赏。

3. 下肢静脉曲张

案例

蔡××，女，53岁，退休工人。2000年9月25日初诊。

病者逐渐发现左下肢肿胀重，由膝至肘上行加重。诊时所见，左下肢从臀部以下肿大，开始只知下肢沉重乏力，由踝而上，在脚肘腓肠肌处，明显有静脉曲张疙瘩，随着浮肿加重，屈曲的静脉逐渐内隐，肿势上行，皮肤按之随即隆起，感觉酸胀乏力，行走不便，一只脚沉重一只脚轻松，很不协调，左脚比右脚大2.9cm（患者自己测量的），遂来求治。询问后知其为磨工，长期站立。生育两胎，月经停止。未发现相关病史。饮食、睡眠正常。小便常规未检出蛋白和白细胞。血压、心电图正常。脉缓有力，舌质淡苔薄白而润。根据所述病证和病史以及职业等因素综合分析，本病应是静脉曲张。西医检查：左下肢静脉回流障碍，血栓形成。建议其手术治疗。患者惧于手术，要求中药治疗。姑从益气健脾，除湿通络的大法，选用黄芪防己汤合四妙散加味：生黄芪15g，汉防己15g，茯苓15g，桂枝10g，牛膝15g，木瓜15g，络石藤15g，赤、白芍各15g，炙甘草5g，苍术10g，黄柏10g，生薏苡仁15g，蚕沙15g，海桐皮15g。每日1剂，水煎分2次温服。

二诊：10月9日。病者服上药15剂，自述服药后脚肚子（即腓肠肌部位）有蚁行感觉很舒服，浮肿有所消退，精神略见好转，饮食正常，其他无不良反应。脉缓有力，舌苔薄润。守原方加晚蚕沙20g，每日1剂，水煎分2次温服。

三诊：11月5日。服上药25剂，自觉左脚沉重感去之七八，浮肿明显消退，膝以下柔软，看不到屈曲的静脉，行走较前更协调。其他饮食、二便、睡眠皆正常，脉缓有力，舌淡润苔薄白。根据效不更方的原则，仍守前方再进。

四诊：12月10日。服上药30剂，自述左脚浮肿消退，两脚大小一致，无任何不适，脉舌如常。嘱再服前方加桑枝15g、寄生20g，每日1剂，水煎分2次服，以资巩固疗效。

按 下肢静脉曲张是外科疾病，按常理应当手术治疗，因患者惧于手术，要求用中药试治，这也是一种尝试。视其漫肿从臀部至脚底均匀肿大，可以排除其他炎性肿块，且无色块脓肿之虑。故从气虚脾湿困阻的病机着眼，以黄芪防己汤加味，补虚健脾利水，加络石藤、桑枝合芍药甘草汤与四妙散，取其清利湿热，通络柔筋，抑或还有化瘀滞，加木瓜、蚕沙既可柔筋，亦可祛风胜湿。诸药合并，起到补益气虚，祛除湿浊，消散瘀滞的作用。经治后，浮肿消尽，两脚大小相对称，左脚屈曲之静脉已消散。2002 年 4 月 10 日追访，病未复发，左下肢光滑柔软，无任何痕迹。

这一收获，外病内治，从中医的病机、治则看是能解释清楚的。如前所述补益气虚，祛除湿浊，消散瘀滞，起到应有的疗效。不过，这只是个案，不具有普遍性，如有同样的病例，不妨一试。

五、其他疾病

1. 癫痫

案例一

龙××，女，9 岁，学生。1986 年 5 月 6 日初诊。

患孩发病前是学习优等生。突然感到精力不集中，夜寐烦躁，情绪躁动，继之晚间发现有抽搐，人事不省，口吐白沫，牙关紧闭，约 2～3 分钟后，仍熟睡，次日疲劳不起床。开始每月 1～2 次不等，随后发作频繁，每周发 1～2 次，白天也发，学习随之下降，考试不及格。已服西药镇静，未见效。后又服中药镇痉息风，诸如天南星、天竺黄、蜈蚣、全蝎、祁蛇之类甚多。时逾半年，病未控制，无法坚持学习。

就诊所见：患孩消瘦，面色两眼红赤，躁动不安，坐立不宁，喜欢说话，食纳少，夜寐辗转不稳，说梦话，手心热，大便干燥，脉细弦数，舌红少苔，舌根黄腻，中心红赤。综观上述，实为心火亢旺，肝胆不宁；又因久病过服祛风燥血之虫类药，虑其实中有虚。姑从清心泻火、养血镇痉论治，佐以养胃化痰。处方为黄连阿胶汤合三甲复脉汤化裁：黄连 3g，阿胶 6g，白芍 10g，炙甘草 3g，生龙、牡各 10g，炒龟板、鳖甲各 10g，炒谷、麦芽各 6g，山药 10g，法半夏 6g，鸡子黄 1 枚（冲服），生地 10g，连翘 6g。嘱服 5 剂，每日 1 剂，煎 2 次稍凉服。

二诊：5 月 13 日。服药后，病孩躁动现象基本平定，未发抽搐，睡眠安静，食纳稍增，面色红赤减轻，舌黄腻退，舌面红赤减，手心热减，大便通畅，脉细弦稍数。病情有所缓解，仍守上方继进。嘱服 10 剂。

三诊：5 月 25 日。上药服 10 剂后，病孩诸症减轻，近半个月未发现癫痫发作，性情平稳，语言减少，恢复往日文静状态，饮食正常，睡眠安静，二便正常。学习成绩有所上升。舌苔淡红，薄白润。脉细稍弦。仍守前方加减：生地 10g，白芍 10g，阿胶 6g（烊服），炙甘草 3g，知母 6g，生龙、牡各 6g，炒龟板、鳖甲各 10g，山药 10g，连翘 6g，竹叶 6g，女贞子 6g，旱莲草 6g，浮小麦 10g。每日 1 剂，水煎分 2 次服。

上药服 10 剂后，改为隔日 1 剂。先后服上药 80 余剂，癫痫未复发。随访至今 10 多年，病未复发，学习成绩优秀。

按 小儿癫痫，先后治过两例，基本方药相同，效果可称显著。然而，为何黄连阿胶汤合三甲复脉汤，能治小儿癫痫，这要从小儿生理特点、癫痫的病机以及方药特点来认识，才能观其全貌。首先，小儿为纯阳之体，稚阴稚阳，加之食杂偏颇，很容易造成郁积化火，灼津化燥，成痰成热。如果小孩平常学习特好，性情活泼，智力发育超乎同龄人，这就是酿成阴血亏虚、心火亢胜、肝胆不宁的潜在因素。其次，本案服用过镇静药以及中药抗癫痫的虫类药甚多。所谓"风药燥血"，助热内燃，造成阴虚血燥，使得癫痫越治越偏，有的甚至狂躁不宁，两目红赤，昼夜烦惊，这种因果关系不难体察。再次，缘于小儿癫痫的内因，加之治疗药物偏颇，内外相同，病深不可拔。所以采用滋阴泻火、平肝息风、清心宁神的方药，黄连阿胶汤、鸡子黄汤合三甲复脉汤方可担此重任。抓住病机立法，不随意用虫类药，从本案论治，取得满意疗效，如此成功之举，也可谓是运用之妙，存乎于心吧！

案例二

赵××，女，25岁，工人。1989年4月2日初诊。

病者自诉，最近夜间不自觉地四肢抽搐，牙关紧闭，面色㿠白，约2～3分钟。次日天明后，感觉头晕重紧，疲惫无力，食纳乏味，二便正常。晚间发作的情况，由爱人告知，本人并未有预感，发作后，只知倦怠。起初其爱人并未告知，只是关照其适当休息。后因多次发作，遂来就医。

患者就诊时：面色清淡，情绪不佳，偶尔胸闷叹息，感觉胸脘郁闷，疲乏倦怠，记忆力减退，头脑重沉不舒，食纳乏味量少，二便正常，脉缓有力，舌淡红薄白腻苔。拟用小柴胡汤加味：柴胡10g，太子参15g，黄芩10g，法半夏10g，郁金10g，远志10g，胆南星6g，炙甘草5g，菖蒲6g，生龙、牡各15g，灵磁石15g。水煎每日1剂，分2次服。

二诊：4月10日。服上药7剂后，自觉精神好转，食纳增加。因前日临经，夜间又发一次，约1～2分钟，发作比以往轻，抽搐感亦减轻，第二天可照常上班。脉缓稍弱，舌淡红薄苔。守原方意：柴胡10g，党参15g，黄芩10g，法半夏10g，郁金10g，菖蒲6g，远志10g，柏子仁10g，麦冬10g，生龙、牡各15g，炙甘草5g，浮小麦30g。水煎每日1剂，嘱服10剂。

三诊：5月3日。服上药后，病未发作，精神好转，能正常上班，饮食、二便、睡眠皆正常，月经来潮，情绪稳定，经血量亦无变化。脉缓柔和，舌淡红润。仍守前法，处方：柴胡10g，党参15g，黄芩10g，法半夏10g，郁金10g，菖蒲6g，远志10g，柏子仁10g，麦冬10g，合欢皮15g，灵磁石15g，胆南星5g，生龙、牡各15g，浮小麦30g，炙甘草5g。嘱其隔日1剂，水煎分服。

四诊：7月10日。病者服上药30余剂，一切正常，精神倍增，工作如常，饮食、二便、睡眠皆正常。在二月初的一个晚间，夫妻性生活以后，约半夜3点钟，偶然抽搐几下，约半分钟后，爱人将其叫醒，询问情况，无不适之感，且很快入睡，次日一切如常。察其面容体态，精神状况，询其饮食，二便睡眠，思维均未见病态，脉和缓不疾不弦，舌苔淡红而润。遂疏原方加知母10g、酸枣仁15g。隔日1剂，水煎分2次服。

1995年7月间来诊，谓其上次服药20余剂，未复发病，亦未用任何药物，正常生活和工作。近来因劳累和情绪不悦，又发作两次，但很轻微，并无明显的后遗症，其他正常，脉舌亦未见异常。遂用前法稍事加减，服1～2星期后停药。本病经第一次治疗后，临床基本痊愈，未用任何西药。

按 本案癫痫未见明显痰象，所以均为肝郁情绪不宁，胸闷叹息，故用小柴胡汤加味治疗。在方中加开窍的菖蒲、远志；加龙骨、牡蛎、灵磁石，取其镇静，使之动静相合，又佐少许南星配半夏，和胃以祛无形之痰。前后七年未有大的波动，照常工作生活，可见其疗效是稳定的。

2. 精神分裂症

案例

李××，女，16 岁，中学生。1997 年 5 月 21 日初诊。

病者去年 12 月份因出现头脑空白，精神抑郁，或狂躁不宁，哭笑无常而住院，用西药镇静剂治疗数月。现症：病者精神抑郁，少言寡语，视物呆滞，经常自责，睡眠不宁，梦寐惊悸，纳食正常，大便干结五六日一行，小便偏黄，口不干苦，体态偏胖。起病于月经期，自感思想压力过重，焦虑，手心发热，逐渐加剧。舌质红略黯，苔薄腻，脉细数而不流畅。处方拟用柴胡温胆汤加味：柴胡 10g，法半夏 10g，黄芩 10g，党参 15g，炙甘草 5g，枳壳 10g，竹茹 15g，陈皮 10g，茯苓 15g，郁金 10g，绿萼梅 10g，青皮 10g，佛手 10g，炒鸡内金 10g，炒谷、麦芽各 10g，虎杖 15g。水煎每日 1 剂，分 2 次服。

二诊：1997 年 6 月 7 日。服上药 15 剂后，精神状态明显好转，言语对答思路清楚，不烦躁，抑郁的神志改善，有正常喜怒情感，睡眠安静。本次月经来潮，未见情绪波动，稍感肩背部酸疼，月经血色、血量均正常。大便偏稀，小便稍黄，舌质淡红，苔薄白，脉弦细稍数。据上述，病情已有好转。拟守上方加浮小麦 30g，嘱服 15 剂。另在每晚睡前服珍珠粉 1 支。

三诊：1997 年 6 月 28 日。服上药后，情绪稳定，不烦躁，惟睡眠多梦，大便 1 ~ 2 日一行,小便清，脉缓稍弦，舌润而净。仍按原方加代代花 10g。嘱服 15 剂，每日 1 剂分 2 次服。

四诊：1997 年 7 月 12 日。近来精神好转，看书、看电视均与往常一样。语言、感情交流恢复如前，有复学念头。月经期稍烦躁，饮食、二便、睡眠皆正常。舌质淡红，苔稍厚，脉缓。（上周稍有感冒症状，流涕，微咳少痰）。处方：柴胡 10g，黄芩 10g，党参 15g，炙甘草 5g，法半夏 10g，陈皮 10g，茯苓 15g，枳壳 10g，竹茹 15g，黄连 3g，郁金 10g，绿萼梅 10g，青皮 10g，佛手 10g，炒鸡内金 10g，炒谷、麦芽各 10g，代代花 10g。水煎每日 1 剂，分 2 次服。

五诊：1997 年 7 月 26 日。服上药 15 剂后，精神较前又有好转，思维敏捷，语言对答流畅，情绪稳定，月经正常，饮食、二便、睡眠皆正常。舌质淡红，苔薄黄，脉缓。嘱继服原方，每日 1 剂，分 2 次服。

六诊：1997 年 9 月 6 日。患者服上药 20 余剂，无任何不适，饮食、二便、睡眠皆正常。并已复学上课，只是感觉听课较吃力，过去的功课记不清楚。嘱其不要过于紧张，先适应一段，以后再慢慢恢复。并隔日服 1 剂药，仍按原方，药量不变，继续观察。

按 本例青春期精神分裂症，从始至终用小柴胡汤合温胆汤加味，疗效进展稳定，业已复学。之所以能取得理想的疗效，其一是取小柴胡汤调和肝脾；其二是取温胆汤清胆和胃，肝脾得以调和，胆胃得以清泄，适当加行气疏肝，健脾消食之品，三焦舒畅，情绪自然安和。不用重坠镇静直折泻火乃至活血化瘀的攻伐药。因病者未显胃实火炎的焦燥实证，故不能攻伐太过，而着重于调和肝胆脾胃，因势利导，取得较为满意的疗效。

3. 精神忧郁症

案例

王××，男，20 岁，电工。1997 年 3 月 17 日初诊。

患者因情志不遂而出现神疲，四肢萎软，昏昏欲擗地，神识清楚，息粗气喘，四肢轻微抽搐，每次发作持续20分钟，自3月4日至今共发作两次，发作过后自觉精疲力竭，眼眵甚多，眼睛干涩而痛，就寝之前精神较兴奋。恶心，欲呕吐，食欲减退，大小便正常，舌红苔黄腻，脉缓稍弦。症属痰浊内扰，心神不宁。拟以化痰清热，安神宁心为法。方拟黄连温胆汤加味：黄连3g，菖蒲10g，远志10g，郁金10g，茯苓15g，法半夏10g，枳壳10g，竹茹15g，陈皮10g，灵磁石15g，川楝子10g，炙甘草5g。每日1剂，水煎分2次服。

二诊：1997年3月24日。服上方7剂后，诸症悉减，但仍时有烦躁，容易疲劳。劳累后四肢萎软无力，食纳量增，夜寐欠安，恶梦纷纭，口不干不苦，大小便如常，舌淡红苔薄白，根部略腻，脉缓略弦。守原方加柴胡10g、黄芩10g、太子参15g、生龙牡各10g，每日1剂，水煎分2次服。

三诊：1997年4月4日。上药服10剂后，诸症大减，仍觉神疲力乏，偶有烦躁不安，用脑不能持久。精神尚好，夜寐尚可，饮食明显增加，大便偏稀，无腹胀腹痛，舌尖红苔根部较腻，脉弦软。守上方，太子参改党参15g，去灵磁石、川楝子、生龙牡、黄芩，加夜交藤10g、合欢花10g，水煎每日1剂，分2次服。

四诊：1997年4月11日。服上药后，精神好转，更能耐劳，烦躁已不明显，夜梦仍较多，纳食尚可，大便偶稀，舌尖红苔薄腻，脉细涩。守上方加连翘10g，每日1剂，水煎分2次服。

五诊：1997年4月18日。服上药7剂后，烦躁已除，夜梦减少，食欲正常，二便无异，脉舌如常，正常上班，一如常人。嘱其用4月11日方再进10剂，隔日服1剂，服完后停药。

1998年2月14日随访，已一年之久，未复发病，坚持正常上班工作，临床痊愈。

按 本案患者正值青春年少，涉世之初，工作压力、人际关系多种因素导致精神忧郁，肝郁气滞影响脾胃，形成痰浊内扰，心神不宁，郁久化热，形成胆胃痰热阻滞，影响心神，发为心神不宁，昏仆抽搐，故首用黄连温胆汤加味，清热化痰，镇心安神，药证相符，病情显著好转，继之以柴胡龙牡汤加入前方，增强其调达肝胆之力，使病情进一步稳定，并以此取得较好的临床疗效，经一年追访，病未复发。

4. 糖尿病

案例

胡××，男，65岁，干部。1997年8月30日初诊。

病者患2型糖尿病近2年。口渴多饮，饮食量增，小便偏多。体形肥胖，嗜肥甘厚味，精神较差，血压正常，心电图正常。尿糖+++，空腹血糖13.4。脉缓偏弦软，舌苔薄白润，舌体胖大。处方：生黄芪15g，山药20g，玄参15g，苍术10g，生地15g，百合20g，知母10g，天花粉15g，石斛15g，乌梅10g。每日1剂，水煎2次服。并配合小剂量消渴丸。

二诊：1997年11月20日。病者服上方80余剂，自觉精神好转，口不甚渴，小便亦不多，夜尿1~2次，食欲正常，每餐米饭2~3两，无饥饿感。复查尿糖阴性，餐前血糖7.6左右。血压130/89mmHg。其他无任何不适。脉缓柔和，舌淡润。守方加丹参15g，每日1剂。另服小量消渴丸合六味地黄丸，以巩固疗效。

按 糖尿病是难治病之一。笔者沿用北京施今墨老中医的两对药：黄芪配山药，玄参配苍术。以上药在临床加减运用，似乎疗效尚可，不少病例取得近期疗效。如有口渴甚者加生地、百合、知母、乌梅；如小便量多者加益智仁、芡实；如饮食增多而渴者，加南北沙参、石斛、扁豆养胃阴、胃气。

笔者体会：初期消渴、饥饿、小便多等症特甚，可以按上中下三消论治，如三多症状缓解，只是尿糖+++，血糖偏高，其他无实证，则不能用清热、损谷利尿的攻伐，因其为消耗性疾病，所以总以恰当的补益为好。此外，单纯口渴饮水，余无他症，尿糖阴性者，仍属消渴证。可见消渴不等于糖尿病，糖尿病未必就有消渴，不能滥用降糖药，应从辨证求治。

5. 糖尿病并发神经炎

案例

邓××，男，48岁。1996年6月10日初诊。

患者自诉多饮、多食、多尿1年多，伴手足麻木半年。1994年8月在单位医院检查：血糖 mmol/L，经服用消渴丸后多饮，多食、多尿等症明显改善。自去年10月份以来出现手足发麻、疼痛无灼热感，并伴有腰痛，神疲乏力，血压不高，饮食已控制，大便色黑，时干时稀，尿稍黄，舌质红，舌尖尤甚，苔薄黄，后半部稍腻，脉细略数。

本病由消渴引起血痹气滞血阻不畅，治当以益气活血通络，方取桂枝汤加味：生黄芪20g，桂枝10g，赤、白芍各10g，牛膝10g，桑寄生15g，桑枝20g，秦艽10g，姜黄10g，炙甘草5g，生姜3片，大枣3枚。每日1剂，水煎分2次服。

二诊：1996年6月18日。服上药7剂后，肢体麻木疼痛减轻，握力增大，腰痛，晨起活动后可缓解，时觉胸部闷痛，时感饥饿，食后头昏沉欲睡，小便5~6次/天，量减。面色虚胖淡黄，舌尖仍红苔少，脉细稍急，寸部沉弱，血糖15.7mmol/L。自服消渴丸。守原方加鸡血藤15g、络石藤15g。每日1剂，水煎分2次服。

三诊：1996年6月25日。服上方7剂后，前症减轻，但身痒，易饥，大便呈糊状，舌红而滑润。血糖8.1mmol/L，仍守前法，汤药、丸剂并进。

四诊：1996年7月5日。服前方7剂后，善饥消食症明显减，但又复见肢体麻木，痛而乏力，面色淡黄浮肿，脉细偏弦数。舌苔薄白润质偏红。处方：生黄芪30g，山药30g，苍术10g，玄参10g。同时服消渴丸合六味地黄丸。

五诊：1996年7月23日。按前法治疗半月，饥饿感明显减轻，头晕、肢体麻木等症亦随之而减，舌边尖红苔少，脉虚软无力。处方：生黄芪20g，山药30g，苍术10g，玄参15g，牛膝15g，木瓜10g，桑寄生20g，络石藤15g。每日1剂，水煎分2次服。

六诊：1996年7月30日。服前药后，四肢关节及小腿胀痛减，但踝关节仍痛，饥饿感较前稍增，小便多泡沫，并见上浮油膜。舌尖略红，舌薄白，脉虚缓乏力。守上方增强其固肾摄精之力，加芡实20g、菟丝子10g。每日1剂，水煎分2次服。

七诊：1996年8月9日。服前方后，血糖稳定在7.5~8mmol/L之间，精神较好，食纳量不多，肢体麻木减轻，小便油膜状已消失，但仍多泡沫。舌尖略红，苔薄润少苔。脉虚软乏力。处方：生黄芪20g，山药30g，苍术10g，玄参15g，太子参20g，五味子6g，麦冬15g，牛膝15g，木瓜10g，寄生15g。每日1剂，水煎分2次服。

八诊：1996年9月13日。服前方24剂，诸症悉减，手稍有麻木，食纳如常人，早晨起床后小便多泡，其他为清淡尿液。舌转嫩而不红，脉缓而软。守上方加乌梅15g、赤芍10g、丹参15g。每日1剂，水煎分2次服。

九诊：1996年10月4日。服前方10剂后，除稍有饥饿感，其他症状均消失，但劳累后可出现小便浮油状物，夜寐尚安，脉缓有力，舌淡润薄白滑。守9月13日方加芡实15g、益智仁10g，每日1剂，水煎服。

十诊：1996年10月22日。服前方7剂后停药，未见任何不适。自觉精神、食欲、二便、睡眠皆属正常，脉缓有力，舌质淡红，苔薄润。拟方：生黄芪20g，山药30g，苍术10g，玄参15g，太子参20g，五味子6g，麦冬15g，牛膝15g，木瓜10g，寄生15g，乌梅15g，丹参15g，赤芍10g，芡实15g，益智仁10g。每日1剂，水煎分2次服，另服杞菊地黄丸。

上方服10剂后停药，单服六味地黄丸。血糖稳定在7.5~8mmol/L之间。能坚持正常上班，1997年12月10日面遇告知，病情稳定，未见反复，停药后一直服六味地黄丸。1998年随访神经炎肢体麻木未加重，病情稳定，生活如常。

按 本例糖尿病患者已延日久，由血糖尿糖高峰，而伴发神经炎。首先接诊用桂枝汤加味，调和营卫，益气通络，使血脉流畅，肢体麻木缓解。继而又出现善饥，血糖又升高，小便亦偏多的糖尿症状明显，此时用施今墨老的两对药：黄芪配山药，玄参配苍术，服用之后血糖一直保持下降直至稳定。尔后视其肺肾不足，又增加生脉散、芡实、益智仁以补益之。应用此方后，病情基本稳定，坚持半年有余，并达到巩固疗效的目的。

糖尿病是一个难治症。笔者用中药治疗取得一定的疗效，如是初期渴饮、消食俱甚，用生津清热，养胃敛阴控制后，用施老两对药巩固颇有临床疗效。施老在病者渴饮特甚，舌苔白，实为津不化气，气不布精时用的生黄芪配山药，玄参配苍术，疗效特别明显。笔者体会其中用苍术的高明处，实在微妙。因为苍术有燥湿运脾之功，又配玄参滋肾水，如此搭配控制口渴实在是上工之良策，临床屡屡见效。

6. 风湿性关节炎

案例

甘××，男，5岁，樟树市。1986年3月6日初诊。

患孩在当地医院治疗近两个月，最近在某医院住院治疗，经各种检查确诊为风湿性关节炎。就诊所见症状：全身消瘦，呈慢性病症，语声低微，食纳差，小便黄，大便稀，低热，T37.3~37.5℃之间，夜间出汗，两膝肿大，扪之灼手，触之疼痛呻吟，腓肠肌消瘦，两脚内外踝关节肿大，不能站立，脚着地即呻吟啼哭。脉浮虚细数，90~100次/分，舌质红，苔薄黄白腻。两次住院所用均为肠溶阿司匹林，注射青霉素。从患孩的风湿性关节炎痛着在膝关节，其次是踝关节，属于鹤膝风类之症，实因风寒湿痹，非痰湿流注。姑从祛风胜湿，清利湿热入手治疗。方以芍药甘草汤合四妙散加味：赤、白芍各6g，炙甘草6g，黄柏5g，苍术5g，生薏苡仁10g，牛膝6g，防风6g，秦艽5g，独活5g，海桐皮10g，豨莶草6g，伸筋藤10g，忍冬藤子10g，地龙5g。每日1剂，水煎分2次稍凉服。

二诊：1986年3月14日。服前方7剂后，脚膝疼痛明显好转，局部红肿灼手仍未减，但能在地上扶着凳子跛行，痛苦呻吟减少。低烧亦趋消失，体温在正常范围，夜间出汗少。食纳增加，苔腻减轻。病孩已出院在家调治。

综观药证相符，取得初步疗效，因患孩长期为风湿所困，加之营养失衡，故拟增强调补脾胃，养血活血之举。守上方加当归6g，山药10g，扁豆6g，炒谷、麦芽各6g。每日1剂，水煎稍温服。

三诊：1986年3月30日。患孩服前方15剂后，食纳明显增加，全身情况有所改善，面色红润，语言活泼，低热退清，二便正常，两踝关节红肿痛基本缓解，膝关节肿大稍减，局部灼热减轻，走路能跛行拐跳。脉缓有力，80次/分，舌苔稍腻，舌质红润。病情已有较好的进展，应增加补气活血养血。遂改方如下：生黄芪10g，当归6g，赤、白芍各6g，炙甘草5g，秦艽6g，防风6g，川芎3g，制首乌10g，黄柏5g，苍术5g，生薏苡仁10g，牛膝6g，独活5g，寄生10g，海桐皮10g，豨莶草6g，地龙5g，鸡血藤10g。每日1剂，水煎分2次服。

四诊：1986年5月25日。服上药20剂，患孩已能单独行走，惟走路跛行摇摆不稳，且顽皮乱跑摔跤。两膝关节尚有浮肿，原来如鹤膝状，已有较大好转，脚肘肌肉亦更丰满，全身情况继续好转，饮食、二便正常，脉缓有力。舌淡红薄润苔，守原方加伸筋藤10g、千年健10g，每日1剂。

五诊：1986年4月29日。因春耕农忙，未能及时复诊。服上药20剂，患孩情况良好，步履较前端正，除有轻度跛行，未见异常，两膝关节肿亦有进一步好转，仅外形有轻微浮肿，触摸不痛。小孩好动，随大人在田野玩要，饮食、二便、睡眠皆正常。脉缓有力，舌苔薄白润。守3月30日方加桑枝10g，每日1剂。

六诊：1986年6月25日。患孩服前方20剂后，全身情况明显好转，生长发育如同龄小孩，特别活跃好动，喜欢讲话。两膝关节恢复如常，腿肘丰满，踝关节正常，两下肢浮肿消失，皮肤温差如常，饮食、二便、睡眠皆正常。脉缓有力，舌淡红苔薄白润。拟改补气养血，柔筋健骨之法。方拟三痹汤加减：生黄芪10g，当归6g，熟地10g，白芍6g，川芎3g，独活5g，秦艽6g，防风5g，桑白皮10g，牛膝6g，党参10g，菟丝子6g，补骨脂6g，续断6g，寄生10g。水煎每日1剂，分2次服。

随访：患孩服上药40余剂停药，一切功能恢复如常，发育良好，关节炎已得到根治。此后1987、1988两年家长均传信告谓，患孩病情稳定，已是小学三年级学生，成绩优良。

按 小儿患风湿性关节炎，是笔者接诊的第一例，经两家医院的检查和治疗，用青霉素、阿司匹林，治疗时间长达近半年，病情未见好转，且发展更趋严重，两膝肿痛如鹤膝，中医称鹤膝风（结核性关节炎），多为痰湿流注。风湿热痹亦可类似鹤膝风，此患儿尚属首例。其治疗经过：首用芍药甘草汤合四妙散，活血定痛，清利湿热，收到预期效果。二诊增加养血助脾药，对补益脾胃起到了应有的作用。三诊则仿三痹汤益气活血，兼顾清利湿热，服用近两个月，症状明显改善，扫清了外围。四诊以扶正为务，撤去清热燥湿药，转而补气养血，柔筋健骨，取得巩固治疗的效果。此间有三点值得提出的是：一，清湿热祛风寒，务必做到彻底，所谓“除邪务尽”，不能留寇，用清利湿热药，必须用到一定的火候方可撤退。二，全面整体调整机体，补益气血，平调脾胃至关重要。患孩始则食纳差，脾胃受阻，故要注意调理脾胃，既不可峻补，又不可滋腻，使脾胃功能得以恢复，气血功能有转机即可。三，巩固治疗阶段，补益气血，滋养肝肾是治本之图，一则取其治病，二则取其健体，但用药不能偏颇，以平补为是。

7. 类风湿性关节炎

案例

刘××，女，27岁，幼儿教师。1979年4月8日初诊。

患者就诊时，两手指关节肿痛变形，下冷水则疼痛更甚，晨僵明显，手指已不能弯曲，遇阴雨天疼痛加剧，局部红肿明显。抗“O”、血沉正常，类风湿因子阳性（经多次检查均呈阳性）。其他如月经、饮食、二便、睡眠皆无异，惟发作时夜间疼痛，影响睡眠，脉缓稍弦，舌淡润，血压正常。处方：桂枝10g，白芍15g，制附片10g，生麻黄6g，知母15g，白术10g，防风10g，秦艽10g，制川、草乌各6g，炙甘草5g，生姜3片。每日1剂，久煎1小时，煎2次分服。

二诊：4月20日。服上方10剂，自觉手指关节胀痛感减轻，晨僵消失，洗冷水疼胀痛减轻，其他仍正常，嘱其原方再进。

三诊：11月5日。病者在单位取药，先后服40多剂，手指关节红肿基本消退，变形未见加重，其他均正常。脉缓，舌淡润。守上方再进。另加一方，两者交替服用。处方；独活10g，寄生20g，秦艽10g，细辛3g，防风10g，熟地15g，白芍10g，川芎5g，当归10g，桂枝10g，茯苓15g，杜仲10g，牛膝15g，党参15g，生黄芪15g，桑枝15g。水煎每日1剂，煎2次分服。

此后，患者还到外地就医，在专科医院用虫类药治疗，亦未能改善症状。有时也来复诊，用前两方交替使用。

2001年10月15日又来复诊，病者诉：自接受上述治疗后，手指关节仍稳定在原来的模样，变形未加重，生活能自理，坚持上班。已停经一年多，体态丰满，坚持锻炼，退休在家。仍以上两方交替服用。

按 类风湿性关节炎与《金匮》历节风痛相似，临床均以桂枝芍药知母汤加减能控制症状。经治多例，能取得缓解症状的效果。笔者有如下几点体会：

（1）类风湿性关节炎，应早发现、早确诊、早治疗。曾治一例女性刻印章的工人，当发现右食指关节疼痛红肿，前来就诊，当即予桂枝芍药知母汤，服15剂后，一直未复发。故应及早控制，此病贵在早治。

（2）治疗类风湿性关节炎，桂枝芍药知母汤是有效的首选方。应当在此方中加入生川草乌，增强温通的疗效，且应久服，40剂、50剂或更多。直至控制症状后，仍须以上方巩固。但若阴虚体质，用药则很为难，不用温通不行，用温通又伤阴，十分棘手，目前还没有更好的方法。

（3）用独活寄生汤的问题。本来独活寄生汤是补气活血、滋养肝肾之方，但对类风湿性关节炎患者，在止痛缓解症状后，应当配合用，使之滋养调补有益无损。

（4）用虫类药的问题。不少医者采用搜风燥血之法，对类风湿性关节炎并没有明显的疗效，且大量久服使之燥血的反应很明显，故主张少用或不用。

（5）用激素止痛的问题。在疼痛难忍的情况下，用一段时间，可以缓解一下。但应见好就收。长期使用易使骨质疏松，最多是得失参半，或者说失大于得。目前市场上还有雷公藤类药，这些药对有的患者可取效一时，但长期使用对肝脏损害不可忽视。

总之，本病目前的治疗状况，中西药均不理想。中药用桂枝芍药知母汤加味，未见有毒副作用，长期使用亦无虑。其他的激素治疗，如雷公藤、虫类药均发现毒副作用，值得进一步摸索和探讨。

8. 甲状腺囊肿

案例

欧××，男35岁，教师。1995年2月10日初诊。

患者自觉咽喉部右侧有一蚕豆大肿块，触之活动，按之稍胀不痛。经查T3、T4正常，诊断为甲状腺囊肿。其他未见明显不适，饮食、二便无异，睡眠尚好，惟自己感到有肿物存在，精神紧张。脉象弦缓，舌苔薄白淡润。拟从疏肝散结入手，以四逆散加味：柴胡10g，赤芍10g，枳壳10g，浙贝母10g，郁金10g，夏枯草15g，猫爪草15g，生牡蛎15g，橘核（打）15g，炙甘草5g。每日1剂，嘱服7剂。

二诊：1995年2月18日。自述服上药后，肿物明显缩小，与前相比已缩小大半，十分欣喜。脉仍弦缓，舌薄白润。守前方加天花粉15g。带药20剂，嘱其隔日进一剂，以渐消渐散，缓慢图功。

因患者在外地工作，据家人告知，服药后肿块逐渐消散，未再服药，临床痊愈。

按 甲状腺囊肿属于“瘿瘤”一类，究其病因是肝郁气滞，痰瘀痼结，治疗应疏肝理气，化痰软坚，使之渐消渐散。以四逆散加郁金、橘核疏肝理气，加浙贝母化痰散结，加夏枯草、生牡蛎、猫爪草、天花粉软坚散结。服药宜缓慢调治，不能求速效，欲速则不达。以上诸药看似平淡，但其祛邪而不伤正，无任何副作用。笔者不用山慈菇之类有毒药，而取平淡缓慢消散，屡屡取效，有效病例者甚多。

9. 甲状腺功能亢进症

案例一

肖××，女28岁，工人。1999年9月10日初诊。

患者经确诊为甲状腺功能亢进，并用西药半年多，症状未能控制。接诊所见，两眼突出，眼球发胀，心慌惊悸，烦躁易怒，夜寐恶梦，两手颤抖，月经紊乱，口干舌燥，饮水不多。脉细弦数（120次/分），舌红薄黄苔。据证为阴虚肝旺，肝郁化火。应滋阴平肝，解郁泻火。处方：生地20g，白芍15g，知母10g，百合20g，炙甘草10g，酸枣仁15g，石决明15g，夏枯草15g，谷精草15g，生龙、牡各15g，珍珠母15g，黄连5g，郁金10g，火麻仁15g，绿萼梅10g，浙贝母10g（研末冲服）。每日1剂，水煎分2次服。嘱停用西药，因白细胞偏低。

二诊：9月18日。服上药7剂后，眼球发胀、突出均明显好转，心慌惊悸较前稳定，夜能安卧，手抖动减轻，脉细弦偏软（95次/分），舌淡红薄润苔。守方再进，每日1剂，继续观察。

三诊：10月6日。服前方15剂后，病情继续好转，眼球外观恢复正常，人能安静和病前一样工作，饮食睡眠均正常，脉缓稍弦（84次/分），舌淡润。处方：生地15g，白芍15g，知母10g，酸枣仁15g，女贞子10g，旱莲草10g，郁金10g，夏枯草15g，生龙、牡各15g，浮小麦30g，炙甘草10g。每日1剂，水煎服。

四诊：10月25日。服前方15剂后，自觉诸症悉平，基本恢复正常，饮食、二便、睡眠皆恢复到病前的状况。月经来潮血量中等。脉缓舌淡润。嘱其继续服上方，隔日1剂，以巩固疗效。

2000年1月随访称：前方共服30余剂，暂停服药，无任何不适，临床痊愈。

按 甲状腺功能亢进，西医诊断快捷准确，三T试验即确诊无疑。从中医的诊断看，应属于阴虚肝旺。甲亢所出现的症状，如眼球突出发胀，烦躁易怒，心慌失眠，惊悸恶梦，两手抖，脉弦软有力等症候，皆属于阴虚肝旺，肝郁化火之咎。治疗用温病下焦之滋阴平肝，养血息风大法，方药以加减复脉汤进退为基础，多有临床疗效。

在选方用药中，有几个值得注意的问题：

一是滋阴养血的药物，宜选清滋平淡，如生地、白芍、酸枣仁、女贞子之类，不用阿胶、熟地，以防其滋腻壅补，反助内热。

二是滋阴泻火与平肝的关系。滋阴即可以泻火，泻火药只能小量用黄连，且不宜过长时间应用，久之则伤胃；平肝得滋养之地芍有效，但必须伍佐夏枯草、石决明之类平肝药，使之养阴与平肝相得益彰。三是软坚散结药的运用。有报道用黄药子浸酒治甲亢，尽管其有疗效，但从黄药子苦寒伤胃的弊端看是不可取的，可见苦寒可化燥，反而伤津，不能采用。笔者采取浙贝母末冲服的办法，经用多例，效果可靠。浙贝母是软坚散结的良药，亦为喉科要药，不偏寒温，不伤脾胃，可以长期服用。

案例二

龚××，女，42 岁，工人。1996 年 10 月 29 日初诊。

病者今年 2 月起，感觉两目涩而胀，畏光流泪视物模糊，时而自觉惊慌，夜寐多梦，饮食不多，怕热，烦躁，容易汗出，身体消瘦，口干不善饮，大便偏结。检查 $T_3$32、70，$T_4$57、97。已服他巴唑，无效。舌净舌质嫩，脉细弦略急数。力不足。治法以滋阴平肝为主，方拟百合地黄汤合酸枣仁汤加味：生地 15g，百合 20g，知母 10g，酸枣仁 15g，茯苓 15g，石决明 15g，夏枯草 15g，谷精草 10g，菊花 10g，木贼草 10g，女贞子 10g，旱莲草 10g，山药 15g。每日 1 剂，水煎分 2 次服。

二诊：1996 年 11 月 5 日。服前方未见不良反应，症状大致同前，惊慌略减。月经提前。虑其病深日久，难求速效，脉舌同前，守前方加白芍 15g，嘱服 7 剂。

三诊：1996 年 11 月 12 日。服上方 7 剂后，目涩胀感明显减轻，惊慌减轻，大便不结，夜寐梦少更安宁，舌尖略红，舌苔净，脉弦偏数。守方继进。

四诊：1996 年 12 月 3 日。上方服 21 剂后，诸症较前减轻，目胀眼涩仍有，视物朦胧，夜寐惊悸，舌淡苔薄白微黄，脉弦细以左脉为甚。病见肝郁气结，肝阴不足。仍遵滋阴平肝，疏肝理气法。改方柴胡加龙牡汤加味：柴胡 10g，法半夏 10g，党参 10g，炙甘草 5g，黄芩 10g，生龙、牡各 15g，郁金 10g，谷精草 10g，密蒙花 10g，蚕沙 15g，石决明 15g，桑叶 10g，菊花 10g，浮小麦 30g。嘱每日 1 剂，水煎服。

服完上方 7 剂后停药，自觉症状稳定，停药观察。半年后，病情又有反复，经上述方药继续服用，症状得以控制。未作其他治疗而停药。

按 甲亢的病机是阴虚肝旺，治疗应滋养肝阴，平息肝旺，或仿温病加减复脉汤加平肝药。本案例为中年妇女，病机以阴虚肝旺为主，故滋阴平肝的百合地黄汤合酸枣仁汤加平肝药取效。因其为中年妇女，血虚之征不显，只是阴虚肝旺，故而未用加减复脉汤滋养阴血，此中有一个阴虚与血虚层次的不同，选方也自然各异。本病自始至终，前后一年多，经几度治疗以滋阴平肝的大法，选百合知母地黄汤与酸枣仁汤，适当加平肝药，未易方而控制病情，取得近期疗效。

10. 甲状腺功能减退症

案例

肖××，女，48 岁，退休女工。2000 年 9 月 5 日初诊。

病者于一年前因甲亢而手术治疗，此后自觉疲乏，两眼眼胞、四肢浮肿，胸闷心慌气短，大便稀软，小便短少，食纳少，腹胀气滞，精神萎顿，性淡漠已多时，面色黧黑，四肢皮肤变黑，血压偏低。T_3、T_4 1.2，西医嘱服甲状腺素，已有半年多，病情未见好转，且疲惫，浮肿日见加重。脉微细弱，舌淡黯苔薄白。拟益气利水为法，方用防己黄芪汤合五苓散加味：生黄芪20g，防己15g，茯苓20g，白术10g，猪苓10g，泽泻10g，桂枝10g，乌药10g，海桐皮15g。每日1剂，水煎2次分服。

二诊：2000年9月13日。服上方7剂后，自觉胸闷心慌好转，气短乏力有所缓和，特别明显是腹胀减轻，小便量增多，浮肿渐消，全身感觉轻松，脉仍细弱乏力，舌淡润薄白苔。守原方加炒小茴香6g、赤小豆30g。嘱服10剂，每日1剂，水煎温服。

三诊：2000年9月25日。服上方后，浮肿明显好转，腹胀近消（自谓那种怀小孩的感觉已消失，腹部轻松如常），大便成形，食纳增加。特别明显改善的是脸色自鼻向两边散开，由黑变白，手背黑色变淡，精神状态好转。舌苔淡润，脉缓更有力。守上方加杜仲10g、菟丝子10g，巴戟天10g，炙甘草6g。嘱每日1剂，文火久煎温服。

四诊：2000年10月10日。前方服15剂后，诸症又渐减轻，精神振作，食纳正常，腹不胀，浮肿基本消退，惟两腿踝关节至下午有较明显浮肿，面色及手背部黑色又淡许多，且明亮有色泽，脉缓有力。舌质渐红润，薄白苔。治则大法不变，方药略有调整：生黄芪20g，防己15g，防风10g，白术10g，茯苓20g，桂枝10g，泽泻10g，猪苓10g，炙甘草10g，巴戟天10g，杜仲10g，菟丝子10g。每日1剂，水煎2次温服。

五诊：2000年10月31日。病者复检，T_3、T_4 30，精神如常人，饮食正常，面色除两眼外角尚有少量黑色斑，其他部位光亮有泽，浮肿消尽，两手黑色退而温和，二便正常，睡眠安宁，脉缓有力，舌质淡红润，苔薄白。守原方加补骨脂10g、鹿角霜15g。每日1剂，分2次久煎温服。

六诊：2000年11月16日。前方服15剂后自觉诸症悉平，饮食、二便、睡眠正常，浮肿消退未反复，肤色近于常人，脉缓有力，舌淡润薄白苔。嘱其隔日服一剂，坚持服两个月，以资巩固。

按 甲亢手术导致甲减，中医无甲减病名。从其所呈现的症状系一派脾肾阳虚水泛之症。第一印象，面色黑，黑色属肾，肾虚水邪上患之咎。其二，全身漫肿、眼睑虚浮是属脾虚水湿为患。从上两者确认其脾肾阳虚水邪上泛无疑，加上长期性冷淡，长期便溏，又是脾肾不足之征，故从始至终以脾肾之虚为主线，这一病机是持之有据的。然而，甲减为何是脾肾阳虚，水饮上泛证，这种关系如何沟通？尚待进一步探讨。与之相反，甲亢是阴虚阳亢，肝旺火热之征，又何缘为甲亢，此中机制也有待论证和揭示。

甲减的治疗，从脾从肾入手，临床是可以成立。因为其所表现的症候，水饮为患的水气病是无疑的。故从始至终用防己黄芪汤、五苓散、苓桂术甘汤三者合化，随后加补肾之杜仲、菟丝子、巴戟天、鹿角霜。本案以上述三方从始至终，药味变动不大，疗效逐日显示，从面色黑而逐步变淡有光泽，昭示病情日见好转，这一望诊推测病机症候变化，十分有临床价值。

在择药遣方方面有一个值得提出的问题是，为什么不用附子或用真武汤温阳利水？这应从水气病的病机、病位上着想，从药物性能来考虑。因为水气病以脾虚水饮泛滥，病位在脾与膀胱，脾虚不运，气化不行，故以防己黄芪汤、五苓散，在利水得到效应的基础上增加苓桂术甘汤的成分和加补肾之品，即柔中寓刚的巴戟天、鹿角霜、杜仲、菟丝子，而不能用纯阳无阴的附子，避免燥化伤津。

甲减这个病中医的定位、定性，还有待于进一步探讨，如何来规范治疗尚需广泛收集病例，从辨证的角度，搞清楚病性、病位、治法等，将可以弥补西医之不足。

11. 雷诺症

案例

姚××，女，16岁，学生，1999年12月2日初诊。

患者是一名师范在校生，早晨要集体出操锻炼。因时届严冬，小孩无法坚持，每于早晨出操，口唇发紫，脸色发白，四肢冷痛透心，逐渐发展为全身寒冷，难以坚持正常上课。月经前腹痛，白带偏多。就诊时面色青黄，唇口发白，四肢逆冷，脉细如丝，舌体淡润，舌边有齿印，薄白苔。据其临床特征，可以认定为雷诺症，中医谓之血虚经寒之证。拟用当归四逆汤：桂枝10g，白芍10g，细辛3g，通草5g，炙甘草5g，当归10g，生姜3片，大枣3枚。每日1剂，水煎温服。并嘱其用当归15g，生姜50g，羊肉250g，炖汤佐食，隔日服1次。

二诊：12月10日。患孩服上药7剂，食用当归生姜羊肉汤3次，口唇发绀、四肢怕冷、全身虚寒之症明显好转。脉仍细无力，舌淡白润。拟在前方中加生黄芪15g，合当归补血汤意。每日1剂，煎水温服。并坚持每星期吃2~3次羊肉汤。

三诊：12月26日。按上述每日1剂药，共进15剂，2~3天一次羊肉汤。经20多天的治疗，病情有明显好转，面色更红润，口唇淡红，四肢冷减轻，触摸之有温感。精神状况明显好转，食纳增加，二便正常。脉缓有力，舌质淡红，苔薄润。

此后，患孩隔日服上药1剂，共服60多剂，当归生姜羊肉汤亦长期服用。后又交叉服用中药和羊肉汤，一日药，一日食，如此治疗一个冬天。春节后来诉，病孩已基本恢复正常，脸色红润，四肢温暖，月经正常，无经前腹痛，食纳、睡眠、二便皆正常，遂停药。2001年元月因其他病来诊，告知原来怕冷的病完全痊愈。

按 雷诺症临床的四肢清冷、口唇发绀在中医归于血虚经寒，属伤寒厥阴虚寒之症，当归四逆汤功能温经通络。又结合《金匮》当归生姜羊肉汤，同为温经祛寒，以药食结合，功用同出一辙，血虚经寒之证用之得以温通，其病自愈。临床凡是冻疮、痛经、脉管炎类疾病，均可借之温通血络而取效。

12. 脱发

案例

罗××，女26岁，外贸职工。1995年7月6日初诊。

病者近两个月头发脱落明显，几至花斑成块落脱，无奈只好戴假发。询其病症，头皮瘙痒，脂液黏手，头屑甚多。烦躁，夜寐多梦。大便偏结，口干不饮，月经正常。脉缓有力，舌淡红润。处方：生、熟地各15g，赤、白芍各15g，当归10g，川芎6g，知母10g，制首乌20g，防风10g，秦艽10g，路路通15g，女贞10g，旱莲草15g。火麻仁15g。嘱服10剂，每日1剂，水煎分2次温服。并嘱用淡盐开水，肥皂洗头，忌用香波之类。

二诊：1995年7月20日。诉服药15剂后，头皮屑减少，瘙痒减轻，烦躁夜寐均有所好转，大便适中，脉舌如常。拟守前方加丹参15g，嘱服15剂，隔日1剂，水煎分2次稍凉服。

三诊：1995年8月25日。病者服上药后，洗头时脱发不过七八根，原斑块脱落处均生出新发。瘙痒明显减轻，头皮油脂减少。新生头发长得乌黑，斑块基本覆盖斑脱之处，假发去掉剪成短发型。脉舌正常。仍守前方加生黄芪、北沙参各15g，枸杞子10g，嘱其隔日服1剂。

四诊：1995年10月5日。病者来诊，告知已怀孕，是否可服上药？询其病况，服上药20余剂，头发已基本不脱，新生头发比原来更乌黑，诊脉滑数，舌苔淡润。嘱其再进10剂，巩固脱发治疗，并助孕育养胎，一举两得。1996年6月底顺产一男婴。头发乌黑如初。

按 发为血之余，凡血虚、血热均可引起脱发。本例脱发应属血虚风热，以脱发、瘙痒、皮脂多为特征，故以四物汤加凉血祛风药，取得显效。以本法治疗多例，均能获效。但必须禁用各种化学合成洗发剂，用淡盐开水或枫球子即路路通煎水洗发，然后用肥皂清洗，并忌辛辣炙热之食物。

13. 牙痛

案例

王××，男，41岁，干部。1986年4月5日初诊。

病者因劳累当风，当晚感觉牙齿左侧面颊疼痛，其痛如刺痛、抽搐，乃至左边面颊痛胀不已，甚则口涎外溢。其他无异常发现。舌苔薄润舌质偏红，脉弦实。处方：防风10g，刺蒺藜10g，僵蚕10g，北细辛3g，生石膏20g，白茅根15g。每日1剂，水煎分2次服。

二诊：4月7日。服前方2剂后，牙痛基本控制，每日偶尔有1~2次轻微胀痛，如嗜冷水则痛更明显。脉缓有力，舌苔正常。守方加骨碎补10g，嘱再进2剂，水煎分2次温服。

后半月相遇，谓服4剂药后，疼痛未再复发，病告痊愈。

按 牙痛在中年人，多是实证，为阳明胃热，风火作祟者居多。方中用防风、刺蒺藜、僵蚕透达外风，又可疏散，用生石膏清阳明胃热，亦有辛寒而散之意。用白茅根取其淡渗泄热，且有引下的作用。方中用细辛3g，取其温而散寒，且有反佐石膏性寒之功。全方貌似杂乱不经，实际取其寒热互用，确有祛风清热止痛之功，临床屡试皆验。

14. 齿衄（血小板减少）

案例

魏××，女60岁，退休教师。1996年11月4日初诊。

患者经常出牙血，吃苹果、吃梨、吃馒头均有牙血渗出。严冬时不吃东西也会渗血，有时在睡梦中也发生过满口鲜血。面色晦黯，上下肢多处瘀斑，如不慎碰撞，局部瘀斑1~2个月才能消失。自觉容易上火，并感觉满口牙齿松动，牙齿发胀。食纳正常，大便偏结，夜梦多，口燥渴，脉细弦，舌红薄白苔。血压正常，血常规：白细胞偏低，其他基本正常，血小板在5万~5.5万左右，经检查排除其他血液疾病。处方：竹叶10g，生石膏20g，北沙参15g，麦冬10g，法半夏10g，生黄芪15g，白茅根20g，紫草绒15g，炙甘草5g，粳米一撮。每日1剂，嘱服7剂，水煎分2次稍凉服。

二诊：11月15日。自觉服上药后，出血明显减少，特别是上火的燥热现象消失，睡眠安稳，牙齿松动、发胀的感觉好转，脉仍细弦，舌红稍退。守原方加赤芍15g。每日1剂，水煎分2次凉服。

三诊：12月5日。病者服上方15剂，牙齿出血基本停止，吃馒头、苹果已不见牙血，夜间未出血，面色更鲜亮，瘀斑消退大半，自谓火热上冲，焦躁心态完全平息，食纳馨香，睡眠甜熟，脉细缓，舌淡红。血小板上升为6万。处方：生黄芪15g，北沙参15g，生石膏20g，竹叶10g，麦冬10g，法半夏10g，白茅根20g，桑皮10g，紫草15g，赤芍15g，炙甘草5g，粳米一撮。每日1剂，水煎分服。

上方服30多剂，至1997年3月来复诊，血小板稳定在6万~7万左右，出血基本停止，面色鲜亮，全身瘀斑消退，牙齿松动好转，食纳正常，睡眠良好，脉舌如常，未见其他阳性体征，临床痊愈。嘱其去外地后，每星期服上方2~3剂，坚持3个月以资巩固。

按 血小板减少性出血，有阴虚血热，有胃火热甚，有脾虚不摄等，此例患者以牙齿出血为主，且牙齿松动，牙齿轻肿发胀，实属胃火热甚，病在阳明，气阴两虚。选竹叶石膏汤方从清胃入手。因其病久体弱，加黄芪、北沙参，使之清滋而补以益气，加白茅根清胃热下泄，稍佐桑白皮泻肺，用紫草、赤芍凉血。全方共奏益气清胃，凉血泄热之功，可取得较好的疗效，且一方而终，使陈年痼疾一方而愈，值得记录在案。笔者用本方治牙齿出血多例，均获良好效果。

15. 重舌

重舌缘由心火亢盛，多数是食纳辛辣炙热之物，诱发舌系带肿胀，甚则如重舌样胀大，故名之重舌。

案例

钟××，女，23岁，学生。1997年3月10日就诊。

病者自觉舌下胀痛已数日。就诊时见舌下左侧肿大如蚕豆大，红肿胀痛，语言稍受影响，食纳时受刺激则胀痛更甚，大便不快，食欲尚可，小便偏黄，心烦夜寐多梦，脉浮数，舌红薄黄苔。处方，导赤散加味：生地15g，木通6g，竹叶15g，甘草梢5g，僵蚕10g，虎杖15g。水煎，每日2次分服。

服3剂后，舌下肿胀消退七八，嘱其再服3剂，不更方痊愈。

按 舌乃心之苗，舌下肿胀，亦为心火亢盛。且有心烦夜梦等心火上炎之佐证，故以导赤散轻剂，加僵蚕以疏风，使上炎心火得以疏散；加虎杖使肠热下泄，亦为心火开道，如此上可透，下可泄，虽为轻剂，能取重挫火势之功，一方取效。

16. 干燥综合征

案例

黄××，女，66岁。1996年2月27日初诊。

病者曾在中山医院诊断为干燥综合征。自述口干，唇起口苦，有时口腔溃疡，喜饮水，眼泪鼻涕均较少，睡眠差，皮肤痒，大便不干。并有胃下垂，腹胀，偶有耳鸣，小便量不多，查尿糖-。常服维生素B_2。舌质淡红，苔薄黄，脉细弦，左寸偏旺略滑。处方：生地15g，百合20g，知母10g，南、北沙参各15g，麦冬10g，五味子6g，天花粉15g，乌梅10g，山药15g，扁豆10g，石斛15g，甘草5g，牛膝10g。每日1剂，水煎分2次凉服，嘱服7剂。

二诊：3月19日。服前方后，口干稍减，口腔溃疡好转，大便不干，诸燥现症均有改善，舌红较前淡，脉细弦。守方加太子参20g，每日1剂，水煎分2次服。

上药服10剂后，干燥诸症均已缓解，临床痊愈，停药观察。

按 干燥综合征是燥病的一种。燥之为病，古有记述。喻嘉言立秋燥论，可谓补《内经》病机之不备，制清燥救肺汤为后世临床奠定了治燥的基本方，凡秋令肺胃燥热用之多效。

本案干燥综合征应属中医燥病范围。究其病因肺胃阴液不足，阴虚生燥热，表现为口干、目涩、涕少、皮肤瘙痒等症，所幸脾胃津液未伤，亦未见阴虚化燥，故口渴不甚，大便不干。且燥在气分未及于血，故脉虽弦而舌不红绛。

方用《金匮》百合知母地黄汤与参麦散、沙参益胃汤加味，均重在养肺胃之阴，山药、扁豆为佐，养脾胃而助运化，加乌梅配甘草，取其酸甘合化以养胃生津，用少许牛膝意在引药下行，使燥热炎上之势随之下潜，所用阴药并不碍胃滋腻，使病情较快缓解，且未见反复，可见方药配伍精当，疗效是确切的。

17. 脑萎缩

案例

刘××，男，70岁，退休干部。1996年7月8日初诊。

病者50岁左右，因车祸外伤颅骨骨折，经手术后逐渐恢复智力。有酗酒史。近一年来记忆力、定向力和思维能力下降，加重2～3个月，行走时步态不稳，双膝关节疼痛，右踝关节以下微肿，口角㖞斜，左鼻唇沟变浅，语言不利，口黏口苦不饮水，食纳尚可，二便如常，舌淡红，苔薄白黄腻，脉弦缓。病属痰浊阻滞，经遂不畅，姑拟黄连温胆汤加味：黄连3g，枳壳10g，竹茹15g，陈皮10g，法半夏10g，茯苓15g，炙甘草5g，郁金10g，菖蒲10g，远志10g，地龙10g，僵蚕10g。每日1剂，水煎服。因其血压偏高，另行服降压药。

二诊：1996年7月15日。服前方后，口黏口苦减轻，语言变清晰，步态转稳。惟右腿内侧有牵拉痛，右手指麻木，舌淡红，苔黄白腻，脉弦缓。拟守前方加牛膝15g、桑枝15g、络石藤15g、木瓜10g、蚕沙15g，每日1剂水煎服。

三诊：1996年8月2日。服前方19剂后，精神较前好转，语言清晰，说话吐词更有力，行步更正，饮食睡眠尚可。头颅CT提示：右额叶脑组织软化，中上脑室轻度扩大，脑池、脑沟、脑裂轻度增宽。左额骨缺损及颞骨骨折手术后改变。自觉右下肢症状仍无改善，舌淡红，苔薄微黄腻，脉弦软。处方：黄连3g，竹茹15g，枳壳10g，陈皮10g，法半夏10g，茯苓15g，炙甘草5g，郁金10g，菖蒲10g，远志10g，地龙10g，僵蚕10g，牛膝15g，桑枝15g，络石藤15g，生薏苡仁15g。每日1剂，水煎分2次服。

服上方24剂后，右下肢症状明显减轻，面色红润，精神好转，行走较前轻松灵活，但两足欠温。记忆力增强，语言叙述流畅，腰膝酸软乏力，夜尿多，大便软。食纳尚可。脉较前流畅，两尺偏沉，舌淡润薄苔。血压135/75mmHg。拟从肝肾滋补求治，处方：熟地15g，山萸肉10g，五味子5g，茯苓15g，肉苁蓉10g，巴戟天10g，杜仲10g，怀牛膝15g，当归10g，白芍10g，白术10g，山药15g，生晒参15g，生黄芪20g。嘱浓煎，每日1剂。

至10月22日止，上方共服30余剂，病者各症均消失，精神好，食欲好，行步正，睡眠充足，每日早晚户外活动。特别值得一提的是，性欲功能恢复良好。停药观察。

按 病者有脑外伤史，加之年逾七旬，出现脑萎缩是情理之常。其出现语言不利，行步不正，实为痰浊阻滞，长期酗酒，酿成湿热痰浊阻滞，故以温胆汤加味，经一段清胆和胃，通络祛痰，症状得以改观。续之以益气养阴补肾调治数月，全身情况又得以改善，肾气得充，故性功能亦增强。笔者以为脑萎缩，补肾是重要一着，肾生髓得以充养，全身情况方有转机。然其用药，仍应以“阴中求阳”为好，不宜用附桂之峻温，以左归饮为基础加用巴戟天、杜仲乃至仙茅、仙灵脾之属，温而不燥，是为良策，对老年性脑萎缩有一定的疗效。在补肾生髓的原则指导下，随证因体之不同，择用补而不燥，滋而不腻，兼之调理脾胃的药物，临床可收较好的功效。

18. 无汗症

案例

洪××，男，19岁，学生。2001年4月9日初诊。

患者于3个月前，自觉全身发麻发燥，运动之后皮肤起红疱，无汗烦热。前医以桃仁四物汤加银柴胡、地骨皮、丹参、丹皮之属无效。就诊时自述晒太阳和剧烈运动之后，进食喝水之后，均感全身皮肤燥热，安静之后，皮疹渐渐自行消失，口干、口黏，睡眠时流口水，舌淡红，苔薄白，脉缓有力。拟方麻桂各半汤加味：麻黄5g，桂枝5g，杏仁10g，白芍6g，桑白皮10g，白鲜皮10g，生姜3片，大枣3枚，生石膏15g。嘱服7剂，每日1剂，水煎2次分服。

二诊：4月16日。自诉服3剂后感觉非常舒服，燥热感消失，皮疹未再发现，脉缓有力，舌淡白润。拟守前方再进，嘱服7剂。

三诊：5月9日。近半个月未服药，昨又觉全身皮肤燥热，运动后或紧张后尤甚，饮食二便正常。燥热后即皮肤痒，但疹点很少。如能出汗，则舒适自如。脉缓，舌质淡，苔薄白。守4月9日方继进7剂，服法同前。

四诊：近日未有燥热，服前方后好转，偶尔有些燥热，但未出现红疹，饮食、二便、睡眠皆正常。脉缓，舌淡白润。

守4月9日方继进15剂，以资巩固。

按　本案无汗症在临床并不少见，但形式不一，有局部无汗，有半身汗等。此种燥热无汗，并发皮肤疹者，见之不多。可能都属自主神经功能紊乱。从其症状看，病机属于郁热在表，营卫不和，病在肌表，故以麻桂各半汤，加石膏合越婢汤意。《伤寒论》说：“面色反有热色者，未欲解也，以其不得小汗出，身必痒，宜桂枝麻黄各半汤”，本案所现各症，与《伤寒论》本旨完全相符，抓住其郁热在表、营卫不和，不能得小汗出的病机证候，用麻桂各半汤透达肌表，取得近期疗效。

19. 脑梗死

案例

田××，女，75岁，退休干部。2000年10月30日初诊。

患者半年前脑梗死治疗后出院。现症头晕眩，右侧头半边空虚感，甚则站立不稳。睡眠差，时间短，半夜醒后难以复睡，精神疲惫，食纳差，舌质淡红，苔薄白，脉缓两尺脉弱。处方：生黄芪15g，白芍10g，党参15g，白术10g，茯苓15g，法半夏10g，陈皮10g，柏子仁10g，远志10g，天麻10g，葛根15g，炙甘草5g。每日1剂，水煎服。

二诊：11月21日。服前方7剂后，夜寐好转，醒后可以再睡，右侧头部胀痛、发麻，有头皮增厚沉重感，走路不稳，脚软无力，双下肢浮肿，舌质淡滑腻苔，脉缓。守上方加僵蚕10g，地龙10g，牛膝15g，刺蒺藜10g。嘱服10剂，每日1剂，水煎分2次服。

三诊：12月1日。服药后仍右侧头胀眩晕，步履不稳，右侧手指麻木及右脚趾麻木，双下肢轻度浮肿，食纳尚可，睡眠欠佳，舌淡肿大，苔薄，脉缓两尺弱。处方：生黄芪

20g，白芍10g，陈皮10g，法半夏10g，茯苓15g，白术10g，党参10g，柏子仁10g，远志10g，天麻10g，葛根15g，僵蚕10g，地龙10g，牛膝15g，刺蒺藜10g，田三七粉3g，丹参15g，炙甘草5g。水煎每日1剂，分2次服。

四诊：2001年1月16日。服前方20剂，自觉右侧头疼发麻，有时很清爽，有时又显头疼，夜寐好转，右侧腰痛下肢麻木，背部怕冷，晨起心慌心悸。舌质淡红苔薄白，脉缓两尺弱。处方：生黄芪20g，桂枝10g，赤芍15g，葛根15g，丹参15g，郁金10g，三七粉3g，远志10g，柏子仁10g，川芎6g，杜仲10g，菟丝子10g，炙甘草5g，浮小麦30g。每日1剂，水煎分2次服。

五诊：2月27日。上方服20余剂，自觉症状有所减轻，精神食欲正常，睡眠尚可。惟右侧头痛，又颞后部为主，腰右侧隐痛，劳累后明显，脉缓两尺弱，舌质淡苔薄白。处方：生黄芪20g，桂枝10g，赤芍15g，丹参15g，郁金10g，葛根15g，田三七粉3g，杜仲10g，菟丝子10g，川芎6g，桑枝15g，防风10g，天麻10g。每日1剂，水煎服。

六诊：3月9日。服前方10剂后，病情稳定，头眩胀痛有所减轻，肢体麻木亦减轻，饮食正常，睡眠尚可，脉缓弱，舌淡薄白苔。守原方继进，每日1剂，水煎服。

七诊：4月10日。服前方10剂后，头胀痛减轻，右侧手脚怕冷，腰痛重，脉缓弱，舌淡白。守上方加大活血15g。隔日1剂，嘱服7剂。

八诊：5月18日。服药后症状减轻，四肢关节胀痛，脚麻木，手怕冷，腰痛，睡眠尚可，舌淡胖嫩苔白，脉缓弱。处方：生黄芪20g，桂枝10g，白芍15g，防已15g，茯苓15g，白术15g，防风10g，秦艽10g，桑枝15g，木瓜10g，蚕沙15g，炙甘草5g，生姜3片，大枣3枚。隔日1剂，水煎分2次服。

九诊：8月17日。服前方20剂后，天气热暂停水药，服西药维持。自觉头眩比以前较好，减轻十之五六，饮食睡眠尚可。惟走路有时不稳，往左边倾斜，四肢麻木。白天劳累后哈欠频作，舌质淡苔薄白，脉弱。处方：生黄芪20g，党参15g，白术15g，茯苓15g，当归10g，川芎6g，菖蒲10g，桃仁10g，红花5g，路路通15g，鸡血藤20g，炙甘草5g。每日1剂，水煎服。

十诊：8月21日。自述服前方症状有改善，比上半年明显好转。现症仍右侧头痛，时轻时重，四肢麻木，食纳尚可，大小便正常，下肢轻度浮肿，脉缓弱，舌淡苔薄白。处方：生黄芪30g，桂枝15g，白芍15g，炙甘草5g，桃仁10g，丹参15g，白术10g，茯苓15g，防已15g，海桐皮15g，生姜3片，大枣3枚。嘱其每日1剂，水煎分2次服。

本案接诊近一年，症状明显改善，取得近期疗效。在治疗过程中，随症设方，不囿于活血化瘀，病情稳步好转，整体情况改善良好。笔者认为，凡老年脑梗死，补气调理脾胃是第一的，只待其饮食改善，摄取消化好，对改善整体情况十分有利，在此基础上用补气活血通络药，方可取效。时下有主张重用川芎（30g）、桃仁、红花等齐头并进，如此似乎与病无益。因为活血药都能耗气，加之老年本已虚弱，所以临床上以补气调理脾胃为主兼佐活血通络，疗效是较为满意的，虽不能完全治愈，但对提高生活质量，改善症状是有益的。

20. 皮肤病（湿热毒）

案例

廖××，男59岁，干部。1995年4月18日初诊。

病者患皮肤病已1~2年，初则四肢腹部腰背瘙痒，抓后皮肤起疱疹、丘疹，遇热水刺激后疱疹更红更大，用药水洗后仍然出现疱疹增大更红，经常夜间瘙痒影响睡眠。曾做过各种检查，皮肤科认为是牛皮癣，用西药外搽无效。用中药清热解毒，凉血祛风，以及虫类药均未能取得疗效。

接诊时所见症状：头面部、胸腹部、腰背及四肢均有大小不等的疱疹、丘疹，大者约五分币大，小者如粟米状，有的高出皮肤，有的隐见于皮下，瘙痒异常，搔抓之后局部更红，有的呈红褐色。饮食尚可，小便稍黄，脉缓而弦软，舌苔质红薄白。拟用四物汤加减：生地 15g，赤芍 15g，丹皮 15g，地肤子 10g，桑皮 10g，黄芩 10g，僵蚕 10g，炒荆芥 10g，土茯苓 10g，金银花 15g，野菊花 15g，生黄芪 30g，皂角刺 6g。水煎服每日 1 剂。停外用药。

二诊：1995 年 5 月 12 日。服前方 21 剂后，皮肤疱疹四肢明显减退，丘疹未减，腹部腰背未见消退，不痒，鲜红。大便晨起一次，通畅，有黏液，矢气较多，素有慢性肠炎。脉缓弦，舌质偏红苔薄白。仍守前方加紫草 15g，紫花地丁 15g。嘱服 7 剂，煎服法仍前。

三诊：1995 年 5 月 23 日。服以上各方，症状虽有改善，但进展仍很缓慢，疱疹虽有减轻，丘疹红色稍淡，大便偏稀，脉偏缓而寸弱。再翻阅前医病历，并认真分析接诊之后所服药物，亦较寒凉，视其体态偏胖，又容易感冒。故改从益气固表，稍佐清理湿热法治之，方以玉屏风散、桂枝汤合二妙散：桂枝 10g，赤、白芍各 10g，炙甘草 5g，防风 10g，白术 10g，生黄芪 15g，苍术 6g，黄柏 6g，生姜 3 片，大枣 3 枚。每日 1 剂，水煎温服。服 3 剂后于原方加路路通 10g、土茯苓 20g。

四诊：1995 年 6 月 2 日。服前方 10 剂后，全身丘疹俱减，大便偏稀，时而足跗肿痛，手背微痒，素有尿路结石，遇饮酒易发痛风。脉缓微弦，舌质淡润苔薄白。综观病史，前者多用苦寒清热解毒，后者服用桂枝汤合玉屏风散，似对病机有明显转机，又据其有痛风史，故又改从湿热论治。方用当归拈痛汤加减：当归 15g，葛根 15g，防风 10g，羌活 5g，独活 5g，苍术 10g，白术 5g，苦参 10g，党参 10g，黄芩 10g，茵陈 15g，知母 5g，泽泻 10g，神曲 15g，茯苓 10g。嘱服 1 剂。每日 1 剂，水煎微温服。

五诊：1995 年 6 月 9 日。服上方后，丘疹转平，胸及下腹疹点减少，疹色变淡变黯。大便仍稀，舌苔较前白，脉缓有力。守上方去知母，黄芩减为 6g，白术加至 10g，仍每日 1 剂，水煎分 2 次服。

六诊：1995 年 6 月 23 日。药进 10 剂后，腹部丘疹已除，腰以上疹点大减，臀部，腿部旧疹难退，但皮肤平，摸之不触手。上身消退较明显，下身则较慢。小便混浊，痛风复发。舌苔仍白厚带滑。脉缓，右关弦大，左稍数，重取仍弦。察其症情湿重于热，宜加祛湿泄浊之药。以 6 月 2 日方加蚕沙 15g、萆薢 10g、防己 15g，茵陈加为 20g。每日 1 剂。

本方先后服 40 余剂，全身疱疹，丘疹退净，皮色紫黯渐变红润，饮食、二便均正常，痛风亦得以控制，至八月底完全停药，病告痊愈。

按 本病先后辗转近 3 年，前一年以西药为主外用各种软膏，时效时不效。后遂改为中药治疗，所服药均为清热解毒，寒凉之剂甚多，间或亦有虫类药，屡屡无效。自接诊后，意识到前医所用甚多寒凉，故在清热凉血剂中重用生黄芪，以期振奋卫气，功效不著。随后用桂枝汤合玉屏风散，从益气固表为主，病机转动，功效更著。尔后又出现痛风，疹点退足跗肿，故而改用当归拈痛汤。当归拈痛汤为李东垣方，主治湿热相搏，脚膝生疮等症，《玉机微义》说：此方东垣本为治脚气湿热之剂，后人用治诸疮甚验。病者既有皮肤疱疹，又有痛风病史，二者均应从湿热求治，故选用此方是符合病机的，先后服用数十剂，取得显效。

21. 皮肌炎

案例

辜××，男，51岁，干部。2001年12月12日初诊。

主诉：双下肢乏力一年多，加重半个多月。患者一年前开始出现下肢水肿，行步无力。西医诊断为皮肌炎。给予维生素类药、强的松等治疗，疗效不佳。现症：两下肢无力，膝肘肿胀，伴有轻度水肿，左侧大腿时有麻木感。口干，口黏，胃脘偶有隐隐作痛，纳食尚可，睡眠正常。舌淡胖有齿痕，苔白微腻，脉缓稍弦。处方：黄柏10g，苍术10g，薏苡仁20g，牛膝15g，赤、白芍各10g，炙甘草10g，海桐皮15g，络石藤15g，瓜木10g，伸筋藤10g，豨莶草15 g，每日1剂，水煎分2次服，嘱服7剂。

二诊：12月9日。服上药后，出现腹泻，每日2～3次，大便稀软。两下肢仍无力，并轻度水肿，口干不饮，食纳正常，睡眠尚可，小便无异，舌质偏黯，苔白而薄腻，脉沉细，重按而弱。检查：ALT 62，AST 108，TBIL 20.2，UA 459，肌酸激酶同工酶852，肌酸酶工酶78，乳酸脱氢酶577，2-丁酸脱氧酶587。处方：生黄芪20g，白术10g，茯苓15g，汉防己15g，海桐皮15g，牛膝15g，薏苡仁20g，络石藤15g，补骨脂10g，杜仲10g，菟丝子10g，桑寄生20g。每日1剂，水煎2次分服。

三诊：12月26日。服前方7剂后，自觉下肢无力稍减，仍有轻度水肿，口干不渴，腰部胀痛，饮食、睡眠尚可，大便软，每日3次，小便调，舌淡红苔薄微黄，脉缓力不足。守上方去补骨脂，加木瓜15g、五加皮15g、苍术6g。每日1剂，水煎2次分服。

四诊：2002年1月5日。服上药10剂后，两下肢无力、水肿等较前明显好转。但出现颈项不适，口不干不黏，夜间前胸盗汗，余处无汗，饮食睡眠正常，大便软日2次，小便稍黄，脉沉缓，舌淡润，苔白微黄。守上方加黄芪至30g。每日1剂，煎服同前。

五诊：1月16日。自述服前方10剂后，精神好转，两下肢无力进一步改善，但稍有水肿。惟颈项部强硬不适，眼睑发痒，饮食正常，睡眠良好，大便日行3次，稀溏，肠鸣，舌淡润，苔薄黄，脉缓有力。处方：生黄芪30g，白术10g，茯苓20g，汉防己15g，海桐皮15g，牛膝15g，薏苡仁20g，杜仲10g，菟丝子10g，寄生20g，葛根20g。每日1剂，水煎分2次服。

六诊：1月23日。服上方7剂后，症情平稳，腰酸大腿乏力已有明显改善，大便偏结，小便清长，饮食睡眠正常。惟眼睑发痒，舌淡润有齿痕，苔薄白，脉缓有力。守上方加蚕沙15g、五加皮15g，每日服1剂，分2次煎服。

七诊：3月2日。服前方14剂后，自觉下肢乏力，颈项部不适感均较前明显减轻，步履更有力。现觉两眼睑水肿，伴有麻痒感，用“皮康王”抹搓后可减轻。饮食、睡眠均好，大便起稀日2次，舌淡胖有齿痕，苔薄白，脉缓有力。守原方，白术改为15g，煎服法仍前。另拟一方：桑叶10g，菊花15g，蚕沙15g，蝉衣10g，薄荷10g。每日1剂，水煎2次分2次蒸洗眼睛。

八诊：3月9日。经服前7剂，并用上药洗眼睛5天。眼睛已不肿，下肢乏力及颈部不适感均减轻至病前一样，可以步行2000～3000米不疲劳。饮食睡眠正常，大便稀软日2次，舌淡胖有齿痕，苔薄白，脉缓有力。处方：生黄芪30g，白术15g，茯苓15g，防己

10g，牛膝15g，薏苡仁20g，杜仲10g，菟丝子10g，续断15g，狗脊15g，葛根15g，寄生20g，防风10 g。每日1剂，水煎2次分服。

九诊：3月23日。自述，服前方14剂后，病情稳定，能步行3公里，不感疲惫。两下肢肌肉起酸胀，左大腿肌肉有轻微麻木感，双眼睑及颈部轻微胀疼不适，大便稀软，日2次，舌淡红润薄白苔，脉缓有力。守上方加苍术10g，嘱服10剂。每日1剂，水煎2次分服。

6月5日来询，病者以3月23日方，每日服药1剂，共服药50余剂，自觉无任何不适，两脚步履敏捷，不肿不疲惫，颈项部疲胀感消失。饮食、睡眠、二便正常。舌淡润，薄白苔，脉缓有力。嘱其停药观察，目前情况可称临床痊愈。

按 “皮肌炎”中医无此病名。从其临床症状看，应属中医五痿中的“肌萎”。本案治法始终本着“痿症独取阳明”的思路，取得应有的疗效。初则，以芍药甘草汤合四妙加味，是取其芍药甘草汤酸甘滋养营阴，和四妙散清湿热，为治湿热痹证的有效之举，亦含有治“阳明”的意思。此举因为芍药之阴柔，黄柏之寒凉，全方似偏于寒凉，故药后大便稀软而日数次。继之，用黄芪防己茯苓汤加补肾祛湿通络药，此法似已切中病机，药后病情稳步好转，且以补脾肾，祛湿通络，服药数十剂，直至临床痊愈均未更方，足知皮肌炎按痿症治是有临床意义的。治痿独取阳明，本案以补脾为主，兼顾及肾，佐以祛湿通络，在第二诊之后，确定其治则和主方，稍事加减不离大法，服药数月，效不更方，有方有守这是治慢性病的一定之规。

22. 肌衄（血小板减少症）

案例

舒××，男，67岁，退休干部。2002年4月21日初诊。

病者近一段时期，自觉疲惫乏力，头晕耳鸣，步履膝软，并发现自腰以下两下肢膝以下有红色斑块，遍布小腿，不痛不痒，无出血现象。于4月13日在医科所做“出血性病系列”检查：血片所示；小堆集和散在血小板可。印象：① 凝血因子Ⅷ水平↓；②血小板因子，有性试验↓。此后4月19日又行骨穿做血液骨髓细胞形态检查，结论：血小板生成欠佳。血小板计数5.2万。诊察所见：患者头晕耳鸣，脸色偏白，自觉半个月发现两下肢皮下有大小不等瘀斑。近一星期又明显增加皮下瘀斑，由腰髋骨向两下肢延伸至下腹、下腿，瘀点斑块逐渐增多，颜色鲜红如出血状，不痛不痒。自觉有疲劳，其他无不舒适感。饮食尚可，睡眠安静，大便偏稀，舌淡润舌体胖大，舌边齿印明显，脉缓细弱。血压偏低。处方：生黄芪20g，赤、白芍各10g，党参15g，白术10g，茯苓15g，法半夏10g，陈皮10g，紫草15g，丹参10g，炙甘草5g。嘱服7剂。每日1剂，水煎分2次服。

二诊：2002年4月28日。服前方后，血小板$68\times10^9/L$。比原5万多有所上升。服2剂药后大便偏稀，后3剂大便已不稀，食纳仍前，睡寐安静，精神较前好，行步较前快捷有劲。脉缓偏弱。舌淡舌体大胖舌边齿印明显。守原方去赤芍，加当归10g，每日1剂。水煎分2次服。另加服归脾丸，按量每日3次吞服。

三诊：2002年5月25日。前方服15剂后，血小板$98\times10^9/L$。自觉精神好转，食纳量增，睡眠良好，舌质淡红，苔薄白润，舌边齿印减少，脉缓有力。处方：生黄芪20g，白芍10g，当归10g，党参15g，白术10g，茯苓15g，法半夏10g，陈皮10g，紫草15g，丹参10g。每日1剂，水煎分2次服。归脾丸照服。

四诊：2002年6月8日。服上药后，诸症平稳。腰以下、两下肢紫斑普遍退色，斑块颜色呈褐色，不痛不痒，精神明显好转，食纳量增，大便偏软，舌红淡润，舌体仍胖大，舌边齿印减少，舌苔薄白。脉缓有力。综观近期症状好转，惟大便多数偏软偏稀。仍守上方白术加为15g，茯苓加至20g，每日1剂，嘱服15剂。归脾丸照服。

五诊：2002年6月22日。病者两下肢皮下瘀斑继续减少，颜色淡而不红，呈褐色，有的开始消散，精神好转，步履快捷，睡眠安宁，饮食量稳定，大便仍偏软，偶尔日两次。脉缓有力，舌体较前缩小，齿印消失，舌质淡润。处方：生黄芪20g，白芍10g，当归10g，党参15g，白术15g，茯苓20g，法半夏10g，陈皮10g，紫草10g，丹参10g，炙甘草5g。每日1剂，水煎服。归脾丸照服。

鉴于血小板逐渐上升，全身情况明显好转，特别是胖大齿印满口的现象全部消失，恢复如初，故嘱原方汤剂、丸药继续服3个月，以资巩固。

按 血小板减少，有出牙血，有鼻衄，有皮下出血。从出血的分类有齿衄、鼻衄、肌衄等。这三种不同部位出血都有寒热等。本案肌衄皮下出血，全身症状均为脾虚肺气不足，属脾不统血。所以，症候、脉象、舌苔特别是舌体胖大齿印，真切地印证脾虚的临床特征。因而以归芪六君子汤加味，用当归补血汤益气补血，六君子汤补益肺脾，初则用赤芍、丹参、紫草药后有大便稀次数多，应是药偏寒凉，继之去赤芍，保留丹参、紫草此二药，虽亦属凉血之品，但考虑其皮下斑鲜红显露，必须消瘀，且在一派补益脾胃药中稍事加入些许丹参、紫草亦无大碍。又配合归脾丸之养血归脾，未出现凉遏的弊端。几易其方服药数十剂，病情迅速得以控制，并基本痊愈。笔者认为，肌衄皮下出血，确诊为血小板减少，且骨穿证实非造血障碍。辨证是关键。不能视出血即凉血，止血、消瘀，务必要辨明病机，审证立法遣方，做到证药相符，是可以取得较好的疗效的。

六、肿　　瘤

1. 食管癌

案例

喻××，男，68岁，退休工人。1998年6月19日初诊。

主诉：进食时梗阻已二月余。既往有肺癌病史，并行右肺叶切除术。目前，稍进粗糙食物则梗阻更甚，有时即食即吐，吐出物为涎痰，偶尔又能进食而不呕。食欲尚可，大便量少，小便正常，睡眠尚可。舌淡苔薄白，脉细弦。摄片检查提示：食管癌。处方：柴胡10g，瓜蒌壳15g，枳壳10g，黄连5g，法半夏10g，赤芍10g，旋覆花15g，代赭石15g，郁金10g，香附10g，陈皮10g，党参15g，白术10g。水煎服，每日1剂。并嘱再做钡餐检查。

二诊：6月26日。服上方7剂后，进食仍梗阻，食面条可通畅。病者有嗜酒习惯，且量大，每餐4~5两。肺癌术后改喝米酒，量少。钡餐显示，食管中下段癌（髓质型），十二指肠憩室。胃镜显示：局部有溃烂，色淡红，不肿。曾有胃溃疡病史五六年，症状不显著，午后及夜半疼痛。舌质偏清淡，苔薄白，脉细稍弦。因上药服后未见副作用，且梗阻略有减轻，故守原方再进7剂，以观动静。

三诊：7月7日。服前方后，略有进步，进食面条等软食，较前顺畅，呕吐物痰涎减少，精神状态有所好转。舌脉仍前。守方加全蝎2g（研末冲服）、地龙10g、僵蚕10g。嘱服7剂，水煎日2次。

四诊：7月28日。近日食量增加，痰涎减少，脉舌仍前。处方：法半夏10g，黄连5g，枳壳10g，瓜蒌壳15g，赤芍10g，生甘草5g，白术10g，陈皮10g，香附10g，郁金10g，旋覆花10g，代赭石15g，党参15g，柴胡10g，田三七6g，蚤休10g，全蝎3g（冲服），僵蚕10g，地龙10g。嘱服7剂，水煎分2次服。

自8月4日起至8月底，上方服28剂，可正常进软食，食量接近正常，二便正常。共诊四次处方未变。

五诊：9月1日。服前方后，食软食通畅无梗阻感，粗硬食物仍不能进，食量已接近正常，不呕吐，食纳更香，二便正常，口不苦，舌淡苔薄白，脉缓稍弦。处方：党参15g，白术10g，茯苓15g，法半夏10g，陈皮10g，炙甘草5g，柴胡10g，赤芍15g，枳壳10g，郁金10g，旋覆花10g，香附10g，代赭石15g，田三七6g，蚤休10g，全蝎3g（研末冲服），僵蚕10g，地龙10g。每日1剂，水煎分2次服。

本方自9月8日开始，至10月23日止，前后服4剂。病者饮食量正常，能食稀饭面条，二便正常，精神畅舒，无所痛苦，自行停止服药。只选用田三七，每周服1~2次，每次5g左右，冲服或炖肉食。

随访：2000年8月10日，病者护送一位胃癌术后患者来诊。告知，自停药后，服田三七近2公斤。目前体态丰满，面容红润，已年逾七旬，耳聪目明，一如常人，实为庆幸。

按 本案食管癌，应当是胃癌术后转移。当时只显示食管癌的特点，通过钡餐和胃镜的检查认定是食管中下段癌，临床症状亦符合。患者年届七旬，已经做过肺癌手术，且老年体弱，不愿再手术，要求中药治疗。

首诊和二诊：对其病情的诊断是客观的，物理诊断与临床诊断是相吻合的。从中医辨证看，应属于肝郁犯胃，痰热中阻，气机横逆所致。故从疏肝理气，化痰清热，降逆顺气的原则选方，以四逆散、小陷胸汤、旋覆代赭汤三方合用，取得初步疗效。经近两个月的治疗，痰热壅阻的现象得到明显改善，食量增加，病情得以稳定。从9月开始改为六君子汤合四逆散与旋覆代赭汤加减，这一方案至10月底，经两个多月的调治，病情一直向好的方向发展，逐渐趋于稳定，身体好转而停药。

这一成功范例，有如下几点体会：

一是辨证。本案开始接诊，从疏肝理脾，清热化痰，调畅气机入手求治。换言之，尽管其为食管癌，在辨证上仍应从肝胃相连的脏腑生理、病理来论证，而不被癌症束缚。因此，在治疗上取得扶正固本，因势利导的主动权，并实践证明治疗思路是正确的。

二是用药的尺度掌握恰当。从接诊到停药，原则都在整体辨证的基点上，不用“抗癌药”去伤害脾胃，符合《内经》无毒治病十去其九的原则，所用方药均平淡无奇，既可以治病，又可以扶体。增强抗病能力，有利于身体恢复。经过两个月的治疗，为病情好转奠定了基础。

三是用抗癌药的问题。笔者自始至终，只用僵蚕、地龙、全蝎、蚤休、田三七等味。这几味药均有抗癌的功效，除蚤休外，其他四味药对胃皆无刺激作用，且配合在疏肝理气，健脾和胃的药中，而不至于损害脾胃，所以患者自服药后，食量一直增加，呕吐渐次缓解，这足以证明，在调补脾胃药与抗癌药合理配合的同时，上述运用是相得益彰之举。反之，如不固护脾胃，一味抗癌（多数是清热解毒、攻坚破积药），势必元气大伤，正气衰败，何以治癌？

这里还特别值得提出的是，患者先后（特别停服汤药后）服用田三七2公斤之多，这条经验十分可取。田三七是去腐生新，活血化瘀之上品，是不是本例食管癌，就得益于田三七？而田三七又如何能使癌变组织由坏变好（或许是其有效的药物成分所起的作用）？这是值得研究的问题。

四是患者的毅力。病者自从投我就医之日起，已铁心要用中药治疗，即俗语说的死马当活马医。所以除认真服好每一次药之外，其坚强的意念，以及积极配合治疗的精神十分重要。在初起梗阻难以进食时，病者强忍疼痛，吃了吐，吐了又吃，食量由少到多。这完全是病者的毅力所为。今天体态丰满，红光满面，体魄健康，这是医患合作的结果。

至此，病者已存活4年多，且生活质量很好，实感欣慰。

2. 喉癌

案例

聂××，男，57岁，工人。1995年3月1日初诊。

病者自述近半个月来，咽喉部梗阻，声音嘶哑，咽干口燥，左侧下颌耳根部有硬结约半寸许，按之不痛，略有胀感，夜烦多梦，大便不畅，舌黄腻，脉弦实。处理：①建议去肿瘤医院做喉癌有关检查。②内服药：川黄连6g，法半夏10g，茯苓15g，陈皮10g，竹茹15g，郁金10g，枳壳10g，射干10g，浙贝母10g，僵蚕10g，每日1剂，水煎分2次服。③外用三黄散（黄连、黄柏、黄芩各等分研细末调麻油）敷颌下肿块，每日1～2次。

二诊：3月9日。病者已确诊为喉癌，本人不愿放疗想用中药继续治疗，经动员说服，放疗结合中药更有疗效。自即日入院开始放疗。服上方后感觉人较安静，喉梗稍缓，口干减轻，大便通畅，舌黄腻略减，脉弦实有力。颌下肿块略见松软。中药内服、外敷守原意。住院放疗期间，仍每日服中药1剂，外敷2次。在5次放疗后，感觉口苦舌燥，喉间似火烧样燥热。除用原方外，另配北沙参20g，石斛15g，知母10g，玄参15g，麦冬15g，天花粉15g，竹叶10g，生甘草5g，每日1剂，煎2次代茶饮用。

三诊：4月15日。经放疗后，自述口中有怪味，咳嗽吐痰，咽干如物黏附，唇干，喉头不痛，颌下肿物亦消（一直敷三黄散），饮食正常，大便通畅，舌苔白布满秽浊，脉沉实而弦。处方：黄连6g，法半夏10g，茯苓15g，陈皮15g，竹茹15g，枳壳10g，菖蒲6g，远志10g，射干10g，僵蚕10g，胆南星6g，藿香10g，牛蒡子10g。每日1剂，水煎分2次服。另用浙贝母研末，每日10g，分2次冲服。

以上方药，先后服用近两个月，共计50余剂。并大量食用绿豆汤等清凉食物。至7月下旬始停药。

体会，本例喉癌，是初诊后即确诊，并施行放疗。在中药的配合下，进展较顺利，中途未见反复。值得提出的是，喉癌所呈现的症状，一派痰热壅滞之症，肺热痰火贯穿始终，内服清热化痰，外用三黄散，病情稳定。尤其是放疗结束所出现的痰热壅甚之症，这种因果关系尚难阐明，值得进一步观察。

在中药治疗过程中，自始至终用黄连温胆汤加味，说明其痰热壅甚是无疑的，应当说这对缓解病情起到了应有的作用。放疗之后出现口干之症，在服上药的同时，用清热滋阴之品佐服，亦为相辅相成之举，选药以清滋不腻为主。

本例喉癌的治疗比较成功，中药在治疗过程中无论其为主为次，其疗效是显而易见的。既然有放疗治癌，中药就应该因势利导，不要加用诸多抗癌药，以免造成不必要的伤害。

2000年6月追访，病者仍健在，且身体健康如常，能从事一般的劳动。

3. 鼻咽癌

案例

刘××，男，29岁，干部。1987年4月5日初诊。

病者于上年冬季在本省永新县蹲点，经常吃狗肉，喝白酒。春季后偶感前额眉心处胀痛，痛势越来越猛，遂去医院检查，经诊断为鼻咽癌，并做放疗。随着放疗次数增加，口渴越来越严重，就诊时携带水壶，3～5分钟喝一次。自述火气特大，烦躁不安，夜寐不宁，大便偏干，小便多而淡黄，食纳尚可。脉细弦数，舌红，光亮无苔。拟从滋阴养胃，清热泻火，仿沙参益胃汤、玉女煎加减：南、北沙参各15g，麦冬15g，石斛15g，生地20g，知母10g，生石膏20g，山药20g，牛膝10g，天花粉15g，乌梅15g，每日1剂，煎3次代茶饮。

二诊：4月13日。服前方后饮水略为减少，舌苔光亮减轻，脉仍细弦数。守方加白芍15g，并嘱其选择清滋而补的食物，如甲鱼、墨鱼、鸭子、绿豆等佐食，忌用鸡、鹌鹑、牛羊肉及辣椒胡椒等辛燥之品。

三诊：4月23日。上药服10剂，饮水量的减少仍不明显，但烦躁不安等现象有所缓解，舌仍光亮，脉弦细数。中药仍守上方继进，增加六味地黄、六神丸，按量分服。

四诊：5月9日。服前方15剂，饮水量减少，人安静，睡眠安宁，饮食增加，精神好转，舌苔稍现白苔，红亮退，脉仍细弦。处方：南、北沙参15g，麦冬15g，石斛15g，生地20g，知母10g，生石膏20g，生黄芪15g，山药20g，牛膝10g，天花粉15g，乌梅15g。每日1剂，分2次服。

五诊：5月28日。服前方15剂后，饮水量又减少，与初诊（用军用水壶计数，一个上午大半壶）相比，减少约四分之三。除有饮水多的表现，其他均无不适，饮食、睡眠、二便均趋正常。舌苔薄白，舌质偏红但无光亮，脉细弦。处方：南、北沙参各15g，麦冬15g，五味子6g，石斛15g，天花粉15g，玄参15g，生地20g，竹叶10g，生甘草5g。每日1剂，煎2次代茶饮。并嘱其以绿豆、水鸭佐食。

上药先后服用60余剂，至8月份停药。年终随访病情稳定，照常上班。

按 鼻咽癌从部位看，属肺胃，从其病情疼热灼痛看，实为肺胃熏蒸而痛，治疗当从清泄阳明胃热，兼以解毒。曾用竹叶石膏汤加水牛角粉，并用六神丸同服，对几例晚期病例治疗有一定的缓解作用。

本案刘姓病者，已做放疗，如期按量完成了放疗的定量。笔者接诊是处理放疗后遗症，治疗起到缓解症状的作用。

放疗后所出现的阴伤胃热，津液匮乏之症，给患者的痛苦亦属沉重难忍，其口渴之象难以形容，几乎水不能离口，实属痛苦。所选用的沙参麦门冬汤、玉女煎等，均为清热滋阴之品，着眼点是滋养胃阴，又兼用六神丸解毒。必须提出，凡经放疗后，治癌已达到预期目的，无需再用中药抗癌。因为抗癌的中草药多为清凉解毒、活血祛瘀之品。皆有碍脾胃，尤其对胃的影响极大，所以用六神丸解毒足矣。

总之，放疗之后，视其阴伤部位、程度而决定用滋阴的不同方药，不要再抗癌。正确用好中药，发挥所长，使之中西药相得益彰。相反，如西药放疗、中药抗癌，均只顾治癌，不顾治人，其结果是病（癌）好（除）了，人也去了，这种后果是医患均不能接受的。

4. 胃癌术后

案例

任××，男，69岁，退休干部。2000年12月10日初诊。

患者1个月前行胃癌切除手术，五分之四的胃体切除，手术恢复良好。术中未发现转移，仅化疗两次，身体承受不了。诊时所见，病者面色苍白，两眼睑淡红，精神疲乏，气息不足，面部、下肢轻度浮肿，步履艰难，食纳少，夜寐不实，头晕目眩，脉细无力，舌体白润胖大嫩苔。白细胞2000，血红蛋白4g。综观上述各症，属虚羸少气，应大补其气。运化脾胃，使之能食能化方有生机。处方；生黄芪20g，种洋参15g，白术10g，茯苓15g，当归10g，法半夏10g，陈皮10g，炒谷、麦芽各15g，炒鸡内金10g，炙甘草5g。每日1剂，煎2次和匀再分2次服。另，生黄芪15g，山药20g，大米若干炖稀饭，每日1次。

二诊：12月20日。服前方10剂，病情大有转机，精神好转，语言有力，浮肿消退，面色转红润，头不昏，夜寐安静，行步有力，食量增加，胃口很好，知饥能食，脉缓有力，舌淡红薄润苔。守前方生黄芪30g、防风10g、杜仲10g、菟丝子10g。余药仍前。并用生黄芪，配山药，或赤小豆，或红枣，或莲子，或花生米炖稀饭，每日1~2次代替主食。同时用鳝鱼，鲫鱼炖汤食用。

三诊：2001年元月5日。病者经上述调养，体重增加4公斤，全身情况明显好转，白细胞4000，血红蛋白5.4g。面色红润，语言畅利，步履轻盈，食量增加，脘腹舒适，夜寐安静，二便通畅，脉缓有力，舌体淡润，苔薄白。处方：生黄芪20g，生晒参15g，白术10g，茯苓15g，法半夏10g，陈皮10g，当归10g，防风10g，杜仲10g，菟丝子10g，枸杞子10g，炙甘草5g。每日1剂，久煎分2次服。药粥照原配伍。

以上治疗方案，先后运用达半年之久，病者已恢复如常人，体态健壮，精力甚佳。近期疗效稳定，仍在继续观察。

按 本例胃癌术后，从调理脾胃，补益气血入手，使脾胃振奋，能食能化，吸收良好，治疗20多天即增加体重4公斤，可见调理脾胃的重要性，继之加补肾药，使之脾肾双补相得益彰。在服药过程中，以药粥佐食，病后药粥自养，是治疗慢性病，特别是胃肠道消化系统病变的良策。

应当指出，本例胃癌术后，中药未用任何抗癌药，这并非疏忽，而是笔者对肿瘤中医药治疗的一贯主张。因为已经手术切除，且未见转移病灶，其症候是一派虚象，又年近古稀，既受癌肿的侵害，又受手术的打击，此时此刻中医药的调理补益是良策。所以不用任何抗癌药。临床也曾接诊过一些胃癌术后患者，经他人用大量抗癌药，诸如白花蛇舌草、半枝莲、蚤休，甚则用虫类药活血化瘀。如此治疗，可以预见，3~5天即出现胃肠反应，饮食难进，病情每况愈下，这种残局是很难收拾的，医者应当谨记：切忌乱用滥用抗癌药。

5. 胃癌胰头转移

案例

万××，男，63岁，医务。2000年12月1日初诊。

病者确诊为胃癌胰头转移（胰头壶腹部有肿块），诊察所见：患者面色黧黑，两目发黄，身体瘦弱，胃脘痞胀，食纳少，嗳气呃逆，大便时稀时干，小便深黄，精神委靡，脉缓弦实，舌质淡红苔白腻。处方：柴胡10g，白芍10g，枳壳10g，旋覆花10g，香附10g，法半夏10g，黄连5g，蚤休10g，僵蚕10g，地龙10g，代赭石15g，茵陈20g，瓜蒌壳10g，炙甘草5g。每日1剂，煎2次分服。另用片仔癀每日半粒，分2次冲服。

二诊：12月8日。服前方7剂后，嗳气呃逆减轻，食量增加，胃脘痞胀减轻，面色稍转白，巩膜黄染退，精神略好转，脉缓稍弦，舌苔白腻退。守上方去黄连，加郁金10g、川楝子10g，每日1剂，水煎分2次服。片仔癀仍每日半粒，分2次服。

三诊：12月25日。服前方15剂后，病者精神进一步改善，早间锻炼能跳绳一个多小时，食量增加，面色变为黑里透红，脘痞减轻，嗳气呃逆基本控制，大便软硬适度，小便稍黄，巩膜黄染未完全消退，脉缓无力，舌苔薄润。处方：党参15g，柴胡10g，白术10g，白芍10g，茯苓15g，法半夏10g，陈皮10g，枳壳10g，蚤休10g，僵蚕10g，地龙10g，茵陈15g，郁金15g，川楝子10g，炙甘草5g。每日1剂，水煎服。片仔癀每日半粒分两次吞服。

四诊：2001年元月15日。服前方15剂后，自觉精神好转，饮食正常，食后饱胀，嗳气打呃亦明显好转，巩膜黄染消退，大便适度，小便稍微黄，脉缓有力，舌淡薄白润。守上方去茵陈，加炒谷、麦芽各15g，炒鸡内金10g，每日1剂，水煎分2次服。

五诊：2月1日。服上药15剂后，自觉精神好，饮食、二便正常，惟胰腺部位有胀痛感，用手按摸疼痛减轻，不影响食欲和睡眠，脉缓有力，舌淡薄白润。处方：党参15g，白术10g，茯苓15g，法半夏10g，陈皮10g，柴胡10g，赤芍10g，郁金10g，川楝子10g，丹参15g，延胡索10g，香附10g，蚤休10g，僵蚕10g，地龙10g，炒谷、麦芽各15g，炙甘草5g。每日1剂，煎2次和匀分2次温服。片仔癀照原量服。

六诊：2月20日。服上药15剂后，自述胰腺部位胀痞感减轻，饮食、二便、睡眠均正常，精神尚好，每日早间晨练能散步一个多小时。脉缓有力，舌淡润薄白苔。守前方继续服用，片仔癀仍照原量服。

病者病情稳定，回原单位继续服上方及片仔癀治疗，观察至5月份病情稳定，仍在治疗之中。

按 本案病者接诊时，B超、CT均显示胃癌胰头转移。家属未将实情告诉病者，并告知治愈有望，这完全是在病者处于精神崩溃状态而为之的。接诊后，按辨证为肝胆气郁，脾胃不和，痰热交织，气滞血瘀，故初则用四逆散合小陷胸汤加味，经半个月的治疗，收到了预期的效果。继之以柴芍六君子汤，疏肝理气，调补脾胃，兼以解毒散瘀，这一治则持续数月，增强了体质，减轻了病势，对癌症似有一定围歼作用。中药汤剂是从辨证施药，而同时应用片子癀，先后服40多粒，这种解毒散瘀药，对肿瘤的治疗作用是目前临床首选药，它的配伍严密，用药精当，对消化道肿瘤疗效是理想的。目前，本例仍在对症用内服药和片子癀，继续治疗观察。

6. 直肠癌术后

案例

应××，男，65岁，农民。2001年5月9日初诊。

病者在5年前行直肠癌手术，并用化疗。近来精神疲乏，贫血外貌，头晕眼花，面色萎黄，四肢无力，小腹胀满（轻度腹水），小便量少，尿急，下肢浮肿，大便稀且多次，食纳量少，口黏不爽，舌质淡，苔白薄腻，脉缓无力。（前医用五皮饮加薏苡仁、车前子、太子参、白花蛇舌草等味）拟用补益气血、调理脾胃法，处方：生黄芪15g，党参15g，当归6g，白术10g，茯苓20g，法半夏10g，陈皮10g，厚朴10g，神曲10g，广木香10g，炙甘草5g，炒谷、麦芽各15g。每日1剂，水煎分2次服。

二诊：5月15日。服7剂后，精神稍好，饮食好转。现仍感头昏眼花，四肢疲乏，小腹胀，下肢浮肿减轻，口微苦，口黏。人造肛门时有鲜血。舌质淡苔薄白，脉缓弱。守上方黄芪改为20g，加苍术6g。每日1剂，水煎服。

三诊：5月23日。上药服7剂后，诸症减轻，肛门鲜血已止。仍头昏眼花，小腹偶有痞胀，下肢轻浮，晨起口微苦，口不干，舌淡苔薄白，脉缓弱。守上方去苍术，加炒薏苡仁20g，每日1剂，水煎服。

四诊：8月28日。因天气炎热，在当地服用前方，自觉比原来好转，全身情况良好。现症：偶尔气短、心慌，小腹有时胀满，食纳欠佳，大便稀软，小便微黄，舌质淡，苔薄白，脉细稍弱。处方：生黄芪30g，党参15g，白术10g，茯苓20g，炙甘草5g，陈皮10g，法半夏10g，厚朴10g，广木香10g，神曲10g，炒谷、麦芽各15g。每日1剂，水煎分2次服，嘱服10剂。

7. 胰头癌

案例

刘××，女，45岁，干部。2000年9月10日初诊。

患者于1个月前行剖腹手术，当时以胆囊肿瘤而剖腹检查，结果发现胆囊肿块而摘除，病检有恶变。又发现胰头壶腹处有肿块无法剥离，未切除而关闭腹腔。诊察所见，患者面色苍白，巩膜轻度黄染，精神萎顿，食纳少，呃逆嗳气，脘腹胀痞，大便不畅，小便黄赤。月经数月未潮。脉缓弦，舌红苔薄黄。拟用小柴胡汤加味：柴胡10g，太子参15g，黄芩10g，法半夏10g，赤芍15g，枳壳10g，郁金10g，川楝子10g，青皮10g，炒鸡内金10g，天花粉15g，炒谷、麦芽各15g，白花蛇舌草15g，野菊花15g，生甘草5g。另服片仔癀，每日半粒，分两吞次服。

二诊：9月20日。服上方7剂后，面色更有神，略显红润，自觉脘痞腹胀明显减轻，呃逆嗳气消失，食纳更香，食量增加，大便通畅，小便清长，精神好转。胰腺部位无不舒适感，睡眠好。脉缓弦，舌红苔薄白黄。嘱其仍守上方再进，共服15剂。片仔癀仍每日半粒，分两次吞服。

三诊：11月15日。病者自行以水药隔日一剂，片仔癀每日服半粒。半个月来病情明显改善，消化道症状基本消失。饮食恢复到病前，食后无腹胀痞闷，二便通畅。特别可喜的是，月经恢复来潮，且血量尚可、色正红。精神比前好转，自以为诸身无任何不适。脉缓稍弦，舌淡薄白润苔。处方：柴胡10g，太子参15g，黄芪10g，法半夏10g，赤芍15g，枳壳10g，郁金10g，川楝子10g，炒鸡内金10g，白花蛇舌草15g，山药15g，扁豆10g，炙甘草 5g。隔日 1 剂，水煎分 2 次服。片仔癀每日半粒，分两次冲服。

四诊：2001 年 5 月 10 日。患者已停水药，仍坚持每日服片仔癀半粒。近日因感冒诸身不适，鼻塞流涕，食纳尚可，月经正常，脉缓舌淡润。拟方：柴胡 10g，防风 10g，葛根 15g，前胡 10g，桔梗 10g，苏叶 10g，法半夏 10g，陈皮 10g，甘草 5g。每日 1 剂，水煎分 2 次服。嘱服 6 剂。

五诊：2001 年 12 月 10 日。患者连日来胃中嘈杂，食之则胀，大便不快，腹胀气滞，脉缓舌淡润。舌中心少苔，两边有条状白苔。处方：太子参 15g，法半夏 10g，黄芩 15g，苏叶 10g，黄连 3g，郁金 10g，大腹皮 10g，旋覆花 10g，柴胡 10g，枳壳 6g，香附 10g。嘱服 2 剂，以观动静。

次两日，呕吐已止，嘈杂感减轻，大便通畅，能进软食，仍嘱其进原方 5 剂。片仔癀仍按原量服用。经 B 超复查，胰腺壶腹肿块缩小，边缘清晰。

至此，患者已存活 1 年半，且生活质量很好，月经正常，外观体态丰满，面容红润。前后已服用片仔癀 20 多盒，可算是治疗成功的病例。

按 本例胰头癌患者，在胆囊肿瘤切除时，因无法再剥离胰头而关闭腹腔，当时医生的估计大概能存活 3 个月。术后，患者无奈而求助于中医治疗。当时病情虚实夹杂，即不能补又不能攻，只能因势利导用小柴胡汤加味，使之调达肝胆，健脾和胃，稍佐清热解毒之品，另以片仔癀为治疗的主药。经过一星期的调治，获意外之疗效。此间可以观察到内服小柴胡汤加味对脾胃肝胆起到调达舒畅之功，而片仔癀对肿瘤的抑制有可喜的疗效。

继之，患者在一年多的治疗中，中药以上方间隔运用，片仔癀不断服用，因而起到良好的治疗效果。笔者观察片仔癀对消化道肿瘤的疗效，非其他药物所能替代，曾经多例病者试用疗效皆很稳定。尽管其药物成分未曾公开，但它的功用值得大抒一笔。

目前，患者仍健在，且外观体态丰满，面色红润，月经正常。B 超亦显示其肿块缩小。仍追踪继续观察。

附篇：陈瑞春学术经验研究

一、陈瑞春的伤寒治学之路

江西中医学院“陈瑞春学术思想及临证经验研究”课题组撰写
江西中医学院“当代名老中医成才之路总结研究”课题组摘选
执笔：刘英锋　张光荣

（国家“十五”科技攻关计划“名老中医学术思想、经验传承研究”课题）

陈瑞春，男，江西中医学院附属医院主任医师，教授，博士生导师。曾任中国中医药学会理事，全国中医内科学会顾问，全国仲景学说研究会委员，全国中医内科疑难病专业委员会副主任委员，江西中医学院学术委员会委员，《江西中医药》杂志常务编委，江西中医药学会常务副会长兼秘书长等职。

陈老毕生勤耕伤寒40余载，读伤寒、写伤寒、用伤寒而不拘于伤寒书本条文，学经方、用经方而不囿于经方之陈规旧制。能发伤寒之未发、用伤寒之未用。他对《伤寒论》的运用，既做到恪守经旨、全面继承，又善于临床发挥、触类旁通，使理法方药相贯而一，古方今病理法方药相济而能。尤其是面对中医古今百家之争、门户之见的历史状况，他提出了“中医学术要统一到经典上来”的口号。

1. 读伤寒

陈老初读医书时，只是其父身边的书童，白天随诊、接待患者、抄写处方，读书主要是早晨和晚上，黎明即起，晚上则是挑灯夜读。陈老学医启蒙的第一本书是陈修园的《医学三字经》，其中“医学源流篇”中：“医之始，本岐黄，灵枢作，素问详，越汉季，有南阳，六经辨，圣道彰，伤寒著，金匮藏，垂方法，立津梁……”阐明了《素问》、《灵枢》、《伤寒》、《金匮》的相互关系。陈老读后颇感医学之源远流长，尤其是“六经辨，圣道彰，垂方法，立津梁”四语使其深感《伤寒论》是一部医圣之作，医家必读之书。但其父亲并未允许立即读《伤寒论》，一年之后，读完了《药性赋》、《濒湖脉诀》、《医学三字经》等启蒙读物，才获准读《伤寒论》。初读《伤寒论》，产生了模糊思想，畏难情绪，甚至怀疑这部经典能否指导临床实践。

1954年在江西省中医进修学校期间再读《伤寒论》，由姚荷生教授讲此课。姚老讲课，深入浅出，条条剖析，并由《伤寒》讲到《内经》、《金匮》、《温病条辨》，把几个学科的理论有机地联系起来，并善于结合临床，介绍一些谢桑扶先生的经验。如一患者，持续高热，便秘不畅，谢老用大承气汤一剂热退便通，其病霍然。学习后在临床上用伤寒方药开始有了进步。

1959年陈老考入江西中医专科学校（即中医学院的前身）后三读《伤寒论》。当时主讲《伤寒论》的是万友生教授。万老的课堂教学使之获益良多。一是万老的伤寒学术思想特点之一，主张“发皇古义，融汇新知”。他对六经病机赋有新说，把体质与病候有机地结合起来。二是万老在临床运用中的特色，如他的温降高血压，用吴茱萸汤治高血压病的案例。

1960年秋季陈老在成都中医学院参加全国第二期伤寒师资班时四读《伤寒论》。此期间专修《伤寒论》，由邓绍先教授主讲。他的学术观点强调气化学说。突出“医不离气化”的主旨，认为凡是中医的理论、临床的经验都不能离开气化学说，否则不知其变。中医离开“气化”变化法则规律，就变成了无本之木，无源之水。所涉及的“五运”、“六气”、“十天干”、“十二地支”、“标本中气”、“司天在泉”等理论受益匪浅。

陈老从医40余载，认为“熟读—理解—运用”三者的综合为伤寒之学的正确道路。

2. 写伤寒

陈老认为，读经典后，还应针对命题写文章，不仅有助于加深记忆，还能够起到整理知识、提炼理论的作用。陈老将文章归类，大致可分作以下几方面题材。

一是个案报道。如应用当归四逆汤治痛经、冻疮、无脉症，芍药甘草汤合四妙散加味治湿热痹症等，介绍一方一药的运用。这类文章尽管在统计学上无价值可言，但对全面印证伤寒方药是有益处的，对临床医者也有参考价值，有的对理论探讨亦有抛砖引玉之功。

二是理论探讨。伤寒学术理论探讨历来纷繁杂众，对其理论归纳整理的文章也较多，诸如六经的实质问题、六经与气化关系、病因病机问题、脉学问题的探讨、舌象的研究、八法运用的探讨，等等。陈老认为，这类文章对伤寒的本旨作了各种发挥，是有其意义的。但在整理的同时，要注重发挥，会比单纯的归纳整理更有益。

三是综述报道。陈老认为，综合整理的文章能够容纳大量的资料，对读者受益很大，有条件、有时间应当多写。

四是教辅文章。陈老认为讲《伤寒论》不能只停留在条文的对比、说文解字、随文演绎，而应理论教学与临床实践紧密结合。

写伤寒就是要通过各种形式的文字表达，阐述《伤寒论》的深刻内涵。写伤寒必须从“理、法、方、药”四个方面去深入写作，且无论写哪一方面的题材，都应保持一个共性，就是“写实”。因为《伤寒论》作为医学经典，作用就是指导临床实践，不能离开临床奢谈理论。

3. 用伤寒

陈老喜欢用经方，尤其是小柴胡汤、桂枝汤、半夏泻心汤、苓桂术甘汤、真武汤之类。如小柴胡汤的运用范围，远远超出了书本的证和病，充分地体现了“异病同治”的辨证法则。陈老认为，通过“实践—探索—总结—提高”才能用好伤寒。

陈老给第一个患者开的第一张方子是麻杏苡甘汤。1951年的春天，一农民白天插秧，晚上发热，体温38.5℃，两脚不能着地，踝关节红肿热痛，手不可近，脉象浮数，舌苔黄白而润。用针灸治疗，取穴解溪、阿是穴，针后加灸，1小时后，患者可站立行走，并予麻杏苡甘汤加苍术，3剂，病告痊愈，恢复劳动。

经过多年临床经验的积累，陈老用药的思路日益向经方靠拢，临床用药三分之二是伤寒方。陈老以为，用经方除了要反复实践，还应做到以下几点。

首先，应吃透伤寒方的本意。仲景组方其结构是很严密的，它的本意必须弄明白。比如桂枝汤，除掌握其调和营卫，解肌发汗的本意之外，还必须从药物结构认真剖析。因为桂枝汤中的桂、芍均为血分药，姜、枣、草是脾胃药，所以，用桂枝汤发汗，一定还要从脾胃为生化之源、血汗同源这层意义来解释。桂枝汤所以能治表虚而发汗，尤在泾认为桂枝汤是取正汗（即中焦水谷胃气充沛滋生的汗）以祛邪汗。陈老认为，服桂枝汤以前的汗为邪汗（病理性的），服桂枝汤以后所发的汗为正汗（生理性的），正汗出而邪汗自止。基于上述，桂枝汤是脾胃药，故治消化系统的疾病诸如胃溃疡、胃炎、急慢性肠炎，以及身体痛、肌肉痛等，其作用机理均离不开脾胃。

第二，剖析伤寒方的药物组合。伤寒方的组方有严谨的药对配伍，精妙的排列组合。要用好伤寒方，必须真正掌握它的组方原理、作用机制。比如真武汤，本为温阳利水，主治头眩、心下悸、小便短、水肿等症。临床上治疗肺心病者出现咳嗽气粗、浮肿、溺少、胸闷气短等症。因为病属肺肾气虚，肺气虚，肾阳不足，用真武汤温阳利水，固然合拍，但对肺气虚则方中无得力之药。所以，临床上往往在原方中加黄芪、人参（或党参，或红参）益气，于病情更为贴切。原方中温阳利水的功效是完整的，加参、芪益气，使原方变成益气温阳利水，其组合更臻完善。如治一男性患者，72 岁，确诊为肺心病。常年胸闷气短，心慌心悸，下肢浮肿，怕冷畏寒，小便短少，脉象微细略弦，舌苔白润，始用真武汤加味：制附子 10g，白术 10g，茯苓 15g，白芍 10g，生姜 3 片，葶苈子 10g，苏梗 10g，海桐皮 20g，陈皮 10g。服上方，水肿、心悸缓解，但胸闷气短未改善。仔细揣摩，方中缺少补气药，非增强益气不能除其胸闷气短，遂加黄芪 30g，党参 15g。服用之后，胸闷气短明显改善，精力倍增，浮肿渐消。患者常以参芪真武汤为基本方间以调理，生活起居如常人，疗效满意。因此，对每一经方的药物组合既看到其特长，又要看到其不足，在原方中增加相辅相成的药物，对提高临床疗效是十分有益的。

第三，伤寒方有机地合并时方运用，能提高疗效，并非悖逆伤寒。陈老认为，经方根据临床因势利导加减化裁，甚至结合后世时方运用，有时确能提高疗效。如四逆散合良附丸治肝郁气滞的胃脘痛、腹痛疗效更好。再如芍药甘草汤合四妙散治湿热痹证，凡湿热痹证以两膝疼痛为主，治之多能取效。如胡某，女，36 岁，职员。患者赤脚涉水洗衣，次日即不能下床，两膝关节、踝关节疼痛难忍，腘窝似牵拉紧束，抽掣作痛，诸身疼重难以转侧，药用：赤芍、白芍各 10g，炙甘草 10g，黄柏 10g，苍术 10g，生薏苡仁 15g，牛膝 10g，独活 10g，防风 10g。服 1 剂疼痛明显减轻，继服 2 剂其病痊愈。此方一则用芍药甘草汤酸甘缓急止痛，一则用四妙散清热燥湿，标本兼顾，确是治疗湿热痹痛之良方。

第四，要认真归纳类方、掌握代表方，以利于临床活用。如苓桂剂类：茯苓桂枝白术甘草汤、茯苓甘草汤、茯苓桂枝甘草大枣汤、五苓散等方，比较这类方的基本原理，不难看出其主药是茯苓与桂枝，功用是温阳利水。择苓桂术甘汤为其代表方，具体运用时就可进行加减，或加温阳药，或加利水药，或加益气药，或加逐饮药。陈老认为伤寒类方进行归类筛选，选出代表方作为加减的基本方，再以其特长针对某病进行临床观察，是研究和掌握经方的重要思路。

4. 伤寒治学经验

怎样学好《伤寒论》，陈老提出，初学者必须从熟读、理解、运用这三个环节着手。因为熟读是基础，理解是深化，运用是提高。只有把三者有机地结合起来，才能收到良好的效果。

（1）熟读的要求：熟读经文是学好《伤寒论》的基本功。①熟读首先要熟练掌握《伤寒论》著书时代的文法特点。如“省文”、“倒装”、“插叙”和“举宾略主”等行文特点。这样才能保证真正读通弄懂经文原义。②熟读重点在于熟读与证治有关的重点条文。如六经总纲、各经的提纲、有方有证的条文、重要的辨证条文等。对这些条文必读到烂熟于胸中，对其方剂的组成、主治、功用、禁忌，以及重要方剂的剂量比例、特定的煎服法，也都应熟记。例如桂枝汤证的条文，应把前后桂枝汤的主证、兼证、变证的条文都能列举出来；读到辨证的条文，如麻黄八证、结胸三证、柴胡四证等的辨证特点也要读到对答如流的程度。

（2）理解的要求：《伤寒论》是有着深奥理论依据的。对原文的理解，是一个深化理论的重要过程。具体有以下要求：①要了解《伤寒论》的理论渊源及其与《内经》的内在联系。因为《伤寒论》是继承了《内经》和《难经》的理论，同时收集了汉以前的方药，并联系临床实践而写成的医学论著。追溯《内经》之源，对加深理解《伤寒论》的理论框架有着积极的作用。②要加深对六经辨证的基本规律的理解。六经辨证的基本规律，一是六经的主证，二是六经的兼变证。六经病主证即各经占主导地位的代表性证候。如太阳病的表寒证，阳明病的里热证，少阳病的半表半里证；太阴病的脾阳虚寒证，少阴病肾阳虚寒证，厥阴病寒热虚实错杂证。此六经病证必须从病因、病机、证候、治法、方药等各方面详细理解清楚。主证已明，理解兼变证就有了基础。六经兼变证也是有规律可循的。例如太阳病的转变，实证多传阳明，虚证易陷少阴。表寒实证多向阳明发展，即表寒郁阳，表寒郁热->表寒化热->纯热证，与此相反，太阳表寒虚证则易陷少阴。因为寒能伤阳，阳气损伤，又可招致水邪内停。所以，表寒虚证之演变，一则为卫阳不足，在表之阳虚，如桂枝加附子汤证；一则为阳虚停水，如苓桂术甘汤证，以及真武汤证等。由此可知，太阳经的兼变证之所以繁杂，正是仲景据六经生理病理，以及误治失治，反复议论，洞悉常中之变，示人以规律。③要选择适当的注本，浏览多家注解，以便进一步帮助加深理解伤寒的本旨。如读成无己《注解伤寒论》，可了解仲景如何运用《伤寒》理论于临床，以启迪学者加深辨证的思想方法；读张志聪《伤寒论集注》，其采用摘其总纲，明其大旨，汇节分章，明了义理的方法，便于初学者掌握《伤寒论》的理论概貌；读柯韵伯的《伤寒来苏集》，其以方证分类为纲目，直指仲景证治心法，于临证大有益处；读尤在泾《伤寒贯珠集》，着重研究仲景立法和治疗，可领悟伤寒确立治法的内在规律，甚为实用。值得注意的是，看注家的书，目的在于开阔思路，故要精选代表之作，不可太多太泛，还要注意尊重经文原义，立足临床实际，勿尽信注家的随文演绎，否则，欲详而反晦。④要注意横向联系，学习伤寒应该结合温病学说。《伤寒论》详寒略温，对六经的寒化证论之甚详，这是伤寒学说的特长。但对温热病的论述殊感不足，必须结合温病学说，使寒温两说融为一体。后世温病学家，善治伤寒之学，叶天士的《温热论》、薛生白的《湿热论》、吴鞠通的《温病条辨》等，是《伤寒论》的最好注本。历代注伤寒者，多为随文衍义，囿于伤寒论伤寒，而温病学家跳出伤寒的圈子，看到了伤寒之不足，阐发伤寒之未备，利于学术的发展，使学习中医经典达到新的境界。

（3）运用的要求：从实践的观点出发，落实在一个“用”字上，这是学习《伤寒论》的最终目的。①临床多用经方，结合治疗效果，温故伤寒方功效，理解其组方本旨，以切身体会伤寒方为群方之冠的深义。如曾治一患者，平素容易感冒，背部怕冷，脉缓弱，舌苔正常，予桂枝汤原方，服5剂后自觉背部温煦，一如常人。继进原方时，因未觅到生姜，只煎其他四味药服。服后全身发痒，欲出汗而不得汗。次日寻得生姜入药，煎服之后，全身轻爽，温煦自如。因此可以领悟桂枝汤能治表证（解肌发汗），关键是桂枝汤中的姜枣之功效，其他三味原为里药，若取其发汗解表，姜枣必不可少，否则不但不出汗，反而会造成郁汗于肌表的现象。②剖析伤寒方的药物组合，结合临床需要，灵活加减经方。如半夏泻心汤，原由半夏、黄连、黄芩、党参、干姜、甘草、大枣所组成。全方寒热并用，可主治痞满气滞、湿热并存之脾胃湿热证。方中一半苦寒药，一半辛温药，能调和寒热。但湿热并存的痞满症，必然有气机阻滞的因果关系。原方中的辛开苦降只有清理湿热药，而没有行气之力，在应用本方时加入行气药，如木香、积壳之类，使全方具有调和脾胃、清理湿热、行气消痞的功能，这样组方更切合现在的杂病病机。③经方时方互参，有机联合运用，提高治疗效果，拓宽适用范围。如四逆散治胃、十二指肠溃疡，患者表现为肝郁气滞、湿热并存，胃脘痞满不舒，恶心吐酸苦水，舌苔白黄相兼而腻，若合小陷胸汤同用，既可疏肝理气，又可清理湿热，疗效颇佳。④要善于以法类方，精通代表方，掌握方群之间化裁演变关系，以利于临床变通活用。如苓桂剂类方、桂枝汤类方、小柴胡汤类方、理中汤类方、半夏泻心汤类方，这是《伤寒论》中的几大类常用方，在内科杂病中极为广泛地运用，所治的疾病与人体各个系统都有密切关系。应对其进行归类筛选，并在类方中选出有“法定”的代表性方，以其统领它方，进行临床运用规律的探讨。此外，还应深入探讨经方主治病证的病机内涵，由此进一步洞悉方义，使经方能在临床上充分发挥其广泛的治疗效益。

原文载于《世界中医药》2007年3月第2卷第2期

二、陈瑞春治学思想探析

周建虹（江西中医学院2002级研究生 南昌 330006）

江西中医学院陈瑞春教授从事中医与临床与教学五十余年，对仲景学说理解之深与运用之妙，颇多建树。出版有《陈瑞春论伤寒》、《伤寒实践论》两本专著。如今，先生虽年近古稀，仍然诲人不倦，笔耕不辍，每个学期都有学术讲座，四季坐诊临症疗疾。笔者有幸亲聆教诲。随其临症学习，切实感受到一代名老中医门下求治者甚众的临床疗效价值。名老中医是如何炼成的？带着这个问题，笔者将先生平时的教诲和学习先生的两本专著思想加以整理，总结如下。

1. 读经典书

先生告诫说，要想成为有一定造诣的中医师，要读的书实在太多，一个科班出身的学习者，仅仅只看有限的几本教材，远远不够。首先，四大经典《内经》、《神农本草经》、《伤寒论》和《金匮要略》，我们是否学够了，学透了，这是从医一辈子，就要读一辈子的书。从理论上看，《内经》为中医的基础理论奠定了坚实的基础。无论是谈脏腑生理、病因、病机、治疗等等，都有系统的论述；《神农本草经》为中药的性味归经、主治功用提供了可靠的理论论据；《伤寒论》与《金匮要略》，一者以六经辨证为纲，一者以脏腑辨证为目，开创了中医辨证论治的先河，它们的理法方药贯通于中医临床各科，有效地指导着临床实践。特别是对于《伤寒论》一书，先生主张要抽出时间来背诵。他常讲书背熟了就会悟出点东西来，就能理解《伤寒论》的理论与《内经》的联系，以及后世温病发展的学术渊源。在背熟的基础上，选几本伤寒注家之书，如成无已的《注解伤寒论》、张志聪的《伤寒集注》、柯韵伯的《伤寒来苏集》，尤在泾的《伤寒贯珠集》，对加深伤寒方证的理解帮助甚大。其次，对于一些通俗易懂的书如《医学三字经》、《药性赋》、《濒湖脉诀》、《内经知要》、《医学心悟》等，易读易记，对于经典的理解大有裨益，非常实用，读熟了，可以受用一辈子。

对于各家专著，先生强调要在“专”字上做文章，例如《血证论》治血四法，《傅青主女科》治带经验，《脾胃论》补土思想等。而对于医案部分，资料甚多，历代都有，先生主张读点近代和现代的医论和医案。如《临证指南医案》，《谦斋医学讲稿》、《岳美中医论医案集》、《蒲辅周医案》、《干祖望医话》等，这些医论或医案，内容翔实，文字易懂，贴近临床，易于掌握，很有指导意义。由于中医学的基础理论源于古代朴素的唯物辩证法哲学思想，其思维方式和理论体系与传统的中国文化息息相关，因而先生也主张读一些文学书和哲学书，如《孙子兵法》、四大古典名著以及较通俗的哲学论著，如毛泽东的《矛盾论》、《实践论》等。文学作品的思辨性、想象力对中医的思维很有启迪，运用哲学中矛盾的法则来认识疾病，无疑有助于临症的辨证施治。先生常讲，书读到了一定火候，自会心有灵犀一点通[1]。

对于读书成才这个问题，似乎是很容易明白，可实际上能真正静下心来钻进去的学习者不多。先生常说，读书是苦在其中，乐亦在其中。苦由劳心劳力，乐在所思所得。从医一辈子，读书一辈子，需勤求古人之训，博采众家之方。清代名医徐灵胎在《医非人人可学论》中也说：“病名以千计，病症以万计，脏腑经络，内服外治，方药之书，数年不能竟其说，非勤读善记之人不可学也。”道出勤奋乃为成名成家第一要诀，即谓勤能补拙，勤能生慧。先生今日临床疗效之高，求治者之众，实是毕生勤奋的结果。

2. 用经典方

先生告诫，读书的最终目的，是要落实在一个“用”字上。所谓“用”，具体说就是用《伤寒论》、《金匮要略》的方。经方是经过无数临床的实践积累所成，其组方严密，配伍精当，切中六经辨证之病机。先生常说，经方并非仅仅是简单的临床经验总结，而是若干代人积攒下来的文化瑰宝，是不能与一般的经验方相提并论的。另一大方剂的来源是时方，也是历代名家依据经方的法度化裁出来的，也是经过无数临床实践验证，其组织严密，遣药精练，不是随意拼凑的方。经方是时方的基础，时方应是经方的发展，是中医学术上的源与流，两者相互补充，共同完善。先生坐诊，所开之方，几乎都是经方化裁，合用时方，药物加减运用之妙，令人叹服，而疗效之高，亦是不言而明，因而医名远扬。具体来讲，先生运用经方的思想主要有以下两点：①辨病机，拓宽运用范围。洞悉病机是灵活运用经方的绝招。临床上，先生一张小柴胡汤，可以从头用到脚，从冬用到夏，就是最好的说明。②深究方规，增强运用活力。所谓方规，就是组方规律、组方原理。先生认为方规的依据应以病机为基础、应具有它特定的反映药物的性能和主治功用的规律。例如四逆散组合，柴胡、芍药是肝药，枳壳、甘草是脾药，共奏疏肝理脾之功，是治肝脾不和的常用方。半夏泻心汤主治痞满证，病位在脾胃，病性寒热夹杂，其寒热之邪侵袭脾胃，势必阻滞气机，加入行气的枳壳、广木香，其方规就是“辛开苦降，调和寒热，行气消痞”。同样，真武汤中加人参、黄芪，其方规变原来的温阳利水为益气温阳利水，这也是先生师古而不泥古的治学态度。先生时常提醒，临床上，治急性病要有胆有识，临证思维要活跃，要跟得上病机的变化而化裁古方；治慢性病要有方能守，有一个符合病情的理法辨证主方，有效的方药要坚持服用，不要随意更改。这样去运用经方，必然会提高对病机证候特点的深层次理解，临床疗效定会提高[2]。

3. 写心得录

先生告诫，一个好中医师，不但要看得好病，还要讲得出理，写得出道，病人服药好了，要问为什么好的，病人服药疗效不佳，更要寻思辨证论治是否切中病机。有所思便有所得，写下来，就是很好的经验总结，于人于己都有帮助。实际上，先生从医一辈子，身体力行，正是这样走过来的。对于经方的运用，他是每案必记，每一诊必记，而且每方必记，欲从一般案例中探求总结经方运用之普遍规律，重视经验教训的总结，凡有一孔之见，点滴之获，他都写下来。先生的论作，不是简单的归纳整理，而是点滴新意的发挥，不尚空谈，学风严谨，只唯求真。今天，我们有幸拜读先生的两本伤寒心悟的专著，令人思路大开，受益颇多。

在当今医学西化思潮的冲击下，先生常说，学习中医者，无论内外妇儿针骨科课题，都要本着中医的理论基础为指导思想，必须了解中医整体论治的优势所在。中医要规范化，需要一代代人的努力，但绝对不能西医化，绝对不能凭西医的各种检验单开中药处方。中医、西医是两种不同思维体系的医学，我们不能做不符合辨证规律的问症发药的“郎中”，这样的临床疗效是不确切的。先生虽说自少年起随父学中医，五六十年代又接受了正规的高等教育，也系统地学习过西医，但他临床看病基本不用西药，西医的各种理化检查，只不过是他明确诊断的依据，帮助中医的辨证论治，为更合理的解释临床病情服务。中医有中医特有的诊疗手段，如舌质舌苔的客观性，是实验诊断化验不出来的。先生在内科领域中的某些疾病的治疗，其有效率与西医治疗不相上下，而对于一些西医所谓的各种理化检验都无阳性结果的疑难杂症，经过先生的辨证施治，迎刃而解，甚至是多年痼疾，一方疗愈。这即是先生常说的“非伤寒不能治大病，非伤寒不能成大家”的道理。我想，只有在祖国传统医学领域中孜孜不倦，上下求索的耕耘者，才可能有奇迹发生，才可能成就名家的风范。

综合来看，先生的“读、用、写”是贯穿其从医一生的工作，读中用，用中写，写中读，而病人就是《伤寒论》最好的考卷，理法方药下去，病人好了，就是满分。先生也常说，一个好中医师，他的传统文化知识的修养也必定是上乘的。这是因为中医学是从古代华夏文明思想孕育出来的，它的发展必然会受到传统文化的影响。实际上，先生的传统文化知识，对地域文化、世俗方言的了解不亚于专业人士，无论省内省外的求治者，先生都能用患者的方言口音对说几句，聊谈之间，令人倍感亲切。先生的诗词书法亦颇佳，他的言志之作：“矢志岐黄五十年，宏扬斯道奢钩玄，勤研经方效仲景，丹心一片启后贤。”行楷刚柔相济，秀丽端庄，令人感受到其无穷的文化魅力。

一代医家，修炼到如此地步，足以成为岐黄之道上指路的明灯，足以成为后学者仿效追从的楷模。

原文载于《江西中医药》2003 年 9 月第 9 期总 34 卷第 249 期

三、陈瑞春读书心要

黄利兴　刘英锋　张光荣　鲁纯纵　整理（江西中医学院　南昌 330006）

毋庸置疑，学习中医要想成才离不开传承前人经验，读书学习就是传承前人经验的最主要方式之一。开卷有益，这固然不错，但中医古籍号称万卷，谁又能穷尽毕生，只为读尽这万卷之书呢？何况中医文献良莠不齐，若不加选择地啃读，于实际则无太大裨益，正所谓“尽信书不如无书”。因此学习中医，必须充分重视读书如何得法的问题。江西名老中医陈瑞春根据从医 50 多年的亲身经历，对此谈了自己的一些心得体会，现介绍如下，以飨同道。

1. 选书原则

（1）立足临床，学以致用　中医其实是一门根植于临床的实用性科学，其检验理论的标准就在于能否有效地指导临床实践。因此，选择书籍好坏的原则就是看它是否立足临床，能否学以致用。诸如《伤寒论》、《金匮要略》（辨证论治之纲要与鼻祖）、《温病条辨》（发展伤寒论，补六经辨证之不足）、《医宗金鉴》（病种门类比较齐全，理论比较公允，乃古代皇家医学之教科书）之类，其最可贵之处就在于理论紧密联系临床，学以致用，因而是最值得推崇的中医精品典籍。

（2）经典为基，容纳百家　中医古籍众多，学术又有各家之说，如何认识、处理彼此不同的学术关系呢？陈老认为，要把中医的各种学说统一到经典理论上来，要以经典为立说之本，为理论之纲，再把后世的各家之说作为经典理论的延伸、补充和发展，并加以贯通、融会，这样才能既保证学术根基正宗稳固，又有利于学术体系的丰富与发展。因此陈老主张读书宜先熟读四大经典，再泛读诸家论述。

（3）专于医术，博于文道　中医是基于中国传统文化思想的医学，中医中药不易为国外民间所接受，其中一个重要原因是文化背景的差异，现代国人看中医的不如过去多，其中也有传统文化思想淡化的因素。因此陈老认为，学中医尚有必要兼读一些传统文化知识的书籍，如古代的四大名著、古文观止，近现代如鲁迅、巴金、老舍等的作品，以及部分杂志期刊如《读者》之类，这些都能潜移默化地起到积累文化阅历、丰富传统意识、启迪辩证思维等作用。

2. 读书步骤

古来学习中医有两种形式：一种是由难而易，一种是由易而难。由难而易，是先读四大经典，再读后世百家；由易而难，则是先读后世通俗作品，后再攻读四大经典前者需要比较深厚的古文修养，且需名师的精心指导，否则头关难过；后者适用于文化水准较低者，如许多学徒出身者都是由此步入医林。陈老认为，从适应广泛的角度来看，以先易后难为宜，同时还要结合临床实践，采取循序渐进、学用循环（理论—实践—再理论—再实践……）的模式，才是最为切实有效的方式。从他本人体会而言，大致又可分为初读、精读与泛读三个阶段。

初读阶段——诵读歌诀，由易入门初学入门时，宜先诵读《医学三字经》、《药性赋》、《汤头歌诀》、《濒湖脉学》之类。这些书浅显易懂，易学易记，简便实用，不仅能在较短的时期内，使学医者对中医有个初步的认识、印象与感悟，而且能培养其中医的文化修养与思维习惯，尤其便于较快、较直接地联系临床，激发其学中医的兴趣。可以说这四本书大致具有中医入门基础课程的地位，故有人称之为“四小经典”。时至今日，陈老仍认为这“四小经典”具有现在教材所不能替代的特色，值得向初学者推荐。

原文载于《江苏中医药》2007 年总第 39 卷第 11 期

四、陈瑞春经方类法学术浅探

张光荣 鲁纯纵 刘英锋 黄利兴 熊兵（江西中医学院　南昌 330006）

陈瑞春教授从事《伤寒论》教学与中医内科临床工作 50 余年。多年潜心研究仲景辨证论治规律，临床以运用经方见长，逐步形成灵 活运用经方治疗内科诸多疑难杂症的学术特色。陈老在长期学经典用经方的学术生涯中，最具特色和突显优势的学术思想与临证经验可 以概括为经方类法活用论，其核心就是：①临床选方用药应特别重视经方的实践立法组方应以经方为蓝本：②以法类方，以主方统领类方：③不仅经方与经方可以合用，而且要以经方沟通时方，这样才能达到临证选方精而不滥、辨证用药活而不乱；④临床总结经方，要注意知常达变，在继承中求发展，在发展中求创新，从而使自己的临证水平不断提高。

1. 经方的学习与探究

陈老提出，要真正用好经方，掌握经方的奥秘，首先应以学中用、用中学的态度来深入学习《伤寒论》原著。具体来说，可从以下几方面下功夫：

（1）深挖原文本意，全面把握方证　《伤寒论》突出辨证立法，强调有是证用是方，方与证的对应关系非常紧密，故以方类证，是学习和掌握其经典辨证论治框架的有效方法之一。如何深入挖掘经典方证之原义呢？学习时应努力做到以下几点：

1）首先要熟读并牢记纲领性条文及辨病机、辨主证、鉴别诊断等方面的条文，立足于临床诊治的目的，从正面和反面了解条文精神。

2）学习经文要特别注重前后原文的连贯与互参。如“脉浮者，病在表，可发汗，宜麻黄汤”和“脉浮而数者，可发汗，宜麻黄汤”，不能认为有脉浮的、脉浮而数的就用麻黄汤，而应当结合主症全面认定麻黄汤表实证的脉是浮紧而数，这才符合临床实际，有指导意义。

3）要特别注意无方的条文，如“上焦得通，津液得下，胃气因和，身濈然汗出而解”，这是指服用小柴胡汤的疗效而言，但如果把原文反其意，读成上焦不通，津液不下，胃气不和，都是小柴胡汤的适应证，即小柴胡汤具有疏利气机、宣上和中达下之功，故可推之，其也能治疗三焦气机升降不利之病证！这样领悟原文，小柴胡汤的临床适 应证，也就随之扩大。

（2）掌握病机辨证，拓宽适用范围　《内经》有“谨守病机，各司其属”的论述。《伤寒论》以六经辨证为纲，以八纲辨证为目，揭示了中医认识疾病的辨证思维方法，以八法论治，统辖诸病，形成了完备的治疗手段。而经方的临床运用，关键是辨识病机，勿拘病名，充分体现临床辨证论治的原则性和灵活性。

临床实践证明，明辨病机又是选方的关键。真武汤其基本立法是温阳利水，凡符合阳虚水停之病机者皆可通治。例如咳喘痰饮宿肺（如慢支或肺心病），水泛四肢浮肿（如肾炎水肿），风心心衰水肿，美尼尔氏综合征，高血压病等，均可用真武汤治之。

再如小柴胡汤证的病机，一般是“邪在少阳，半表半里，寒热夹杂”，但《伤寒论》中还用小柴胡汤治疗四逆脘满之阳微结者、四逆身热之厥阴中风者、经期寒热之热入血室者、产后多汗便难并郁冒者。综合审度这些证治内容，则其主治病机可以概括为：表里失和，营卫不谐；肝胆郁阻；肺气失宣，胸阳不畅；阴阳气血升降失衡。如此横看表里，竖看三焦，外连肌表，内合脏腑，全面整体地认识小柴胡汤证的病机，就必然会使小柴胡汤的运用范围大为拓宽。

（3）深究方规药用，提高辨证活力　伤寒方的方规，非常严密，又非常灵活，故有“群方之冠 ”的美誉。什么是“方规”？方规就是方剂 自身组合的规律如小柴胡汤的组合：柴胡、黄芩是肝药，党参、半夏、甘草、姜、枣是脾胃药，全方共奏疏肝理脾、调和营卫之功，是治疗肝胆脾胃不和、营卫失调之代表方，为后世和解剂奠定了基础。

如此确认方规，必然会提高对病机、证候特点的深层次理解。陈老一向本着这种观点，故能针对性地改进原方配伍，使之更广泛地运用于消化系统疾病的治疗。

（4）按法分类经方，区分主方类方

1）伤寒方的研究，抓住主方是重要环节。六经病皆有自己的主方，如太阳病的麻桂两方，阳明病的白虎、承气，少阳病的小柴胡汤与黄芩汤，太阴病的理中汤，少阴病的四逆汤，厥阴病的乌梅丸等这些主方都是本经的脏腑功能、病机、主症为基础而设立，还是各类方的主方，其中任何一方都可演变出许多变方如桂枝汤是太阳病表虚证的主方，又是桂枝汤类方的主方。《伤寒论》中 20 多首方均是在桂枝汤的基础上化裁而来，如桂枝甘草场、芍药甘草汤即是其例。临证常用桂枝甘草汤治心动悸，芍药甘草汤治各种痛症。

2）剖析类方，前人徐灵胎对伤寒方做过分类整理工作，对后世医家颇有启迪。伤寒的类方如麻黄汤类、桂枝汤类、小柴胡汤类、白虎汤类、承气汤类、泻心汤类、陷胸汤类、四逆汤类等将经方归类研究，有两个好处：一是能进一步研究经方的结构原理；二是能以方测证，还可 以了解病机的演变。如苓桂剂类方，有茯苓甘草汤、茯苓桂枝甘草大枣汤、五苓散、茯苓桂枝白术甘草汤等，这类方均能温阳利水、补脾渗湿。而在具体运用时，应分析每一方的药物组成、主治功用，结合临床验证，取得理论与实践相印证的资料，进而找出类方中的代表方。如苓桂剂中，苓桂术甘汤可为这类方的代表方。用其治脑积水，可配补肾药或加泻水药；治肺心病，可合二陈汤或配真武汤；治胃液潴留、十二指肠溃疡，可配六君子汤；治肠炎可加健脾行气或固涩药。若从病机的角度考虑：阳虚者加附子，气虚者加黄芪，脾虚者重用白术。湿甚者苍白术同用。

（5）领悟六经大法，知其常而达变　学习和运用伤寒方药，关键是领悟大法之常与变，如能灵活掌握伤寒辨证大法，对疾病的分析丝丝入扣，是用好经方的关键所在。例如太阳病表寒虚实证。用麻黄汤与桂枝汤分治是其常，而表寒郁阳化热的大青龙汤和麻杏石甘汤等是表寒实证麻黄汤之变局；桂枝加葛根汤、桂枝加附子汤，乃至桂枝二麻黄一汤、桂枝麻黄各半汤等均可归属于表寒虚证的演变，是桂枝汤的变局。以此归类，麻黄汤、桂枝汤是正治法，其演变的各种加减汤证，均属于权变法，这样纲举目张，使学者条理清晰，有法可依。

2. 经方的实践与活用

要真正掌握好经方的证治规律，指导临床运用，还必须在实践中探索和验证每一个方的方规与病机、证候的内在联系，方能用好用活。

（1）经方本身的化裁　伤寒方加减一二味药而成方，既保持原方的疗效。又增强其功用，如四逆散加香附、川芎即为柴胡疏肝散，可增强四逆散疏肝理脾、行气活血之功。陈老亦常以四逆散加味治疗肋间神经痛、乳腺小叶增生、淋巴结核，以及腹痛、腹胀睾丸肿胀（鞘膜 积液）、便秘等。再如麻黄汤去桂枝，加陈皮、半夏、茯苓等，治疗外感咳嗽常获佳效。

桂枝汤本为治表虚营卫不和之主方，随病机变化，可灵活加味。如寒邪所束，经气不舒，项背强，汗出恶风，以桂枝汤加葛根，此方治“落枕”疗效颇著；治颈椎增生症，可加生黄芪、姜黄、秦艽之类；若虚喘病人，肺气不足，又感风寒，以桂枝汤加厚朴、杏仁，独擅其功；桂枝汤加附子，可用于风寒湿痹而偏阳虚者，或表证汗出阳虚身寒者，均可取速效。由此可见，经方的化裁是发展经方的运用，并非是越了雷池。

（2）经方与经方合用　即是两个经方联合运用，这在《伤寒论》已有范例。如寒热如疟，一二三度发，或身痒、不能得小汗出的桂枝麻黄各半汤。其他如桂枝二麻黄一汤、桂枝二越婢一汤、柴胡桂枝汤等。陈老常用桂枝甘草汤合瓜蒌薤白汤治疗心阳不足兼痰浊阻滞的冠心病心动悸或胸闷痛；以四逆散合厚朴生姜半夏甘草人参汤治疗肝逆犯胃兼脾胃气虚的胃胀胃痛；小柴胡汤合四逆散治疗肝胆湿热、脾胃气滞的乙型肝炎；小柴胡汤合甘麦大枣汤或再合酸枣仁汤治疗胆胃不和、心肝火旺的更年期综合征；柴胡桂枝汤治疗体虚感冒或感冒后期 的全身不适等等，屡屡获效。

（3）经方与时方合用　陈老在实践中的另一特点是擅长以经方为主结合时方化裁，创新证治经验，发展经方理论。其中比较成熟和常用的几个方法，简要介绍如下：

1）桂枝汤合玉屏风散，治营卫不和的表虚证；桂枝汤合补中益气汤，补益肺气、调和营卫两者均可治虚人外感，是汗法的重要补充；桂枝汤合二陈汤，治表虚营卫不和兼有痰湿。

2）桂枝甘草汤合保元汤，主治上焦阳气虚闭。《伤寒论》之桂枝甘草汤主治发汗过多、心动悸，《博爱心鉴》之保元汤由参、芪、肉桂、甘草组成，主治虚损劳伤、元气不足。以两方重新组合，定名为通阳益气汤，主治心动悸、胸闷气短。实践证明，重新组合的通阳益气汤优于上述二方。

3）芍药甘草汤合四妙散加味，主治腰以下肢体疼痛、浮肿（包括腰椎间盘突出、腰椎增生、脊椎强直症、坐骨神经痛、膝关节肿痛等）的湿热痹证，屡收显效。

4）四逆散合良附丸，是治疗胃脘痛的首选方，对脾胃不和、寒凝气滞者有效，临床用于胃溃疡、十二指肠溃疡、浅表性胃炎都有较好 的疗效，个别萎缩性胃炎亦可取效。

5）柴胡二陈汤即小柴胡汤合二陈汤，治疗慢性支气管炎辨证属风寒外袭者，临床表现为寒热阵作、咳喘痰多、口苦纳呆；柴胡平胃散即小柴胡汤合平胃散，对夏季感寒，外有表证，内有脾湿，或腹泻便溏，尤其现代的空调病用治多获效验；四时感冒，胃肠不和者皆可权宜用之。

6）柴胡温胆汤，即小柴胡汤合温胆汤，对表里不和、肝胆不和、胆 胃湿热、痰热互郁者颇具功效。

7）柴胡四物汤即柴胡汤合四物汤，对经期感冒而血分有热者（热甚者加知母、丹皮、赤芍）用之多效。

8）理中汤合香连丸治疗脾胃虚寒兼有湿热的急慢性肠炎，疗效肯定。

总之，灵活运用经方必须在谨守病机、知常达变的基础上，否则把经方加得面目全非，甚至加的药比原方还多，这就失去了经方的意义。陈老在学经典用经方的同时，着意以法类方，以主方统领类方，以经方沟通时方，从而达到源于《伤寒论》而又超出《伤寒论》之目的。

原文载于《江苏中医药》2008年总第40卷第10期

五、陈瑞春临证思辨特点

张光荣　刘英锋　黄利兴（江西中医学院 南昌 330006）

陈瑞春教授从事中医临床、教学与科研50余年，崇尚仲景学说，对《伤寒论》情有独钟，临证喜用经方，善用经方。毕生致力于“读伤寒、写伤寒、用伤寒”，历经磨砺，潜心钻研，终于成为“伤寒大家”。在省内外，乃至海外都享有盛誉，求学求治者络绎不绝。现就其临证思辨特点做一介绍。

1. 立足鉴别诊断，突出问诊技巧

陈老认为，辨治杂病，临证疑似之处甚多，必须依靠医生进一步的问诊才能做出正确诊断。陈老问诊立足鉴别，往往要言不繁，具体有如下特点：

（1）首先要分清主诉症状，抓住诊治的主要矛盾。主诉多在问询患者何处不适的第一句回答中出现，这往往是患者希望你解决的首要问题，通常也是疾病的主要矛盾所在。诊治不针对主要矛盾，临床疗效则不易令人满意。

（2）注意围绕主诉展开，迅速找出鉴别要点。问诊时抓住这一点，围绕此主诉展开鉴别，就能够迅速找到鉴别要点，并省去许多无关或不重要的枝节内容，提高诊断速度。如主诉咳嗽，首先要围绕其属表属里，展开相关的问诊。

（3）注意问诊与他诊交替，多诊合参。闻诊往往不会专门操作，常随他诊而作，如在问诊中听声音，有时非常直接。如感冒的咽痒咳嗽（某些慢性咽炎也会咽痒而咳，是素体疾病，常以开音汤或略加辛温辛凉，或加以疏散）；哮喘患者的胸闷喘促，都是相伴而行的。再如在望诊中嗅气味，近身局部望诊、按诊时，即可嗅及胃火重的口臭，或子宫癌的阴臭等。

（4）问诊要懂得用排除法。要注意通过排除一些症状，得出除外诊断。如无寒热、无饱胀、无汗出等。

（5）要善于引导患者叙述病情。有两类患者需要引导：一类是不善于阐述病情者，如农村的妇女，往往不善辞令，词不达意，要注意引导其说出主诉；另一类是多言漫谈者，如居住城镇有文化知识的人，叙述病情会夸夸其谈，不得要领，甚至炫耀身份，自作诊断，主观意识很强，又多猜疑和恐病，对此类患者要注意选择时机，善于引导，追问究竟。

2. 察色按脉，尤重舌诊

陈老指出，面色关乎预后，五轮八角，亦可见微知著。如面色阴沉晦暗，预示肾水不足，两颊发青为肝色外露，虽然与西医肝功能指标不一定相应，但与病势的轻重缓急甚为相关。肝硬化患者面色黄与青，关乎预后之好坏；肾病、高血压等都有特殊面容，如肾性高血压面容青紫、青铜色，是脾肾不足、肾水泛滥；尤其是五官反应，如鼻头青、目睛青、耳垂干瘪等，直接关乎脏病，五脏真象，多从面出。看眼神对病情的轻重深浅很有意义，尤其是慢性病、衰老深重者目光失神，如目色发木、瞳孔呆滞，预示肝肾衰败。

陈老最重视舌象，常要审视二三。观舌，舌质舌苔宜分开看，舌质往往一眼可辨，而舌苔则需多花时间。其经验是，苔腻如豆腐渣，则非苍术、草果苦温燥湿不能化，若舌红、舌体不胖为阴虚体质，则有所顾忌；肝硬化者，舌质决不宜红，脉也宜软缓不宜弦急，否则，为肝阴受伤之象，病势易于突发危症；舌现瘀斑，未必都是血瘀，也有因气滞、水阻所致者，若兼苔滑者更能佐证。另外，血小板减少也会有斑现于舌，多属脾不统血，自然要用黄芪、归脾丸之类。望咽喉，虽然值得普遍重视，但其诊断意义不宜用之太滥，如平时抽烟、喝酒者，也常会刺激咽喉发红，犹如常人也多少有些胃黏膜充血一样，未必就要清热治疗，一般可以有无痛感为度，而有些咽红不肿者还需用桂附八味之类。因此，对咽喉红，要从多个侧面加以综合判断。

脉诊是四诊之一，是中医临床不可缺少的诊察步骤和内容。但陈老认为不宜玄化脉诊，脉诊只是一种诊治方法，一般情况下，脉症是相符的，而脉症不符的情况亦不少见。

有些求诊者“只伸手，不开口”要求医生断病，这是对中医不了解。如果医生只强调脉诊，“只要你伸手不用你开口”来诊察病症，常常会出现误诊，因为一脉候多病，一病有多脉。切脉断病必须结合全身情况。脉诊也有其短处，有时诊断依据充分时，脉诊也可以忽略。

3. 深谙经方本意，注重随证加减

陈老喜欢用经方，亦善于用经方，尤其是小柴胡汤、四逆散、桂枝汤、半夏泻心汤、苓桂术甘汤、真武汤之类。我们近期收集的前瞻性有效的119例病例中，涉及39个病种，而采用经方辨治的就有33种（84.62%），其中以柴胡类方辨治的又多达23种（占涉及病种的58.97%，占使用经方病种的69.70%），远远超出了经典主治病症的范围。如用柴胡桂枝（各半）汤既可以治感冒，又可治颈椎病、类风湿关节炎；用柴胡加龙骨牡蛎汤既可以治失眠、盗汗，又可治脏躁（更年期综合征）。充分体现了《伤寒论》对现代临床的指导价值和经方的实用性。对于使用好经方，陈老指出：首先，剖析药物组合，掌握《伤寒论》方证之本意。比如桂枝汤中的桂枝、芍药均为血分药，生姜、大枣、甘草是脾胃药。用桂枝汤发汗，要从脾胃为生化之源、血汗同源这层意义来解释。桂枝汤所以能治表虚发汗，正如尤在泾所说“取正汗（即中焦水谷胃气充沛滋生的汗）以祛邪汗”。服桂枝汤以前的出汗为邪汗（病理性的），服桂枝汤以后所发的汗为正汗（生理性的），正汗出而邪汗自止。这是服桂枝汤治表虚证汗出的关键机制。此外，桂枝汤治消化系统的疾病诸如胃溃疡、胃炎、急慢性肠炎，以及身体痛、肌肉痛等，其作用机制离不开脾胃。

在熟谙经方的基础上，又应本着师其法、不泥古的精神，进行必要的化裁，方能得心应手。如半夏泻心汤主治中焦寒热互结之痞满证。方中苦寒药、辛温药并用，能调和寒热。但寒热互结之所以产生痞满，必有气机阻滞的一面，而方中没有行气药，故在用本方时加入行气之品，如木香、枳壳、厚朴之类，使全方构成具有调和寒热、行气消痞的功能，临证用之，确能提高疗效。再如真武汤，温阳利水方，主治头眩、心下悸、小便短、水肿等症。临床上用其治肺心病患者咳嗽、浮肿、尿少、胸闷、气短等症，此类患者除肾阳不足外，还有肺肾气虚，往往在原方中加黄芪、人参（或党参或红参）益气，于病情更为贴切，使原方变成益气温阳利水，较之单纯的真武汤，其组合更臻完善。足知对每一经方的药物组合，应当深入剖析，既看到它的特长，又要想到其局限性，在原方中增加相辅相成的药物，这对提高临床疗效十分有益。

4. 以经方为主导，与时方常合用

陈老非常重视经方的临床运用，但亦体会到经方并非能解决临床遇到的所有问题，经方与时方合用，有时单用时方也常获效，补充了经方之未备。兹列举其比较成熟和常用的几个方法。

（1）桂枝汤合玉屏风散，治营卫不和的表虚证；桂枝汤合补中益气汤，补益肺气、调和营卫。两者均可治虚人外感，是汗法的重要补充。前者营卫不和，气虚夹风；后者营卫不和，肺气不足。两者有气虚孰轻孰重之分，均为治疗体虚感冒、肺气不足之良策。桂枝汤合二陈汤，治表虚营卫不和兼有湿痰。

（2）桂枝甘草汤合保元汤，主治上焦阳气虚闭。《伤寒论》桂枝甘草汤主治发汗过多，心动悸；《博爱心鉴》的保元汤由人参、黄芪、肉桂、甘草组成，主治虚损劳伤，元气不足。

以两方重新组合，定名为通阳益气汤。由生黄芪、西党参、炙甘草、嫩桂枝四药成方，主治冠心病、风心病的心动悸、胸闷气短。实践证明，重新组合的通阳益气汤优于上述两方。

（3）芍药甘草汤合四妙散加味，治腰以下肢体疼痛、浮肿（包括腰椎间盘突出、腰椎增生、脊椎强直症、坐骨神经痛、膝关节肿痛等）之湿热痹证，屡收显效。

（4）芍药甘草汤合四金汤（郁金、鸡内金、金钱草、海金沙）治疗泌尿系统结石。不论是肾内，还是输尿管，亦或是膀胱都能起到排石或消石的功能，少则服 1～2 个月，多则 3～5 个月，一般都可收到预期之效，且无任何副作用。

（5）四逆散合良附丸是治胃脘痛的首选方，对脾胃不和、寒凝气滞者有效。临床用于胃溃疡、十二指肠溃疡、胃炎等均有较好的疗效，个别萎缩性胃炎亦可取效。

（6）用四逆散合小陷胸汤是治胃脘痛的常用方，对肝胃气滞、痰热交阻者有效。四逆散疏肝和胃，小陷胸汤治痰热互结于中，合用共奏辛开苦降、清热化痰、行气消胀之功。临床用于十二指肠溃疡、浅表性胃炎、胆汁反流性食管炎等均有明显疗效。

（7）柴胡二陈汤即小柴胡汤合二陈汤，治疗慢性支气管炎感受风寒，具有恶寒发热之表证，又有咳喘痰多者。柴胡平胃散即小柴胡汤合平胃散，对夏季感寒外有表证，内有脾湿，或腹泻便溏，尤其是现代的空调病，用治多验。四时感冒，胃肠不和者皆可权宜用之。

（8）柴胡温胆汤，即小柴胡汤合温胆汤，对表里不和、肝胆不和、胆胃湿热、痰热互郁者颇具功效。凡临证所见心悸烦惊、烦躁失眠、精神抑郁、更年期综合征等多种疾病，可以此加减，运用范围甚广。

（9）柴胡四物汤即小柴胡汤合四物汤，对经期感冒而血分有热者（热甚者加知母、牡丹皮、赤芍药）用之多效。

（10）柴胡加龙牡合甘麦大枣汤，或合百合知母地黄汤，可用治更年期综合征、精神抑郁症。本方疏泄肝胆，调养心肝，是一张平淡之中见奇功的良方，不少更年期妇女，症状繁多而不可名状者，用上方屡见功效。

（11）当归芍药散合金铃子散，可用治妇人诸腹痛。凡遇女性下腹痛，诸如附件炎、盆腔炎、宫颈炎，只要有白带增多者（少数白带不多）用上方取效甚速，腹痛甚者加台乌药、艾叶，伴腰痛者加杜仲、续断、鹿角霜，白带清稀量多者加芡实、萆薢，宫颈糜烂甚者加十大功劳叶、野菊花，或用五味消毒饮加十大功劳叶、土茯苓煎水坐浴熏洗。

总之，灵活运用在于增强经方的疗效，但必须在谨守病机、知常达变的基础上灵活变通，否则把经方改得面目全非，甚至所加药比原方还多，这就失去了经方的意义。因此，经方的灵活运用，必须是在辨证的基础上，本着增强经方疗效的目的，做到合情合理酌情加减，使之相得益彰。

5. 视病种之不同，举内外之并用

陈老根据《内经》“有诸内，必形诸外”的理论，对一些外部局部症状较为明显的疾病，常采用内外兼用的方法，起到了相得益彰的作用。如对年轻人面生痤疮（青春痘），除口服五味消毒饮加味（蒲公英、金银花、野菊花、紫花地丁、紫背天葵、桑叶、蝉蜕、连翘、竹叶等），同时在患者服药前，用药气先熏蒸数分钟，留少许药汁反复外搽局部。对妇女带下过多（宫颈糜烂、阴道炎）属湿热下注、气血不和者，治以活血行水、渗利湿热，方选当归芍药散加味（当归、赤芍药、白芍药、土茯苓、白术、泽泻、川芎、紫花地丁、金银花、萆薢、黄柏、香附等），水煎取汁口服；再用金银花、紫花地丁、蒲公英、十大功劳叶、野菊花各15g，煎水，先熏洗外阴，后坐浴，塞洗阴道，每日1次。治疗关节炎，可在辨证施治基础上配合用盐炒艾叶热熨。

6. 重视肝胆脾胃，顾护机体正气

陈老临证治杂病，不仅治疗消化系统疾病，而且治疗其他疑难杂病，都很注重调理肝胆脾胃，认为杂病以气滞痰湿为病机，而气机以中焦为枢纽，痰饮水湿以脾失健运为源头，肝胆为气机水湿运化之先导，故许多非消化系统病变，其受病之所虽在不同脏器，但发病之源常关乎肝胆脾胃，这也是柴胡类方可以兼治多种系统疾病的原因。

陈老临证治杂病，还特别注意顾护患者的正气。其一是杂病有虚实相兼的发病特点，再则是滥用抗生素、大剂清热解毒以及热衷于活血化瘀等种种时弊，伤正败胃现象十分普遍。故陈老临证治杂病，特别注意扶正纠偏，以和为尚，极少用破气破血、攻下逐水之品。

如目前治疗肝炎，有些医者把炎症统统视为热证，炎者必热，热者必清，故大量使用清热解毒药，致使原本有厌油、纳差、恶心、大便溏而不爽的脾胃湿热症状（即前贤所说“湿热氤氲，如油入面，难解难分”），在服用大剂清热解毒药后，脾胃损伤更甚，更无食欲，出现“炎未消，酶不降，脾已虚，人更乏”的苦寒败胃局面。陈老认为，这是一个误区，是不辨证，只辨病，把炎症和热证划等号的结果。陈教授临证治疗肝炎，常用小柴胡汤加味或小柴胡汤合四逆散加味（常加健运脾胃的谷芽、麦芽、鸡内金、怀山药、扁豆等），取得较为满意的效果。

陈老认为，肝硬化是慢性肝病纤维化的归宿，其病程之长，患者身体素质之差，脾胃之不足，已不待言。如仅以活血化瘀，攻坚破积，岂有不产生恶果之理。其一，病变是长期的肝损害，不能寄希望攻坚破积能起速效；其二，凡是活血化瘀、攻坚破积药多对肝有直接损害，如三棱、莪术、土鳖虫等均为有毒之品，长期服用对肝脏本身损害很大。故对肝郁气滞、脾胃失调者（症见面色晦暗，精神疲惫，有程度不同的贫血外貌，腹胀气滞，胁肋闷胀，腹部青筋暴露，蜘蛛痣有的显露，有的不甚明显，食纳少，大便稀溏或溏而不爽，小便偏少，亦可出现下肢浮肿或全身浮肿，脉弦缓或缓弱；肝功能基本正常，或转氨酶稍偏高，乙肝五项病毒指标有“大三阳”或“小三阳”)，治以疏肝理气、健脾和胃。方选小柴胡汤合四逆散加减。待患者食欲、病情有所好转，酌情加入三棱、莪术各6～10g。一般服1～2个月复查1次B超，如腹水消退后，可减大腹皮等行气药。并可从第3个月开始，隔日服药1剂，坚持服3个月左右。如无脾肺气虚证，不加其他补药，如有消化不良，可少量服柴芍六君子汤加消导药，与原方交替服用。对肝强脾弱、肾阴不足者(症见面色黧黑，精神疲乏，夜寐躁烦，腹胀如鼓，按之灼手，青筋暴露，蜘蛛痣明显，食纳差，唇红口臭，大便黑色或溏泄灼肛，小便量日不足800ml，舌红、少苔，脉弦数；乙肝病毒指标“大三阳”或“小三阳”，并有白蛋白、球蛋白比例倒置等)，治以抑肝扶脾、滋阴补肾，方选一贯煎加减。因此认为，抑肝也不用苦寒直折药，而是通过滋养肝阴，即所谓滋水涵木；扶脾药以山药、扁豆加健胃药为主，不宜用白术类刚燥药；滋补肝肾药用龟板、鳖甲、丹参、赤芍药，不宜用滋腻药。至于软坚散结药，此时切忌攻伐过甚，如采用破血破气，必然导致出血的严重后果，应谨慎从事。用上述方法，若能得到滋养生息的效果，其他病状可从长计议，再随证治之。

陈老治疗肿瘤不落于“以毒攻毒”的俗套。如以大剂量的有毒药去攻“毒”，这种结果只会耗伤正气，损及脏腑，无益于治疗。例如，胃癌手术后，用大量的清热解毒药如龙葵、半枝莲、白花蛇舌草等，无疑会损伤脾胃正气。再则，攻毒药本身有毒性，如全蝎、蜈蚣、土鳖虫、三棱、莪术等，无一不对肝脏有损害，若长期大量反复应用，后果可想而知，不能不慎也。陈老铭记《内经》“大毒治病，十去其六；常毒治病，十去其七；小毒治病，十去其八；无毒治病，十去其九”的明训，对于肿瘤，广而言之，泛指一切慢性病，都应“无毒治病”为上。因为无毒药对身体具有补益、滋养的功能，多是增强机体的免疫力、振奋机体之品，即是“扶正祛邪”的原则，正气来复，病邪退却，任何疾病都离不开这个基本治则。当然必要时用攻毒药也是切合病因、病机之需，但大多不能作为主导用药。

另外，陈老认为食疗也是治疗肿瘤的重要手段。临床上所遇到的肿瘤，特别是手术、放疗、化疗之后，病者以弱不禁风者为多，抵抗力差，白细胞降低，此时如能从调理脾胃着手，以食疗为重要辅助手段，无论对何种肿瘤都有很好的作用。常用的有黄芪山药粥、赤豆莲子红枣粥、泥鳅炖汤、甲鱼炖汤，同时辅以健脾益胃的参苓白术散类药，对增强抵抗力，非常有利。特别是泥鳅，有“水中人参”之称，对肿瘤、肝硬化等都有独特的功效，对提高患者机体的白蛋白有明显作用。

原文载于《上海中医药杂志》2008年第42卷第3期

六、陈瑞春先生谈如何临证

刘英锋　张光荣　黄利兴　鲁纯纵（江西中医学院中医研究所 南昌 330006）

陈瑞春（1936-），江西铜鼓人，现为江西中医学院附属医院主任医师，教授，博士研究生导师。兼任中国中医药学会老年病学会委员，仲景学说研究会理事，全国中医内科疑难病专业委员会副主任，江西中医学院学术委员会委员，《江西中医药》杂志常务编委，江西中医药学会常务副会长兼秘书长等职。

自幼随父习医，15 岁参加联合诊所涉足医坛，矢志岐黄。1958 年考入江西中医学院，毕业后留校任教，1976 年参加卫生部委托中医研究院主办的全国中医研究班，1980 年以后任伤寒教研室副主任、主任，1988 年任附属医院业务副院长，1989 年改任第一副院长主持工作，1993 年经国务院批准享受政府特殊津贴。

从医执教 40 余年，崇尚仲景学说，理论联系实际，临床擅长运用经方治辨心血管疾病、肝胆疾病以及呼吸、神经系统诸多疑难病证。先后在国内各中医杂志发表论文 90 余篇，早年参编《喻嘉言医学三书》校注、《中医四大经典著作题解》等，近年来先后撰写了《陈瑞春论伤寒》、《伤寒实践论》等专著。

中医名医大家成才之道有三大要素：一是熟读经典，二是名师指点，三是重视临床。不过并非所有的名医都是门出经典。其出自药堂者有之。也并非所有的名医都有名师点拨。其自学成才者也非少数，但没有一个真正的名医不是经历了艰苦的临证磨炼。因此，重视临床是三大要素之中必不可少的首要条件。江西中医学院的经方大家陈瑞春教授对此很有感慨。我们特别对陈老先生就如何才能做好中医临床的问题，进行了专题采访。下面介绍陈老对临证诸问题的一些看法及经验。

1. 临证学艺，首重诊察操作

（1）望面色很重要

1）望面色：面色关乎预后，五轮八廓，有时可以见微知著。如面色阴沉晦暗，预示肾水不足，两颊发青为肝色外露，虽然与现代医学肝功能指标不一定相应，但与病势轻重缓急甚为相关，肝硬化患者面色的黄与青很重要，关乎预后之好坏；肾病、高血压等都有特殊的面容，如肾性高血压面容青紫、青铜色，是脾肾不足，肾水泛滥；尤其是五官反应，如鼻头青、目睛青、耳垂干瘪等，直接反映五脏之病，五脏真象，多从面出。

2）看眼神：眼神能反映病情的轻重深浅，很有临床价值，尤其是慢性病、衰老深重者其反映五脏精气之目会显失神。如目色发木，瞳孔呆滞，预示肝肾衰败。

3）最重舌象：舌象直观可靠，常要审视二三。观舌，舌质舌苔宜分开看，舌质往往一眼可辨，而舌苔则需多花时间。个人望舌经验是，苔腻如豆腐渣，则非苍术、草果苦温燥湿不能化，但若舌红、舌体不胖为阴虚体质，则要有所顾忌；肝硬化者，舌质决不宜红，脉也宜软缓不宜弦急，否则，为肝阴受伤之象，病势易于突发危症；舌现瘀斑，未必都是血瘀，也有因气滞、水阻所致者，若兼苔滑者更是如此。另外，血小板减少也会斑现于舌，多属脾不统血，自然要用黄芪或归脾丸之类。

4）望咽喉：现在虽然值得普遍重视，但其诊断意义不宜用之太滥，平时抽烟、渴酒者，也常会刺激咽喉发红，犹如常人也多少有些胃黏膜充血一样，未必就要清热治疗，一般可以有无痛感为度，而有些咽红不肿的还需用桂附八味之类。因此，对咽喉红，要从多个侧面加以综合判断。

（2）问诊有技巧

1）分主次：首先要分清主诉症状，以便抓住诊治的主要矛盾。主诉多在一般问询患者何处不适的第一句回答中出现，这往往是患者希望你解决的首要问题，也通常是疾病的主要矛盾所在。诊治不对准主要矛盾，临床疗效则不易令患者满意。

2）细鉴别：注意围绕主诉展开，迅速找出鉴别要点。问诊时抓住这一点，围绕其主诉展开鉴别，就能够迅速找到鉴别要点，并省去许多无关或不重要的枝节内容，提高诊断速度。如主诉咳嗽，首先要围绕其属表属里，展开相关的问话。

3）多合参：注意问诊与他诊交替，多诊合参。闻诊往往不会专门操作，常随他诊而作，如在问诊中听声音，有时非常直接，如感冒的咽痒咳嗽（某些慢性咽炎也会咽痒而咳，是素体毛病，我常以开音汤或略加辛温辛凉加以疏散也可），哮喘的胸闷喘促，都是相伴而行的。再如在望诊中嗅气味，近身局部望诊、按诊时，即可嗅及胃火重的口臭，或子宫癌的阴臭等。

4）懂排除：问诊要懂得用排除法。要注意通过排除一些症状，得出除外诊断。如无寒热、无饱胀、无汗出等，在《伤寒论》中，这类鉴别诊断及排除方法非常多，有的也是一锤定音的重要鉴别点。

（3）脉诊不可玄：中医脉诊是个特色，几乎成为诊察常规。但脉诊在多数情况下，是用于支持诊断或作诊断参考。因为，凭脉辨证有一脉主多病，一病有多脉的情况，切脉断病要结合全身情况，因此，脉诊同样讲究灵活性，有时诊断依据充分时，脉诊也可以忽略。这就是古人所提到的舍脉从症、舍症从脉的关系。

2. 临床诊断，重在证候鉴别

（1）首辨寒热虚实：中医辨证方法很多，而无论哪种方法，都必须分辨寒热虚实，以此确定病性之大概，比较易得要领，也首先能保证治疗大法不会弄错。如《伤寒论》中“发汗后，恶寒者，虚故也”之类，要言不繁。

（2）落实表里脏腑：中医辨证，定性之后，再明定位，基本就能论治处方了。如疮疹属脾虚生风的定位，色淡、得温则舒、见凉风则剧，但肤色不变，或体质瘦弱、食欲差，或下口唇干肿（脾开窍于口）等，用五味异功散有效。

（3）重视经络导向：经络为中医之特色，不可忽视，结合针灸，简便有效。

（4）结合方证鉴别：以方类证，从中比较选优，可谓简捷适用。临床往往需要先初步给出若干个相关方剂，再从中细致比较加以优选，我管这叫做方证比较法。从初学时即用此法，我以为这不失为初学者的临证巧学之门。如治痰饮者，可在苓桂术甘汤、二陈汤、半夏白术天麻汤、苓甘五味姜辛半夏汤之间选择，比较哪一个方更切合患者的实际，即投是方。

3. 立法处方，注意选用主方

（1）拟方选主方：临证根据定性定位即可立法处方，处方首先要选方，选方可以一个，也可两个，甚至三个、四个，但必须确定主方。如痰热壅肺，可用麻杏石甘汤合千金苇茎汤，或泻白散合二陈汤。

（2）选方切实用：个人以为临证选方以汪昂《汤头歌诀》较为精当实用，其既有诗韵格律，又有病机提要，还有加减要领，如有个名老中医喜用川芎茶调散治外感头痛，方即出于此。现在虽已有《方剂大辞典》之类的方书大全，收集十几万个方，但不切合临证选用，只适宜特殊情况下研究备查。

4. 药物加减，强调有法有度

（1）加减要有规矩：成方运用常要加减，但加减要有板有眼，要符合原方的组方规律和宗旨，要符合临床病情的实际需要，不可随意化裁、加减太多，否则难免堆砌杂乱，失其大经大法。如四物汤加减法，四君子汤的十多个化裁方（香砂六君子汤、归芪四君子汤、柴芍六君子汤、参苓白术散）等，加减精练，进退得当，应变灵活之中不失立方主旨。

(2) 增损要有常变：当前中药用量有增大的趋势，其中不能否认与药材质量下降有一定关系（如用化肥催生的中药），但也不乏有因用药不精、疗效不佳而增加用量者。如有人治糖尿病自拟方剂，黄芪多达60g以上，甚至体胖痰湿之体也在所不忌。我以为这是一种不好的倾向，中医用药治病的关键，首先是选药方向要对头，如同开锁一样，不在大小，对齿则灵，即便有些药物要重用，一般都是针对主药而言，不是全方药物普遍增量。如经方柴胡桂枝汤，虽为小柴胡汤与桂枝汤的合方，但其用量却是原方的一半。

5. 临床坐诊，贵在恒心不移

搞好临床，可能各有各的经验，但其中有个最基本的共同点，也是最基本的要领。就是中医临床的坚持与恒心，做不到这一点，其他都是空谈。坚持临床不间断，既很重要，又很不容易，要能处理好教学、行政与临床在时间与精力上的矛盾，最好还要能使它们能够相得益彰。自1963年，与我一同走上临床的一批同事当中，能够一直坚持好临床到如今的，恐怕就只剩下我一个了。

原文载于《上海中医药杂志》2006年9月第40卷第7期

七、陈瑞春病机思辨救误举隅

郑华青 周建虹（江西中医学院2002级研究生 南昌330006）

在当代西医西药如此普及的境况下，中医治疗仍有广泛的群众基础，其生命力就在于临床有可靠的疗效。而疗效高的关键在于医者精于辨析病机，抓主证，则可使经方运用在临床上左右逢源，恰到好处，进而能够达到“施方即效”的临床高境界。吾师陈瑞春教授，从医一生，教书育人，笔耕不辍，娴熟于经方的临床运用，这与他一贯主张“治伤寒之学，要体现在临床的运用上”的学术思想是一致的。随师临证学习，见其临床病机精辨甚妙，勘误甚多，遂将其一贯提倡的“病机与证候统一性”学术观点，列举数案诠释如下。

1. 辨识病机，不拘病名

病名总体上是疾病症状的抽象归类体系，同一病名表现在不同的患者身上的症状可以千差万别，不同的病名又可以表现出相似的症状，因而病名是对难以具体指称证候的固定概括模式。临床上疾病症状多，全在医家精于把握疾病过程中更具体的阶段或即时状态的本质性病理机制，即求得病名之下的多变无常的证型，也即是抓住与主证一致的病机。当前西医病名的普及化，西医治疗的规范化、客观化思维方式易于种植于大脑，不是娴熟于中医病机思辨者，难于把握主证与病机的统一。陈师常教导说，不管其病名如何，仍从病机诊断着眼，突出辨证特色，许多疾病，只要主证有主方，临床症状可以得到有效缓解。

如类风湿案。万某，女，50岁，干部。手足关节疼痛近10年，反复发作，遇冷热则关节易肿，西医诊断为类风湿性关节炎，曾服消炎痛类西药。查前方曾服桂枝芍药知母汤、四妙散加味等方，未见明显缓解。

详查病情，肩膝关节怕风畏冷，诸小关节活动不利，局部有热感，两足背浮肿，胸闷心慌，素咯稀痰量多，咽喉部常有痰阻感，大便偏稀，夜寐差，舌淡红边有齿印，舌苔薄腻，脉弦略滑。每至冬季，晨起则四肢僵硬麻木加重。虽有风寒湿热证，但陈师辨为中阳不足，痰湿停聚，痹阻经络，施以苓桂术甘汤加茯苓皮、汉防己、瓜蒌壳、薤白、远志、海桐皮，以期达到化湿通络之效。患者服完7剂，诸关节疼痛减轻，胸闷缓解，脚肿渐消，咯痰量亦减，但全身仍畏冷，腰及腹部尤甚，诸小关节疼痛以夜间为主，守上方加干姜，涵合肾着汤意。其间审其证而择药，共服50余剂，临床诸症渐消。

又慢性肾炎案。张某，男，48岁，干部。1年前发现血尿素氮、肌酐均高于正常值，尿蛋白阳性。B超提示：左肾囊肿，右肾缩小。西医诊断为：慢性肾炎，肾功能不全代偿期。患者腰不甚酸痛，小便不黄，大便尚可，睡眠欠佳，下肢轻度浮肿，纳食尚可，血压稳定在110/80mmHg，舌淡暗、苔薄腻稍黄，脉弦稍缓两尺弱。自觉精神尚可，唯时感胸口烦闷，口鼻易上火。曾服参芪地黄汤加味两个余月，各项生化指标改善不大。详问病史，患者诉每晚9时左右牙床肿痛，晨起则缓解，且口腔易发溃疡，持续了一段时间，时觉口黏腻。陈师弃前方思路，改从水湿停聚，胆胃湿热病机论治，施以黄连温胆汤加杏仁、玉米须、海桐皮、郁金、白茅根等，7剂后，患者口疮好转，口黏转为清爽，烦闷顿消许多。共服上方28剂后，患者自觉清爽，小便臊味渐轻，复查肾功能生化指标已下降，尿蛋白转为阴性。黄连温胆汤治疗慢性肾炎，看似离题万里，却是在辨证基础上取效。按陈师通俗的说法是“先清外围（清胆胃湿热），后攻堡垒（治肾固本）”，在很大程度上是在病名下求证治，而不是停留在什么病用什么法和方的固定模式之中。

2. 辨析主症，参合佐症

清代名医喻嘉言教门人“先议病，后议药”。所谓议病，实际上就是抓住临床主症是辨证的主要焦点，在一群证候中抓住主症，把主症的病机（包括病性、病位）辨析清楚，同时参合佐症，为临床遣方提供依据。陈师素尚喻氏提出的“治病必先识病，识病然后议药”的观点，认为此观点是符合中医辨证论治的精神实质，符合中医认识和治疗疾病的思维过程。识病就是把疾病发生发展和变化的病因、病理弄清楚，然后才能“法随证立，方对证施”。如主症不明，辨证不精，思维僵化，草率用药，难免失治误治而无效。

如慢性胃炎案。吕某，男，43岁，职员。4个月前经胃镜检查确诊为慢性浅表性胃炎、十二指肠球炎、食管炎。西医治疗疗效不佳，患者常感胃脘部不适，天气变冷或饮食过于寒凉，则时时欲吐，口干欲饮，而水入则欲吐加重，伴胸闷气短。午后及夜间则感全身畏冷，手心时出凉汗而不温。小便短少，色偏黄，舌淡润苔薄白，脉缓稍沉，前方曾服四逆散合良附丸加味，服药近1个月，诸症改善不明显。

陈师依据“口干，饮水入则欲吐加重”，证合太阳腑证之水逆证，“渴欲饮水，水入则吐者，名曰水逆，五苓散主之。”施以五苓散合桂枝汤加防风，以期化气利水，调和营卫，兼以疏表，5剂药后患者怕冷减，手足出汗减，小便量转多，胃脘诸不适感均减，再服7剂，诸恙已去八九，患者精神为之振奋。可见在主症明确的前提下，参合佐症，使之更全面准确地辨证，更恰当地处方施药，因而具有很强的病机思辨的临床意义。

3. 识病常变，落实脏腑

这里不妨先举一皮肤瘙痒验案来析之。

叶某，女，56岁，每至冬季，颜面及手足多处皮肤瘙痒，曾服中西药，疗效不佳，反复多年。患者皮肤白润，痒处肤色淡红，无疹点，痒时伴颜面浮肿，纳寐尚可，但平素畏风怕冷，大便偏软，舌色淡润苔薄白，脉缓稍弱，余无他症。查前方曾服消风散、麻桂各半汤加味，也曾服用抗过敏西药，收效不甚。瘙痒之症，多责之于风热、风湿或风寒等郁遏于肌肤腠理之间所致，这即是所谓要知病之常发之理，但也要知其病机之变。陈师细辨其证，患者每发瘙痒则颜面浮肿，平素又怕风畏冷，大便稀软，应责之于肺脾之虚致水湿不化，因而其瘙痒必是脾虚生风所致。陈师施以六君子汤合玉屏风散加路路通、白鲜皮、地肤子疏风之品，服7剂诸症已去大半，继服7剂，病苦若失。

中医的病机、治法往往在临床实践的疗效中得到验证，这既要求医者知诸多疾病的病机之常法，也要求医者临证思维活跃，跟得上病机转化而变化。因为疾病的发生，是整体系统的反应，症状与病机并没有僵化的特异性，这即是中医学中“同病异治，异病同治”的思想基础。临证思维贵在抓主证，然后落实到脏腑、经络、气血津液等诸多方面。陈师曾说《伤寒论》的每一条原文就是一条辨证思维方法，因为原文包含了辨别疾病的病机、病性、病位和鉴别诊断等，条条示人以法，学习和运用伤寒方药，关键是领悟大法之常与变，以这种临床思维方式去治疗每一种疾病，疗效定会提高。

4. 以方测证，推论病机

伤寒经方，有严密的组方原则，这种原则来于临床的病机和主证。反过来，通过研究遣药组方，可以推得相应的主证和病机。因而剖析方意的内涵，有助于临证理法方药思维的连贯。陈师认为，以方测证，贵在研究组方规律，不要囿于传统的君臣佐使的框架，要了解组药的性能和主治功用。如四逆散，陈师将其分解来理解，一是柴胡、芍药为肝药，枳实、甘草为脾胃药，故可疏肝理脾，调和脾胃；一是芍药、甘草相伍，为芍药甘草汤，有缓急止痛之功：一是枳实、芍药相伍，为枳实芍药散，是妇人病方。故可推论，此方总的病机为肝脾不调，气机郁滞，凡临床符合从肝论治的各种证候，都能以四逆散化裁治疗。

如咳嗽案，吴某，女，36岁，咳嗽数月不愈，西医诊断为上呼吸道感染。服抗生素、止咳化痰成药多种，还曾服止嗽散、杏苏散等汤药，咳嗽未缓解。查其证，患者咽痒则咳，痰少质粘，时有胸闷胁胀痛，胃脘部亦不舒，大便偏干，睡眠梦多，舌质红、苔薄黄，脉弦缓。陈师很快就从肝郁气滞上逆立论，施以四逆散加前胡、桔梗、杏仁、郁金、全瓜蒌、北沙参、虎杖、苏叶。服完4剂，咳嗽止，胁痛平，大便畅，夜寐安，患者佩服之极，叹为神医。可见，以方测证，把《伤寒论》中各经主方、各病主方、各类方的主方弄懂弄通其组方规律，这反过来又深化了辨证，加深了方药运用的全面认识，使我们在临证时思维敏捷而又能准确到位，不为许多繁杂的临床症状所迷惑，无疑对临床运用大有裨益。总观陈师病机思辨观点，更是从不同的角度来阐述病机与证候的一致性，而最终的目的是为提高临床灵活运用经方治疗疾病的疗效，尽可能地减少临床上失治与误治。然而疗效高的背后是陈师从医一生坚持“精辨病机，合论病证，深究方规，化裁古方”的临床治学思想的反映，也是医家勤求古训，博采众方，十年磨一剑勤奋所得的结果，为后学者在岐黄之道上如何成才，树立了楷模。

原文载于《江西中医药》2004年9月第9期总35卷第261期

八、陈瑞春的经方思辨与应用

陈樟平[1] 陈琼[2] 刘军城[2]
（1. 江西省中医药研究院 江西南昌 330046；
2. 广东省惠州市惠阳区中医院 广东惠州 516211）

先人陈瑞春先生被同行誉为“经方大家”，先生则自称“伤寒园里的老学子”。他五十余年如一日，坚持不懈地应用、研究经方，因而对经方有其独到的认识与理解。本文拟对先生关于经方的思辨及其临床应用做一粗略概述，敬请诸贤批评指正。

1. 经方的感性认识

对经方的感性认识，是进一步分析其内涵与外延、揭示其历史贡献与现实意义的前提。先生常说，虽然经方也是前人的经验总结，但不能等同一般的经验方。经方不是简单的经验累加，是中医学辨证论治体系中的重要组成部分。这种认识是进一步研究、应用、发展经方的基础。

（1）经方的内涵与外延：中医学通常所说的经方，是指《伤寒论》、《金匮要略》中的方剂，历来被医家尊为“医方之祖”。经方历史悠久，上溯神农，源于伊尹，成于仲景而下逮万世，有较为深刻而确切的时代内涵，至今已成为具有独特理论与实践经验的学术体系。后世历代医家在此基础上创立、拓展的方剂即为时方。所以先生认为经方就是经典之方，它是在辨证论治的理论指导下，遵循一定法则组合而成，又经历代医家千锤百炼而确立其经典地位。因此，只有正确地认识经方，才能进一步研究、应用经方，进而充分发挥其“经典”作用。

（2）经方的历史贡献与现实意义：经方既为“医方之祖”，后世医家又在其基础上加减化裁，创造性的构建了一系列方剂——时方。前者（经方）是源，后者（时方）是流。综观中医发展脉络，经方不仅继承、总结了前人的临床经验，更重要的是开中医方剂之先河，为中医方剂学的建立与完善奠定了坚实的基础。

先生极为重视经方的经典意义。他在《中医学术要统一到“经典”上来》一文中指出：“《伤寒论》、《金匮要略》为后世诸家提供了临床基础。诸如金元四大家的学说，温病学说都应当导源于《伤寒论》和《金匮要略》。吴又可的《温疫论》所创的达原饮、三消饮；王清任的治瘀诸方，都可以说是发展《伤寒论》、《金匮要略》。绝对不是无本之木，无源之水，源和流，继承和发展，都是学术发展的必然。”因此，现代中医无疑应该以“经典”为指导而不断提高学术水平，以经方为基础方而不断提高临床疗效。这种基于经典、经方的理论探讨和临床研究，是现代中医学术发展的必由之路。

2. 经方的理性思辨

先生崇尚仲景学说，但主张“师古不泥古”，以辩证的观点对待经典。因此先生之于经方，常常是玩味再三而思其长处与不足。这就是对经方的理性思考。

（1）经方的时代局限：对于经方的应用历来有争议。一种意见是：经方不能变易，即便是用药分量，也不能变，视其为“金科玉律”，稍事加减，便是“离经叛道”。另一种意见则认为：仲景制方就是随症而设，随机而变，如桂枝汤一方化裁出20多首方，其灵活性可见一斑。所以经方应当随症加减化裁，症有变方亦变。据史料记载，张仲景《伤寒杂病论》约撰于东汉末年（公元200～205年间），距今近两千年。因此，无论是人文理念，还是生态自然，都发生了巨大的变化。如药物（自然物种）变异、病种变异等。两千年的时空交替，如沧海桑田的变迁，使经方带有明显的时代特征和局限性。先生曾说，只有认识到经方的这种时代局限，辩证地思考其“经典”意义，才能更好地应用经方，进而提高临床疗效。

（2）经方的组方原则：经方遵循一定法则组方，这法则就是先生经常提到的“方规”，即方剂组成规律。先生认为仅按“君臣佐使”去探讨经方组方原则并不能真正揭示其方规内涵。经方以病机、主症为基础而确立组方用药大法，又通过遣药来体现其原则性。临床应用经方，只有对其进行深入剖析，充分领略其内涵，才能窥视“方规”所在。如桂枝汤的组方依据，一是表虚、营卫不和的病机，一是恶风自汗的主症。依此确立调和营卫的原则，同时根据药物的性能和主治功用，以桂枝、白芍、炙甘草、生姜、大枣五药组成。由于桂枝、白芍均为血分药，须配合生姜、大枣以达卫分之表。其辛甘温养阳气、酸甘滋养阴血的内涵就体现于五药的有机组合。

（3）经方的用药规律：先生在长期的临床实践中总结了经方用药的主要规律：

一是辨病机主症，前后衔接用药。主症与病机反映了疾病的本质。如半夏泻心汤，若以方测证，其病机是脾胃同病，寒热夹杂，气机阻滞。故痞满证一定有腹胀满的主症，因而用辛开苦降的半夏泻心汤。先生曾治一6岁男孩，每晚出汗，越出越多，不发热，不咳嗽，胸透肺无病变。脉舌、饮食正常。遂用桂枝汤原方加生龙牡、浮小麦，投药3剂，寐汗自止。停药1月复发寐汗，仍以上方服数剂而愈。此例表明用经方抓主症，审病机至关重要。

二是识主药，剖析药对。《伤寒论》、《金匮要略》中诸多药味，可称主药者，按六经病证的主方来分，如太阳病的麻黄、桂枝，阳明病的石膏、知母、大黄、芒硝，少阳病的柴胡、黄芩，太阴病的人参、白术，少阴病的附子、干姜，厥阴病的吴茱萸、当归等，即为各经主药。再进一步分析药对，则可深入了解主药的协同作用。如麻黄与桂枝，麻黄与石膏，前者麻桂组合，构成发汗解表的麻黄汤；后者麻黄与石膏配伍，构成解表清肺的麻杏石甘汤。二者因药对搭配不同，则功用主治大异。这种药对的剖析，不仅能洞悉经方的方规，还可推论病机，审察主症，领略经方组方的灵活性。

三是审药量，变通加减。从经方的组合规律看，随药味的增减，药量的变易，其主治功用也相应改变。如麻黄汤、大青龙汤、麻杏石甘汤三方药味相差不大，因药量殊别而主治有异。麻黄汤中用麻黄 四两，配桂枝三两，旨在发散表寒；大青龙汤中用麻黄六两，配石膏如鸡子大（约45g），重在发散表寒兼清郁热；麻杏石甘汤中用麻黄四两，配石膏半斤，发散表寒与清解郁热并重。再如桂枝去芍药加附子汤与桂枝附子汤之药味完全相同，不同的是前者用桂枝三两，附子一枚。后者用桂枝四两，附子三枚。二者主治大相径庭，前者主治下后脉促胸满的胸阳不足，后者主治风湿留着肌肉的身体烦疼证。由此推论，桂附之量小用于温阳，桂附之量大则着重于镇痛。

3. 经方的应用思路

先生15岁随其父学医，所用第一张处方，就是经方——麻杏石甘汤。至其去世前，近60年的临床、教学、科研都未离开过对经方的应用与研究。先生应用经方的思路，归纳起来主要有三：

（1）准确解析原文：《伤寒论》、《金匮要略》的原文，朴实无华，言简意赅。那么如何理解原文呢，先生认为：一是尊重原文本意，如“太阳之为病，脉浮，头项强痛，而恶寒”，概括了表证的主要脉证，故有太阳病提纲之称，如此理解足矣 ；二是注重条文前后连贯，如“脉浮者，病在表，可发汗，宜麻黄汤”和“脉浮而数者，可发汗，宜麻黄汤”，不能认为有脉浮的、脉浮而数的就用麻黄汤，而应当把“脉阴阳俱紧”，结合主症全面认定麻黄汤表实证的脉是浮紧而数，这才符合临床实际；三是注意无方条文，如“上焦得通，津液得下，胃气 因和，身濈然汗出而解”，此句针对服用小柴胡汤的疗效而言，若将原文反其意，理解为上焦不通，津液不下，胃气不和，都是小柴胡汤的适应证。则小柴胡汤的临床适应证也就随之扩大；四是重视条文的对比分析，如“桂枝本为解肌，若其人脉浮紧，发热汗不出者，不可与之也”。这条实际指出桂枝汤的作用为解肌发汗，同时又提示与麻黄汤证鉴别，从表虚、表实两者对比。推而广之，又告诫医家要从表证的病机、证候、治法、方药等方面去对比分析。

（2）精辨病机主症：在《伤寒论》、《金匮要略》中辨病机与辨证是统一的，有什么样的病机，就有相应的主症。如桂枝汤之有汗能收、无汗能发，其病机都是营卫不和；五苓散能治多尿和少尿，病机皆为气化不利。先生应用五苓散治遗尿多例，均获良效。如某14岁女孩，每晚遗尿，除形体肥胖、少言寡语外，其他一切正常。脉缓有力，舌苔薄、白润。拟以五苓散加味：茯苓15g，白术、泽泻、猪苓、桂枝、远志各10g，菖蒲6g。1剂后，当晚即自行起床排尿，5剂基本痊愈。半年后复发1次，守原方再进5剂，又获痊愈；另一老年女性，有冠心病史，下肢轻度浮肿，每晚小便4～5次，并有自遗现象。脉缓弱，舌胖润。用五苓散加味：茯苓15g，芡实20g，白术15g，猪苓、泽泻、肉桂、益智仁各10g。2剂便夜尿减至1～2次，10剂夜尿1次，不再自遗。上述两案提示，五苓散既可治少腹满，小便不利，又可治少腹满，小便自利，其病机都是气化不利。

明辨病机也是选方的关键。阳虚水停，即是病机。而这一病机所反映的主症，又有脏腑、病位之差异。如病在肺，咳喘痰饮宿肺（如慢性支气管炎或肺心病），或病在肾，水泛四肢浮肿（如肾炎水肿），二者均可用真武汤。掌握病机辨证，还应从六经辨证来理顺各种病机的关系。如太阳表证，实际就是肺合皮毛而主表的病机，太阳病在一定的意义上是指肺系病变，如狭义地理解太阳病为小肠、膀胱的病变，就片面了。当从太阳所属脏腑、经络、气化功能三者来统论太阳病证的病机，才能全面剖析病机。若进一步分析，太阳病之变证，如痞满证，必然有脾胃气滞，湿热并存之病机，而以半夏泻心汤辛开苦降，调和脾胃。如此层层深入地剖析病机，使之落实到治法和方药，对提高临床疗效十分有益。

（3）灵活运用方药：经方组方严而不死，活而不乱。如四逆散的组合，柴胡、芍药是肝药，枳壳、甘草是脾药，共奏疏肝理脾之功，是治肝脾不和的常用方。其药味精炼，方规严明。临床运用经方，还掌握主方，剖析类方，熟悉加减，方可达到灵活运用之目的。具体地说：一是用好主方。六经病皆有自己的主方，如太阳病的麻桂两方，阳明病的白虎、承气，少阳病的小柴胡汤与黄芩汤，太阴病的理中汤，少阴病的四逆汤，厥阴病的乌梅丸等。二是剖析类方。伤寒的类方如麻黄汤类、桂枝汤类、小柴胡汤类、白虎汤类、承气汤类、泻心汤类、陷胸汤类、四逆汤类等。三是熟悉加减。如以麻黄汤加减的麻杏石甘汤、大青龙汤、麻黄加术汤、麻杏苡甘汤等，皆为麻黄汤的变局。四是将经方与后世方合用，取长补短，有助于提高疗效。如用桂枝汤合玉屏风散，治表虚自汗、抵抗力差或经常感冒者是常法。

4. 结语

先生对经方的独特思辨及其临床应用经验，是其长期研究、应用经方的结果。他以一生的经方实践告诫我们，对于经方，要谨守而不盲从。只有真正认识经方的本质，深刻剖析其内涵，理性思考其长处与不足，才能用好经方，从而提高临床疗效。这是值得借鉴的。

原文载于《中国民族民间医药》2012 年 5 月上半月刊第 21 卷总第 182 期

九、勤习医理求古训，悬壶济世写春秋

——跟师陈瑞春教授临证学习有感

周建虹（江西中医学院 2002 级研究生 南昌 330006）

第一次近距离接触我院著名伤寒学教授陈瑞春老师，是在听了他做的学术讲座“非伤寒不能治大病，非伤寒不能成大家”之后。在同学们雷鸣般的欢迎掌声中，陈老师转身在黑板上写下了上面两行刚劲有力的粉笔字。从此，这两句话似乎在每个聆听报告的学生心中烙下了难以磨灭的“伤寒”情结。笔者作为中医临床基础专业的一名研究生，有幸随陈老师临证学习，深感机会难得。

每个坐诊日，门口总是等着候诊的患者，排好队的病历本又是一叠。从外地慕名前来求治的患者殷切地询问陈教授会不会来坐诊的言语中，切实感受到一代名中医门下求治者甚众的临床疗效价值。在西医西药当道的境况下，中医中药仍有广泛的群众基础，其生命力无不在于一代代岐黄学者、医圣之徒济世于民的临床可靠疗效。自从跟师临证学习以来，在通往祖国医学神圣殿堂之门的道路上，许多思想认识上的问题，就这样被陈老师一扶而跳过去了。

现代科技的快速发展，为西医学的理论与临床的发展提供了强大动力，现代医学将人体的生理病理研究深入到微观境地，尤其在实验医学和外科手术领域，确实领导着医学发展的潮流。加之医疗市场就业需求的选择，难怪有众多的莘莘学子慕彼而不返。然而，来就诊的患者当中，许多是经过西医西药治疗后疗效不佳而转求中医治疗，病种之多，几乎涵盖了西医学各个系统的疾病谱。一位感冒后长期低热不退的患者，各项理化检查均阴性，西药用了一大堆，最后在西医大夫那里竟成疑难之症，陈老师辨证施治，处以小柴胡汤加味而治愈；一位 80 岁高龄的食管癌患者，放入食管支架后，症状无减轻，西医没了积极的治疗办法，患者抱着一线希望，坚持服陈老师方药一年多，大为改观，两年来精神如常，谈笑风生，体重从先前的消瘦到服药后增加了 8 公斤；长期被反流性食管炎病痛折磨的患者，西医院检查治疗费用上万元，而能减轻痛苦，获得近期疗效的竟是几包起不了价的中药；莫可名状的全身不适、烦躁不安的更年期妇女，经疏理气机，调和肝脾，安神定志，又获新生般的舒畅……活生生的病案放在那里，不能不让人有所思考。西医学如此发展和普及的今天，为什么还有那么多不能解决的或是疗效不佳的所谓疑难杂症？七年临床工作经历也给了笔者生动的教育。

在现实医疗保健制度体系的运转下，无论是出于对患者的负责，还是出于医生本人的

利益考虑，各项检查都是必不可少的。咳嗽胸痛，先摄X线胸片；胃肠不好，做胃肠镜检查；住院治疗，三大常规，五大常规，多项检查全上，循证规范治疗的西医认识思维，使得医生犹如猎人不见兔子不撒鹰，不查出异常的客观指标开不了处方。而事实上，有些疾病许多检查结果出来了，治疗后的疗效却是不甚理想。当今时代，先进的诊断设备不断增加，患者就诊的许多时间面对的是冰凉的仪器，客观上既削弱了医生运用望闻问切感官和思维推理诊断的能力，又减少了倾听患者述诉病情时的交流时间，有时还真搞不清是仪器主导医生还是医生支配仪器。相比之下，检查结果出来后，西医治疗遇到的问题，中医的处理方法似乎更轻松，也更具以人为本人文关怀的特色。

随师临证疗疾，医患相面而坐，聊谈之间的沟通与交流便开始了：哪里不舒服？工作生活如何？有什么病痛与不适尽情倾诉。三指切脉时手手肌肤相触，片言支语的宽慰与幽默，那氛围常使许多心理脆弱的患者感到是在与自己的亲人、长辈、朋友促膝而谈，倍感亲切。然后的施方处药，陈老师又是如此纯熟和老道，如大将点兵，画家调色，一锤定音。治病治身又治心，让人真实感受到高水平的中医师术学德艺皆厚的传统共性品格。每听及患者服药后复诊时说“我好多了”，那份愉悦之情就已从患者身上传染到了大家的周身。患者身上显示的疗效就是最好的广告，一帮又一帮的求诊患者就是这样使狭小的诊室空间车水马龙，络绎不绝。在当今医学西化思潮的冲击下，被某些人排斥、认为落后的祖国传统医学，却仍然能解决现代人许多的疾病困扰，让我们后学者对自己的选择充满自信。这种自信来自于祖国医学理论的整体观、动变观认识生命现象疾病现象的科学真理；这种自信亦来自于大师们将祖国医学“活人之术”的普遍真理在临床中实践的生动体现。

作为一名后学者，怎样才能成为有一定学术水平、临床疗效高的中医师？如何才能达到像陈老师辈“施方见效”的临床高境界？恐怕每位学习者，在学习工作过程中，都会想这个问题。当一名疗效显著、群众敬仰的中医大夫，几乎成为有志于岐黄之道的学习者最美好的愿望。陈老师在其论著《陈瑞春论伤寒》的自序中用“读伤寒、写伤寒、用伤寒”来概括自己在从医道路上的跋涉历程，踏踏实实，不慕虚荣，给了我们颇多的教育。陈老师要求我们，做名合格的中医师，必须熟读传统经典著作，融会诸家学说，坚持长期临床实践，中医临床的学术思想才可能逐渐成熟起来，而后才可能有所发挥和建树。陈老师的另一本专著《伤寒实践论》就是其临床五十余年勤习经典、运用经方的总结。许多读者看后，纷纷给陈老师写信，认为是“指导临床的一本好书”，“有高于曹颖甫《经方实验录》之处”，“是一临床运用经方颇有造诣的专家”。经方诸如桂枝类方、柴胡类方等的组方思维规律，在陈老师的妙手运化中，无不显示着神奇的临床疗效。“非经方不能治大病，非经方不能成大家”，这就是陈老师从医一生最深切的人生感悟。陈老师今天治学疗疾的成就，如同各个时期的名家一样，在“读、用、写”这条从医的道路上，成就了学术与临床的双重硕果，足以说明这是一条正确的成才之路。诚然，我们这代人生活在不同于前辈的历史时期，在现代“学好数理化，行遍天下都不怕”的科技知识广为普及的背景下长大，层层分析、步步推理的思维方式教育取代了传统的儒道文化教育。并且，随着经济的发展，素质教育的提倡又过分地强化外语教育在各学科中的作用，学子们的许多时间都沉浸在“英语世界”中，遗憾的是却没有自己优秀文化的等级考试，没有四大经典的等级考试。事实是，中医因其固有的传统文化哲学思辨的属性，客观上要求新一代中医，必须走进传统，亲近先贤，与睿智的华夏先祖神游，接受“天人合一”、“太极易卦”、“阴阳五行”等思维方式上的传承。祖国医学的代代传人，离不开华夏文化的这根血脉，需要时时去参悟其中的道理。人生苦短，补上这一课我们还来得及。只要静下浮躁的心，如古人焚香沐浴般神圣，走进黄帝岐伯亦君亦臣、亦师亦友的对话交流的氛围中去。不说医理，单就四字一节、五字一节对仗成句，读来极有韵味的文法体例中，也足以让人品味到独具特色的汉字传递思想的魅力。世界上，恐怕只有中国的医学理论，是以这样一种对话方式的人文内涵流传下来。“至道在微，变化无穷，孰知其原！窘乎哉，消者瞿瞿，孰知其要！闵闵之当，孰者为良！”（《素问·灵兰秘典论》），读着这样优美的文句，不知不觉就会对先祖非凡的探索医理的精神所折服，潜移默化之中，自身的文学修养亦上了台阶。

这就是传统文化熏陶所能达到的效果。而淡忘传统文化的精华，不重视经典著作的教育与研究是造成今日“临床疗效高的中医师并不比大熊猫多”（陈老师语）的局面之一。每次坐诊结束，陈老师总会留几分钟与我们谈读书的话题：读哲史，读兵法，读诸子百家，书读多了，自然会融会贯通。中医临床要求的是更多的学者型的中医师出现，而不是成为学无所成的糊涂中医。有一病案让我们时时自警，一位来就诊的女患者，在述诉其病史时说，她曾服过个中医师开的中药，用黄芪量达120g，服后头晕神疲，胸闷腹胀，二便不畅，难受之极。陈老师就此病例，教育我们说：“患者性命，全系于医者之手，胸无点墨的中医，其遗害无穷。凡补气则滞气，活血则耗血，全在衡量法度，水能载舟，也能覆舟，医同此理。”简短数语，却使我们受到最直观的震撼。随陈老师坐诊，不但领会了陈老师用经方的直接经验，而且见到了平凡中医一辈子都见不到的诸多正反教训的病案。读好经典，用好经方，然后才可坐堂行医，悬壶济世。历代医家，正是这样追循着仲景“勤求古训，博采众方”的治学精神，蹈履着“上救君亲之疾，下救贫贱之厄”的行为轨范，又不忘“寻余所集，思过半矣”的传薪续焰，启发后学，这就是一代代名医的人生轨迹。难怪每次陈老师赠书同学，他总要写下“勤求古训，博采众方”八字于扉页。陈老师是希望先人的这种治学精神，能像火种一样一代一代传递下去。

“学习中医者，必须按照中医自身的规律去行动，做一名好的中医师，必须看得好病，讲得出理，写得出道。”陈老师的谆谆告诫与教诲，影响着一批又一批随师学习者。而病友盼星星盼月亮般等待陈老师走进诊室的那种殷切的目光，又分明是另一种激励，那眼光好像在对我们说：“年青人，要好好学呀，祖国医学的宝藏要好好继承下去。”

原文载于《江西中医药》2005年3月第3期总36卷第267期

十、陈瑞春教授经方应用浅议

鲁纯纵（江西中医学院 南昌 330000）

“非经方无以治大病”这是近代名医岳美中老先生的名言，而陈瑞春教授用自己五十余载的中医临床为其做了很好的诠释。陈老临床遣方用药，基本不离伤寒方，他已进入“要么不看病，看病必用伤寒方”的境界。因此，他对中医临床应用经方颇有心得，颇有体会。本文尝试介绍陈老经方运用的奥秘，以飨读者。

1. 应用经方要遵从《伤寒论》的本旨

陈老认为，经方是后人推崇的经典方，是中医方剂的鼻祖，药物的组成有其自身的规律，医者临床应用经方就要了解并遵从这些规律，其规律可以从几个方面进行理解。

（1）经方是根据疾病的主症来组方：如伤寒表证有表实和表虚之分，其主症不同，因此用方就有麻黄汤、桂枝汤的区别。伤寒表实为风寒之邪犯表，表邪郁遏卫阳，麻黄汤中以麻黄配桂枝发汗驱邪，麻黄配杏仁宣肺平喘，合用则发散风寒、驱除表邪；伤寒表虚是风寒袭表，卫阳素虚而见汗出恶风，桂枝汤中桂枝、芍药为血分药，生姜、大枣、炙甘草为脾胃药。同时，桂枝为血分之阳药，芍药为血分之阴药，一阳一阴，一动一静，入血分而养血通阳，再配合姜、枣、炙甘草，辅以热粥，调和脾胃，滋养中焦，以充汗源。其主症中的汗出是病理性的，是由于卫阳不足，肌表不固，以致风寒之邪入侵则逼迫津液外泄。而桂枝汤养血通阳，透邪外出，其服用后有微似汗出，这是生理性汗出，病邪也随汗出而解。因此，它们的组成是根据主症来组方的。

（2）按照病机组方：中医的病机包括有病因、病位、病理等诸多因素在内。如五苓散的病机是太阳病表寒不解，随经入腑，导致膀胱气化失司，水饮内停。本方由猪苓、茯苓、泽泻、白术、桂枝等药物组成。方中桂枝通阳化气利水，又能发散肌表之邪，白术健脾燥湿，猪苓、茯苓、泽泻利小便，导水湿下行，全方针对其病机而设，故能取得较好的治疗效果。

（3）根据配方和配对来组方：此类方是将药物以主药、佐药按一定的比例组成，或直接以药对的形式配合组方。如桂枝汤中的桂枝与甘草，芍药与甘草进行配对。

（4）在方中突出主药来组成方剂：如三泻心汤（半夏泻心汤、生姜泻心汤、甘草泻心汤）其药物组成基本相同，但它分别以半夏、生姜、甘草作为主药时，其治疗的主症也随之改变。半夏泻心汤以半夏为主，和中降逆消痞，治疗表邪不解而入里或误下伤及胃气，表邪内陷，寒热错杂于中，中焦升降失常的心下痞满，呕逆下利；生姜泻心汤以生姜为主药，其具有和胃消痞，宣散水气之功，治疗伤寒汗后胃虚，食滞夹饮致心下痞结，干噫食臭，腹中雷鸣；甘草泻心汤重用炙甘草，意在补中降逆消痞，以治伤寒误下伤及胃气，中阳不足，水谷不化的心下痞满，下利频，干呕，心烦之症。

（5）从药味的差异来突出其不同功效：如真武汤和附子汤，两方只有一味药物的差别，但治疗却有所不同。附子汤重用附子配以人参等药物温散寒湿，益气补虚，治疗伤寒少阴阳虚，寒湿淤滞筋骨关节的背恶寒，手足寒，身体骨节疼痛等症；而真武汤方中配以生姜，用其发散之力而温阳利水，治疗伤寒少阴阳虚，水气泛滥的面目四肢浮肿，四肢沉重疼痛，小便不利，下利等症。临床上只有在充分地了解了经方的组成规律后，才能正确地、得心应手地进行选用。

2. 应用经方要了解经方的变通

《伤寒论》中有 113 方，而只有 98 味中药，也就是九十几味中药反复配伍，组成各类不同的方剂。陈老认为要想在临床上用好经方，就要掌握好经方的变通。《伤寒论 》方的变通主要有这么几个方面。

（1）药物分拆：如桂枝甘草汤和芍药甘草汤就是由桂枝汤分拆开来而组成的两个新方。桂枝甘草汤以桂枝、甘草配伍，补益心阳，治疗伤寒病发汗太过，损伤心阳或素体心阳不足之证；芍药甘草汤以芍药配甘草酸甘化阴，养营和血，治疗伤寒误治变证。

（2）药味变通：《伤寒论》方常以相同的几味药进行搭配变通，通过变通成为新的方剂而改变治疗偏重点。如三承气汤，其三方用药不过五味，大黄、芒硝、枳实、厚朴、甘草，但一经搭配变通则治疗重心也随之变化。如由大黄、芒硝、枳实、厚朴搭配组成的大承气汤治疗伤寒阳明燥热内结，燥屎内阻肠道而成痞、满、燥、实之证；由大黄、枳实、厚朴搭配组成的小承气汤则重在泻热通便，破滞除满，其燥结的程度较大承气汤为轻；调胃承气汤用大黄、芒硝、甘草意在泻下燥实，调和胃气，用于阳明热结而偏于燥、实者。

（3）原方基础上加味：陈老认为，临床上应用经方也不是一成不变的照搬，而应该根据病人的体质、病情等情况的不同变化而进行 一些有目的的加味。如临床上因表证发汗过多，出现背部怕冷，此时可在桂枝汤的基础上加几克附子，其效果比单纯用桂枝汤治疗效果要好。又如颈椎增生，出现手背发麻，可以桂枝汤加葛根、桑枝、片姜黄进行治疗，往往可以收到比较满意的效果。

（4）原方的变化：伤寒方往往在原方的基础上加减一二味药物而形成新的方剂，其功效和治疗病证都与原方大不相同。如小建中汤就是在桂枝汤的基础上加用了饴糖，饴糖成为方中的主药，其作用也就由原来桂枝汤的发汗解表转变为温中健脾，调和气血，是治疗脾胃虚寒的常用方；再如当归四逆汤，它是桂枝汤去生姜加细辛、通草，重在养血通络，温经散寒，临床上常用之治疗妇女宫寒痛经和手足冻疮等病。

3. 注意经方与时方的合用

陈老认为，随着时代的发展、气候的变迁，疾病也会出现许多不同的变化，所以在临床上应用经方也要有与时俱进的发展观思路。切不可墨守成规，夜郎自大。经方也不是完美无缺的，也有它的不足之处，也有它的局限性。在临床上若能根据病情的需要，灵活地将经方和时方合用，那不仅可以收到较好的治疗效果，还能使你使用经方的水平提高到一个新的境界。陈老在临床上就常以桂枝汤和二陈汤合用治疗体弱，感冒而致咳嗽者：多以桂枝汤合玉屏风散治疗表虚易感冒之人，若更兼肺脾气虚者，则还可合用补中益气汤。小柴胡汤在临床上合用的情况则更多，如以其合平胃散治疗急性黄疸性肝炎：小柴胡汤合温胆汤治疗痰热壅阻所致的更年期综合症的失眠以及以小柴胡汤合四物汤治疗妇女经期感冒等病变都能取得满意的效果。

综上所述，临床上要用好经方决非一蹴而就的事，其需要在对《伤寒论》原著进行认真研读，深切体会其精神实质，并长期从事中医临床工作。在实践中学习，在实践中运用，如此方有可能登堂入室，使自己应用经方的水平达到一个新的较高的境界。

原文载于《中国中医药杂志》2007 年 11 月第 5 卷第 11 期

十一、陈瑞春从气论治疑难病经验

胡珂（江西中医学院附属医院 南昌 330006）

全国名中医陈瑞春教授，从医 50 余载，精研《伤寒论》，学验俱丰。擅用经方，屡起顽症奇疴。笔者有幸跟随陈师学习侍诊于侧。陈师认为，气是构成人体和维持生命活动的最基本物质，而百病之生亦多因于气。治疗疑难杂症常从气论治，往往收到意想不到的疗效。确实独具匠心，启人思路，介绍如下。

1. 疏肝理气，血行水化，情志畅达

肝藏血，主疏泄，喜条达，恶抑郁，肝气舒畅可保持全身气机疏通畅达。肝气疏泄，则血行脉中，环周不息，藏泄适度，正如《风痨臌膈四大证治》所言：“血随气行，周流不停。肝气疏泄，气机调畅，三焦气治，水道通利，水液得以正常代谢，此即“气行水亦行”（《血证论·阴阳水火气血论》）。

若因酒食不节，情志所伤，感染虫毒或黄疸日久，伤及肝脏致肝气郁结，疏泄失职，气机阻滞，气滞则血瘀，瘀血内结，结久不散，则成胁下瘕块。“水者气之子，气者水之母，气行则水行，气滞则水停”（《医经溯洄集·小便原委论》）。肝气失疏，三焦气机阻滞，水道不利，水液内聚腹中，发为鼓胀，外溢肌肤则为水肿。陈师认为，对积证、鼓胀的治疗应重在疏肝理气、调和肝脾。肝气疏泄恢复，脾胃纳化正常，气行则血行，气行则水化。陈师在临床上常用小柴胡汤与四逆散合方，称之为柴胡四逆散，方中去姜、枣，加郁金、青皮、香附，以增强疏肝理气之功；加炒谷、麦芽，鸡内金消磨积滞；人参常用太子参清补换之，党参因其甘温腻膈滞气，则用之较少。陈师反复告诫我等，对肝脾肿大、肝硬化的治疗不可为求速效而采用破血动血、消坚散结之剂，如土鳖虫、桃仁、红花，尤应禁忌大剂久用，即使用活血药亦当选用丹参、田三七之类。治疗上总宜以柔克刚，以无毒治病为要。陈师说柴胡四逆散加减方貌似平淡，但平淡之中有奇功。该方具有良好的疏泄肝胆、促进脾胃的作用，能够促进消化机能，有助于肝细胞修复、肝功能恢复。治疗应坚持有方有守，长期服药，一般以1~2年为期。临床或可回缩肿大的肝脾，或可带病延年。如有腹水、下肢水肿、小便短少，可适当加用茯苓皮、赤小豆、海桐皮利水。陈师认为，肝气调畅，三焦疏利，脾运正常，稍事配以平和渗利之剂，水邪自可消退，所谓“上焦得通，津液得下，胃气因和”（《伤寒论·辨少阳病脉证并治》）。陈师常说，仲景这段文字正说明小柴胡汤可以宣畅三焦，运转气机，调和肝脾，故不治水而水自却。若是见水治水，一味使用大队清利渗湿之品，甚至孟浪使用峻下逐水，如十枣、舟车之辈，往往损伤肝肾之阴。腹水甚者，可暂用西药利尿剂3~5日，水邪得挫即应停服，不可过用，更不能中西药利尿渗水同时使用。临床上总以顾护阴液为要务。陈师认为，阴液的充盈与否对判断肝硬化的预后有着至关重要的意义。若见舌红少苔，脉象弦硬，属阴亏肝旺，正虚邪实，即使患者看上去一般状况似乎尚好，自觉症状不多，实则预后不良，极易出现变证，甚则动血，故不得不慎之又慎。若患者脾虚明显可加扁豆、山药、党参，或以党参易太子参，以健脾益气。伴有黄疸加茵陈利湿退黄。转氨酶增高多属湿热内蕴，选加白马骨、白花蛇舌草、蒲公英、忍冬藤等1~2味，尤以白马骨、白花蛇舌草为常用，用量为15g，此等药物多苦寒伤正败胃，不宜大量、久用。湿热重者可短时用甘露消毒丹。陈师认为柴胡四逆散加白马骨、蛇舌草，降酶作用虽不如西药快，但疗效稳定。转氨酶逐渐下降，不易反跳。

肝失疏泄，气机不畅，气血不和，有可出现情志失常，见急躁易怒或神情默默，郁郁寡欢。此证尤以妇人多见。陈师认为，女子以肝为先天，常阴血不足，肝郁气滞，气血不畅，神失所养。用小柴胡汤去生姜加龙骨牡蛎合甘麦大枣汤，调和肝胆，健脾和胃，益心宁神。尤其常用治妇女更年期综合征。笔者见陈师治疗多例，屡验屡效。

案例一 吴某某，男，1岁半，2004年10月30日初诊。

患儿于2004年9月29日接种卡介苗后高热3~4天，随后发现肝脾肿大。在省某儿童医院住院检查，病因不明。刻下症见：两胁下触及癥块，质地中等，腹胀，低热，大便日1~3次，性状正常，纳少，汗多，舌淡红、苔薄白。脉弦。B超：肝肋下5cm，剑下6cm，脾厚3cm。治以柴胡四逆散加减：柴胡2g，黄芩2g，党参3g，法半夏2g，枳壳2g，白芍2g，炒谷、麦芽各2g，防风2g，葛根2g，炙甘草1g。服药4剂，腹胀大减，烦躁汗出，舌淡、苔白，脉弦。守上方加连翘2g、淡竹叶2g、胡黄连2g、青皮2g、佛手2g，以清解积热，疏肝理气。家长带该方回家，患儿一直服用半年达160余剂。复查B超：肝肋下2cm，剑下4.5cm，脾厚2.2cm。现仍在服用上方巩固治疗中。

按 患儿因遭受外邪（注射疫苗），入里伤肝，肝气阻滞，脾胃不运，湿聚成痰，气滞痰阻，血脉瘀滞，痰瘀互结，成为痞块，结于胁下。陈师以柴胡四逆散疏肝理气，健脾和胃，虽未用峻药破血削坚，化痰散结，仍获肝脾回缩之良效。此得益于肝气畅达，气血调和，痰瘀渐消。另外，小儿纯阳之体，生机活泼，脏腑功能恢复较快，且病时较短，病邪尚浅，易于消散。

案例二 王某某，女，42岁。2003年11月29日初诊。

患者曾于2002年2月发作亚急性重症肝炎，以后反复出现肝功能异常，诊时症见：腹部胀满，稍见膨隆，胃脘嘈杂，纳谷不香，小便短少，大便溏薄，完谷不化，神疲乏力，夜寐不安，面色青苍，眼圈黯黑，舌暗红、苔薄白，脉细滑。肝功能：ALT112 u/L，AST 74 u/L，TBIL 27.3 mmol/L，DBIL 10mmol/L。HBsAg（+），HBeAg（+），HBcAg（+）。B超：肝硬化并少量腹水。拟柴胡四逆散加减：柴胡10g，白芍10g，黄芩10g，法半夏10g，党参15g，山药15g，扁豆10g，枳壳10g，郁金10g，青、陈皮各10g，鸡内金10g，炒谷、麦芽各15g，炙甘草5g。患者一直以该方化裁治疗。间因腹水增多，加用茯苓皮20g、海桐皮15g、赤小豆30g。2005年6月17日复诊，患者精神健旺，纳食正常，小便清长，大便成形，面色青苍、眼圈发黑均已消失。复查肝功能正常。B超：早期肝硬化，未见腹水。继以上方研末，炼蜜为丸，长期巩固治疗。

按 患者感染湿热疫毒，久羁不去，损伤肝脾，肝郁脾虚，瘀血内结，水湿停聚。治以疏肝理气，健脾助运为主，经调治1年有余，患者临床症状及肝病面容基本消失，体质明显改善，肝脏功能趋于稳定，腹水消退。此肝脾两脏机能恢复，虽不化瘀血自活，虽不渗利水自行。

案例三 胡某某，女，48岁，2005年4月10日初诊。

患者从事办公室行政管理工作，杂事烦扰。近年来月经紊乱，性情急躁，稍有浮郁，即心烦恼怒，心悸不宁，烦热阵作，失眠梦扰，舌偏红、苔薄黄，脉弦细。疏方：柴胡6g，黄芩6g，法半夏6g，太子参15g，大枣3个，生龙骨、牡蛎各15g，浮小麦30g，绿萼梅10g，郁金6g。服药7剂症状即明显改善，继服20余剂，恢复正常。

按 患者年近七七，天癸将绝，复因隐曲不伸，肝郁气滞，疏泄失职，气血不和，神失所养。方取小柴胡加龙骨牡蛎合甘麦大枣汤，加绿萼梅、郁金以疏利肝胆，调畅气血，养心宁神，故取效甚速。

2. 化气利水，津液得生，小便得固

人体水液代谢与肺、脾、肾三脏密切相关，三脏功能正常，则饮入之水谷精微化生津液，浊水形成尿液，经膀胱排出体外，其中尤以肾阳蒸腾气化更为重要。陈师受《伤寒论》启示，认为膀胱气化功能对津液的化生、尿液的排泄均发挥着重要作用。膀胱气化正常则水液化津濡润周身，气化则膀胱开合有度，小便通利。若寒凝膀胱，气化不利，水液代谢失常，上则因津液无以化生，失却润泽而见口干舌燥，饮水自救；下则小便排泄障碍而见小便不利。陈师认为，小便不利应包括少尿、小便淋漓、多尿和遗尿。常用五苓散为主化气利水，气化则水化，此水液代谢之本。《伤寒论》用五苓散治太阳蓄水证“烦渴”、

“消渴”、“小便不利”、“小便少，必苦里急”，此其常也。陈师经验，五苓散化气利水为双向调节作用，可恢复膀胱气化功能，既可治小便短少，亦可治小便反多、小便自遗。膀胱气化正常，则津液得化，尿液得固。对于后者，陈师主张不宜一味补肾收涩；可佐远志、石菖蒲以宁心开窍。

案例四 徐某某，男，8岁，2005年6月23日初诊。

患儿每于夜间睡眠中遗尿数滴，随即醒来，排尽余尿，汗出，寐中眼不能闭合，舌淡红胖，苔薄白，脉细。予五苓散加味：桂枝3g，猪苓6g，茯苓6g，白术6g，泽泻6g，芡实6g，金樱子6g，远志3g，乌药3g。服药3剂，遗尿即愈。

按 陈师灵活运用五苓散治疗多种小便不利，均获取良效。其关键就在于紧紧抓住了膀胱气化不利的主要病机。如李姓3岁男童，夜尿频数达6～7次，清长，不遗，口干，以五苓散加金樱子、芡实、桑螵蛸，服5剂后，夜尿即减为1～3次，饮水减少，继服7剂而愈。陈师认为小儿夜尿、遗尿之发生，实因膀胱气化失司，水湿内停，上蒙心阳。气化则水化，心阳得通而病自痊愈。又如八旬老妪曾某，小便频数而短少，时有失禁，但无热灼疼痛，西医诊断为“尿路感染”，舌淡红、苔薄白而润，脉细滑。陈师不为所谓“炎症”所惑，不落清热解毒“消炎”之俗套，径用五苓散加益智仁、桑螵蛸、芡实通阳化气为主，数剂即获显效。陈师说，用五苓散治疗本病主要抓住尿意频急、次数多量少、不热不痛的临床特征，方中泽泻、猪苓、茯苓利水，加益智仁、芡实、桑螵蛸固涩纳肾，二者配伍，一利一收，相互为用。

案例五 王某某，女，60岁，2004年11月22月初诊。

患者近半年来烦渴引饮，日饮水量达6～10L，小便频多清长，舌红苔略黄腻，脉细。西医诊断为干燥综合征。始用养阴润燥药，疗效平平。后从膀胱气化入手治疗，用五苓散原方：桂枝10g，茯苓10g，泽泻10g，猪苓10g，白术10g。服药后口干尿多明显改善。惟疗效不够稳定，停药或因他病而改方则渴饮复发，再服本方仍然有效。

按 患者因膀胱气化不利，津液不化，水液直趋下行，故见渴饮尿多。虽见舌红苔黄，但舌红津液充沛；虽似热象，其本实乃寒凝膀胱，当舍舌从症，仍用五苓散取效。陈师还曾以五苓散治愈多例尿崩症患者，均以烦渴尿多为主症，亦从化气利水论治，使津生溺固。

原文载于《江西中医药》2007年2月第2期总38卷第290期

十二、陈瑞春小柴胡汤证337份病案观察与分析

胡正刚 唐利龙 指导：刘英锋（江西中医学院 南昌 330006）

陈瑞春教授从医50余年，崇尚仲景，矢志岐黄，临证经验颇丰，尤精经方，善用小柴胡汤化裁，应对疑难杂病。今有幸从师，受益颇多，兹就先生近五年来门诊337份小柴胡汤证病例，给予简要归类和分析，借以展示经方柴胡之剂的丰富内涵。

1. 临床资料

随机抽取近五年来门诊病例1146份，主要使用或使用过小柴胡汤及化裁者337份。小柴胡汤及化裁方使用率约为29.47%，男137例，女200例；年龄6～81岁；病程2天～16年；复诊率为42.37%；有效率为80.03%；效果一般者约为15.07%，痊愈率为

11.73%，完全无效占4.27%，病情加重者约占1.03%，其中有效以临床症状改善为准，痊愈以临床症状消失，相关西医指标正常为准；肝胆脾胃疾病约占47.77%，其他占52.23%。

2. 简要分类

（1）典型少阳经腑病：使用小柴胡汤原方12张，约占3.56%。主要用于小柴胡汤四大主证，风木郁火见口苦、咽干、目眩、典型胁痛，往来寒热而无兼证者。

（2）更年期综合征及各类情志病：使用74张方，约占21.96%。使用方剂有柴胡龙牡汤（小柴胡汤加生龙骨、牡蛎）、柴胡龙牡合甘麦大枣汤、柴胡合酸枣仁汤、柴胡温胆汤、柴胡合百合知母地黄汤、柴胡合二至丸。主要用于妇人更年期综合征、脏躁证、精神抑郁、阴虚烦躁、失眠、惊悸证、肝郁化火、胆胃湿热等所致神经官能症及各种情志伴发症。

（3）各种急慢性肝炎及肝硬化：使用71张方，约占21.07%。主要用于急性黄疸性肝炎、甲乙丙型肝炎、血吸虫性肝硬化、肝炎性肝硬化、肝硬化腹水等。使用方剂有柴胡茵陈蒿汤、柴胡五苓散、柴胡平胃散、小柴胡合四逆散、小柴胡合清热解毒消食利水方（白马骨，白花蛇舌草，蒲公英，菊花，淮山药，扁豆，炒谷麦芽，炒鸡内金，赤小豆等）。

（4）定时发热及不明原因低热：使用12张方，约占3.56%。主要用于内伤定时发热、气郁发热、血室空虚往来寒热、湿阻气滞发热、阳微结发热、癌性低热、不明低热。使用方剂有柴胡加龙胆草炒栀子汤、柴胡加葛根白薇青蒿汤、柴胡四物汤、柴胡平胃散、柴胡加丹皮赤芍汤。

（5）外感介于太阳、少阳之间及虚人、老人、妇人、久病人外感：使用44张方，约占13.06%。主要用于风寒感冒介于太阳、少阳之间，多伴有全身酸痛者；或中西药杂用，表里不清，寒热夹杂，虚实并存者；久病见外感风寒者；老人、妇人、虚人感受外寒久不愈者。使用方剂有小柴胡加葛根防风汤、柴胡桂枝汤、柴胡桂枝合玉屏风散等。

（6）肝胆脾胃不调，寒热虚实错杂于中：使用90张方，约占26.71%。柴胡二陈汤多用于肺气虚亏，罹受外邪之老慢支；柴胡温胆汤多用于肝郁化火胆胃湿热，食差，眠差或伴有癫痫及偏瘫等症；柴胡泻心汤多用于肝胆脾胃不调，脾胃湿热，胃脘痞胀，肋间胀痛，腹泻等症；柴胡陷胸汤多用于治疗肝胆不和，痰热阻遏于胸胃，按之胸有压痛者。

（7）各种杂病，偏头痛，皮肤病等：使用34张方，约占10.09%。主要用于杂病在特定时间病属少阳者，顽固性咳喘、耳鸣、耳聋、风寒无热性荨麻疹等。多使用小柴胡汤原方或小柴胡汤去姜枣灵活加减，柴胡加葛根天麻僵蚕刺蒺藜汤，柴胡加金银花蒲公英地肤子防风汤等。

3. 用方大意

（1）精思病机，拓展运用范围：先生认为，把握一方病机，当从整体上看。对小柴胡汤证，若仅见口苦或咽干，或目眩，就算抓住病机实质，多有失误。口苦、咽干、目眩三者为胆火肆虐证，若方中用党参、法半夏，姜枣草之辛甘调和补益的功能，就犯了虚虚实实之诫。若能看到“上焦得通，津液得下，胃气因和”的反面，这才是“但见一症”的最好注脚。因此先生临证除见“邪在半表半里，寒热虚实夹杂”外，更能看到小柴胡汤病机暗含：表里失和，营卫失谐，脾胃失调，肝胆不利，肺气失宣，胸阳不畅，阴阳失衡，气血不调。强调宣畅三焦，运转气机。

（2）化裁古方，灵活精当：先生用古方，而不拘泥于古方；外感病用小柴胡方时多有姜枣以仿桂枝汤用姜枣鼓舞胃气，祛邪达外。内伤杂病多除去姜枣。先生用柴胡加龙牡汤有别于《伤寒论》中的柴胡加龙牡汤，原方有桂枝、大黄、铅丹、茯苓，为治伤寒下后烦悸谵语的病症，先生去掉原方四味，旨在调和肝胆脾胃气机郁滞之证而不伤胃气，更适用于临床。另外，善于使用合方，如柴胡平胃散、柴胡二陈汤、柴胡泻心汤、柴胡温胆汤、柴胡四物汤、大柴胡汤、柴胡桂枝干姜汤、柴胡加芒硝等共计有20余首小柴胡化裁方或合方，每于临证处，得心应手。

（3）固守胃气，不伤其正：先生用药随时顾护胃气，以祛邪不伤正为上，如关于柴胡劫肝阴问题，强调柴胡有升散达外的功能，不宜大剂量久服，一般6～10g；对于乙肝、慢性肝炎久服白花蛇舌草、白马骨者多加用炒谷麦芽、炒鸡内金等消食之品；有石类药多加用神曲、木香等调理胃气之品；清热解毒、软坚散结药一般不超过15g；对于肝硬化及肝腹水则强调平淡出奇功，多用小柴胡合四逆散加减，疏肝理气，健脾和胃，达到隐以治本的目的；活血化瘀药用丹参、益母草、赤芍、香附之类，而不用桃仁、红花、土鳖虫之类破血动血药；强调食补如自拟莲藕汤、生白细胞汤、泥鳅汤；强调扶正与祛邪并举、汤散膏同用照顾脾胃，预防感冒如自拟健脾益气冲剂、陈氏健脾胃散（多为参苓白术散合玉屏风散加健脾胃消食之品）；以上皆为先生固守正气活用法的临床体现，往往辅助效果极佳。

4. 理论探讨

先生临床，用小柴胡汤及化裁多有奇效，笔者认为当有三个理由可探：

（1）和法之中，兼有八法，八法之中，诸法具备：仲景小柴胡汤，可谓和法之祖，其用药组方寒热虚实匀当，立法精微，不偏不倚，治乱解纷，莫逾于此，其有不止此者，则以夹杂之邪，偏胜宜分，和解之法，加减宜活，偏重于表者，寒多热少，论有柴胡桂枝汤兼解太阳；偏重里者，口苦咽干目眩，论有黄芩之重用泻胆火；口淡舌白，阴寒偏甚，宜加生姜半夏；口渴舌黄，阳热偏亢，石膏花粉可代；程钟龄所谓有兼温而和者，有兼清而和者，有兼补而和者，有兼表兼攻下而和者，即指此也。先生在运用小柴胡汤及其化裁方20余首时，随证变化，辨证论治，以和法为基础，自觉不自觉地兼用八法，极大地丰富了小柴胡汤和法的应用。

（2）重视舒畅三焦气机：诸医家在运用小柴胡汤时，由于它本身的特点，运用广泛，而每多着眼于“少阳半表半里，寒热虚实夹杂”或“肝胆脾胃不和”等主治病机。先生在临床上除运用主治病机外，更把“上焦得通，津液得下，胃气因和”的反面——上焦不通，津液不下，胃气不和，认为是小柴胡汤又一注脚。这也正暗含了清代柯琴、唐容川等著名医家提出的“少阳证治关乎三焦之腑，柴胡之剂贵在转运机枢”的观点。

（3）与门诊接触病人有关：在先生门诊看病之人不外乎两大类，一类为外感时病；一类是内伤杂病。然真正于先生门诊看病得外感时病者受当前医药市场的影响，多趋于复杂。或于外感初期重用辛凉，不当使用西药消炎；或自行吃药损伤脾胃，外邪仍在；或体质较差易感时邪，染上难愈；或本久病，多病兼受外感……大凡终致在表之卫气受伤，在里之脾胃受累，典型的太阳表实，表虚证不易见到；表里不清，寒热夹杂，虚实并存反多见。此时，如能正确地运用小柴胡汤的调和作用，可以外达病邪，阻断病邪内陷。如临床上柴胡桂枝汤是先生用于此种外感最常用方，疗效最显，太阳少阳兼病多迎刃而解。

另一类为内伤杂病，由于肝胆脾胃等消化疾病本与少阳胆腑密切联系，如胆胃同病，肝胆同病，肝胃不和等及各种偏头痛，头昏，耳鸣属少阳经胆腑病者皆可用小柴胡汤及加减汤治疗。先生认为：久病之人、老人（孤独者）、虚人、重病之人、妇人（尤其更年期），每有多虚、多郁或情志不畅的特点，亦多应从疏利三焦气机入手，事半功倍。对于疑难重病，如胰头癌、肝癌、肝硬化腹水见门脉高压及食管癌、肺癌等病人，先生常言，西医本已用手术放疗化疗治疗，人体正气甚虚，津液营血俱伤，而中药还用大剂量清热解毒、活血化瘀、破气散结之品，断无此理，因此先生从调理三焦腑气，运化脾胃，兼化有形综合论治，即所谓“扫其外围，再入攻坚，不伤其正，固护其本。”

以上笔者拙见，仅纯属在总结先生病例中一点体会，以期抛砖引玉，共同领悟小柴胡汤之所以能广泛运用于临床之奥妙。

原文载于《江西中医药》2004 年 8 月第 8 期总 35 卷第 260 期

十三、活用小柴胡汤经验介绍

刘新亚　胡正刚　指导：陈瑞春

江西中医学院陈瑞春教授临床经验颇丰，善用经方，尤以柴胡类方能灵活化裁，举一反三。兹就其活用小柴胡汤经验概述如下。

1. 有关小柴胡汤的几个问题

（1）精辨病机，细审汤证

《伤寒论》以柴胡命名的方剂共 7 方，即小柴胡汤、大柴胡汤、柴胡加芒硝汤、柴胡加龙骨牡蛎汤、柴胡桂枝汤、柴胡桂枝干姜汤、柴胡去半夏加瓜蒌汤。加上四逆散以及小柴胡汤 7 个或然证，均以小柴胡汤为基础。所以，要了解柴胡汤的加减诸方，必须正确理解小柴胡汤证。

陈教授认为，小柴胡汤证，明确提出，“血弱、气尽、腠理开、邪气因入，与正气相搏，……”；病机为半表半里，寒热虚实夹杂。在三阳表证的病机变化中，它可以外达出表，亦可内陷入里。所以，它的两组主症，一为往来寒热，代表病在半表的反应；一为口苦、咽干、目眩，代表病在半里的病机反应（风木郁火）。首先，小柴胡汤在外感热病中所起的外达透邪，阻断病邪入里的作用，是举足轻重的。其次，小柴胡汤具有“三焦枢转之机”的功能，其疗效可以通过“上焦得通，津液得下，胃气因和”语得以印证，这是扩大小柴胡汤证适用范围的又一门径。再次，从小柴胡汤主治半表半里，寒热虚实夹杂证的功用看，引伸其治疗杂病则更广泛。对陈教授近几年 337 份柴胡汤证病案分析，杂病病案约占 83%。

（2）深究方规，化裁古方

深究方规做到和而不滥，有规有矩。化裁古方能临证变通，圆机活法。杂病中某证虽有和法临证之机，然不明寒热虚实，不晓化裁古方之理，甚至古方、时方互化之理，则难“效如桴鼓”。如陈教授在外感病中用小柴胡汤时多不去姜、枣以仿效桂枝汤用姜、枣鼓舞胃气，祛邪外达，而在内伤杂病中则较为灵活。柴胡加龙骨牡蛎汤有别于《伤寒论》中柴胡加龙牡汤；原方有桂枝、大黄、铅丹、茯苓为治伤寒下后烦悸谵语的病证，陈教授根据临床烦悸轻、谵语多无的情况，去掉原方 4 味，旨在调和肝胆脾胃，气机郁滞之证，加减后更适用于临床。另外，善于使用合方，如常使用诸如柴胡平胃散、柴胡二陈汤、柴胡温胆汤等20多首合方，每于临证处，得心应手。

（3）和法之中，兼用八法

小柴胡汤为和法之祖，其用药组方寒热虚实匀当，立法精微，不偏不倚，治乱解纷，莫逾乎此。其又不止此者，则以夹杂之邪，偏胜宜分，和解之法，加减宜活。偏重于表者，寒多热少，论有柴胡桂枝汤兼解太阳；偏重于里者，口苦、咽干、目眩，论有黄芩之重用泻胆火；口淡舌白，阴寒偏甚，生姜、半夏宜加；口渴舌黄，阳热偏亢，石膏、天花粉可代。程钟龄所谓有“兼温而和者，有兼清而和者，有兼补而和者，有兼表兼攻下而和者”，即指此也。在运用小柴胡汤及20余首化裁方时，随证变化，以和法为基础，自觉不自觉地兼用八法，丰富了小柴胡汤和法的应用。

2. 小柴胡汤及类方加减活用法

小柴胡汤方药只7味，是由3组药配合而成。第一类是苦味药，柴胡与黄芩。《神农本草经》（以下简称《本经》）有柴胡味苦平，主心腹肠胃中结气，饮食积聚，寒热邪气，推陈致新的记载。黄芩味苦平，主诸热黄疸，肠澼、泻痢，主水，下血闭。两药为肝胆药。柴胡疏肝达外，黄芩清胆内泄，亦可视柴胡为少阳表药，黄芩为少阳里药，共奏疏肝泄胆之功。第二类是辛味药，半夏与生姜。《本经》有半夏味辛平，主伤寒寒热，心下坚，下气，喉咽肿痛，头眩胸胀，咳逆，肠鸣，止汗。生姜味辛温，主胸满咳逆上气，温中止血，出汗，逐风湿痹，肠澼下痢。二药共同治胸满，又有下气作用，所以也能治寒热邪气和胸胁满。第三类为甘味药，人参、甘草和大枣。《本经》有人参味甘微寒，主补五脏，安精神，定魂魄，止惊悸，除邪气。甘草味甘平，主五脏六腑寒热邪气，解毒。大枣味甘平，主心腹邪气，安中养脾，助十二经，平胃气，通九窍，补少气少津液，身中不足，大惊，四肢重，和百药的记载。三药共同安和脾胃助正达邪。因此，陈教授认为，小柴胡汤是透达外邪，调理脾胃，调和营卫，治邪在半表半里而偏于表的首选方。用其治疗杂病尤是不可多得的良方。举凡表里失和，营卫不调，脾胃不和，肝胆失利，肺气不宣，胸阳不畅，阴阳失衡，气血不调等病机所出现各脏腑疾病，皆可用小柴胡汤宣畅三焦，运转气机。

（1）小柴胡汤正治

用于肝胆火郁上泛，口苦、咽干、目眩，邪火上扰之典型少阳胆腑证，使用小柴胡原方；并用于典型足少阳胆经，手少阳三焦经，手少阳三焦腑，手足少阳经腑同病，厥阴脏传经腑病。①若兼见风木郁火，随少阳经脉扰耳之耳鸣，加用通窍镇静清热祛火之品：菖蒲6～10g，远志10g，珍珠母15～20g，灵磁石15～20g，胆南星5g等。②若兼见寒、虚外感头痛，可加用蔓荆子10g，刺蒺藜10g. 葛根10～15g，防风10g等；血虚兼见头晕之人，可加用天麻10g，钩藤10g，当归10g，川芎6g等以养血疏风。③若兼见胸胁胀痛伴有胸膜炎或水饮证者，可加用郁金10g，青皮、陈皮各10g，姜黄10g，生牡蛎10～15g等理气软坚化结之品。④若兼见甲状腺囊肿，乳腺小叶增生，睾丸鞘膜积液，淋巴结炎及部分睾丸炎，因属肝经循行部位，除用小柴胡汤外，可加用郁金10g，青皮10g，川楝子10g，夏枯草15g，猫爪草15g，荔枝核15g，橘核15g，浙贝母10g，久服则加养胃之品。下焦偏寒者加小茴香5～10g，乌药10g等。⑤若兼见肝硬化腹水兼有瘀斑，可用健脾之品及三七粉3g，丹参15g，赤芍15g，加用海桐皮15g，大腹皮15g，行气利水而少用猪苓、泽泻等以免化燥伤阴。少数脾胃功能健全者可加三棱、莪术等。⑥若兼见胸胁不适，各种慢性肝炎或无症状而见乙型肝炎病毒标志物阳性者，可用小柴胡汤加野菊花15g，板蓝根15g，白花蛇舌草15g等为基本方，久则兼加益胃之山药15g，白扁豆10g，炒谷芽、炒麦芽各15g，炒鸡内金10g等。

（2）小柴胡汤及其加减方权变法

和解兼汗法：《伤寒论》146条：伤寒六七日，发热，微恶寒，肢节烦痛，微呕，心下支结，外证未去者，柴胡桂枝汤主之。先生认为：柴胡桂枝汤为老年保健良方，50岁以上外感之人，或久病、体虚之人表里互杂表现不明显者可用；本方还可用于初春较寒或湿度较大所致关节肌肉酸痛者加用葛根15g，防风10g；若见气郁发热或不明原因低热亦可加用小柴胡汤合葛根15g，白薇10g，青蒿6～10g；湿重者加藿香10g，滑石10～15g；对有些寒湿之毒侵郁皮肤的荨麻疹亦可用柴胡桂枝汤原方加金银花15g，地肤子15g，蒲公英15g等达邪外出兼以解毒。

和解兼清法：本法适用于少阳兼见里热，而里热尚未成实证。如肝胆不和，痰热阻遏于胸胃（按之则痛）的小柴胡合小陷胸汤证，主症：胸闷气粗，咳痰不爽，胁胀痞满，或胃满痞胀，嗳气，舌苔黄腻，脉弦滑数。如胆胃湿热，肝郁化火之小柴胡汤合温胆汤（或合黄连温胆汤）证，主症：胆胃湿热，痰热内扰之失眠，情绪紧张，或抑郁，心悸，早搏，耳鸣及部分神经官能症。如肠胃湿热（脘痞，腹泻）小柴胡合泻心汤证；如无形膈热（心胸烦扰）之小柴胡合栀子豉汤证等。

和解兼消法：临床上陈教授常用小柴胡汤作基本方或小柴胡汤合四逆散用于肝炎性肝硬化，血吸虫性肝硬化及部分酒精中毒性肝硬化伴腹水者，多加用茯苓皮15g，大腹皮15g，海桐皮15g，赤小豆30g等以消腹水。对于外邪郁于颜面肌肤的斑疹及部分血小板减少性紫癜，用柴胡桂枝汤加金银花15g，紫花地丁15g，蒲公英15g，紫草10g等有一定消解作用。对痰核，狐疝、乳块，常用小柴胡汤加荔枝核15g，猫爪草15g，橘核15g，天花粉15g等。

和解兼温法：临床少阳病兼见水、湿、痰等阴寒证，多需兼用温法。如温化寒痰（多见肺脾不足）之柴胡二陈汤，对于老慢支，肺气肿等可以从整体出发，全面调整；温化里湿兼热之小柴胡汤合平胃散加藿香10g，滑石15g，茵陈10～15g等；温化寒湿（阴黄等）之小柴胡合五苓散加厚朴10g，茵陈10～15g，川楝子10g等。若上焦水甚尚可用小柴胡合苓桂术甘汤加牡蛎15g，浙贝母10g等。

和解兼下法：《伤寒论》103条：太阳病，……呕不止，心下急，郁郁微烦者，为未解也，与大柴胡汤下之则愈。本方为小柴胡汤和于外，承气汤解于内，多用于少阳胆胃不和，肝胆郁热。陈教授认为，此为急腹症首选方，急性胰腺炎、急性胆囊炎，多随症加用青皮、陈皮各10g，香附10g，郁金10g，川楝子10g等；肝脓肿、肺脓肿可加用茵陈10g，败酱草15g等；对腹气不通之柴胡加芒硝汤多改用四逆散加用虎杖15g，桔梗10g，杏仁10g等。

和解兼补法：临床多见肝郁，三焦气机不畅兼见气、血、津液不足之人，如妇女围绝经期综合征，陈教授常用小柴胡加龙骨牡蛎合甘麦大枣汤滋阴养血、平肝润燥治疗；或用柴胡酸枣仁汤（或加百合、知母、地黄、夜交藤、合欢皮等）养血安神、清热除烦；或用血室空虚、热入血室之小柴胡合四物汤（熟地黄改为生地黄）；《伤寒论》原有3条原文。

叙述妇人伤寒中风经水迟来，经水适断，均用小柴胡汤调理。他认为，小柴胡与柴胡四物汤透达外邪是共同点，而其动血则是特殊点，故用四物汤合于小柴胡汤之中，内和气血，是治经期感冒的良策。并根据血热烦躁证，用生地黄、赤芍、丹参，改四物之养血为凉血，配合小柴胡汤透达，对于经期感冒的治疗确有其奥妙之处。

3. 病案介绍

（1）柴胡桂枝汤治身痛难忍案

周某某，女，23 岁，银行职员。2001 年 5 月 10 日初诊。患者于 1999 年 7 月份流产后，渐感全身肌肉酸痛伴四肢小关节胀痛，夜间尤甚，痛如杖打，畏风，怕冷，夏天颈项部胀痛最明显，饮食、睡眠均一般，二便可，舌质暗，舌体瘦小、苔薄白，脉弦细寸弱。实验室检查抗“O”、血沉正常。证为邪入血室，营卫不调。拟以柴胡桂枝各半汤加减。处方：柴胡 6g，黄芩 10g，法半夏 10g，炙甘草 5g，党参 15g，桂枝 6g，白芍 10g，生姜 3 片，大枣 3 枚，葛根 15g，防风 10g，桑枝 15g，独活 10g，威灵仙 15g，5 剂，水煎每日 1 剂分两次服。二诊：服前方 5 剂，患者四肢小关节及全身肌肉酸痛大减，感觉诸身清爽，唯夜间尚觉身痛，畏风。上方继服 7 剂。三诊：半月后患者来诊，1 周前自行照原方服药 7 剂，感觉良好。现体态轻盈，精神良好，身痛基本消失。嘱再服 7 剂，隔日 1 剂。后随访患者诸病痊愈，并孕一男孩。

（2）柴胡加龙骨牡蛎合甘麦大枣汤治脏躁案

彭某某，女，52 岁，教师。1998 年 10 月 8 日初诊。患者自 3 年前月经不调时开始出现烦躁，神情不定，常不明原因发怒，眠差多梦。现除上述症状外，尚有口干燥，晨起口苦，多恶梦，大便偏干等症，饮食一般，小便可，月经紊乱时停，白带正常，舌质暗红，苔薄少，脉弦细偏数。辨证为肝阴血不足，肝郁化火。处方：柴胡 10g，太子参 15g，法半夏 10g，黄芩 10g，炙甘草 5g，酸枣仁 15g，麦冬 10g，茯苓 15g，知母 10g，川芎 6g，浮小麦 30g，生龙骨、生牡蛎各 15g，7 剂，水煎每日 1 剂分 2 次服。二诊：服药 7 剂后，患者诸症悉减，睡眠改善，口苦减，性格转静，舌脉较前转平。嘱继服 10 剂。三诊：诸症平稳，偶感烦躁，口不干，舌质淡暗、苔薄白，脉缓稍弦，拟前方加二至丸，继服 10 剂。此后随诊 3 年症状基本消失，能正常工作。

（3）柴胡汤加减治疗胰头癌案

刘某某，女，干部。2000 年 9 月 10 日初诊。患者于 1 月前行剖腹探查，发现胰头壶腹处有肿块而无法剥离（后病理检查为恶性肿块），未切除而关闭腹腔。现面色苍白，巩膜轻度黄染，精神萎顿，食纳少，呃逆嗳气，脘腹痞胀，大便不畅，小便黄赤，月经数月未潮，脉缓弦，舌红苔薄黄。辨证为痰湿阻滞，毒瘀气血。拟用小柴胡汤加减：柴胡 10g，太子参 15g，黄芩 10g，法半夏 10g，赤芍 15g，枳壳 10g，郁金 10g，川楝子 10g，青皮 10g，炒鸡内金 10g，天花粉 15g，炒谷芽、炒麦芽各 15g，白花蛇舌草 15g，野菊花 15g，生甘草 5g。另服片仔癀每日半粒，分 2 次服。9 月 20 日二诊：服上药 7 剂后，面色苍白改善，微显红润，自觉脘痞腹胀明显减轻，呃逆嗳气消失，食纳香，食量增，大便通畅，小便清长，胰腺部无明显不适，睡眠可，脉缓弦，舌红苔薄白黄。嘱仍守方再进 15 剂，片仔癀仍每日半粒分 2 次冲服。11 月 15 日三诊：汤剂隔日 1 服，片仔癀每日半粒。半月来病情明显改善，消化道症状基本消失，饮食二便正常，月经恢复来潮，且血量尚可，色正红，精神好转，脉缓稍弦，舌淡苔薄白润。处方：柴胡 10g，太子参 15g，生黄芪 10g，法半夏10g，赤芍15g，枳壳10g，郁金10g，川楝子10g，炒鸡内金10g，白花蛇舌草15g，怀山药15g，白扁豆10g，炙甘草5g，20剂，水煎每日1剂分两次服。片仔癀每日半粒。2001年5月10日四诊：患者已停汤剂，仍继服片仔癀每日半粒。近日因外感诸身不适来诊，现鼻塞流涕，食纳尚可，月经基本正常，脉浮缓，舌淡润。处方：柴胡10g，防风10g，葛根15g，前胡10g，桔梗10g，紫苏叶10g，法半夏10g，陈皮10g，炙甘草5g，5剂，水轻煎每日1剂分2次服。2001年12月10日五诊：患者半年来病情稳定，近日胃中嘈杂，食之则胀，大便不快，腹胀气滞，脉缓舌淡润，舌中心少苔，两边有条状白带。处方：太子参15g，法半夏10g，黄芩10g，紫苏叶10g，黄连3g，郁金10g，大腹皮10g，旋覆花10g，柴胡10g，枳壳6g，香附10g，2剂，以观动静。服后呕吐已止，嘈杂减轻，大便通畅，能进软食，仍进原方5剂。片仔癀仍按原剂量服用。随访至2003年5月患者生活质量好，外观体态丰盈，面容红润，B超示：胰腺壶腹肿块缩小，边缘清晰。前后已服用片仔癀20多盒，小柴胡加减方数剂，疗效确凿。

以上概括介绍了陈瑞春教授运用小柴胡汤及加减类方活用法。陈教授常强调，凡参以病机，结合临床大胆使用柴胡化裁方，才能发展小柴胡汤，明仲景活用经方之旨。并嘱咐学生要善于学习别人活用发展经方之法。如小柴胡合苍耳子汤（辛夷、苍耳子、白芷、薄荷）治鼻渊，副鼻窦炎；小柴胡汤合立愈汤（何首乌、土茯苓、天麻、当归、防风）治血管神经性头痛；柴胡汤合通气汤（柴胡、川芎、香附、石菖蒲）治慢性化脓性、非化脓性中耳炎，神经性耳鸣，听力下降等证（出自别人小柴胡化裁法）。陈教授认为，小柴胡汤为少阳病主方，本可用于“少阳中风，两耳无所闻”。小柴胡合其他方治疗五官科疾病的确合情合理。这种广思经旨，圆机活法学习经方的治学态度值得学习。

原文载于《中医杂志》2004年9月第45卷第9期

十四、陈瑞春运用小柴胡汤加味的体会

李旭（江西中医学院附属医院 南昌 330006）

陈瑞春老师业医40余年，临床善用经方，而小柴胡汤几乎每日临证必用。其用法之灵活，用途之广泛，可谓是得心应手。现就其运用小柴胡汤加味的经验，略举病例数则，介绍于下：

1. 体虚感冒

案例 王某某，女，62岁，退休工人。患者体弱多病，每于气候变化时则出现感冒症状。近1月余，常感恶寒，时有低热，自服板蓝根冲剂、螺旋霉素2d，症状未见改善，且恶寒尤甚，体温可达38℃，伴头晕头痛，午后尤甚，肢体酸楚，又自服扑热息痛1片，汗出，体温渐降，但数小时后体温继续上升至38℃左右，WBC4.2×10^9/L（N72%，L27%，E1%）。西医诊断为病毒性感冒，症见：发热，微恶寒，汗出不解，面色晦暗，周身酸楚，胸脘痞闷，恶心呕吐，微咳少痰，不思饮食，舌淡紫、苔薄白，脉细弦而弱。处以小柴胡汤加味：柴胡10g，黄芩10g，法半夏10g，生姜4片，大枣4枚，桂枝10g，白芍10g，党参15g，前胡10g，苏叶10g。服1剂后，体温降至37.5℃；2剂后体温正常，诸症悉除。唯有头痛而昏，原方去前胡、苏叶、桂枝、白芍，加白蒺藜10g、川芎6g，再服5剂而愈。

按 患者体弱多病，过汗则耗伤卫气。因此，在用桂枝发表时，合用小柴胡汤，外透肌表，内和脾胃以扶正达邪。陈师对体弱感冒者常用小柴胡汤加减，尤其是年老体弱者，常用小柴胡汤和桂枝汤，取仲景柴胡桂枝各半汤之义。为此，陈师称道此方，可作为老年人的保健良方。

2. 胁痛（乙型肝炎）

案例 胡某某，男，40岁，工人。自述肝区隐痛不适3个月余，伴腹胀，纳呆，大便不爽，小便色黄，精神疲惫，夜寐多梦，舌偏红、苔黄腻，脉弦滑。化验：肝功能正常，乙肝两对半1、3、5阳性。拟小柴胡汤加减：柴胡10g、法半夏10g、黄芩10g、太子参15g、郁金10g、枳壳10g、大腹皮10g、白花蛇舌草20g、白马骨20g，投以10剂，服后患者自述肝区隐痛稍减，食欲增加，小便转清，但仍有腹胀，大便不爽，舌淡红、苔白腻，脉微弦。守上方加炒麦、谷芽各15g。扁豆10g、白术10g，再服10剂。服后，腹胀缓解，大便转实，精神好转，舌淡红、苔薄白，脉缓有力。再嘱其守上方继服10剂后，自述无明显不适，再查乙肝两对半，仅1、5项阳性。为巩固疗效，嘱其隔日服上方1剂，共30剂，2个月后复查乙肝两对半，全部阴性。

按 乙型肝炎，病势缠绵，多为湿热之邪为患，时下治疗“乙肝”药物颇多，但多为苦寒之品，使病势缠绵难愈。陈师用小柴胡汤加疏肝健脾之品，兼以解毒，看似平淡，但确实平淡之中有奇功。对乙型肝炎，陈师认为，本病多为湿热之邪为患，切忌过早壅补，以免助湿留邪；而淡利湿热之品，也不宜过多使用，恐其伤阴，要根据疾病不同的发展阶段，谨守病机，既不留湿，又不伤阴。

3. 阳痿

案例 杨某，男，26岁，已婚。半年前因家庭纠纷，而一直情志抑郁，精神不振，近二、三个月又出现阳事不举，或举而不坚，曾在当地医院做前列腺检查、精液检查，均未发现异常。此后一直被认为是肾虚，遍服各种补肾壮阳药，病情如故。后陈师接诊，认为患者虽然精神不振，表情沉默，失眠多梦，头昏头疼，似是虚证，但患者形体壮实，胸胁胀闷，口干口苦，大便干结，善叹息，舌红苔白、脉弦有力，此乃气郁而非阳虚之证。处以小柴胡汤加减：柴胡10g、黄芩10g、法半夏10g、西党参15g、生龙骨15g、生牡蛎15g、浮小麦30g、枳实10g，全瓜蒌30g。7剂，精神好转，睡眠可，少梦，口微渴，大便通畅，阳痿好转，守上方加白芍15g、香附10g，再服7剂，诸症俱除，阳事恢复如常人。

按 阳痿一证，众多医者以补肾壮阳为主。陈师认为，青壮年阳痿者，其实证并不少见。此类患者，年轻体壮，何虚之有？而反饵补剂，则犯“虚虚实实”之诫。以小柴胡汤开少阳之枢，畅达三焦，往往可以收到满意的效果。

4. 悬饮

案例 吴某某，男，53岁，农民。近2周来，发热恶寒，时寒时热，咳嗽阵作，痰黏色白，神疲乏力，胸闷气短，口苦微渴，右胁肋不适，甚则疼痛，舌红、苔白滑，脉弦滑。化验：WBC10.1×10^9/L（N64%，L36%），ESR46mm/h。胸片提示：右侧少量胸腔积液。陈师处以小柴胡汤加减：柴胡10g，黄芩10g，法半夏10g，太子参15g，生姜4片，粉甘草6g，大枣5枚，葶苈子10g，枳壳10g，瓜蒌壳15g，连服10剂，上述症状消失，再复查胸片，胸水已吸收。

按 此悬饮咳嗽之证，为邪郁少阳，枢机不利，津液停滞，痰热蕴结所致。治疗当以清解少阳之郁火为法。故陈修园说："兼郁火，小柴清。"如此，则"上焦得通，津液得下"。陈师认为，时下市售治咳嗽药多为辛凉润肺之品，加之滥用西药抗生素，使邪遏于内，肺失宣透，而用小柴胡汤加味，透达外邪，宣发肺气，调理脾胃，疗效甚佳。

笔者随师临证数年，深感小柴胡汤用途广泛，远非上述几例所能尽，陈师运用小柴胡汤，外可治表证，内可调杂证。且虚证实证兼而施之。陈师之所以能将小柴胡汤用广用活，奥旨在于精细辨识病机。因此，精当的辨析病机，是拓宽经方运用的关键。

原文载于《江西中医药》1998 年第 29 卷第 1 期

十五、四逆散治疗便秘探析

张光荣　陈瑞春（江西中医学院中医研究所 南昌 330006）

四逆散出自《伤寒论·辨少阴病脉证并治》318 条"少阴病，四逆，其人或咳，或悸，或小便不利，或腹中痛，或泄利下重者，四逆散主之"。古今学者大都认为，四逆散列于《伤寒论》少阴病篇，并冠以"少阴病"，但不是用来治疗真正的少阴阳虚证，而是治疗阳气内郁、不能外达所致的气机郁滞证。之所以将它列在少阴病篇，应是仲师告诫后人，少阴阳虚可以出现四逆、咳、腹中痛、小便不利、下利不止或下利清谷等症。阳气内郁亦可见"四逆，其人或咳，或悸，或小便不利，或腹中痛，或泄利下重"。前者治疗当以四逆（汤）辈，后者只可用四逆散。少阴阳虚者，虽可出现上述几个或然证，必见"脉微细，但欲寐，恶寒蜷卧"等症。四逆散证之四逆，仅是指手足不温，没有"脉微细，但欲寐，恶寒蜷卧"等症。临床多见其脉弦有力或弦缓，甚至舌质红或偏红，身现燥热之症，与阳气不足的虚寒证有本质的区别，但又有疑似之处，故仲师于此处，特设鉴别，以示辨证论治。

1. 关于四逆散功用

四逆散由柴胡、枳实、芍药和甘草四味药组成。《神农本草经》谓："柴胡气味苦平无毒，主心腹胃肠中结气、饮食积聚、寒热邪气，推陈致新。"《药品化义》说"枳实专泄胃实，开导坚结……疗脐腹间实满，消痰癖，祛停水，逐宿食，破结胸，通便闭，非此不能也"；《神农本草经》载"芍药气味苦平无毒，主邪气腹痛，除血痹，破坚积寒热疝瘕"；《别录》曰芍药有"利膀胱、大小肠"之功；《神农本草经》谓"甘草气味甘平无毒，主五脏六腑寒热邪气"；《中药大辞典》记载甘草"和中缓急，润肺，解毒，调和诸药"。

四逆散用药可分为 5 组：一是柴胡、芍药相配为肝胆药，一是枳实、甘草同用为脾胃药，此二组能疏肝理气、调和脾胃；一是芍药、甘草相伍，可以除血痹、缓挛痛，有缓急止痛之功；一是枳实、芍药相配，一气一血，有行气和血之能；一是柴胡、枳实，一升一降，升清降浊、推陈致新。纵观此方，其主要功用是畅达气机、疏肝理气、调和脾胃。其作用的部位是肝、胆、脾、胃与大肠。

2. 关于便秘

便秘是指粪便在肠内滞留过久，排便时间延长，粪便坚硬，排便艰难或便质不硬，虽有便意而排便艰涩不畅的一种病证。从生理上讲，大便的形成与排泄主要是大肠功能，如《素问·灵兰秘典论》曰："大肠者，传导之官，变化出焉。"但与五脏的关系十分密切。

《素问·五脏别论》曰："魄门亦为五脏使，水谷不得久藏。"即大肠的传导、脾胃的腐熟运化、肝胆的疏泄、肾阳的温煦以及肺气的肃降，都是正常排便所必备的条件。从病理上看，上述脏腑功能的失调都可导致便秘的发生，但其主要病位仍在大肠，病机主要是大肠传导功能失常。可以说，"便秘不离大肠，非独大肠也"。临床表现以"秘"为特征。"秘者，闭也，不通也"。故有的医著称其为"便闭"或"大便不通"。临床治疗着重在"通"字。《内经》有"六腑以通为用"的明训。"但通之法，各有不同。调气以和血，调血以和气，通也；下逆者使之上行，中结者使之旁达，亦通也；虚者助之使通，寒者温之使通，无非通之之法也。若必以下泄为通，则妄矣。"此为《医学真传》心腹痛的治法，笔者认为将其用来作为治便秘之法，亦甚为合拍。对专事大黄、番泻叶治疗便秘者，应为之训。

四逆散在《伤寒论》中明文治疗"泄利下重"，并未提到治疗便秘，但我们认为"便秘"与"泄利下重"同为胃肠之病，所涉及的脏腑都相同，病机上都是升降失调，气机不畅，传导失司，故异病可以同治。治疗的目标就是要恢复胃肠顺降之职，四逆散恰能担当此任。正如唐宗海所说："大肠之所以能传送者，全赖于气"、"四逆散乃疏平肝气，和降胃气之通剂，借用处尤多。"笔者由此认为，四逆散可作为治疗便秘的基础方。若属气滞为主者，可加入桔梗、杏仁，借肺气宣降之功，助行大肠之滞；若属热结者，可合用承气汤，以清热和胃，下行开结，并可消除或缓解承气汤通便前的腹痛之苦；若属气虚者，可合用黄芪汤，达到补而不滞，升降得宜：若属血虚者，可合用润肠丸，则补而不腻，气血调和；即便是阳虚便秘，亦可与济川煎同用，因为四逆散四药合用，近乎平性，有良好的行气推动之功，即现代医学所说的促进胃肠蠕动的作用。

3. 典型病例

案例一 患者，女，16岁，2002年11月30日初诊。患者于4年前逐渐出现便秘，数日乃至1周以上行便1次，大便呈羊屎状，常靠泻药通便。近5d未解大便，伴腹胀，矢气少，无口干，平素不喜油荤，月经量多，经期长，舌淡红，苔薄白，脉平。遂予四逆散合小承气汤治疗。处方：柴胡、枳壳、白芍、厚朴、桔梗、杏仁各10g，炙甘草5g，生大黄（后下）6g，火麻仁15g。每日1剂，水煎服，并嘱其若服药后大便通畅则去大黄。

5d后复诊，自述服药初起稍觉腹痛，继而先排硬便，后排软便，腹胀逐渐消失。此后大便每日一行，质地基本正常，纳食、夜寐尚可，小便正常。舌脉同前。遂守方加虎杖15g，去大黄，继进5剂后，大便通畅。后未再反复。嘱必要时隔日服药1剂，以巩固疗效。

案例二 患者，女，91岁，2005年11月10日就诊。诉大便秘结反复发作10余年。患者多年大便秘结不畅，少则4～5d，多则10d一解。如不用药，努挣多时，即使汗出肢麻，也难以尽意。常用开塞露或大黄、番泻叶之类，时有效、时无效，且常伴腹痛。现证：大便秘结不畅，2d前已用过泻药，便质不坚，时有腹胀，矢气不多，饮食尚可，口渴少饮，睡眠一般，小便偏多，舌正红，苔薄微黄，脉细略弦。辨证为肝胃（肠）气滞。予以四逆散加味：柴胡6g，枳壳6g，白芍10g，炙甘草5g，杏仁10g，桔梗10g，虎杖10g。7剂，每日1剂，水煎，分2次服。

7d后，因天气原因，不便复诊，遣家属来告，服药期间大便通畅，每日1次，无腹胀痛，饮食、睡眠尚可。嘱再予原方10剂，每2日1剂，水煎，分2次服。

2006年3月2日，家属告之，服药期间大便每日1次，停药后大便1～2d一次，无明显不适。

按 上述2例便秘均用四逆散疏通气机，加入桔梗、杏仁以宣肺通便，乃肺与大肠相表里，肺气不宣则腑气不降。方中虎杖有缓下之功。案例1因大便坚硬如羊屎，5d未解，伴腹胀，矢气少，当为胃肠气滞、燥屎内结，故合用小承气汤之意。案例2年龄较大，便质不硬，所以不用峻下之品，以免损伤正气。

原文载于《中国中医药信息杂志》2007年6月第14卷第6期

十六、陈瑞春运用苓桂术甘汤经验

刘敏（江西中学院附属医院 南昌 330006）

我院陈瑞春老师灵活运用苓桂术甘汤，治疗某些难治之症。疗效甚捷。今略举数则。以飨同道。

1. 眩晕（美尼尔氏综合征）

案例 孙某，女，53岁，干部，反复发作头晕目眩。伴恶心呕吐五六年，近1个月来加重，发则天旋地转，不能睁眼，甚则昏眩欲仆，头痛如劈，耳鸣如蝉，双目畏光，须用帕布遮盖，曾在多家医院就诊。考虑为“美尼尔氏综合征”，服用利眠宁、烟酸、尼卡地平等药疗效欠佳，血压24/12.5kPa，脑电阻图提示：“脑血管弹性轻度减弱”。舌质淡红、苔薄白，脉弦，始用半夏白术天麻汤治疗，症状减轻不明显，后陈师思其形体肥胖，痰涎甚多，舌体淡胖而边有齿痕、苔白而润，脉弦而滑，遂改用苓桂术甘汤加味治之。处方：茯苓15g，桂枝10g，白术10g，法半夏10g，陈皮10g，干姜6g，炙甘草6g。服3剂后症减大半。帕布已除。双目视物如常，眩晕明显好转，唯头痛尚未全已，即以上方加白芷10g、川芎10g，服7剂，头痛若失。

按 眩晕是临床常见的疾患，治疗往往效果欠佳，且多以肝阳上亢、痰热上蒙、气血亏虚、肾精不足为多见。本例亦貌似肝郁为患。实则为痰饮使然，故用苓桂术甘汤温化痰饮，使清窍不受蒙蔽，则头晕头痛自愈。

2. 喘证（慢性支气管炎、肺气肿）

案例 万某，男，72岁，反复咳喘、胸闷、气逼心慌。10余年，遇寒则发。动则喘甚，不能平卧，咯痰清稀，量多盈盆，双足浮肿，四末清冷。体检：两肺呼吸音减弱，满布类鼾音，并可闻及哮鸣音，两下肺可闻及湿啰音，心率：108次/分。律不齐，偶发早搏，心音低钝，心尖搏动在剑突下，二尖瓣区可闻及Ⅱ°SM，肝脾触及不满意，肝颈静脉回流征±，双肾区无叩击痛，双下肢凹陷性水肿。ECG示：肺型P波，右室占优势。中医诊断：①喘证；②心悸。西医诊断：慢性支气管炎合并感染、慢性阻塞性肺气肿、肺源性心脏病、心衰Ⅱ°。舌质紫黯、苔白厚，脉沉细数，处以苓桂术甘汤加味：茯苓20g，桂枝10g，白术15g，泽泻15g，丹参30g，葶苈子15g，射干10g，僵蚕10g，桔梗10g，炙甘草6g。7剂。咳减痰少喘缓，但动则喘作，肿已消大半，遂宗上方加紫苏子15g、巴戟天15g、菟丝子15g、沉香3g，再服7剂而愈。

按 该患者下肢浮肿，四末清冷，苔白脉沉细，实乃脾肾阳虚，水饮不化，泛溢四肢之故，舌黯为瘀水互结，故用丹参活血行瘀利尿，水饮凌心故有心悸，用苓桂术甘汤温阳利水，则肿清喘除。

3. 水肿（慢性肾炎）

案例 吴某，男，28 岁。农民。腰酸痛伴颜面双下肢浮肿反复发作 1 年半。神疲乏力，腰酸膝软，恶寒肢冷，便溏尿少，小便常规：PRO+++，BLD+，粗颗粒管型 0～3，血 β_2-M：2847mmol/L，尿 β_2-M：432mmol/L。舌质淡，苔薄白、脉细。陈师以苓桂术甘汤加味：茯苓 15g，炒白术 10g，桂枝 10g，黄芪 20g，防己 10g，川牛膝 15g，防风 10g，泽泻 10g，炙甘草 6g。7 剂后，颜面及双下肢浮肿明显减轻。尿常规化验：蛋白++，粗颗粒管型消失，再宗上方加石苇 10g、鸟不宿 30g，服用半月，浮肿消失，腰酸痛缓 解，尿检 BLD-，但尿 PRO++。血、尿 β_2-M 均已正常，已无明显不适症状。继用上方合春泽汤加减治疗 2 个月余，尿 PRO 基本控制在±～+之间，一般情况尚好。

按 慢性肾炎属水肿范畴，分型甚多，其中以风水泛溢、皮水浸渍、阳虚水泛为多见，故用麻黄连翘赤小豆汤、五苓散及真武汤治之者多。此类患者亦属脾肾阳虚，不用五苓散之峻烈及真武汤之温燥，而以苓桂术甘汤缓图其功，使患者日渐向愈。

4. 痹症（风湿性关节炎）

案例 吴某，男，46 岁，木工。全身各大关节游走性疼痛反复发作四五年，近 1 个月来，服用消炎痛、强的松等药后关节疼痛缓解，但觉左侧腓肠肌及左大腿部疼痛剧烈，似刀割样，疼剧时难以忍受，呻吟不止，辗转不安，涕泪横流，痛作时不可碰触，自觉有核状物，遇寒则剧，入夜尤甚，得温稍减，患者已数月未下地行走，触地则痛剧，消瘦乏力。纳呆便溏。查 ESR：30mm/h，ASO +，RF（-），ANA（-）。WBC9.8×10^9/L，N 82%，L 18%。舌质淡红、边尖略红、苔薄白根部略黄，脉沉弦。处方：茯苓 15g，桂枝 10g，白术 10g，白芍 15g，制附子 10g，川牛膝 15g，苡米 20g，生姜 3 片，大枣 4 枚，炙甘草 6g。服 1 剂后即疼痛减轻，3 剂痛减大半，7 剂后即行走如常。后虽有复发，继服前方仍有效。

按 痹证多由风寒湿邪合而为病，治当祛风散寒除湿，而陈师则以为此例症乃饮留关节阻滞经络，不通而痛，故用苓桂术甘汤除饮利关节，使痛止肿消，行如常人。从而，体现了《金匮要略》“病痰饮者，当以温药和之”的思想。

原文载于《江西中医药》1994 年第 25 卷第 2 期

十七、陈瑞春论经方与时方的应用

陈樟平[1] 陈琼[2] 刘军城[2]

（1. 江西省中医药研究院 江西南昌 330046；

2. 惠州市惠阳区中医院 广东惠州 516211）

已故江西中医学院教授陈瑞春先生临证不仅擅用经方，对时方的应用也相当娴熟。先生认为中医治学，要师古而不泥古。经方固然经典独到，但时方也是医家的经验集成。因此，在临床疏方时，不能固守，不能偏废，要取长补短，灵活应用。先生认为，临床要用好经方与时方，一是分辨源流，把握关系；二是临证疏方，贵在求“活”。

1. 分辨源流，把握关系

经方是指汉代张仲景《伤寒论》、《金匮要略》所记载之方剂，时方即仲景之后医家所创方剂，以唐宋时期创制使用的方剂为主。时方在经方基础上有很大发展，补充和完善了前人未备而又有临床疗效的方剂。

先生认为，经方既然出自《伤寒论》、《金匮要略》，而上述二书是四大经典的两个组成部分。从这个意义上说，经方就是经典著作之方，是方剂的鼻祖。后世历代医家都以之为准绳，又从经方中演变、延伸出不少方剂，即时方。故前者是源，后者是流。如四逆散与柴胡疏肝散，小柴胡汤与逍遥散，炙甘草汤与加减复脉汤及伤寒三承气汤与温病诸承气汤等等，脉络清晰、源流分明。其中的时方创造性的发挥了经方的特色，扩大了经方的应用。

经方的特点是“普、简、廉、效”，时方的特点则是药物繁多，方剂名表示效用者多，功效脏腑化，且方剂之间关系松散等等。相比之下，时方的这些不足有其历史局限性，从历史发展的规律看，去古愈远，古义愈微，而且有很多时方都还比较粗糙，需要临床的再加工。

因此，分辨经方与时方的源流，把握二者关系，目的是更好地将其应用于临床。

2. 临证疏方，贵在求“活”

先生崇尚仲景，喜用经方。但他认为，尊崇经方不等于照搬经方，传承仲景学说并不意味着只能墨守仲景方的陈规旧制，不再前进，不再创新。因此，既要重视研习仲景方，也要重视研习仲景之后历代医家所创制的医方。

方之好差，其判断标准就是看其制方之法是否符合方规，是否确有疗效。先生认为，无论是经方还是时方，都有其独到之处，临床应用贵在求“活”，即在准确辨证、遵守方规的基础上，灵活地遣方用药。

（1）原方加减，独擅其功：经方组方严格，药味精练，疗效显著。以其原方加减一两味药而成方，既保持了原方的疗效，又增强其功用，如四逆散加香附、川芎即为柴胡疏肝散，加强四逆散之疏肝理脾、行气活血之功。先生常以此方治疗肋间神经痛、乳腺小叶增生、淋巴结核，以及腹痛、腹胀、睾丸肿胀（鞘膜积液）等，皆能取得满意疗效。

先生曾治一男孩，5 岁，睾丸肿胀半月余，经诊断为睾丸鞘膜积水，用抗炎药无效。拟四逆散加橘核 10g、川楝子 6g、生牡蛎 10g。服用 5 剂，其病如失。

又治一例淋巴结核，男性，32 岁，颈项多个淋巴结肿大，未发现肺部疾患，局部肿胀，无低热盗汗等症。以四逆散加郁金 10g、猫爪草 15g、夏枯草 15g。服用 40 余剂，淋巴结消失。随访 3 年病未复发。

再如以炙甘草汤为基础的加减复脉汤，去原方的参、桂、姜、枣，加入胶、地、麦、麻，由原来的温养阳气、滋养阴血方变为滋养阴血、平肝息风的首选方。这种化裁方法，温病学家做了很大努力，可谓是发展运用伤寒方的典范。先生以加减复脉汤加软坚散结药治疗甲状腺肿多例，疗效满意，对于术后复发的病例，服之亦效。

（2）两方合用，功效互补：临证时，经方原方与时方合用，发挥二者的互补作用，以提高疗效。先生以芍药甘草汤合四妙散治疗湿热痹证，屡收显效。究其原因，一是以芍药甘草汤柔肝缓急止痛，二是用四妙散清热燥湿。两方合用优于单用一方的功效。

如治一女性，35 岁，因洗衣服后双下肢疼痛，踝、膝关节发热胀痛，步履艰难，卧床不起，口苦，舌红苔黄，脉弦数。方以赤芍、白芍、炙甘草各 15g，苍术、黄柏各 10g，生薏苡仁、牛膝各 15g，木瓜、独活各 10g。每日 1 剂。服上药 3 剂能起床行走，疼痛缓解，局部肿胀大减。守上方加豨莶草、汉防己各10g。继服5剂，临床痊愈。

先生还以黄连阿胶汤合加减复脉汤化裁治疗小儿癫痫2例，共服药80余剂，疗效稳定，智力恢复正常。

此外，经方本身的合并运用，如柴胡桂枝各半汤、小柴胡汤合甘麦大枣汤、百合地黄汤合甘麦大枣汤、四逆散合小陷胸汤、防己黄芪茯苓汤合五苓散等，都是取两者之长，合二为一以加强临床疗效。

如治一男性患者，64岁，曾有气管炎，经常咳嗽痰多，胸闷，诸身骨节疼痛，腹部、背部常有局部发紫、流水，双下肢臁疮。接诊后服用柴胡桂枝各半汤加忍冬藤、蒲公英，外用三黄散局敷。经治六七年，服上方近百剂，每月服5～7剂，诸症痊愈。多年来未见复发。

（3）两方兼并，取长补短：以伤寒方为骨干，时方为辅助，取两者之长，从而优化组合。例如《伤寒论》中的桂枝甘草汤主治发汗过多，心动悸；《博爱心鉴》的保元汤由参、芪、肉桂、甘草组成，主治虚损劳伤，元气不足。将两方重新组合，定名为通阳益气汤，药物组成：生黄芪、西党参、炙甘草、嫩桂枝，主治冠心病、风心病之心动悸、胸闷气短。实践证明，重新组合的通阳益气汤优于上述两方。

如治一男性，70岁，确诊为冠心病，并有心房颤动。自觉胸闷气短，心悸不安，心前区及胃脘部痞，脉间歇不齐。以上方加全瓜蒌、郁金、丹参、川芎、生龙牡等。重用生黄芪30～60g，前后服用4年，一直保持正常生活起居，疗效巩固。

3. 结语

综上所述，先生临床应用经方与时方，注重一个“活”字，或加减、或化裁，或合用，都是着意将经方与时方融为一炉，以弘扬仲景学说，拓展经方运用。从临床疗效来看，达到了源于伤寒又高于伤寒的目的。总之，经方与时方的临床运用，应在求实辨证，权衡病机，斟酌用药方面下功夫，要使二者有机结合。通过临床的再实验，使之辨证规范化，用药标准化。从而提高临床疗效，推动中医学术的进一步发展。

原文载于《江苏中医药》2011年9月总第43卷第7期

十八、陈瑞春用甘露消毒丹的经验

张光荣（江西中医学院 南昌 330006）

我院陈瑞春教授为伤寒大家，教学临证五十余载，非一日不用经方，以“读伤寒、写伤寒、用伤寒”著称，此其一也。先生固乃善用经方，但时方，尤其是温病方亦非常娴熟，运用老道。他认为温病是伤寒的发展，温病家叶天士、吴鞠通等是伤寒的最好注家。先生常说：“学伤寒，不能死于伤寒。”“要钻得进（伤寒），更应跳得出（伤寒）。这样才能活法圆通。”所以先生临证治病出方以病机为准。与其说先生是伤寒大家，不如说是临床大家，更为贴切。下面列举先生用甘露消毒丹的几则验案，以期让读者目睹先生的另一面风采。

1. 手足心热

案例 阮某某，女，41岁，2004年9月25日就诊。患者自觉手足心热2年余。2年前无明显诱因，出现手足心热，身热，经中西药治疗，病情未见明显好转。三大常规、肝功能、胸片检查均未见异常。刻下症：手足心热，不汗出，自觉身热，体温不高(36.5℃)，每于冬季手足心热减，口不干、不苦，纳可，睡眠欠佳，二便正常，舌淡红，苔白略厚，脉细弦。辨证为湿热内蕴，治疗清热利湿，处以甘露消毒丹：滑石10g，茵陈10g，连翘10g，藿香10g，黄芩10g，薄荷6g，射干6g，石菖蒲6g，郁金6g，木通6g，浙贝母6g，白蔻仁6g。服药7剂后，病情好转，继服14剂，基本已愈。

按 手足心热一证，临床多见于阴虚内热，但湿热内蕴亦常有之。阴虚内热者，则常伴有潮热、盗汗，舌红少苔，脉细数。此案，患者诉常于春夏之季手足心热明显，冬天手足心热则减轻，陈老认为我省地处南方，春夏之季湿热之气较重，脾主四肢，太阴湿热内蕴，则手足心热，舌淡红苔白略厚，乃湿热内阻之象，故从湿热论治而获效甚捷。

2. 感冒咳嗽

案例 袁某某，女，76岁，2004年8月28日诊。1周前感冒咳嗽，自行服药，病未见愈。近2天咳嗽加剧，影响睡眠，胸闷，胸痛，胁痛，咳嗽痰白，质黏难咯，咽痒，口苦，纳差，上半身汗出，下半身怕冷、无汗，二便尚正常，舌淡暗，苔白厚，脉浮细弦。考虑天热贪凉受寒所致，处方：前胡10g，桔梗10g，陈皮10g，云茯苓10g，苏叶6g，防风6g，紫菀10g，款冬花10g，黄芩6g，桑白皮10g，法半夏6g，炙甘草5g。服药4剂。咳嗽略减，咽痒除，仍痰粘难咯，口苦，口酸，泛水，纳差，下肢仍怕冷，二便尚正常。舌淡暗，苔白厚，脉细弦数。外寒已解，湿热内蕴，肺气不利。治宜清热利湿，宣降肺气，方用甘露消毒丹加味：茵陈10g，滑石10g，连翘10g，黄芩10g，薄荷6g，射干6g，石菖蒲6g，白蔻仁6g，木通6g，浙贝母10g，杏仁10g，防风6g，藿香10g。服药7剂，诸症悉除。

按 外感咳嗽，一般分风寒犯肺、风热袭肺、风燥伤肺等。然而，时下感冒咳嗽，常常先用西药消炎，多数采用静脉点滴，或平素饮食多肥甘，故病多夹湿。时值夏季，尽管着凉外感，亦多为暑湿所犯，故本例先用疏散风寒，宣肺化痰，治其外寒，再用甘露消毒丹治其湿热，使肺恢复宣降之职而咳止。

3. 自汗盗汗

案例 李某某，男，36岁，2004年10月30日就诊。患者自汗盗汗近20年，胸片及血常规、肝功能无异常，曾服中药止汗之剂如玉屏风散、凤凰衣等药，病未见好转。每于饮酒后病情加重，腰酸胀，精神欠佳，易疲乏，纳食欠佳，睡眠欠佳，二便基本正常，舌淡，苔白厚微黄，脉细弦。处方：茵陈15g，滑石10g，黄芩6g，藿香10g，连翘10g，射干6g，石菖蒲6g，木通6g，浙贝母6g，薄荷6g，白蔻仁6g。服药7剂，汗出明显减少，饮食、睡眠亦有改善，仍感神疲力乏，二便正常，舌淡红，苔薄黄腻，脉细弦。效不更方，再服7剂，汗出逐渐减少，先后服上药30剂，汗出基本治愈。

按 前人有“阴虚则盗汗，阳虚则自汗”之论。临床以滋阴降火治盗汗，以益气固表或调和营卫治自汗。而此病人既有自汗，又有盗汗，易疲乏，舌淡，苔白厚微黄，陈老认为是湿热内蕴，热蒸津液外泄所致，故以清热利湿之法治之而获佳效。

4. 嗜睡

案例 谢某某，男，44岁，2004年7月26日就诊。患者数月以来，一直感到神疲力乏，嗜睡，无胸闷头昏，纳食可，无口干口苦，大便日行2~3次，质偏稀，小便色黄，舌质红，苔薄黄腻，脉弦缓。曾服补中益气丸等未见好转，陈老辨证为湿热内蕴，治以清热利湿，方用甘露消毒丹：茵陈10g，滑石10g，黄芩10g，藿香10g，石菖蒲6g，连翘10g，浙贝母10g，射干6g，白蔻仁6g，木通6g，薄荷6g。服药7剂后。嗜睡乏力有所改善，大便日1次，质软，小便色黄，舌质红，苔薄黄腻，脉弦数。继续服药14剂，病情明显好转，精神转佳。睡眠正常。

按 《脾胃论》认为："脾胃之虚怠惰嗜睡。"《丹溪心法》说："脾胃受湿，沉困无力怠惰好卧。"所以乏力、嗜睡，除脾胃气虚之外，尚与湿邪困阻气机有关。此患者除有乏力、嗜睡外，尚可见大便溏，小便黄，舌质红，苔薄黄腻，脉弦缓，属湿热内阻，气机不利，故以清热利湿之法而获效。

5. 失眠

案例 周某某，女，64岁，2004年11月1日就诊。2004年8月份以来出现失眠，有时彻夜难眠，曾在当地医院治疗，服用养血安神之剂，效果不佳，乃来省城就诊。现症：失眠，每晚睡3~4小时，上半身燥热汗出，手心热，口干，口黏，纳可，大便先干后溏，小便尚正常，舌质暗红，苔黄厚略腻，脉细弦。处方：茵陈10g，连翘10g，藿香10g，木通6g，浙贝母10g，射干6g，黄芩10g，白蔻仁6g，滑石10g，石菖蒲6g，薄荷5g。服药7剂后，病情改善，睡眠较前入睡快，睡眠时间稍延长，但醒后仍难以入睡，手心热减，舌质暗红，舌苔较前转薄，脉细弦。继服上方，先后服药28剂，睡眠可达6小时以上。嘱其停药后，调情志，忌辛辣油腻食品。

按 老年失眠一症，临床多属阴虚阳亢，或血不养心。陈老不落旧臼，根据患者症舌脉，辨为湿热内蕴，上扰心神所致，故以清热利湿为法，并未加入镇静安神之品，可谓不安眠而眠自安。

甘露消毒丹，一名普济解毒丹，具有清热利湿解毒之功，治疗湿热留恋气分之证。陈老认为此方与三仁汤是清热利湿的两个名方，江南一带治疗湿热证使用频率较高，前者以治热重于湿为长，后者以治湿重于热为擅。

原文载于《江西中医药》2005年9月第9期总36卷第273期

十九、陈瑞春运用经方治疗痹证经验

刘新亚（广州中医药大学2002级博士研究生 广州510405）

痹证虽为临床常见病证之一，但由于病因多有兼夹，病情缠绵不已，治疗比较棘手。吾师陈瑞春教授治疗痹证，常用芍药甘草汤合四妙散治疗湿热痹，用桂枝汤加减治疗风寒湿痹，用桂枝芍药知母汤治疗历节。在痹证选方用药上独辟一径，颇具特色。其所选经方涵盖了痹证的主要临床分型，因而自成体系。在对方药的运用和方意的认识深度上，处处体现出他熟谙张仲景辨证论治的精神和法度。

1. 芍药甘草汤合四妙散治湿热痹

芍药甘草汤是张仲景所创和营定痛之方，体现了酸甘化阴的法度。四妙散则为李东垣所制清热行血、除湿利水之剂，是治疗下肢湿热痹证的常用良方。陈瑞春教授认为湿热之邪致病有两个特点：一是湿性趋下，故湿热痹证多累及下肢；二是湿性黏滞，湿热之邪久蕴不攘，会伤及筋脉，导致肢节挛急、难以屈伸等症状，此时若能合芍药甘草汤酸甘化阴之法，则会产生清热除湿、舒筋定痛之功效。因此陈教授治疗湿热痹证，常选芍药甘草汤合四妙散加减，经方与时方合用，有相得益彰之妙。使用时酌加秦艽、伸筋藤、海桐皮、豨莶草等药。

案例一 王某某，男，49岁，2003年6月14日初诊。患者下肢两膝、踝关节酸痛1年。初病时关节发热、肿胀、疼痛，曾在南昌市某西医院做过抗“O”和血沉检查，结果均高于正常值，被诊断为风湿性关节炎。经中西医治疗效果不显。现症为两膝、踝关节酸胀疼痛，伴有腓肠肌拘急牵引之感，甚至抽搐，偶有踝关节浮肿，全身乏力，行走500米左右需停下休息，大便偏软，舌质淡红、苔白厚腻，脉弦偏数。处方：赤、白芍各15g，炙甘草6g，苍术10g，黄柏10g，淮牛膝15g，薏苡仁20g，独活10g，秦艽10g，蚕沙15g，木瓜10g。服7剂，水煎服。

6月21日二诊：患者膝、踝关节酸疼肿胀减轻，小腿腓肠肌拘急牵引感已消失，腻苔变薄。守原方再服。总共服药35剂，关节酸疼、肿胀消失，行走自如。以健脾利湿之剂善后。

按 湿热痹患病过久，迁延不愈，在症状上热象可不明显，临床辨识不易。陈教授在辨证时抓住两点，一是病在下肢，二是有腻苔、便软、倦怠等湿象，故可使用芍药甘草汤合四妙散而获效。

2. 桂枝汤治风寒湿痹

桂枝汤有滋阴和阳、调和营卫、解肌祛风之功用，方中桂枝、芍药通阳和血，调和营卫。痹证病机之一，是素体虚弱，营卫不和，致使腠理疏松，风寒湿邪乘虚而入，流注于经络、关节，使气血运行不畅而成痹。陈教授紧扣此病机，认为痹证的治疗，在祛除风寒湿邪之际，还应当通其阳气，调其营卫，和其经脉，使阴阳表里之气周流，则风寒湿之邪随营卫流通而外泄。故选桂枝汤治风寒湿痹。他常用桂枝汤之滋阴和阳治疗肩周炎，配秦艽、威灵仙祛风，桑枝、安痛藤通络，当归、姜黄活血，川乌、草乌温阳镇痛，屡治屡效。此外，桂枝汤配桑枝、安痛藤、蚕沙等治疗气血不足、营卫不和、风湿痹着之四肢肌肉疼痛，临床也有独特之疗效。

案例二 李某某，男，52岁，2003年6月28日初诊。患右肩臂疼痛1年半，经中药、按摩及理疗等治疗后缓解。此次因为天气炎热，晚间开空调睡觉，身未覆被受凉而复发1周。患者右肩臂疼痛难忍，活动受限，不能持物，活动或持物时则疼痛加剧。患处不肿，无恶寒、发热、咳嗽，饮食正常，二便平，舌质淡红、苔白而润泽，脉缓。处方：桂枝10g，白芍10g，桑枝10g，姜黄10g，防风10g，制川乌6g，桃仁10g，炙甘草5g，生姜3片，大枣3枚。7剂，水煎服。

二诊：2003年7月5日。患者右肩臂疼痛大减，活动度增加。但服药后大便偏软，日3~4次，无腹痛、腹泻。用上方去桃仁，加红花10g、神曲10g。服10剂后疼痛消失，活动基本自如。嘱患者注意患处保暖，并每天做操活动患处。

案例三 朱某某，女，62岁，2003年7月23日就诊。四肢肌肉关节疼痛1月余，头痛有紧束感，肘关节、膝关节屈伸不利，倦怠乏力，二便平，汗出时舒服，舌苔薄白而润，脉缓。处方：桂枝10g，白芍10g，桑枝10g，独活10g，牛膝10g，威灵仙10g，炙甘草5g，生姜3片，大枣3枚。服3剂，疼痛减轻。再服4剂，疼痛消失，诸症自平。

按 上2例用桂枝汤治疗肩臂痛和四肢肌肉关节痛，其机制是调和营卫，温通经络，使气血周流，“通则不痛”，比单用祛风湿效果更好。

3. 桂枝芍药知母汤治历节（类风湿性关节炎）

历节是以关节疼痛较剧，甚则肿大变形不能屈伸，发病逐渐遍历多个关节，造成关节损害为特征的病证，陈教授认为历节与一般痹证有不尽相同之处而不能混同。历节临床多见之于类风湿性关节炎。

桂枝芍药知母汤是仲景治疗风湿历节有化热趋势、病久不愈、反复发作之良方。方中麻黄、附子、生姜、桂枝、防风、白术温阳通络、散寒除湿，知母、芍药清热养阴，用甘草和中，本方寒热同治。陈教授进一步指出，历节之病机较为复杂，仅病性而言，不像痹证寒热两端，界限分明，而往往是既有全身畏冷发凉，又有局部关节肿大灼热，寒热之象同时出现。桂枝芍药知母汤寒热同治，用之方证相合。历节病累及多处关节，由于病机和症状复杂，故用药亦宜复杂。

关于方中药对，陈教授认为麻黄、附子相配散寒湿，附子还能温肾，而麻黄为引经发散药，藉发散引药入小关节，桂枝、附子相伍温阳气、通经络，使气血流通。故全方不用活血药和虫类药，此为类风湿病与风湿病之又一不同之处，他常用此方治历节取效。

案例四 万某某，女，50 岁，2003 年 6 月 11 日就诊。患者从 1992 年 6 月开始出现多处关节红肿疼痛，尤以手指关节为甚。诊断为类风湿性关节炎。使用过中西医药物治疗。现症：指关节肿胀变形、僵硬、疼痛，不能受力，手心有热感，膝关节酸痛怕风寒。已服强的松 5mg，每日 3 次，治疗半个月，因效果不显而自行停服。晨起时面部虚浮，眩晕，舌质偏暗红、苔白，脉滑偏数。处方：桂枝 10g，赤、白芍各 15g，知母 10g，麻黄 3g，炮附子 6g，防风 10g，生黄芪 15g，白术 10g，姜黄 10g，秦艽 10g，炙甘草 5g。服 7 剂。

二诊：疼痛稍减，其余症状不变，继服上方。治疗 2 个月，指关节疼痛消失，肿胀大减，手指能用力，不畏风寒，病情大为缓解。

按 陈教授经验，桂枝芍药知母汤治疗历节疼痛，效果明显，服药时间可持续数月。但若因受风寒引起复发者，可先服桂枝汤，扫清表邪，再服桂枝芍药知母汤。

原文载于《江西中医药》2003 年 11 月第 11 期总 34 卷第 251 期

二十、陈瑞春治疗外感咳嗽的经验

胡珂（江西中医学院附属医院 南昌 33000）

根据临床观察，外感咳嗽采用西药抗菌消炎，止咳化痰，不少病人或咳减而难以痊愈，或全然无功，尤其是病毒感染所致者。有的病人，为图方便，服用市售止咳化痰中成药，此等药物或含收敛镇咳药，或含养阴柔润药，或含清热解毒药，对外感病邪为患者，或闭门留寇，或冰伏病邪，或引邪入里。因此往往使咳嗽缠绵日久，甚至 2 ~3 月不愈者亦非少见。笔者随陈瑞春教授临证，见陈师治外感咳嗽疗效颇佳，总结如下。

1. 病因病机

肺主宣发肃降。宣发为肺气向上向外，宣发卫气，布散精微；肃降为肺气向下，清肃肺中痰涎异物，保持呼吸道洁净。肺气的宣发与肃降功能是相反相成的。没有正常的宣发，就不能很好的肃降；没有正常的肃降，也会影响正常的宣发。肺为华盖，外合皮毛，又为娇脏，不耐寒热，易于受邪。六淫外侵，首先犯肺。六淫之邪均可引起外感咳嗽。陈师认为，六淫中以风邪夹寒犯肺最为多见。风寒外袭，束缚肺卫，肺气不利。肺气不宣，津液不得布散，凝聚成痰，肺失清肃，气逆而咳作。

2. 辨治经验

陈师认为，风寒咳嗽，四季可见。临床特征为咽痒即咳，痰白清稀，量少难咯，或干咳无痰，舌苔薄白，脉象多浮或浮滑。咽痒而咳为风寒咳嗽的辨证着眼点，病人常因谈话、吸气、风吹、烟尘刺激即咽痒而咳作。起病之始病人多为咳嗽少痰，不易咯出，或干咳无痰，咳甚则连续十数声不断，面色红赤。此面赤乃血随气逆于上，非为热象，不得有误。临床所见，不少病人即使病延数十日，仍可见浮脉，尤以右脉明显，“有一分浮脉即有一分表证”，不可以为病久必传于里而视表证征象于不见。

陈师常说，治疗外感咳嗽，其一，应发散外邪，去除病因，拟疏风散寒，不拘病程长短，只要辨证风寒外邪羁留未去，发表祛邪为必用之法。临床上不少患者求治于中医之前，已辗转多方治疗而少效，或用西药抗炎，或用中成药寒凉、滋润收敛，往往失于表散，致病邪留恋，更宜透散外邪。辛温发散药用量不宜过大，以防耗伤肺卫之气。其二，宜宣降肺气，止咳化痰。肺气以肃降为顺。咳嗽发生乃因肺气不能清肃而上逆，故医者治咳多用降气止咳。陈师认为，只注意降气肃肺，忽略宣开肺气，往往肺气不易下降而咳嗽难愈。只有宣肺与降肺并举，一宣一降，方能使肺气调畅。陈师一再强调，治疗外感咳嗽不可因西医疾病为炎症即不论表里寒热概用寒凉清里药“消炎”，动辄银翘芩连，遏病邪，或引邪入里，更不宜用养阴滋润，收敛镇咳之剂。

陈师有一张治疗外感咳嗽良方，证之临床，颇有效验。方由三拗汤合二陈汤加味而成：麻黄、杏仁、炙甘草、前胡、桔梗、法半夏、陈皮、茯苓、苏叶、僵蚕。方中麻黄有很好的宣肺止咳功效，又能发散风寒，但用量小不宜大，3～5g为宜，用炙者较生用者更恰当，生用量大则发散太过，易伤肺气，反疗效不佳。曾治一例，前医辨证立法处方未错，但用生麻黄10g，数剂不效，转治于陈师原方改用炙麻黄3g，3剂咳止而愈。苏叶、僵蚕疏散风邪，桔梗助麻黄宣肺，又能化痰利咽。二陈汤化痰健脾。杏仁、前胡降气止咳化痰。甘草调和诸药。风寒甚者加防风，咳甚加款冬花及紫菀，气喘加苏子、葶苈子，风寒兼肺热加黄芩、桑白皮、芦根，老年肺气虚加五味子少许，以防宣散肺气。

3. 病案举例

案例一 王某，女，45岁，干部，2004年11月14日初诊。1个月前患者因摄生不慎，感受风寒，咽痒难耐，痒必呛咳数十声不断，咳则弯腰曲背，面赤气急，痰少色白，难于咯出，曾看西医，打针服药消炎及服用多种中成药，逊效。舌淡红苔薄白，脉滑带有浮象。证属风寒束肺，失于表散，肺失宣肃。治拟疏风散寒，理肺止咳，三拗汤加味：炙麻黄3g，杏仁10g，炙甘草6g，紫菀10g，桔梗10g，前胡10g，浙贝母6g，僵蚕6g。2剂咽痒咳嗽大减，继服3剂，诸症若失。

案例二 张某，男，5岁，2005年4月15日初诊。患儿因外感而罹患咳嗽1周，痰白质稀量较多，咳甚则呕吐痰涎，鼻时流清涕，胃纳不馨，舌淡红黄白腻，脉浮滑。证属风寒袭肺，痰湿内蕴。治宜疏表宣肺，止咳化痰，三拗汤合前桔二陈汤加味：炙麻黄2g，杏仁5g，炙甘草2g，前胡5g，桔梗5g，法半夏3g，陈皮3g，茯苓5g，防风3g，僵蚕3g，苏叶3g。服药4剂，咳嗽咳痰明显减轻。前方即效，法不更张，再服上方3剂而愈。

二十一、陈瑞春从湿热论治汗证经验

胡珂 李明方（江西中医学院附属医院 南昌 330006）

吾师陈瑞春教授乃伤寒大家，擅用经方，亦活用时方。笔者有幸随师学习，见陈师以温病方治疗汗证，疗效颇佳，现总结如下，以飨读者。

1. 湿热内蕴是汗证的重要病机

汗乃津液所化。人体津液是以排泄汗液的方式来调节机体的阴阳。正如《灵枢·五癃津液别》所云："……其液别为五，天寒衣薄则为溺为气，天热衣厚则为汗。"对于汗出的机理，根据《素问·阴阳别论》"阳加于阴谓之汗"的理论，认为与阳气关系密切，阳气蒸腾气化津液而形成汗液，由汗孔排出体外。陈师根据《伤寒论》第230条"上焦得通，津液得下，胃气因和，身濈然汗出而解"的理论，认 为人体汗液的调节与手少阳三焦经及其所络属的三焦腑功能正常与否密切相关。三焦为阳气、津液运行的通道。三焦通畅，气化正常，则津液运行正常，根据机体需要，或滋润脏腑百骸，或化生营血，或为汗，或为溺。

一般认为自汗多属气虚不固，盗汗多属阴虚火旺。张介宾认为不能以自汗、盗汗凿分阴阳之虚。他说："所以自汗、盗汗亦各有阴阳之证，不得谓自汗必属阳虚，盗汗必属阴虚也。"陈师认为，湿热内蕴是汗证不可忽视的重要病机之一，无论自汗、盗汗皆可因此而发。湿热的产生不外内外因素，二者或单独为患，或相互影响。其与脾胃关系尤为密切，因脾主运化，喜燥恶湿。江西等南方地域气候湿热，尤其是炎热夏季，晴雨间作，天热地湿，湿热上蒸，人居其中，易受邪侵，湿热之邪由表入里，蕴结中焦；现代人生活水平提高，饮食多肥甘醇酒，辛辣炙焯，损伤脾胃，或复因生活节奏快，工作紧张，压力较大，所欲不遂，隐曲不伸，易情志内伤，肝气郁滞，横逆犯脾，脾失健运，水谷不化，酿湿生热。外湿又易困阻脾胃，影响脾运，加重湿邪；脾湿内蕴，同气相求，易遭外湿侵袭，故内、外湿邪相互为患，成恶性循环。故曰：脾为湿邪化生之源。湿热氤氲，阻碍气机，三焦不畅，气化不利，气不布津，则发为汗证。

2. 清热化湿乃汗证治疗的重用法则

陈师认为，湿热蕴蒸虽然只是汗证病证中的一个证型，但在临床上却相当常见。临床只要见异常汗出，同时伴有湿热症状、舌脉象，即可辨证为湿热汗证，其中尤以舌苔厚腻为辨证要点。

张介宾虽已认识到湿热也能引起汗证，但治疗仍未跳出滋阴清火的圈子。他在《景岳全书·汗证》中云："湿气乘脾者，亦能作汗。……若热湿胜者，但去其火而湿自清，宜用前阳证之法（当归六黄汤、保阴煎—笔者注）……"。笔者分析，张氏是否认为汗乃津液所化，汗证日久津液已伤，若再用祛湿之品，虑其有燥伤阴津之虞。从陈师治疗湿热汗证的经验可见，笔者认为张氏实是过虑了。陈师治疗湿热汗证恒以清热化湿为主，佐以渗利，给邪以出路。陈师认为此乃治病求本之法，湿热清除，其汗自止。绝不能套用麻黄根、浮小麦、煅牡蛎收敛固涩之剂，以免闭门留寇，妨碍邪之外出。所谓"见汗休治汗"。陈师常用三仁汤、甘露消毒丹治疗，取效甚捷。陈师认为："三仁汤宜上透达肺气，运中醒悦脾胃，渗下通调水道，三焦通畅，气机舒展，故不止汗而汗止。"

例如，患男万某，43岁，于2005年7月20日来诊。患者平素冬季怕冷，夏季怕热，常汗出淋淋，以上半身为主，汗出则手臂不温，神倦乏力，舌苔黄腻，脉濡缓。陈师甘露消毒丹原方，不作增损，获7剂知，20余剂愈之效。又例，陈师1998年夏天治一患者，因外感咳嗽，发热，服柴葛解肌汤，症除，却出现背部汗多，蒸蒸而出，便溏溺黄，苔白腻脉缓而偏软。陈师以三仁汤加藿香，5剂而愈。陈师认为，此二方均能宣畅三焦气机。三仁汤用杏仁、蔻仁、薏苡仁开上、宣中、导下；甘露消毒丹则以薄荷、射干、贝母治上焦，蔻仁、藿香治中焦，滑石、木通治下焦。这两个方子的区别在于，三仁汤化湿之力强于清热，用于湿重于热证；甘露消毒丹清热之力偏胜，适于湿热并重，或热重于湿证。陈师常说，临床只要见到湿热汗证，一年四季不拘寒暑，二方均可用之，在南方湿热较重之地，使用几率更高。

原文载于《江西中医药》2011年5月第5期总42卷第341期

二十二、陈瑞春治疗晚期胃癌经验

胡珂 李明方（江西中医学院附属医院 南昌 330006）

先师陈瑞春教授临证50余年，擅治疑难杂症，屡起沉疴，治疗恶性肿瘤经验丰富。笔者就陈师治疗晚期胃癌的临床经验介绍如下。

1. 亏虚为病之根本

陈师认为，晚期胃癌多已失去手术时机；或手术切除不净；或虽能切除病灶，但因有的病灶较大，有的因病灶位置不好，手术创伤大，如胃大部分切除，甚至全胃切除；或术后复发；或进行过化疗的病人。此等病人往往病情迁延，正气损伤，正虚邪实，虚实夹杂，其中正虚为本，邪实为标，正虚尤以脾胃虚弱为主。脾胃乃后天之本，气血化生之源。“有胃气则生，无胃气则死”。患者多素体脾虚；或饮食不节，饥饱不匀，过食肥甘，辛辣炙煿，烟草醇酒，损伤脾胃。脾胃虚损，加之情志内伤，肝木乘脾，脾运失职，酿生痰湿，痰阻气机，且肝失疏泄，气滞血瘀，则癌瘤作矣。陈师秉《内经》“正气存内，邪不可干”，“邪之所凑，其气必虚”之旨，认为正气，尤其是脾胃正常，气血化生有源，脏腑得养，正气冲盛，虽有痰、气、瘀等致癌因素存在，正气自可抗邪于外，邪弗能为害。

2. 益脾胃为治疗大法

晚期胃癌病人临床多见纳谷不香，神疲乏力，面色不华，形体羸瘦，甚至大肉尽脱，形削骨立，卧床不起，或大便溏薄，甚至下肢水肿等一派脾胃虚弱，脾失运化，化源不充，气血亏虚，机体失养之象。有些病人全身虚衰的症状可能不很明显，陈师认为其本仍为脾胃虚弱，其虚象终究要显现出来。脾失统摄，加之瘀阻血脉，新血不能归经，病人可经常、反复便血，甚至吐血，加重了气血亏虚。病人同时也有 胃脘疼痛、胀满、不适、恶心呕吐、嗳气呃逆，甚至腹中痞块等气、血、痰、毒阻结之征。陈师认为，治疗晚期胃癌若试图清热解毒，化瘀抗癌，破血消癥，软坚散结，甚至用有毒之品所谓“以毒攻毒”，往往适得其反，不但癌瘤不能消除，反而因苦寒峻毒之药徒伤正气，尤其败伤脾胃，使饮食难进，化源不充，终致胃气衰败，则死不旋踵。当此正虚邪实之际，不应以消除癌瘤为唯一目标或主要目标，而应以提高病人生存质量，延长生存期为主要目标。所以治疗应顾护正气为先，特别应护胃气。脾胃运化正常，水谷精微化生气血，人体正气充足，方能驱邪。临床所见病人虽然肿瘤仍存在，但全身一般情况较好，病情稳定，带瘤生存。另外，所进药物也需依赖脾胃的运化吸收。

陈师在临床上治疗晚期 胃癌常用变味异功散加味，药物组成：太子参、山药、茯苓、炙甘草、石斛、陈皮、谷芽、麦芽、鸡内金、三七。陈师认为，胃为燥土，喜润恶燥，胃气以润降为顺。故补益脾胃当以清补为主，而峻补、呆补、蛮补，往往壅滞脾胃气机，反使虚不受补。补益之药剂量亦不宜过大，一般 10～15g 足矣。药用太子参清补气阴，而不似党参甘温壅滞满中；山药甘平，有白术健脾之功，而没有白术温燥之弊；石斛甘寒养胃阴，使胃能受纳、腐熟水谷，陈师经验，山药配石斛有良好的养胃阴作用；茯苓、甘草健脾助运；谷芽、麦芽、鸡内金、陈皮使补而不腻，补而不滞；三七化瘀不伤正，尚有一定补益作用，还可止血。脾虚甚可酌加少许党参、黄芪补益中气；脘腹胀满者加枳壳理气宽中；伴肝郁气滞者合用四逆散疏肝和胃。

3. 粥疗养胃，食药互补

陈师重视粥疗，认为糜粥健脾养胃，可与药物之补养作用相互补充，共同发挥补益脾胃的功效。陈师有一健脾粥疗方，以山药、黄芪、大米为基本方，另以花生仁、薏苡仁、莲子、红枣、赤小豆，选择一味加入基本方中，每日轮换，煮粥服。陈师说，擅长粥疗者当首推张锡纯，特别是用山药为主作粥疗方，《医学衷中参西录》全篇 4 个粥疗方均以山药为主药。张锡纯认为，山药“色白入肺．味甘归脾，液浓益肾。能滋润血脉，固摄气化，宁嗽定喘，强志育神。性平可以常服多服。”陈师所拟粥疗方即由张锡纯的“薯蓣粥”加味而成。

4. 病案举例

杨某某，女，75 岁，2005 年 7 月 25 日初诊。5 个月前因胃癌行胃 4/5 切除术，术中发现有腹腔淋巴结转移。术后行化疗，因副作用太大而化疗难以坚持。患者胃脘胀满、疼痛，恶心纳呆，嗳气，夜半咽干，少气懒言，形体消瘦，二便自调，左眼视野缩小，舌淡红、苔偏少，脉沉细无力。证属脾胃气阴两虚，胃气和降不利。治以益气养阴为主，和胃消导为辅。方以变味异功散加味：太子参 15g，黄芪 10g，山药 12g，茯苓 10g，炙甘草 5g，石斛 15g，陈皮 10g，炒谷芽、炒麦芽各 15g，鸡内金 10g。配合粥疗方。

8 月 15 日二诊：恶心消除，纳食稍增，左眼视野缩小。此脾胃虚弱，阴血化源不足，肝失所养，肝络不畅。治当佐以养肝明目，疏肝和络，上方加枸杞 6g、菊花 10g、柴胡 6g、白芍 10g、枳壳 6g、三七 3g。

9 月 6 日三诊：纳谷较馨，精神较佳，体重增加，胃脘胀痛亦减，口不干，左眼视野好转，守方继进。

患者一直以此方为主治疗，随访 1 年，病情较稳定，一般情况较好。

按 该例患者晚期肿瘤伴有转移，西医认为已属不治。陈师着眼于其脾胃气阴，及由此所及肝阴不足，以扶中助运为主，兼以养肝。整个治疗过程未用一味“抗癌”药，却收到延长生存期，提高生存质量，带瘤生存的良好效果。

笔者师陈师之法，于 2007 年 5 月治 1 例七旬老妪，患者因胃底癌行全胃切除术，并做了几个疗程化疗，见胃脘痞满，纳少恶心，口燥咽干，神疲乏力，面色萎黄，大便溏软，下肢水肿，舌质嫩红，舌苔较少，脉沉细弱等一派脾胃气阴不足之象。以变味异功散加黄芪、阿胶（另烊）、石斛、三七、枳壳、麦芽、焦山楂，配合陈师粥疗方。患者一直用此方进行治疗至今1年有余，诸症悉除，仅稍多食感胃脘胀。目前仍在继续治疗中。

原文载于《江西中医药》2009年1月第1期总40卷第313期

二十三、陈瑞春治肿瘤医案选

梁银秀（南昌铁路中心医院 南昌 330107）

陈瑞春教授近年来运用中药治疗各种肿瘤，都不同程度地在缓解症状、减轻痛苦、延长生存时间、提高生命质量等方面取得了较好的效果，并探索了一些有益的经验。现录验案2例，见其一斑。

案例一 喻某某，男，68岁，省林业厅退休干部，1998年6月19日初诊。诉进食梗阻感2个月余，甚时食入即吐，并夹有较多痰涎。伴有消瘦，体重减轻5kg。素来食欲较旺，喜食香燥厚味之品，近期内略有减少、睡眠、两便均正常，肺癌术后11年。1998年4月胃镜检查示食管癌、食管炎。钡餐示：食管中下段癌。因拒绝手术和西药治疗而就诊。察其舌质淡红偏暗、苔薄黄腻，脉细弦。予柴胡疏肝散合小陷胸汤加味：柴胡10g，赤芍15g，枳壳10g，炙甘草5g，川芎6g，香附10g，黄连5g，法半夏10g，瓜蒌壳15g，代赭石15g，旋覆花10g，郁金10g，陈皮10g每日1剂。半月后能进软食，尚有梗阻感，守方加全蝎3g，僵蚕10g，地龙10g，再服15剂后，饮食增加，痰涎减少。嗣后以上方略事增损又治月余，其间曾腹泻1次，多秽浊粘腻之物，且感轻松舒适，每餐进软食150~200g，无梗阻，无呕吐。易以柴芍六君加枳壳，郁金，香附，旋覆花，代赭石，全蝎，蚤休，田三七，僵蚕，地龙等治疗月余，症无反复，能与家人共同进食，体重增加，精神好转，无所苦而停药观察。

按 本案经胃镜、钡餐检查已明确诊断，在服中药前病情日进、以致不能进食，食入即吐，并伴有体重下降。服中药2个多月症状逐渐缓解、体重增加，疗效显著。陈教授认为此病属中医噎膈范畴，与其平素饮食不节、恣食厚味有关，食损脾胃，脾失健运，湿聚成痰，痰阻气机，气逆不降，故饮食梗阻，呕吐痰涎。治拟理气化痰、散结解毒、和胃降逆与病机相合，故能取效。

案例二 付某，男，80岁，市人防办离休干部。因“肺结核”抗痨治疗3个月后。又发现颈左侧有一约3cm×4cm×2cm之肿块，不痛不痒。经穿刺病检为“颈网状细胞肉瘤”。询得身无所苦，局部无压痛，仅纳食较差。察其舌苔白厚浊腻。拟疏肝解郁、理气化痰法。方用四逆散合二陈汤加味：柴胡10g，白芍10g，枳壳10g，炙甘草5g，陈皮10g，法半夏10g，茯苓15g，生牡蛎15g，浙贝母10g，夏枯草10g，猫爪草15g。服药10余天，肿块缩小加党参15g、白术10g，续服月余，颈部肿块逐渐消失。

按 患者80岁高龄，身体机能已见衰退，气血亏虚，气虚不运，津液不得输布，凝聚成痰，痰气交结壅滞，形成肿块。治从疏肝解郁、理气化痰、软坚散结入手，初见成效。再加健脾益气之品以断其生痰之源。全方散不伤正，补而不滞，故能取效。

原文载于《江西中医药》2000年2月第31卷第1期